江淮名医临床精粹系列

Radiologic Diagnostics of Abdominal Tumors
Volume 1

腹部肿瘤影像诊断学

上册

董江宁◎主编

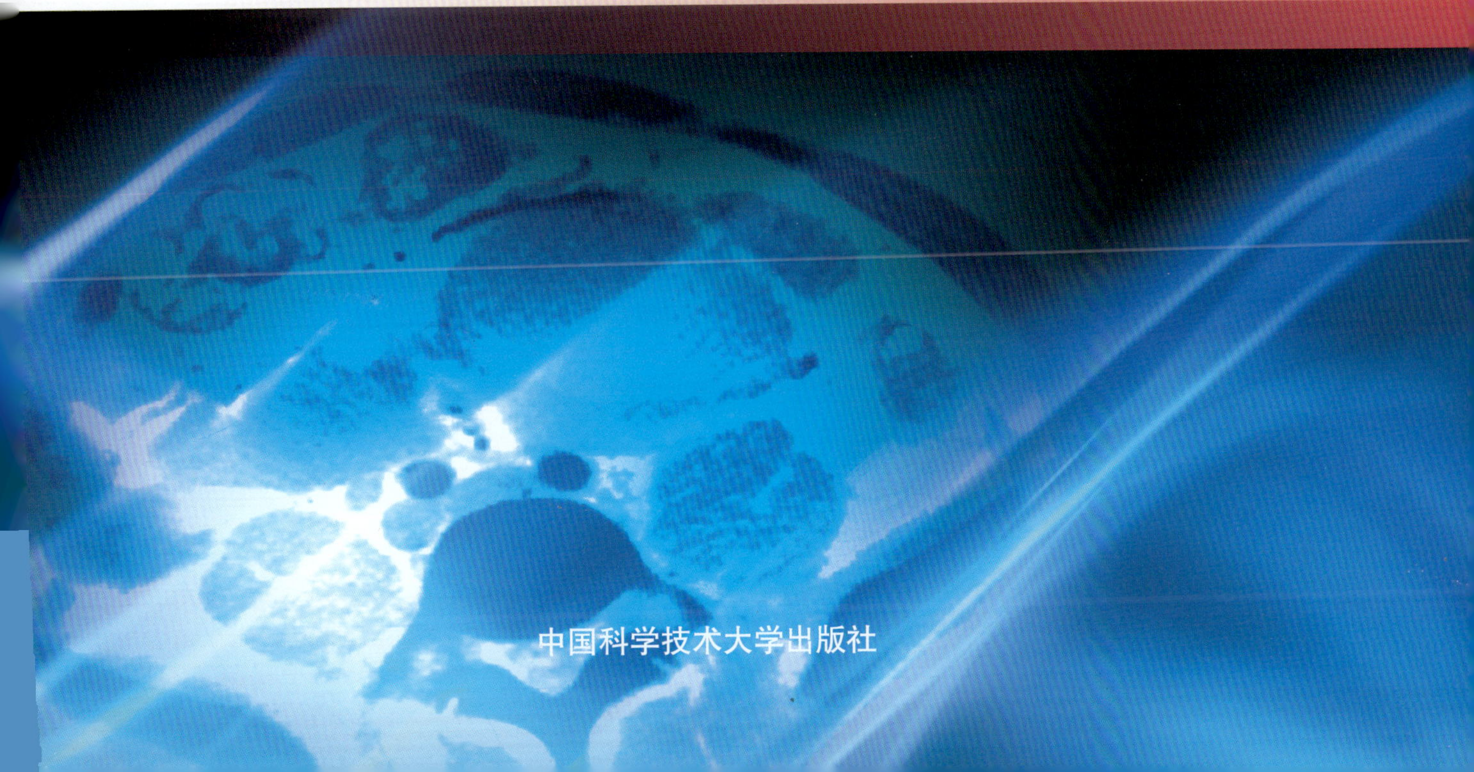

中国科学技术大学出版社

内 容 简 介

本书全面系统介绍腹部各器官肿瘤的影像学表现与诊断思路，着重介绍腹部肿瘤的CT与MRI表现，体现近年来能量CT和多参数MRI最新技术，阐明影像学诊断思路，内容涵盖每一个肿瘤疾病的病理基础、临床表现、影像学主要征象及其病理学表现的相互关系、鉴别诊断要点，同时简明叙述最新影像学进展的要点；并叙述能量CT成像、磁共振功能与分子影像学和影像组学在腹部肿瘤诊断与鉴别诊断方面的应用价值和研究进展，让读者在获取腹部肿瘤影像诊断要点的同时，能够获取具有科研价值的新知识。

本书分为上、下两册，本分册为上册，内容包括影像技术概述，胃、小肠和结肠、肝脏、胰脏、胆囊、胆道、脾脏的肿瘤影像学诊断。

本书可为从事腹部肿瘤影像学的临床和科研工作者提供参考。

图书在版编目(CIP)数据

腹部肿瘤影像诊断学.上册/董江宁主编.—合肥：中国科学技术大学出版社，2024.3
ISBN 978-7-312-05830-1

Ⅰ.腹…　Ⅱ.董…　Ⅲ.腹腔疾病—肿瘤—影像诊断　Ⅳ.R735.04

中国国家版本馆CIP数据核字(2023)第253687号

腹部肿瘤影像诊断学(上册)

FUBU ZHONGLIU YINGXIANG ZHENDUANXUE (SHANG CE)

出版　中国科学技术大学出版社
安徽省合肥市金寨路96号，230026
http://press.ustc.edu.cn
https://zgkxjsdxcbs.tmall.com

印刷　合肥华苑印刷包装有限公司

发行　中国科学技术大学出版社

开本　880 mm×1230 mm　1/16

印张　26

字数　746千

版次　2024年3月第1版

印次　2024年3月第1次印刷

定价　260.00元

《腹部肿瘤影像诊断学》编委会

主　　编　董江宁

副 主 编　马宜传　阚　宏　刘啸峰　朱　娟

主编助理　邱　俊　王传彬　吴瑶媛

编　　者　董江宁(中国科学技术大学附属第一医院)

马宜传(蚌埠医科大学第一附属医院)

阚　宏(安徽医科大学附属阜阳医院)

冯　峰(南通大学附属肿瘤医院)

尹传高(复旦大学附属儿科医院安徽医院　安徽省儿童医院)

韦树华(中国科学技术大学附属第一医院)

张　萍(中国科学技术大学附属第一医院)

高　飞(中国科学技术大学附属第一医院)

韦　超(中国科学技术大学附属第一医院)

唐　军(中国科学技术大学附属第一医院)

邱　俊(中国科学技术大学生命科学与医学部　中国科学技术大学附属第一医院)

王传彬(中国科学技术大学附属第一医院)

吴瑶媛(中国科学技术大学附属第一医院)

方梦诗(中国科学技术大学附属第一医院)

尚　瑾(中国科学技术大学附属第一医院)

陈玉兰(中国科学技术大学附属第一医院)

宋德梅(中国科学技术大学附属第一医院)

陈　东(中国科学技术大学附属第一医院)

王裴培(中国科学技术大学附属第一医院)

马长月(中国科学技术大学附属第一医院)

赵　娜(中国科学技术大学附属第一医院)

王婷婷(中国科学技术大学附属第一医院)

杨金晶(中国科学技术大学附属第一医院)

方　昕(中国科学技术大学附属第一医院)

刘啸峰(皖南医学院附属池州医院　池州市人民医院)
章锦伟(皖南医学院附属池州医院　池州市人民医院)
胡　磊(皖南医学院附属池州医院　池州市人民医院)
朱　娟(安庆市立医院　安徽医科大学安庆医学中心)
杨　擎(安庆市立医院　安徽医科大学安庆医学中心)
史恒峰(安庆市立医院　安徽医科大学安庆医学中心)
刘　骏(安庆市立医院　安徽医科大学安庆医学中心)
何永胜(皖南医学院附属马鞍山医院　马鞍山市人民医院)
杨宏楷(皖南医学院附属马鞍山医院　马鞍山市人民医院)
周　辉(中国科学技术大学附属第一医院　滁州城市职业学院附属凤阳县人民医院)
肖正文(中国科学技术大学附属第一医院)
王雅琴(中国科学技术大学附属第一医院)
孙明华(安徽医科大学附属阜阳医院)
贾好东(上海中医药大学附属曙光医院)
蒋雪艳(蚌埠医科大学第一附属医院)
薄　娟(安徽医科大学附属省立医院)
付宝月(蚌埠医科大学研究生院)
李翠平(安徽医科大学研究生院)
郑小敏(安徽医科大学研究生院)
张凯悦(安徽医科大学第二附属医院)
王　昕(安徽医科大学第一附属医院)
张　羽(安徽医科大学研究生院)
魏龙宇(蚌埠医科大学研究生院)
熊柏柱(蚌埠医科大学研究生院)
张　南(中国科学技术大学附属第一医院)
沈　亚(中国科学技术大学附属第一医院)
李　磊(中国科学技术大学附属第一医院)
徐　鹤(中国科学技术大学附属第一医院)
王　伟(蚌埠医科大学研究生院)
胡　俊(复旦大学附属儿科医院安徽医院　安徽省儿童医院)
李　旭(复旦大学附属儿科医院安徽医院　安徽省儿童医院)
周岱磐(安徽中医院大学第二附属医院)
罗　潇(皖南医学院附属马鞍山医院　马鞍山市人民医院)

杜　兵（皖南医学院附属马鞍山医院　马鞍山市人民医院）
梅磊磊（皖南医学院附属马鞍山医院　马鞍山市人民医院）
任志鹏（皖南医学院附属马鞍山医院　马鞍山市人民医院）
张曼曼（皖南医学院附属马鞍山医院　马鞍山市人民医院）
许　敏（皖南医学院附属马鞍山医院　马鞍山市人民医院）
潘书雅（皖南医学院附属马鞍山医院　马鞍山市人民医院）
郑明雪（阜阳师范大学第一附属医院）
徐杨飞（皖南医学院附属池州医院　池州市人民医院）
王　涛（皖南医学院附属池州医院　池州市人民医院）
朱浩雨（皖南医学院附属池州医院　池州市人民医院）
汪志亮（皖南医学院附属池州医院　池州市人民医院）
汪　飞（安庆市立医院　安徽医科大学安庆医学中心）
卢慧敏（安庆市立医院　安徽医科大学安庆医学中心）
唐聪聪（蚌埠医科大学第一附属医院）
杜小萌（蚌埠医科大学第一附属医院）
赵以慧（蚌埠医科大学第一附属医院）
卢楚鸣（蚌埠医科大学第一附属医院）
吴明明（蚌埠医科大学第一附属医院）
李　想（蚌埠医科大学第一附属医院）
张利祥（新乡医学院第三附属医院）
陶　健（安徽医科大学附属阜阳医院）
陈　芳（安徽医科大学附属阜阳医院）
纪　捷（中国科学技术大学附属第一医院）
薄明琪（中国科学技术大学附属第一医院）
吕家强（中国科学技术大学附属第一医院）

序　一

中国科学技术大学生命科学与医学部成立五周年之际，中国科学技术大学出版社适时推出了“江淮名医临床精粹系列”丛书，《腹部肿瘤影像诊断学》一书是该丛书的一个重要组成部分。在该书即将出版之际，我欣然应邀作序，也倍感荣幸。

近十年来，临床医学、计算机科学和人工智能技术的飞速发展，为医学影像学的发展提供了强大的引擎。医学影像学是临床医学的二级学科，医学影像科作为基础性、平台性学科，在临床诊疗和科研工作中发挥着越来越重要的作用，它不仅是现代肿瘤多学科诊疗模式的关键性学科，也是医学领域中知识更新非常快的学科。

本书由中国科学技术大学附属第一医院医学影像科董江宁教授牵头，联合省内外十余家大学附属医院和三甲医院专家编写，全书共16个章节，涵盖了上腹部（肝、胆、胰、脾）、中下腹部与盆腔（泌尿、生殖系统）、胃肠道（胃、小肠、结直肠）、腹腔腹膜、腹膜后和腹壁等器官组织发生的肿瘤。本书依次介绍每个腹部肿瘤疾病的定义、病理学表现、影像学征象、鉴别诊断和关键要点，是一部紧扣临床、重点突出、条理清晰的影像学专著，具有很强的实用性和科学价值。

中国科学技术大学在2017年12月23日正式成立生命科学与医学部，安徽省立医院及其西区（安徽省肿瘤医院）整体并入中国科大并成为中国科学技术大学附属第一医院，在中国科大党委的坚强领导下，努力建设具有中国特色、科大风格的生命科学与临床医学。五年来，以董江宁教授为代表的临床一线的医师们，以“理工医交叉融合、医教研协同创新，生命科学与医学一体化发展”的“科大新医学”发展理念为指引，在临床、科研、教学等方面取得了令人欣喜的进步。

恶性肿瘤仍然严重威胁着人民群众的的生命健康。“精准医疗，影像先行”，肿瘤的防治在于早期检出、早期诊断、精准治疗，医学影像学在此发挥着重要作用。初阅样稿，本书追踪前沿，图文并茂，要点突出，内容丰富，既体现了临床、病理和影像三结合，也体现了理工医交叉融合的科大新医学精神。

最后,对该书的出版表示衷心的祝贺!我相信,本书的出版将会对我国腹部肿瘤影像学的发展和肿瘤相关学科的临床与科研工作起到一定的推动作用。

教育部长江学者特聘教授

中国科学技术大学附属第一医院党委书记

中国科学技术大学生命医学与科学部党委书记

2023年12月

序 二

医学影像学在临床肿瘤的诊疗中发挥中越来越重要的作用，它已成为现代肿瘤多学科诊疗模式中关键性学科，也是医学领域中知识更新非常快的学科。X线、超声、CT和MRI等影像学技术不断进步，提供了丰富的影像学信息，在腹部肿瘤的早地检出、诊断、鉴别诊断、分期、疗效评估与预后评价等方面发挥着不可替代的作用。

近年来，双能量CT、多参数MRI与影像组学已逐步应用于肿瘤的诊断和疗效评估；随着肿瘤微创手术、靶向和免疫治疗开展，腹部肿瘤精准诊断要求越来越高；肿瘤影像学已从最初单一形态学诊断，迅速地向功能影像、分子影像和影像组学等微观等方向发展，并取得了令人瞩目的成就。近年来，虽然综合性医学影像学书籍不断新书推出，但专门介绍腹部肿瘤影像学的专著甚少。

由中国科学技术大学附属第一医院董江宁教授牵头，联合省内外十余家医院肿瘤影像领域的专家编撰了这本《腹部肿瘤影像诊断学》专著。本书资料主要来源于中国科学技术大学附属第一医院及其所属安徽省肿瘤医院的十多年50余万例病例中精选经手术病理证实腹部肿瘤典型病例，少数罕少见病例由其他省内外三级医院或附属医院提供。

本书涵盖腹部近200个经手术病理证实的肿瘤病例，每个疾病分别从“概述、病理学表现、影像学表现、鉴别诊断及诊断关键要点”等五个方面进行描述，以CT、MRI影像学表现为主，部分病例还包括X线和超声影像，所有案例均配有术后病理图片，同时介绍了双能量CT、多参数MRI新技术在部分疑难腹部肿瘤病例鉴别诊断价值与应用进展。本书还写入了影像组学的内容，简要叙述了人工智能技术在腹部肿瘤影像学中的临床和科研价值。

本书体现原创性、实用性和典型性。紧扣临床、图文并茂、征象典型、分析透彻、要点突出、技术新颖。每个文稿末尾都有关键要点总结，有利于读者快速获取重要知识点，是本书的亮点。

本书适合影像学医师、研究生、进修医师与实习医师、以及相关专业的临床学科医师阅读，满足他们学习和更新专业知识、提高诊断水平与科研能力之需要。我很高兴能先睹为快，相信该书的出版对于读者掌握腹部肿瘤影像学知识有很大帮助，因此我郑重向大家推荐。

谨为此序。

中华医学会放射学分会候任主任委员

北京市医学会放射学分会主任委员

北京医院放射科主任、教授、博士生导师

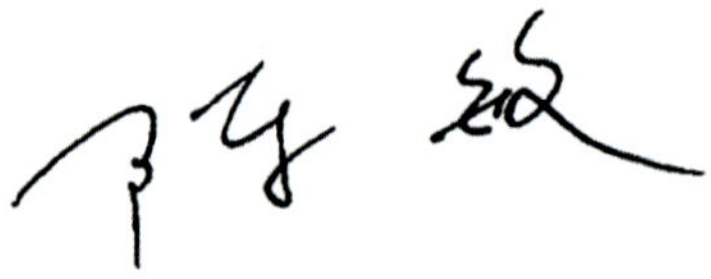

2023年3月

前　言

随着现代医学、计算机科学和人工智能技术的飞速发展，医学影像设备软硬件及其相关功能性成像设备不断优化，医学影像科作为基础性、平台性学科，在现代医学的临床诊疗和科研工作中发挥着越来越重要的作用。医学影像科已成为现代肿瘤多学科诊疗模式中的关键性学科，也是医学领域中知识更新非常快的学科。X线、超声、CT和MRI技术不断进步，其在临床上应用广泛，极大地丰富了影像学诊断手段和服务范围，在肿瘤的早期检出、诊断、鉴别诊断、分期、疗效评估与预后评价等方面发挥着不可替代的作用。近几年来肿瘤影像学已从最初单一形态学诊断，迅速地向功能影像、分子影像和影像组学等微观方向发展，并取得了令人瞩目的成就。

基于影像医学的飞速发展和临床肿瘤诊疗多学科合作现实需要，一线广大影像科医师、规培生、硕博士研究生和相关临床专科医师迫切需要一部集传统影像学、功能分子影像知识为一体，体现肿瘤多学科诊疗(MDT)特色的新版肿瘤影像诊断学专著。在中国科学技术大学生命科学与医学部成立五周年之际，中国科学技术大学出版社推出了“江淮名医临床精粹系列”丛书。由笔者主编、中国科学技术大学附属第一医院和省内外大型三甲医院80余位编者参与编写的《腹部肿瘤影像诊断学》出版了。本书力求体现与时俱进、适应学科发展，以满足广大医师更新知识和拓宽影像学思维之需要。

腹部包括消化、泌尿、生殖系统、腹腔、腹膜后和腹壁软组织，包含许多重要器官，解剖精细复杂，肿瘤种类繁多，以肝癌、卵巢癌为代表的腹部恶性肿瘤严重威胁着人们的健康。本书作为腹部肿瘤影像诊断学专著，涵盖腹部肿瘤15类近200个经典案例，每个案例分别从概述、病理学表现、影像学表现、鉴别诊断和关键要点等5个方面进行了详细描述。本书还体现了影像组学相关内容，阐述了人工智能技术在腹部肿瘤影像学中的临床和科研价值。

本书同以往已经出版的腹部影像学或肿瘤影像学专著相比，具有以下特点：

1. 本书中所有的病例都经手术病理证实，突出影像与病理结合，体现原创性、实用性和典型性。

2. 医学影像学是通过影像诊断疾病的科学。本书主要介绍腹部肿瘤CT、MRI影像表现，部分病例包括X线和超声等多模态影像。每个疾病的影像学配图体现了影像科医师真实工作场景下的阅片和思维过程。本书中影像学资料包括CT与MRI的平扫、多期增强、多平面重组及容积再现等三维重建图像,几乎所有MRI影像都有DWI及ADC图,部分病例还有IVIM-DWI和DCE-MRI定量参数图,这些功能和分子影像技术可以提供肿瘤细胞密度和微血管生成、微循环灌注等微观信息,提高了MRI对良恶性肿瘤的鉴别诊断效能,也有助于青年医师获取新知识、提升科研能力。

3. 本书中每个肿瘤病例的文后都有诊断关键要点。读者通过阅读本书中的临床、病理和影像知识点,再结合典型配图及文末的关键要点,可方便读者快速地获取腹部肿瘤影像学知识要点与分析思路,从而达到提高影像诊断水平之目的。

4. 本书在总论部分突出了腹部、盆腔脏器"空腹、喝水、低张、增强"CT与MRI检查的技术要点,清晰显示消化道的黏膜层、黏膜下层、肌层、外膜的层状结构,准确判断胃肠道肿瘤起源从而有利于鉴别诊断和TNM分期。

5. 肝细胞癌、肾细胞癌、膀胱癌、前列腺癌、宫颈癌、子宫内膜癌、卵巢癌、腹部软组织肿瘤均采用WHO最新版分类和分期标准,以期同国际接轨。例如,本书采用国际公认的2018版LI-RADS分类系统评估肝脏良恶性病变;本书将2022版肾肿瘤WHO新分类与2016版做了简要对比,标出了更新的内容;由于本书成稿前2022新版肾肿瘤WHO分类尚未发布,故仍依据2016版肾肿瘤WHO分类,分章节描述了不同组织学亚型的肾细胞癌影像学表现与鉴别诊断;介绍了肾脏囊性病变2019版Bosniak分型与解读,每种囊性病变均有典型CT、MRI图像且与病理对照;介绍了宫颈癌、子宫内膜癌2018版FIGO分期(在本书付印之前,子宫内膜癌2023版新的FIGO分期标准发布了,故在本书下册的正文相应段落增加了新旧版FIGO分期的异同点和更新要点)、膀胱癌2018版VI-RADS评分和2020版卵巢病变O-RADS分类解读;在叙述腹膜后、腹壁软组织肿瘤时,采用了2020版WHO软组织肿瘤分类标准和影像学表现。有利于读者掌握相关新知识。

6. 在妇科肿瘤部分,描述了经典型、富细胞型、富血供型子宫肌瘤不同的MRI影像学表现,详细介绍了转移性良性平滑肌瘤、分割性绒毛叶状平滑肌瘤、静脉内子宫平滑肌瘤病和子宫平滑肌脂肪瘤等少见的子宫平滑肌瘤的亚型的影像学和病理学表现。编者还结合妇科肿瘤影像学多年的研究成果,对宫颈癌、卵巢癌、子宫内膜癌不同亚型的影像学表现进行了全面的描述,配有典型经病理证实的影像学图像,便于读者掌握它们之间的细微差别。本书还运用多参数MRI及其影像组学在术前预测和鉴别三大妇科恶性肿瘤的亚型,弥补了诊刮活检取材的局限性和肿瘤异质性的不利影响,帮助临床医师做出个性化治疗决策,以期提高疗效并改善预后。

7. 腹腔、腹膜后、腹壁软组织起源的肿瘤少见,而本书所介绍病种较为齐全,影像征象典型，配图清晰。

8. 本书突出以下两点：① 在MRI表现中详细描述MRI各序列的信号所代表的肿瘤组织成分，提高MRI对腹部肿瘤定性诊断能力。② 介绍多参数MRI与双能量CT定量参数，定量反映腹部肿瘤细胞密度、微血管生成、血流灌注等肿瘤微观特征，有助于鉴别诊断、早期疗效评估及预后评价。

本书编写过程中，所有参编研究生、各级医师和专家教授通力合作，花费了大量时间和精力，所有病例均由主编多次审阅，所遇难点和争议之处经反复讨论推敲以达成共识，力求表述准确完整，最后再由主编定稿。希望通过编写团队的努力能给所有致力于腹部肿瘤影像学临床和科研工作的读者提供一部内容全面、重点突出、可读性强的专业书籍。

部分国内同道为本书提供了珍贵图片和资料，丰富了本书的内容，我们已在书中相应章节和图片下方注明，在此不再一一赘述，对他们的无私支持谨致以由衷的感谢。由于编者水平所限以及病种选择的限度，本书难免存在错误与不当之处，敬请各位读者、同道及专家批评指正，以便再版时进一步修订。

掩卷搁笔，脑海里不断浮现母亲慈爱的面容和鼓励的场景，心中涌起无尽的感恩和怀念！感谢父母、家人、老师、同事和学生们，感谢领导和各界朋友的支持和帮助。谨盼这本凝结了编者临床经验与科研成果的《腹部肿瘤影像诊断学》能成为我们与广大读者及同行朋友交流的平台，共同提高我国腹部肿瘤影像诊断水平。

董江宁

中国科学技术大学附属第一医院

2023年12月

目　录

CHAPTER ONE

第一章
影像技术

第一节　腹部MSCT及多参数MRI影像检查技术

一、腹部肿瘤的常规CT检查技术与CT肠道造影技术方案

(一) 腹部常规CT检查技术

1. 概述

(1) 适应证:对于肝、胆、胰、脾、肾、肾上腺、输尿管、膀胱、睾丸、子宫及附件、腹腔及腹膜后病变的诊断,具有一定的优势;对于明确占位性病变的部位、大小以及邻近组织结构的关系、淋巴结有无转移等有重要作用;对于结石、炎性病变和外伤性病变以及空腔脏器的穿孔、断裂能较好显示;腹主动静脉、门静脉及其动脉壁、脏分支血管壁的斑块及狭窄程度的显示;动脉瘤、主动脉夹层及动静脉畸形的显示;门静脉系统各属支的显示。

(2) 禁忌证:妊娠妇女不宜做CT检查;碘对比剂过敏者不宜进行增强检查。

(3) 相关准备:仔细阅读CT检查申请单,了解病史、体征及相关生化检查,明确检查目的及要求,初步确定扫描部位和扫描方式;检查前禁食禁饮4~6 h;检查前3~7 d内禁服原子序数高或含重金属成分的药物;检查前一周禁做消化道钡餐检查;去除检查部位的金属异物及外敷膏药等;反复训练呼吸、屏气,尤其是腹式呼吸,以深吸气末呼气屏气为佳;若行增强检查,应向受检者解释增强检查的目的、意义及全过程,告知检查存在的风险性,同时让受检者及家属知晓并签署《碘对比剂应用知情同意书》。

(4) 中上腹部特殊检查准备:肝脏随膈肌运动幅度较大,屏气训练尤为重要,呼吸屏气幅度应尽量保持一致;检查前口服纯净水300~500 mL,保持胃处于充盈状态,防止胃内气液伪影干扰图像显示;扫描胰腺时,若胃及十二指肠处于低张状态,胰腺与之毗邻关系清晰,对于偏瘦者,检查前半小时可肌注山莨菪碱10 mg;对不合作的受检者,包括婴、幼儿,可采用口服10%水合氯醛(0.5~0.8 mL/kg)或静脉注射地西泮等药物镇静。

2. 肝脏CT检查技术

(1) 扫描体位:被检者仰卧位于检查床上,标准前后位体位,双手上举抱头,头先进或足先进,身体矢状面平行于定位激光中心线并置于扫描床面中心,冠状面平对定位激光水平线。

(2) 扫描方法:肝脏常规平扫,参数如表1-1-1所示。

表1-1-1　肝脏常规平扫参数

项目	参数
扫描类型	螺旋扫描
扫描范围	膈肌顶部至肝脏下缘平面
管电压	120~140 kV
管电流	自动mA管电流
螺距因子	0.986:1~1.375:1
采集矩阵	512×512
扫描野	45~50 cm
采集层厚	0.625~1.25 mm
扫描层厚	5 mm
重建层厚	5 mm
矩阵	512×512
滤波函数	FC10-FC20
旋转时间	0.7 s/r

(3) 常规CT增强扫描:对比剂的浓度及用量:非离子性对比剂,次高渗(300~370 mg I/mL)或等渗的碘克沙醇(320 mg I/mL),成人用量70~100 mL

(1.5~2.0 mL/kg),儿童用量50~70 mL(1.0~1.5 mL/kg)。注射方式及速度:双筒或单筒高压注射器,静脉团注给药,3.0~3.5 mL/s。增强扫描延迟时间:按一般经验法,从静脉团注对比剂到开始扫描时间动脉期为25~30 s,门静脉期为65 s左右,平衡期为90~120 s。阈值法:阈值设置为120~140 HU,监测平面为肝门平面对应的腹主动脉,感兴趣区(ROI)为35~55 mm^2,诊断延迟时间为5~8 s。怀疑肝血管瘤时,延长至300 s以上。

3. 胰腺CT检查技术

胰腺常规CT平扫与增强扫描的体位及扫描的方法大致与肝脏相同,胰腺扫描范围为T11上缘至L3下缘平面。采集层厚及重建层厚为3~5 mm。若考虑胰腺神经内分泌肿瘤(pNETs),则需要调整扫描时相,因为胰腺神经内分泌肿瘤是一类起源于肽能神经元和神经内分泌细胞的异质性肿瘤。其分为功能性pNETs和无功能性pNETs,以功能性的胰岛素瘤多见,在CT平扫上表现为等密度或稍低密度,胰腺轮廓无改变,平扫很难发现病变,而大多数的胰岛素瘤为富血供病变,增强扫描时动脉期结节状明显均匀强化,高出正常胰腺组织CT值30 HU以上,边缘清楚,静脉期病变密度逐渐降低。因此胰腺神经内分泌肿瘤扫描时相为:动脉期,25 s左右,常规扫描动脉早期,使用团注跟踪法,监测层面在膈下腹主动脉层面,阈值达到100 HU后,延迟5 s左右,即触发后最短延迟时间(64排设备基本都在5 s左右),若设备允许,可以在动脉早期扫完后,再追扫一期动脉期,间隔5 s左右,提高病变的诊断以及检出率;静脉期,90 s左右,在动脉期扫完后延迟65 s左右,根据患者年龄适当调整;延迟期,3 min以上,在静脉期后延迟90 s。

4. 肾脏CT检查技术

肾脏常规平扫体位及扫描方法也大致与肝脏相同,肾脏扫描范围为T11下缘至髂嵴上缘平面。采集层厚及重建层厚为3~5 mm。

肾脏增强扫描期相分为:皮质期,27 s左右,相对于动脉期,使用团注跟踪法,监测层面在膈下腹主动脉层面,阈值达到120 HU后,延迟7 s左右,也可以根据患者年龄调整1~2 s;髓质期,95 s左右,在皮质期扫完后延迟70 s左右,根据患者年龄调整2~4 s;肾盂期,4 min以上,在髓质期扫完后延迟150 s。

(二)CT小肠造影技术

CT小肠造影(computed tomography enterography, CTE)是通过引入足够对比剂和静脉注射碘对比剂来充分扩张肠管,利用多层螺旋CT薄层扫描和后处理功能来勾勒肠壁、肠腔及肠管外病变的一种检查技术。多层螺旋CT扫描速度快,覆盖范围广,一次扫描可覆盖全组小肠,最大限度地减少生理运动伪影,同时可进行多期扫描,有利于病变定性、定量诊断。另外,利用MSCT强大的后处理功能,MPR、CPR、VRT进行三维重建可获得病变大体改变的信息,可以与胃肠造影及内镜媲美。自从张联合等首次报道使用2.5%等渗甘露醇充盈小肠并取得很好的诊断效果后,该项检查得以广泛应用。

(1) CTE扫描前准备:检查前2 d进食少渣及流质饮食,检查前一晚8点开始禁食,并口服缓泻剂(硫酸镁或番泻叶),以排出清水样大便为宜。检查当天早上禁食。检查前以温开水1750 mL稀释20%甘露醇250 mL配制成2.5%等渗甘露醇溶液2000 mL,每15 min喝500 mL,1 h内匀速喝完,若存在肠梗阻症状,则酌情减少用量,如果是结-直肠病变,则每15 min喝250 mL,80 min内匀速喝完,且需要多缓慢走动;无青光眼、前列腺增生等禁忌证者于扫描前5~10 min肌注盐酸山莨菪碱10 mg;患者检查前应进行多次吸气—呼气—屏气的呼吸训练。

(2) 常规扫描体位:扫描机器使用GE Discovery 750 HD CT扫描仪,选用仰卧位,头先进,双手上举抱头,身体置于床面正中。

(3) 扫描方法:选用腹部CTA序列,采用动脉期和门静脉期双期扫描,深吸气后屏气曝光。扫描范围从膈顶至耻骨联合下缘平面,覆盖所有小肠区域。CTE常规模式扫描参数见表1-1-2。

(4) 常规增强扫描:对比剂选择非离子性对比剂,300~370 mg I/mL,成人用量80~100 mL,加生理盐水30 mL。儿童用量1.5 mL/kg,共50~70 mL;使用双筒高压注射器静脉团注给药,流速3.0~4.5 mL/s;动脉期采用阈值法或经验法,阈值法阈值设置为150~180 HU,监测平面为肝门处腹主动脉内，ROI为35～55 mm²，诊断延迟时间为4～6 s。经验法小肠及结肠动脉期为30～35 s，静脉期为70～80 s，延迟期为120～150 s。

表1-1-2 CTE常规模式扫描参数

项目	参数
管电压	120～140 kV
管电流	自动mA管电流
螺距因子	0.986∶1～1.375∶1
采集矩阵	512×512
扫描野	45～50 cm
采集层厚	0.625～1.25 mm
扫描层厚	5 mm
重建层厚	5 mm
矩阵	512×512
滤波函数	FC10-FC15
旋转时间	0.7 s/r

(5) 图像后处理：将静脉期图像利用多平面重建(MPR)技术重建成1.25 mm层厚的冠、矢状位图像，并上传至PACS系统进行解读。

(6) 双能量CT GSI能谱扫描方案：对比剂选择非离子性对比剂(300～370 mg I/mL)，用量根据不同的碘总量选择对应的剂量(1.1～1.6 mL/kg)。采用单筒或者双筒高压注射器静脉团注给药，流速4～5 mL/s。动脉期采用Smart Prep技术，阈值为150～180 HU，监测点胸12水平腹主动脉内，ROI为35～55 mm²。动脉期扫描结束30～45 s后开始静脉期扫描，扫描范围同平扫一致。扫描结束自动重建出70 keV Mono图像。扫描完成后将动静脉期以1.25 mm采集层厚、50% ASIR-Ⅴ(adaptive statistical iterative reconstructions-Ⅴ)重组算法结合70 keV单能量技术进行重组，并将静脉期图像利用多平面重建(MPR)技术重建成1.25 mm层厚的冠、矢状位图像，上传至PACS系统进行解读。CTE能谱模式扫描参数见表1-1-3。

等渗低张对比剂使肠道充分扩张，减少胃肠道皱襞及假性狭窄，同时减少胃肠道蠕动；多层螺旋CT扫描速度快，扫描范围大，空间分辨率高，通过增强有利于观察胃肠道黏膜强化、病变血供、强化程度、有无周围侵犯以及和周边大血管的相关性，这对术前评价极具重要价值。因此，低张小肠CT造影检查在胃肠道疾病诊断中具有明显的优越性(图1-1-1)。

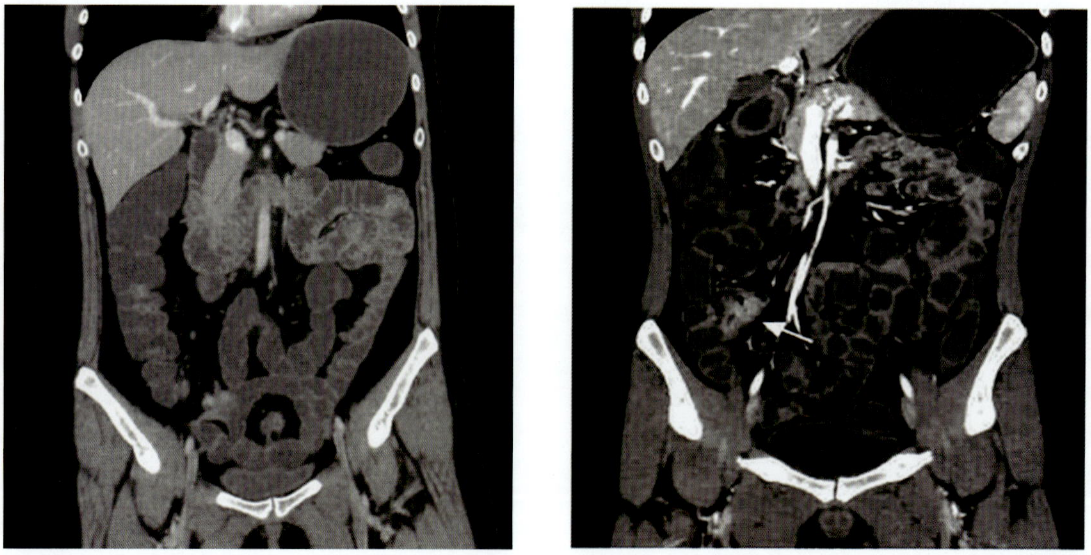

A　　　B

图1-1-1 CT肠造影正常与异常表现

CTE静脉期冠状位、动脉期冠状位与正常小肠造影图(A)，各段小肠显示清晰；末端回肠肠壁不规则增厚(B)，呈均匀性明显强化，肠腔不规则狭窄，周围脂肪间隙尚清，邻近肠系膜多个稍大淋巴结，临床证实为末端回肠慢性炎症。

表1-1-3 CTE能谱模式扫描参数

项目	参数
管电压	80/140 kV(0.5 ms瞬时切换)
管电流	375 mA
螺距因子	1.375:1
准直器宽度	40 mm
采集矩阵	512×512
扫描野	45～50 cm
采集层厚	0.625～1.25 mm
扫描层厚	1.25 mm
重建层厚	1.25 mm
球管转速	0.7 s/r

(薄明琪　王　昕　董江宁)

二、腹部肿瘤的双能量CT(能谱CT)检查技术方案

腹部由于脏器众多,部分脏器检查效果受外界因素影响较大,因此进行合理的检查前准备至关重要,本节着重对于腹部能谱CT检查的准备及扫描方法进行介绍。

(一) 检查相关准备

(1) 仔细阅读相关检查申请单,明确检查目的及要求,需通过询问相关病史了解患者体征及相应生化指标,初步确定扫描部位及相应的扫描方式。若行增强检查,需提前告知患者增强检查的风险性,让家属及受检者签署《碘对比剂知情同意书》。

(2) 禁食禁水4～6 h,检查前4～7 d内禁止服用含有重金属成分的药物及做钡餐检查,以免对图像产生影响。

(3) 分段饮用对比剂:腹部检查前3～4 h口服300～500 mL饮用水,1～2 h口服200～300 mL,30 min及检查时再次口服等量的饮用水。使胃和十二指肠壶腹部充盈,与周围脏器更好地区分开,以形成良好的对比。对于偏瘦者的无禁忌证患者可在检查前10～20 min肌注山莨菪碱10 mg。

(4) 进行泌尿系及下腹部盆腔检查的患者在检查前应该大量饮水,以保持输尿管和膀胱处于充盈状态,目的在于辨别膀胱与其他器官和病灶,减少膀胱和部分小肠肠袢的重叠。

(5) 受检者应该去除含有金属衣扣的衣服、裤带等检查部位影响X线吸收的物品。

(6) 做好耐心细致的解释工作,使受检者消除疑虑和恐惧,了解检查的程序和目的。训练受检者的呼吸,使其尽可能保持在整个检查过程中每次呼吸的幅度一致。

(7) 对于难以配合的成人或者儿童患者,可采用口服水合氯醛或静脉注射地西泮等药物镇静(对于不配合口服的患儿,可采用水合氯醛插入肛门推注的方法)。

(8) 做好受检者非检查部位和陪护人员的辐射防护。

(二) 腹部各脏器检查技术

1. 肝脏检查技术

(1) 扫描体位:仰卧位,头先进,双手举过头顶,水平定位激光线(X轴)进床至两乳头连线,定位激光线(Z轴)升床至腋中线水平,进行呼吸训练。

(2) 平扫扫描范围:膈肌顶部平面至肝下缘平面。

(3) 能谱CT增强扫描:对比剂选择非离子性对比剂(300～370 mg I/mL),根据不同的碘总量选择对应的剂量(1.1～1.6 mL/kg)。采用单筒或者双筒高压注射器静脉团注给药,流速3.0～3.5 mL/s。动脉期采用阈值法,阈值设置为120～140 HU,ROI放置于肝门平面对应的腹主动脉,门脉期和平衡期扫描分别为从静脉团注对比剂开始后的45～60 s和90～120 s。

(4) 肝脏CT血管扫描:一般选用非离子性高浓度对比剂(370 mg I/mL),用量1.2～1.5 mL/kg。采用双筒高压注射器静脉团注给药,流速3.5～4.5 mL/s。动脉期采用阈值法,阈值设置为140～160 HU,监测平面为肝门平面对应的腹主动脉,门脉期和平衡期扫描时间同常规能谱模式。

(5) 图像后处理:采用50% ASIR-V重组算法结合70 keV单能量技术进行重组,层厚与层间距设

置为1.25 mm。重建数据常可用于MPR、CPR、MIP等进行后续处理。

2. 胰腺CT检查技术

(1) 扫描体位:仰卧位,头先进,双手举过头顶,水平定位激光线(X轴)进床至两乳头连线,定位激光线(Z轴)升床至腋中线水平,进行呼吸训练。

(2) 平扫扫描范围:第11胸椎的上缘平面至第3腰椎下缘平面。

(3) 能谱CT增强扫描:对比剂选择非离子性对比剂(300~370 mg I/mL)用量根据不同的碘总量选择对应的剂量(1.1~1.6 mL/kg),采用单筒或者双筒高压注射器,静脉团注给药,流速3.0~3.5 mL/s,动脉期采用阈值法,阈值设置为130~140 HU,ROI放置于腹腔干对应的腹主动脉,胰腺期和平衡期扫描分别为从静脉团注对比剂开始后的50~60 s和120~140 s。

(4) 胰腺CT血管成像:一般选用非离子性高浓度对比剂(370 mg I/mL),用量1.1~1.6 mL/kg。采用双筒高压注射器静脉团注给药,流速3.5~4.5 mL/s。动脉期采用阈值法,阈值设置为130 HU,监测平面为腹腔干对应的腹主动脉,胰腺期和平衡期扫描时间同常规能谱模式。

(5) 图像后处理:采用50% ASIR-V重组算法并以70 keV单能量进行重组,层厚与层间距设置为1.25 mm。重建数据常可用于MPR、CPR、MIP等进行后续处理。对胰头动脉弓、胰体及胰尾等小血管的显示,宜选用MIP及MPVP显示。

3. 泌尿系统CT检查技术

(1) 扫描体位:仰卧位,头先进,双手举过头顶,水平定位激光线(X轴)进床至两乳头连线,定位激光线(Z轴)升床至腋中线水平,进行呼吸训练。

(2) CT平扫扫描范围:第12胸椎的上缘平面至耻骨联合平面。

(3) 能谱CT增强扫描:对比剂选择非离子性对比剂(300~370 mg I/mL),根据不同的碘总量选择对应的剂量(1.1~1.6 mL/kg),采用单筒或者双筒高压注射器,静脉团注给药,流速3.0~3.5 mL/s。动脉期(肾皮质期)采用阈值法,阈值设置为130~150 HU,ROI放置于肾动脉对应的腹主动脉,肾髓质期和肾盂期扫描分别为从静脉团注对比剂开始后的90~120 s和150~180 s,如需行CTU检查应在静脉团注10 min后再追加一期扫描。

(4) 泌尿系CT血管成像:一般选用非离子性高浓度对比剂(370 mg I/mL),用量为1.1~1.6 mL/kg。采用双筒高压注射器静脉团注给药,流速3.5~4.0 mL/s。动脉期采用阈值法,阈值设置为150 HU,监测平面为肾动脉对应的腹主动脉,静脉期扫描时间为从静脉团注对比剂开始的50~60 s。

(5) 图像后处理:采用50% ASIR-V重组算法结合70 keV单能量技术进行重组,层厚与层间距设置为1.25 mm。重建数据常可用于MPR、CPR、MIP等进行后续处理。肾皮质期的VRT及MIP后处理图像可以显示肠系膜上动脉与左肾静脉的关系,也可以清晰显示原发肿瘤的供血动脉与周围组织的关系,肾盂期通过VRT及MIP后处理图像,能全方位显示肾盂、输尿管及膀胱充盈和梗阻情况,价值可类似替代静脉肾盂造影(IVP)检查。

4. 盆腔扫描技术

(1) 扫描体位:仰卧位,头先进,双手上举抱头,身体置于床面正中,水平定位线对准肚脐,侧面定位线平对准人体腋中线。

(2) 扫描范围:双髂嵴上缘平面至耻骨联合下缘。

(3) 能谱CT增强扫描:对比剂选择非离子性对比剂(300~370 mg I/mL),根据不同的碘总量选择对应的剂量(1.1~1.6 mL/kg)。采用单筒或者双筒高压注射器静脉团注给药,流速3.0~3.5 mL/s。动脉期采用阈值法,阈值设置为120~140 HU,ROI放置于腹主动脉(左右髂总动脉分叉上2~3 cm处),门静脉期扫描从静脉团注对比剂开始后的45~60 s。

(4) 盆腔CT血管成像:一般选用非离子性高浓度对比剂(370 mg I/mL),用量1.1~1.6 mL/kg。采用双筒高压注射器静脉团注给药,流速3.5~4.5 mL/s。动脉期采用阈值法,阈值设置为140~160 HU,监测平面为腹主动脉(左右髂总动脉分叉上2~3 cm处),门静脉期扫描时间同常规能谱模式。

(5) 图像后处理:采用50% ASIR-V重组算法结合70 keV单能量技术进行重组,层厚与层间距设置为1.25 mm。通过后续的MPR处理可以较好地显示肠管、子宫或前列腺、膀胱与肿瘤等的解剖结构及毗邻关系,VR处理可以三维显示脏器与肿瘤、血管的立体位置关系。MIP可以很好地显示肿瘤及毗邻脏器的血管。

5. 能谱CT腹部血管CT成像技术

（1）扫描体位：仰卧位，头先进，双手上举抱头，身体置于床面正中，水平定位线对准两乳头连线，侧面定位线平对准人体腋中线。

（2）扫描范围：第11胸椎上缘平面至髂内外动脉分叉以远水平，怀疑腹主动脉瘤拟行介入支架者下延至股动脉上段。

（3）血管扫描：一般选用非离子性高浓度对比剂（370 mg I/mL），用量1.2～1.5 mL/kg。采用双筒高压注射器静脉团注给药，流速4.5～5.0 mL/s。动脉期采用阈值法，阈值设置为140～160 HU，监测平面为降主动脉肾动脉水平，静脉期扫描从静脉团注对比剂开始的70～80 s。

（4）图像后处理：采用50% ASIR-Ⅴ重组算法结合70 keV单能量技术进行重组，层厚与层间距设置为1.25 mm。通过薄层图像的MIP、SSD、VRT重组，有助于病变的显示和诊断。

（三）基于腹部能谱CT虚拟平扫的骨密度测量技术

图像后处理：将扫描范围包含L1～L3椎体的腹部增强图像，以1.25 mm采集层厚，50% ASIR-Ⅴ重组算法结合70 keV单能量技术进行重组，上传至AW4.6工作站。以钙－水为基物质生成基物质图形成VNC图像，于L2椎体中央层面及其上下相邻两个层面放置感兴趣区测量其钙（水）密度，避开皮质骨及椎体后中央静脉沟。取L2椎体三个层面测量值的平均值作为测量结果进行骨密度的测量。

（纪　捷　王　昕　董江宁）

三、腹部肿瘤的多参数MRI新技术检查方案

在腹部脏器的MRI检查中，选择合适的脉冲序列及成像参数可以得到该组织良好的对比度及组织特性；通过选择合适的视野（FOV）、较大的矩阵、较薄的层厚可以得到该器官高空间分辨率的图像；通过选择触发、导航、屏气等模式来减少呼吸运动伪影，还可以通过选择空间饱和及流动补偿等技术来减少血管搏动伪影；也可以通过使用三维动态增强扫描来观察组织的血供情况。选择不同的扫描方案、扫描参数、扫描序列可以得到不同质量的MRI图像。就腹部肿瘤MRI检查而言，除了常规的MRI平扫与增强技术外，需要运用多参数MRI的功能与分子影像技术，以满足临床诊断和科研需要。下面以3.0T MRI扫描方案为例，介绍几种临床常用的腹部脏器扫描的方案及其参数。

肝脏MRI平扫与常规对比剂增强方案

（一）检查前准备

（1）检查前1 d行少渣粗纤维饮食并口服通便液，检查当天早上禁食、禁饮。

（2）受检者扫描前15 min肌内注射山莨菪碱注射液10 mg（有禁忌证者除外）。

（二）常规序列的扫描及参数

使用腹部相控阵表面线圈，患者取仰卧位。扫描范围自膈面至肝脏下缘。

扫描序列及顺序：

（1）轴位脂肪抑制三维容积内插快速扰相GRE T_1WI序列（水脂分离/同反相位，商品名称：LAVA-Flex、VIBE、THRIVE、3D Quick）：TR：4.8 ms；TE：1.3 ms；激励次数：1；回波链长度：15；FOV：34 cm×30 cm；层厚：4 mm；层间隔：0 mm；矩阵：320×224。

（2）轴位脂肪抑制三维容积内插快速扰相GRE T_1WI序列双动脉期（图1-1-2）或多动脉期（如只扫单动脉期应以动脉晚期为主）。

（3）轴位脂肪抑制三维容积内插快速扰相GRE T_1WI序列门静脉期（图1-1-3）。

（4）轴位扩散加权序列（呼吸触发或屏气，低b值：0～50 s/mm^2，高b值：700～800 s/mm^2）：TR：4000 ms；TE：65 ms；FOV：40 cm×30 cm；层厚：5～6 mm；层间隔：1.5 mm；矩阵：128×128。

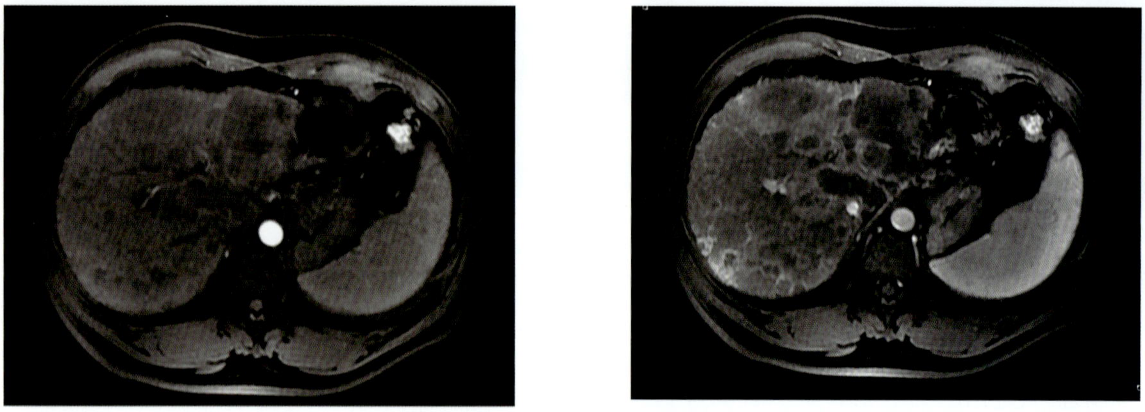

A　　B

图1-1-2　肝脏MRI增强双动脉期

患者男性,42岁,巨块结节型肝细胞癌。动脉早期显示病灶周围开始强化(A),动脉晚期病灶明显强化(B)。

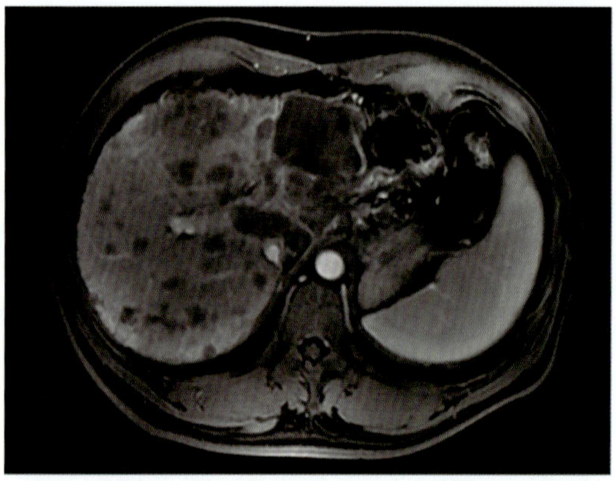

图1-1-3　肝脏MRI增强门静脉期

患者男性,42岁,巨块结节型肝细胞癌。门静脉期显示病灶强化减退。

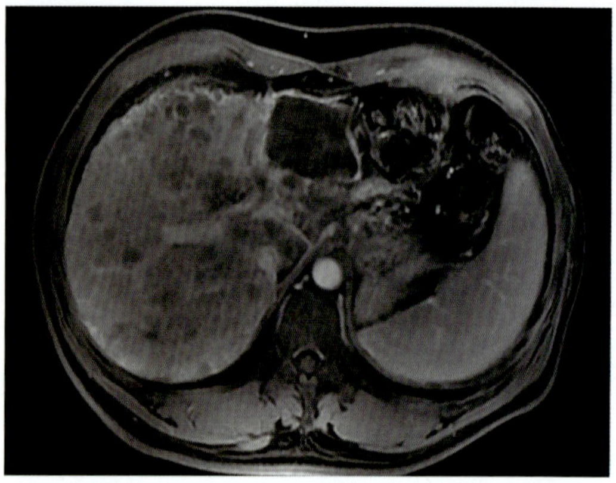

图1-1-4　肝脏MRI增强平衡期

患者男性,42岁,巨块结节型肝细胞癌,平衡期显示病灶包膜强化。

(5) 轴位脂肪抑制三维容积内插快速扰相GRE T_1WI序列平衡期(注射对比剂后3 min左右,图1-1-4)。

(6) 冠状位脂肪抑制三维容积内插快速扰相GRE T_1WI序列平衡期:TR:4.0 ms;TE:1.3 ms;激励次数:1;回波链长度:15;FOV:48 cm×38 cm;层厚:5 mm;层间隔:0 mm;矩阵:320×256。

(7) 轴位快速自旋回波脂肪抑制 T_2WI序列(呼吸触发/膈肌导航/相位导航):TR:4600 ms;TE:85 ms;激励次数:2;FOV:40 cm×30 cm;层厚:5~6 mm;层间隔:1.5 mm;矩阵:320×256;回波链长度:17。

(8) 轴位脂肪抑制三维容积内插快速扰相GRE T_1WI序列延迟期(注射对比剂后6~8 min)。

肝脏特异性对比剂MRI扫描方案

(一) 检查前准备

(1) 检查前1 d行少渣粗纤维饮食并口服通便液,检查当天早上禁食、禁饮。

(2) 受检者扫描前15 min肌内注射山莨菪碱注射液10 mg(有禁忌证者除外)。

(二) 常规序列的扫描及参数

使用腹部相控阵表面线圈,患者取仰卧位。扫描范围自膈面至肝脏下缘。

1. 扫描序列及顺序

(1) 轴位脂肪抑制三维容积内插快速扰相GRE T_1WI序列(商品名称:LAVA-Flex、VIBE、THRIVE、3D Quick,该平扫序列还包括水脂分离/同反相位):TR:4.8 ms;TE:1.3 ms;激励次数:1;回波链长度:15;FOV:34 cm×30 cm;层厚:4 mm;层间隔:0 mm;矩阵:320×224。

(2) 轴位脂肪抑制三维容积内插快速扰相GRE T_1WI序列双动脉期或多动脉期(如只扫单动脉期应以动脉晚期为主)。

(3) 轴位脂肪抑制三维容积内插快速扰相GRE T_1WI序列门静脉期。

(4) 轴位脂肪抑制三维容积内插快速扰相GRE T_1WI序列平衡期(注射对比剂后3 min左右)。

(5) 冠状位脂肪抑制三维容积内插快速扰相GRE T_1WI序列平衡期:TR:4.0 ms;TE:1.3 ms;激励次数:1;回波链长度:15;FOV:48 cm×38 cm;层厚:5 mm;层间隔:0 mm;矩阵:320×256。

(6) 轴位扩散加权序列(呼吸触发或屏气,低b值:0~50 s/mm^2,高b值:700~800 s/mm^2):TR:4000 ms;TE:65 ms;FOV:40 cm×30 cm;层厚:3~4 mm;层间隔:1 mm;矩阵:128×128。

(7) 轴位快速自旋回波脂肪抑制T_2WI序列(呼吸触发/膈肌导航/相位导航):TR:4600 ms;TE:85 ms;激励次数:2;FOV:40 cm×30 cm;层厚:3~4 mm;层间隔:1 mm;矩阵:320×256;回波链长度:17。

(8) 轴位脂肪抑制三维容积内插快速扰相GRE T_1WI序列延迟期(注射对比剂后6~8 min,如图1-1-5)。

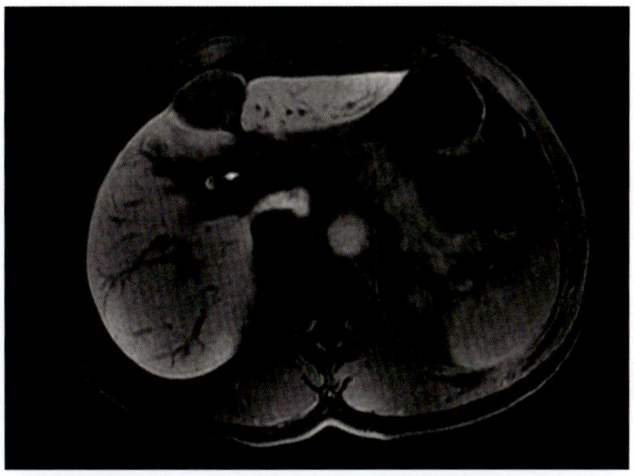

图1-1-5 肝脏MRI增强的肝胆期

患者男性,54岁,原发性肝细胞癌。肝脏左叶S4段见团状稍长T1信号影,信号略欠均,边界不清,边缘尚光整,肝脏特异性对比剂延迟期——肝胆特异期呈无造影剂摄取相对低信号区。

(9) 轴位脂肪抑制三维容积内插快速扰相GRE T_1WI序列肝胆期(注射对比剂后20 min)。

(10) 冠状位脂肪抑制三维容积内插快速扰相GRE T_1WI序列肝胆期(注射对比剂后20 min)。

2. 注意事项

(1) 大部分肝脏富血供强化的病灶在动脉晚期显示清晰,少部分病灶在动脉早期显示清晰,故推荐扫描双动脉期或使用多动脉期增强技术,以提高病灶的检出率。

(2) 磁共振增强扫描所使用的细胞外对比剂对DWI及T_2WI脂肪抑制序列在显示正常组织、病灶及测量的ADC值等均无明显影响,因此为了节约总扫描时间,故将DWI及T_2WI脂肪抑制序列放在增强后扫描。

(3) 为了更好优化扫描序列,使用轴位三维梯度回波T_1WI水脂分离序列,如果设备无法满足条件,需要另外扫描二维同、反相位梯度回波T_1WI序列。

(4) 如需要测定肝脏脂肪、铁的含量,推荐扫描脂肪、铁定量序列(商品名分别为GE的IDEAL-IQ序列、西门子的Liver Lab序列、飞利浦的mDixon Quant序列、上海联影的FACT序列)。

(5) 使用肝脏特异性对比剂的患者,一般在20 min左右肝胆期会有良好的显示,对于肝硬化的患者可以适当延长5~10 min进行肝胆期成像。

MRCP扫描方案

(一) 检查前准备

(1) 检查前1 d行少渣粗纤维饮食并口服通便液,检查当天早上禁食、禁饮。

(2) 受检者扫描前15 min肌内注射山莨菪碱注射液10 mg(有禁忌证者除外)。

(二)常规序列的扫描及参数

使用腹部相控阵表面线圈,患者取仰卧位。扫描范围自膈顶至胆总管下段及胰十二指肠开口处。

扫描序列及顺序:

(1)冠状位二维单次激发快速自旋回波 T_2WI序列(屏气)。

(2)轴位脂肪抑制三维容积内插快速扰相GRE T_1WI序列(商品名称:LAVA-Flex、VIBE、THRIVE、3D Quick,该平扫序列还包括水脂分离/同反相位):TR:4.8 ms;TE:1.3 ms;激励次数:1;回波链长度:15;FOV:34 cm×30 cm;层厚:4 mm;层间隔:0 mm;矩阵:320×224。

(3)轴位扩散加权序列(呼吸触发或屏气,低b值:0~50 s/mm^2,高b值:700~800 s/mm^2):TR:4000 ms;TE:65 ms;FOV:40 cm×30 cm;层厚:5~6 mm;层间隔:1.5 mm;矩阵:128×128。

(4)轴位快速自旋回波脂肪抑制T_2WI序列(呼吸触发/膈肌导航/相位导航):TR:4600 ms;TE:85 ms;激励次数:2;FOV:40 cm×30 cm;层厚:5~6 mm;层间隔:1.5 mm;矩阵:320×256;回波链长度:17。

(5)单次激发二维重T2加权的MRCP序列(屏气):TR:7000 ms;TE:1152 ms;FOV:30 cm×30 cm;层厚:50 mm;层间隔:0 mm;矩阵:288×288。示例如图1-1-6所示。

(6)三维快速自旋回波重T2加权的MRCP序列(屏气/呼吸触发):TR:2150 ms;TE:450 ms;FOV:35 cm×35 cm;层厚:1.8 mm;层间隔:1.5 mm;矩阵:320×256;回波链长度:70(图1-1-7)。

(三)定位技巧

(1)二维重T2加权MRCP序列:中心点位于胆总管,扫描9层,每层之间间隔15度角,所有扫描线包括胆囊、胰管、肝内外胆管。如遇到胆总管结石、胆总管占位患者扫描的第九层应处于正中矢状面。

(2)单次激发冠状位在扫描出的正中矢状面上定位并平行胆总管方向,这样可以更好地在同一层面上显示出整个胆总管壁和内部胆汁及病变。

肾上腺MRI扫描方案

(一)检查前准备

(1)检查前1 d行少渣粗纤维饮食并口服通便液,检查当天早上禁食、禁饮。

(2)受检者扫描前15 min肌内注射山莨菪碱注射液10 mg(有禁忌证者除外)。

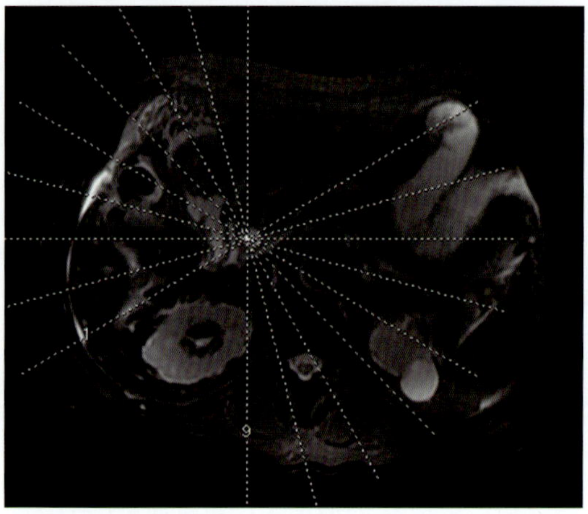

A

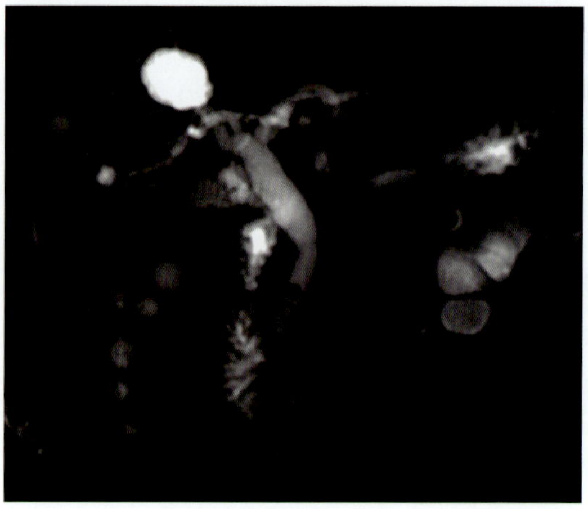

B

图1-1-6 二维MRCP扫描定位示意图与MRCP图像

患者女性,76岁,胆囊结石伴慢性胆囊炎。胆总管下段见多发类圆形低信号结石,上端胆总管扩张,肝内胆管轻度扩张。

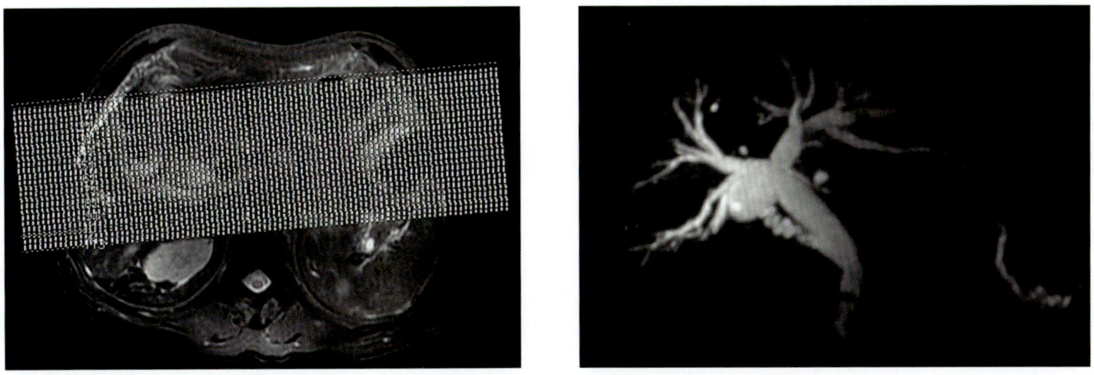

A　　　　B

图1-1-7 三维MRCP扫描定位示意图与MRCP图像

患者女性，76岁，胆囊结石伴慢性胆囊炎。胆囊增大，胆囊内见多发类圆形低信号充盈缺损，胆囊管迂曲、增粗，胆囊壁增厚，胆总管下段见多发类圆形低信号结石影。

（二）常规序列的扫描及参数

使用腹部相控阵表面线圈，患者取仰卧位。扫描范围自膈面至肾门水平。

1. 平扫序列

（1）冠状位二维单次激发快速自旋回波 T_2WI 序列（屏气）。

（2）轴位快速自旋回波 T_2WI 序列（呼吸触发/膈肌导航/相位导航）：TR：4600 ms；TE：85 ms；激励次数：2；FOV：40 cm×30 cm；层厚：3～4 mm；层间隔：1 mm；矩阵：320×256；回波链长度：17。

（3）轴位快速自旋回波脂肪抑制 T_2WI 序列（呼吸触发/膈肌导航/相位导航）：TR：4600 ms；TE：85 ms；激励次数：2；FOV：40 cm×30 cm；层厚：3～4 mm；层间隔：1 mm；矩阵：320×256；回波链长度：17。

（4）轴位扩散加权序列（呼吸触发或屏气，低 b 值：0～50 s/mm^2，高 b 值：700～800 s/mm^2）；TR：4000 ms；TE：65 ms；FOV：40 cm×30 cm；层厚：3～4 mm；层间隔：1 mm；矩阵：128×128。

（5）轴位脂肪抑制三维容积内插快速扰相 GRE T_1WI 序列（水脂分离/同反相位，LAVA/VIBE/THRIVE/3D Quick）：TR：4.8 ms；TE：1.3 ms；激励次数：1；回波链长度：15；FOV：34 cm×30 cm；层厚：3～4 mm；层间隔：0 mm；矩阵：320×224。

2. 增强序列

（1）轴位脂肪抑制三维容积内插快速扰相 GRE T_1WI 序列动脉期（注射造影剂后约20 s）。

（2）轴位脂肪抑制三维容积内插快速扰相 GRE T_1WI 序列门静脉期（注射造影剂后约60 s）。

（3）轴位脂肪抑制三维容积内插快速扰相 GRE T_1WI 序列平衡期（注射对比剂后约3 min）。

（4）冠状位脂肪抑制三维容积内插快速扰相 GRE T_1WI 序列平衡期：TR：4.0 ms；TE：1.3 ms；激励次数：1；回波链长度：15；FOV：48 cm×38 cm；层厚：3～4 mm；层间隔：0 mm；矩阵：320×256。

肾脏MRI扫描方案

（一）检查前准备

（1）检查前1 d行少渣粗纤维饮食并口服通便液，检查当天早上禁食、禁饮。

（2）受检者扫描前15 min肌内注射山莨菪碱注射液10 mg（有禁忌证者除外）。

（二）常规序列的扫描及参数

使用腹部相控阵表面线圈，患者取仰卧位。扫描范围包括整个肾脏，自肾上腺至肾下极水平。

1. 平扫序列

（1）冠状位二维单次激发快速自旋回波 T_2WI 序列（屏气）。

（2）轴位快速自旋回波脂肪抑制 T_2WI 序列（呼

吸触发/膈肌导航/相位导航):TR:4600 ms;TE:85 ms;激励次数:2;FOV:40 cm×30 cm;层厚:3~4 mm;层间隔:1 mm;矩阵:320×256;回波链长度:17。

(3) 轴位快速自旋回波 T_2WI序列(呼吸触发/膈肌导航/相位导航):TR:4800 ms;TE:80 ms;激励次数:2;FOV:40 cm×30 cm;层厚:3~4 mm;层间隔:1 mm;矩阵:320×256;回波链长度:17。

(4) 轴位扩散加权序列(呼吸触发或屏气,低 b 值:0~50 s/mm^2,高 b 值:700~800 s/mm^2):TR:4000 ms;TE:65 ms;FOV:40 cm×30 cm;层厚:3~4 mm;层间隔:1 mm;矩阵:128×128。

(5) 轴位脂肪抑制三维容积内插快速扰相GRE T_1WI序列(水脂分离/同反相位,LAVA/VIBE/THRIVE/3D Quick):TR:8 ms;TE:1.3 ms;激励次数:1;回波链长度:15;FOV:34 cm×30 cm;层厚:4 mm;层间隔:0 mm;矩阵:320×224。

2. 增强序列

(1) 轴位脂肪抑制三维容积内插快速扰相GRE T_1WI序列肾皮质期(注射造影剂后约25 s)。

(2) 轴位脂肪抑制三维容积内插快速扰相GRE T_1WI序列肾髓质期(注射造影剂后约50 s)。

(3) 轴位脂肪抑制三维容积内插快速扰相GRE T_1WI序列实质期(注射对比剂后约2 min 30 s)。

(4) 冠状位脂肪抑制三维容积内插快速扰相GRE T_1WI序列延迟期:TR:4.0 ms;TE:1.3 ms;激励次数:1;回波链长度:15;FOV:48 cm×38 cm;层厚:4 mm;层间隔:0 mm;矩阵:320×256。

磁共振尿路成像(MRU)扫描方案

(一) 检查前准备

(1) 检查前1 d行少渣粗纤维饮食并口服通便液,检查当天早上禁食、禁饮。

(2) 受检者扫描前15 min依次肌内注射山莨菪碱注射液10 mg及20 mg速尿(有禁忌证者除外)。

(二) 常规序列的扫描及参数

使用腹部相控阵表面线圈,患者仰卧位。扫描范围自肾上极至膀胱下缘。

扫描序列及顺序:

(1) 冠状位二维单次激发快速自旋回波 T_2WI序列(屏气)。

(2) 轴位脂肪抑制三维容积内插快速扰相GRE T_1WI序列(水脂分离/同反相位,商品名称:LAVA-Flex、VIBE、THRIVE、3D Quick):TR:4.8 ms;TE:1.3 ms;激励次数:1;回波链长度:15;FOV:34 cm×30 cm;层厚:4 mm;层间隔:0 mm;矩阵:320×224。

(3) 轴位扩散加权序列(呼吸触发或屏气,低 b 值:0~50 s/mm^2,高 b 值:700~800 s/mm^2):TR:4000 ms;TE:65 ms;FOV:40 cm×30 cm;层厚:5~6 mm;层间隔:1.5 mm;矩阵:128×128。

(4) 轴位快速自旋回波脂肪抑制 T_2WI序列(呼吸触发/膈肌导航/相位导航):TR:4600 ms;TE:85 ms;激励次数:2;FOV:40 cm×30 cm;层厚:5~6 mm;层间隔:1.5 mm;矩阵:320×256;回波链长度:17。

(5) 冠状位单次激发二维重T2加权MRU序列(屏气):TR:7000 ms;TE:1152 ms;FOV:40 cm×40 cm;层厚:60 mm;层间隔:0 mm;矩阵:288×288。

(6) 冠状位三维快速自旋回波重T2加权MRU序列(呼吸触发):TR:2150 ms;TE:578 ms;FOV:42 cm×42 cm;层厚:2 mm;层间隔:0.5 mm;矩阵:320×256。

示例如图1-1-8所示。

子宫内膜癌MRI扫描方案

(一) 检查前准备

(1) 检查当天早上禁食、禁饮。

(2) 受检者扫描前15 min肌内注射山莨菪碱注射液10 mg(有禁忌证者除外)。

(二) 常规序列的扫描及参数

使用腹部相控阵表面线圈,患者取仰卧位。扫描范围自髂嵴至盆腔底部。

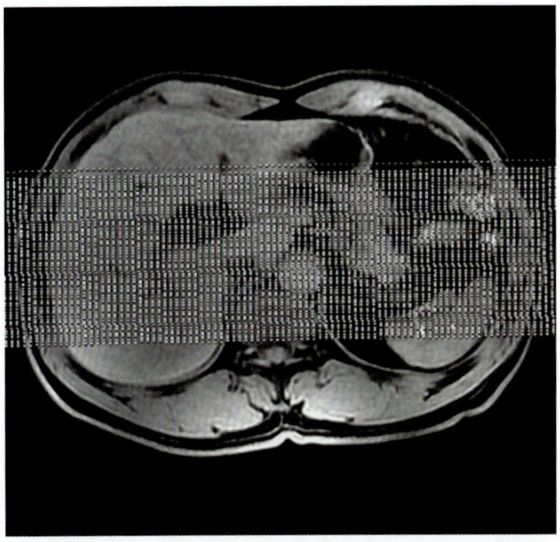

A

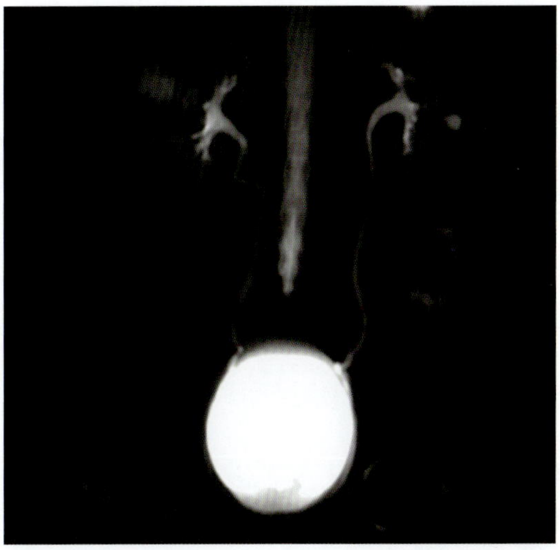

B

图1-1-8 二维MRU扫描定位示意图与MRU图像

患者男性，46岁，右肾透明细胞癌。右肾上段见一类圆形肿块，邻近的肾盏受侵，双侧尿路显示清晰。

1. 平扫序列

(1) 轴位快速自旋回波脂肪抑制T_2WI序列：TR：4600 ms；TE：115 ms；激励次数：2；FOV：24 cm×24 cm；层厚：6 mm；层间隔：2 mm；矩阵：320×256；回波链长度：21。

(2) 轴位快速自旋回波T_1WI序列：TR：500 ms；TE：22 ms；激励次数：2；FOV：34 cm×24 cm；层厚：6 mm；层间隔：2 mm；矩阵：352×192；回波链长度：3。

(3) 斜矢状位快速自旋回波(扫描平面与子宫内膜长轴垂直)T_2WI序列：TR：4200 ms；TE：115 ms；激励次数：4；FOV：26 cm×26 cm；层厚：4 mm；层间隔：0 mm；矩阵：320×256；回波链长度：20(图1-1-9)。

(4) 高分辨斜横轴位快速自旋回波T_2WI序列(扫描平面与病灶段子宫内膜长轴矢状面垂直)：

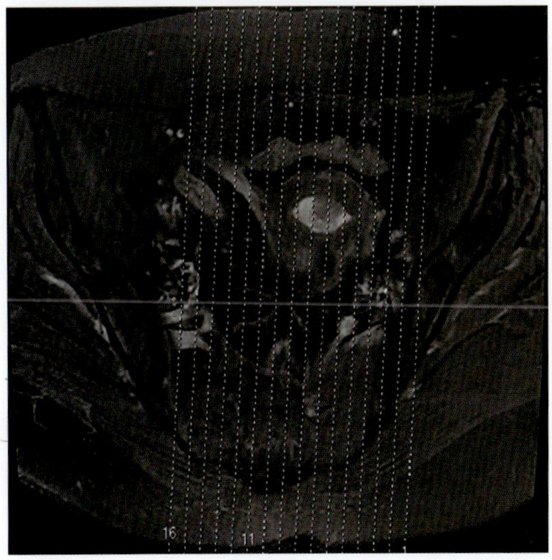

A

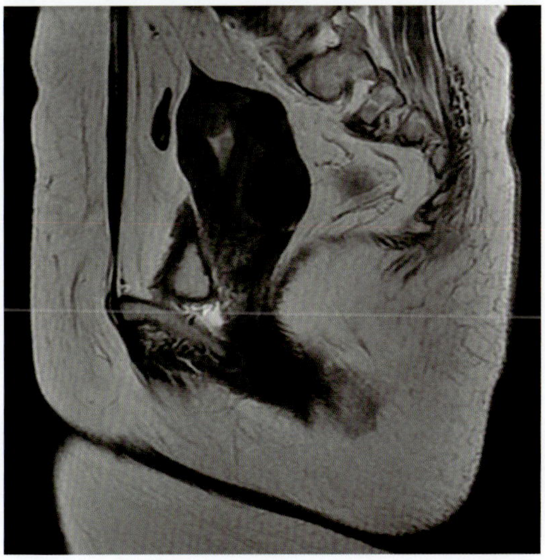

B

图1-1-9 子宫内膜癌MRI标准矢状位扫描定位图与矢状位图像

患者女性，59岁，子宫内膜癌。子宫宫体体积增大，形态不规则，子宫内膜明显不规则增厚，宫体肌壁间见多个椭圆形短T2信号结节。

TR：3000 ms；TE：120 ms；激励次数：4；FOV：24 cm×24 cm；层厚：3 mm；层间隔：1 mm；矩阵：320×256；回波链长度：16。示例如图1-1-10所示。

(5) 高分辨斜冠状位快速自旋回波 T_2WI序列(扫描平面与病灶段子宫内膜长轴矢状面平行)：TR:3000 ms;TE:120 ms;激励次数:4;FOV:24 cm×24 cm;层厚:3 mm;层间隔:1 mm;矩阵:320×256;回波链长度:16。示例如图1-1-11所示。

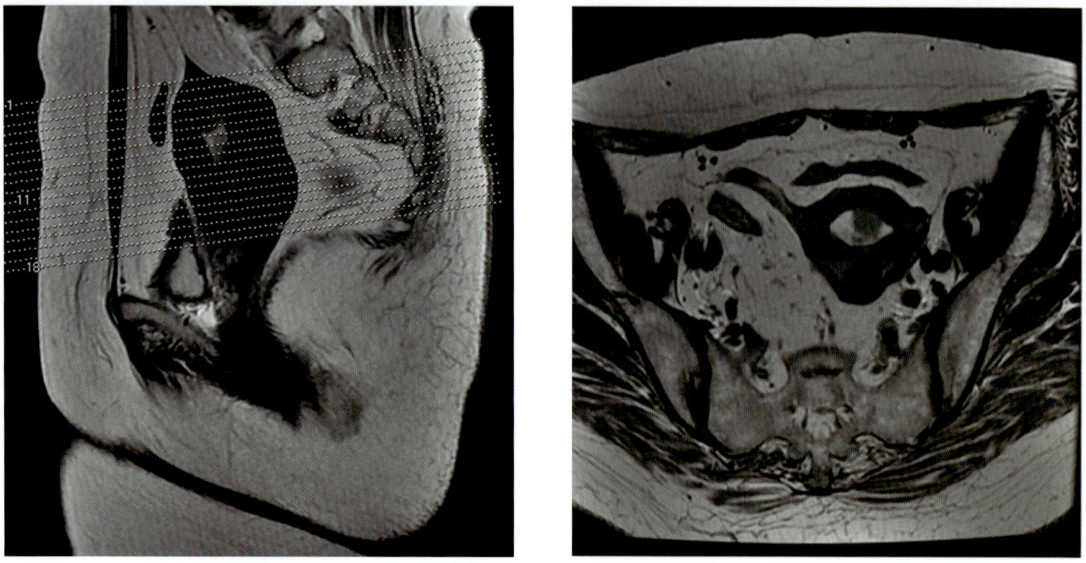

A　　B

图1-1-10　子宫内膜癌MRI标准轴位扫描定位图与轴位图像

患者女性，59岁，子宫内膜癌。子宫形态不规则，子宫内膜增厚结合带模糊不清，宫腔内见短T2信号肿块影。

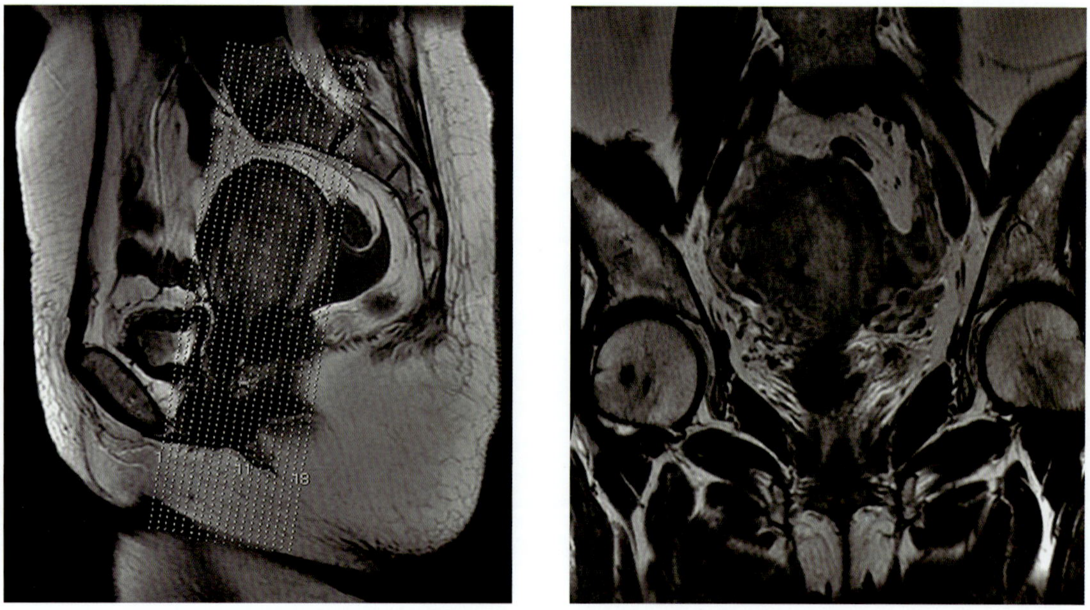

A　　B

图1-1-11　子宫内膜癌MRI标准冠状位扫描定位图与冠状位图像

患者女性，54岁，子宫内膜癌。子宫内膜明显不规则增厚伴软组织肿块形成，结合带局部受侵。

(6) 横轴位IVIM-DWI序列(b=0,20,50,100,200,400,800,1000,1500 s/mm^2):TR:4000 ms;TE:78 ms;FOV:34 cm×24 cm;层厚:4 mm;层间隔:1 mm;矩阵:96×130。

(7) 轴位脂肪抑制三维容积内插快速扰相GRE T_1WI序列(翻转角分别设置3°,6°,9°,12°):TR:4.1 ms;TE:2.0 ms;激励次数:1;FOV:34 cm×27 cm;层厚:4 mm;层间隔:0 mm;矩阵:320×192。

2. 增强序列

(1) DCE轴位脂肪抑制三维容积内插快速扰相GRE T_1WI序列(一期7 s,共40期):TR:4.1 ms;TE:2.0 ms;翻转角15°;激励次数:1;FOV:34 cm×27 cm;层厚:4 mm;层间隔:0 mm;矩阵:320×192。

(2) 轴位脂肪抑制三维容积内插快速扰相GRE T_1WI序列延迟期增强:TR:4.8 ms;TE:1.3 ms;激励次数:1;回波链长度:15;FOV:34 cm×30 cm;层厚:4 mm;层间隔:0 mm;矩阵:320×224。

(3) 冠状位脂肪抑制三维容积内插快速扰相GRE T_1WI序列延迟期增强:TR:7 ms;TE:1.4 ms;激励次数:1;回波链长度:15;FOV:30 cm×27 cm;层厚:4 mm;层间隔:0 mm;矩阵:320×224。

(4) 矢状位脂肪抑制三维容积内插快速扰相GRE T_1WI序列延迟期增强:TR:5.1 ms;TE:1.4 ms;激励次数:1;回波链长度:15;FOV:35 cm×35 cm;层厚:4 mm;层间隔:0 mm;矩阵:320×224。

宫颈癌MRI扫描方案

(一) 检查前准备

(1) 检查当天早上禁食、禁饮。

(2) 受检者扫描前15 min肌内注射山莨菪碱注射液10 mg(有禁忌证者除外)。

(二) 常规序列的扫描及参数

使用腹部相控阵表面线圈,患者取仰卧位。扫描范围自髂嵴至盆腔底部。

1. 平扫序列

(1) 轴位快速自旋回波脂肪抑制 T_2WI序列:TR:4600 ms;TE:115 ms;激励次数:2;FOV:24 cm×24 cm;层厚:6 mm;层间隔:2 mm;矩阵:320×256;回波链长度:21。

(2) 轴位快速自旋回波T_1WI序列:TR:500 ms,TE:22 ms;激励次数:2;FOV:34 cm×24 cm;层厚:6 mm;层间隔:2 mm;矩阵:352×192;回波链长度:3。

(3) 斜矢状位快速自旋回波T_2WI序列(扫描平面与子宫内膜长轴垂直):TR:4200 ms;TE:115 ms;激励次数:4;FOV:26 cm×26 cm;层厚:4 mm;层间隔:0 mm;矩阵:320×256;回波链长度:20。示例如图1-1-12所示。

(4) 高分辨斜横轴位快速自旋回波T_2WI序列(扫描平面与病灶段宫颈长轴矢状面垂直):TR:3000 ms;TE:120 ms;激励次数:4;FOV:24 cm×24 cm;层厚:3 mm;层间隔:1 mm;矩阵:320×256;回波链长度:16。示例如图1-1-13所示。

(5) 轴位IVIM-DWI序列(b=0,20,50,100,200,400,800,1000,1500 s/mm^2):TR:4000 ms;TE:78 ms;FOV:34 cm×24 cm;层厚:4 mm;层间隔:1 mm;矩阵:96×130。

2. MRI增强序列

(1) 轴位脂肪抑制三维容积内插快速扰相GRE T_1WI序列动态增强(LAVA/VIBE/THRIVE/3D Quick):TR:4.8 ms;TE:1.3 ms;激励次数:1;回波链长度:15;FOV:34 cm×30 cm;层厚:4 mm;层间隔:0 mm;矩阵:320×224。

(2) 冠状位脂肪抑制三维容积内插快速扰相GRE T_1WI序列延迟期增强:TR:7 ms;TE:1.4 ms;激励次数:1;回波链长度:15;FOV:30 cm×27 cm;层厚:4 mm;层间隔:0 mm;矩阵:320×224。

(3) 矢状位脂肪抑制三维容积内插快速扰相GRE T_1WI序列延迟期增强:TR:5.1 ms;TE:1.4 ms;激励次数:1;回波链长度:15;FOV:35 cm×35 cm;层厚:4 mm;层间隔:0 mm;矩阵:320×224。

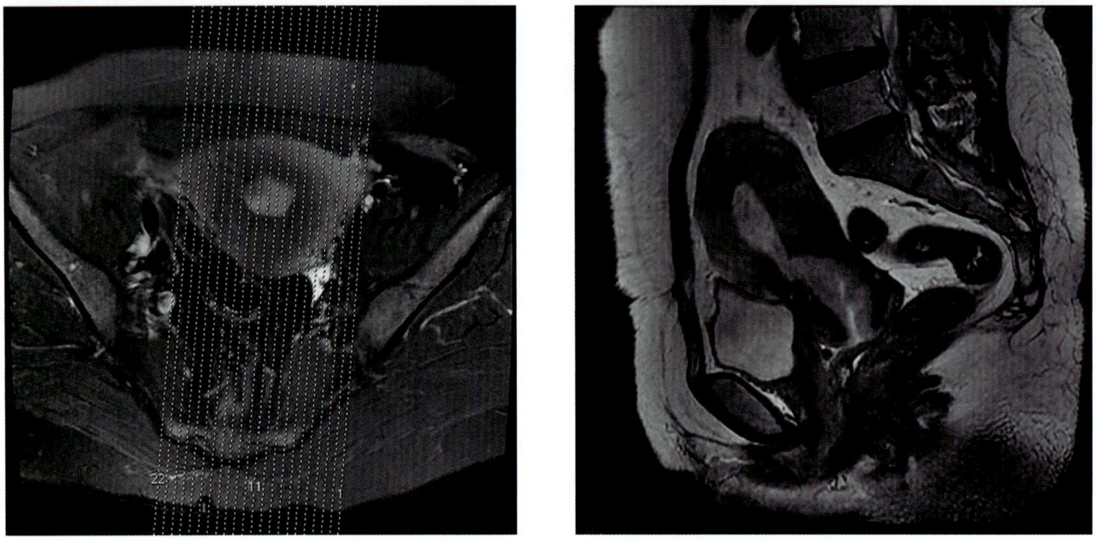

A　　B

图1-1-12　子宫颈癌MRI标准矢状位扫描定位图与矢状位图像

患者女性,46岁,宫颈癌。子宫呈前倾位,宫体下部及宫颈部形态稍饱满,宫颈内见环壁生长的稍长T2信号软组织肿块影,病灶未累及阴道。

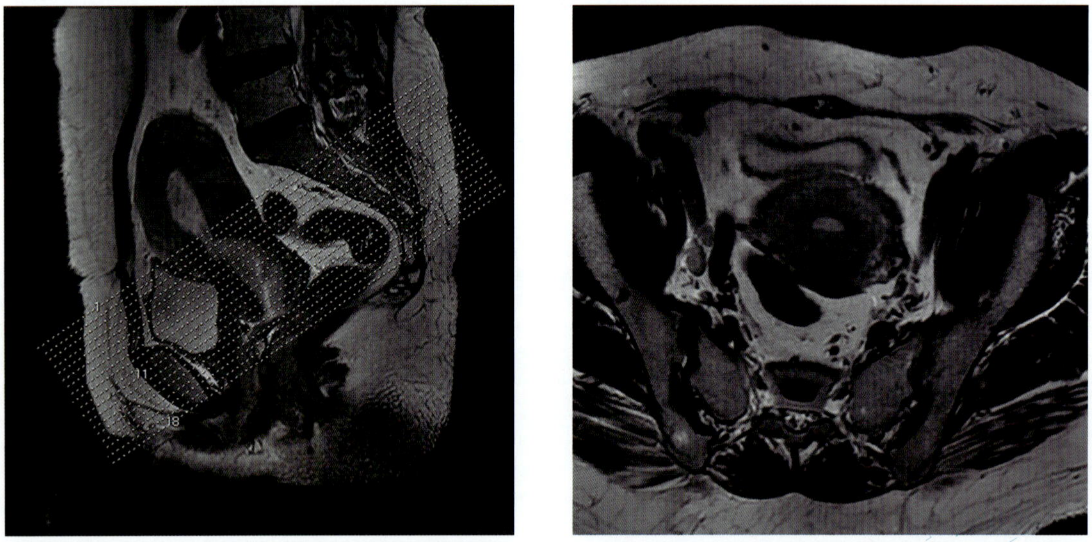

A　　B

图1-1-13　子宫颈癌MRI标准横轴位扫描定位图与横轴位图像

患者女性,46岁,宫颈癌。宫颈部病灶与正常宫体肌层分界面欠清晰,病变段宫腔变窄,宫颈部病灶未突破宫颈外膜。

膀胱肿瘤MRI扫描方案

（一）检查前准备

（1）检查当天早上禁食、禁饮、排空大便，保证肠道清洁。

（2）受检者扫描前15 min肌内注射山莨菪碱注射液10 mg（有禁忌证者除外）。

（3）为保证膀胱完全充盈，必要时注射速尿20 mg。

（二）常规序列的扫描及参数

使用腹部相控阵表面线圈，患者取仰卧位。扫描范围自髂嵴至盆腔底部。

1. 平扫序列

（1）横轴位快速自旋回波 T_1WI 序列：TR：500 ms；TE：22 ms；激励次数：2；FOV：34 cm×24 cm；层厚：6 mm；层间隔：2 mm；矩阵：352×192；回波链长度：3。

（2）轴位扩散加权序列（b=0，1000 s/mm^2）：TR：4300 ms；TE：78 ms；FOV：35 cm×24 cm；层厚：6 mm；层间隔：1 mm；矩阵：96×130。

（3）矢状位快速自旋回波 T_2WI 序列：TR：4200 ms；TE：115 ms；激励次数：4；FOV：26 cm×26 cm；层厚：4 mm；层间隔：0 mm；矩阵：320×224；回波链长度：20。

（4）轴位快速自旋回波脂肪抑制 T_2WI 序列：TR：4600 ms；TE：115 ms；激励次数：2；FOV：24 cm×24 cm；层厚：6 mm；层间隔：2 mm；矩阵：320×256；回波链长度：21。

（5）高分辨横轴位快速自旋回波 T_2WI 序列：TR：3000 ms；TE：120 ms；激励次数：4；FOV：24 cm×24 cm；层厚：3 mm；层间隔：1 mm；矩阵：320×256；回波链长度：16。

（6）高分辨冠状位快速自旋回波 T_2WI 序列：TR：3000 ms；TE：120 ms；激励次数：4；FOV：24 cm×24 cm；层厚：3 mm；层间隔：1 mm；矩阵：320×256；回波链长度：16。

2. 增强序列

（1）轴位脂肪抑制三维容积内插快速扰相GRE T_1WI序列动态增强（商品名称：LAVA-Flex、VIBE、THRIVE、3D Quick）：TR：4.8 ms；TE：1.3 ms；激励次数：1；回波链长度：15；FOV：34 cm×30 cm；层厚：4 mm；层间隔：0 mm；矩阵：320×224。

（2）冠状位脂肪抑制三维容积内插快速扰相GRE T_1WI序列（平行于前列腺长轴）延迟期增强：TR：7 ms；TE：1.4 ms；激励次数：1；回波链长度：15；FOV：30 cm×27 cm；层厚：4 mm；层间隔：0 mm；矩阵：320×224。

（3）矢状位脂肪抑制三维容积内插快速扰相GRE T_1WI序列延迟期增强：TR：5.1 ms；TE：1.4 ms；激励次数：1；回波链长度：15；FOV：35 cm×35 cm；层厚：4 mm；层间隔：0 mm；矩阵：320×224。

前列腺MRI扫描方案

（一）检查前准备

（1）检查当天早上禁食、禁饮、排空大便，保证肠道清洁。

（2）适度充盈膀胱。

（3）受检者扫描前15 min肌内注射山莨菪碱注射液10 mg（有禁忌证者除外）。

（二）常规序列的扫描及参数

使用腹部相控阵表面线圈，患者取仰卧位。扫描范围自髂嵴至盆腔底部。

1. 平扫序列

（1）矢状位快速自旋回波 T_2WI 序列：TR：4200 ms；TE：115 ms；激励次数：4；FOV：26 cm×24 cm；层厚：4 mm；层间隔：1 mm；矩阵：320×256；回波链长度：20。

（2）斜横轴位快速自旋回波 T_1WI 序列（垂直于前列腺长轴）：TR：500 ms；TE：22 ms；激励次数：2；FOV：34 cm×24 cm；层厚：6 mm；层间隔：2 mm；矩阵：352×192；回波链长度：3。

（3）高分辨斜横轴位快速自旋回波脂肪抑制 T_2WI序列（垂直于前列腺长轴）：TR：4600 ms；TE：115 ms；激励次数：4；FOV：30 cm×30 cm；层厚：

4 mm;层间隔:1 mm;矩阵:320×224;回波链长度:14。示例如图1-1-14所示。

(4) 高分辨斜横轴位快速自旋回波 T_2WI序列(垂直于前列腺长轴):TR:3500 ms;TE:120 ms;激励次数:4;FOV:30 cm×30 cm;层厚:4 mm;层间隔:1 mm;矩阵:320×256;回波链长度:16。示例如图1-1-15所示。

(5) 轴位扩散加权序列(低*b*值:0~50 s/mm², 高*b*值:大于1400 s/mm²):TR:4000 ms;TE:78 ms;FOV:34 cm×24 cm;层厚:4 mm;层间隔:1 mm;矩阵:96×130。

2. 增强序列

(1) 斜轴位脂肪抑制三维容积内插快速扰相GRE T_1WI序列动态增强(商品名称:LAVA-Flex、VIBE、THRIVE、3D Quick):TR:4.8 ms;TE:1.3 ms;激励次数:1;回波链长度:15;FOV:34 cm×30 cm;

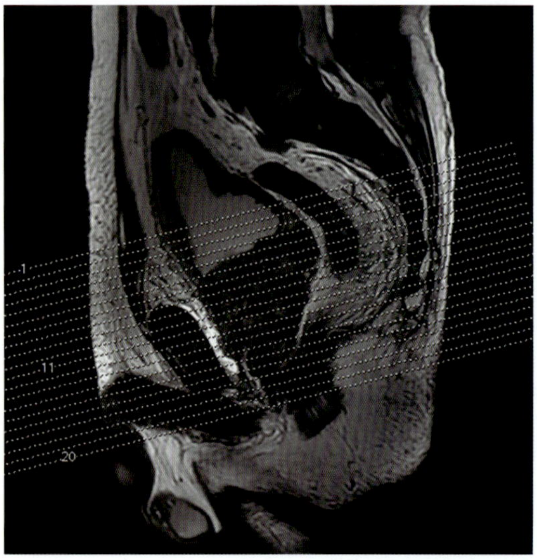

A

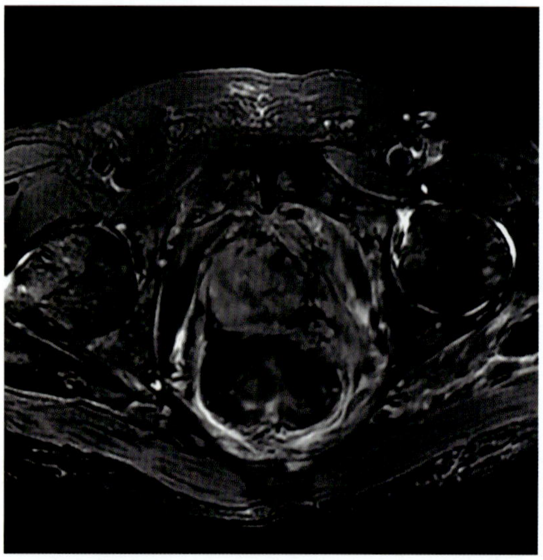

B

图1-1-14 前列腺MRI标准高分辨脂肪抑制横轴位扫描定位图与横轴位图像

患者男性,65岁,前列腺癌突破包膜,累及侵犯双侧精囊腺。前列腺体积明显增大,正常形态消失,其内见一较大异常稍短T2信号肿块影,边界不清,突破前列腺包膜,累及双侧精囊腺。

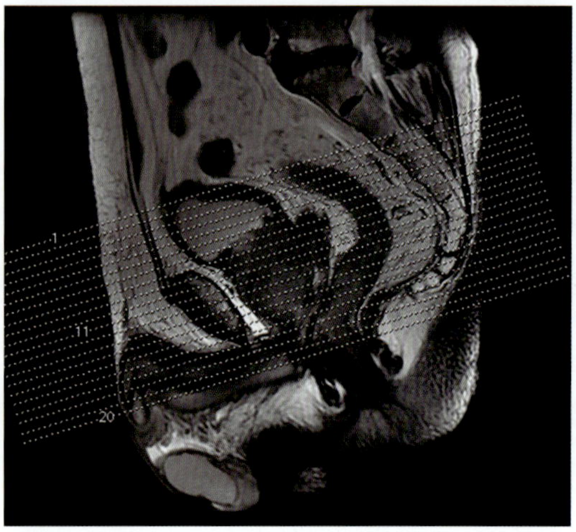

A

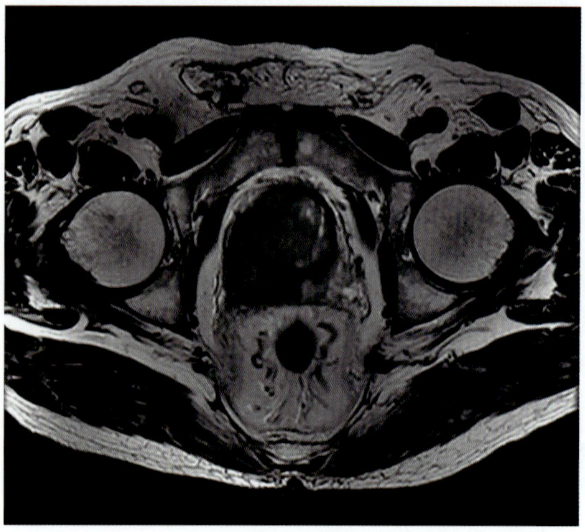

B

图1-1-15 前列腺MRI标准高分辨横轴位扫描定位图与横轴位图像

患者男性,82岁,前列腺癌。前列腺形态欠规则,高分辨 T_2WI序列前列腺右侧移行带和周边带可见低信号肿块,累及右后方精囊腺。

层厚:4 mm;层间隔:0 mm;矩阵:320×224。

(2) 斜冠状位脂肪抑制三维容积内插快速扰相GRE T_1WI序列(平行于前列腺长轴)延迟期增强:TR:7 ms;TE:1.4 ms;激励次数:1;回波链长度:15;FOV:30 cm×27 cm;层厚:4 mm;层间隔:0 mm;矩阵:320×224。

(3) 矢状位脂肪抑制三维容积内插快速扰相GRE T_1WI序列延迟期增强:TR:5.1 ms;TE:1.4 ms;激励次数:1;回波链长度:15;FOV:35 cm×35 cm;层厚:4 mm;层间隔:0 mm;矩阵:320×224。

直肠癌MRI扫描方案

(一) 检查前准备

(1) 检查前1 d行少渣粗纤维饮食并口服通便液,检查当天早上禁食、禁饮。

(2) 受检者扫描前15 min肌内注射山莨菪碱注射液10 mg(有禁忌证者除外)。

(二) 常规序列的扫描及参数

使用腹部相控阵表面线圈,患者取仰卧位。扫描范围自髂嵴至盆腔底部。

1. 平扫序列

(1) 轴位快速自旋回波 T_1WI序列:TR:500 ms;TE:22 ms;激励次数:2;FOV:34 cm×24 cm;层厚:6 mm;层间隔:2 mm;矩阵:352×192;回波链长度:3。

(2) 轴位快速自旋回波脂肪抑制 T_2WI序列:TR:4600 ms;TE:115 ms;激励次数:2;FOV:24 cm×24 cm;层厚:6 mm;层间隔:2 mm;矩阵:320×256;回波链长度:21。

(3) 轴位扩散加权序列(低 b 值:0~50 s/mm^2;高 b 值:1000 s/mm^2):TR:4000 ms;TE:65 ms;FOV:34 cm×24 cm;层厚:6 mm;层间隔:2 mm;矩阵:96×130。

(4) 矢状位快速自旋回波 T_2WI序列:TR:4200 ms;TE:115 ms;激励次数:4;FOV:26 cm×26 cm;层厚:4 mm;层间隔:0 mm;矩阵:320×224;回波链长度:20。示例如图1-1-16所示。

(5) 高分辨斜冠状位快速自旋回波 T_2WI序列(扫描平面与病灶段直肠长轴矢状面平行):TR:3300 ms;TE:115 ms;激励次数:4;FOV:26 cm×26 cm;层厚:3 mm;层间隔:2 mm;矩阵:320×256;回波链长度:20。示例如图1-1-17所示。

(6) 高分辨斜横轴位快速自旋回波 T_2WI序列(扫描平面与病灶段直肠长轴矢状面垂直):TR:3000 ms;TE:120 ms;激励次数:4;FOV:24 cm×24 cm;层厚:3 mm;层间隔:1 mm;矩阵:320×256;回波链长度:16。示例如图1-1-18所示。

(7) 横轴位IVIM-DWI序列(b=0,20,50,100,200,400,800,1000,1500 s/mm^2):TR:4000 ms;TE:78 ms;FOV:34 cm×24 cm;层厚:4 mm;层间隔:1 mm;矩阵:96×130。示例如图1-1-19所示。

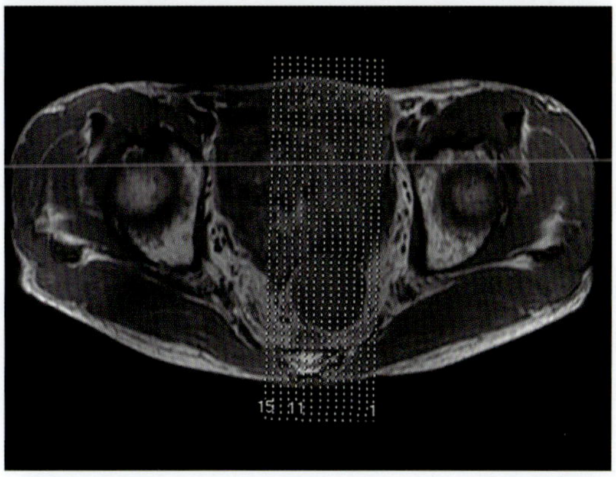

A

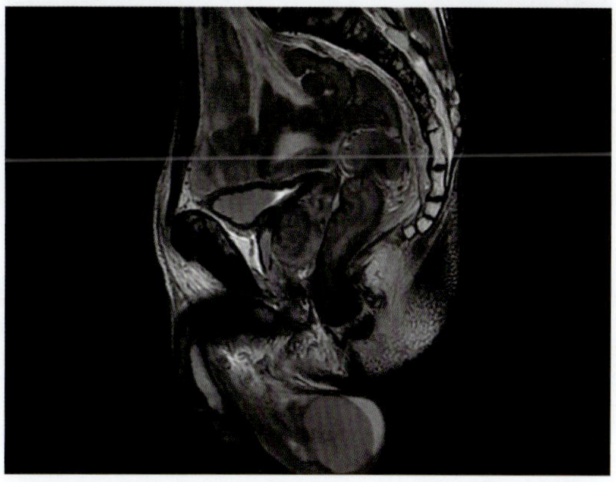

B

图1-1-16 直肠癌MRI标准矢状位扫描定位图与矢状位图像

患者男性,66岁,直肠癌(T3期)。直肠中上段管腔内见不规则稍长T2信号肿块,边界尚清。

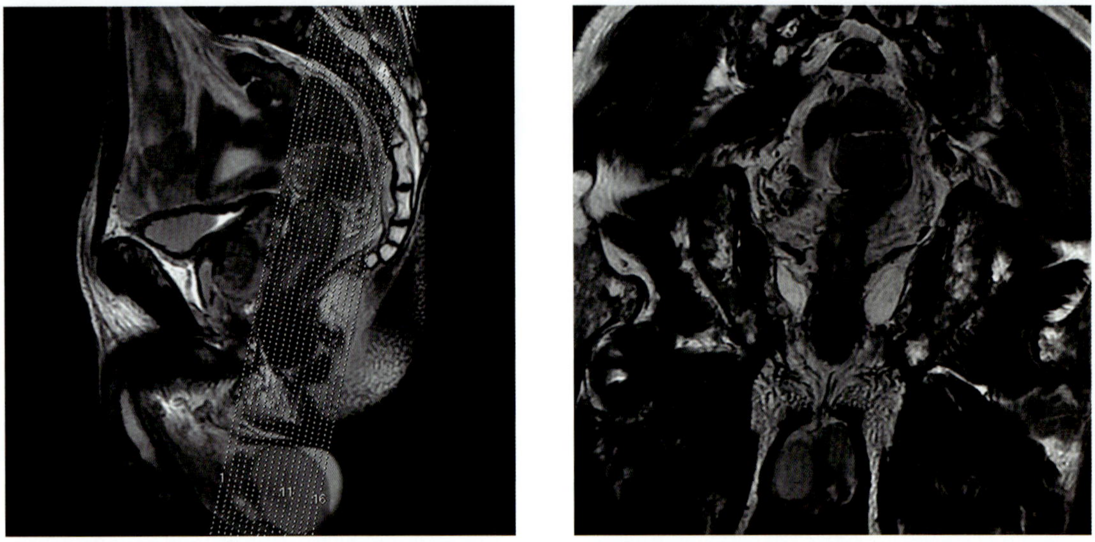

A　　　　　　　　B

图1-1-17　直肠癌MRI标准冠状位扫描定位图与冠状位图像

患者男性,66岁,直肠癌(T3期)。直肠右侧壁菜花状肿块,肠腔狭窄。

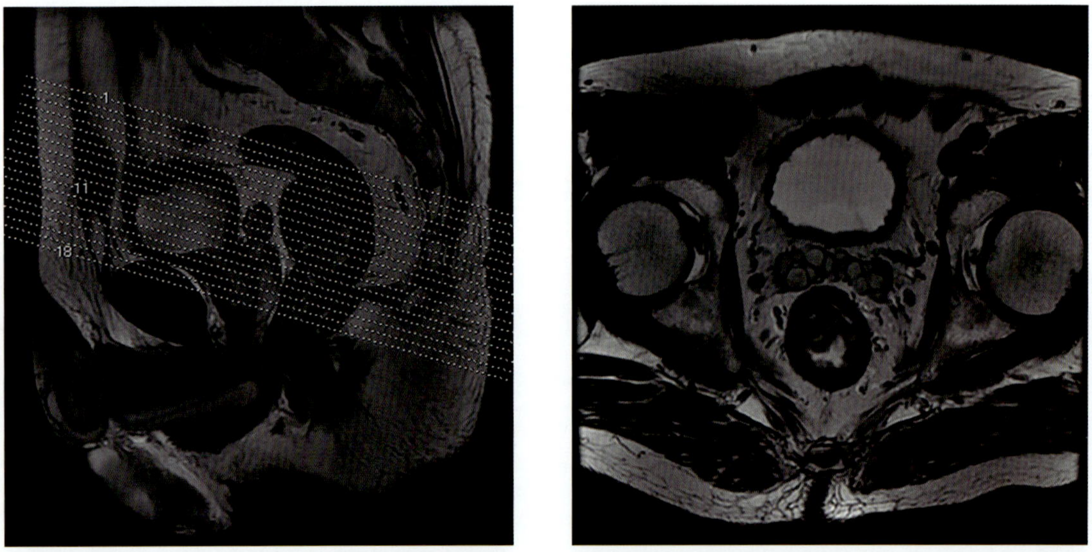

A　　　　　　　　B

图1-1-18　直肠癌MRI标准横轴位扫描定位图与横轴位图像

患者男性,68岁,直肠癌。距肛缘6 cm处见一菜花状稍高信号肿块,肿瘤累及固有肌层,扫描平面或扫描线与病变段肠管长轴垂直。

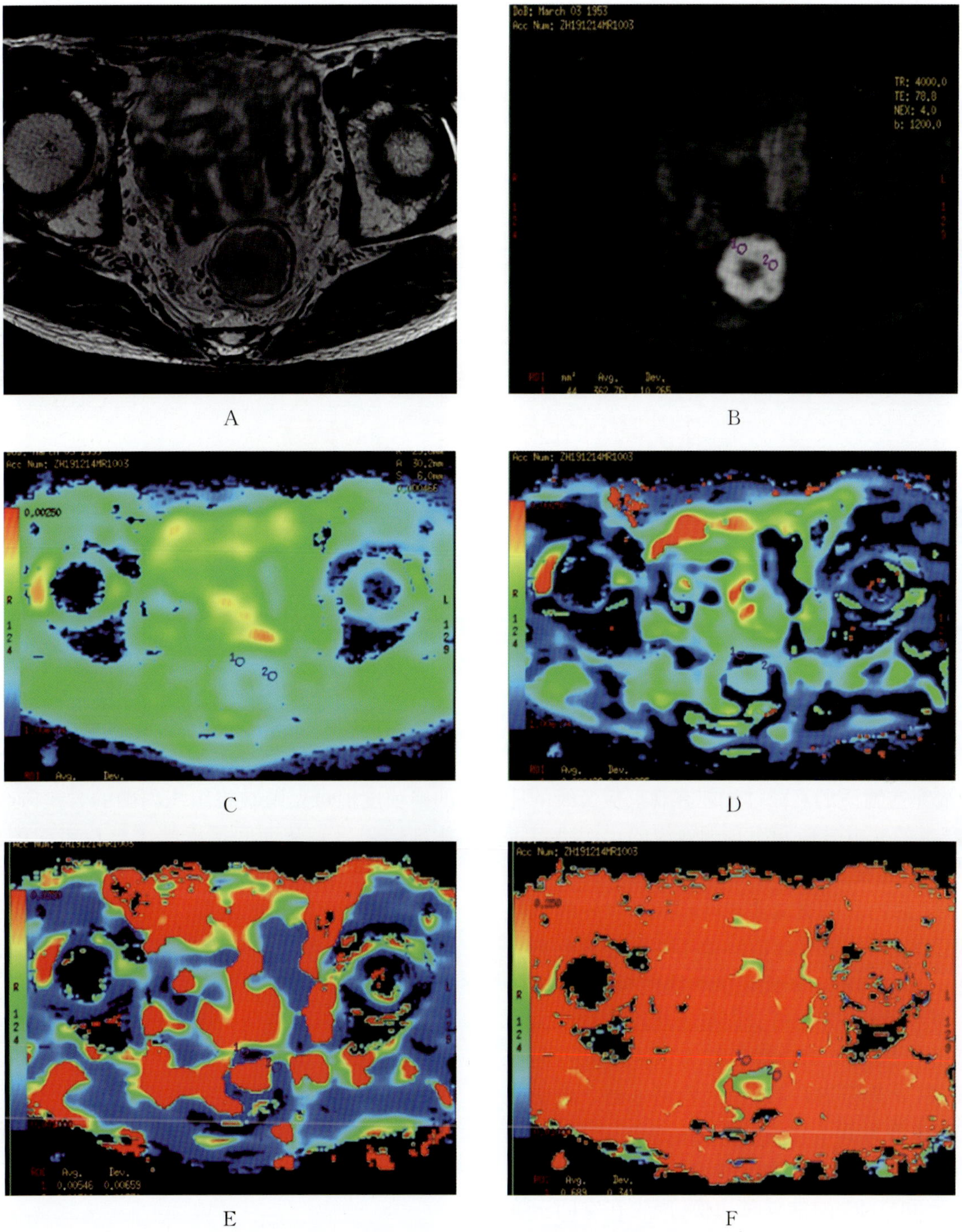

图1-1-19　直肠癌IVIM-DWI图与各定量参数伪彩图

患者男性，66岁，直肠中段癌。上述图分别是高分辨 T_2WI 序列图，b=1200 s/mm^2 的DWI且放置ROI的图，ADC值、真扩散系数 D 值、假扩散系数 D^* 值、灌注分数 f 值的伪彩图。

2. MRI 增强序列

(1) 轴位脂肪抑制三维容积内插快速扰相 GRE T_1WI 序列动态增强(商品名称:LAVA-Flex、VIBE、THRIVE、3D Quick):TR:4.8 ms;TE:1.3 ms;激励次数:1;回波链长度:15;FOV:34 cm×30 cm;层厚:4 mm;层间隔:0 mm;矩阵:320×224。

(2) 冠状位脂肪抑制三维容积内插快速扰相 GRE T_1WI 序列延迟期增强序列:TR:7 ms;TE:1.4 ms;激励次数:1;回波链长度:15;FOV:30 cm×27 cm;层厚:4 mm;层间隔:0 mm;矩阵:320×224。

(3) 矢状位脂肪抑制三维容积内插快速扰相 GRE T_1WI 序列延迟期增强序列:TR:5.1 ms;TE:1.4 ms;激励次数:1;回波链长度:15;FOV:35 cm×35 cm;层厚:4 mm;层间隔:0 mm;矩阵:320×224。

(吕家强　方　昕　王　昕　董江宁)

第二节　双能量CT(能谱CT)技术在腹部肿瘤中的应用与进展

一、双能量CT(能谱CT)成像原理概述

X线穿透物质的衰减过程能客观反应X线的能量,所产生的光电效应和康普顿效应的比例决定了物质的衰减曲线。任何物质都有其特征性的X线吸收曲线,而物质的衰减曲线在除K峰以外的区域均呈线性关系,这种吸收曲线能用两个能量点来完整表达。利用两种不同能量的X线成像时,可以确定一个吸收曲线,继而确定该吸收曲线所对应的物质。因此可以选择两种物质作为基物质进行物质分离成像,此为能谱CT成像的物理基础。现阶段能谱CT成像方式主要为单源双能瞬时切换技术,即球管在0.5 ms以内的时间完成高低两组电压(140 kVp和80 kVp)的瞬时切换,产生在空间上完全匹配的双能数据,同时探测器接收来自同方向的两种不同能量信息,以此为基础实现能谱数据解析。最后通过相应的重建引擎和分析软件,可获取基物质图像、单能量图像、能谱曲线、物质有效原子序数等多项数据,提供更多诊断信息。

在进行能谱CT成像时,随着X线能量的变化,物质的X线吸收系数也会发生相应的变化,测量不同单能量状态下的物质吸收系数即可获得能谱曲线。而在能谱成像中,任何感兴趣的物质都能通过两种已知的基物质的组合产生相同的衰减效应来表达,即物质分离原理,可获取两组基物质图。例如通过碘水分离技术获得的碘基图中感兴趣物质的碘浓度值可反映被检组织内碘的含量(通常为对比剂增强后),从而间接反映了被检组织的供血情况,另外水基图还可以代替平扫图像,实现虚拟平扫,为优化CT检查方案、减少曝光剂量提供了可能;能谱CT还可以获得感兴趣物质的有效原子序数(effective atomic number,Eff-Z),目前主要用于结石成分的分析与鉴别。

二、能谱CT的多参数技术

采用GE Discovery CT750 HD CT扫描机,选择腹部GSI模式进行扫描。扫描参数:准直层厚64×0.625 mm,间隔0.625 mm,螺距0.984,旋转时间0.7 s,能谱CT扫描参数见表1-2-1。扫描完成后重建层厚0.625 mm的能谱图像,传至AW4.5~4.7版后处理工作站。

表 1-2-1 能谱CT腹部扫描参数

项目	内容
扫描类型	螺旋扫描
管电压	80/140 kVp(0.5 ms瞬时切换)
管电流	375 mA
螺距因子	1.375:1
采集矩阵	512×512
扫描野	45～50 cm
扫描层厚	5.0 mm
重建层厚	1.25 mm
矩阵	512×512
滤波函数	FC10-FC20
旋转时间	0.7 s/r
倾斜角度	0

1. 能谱曲线(spectral HU curve)

能谱曲线指物质的衰减(即CT值)随着X线能量变化的曲线。从GSI曲线可以得到40～140 keV每个能量点的平均CT值与标准差,可获得能谱曲线斜率,用于不同组织特性的比较和鉴别。

2. 基物质图和物质分离技术

定量显示组织成分和强化特征,常用的为碘、水、钙和羟基磷灰石(hydroxyapatite,HAP)等基物质。

3. 有效原子序数(Eff-Z)

如果某元素对X线的吸收衰减系数与某化合物或混合物的吸收衰减系数相同,则该元素的原子序数就是某化合物/混合物的有效原子序数。

4. 散点图

主要用于成对基物质浓度分布显示;显示基物质浓度、单能量CT值、有效原子序数之间的相互关系。

5. 直方图

用于单能量CT值或有效原子序数的分布的显示,显示其相对的均匀度和平均水平最佳单能量图像:以病灶或目标血管为对象,周围组织为背景,在某一能量(keV)下,图像的SNR与CNR最优,该图像即为最佳。可用GSI后处理软件快速获得最佳单能量图像。

6. 金属伪影消除技术(multi-artifact reduction system,MARS)技术

通过高能量降低金属伪影,可提高图像质量。

7. 虚拟平扫技术(virtual non-contrast scan,VNC)技术

通过双能CT虚拟平扫技术去除增强图像中的碘来获取与常规平扫相当的虚拟平扫图像,可达到与常规CT平扫相似的诊断效能,同时降低X线的辐射剂量。

三、能谱CT多参数在肿瘤影像中的应用

(一)优化肿瘤微小病灶的显示

能谱CT的应用首先体现在图像质量的优化上,并以此提高病变的检出率。Cui等人对比分析了100例患者CT混合能量图像及单能量图像,发现与混合能量图像相比,70 keV单能量图像中的腹部脏器的对比噪声提高了13.8%～24.7%。日本学者Yamada等的研究结果显示,于70 keV单能量图像中测量的肝实质的噪声最低,并且具有较高的对比噪声比。示例如图1-2-1～图1-2-3所示。

(二)优化显示肿瘤病灶和微小供血动脉

单能量图像还能降低射线硬化伪影的影响,使待测区域的CT值不受影响,进而能够提高细小血管显示的能力。由于物质在不同能量水平衰减不同,当在某一能量水平时病灶与实质脏器之间的衰减差异最大而噪声值相对较低,此时的电压值(kVp)为最佳单能量,最佳单能量成像能有效去除高浓度碘对比剂、致密骨质结构、钙化等引起的硬化伪影。示例如图1-2-4所示。

(三)肿瘤组织成分的判定

常规CT主要依靠密度对比来检出病变,图像的空间分辨率较低,且存在硬化效应和部分容积效应,因此难以发现与周围结构密度接近的低对比结构以及一些小病灶及微细结构。能谱CT改变了常

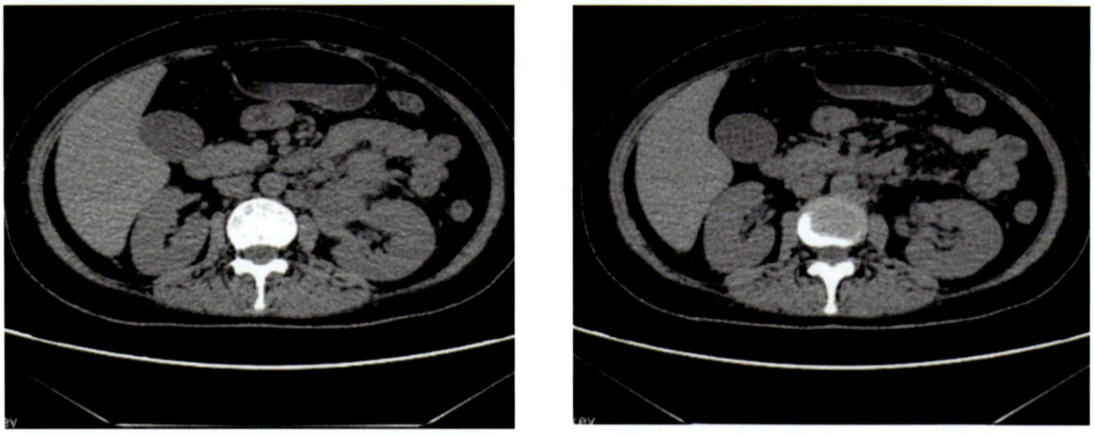

A　　　　B

图1-2-1　能谱CT平扫期最佳单能量65 keV优化腹膜筋膜的显示

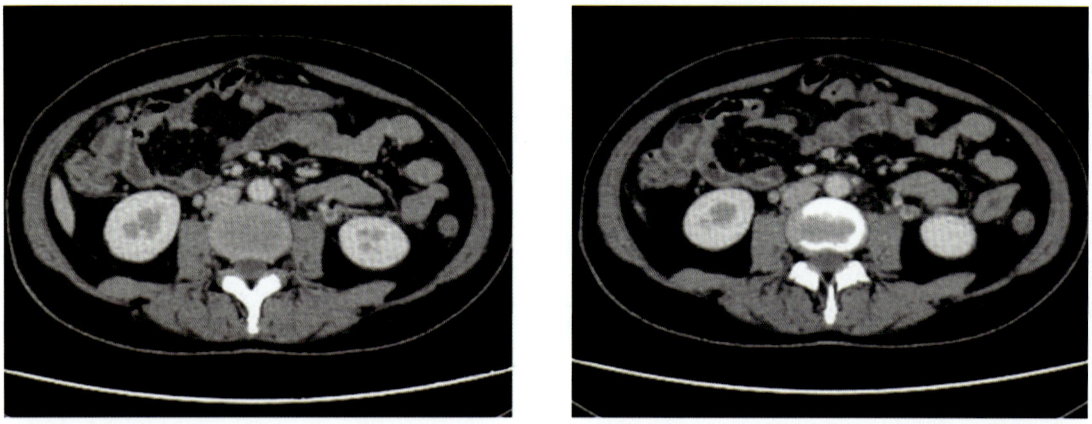

A　　　　B

图1-2-2　能谱CT增强70 keV皮髓质期图像(清晰地显示肾前筋膜与侧锥筋膜,用于打印胶片与常规诊断)

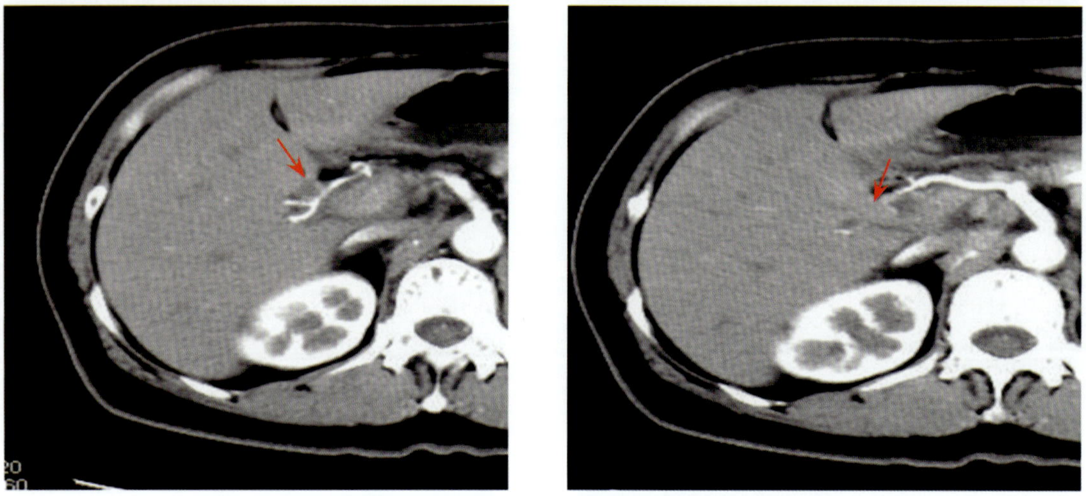

A　　　　B

图1-2-3　能谱CT优化肝门胆管癌(Klatskin瘤Ⅰ型)微小结节癌灶显示

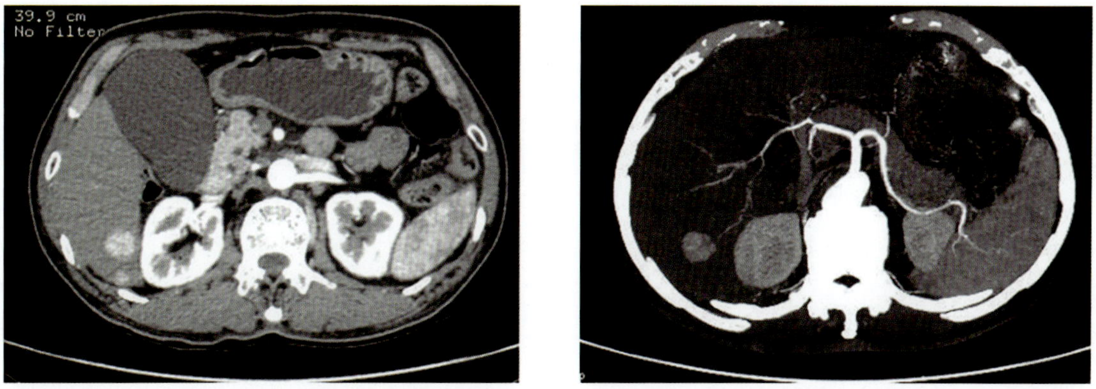

A B

图1-2-4 能谱CT的55 keV的最佳单能量成像技术优化小肝癌灶及供血动脉

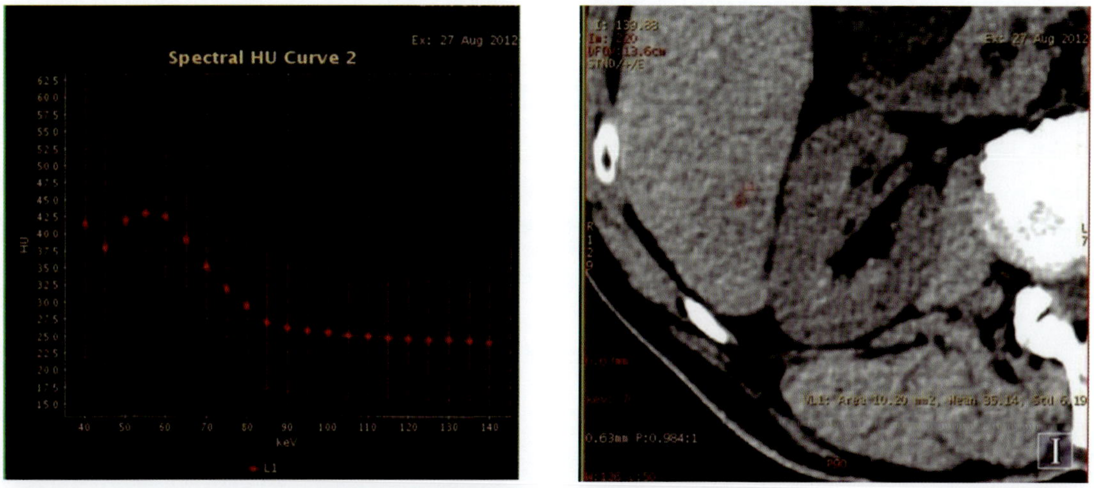

A B

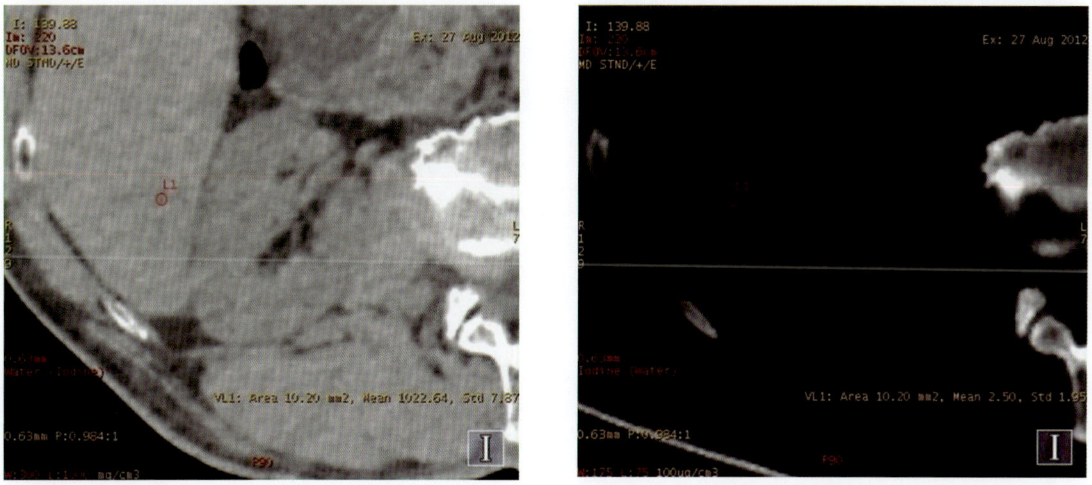

C D

图1-2-5 肝细胞癌双量能CT的能谱曲线、水基图、碘基图

左肝稍低密度结节，低能量段能谱曲线呈开口向下的反勺子征，提示结节内脂质变性，结合动态增强表现，诊断为肝细胞癌。

规CT混合能量成像的模式,以其独有的双能量成像为基础,结合物质分离技术,可以有效提高组织对比度,有助于小病灶、低对比结构和微细结构的显示以及肿瘤组织某些特征成分的显示(图1-2-5~图1-2-7)。图1-2-5的能谱曲线清晰地显示了肝脏结节内含的脂质成分,结合其临床病史,准确诊断为肝细胞癌。

(四)能谱曲线用于肿瘤原发灶与转移灶、淋巴结同源关系判定

肿瘤的发生发展过程中,肿瘤细胞内结构、肿瘤大体结构以及肿瘤血供均会发生改变。传统CT对肿瘤的诊断仅局限于形态学及CT值,能谱CT既具有传统CT的功能,又能够应用多种参数进行组织成分及血供的分析,拓宽了肿瘤诊断思路。有研究结果显示,能谱CT多参数成像可有助于鉴别胃癌与高度侵袭危险性胃间质瘤、小肠腺癌与小肠原发淋巴瘤、肾癌与肾血管平滑肌脂肪瘤等。此外病灶的碘浓度变化与肿瘤浸润程度存在相关性,能够反映肿瘤浸润周围脂肪间隙的深度与范围。肿瘤的TNM分期在临床诊疗方面具有重要的意义,利用CT能谱成像综合分析可以在肿瘤的病理类型、恶性程度、浸润程度、淋巴结转移及远处转移等方

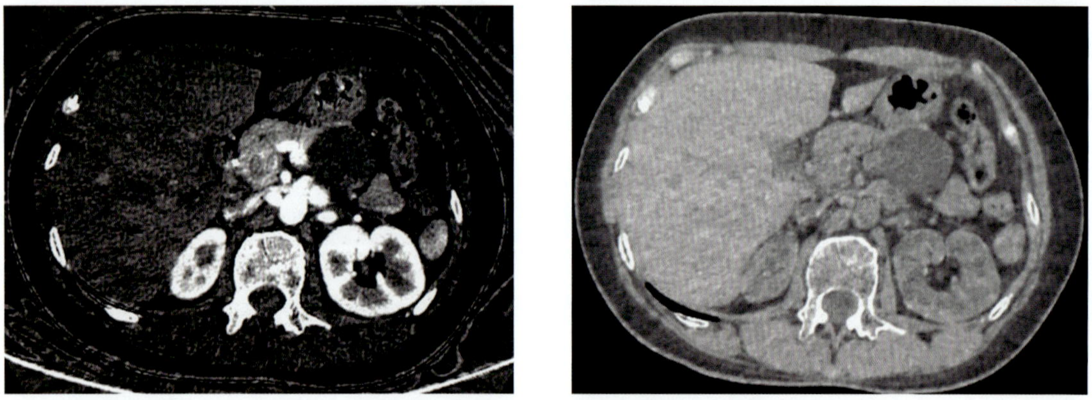

A　　B

图1-2-6　双能量CT的水基图清晰显示胰腺体部囊腺瘤壁结节

能谱CT碘基图示胰腺体部囊性病变(A);水基图显示胰腺囊性肿块右壁结节(B),根据能谱CT的水基图所示的胰腺囊性肿块的右侧壁结节,诊断为胰腺囊腺瘤而非胰腺囊肿。

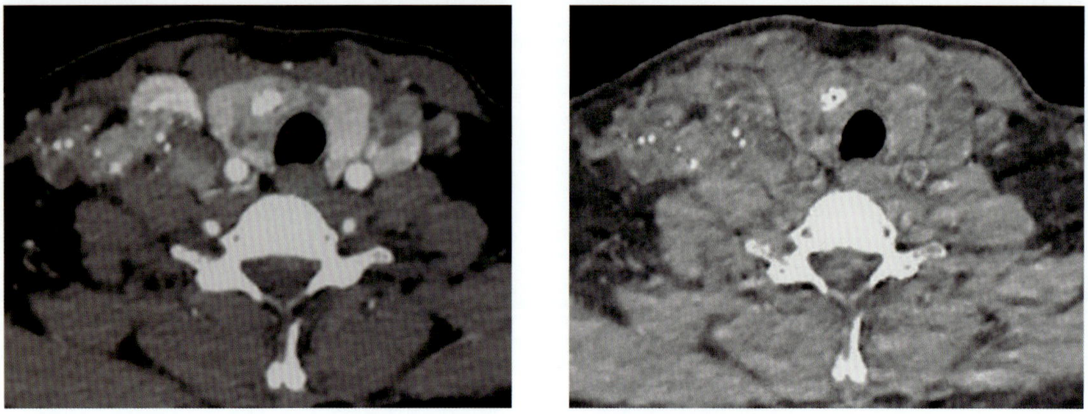

A　　B

图1-2-7　甲状腺癌的双能量CT的虚拟平扫显示原发灶与右侧颈部转移淋巴结的钙化

能谱CT增强静脉期单能量图像(A);碘抑制图(虚拟平扫)清晰显示甲状腺结节内和淋巴结内的钙化(B)。运用甲状腺碘抑制图清晰显示甲状腺癌钙化特征,同时省去CT平扫,降低了射线剂量。

面提供更多有效诊断信息，使肿瘤影像学分期更加精准。有相关研究显示，能谱CT多参数定量分析在鉴别肺部炎性病变与恶性肿瘤、肺癌的诊断及分型、肺癌的TNM临床分期中具有重要的应用价值。此外，能谱多参数为评估结直肠管状腺癌的分化程度及胃腺癌的分化程度提供了更加可靠的诊断依据。在临床影像诊断中，常遇到多发病灶的诊断，准确诊断病灶是否同源，对辅助诊断原发病灶及指导临床治疗至关重要，能谱CT的应用增加了同源性病灶的诊断方法。研究初步显示腹部恶性肿瘤与多发转移灶的能量衰减曲线及直方图、散点图图像部分或全部吻合，提示病灶同源，多发良性病灶的上述能谱图像亦基本吻合，说明能谱CT可作为诊断腹部多发病灶同源性的有效工具(图1-2-8、图1-2-9)。

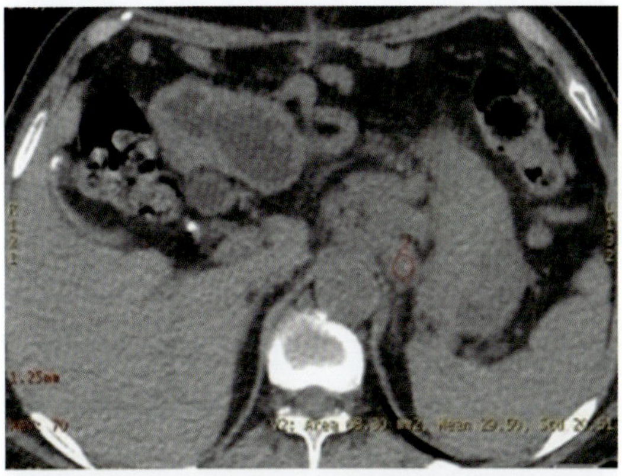

A

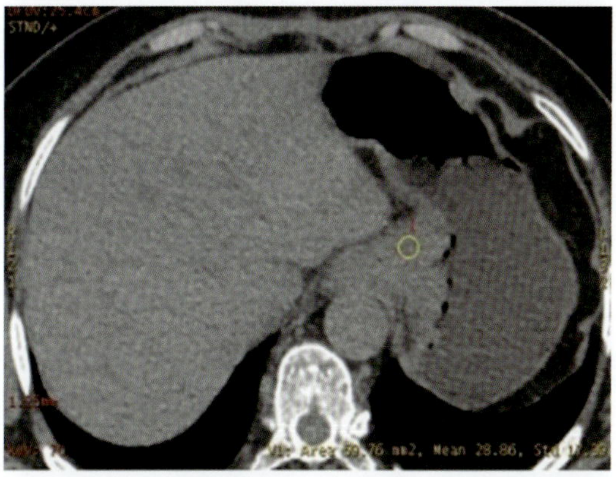

B

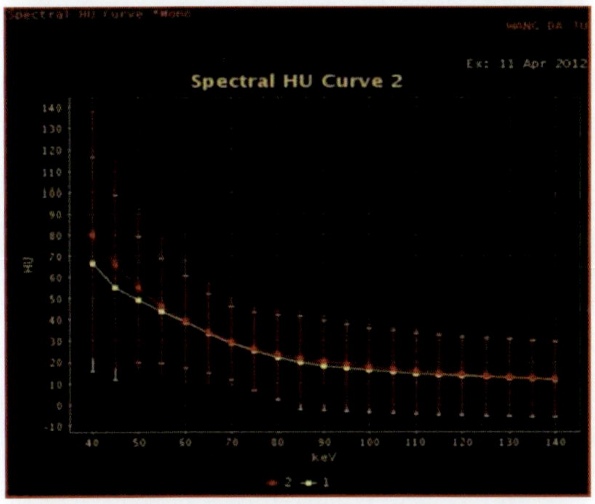

C

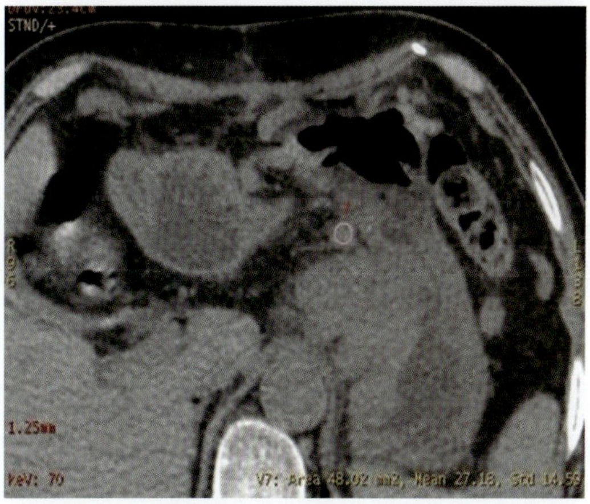

D

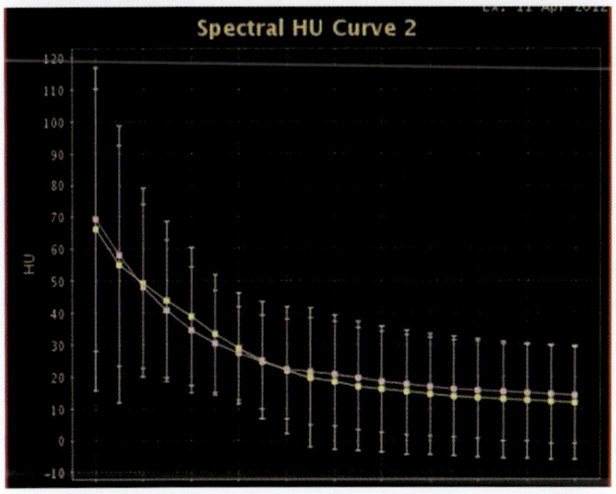

E

图1-2-8 双能量CT的能谱曲线显示胃贲门癌原发灶与转移淋巴结的同源关系

能谱CT显示胃贲门癌原发灶与肝胃间隙的淋巴结的能谱曲线高度一致性拟合，揭示淋巴结与胃贲门原发灶之间为同源关系，病理证实为胃癌转移淋巴结。

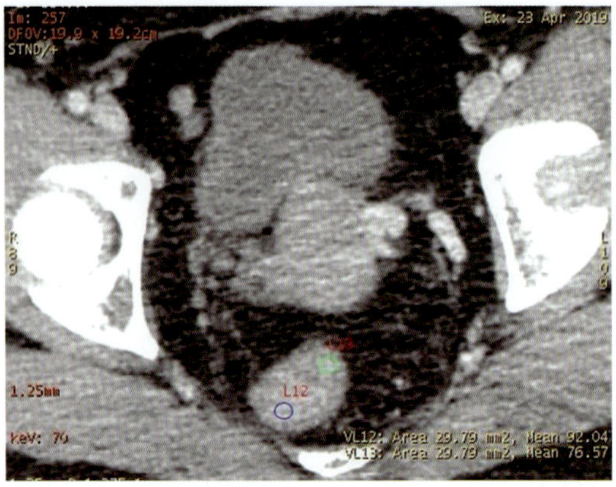

A

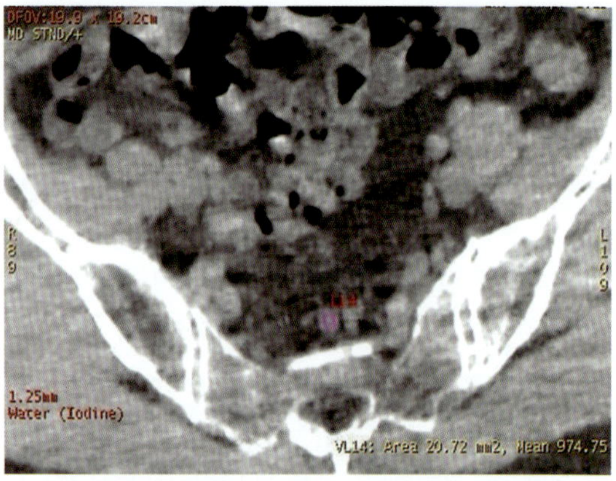

B

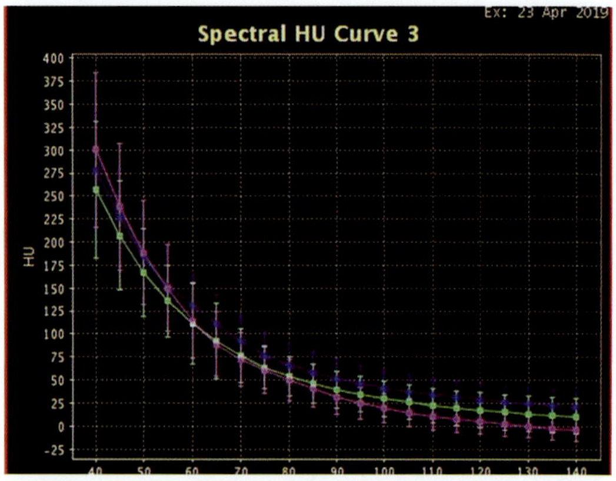

C

图1-2-9　能谱CT多参数成像技术与能谱曲线评估直肠癌N分期

能谱CT多参数成像技术与能谱曲线明确直肠癌与淋巴结转移为同源关系。

四、关键要点

(1) 双能量CT最佳单能量图像有利于微小病灶的检出,优化腹膜、筋膜和细小肿瘤血管的显示。

(2) 双能量CT的能谱曲线与基物质图有助于肿瘤组织成分判定,提高对肿瘤的鉴别能力。

(3) 双能量CT的能谱曲线的形态与斜率有助于判断肿瘤原发灶与转移淋巴结、转移灶的同源性。

(4) 肿瘤内碘含量、标准化碘含量、有效原子序数及能谱曲线斜率能更早地预测肿瘤放化疗后的疗效。

(5) 双能量CT的虚拟平扫能够降低辐射剂量。

(6) 双能量CT的多参数技术与临床和病理结合,有助于做好临床诊断和科研工作。

(纪　捷　董江宁　王　昕　方梦诗)

第三节 3.0T磁共振新技术在腹部肿瘤中的临床应用与进展

一、磁共振小肠造影技术

磁共振小肠造影，又叫磁共振小肠成像(magnetic resonance enterography，MRE)。CT小肠造影(CTE)在小肠病变的诊断中有重要的价值，但患者需接受较多的电离辐射。近年来，由于磁共振软、硬件技术的快速发展，磁共振的时间和空间分辨率日益提高，磁共振小肠造影检查已成为能全方位显示小肠内外情况及腹部实质脏器情况的小肠检查方法。MRE与CTE相比，优势在于无电离辐射，更加安全，无创，能够多方位扫描、多参数成像、多方位观察小肠病变。

(一) 检查前准备

检查前3天禁行胃肠道钡餐检查；检查前2天中午进无渣半流质饮食(如粥、面粉、汤、鱼、豆腐，不要吃蔬菜、水果、生奶、蛋类等)；检查前一晚口服缓泻剂(硫酸镁或香泻叶)10 g和清水2000 mL，以排出清水样大便为宜；检查当天早上禁食，扫描前60 min内分4次口服2.5%等渗甘露醇溶液2000 mL，每次间隔15 min，每次口服量为500 mL；嘱患者喝水同时尽量站立，其目的是为了让等渗甘露醇溶液在重力的作用下到达小肠。受检者扫描前15 min肌内注射山莨菪碱10 mg(有禁忌证者除外)以减轻胃肠道蠕动。

(二) 检查方法

以GE 3.0T Signa HDxt磁共振扫描仪为例，介绍扫描序列和参数。3.0T MRI扫描方案如下：使用腹部相控阵表面线圈及呼吸门控技术，患者取仰卧位，扫描范围自膈顶至耻骨联合下缘平面。扫描序列包括：

1. 平扫序列

(1) 厚层COR 2D MRCP：观察结肠。如右半结肠未显影(显影为高信号)，则下床继续口服甘露醇，15 min后重复厚层冠状位MRCP扫描。

(2) 冠状位单次激发快速自旋回波(COR SSFSE)序列：TR/TE：1285 ms/68 ms；FOV：380 mm×380 mm；层厚：4 mm；层间隔：1 mm；矩阵：256×224。

(3) 冠状位T_1WI肝脏加速容积采集成像序列(COR-LAVA Flex T_1WI)：轴位根据冠状位确定扫描范围。TR/TE：4.8 ms/1.3 ms；FOV：380 mm×300 mm；层厚：4 mm；层间隔：0 mm；矩阵：320×256。

(4) 轴位快速自旋回波T_2WI(OAX-T_2WI)序列：TR/TE：4500 ms/752 ms；FOV：400 mm×300 mm；层厚：4 mm；层间隔：0 mm；矩阵：320×256；激励次数：4。

(5) 轴位快速自旋回波T_2WI脂肪抑制(OAX-T_2WI-FS)序列：TR/TE：4500 ms/752 ms；FOV：400 mm×300 mm；层厚：4 mm；层间隔：1 mm；矩阵：320×256；激励次数：2。

(6) 轴位弥散加权成像(OAX-DWI，b=0，700 s/mm^2)序列：TR/TE：570 ms /70 ms；FOV：400 mm×300 mm；层厚：6 mm；层间隔：1.5 mm；矩阵：128×96；激励次数：6。

2. 增强序列

(1) 轴位脂肪抑制三维容积内插快速扰相GRE T_1WI序列动态增强(OAX LAVA-Flex T_1WI增强(30 s，90 s，3 min))：TR/TE：4.8 ms /1.3 ms；FOV：380 mm×300 mm；层厚：4 mm；层间隔：0 mm；矩阵：320×256。

(2) 冠状位脂肪抑制三维容积内插快速扰相GRE T_1WI序列延迟期增强(COR LAVA-Flex T_1WI增强):TR/TE:5.5 ms /1.4 ms;FOV:480 mm×380 mm;层厚:4 mm;层间隔:0 mm;矩阵:320×256(图1-3-1)。

(3) 矢状位脂肪抑制三维容积内插快速扰相GRE T_1WI序列延迟期增强(SAG LAVA-Flex T_1WI增强):TR/TE:4.8 ms /1.3 ms;FOV:350 mm×310 mm;层厚:4 mm;层间隔:0 mm;矩阵:320×256。

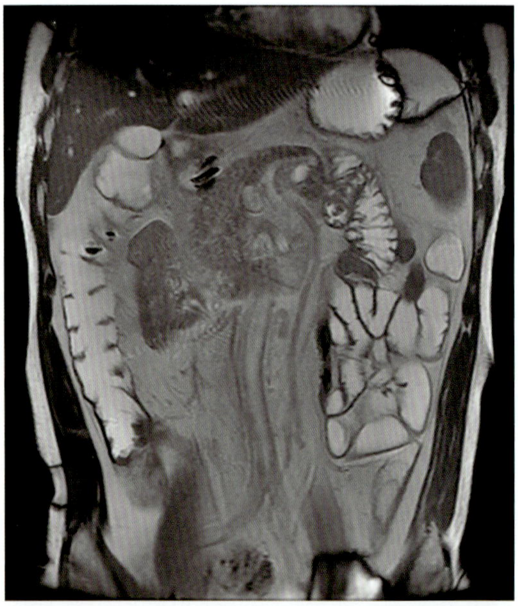

A

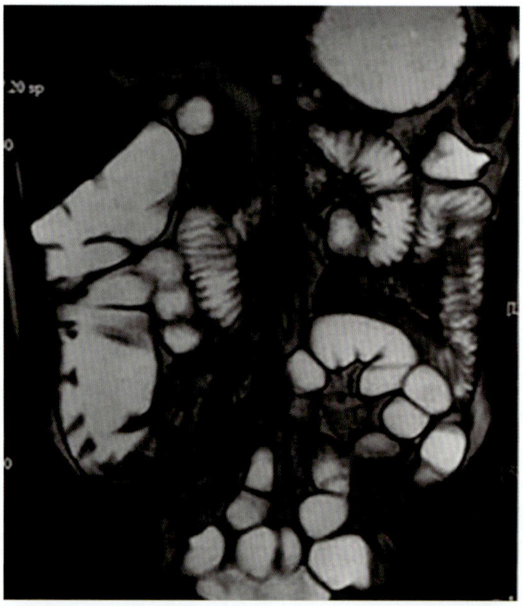

B

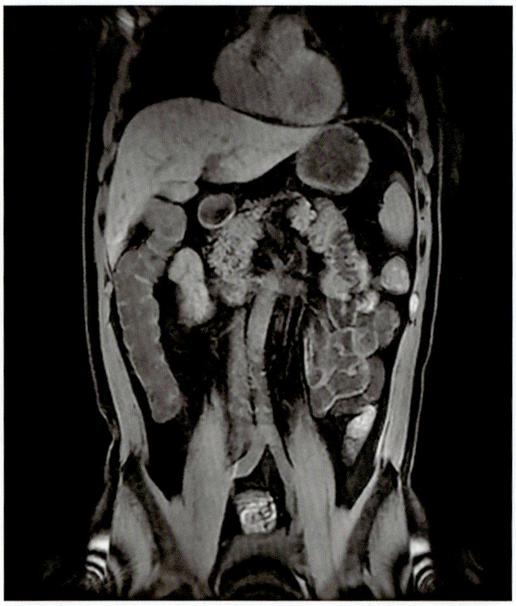

C

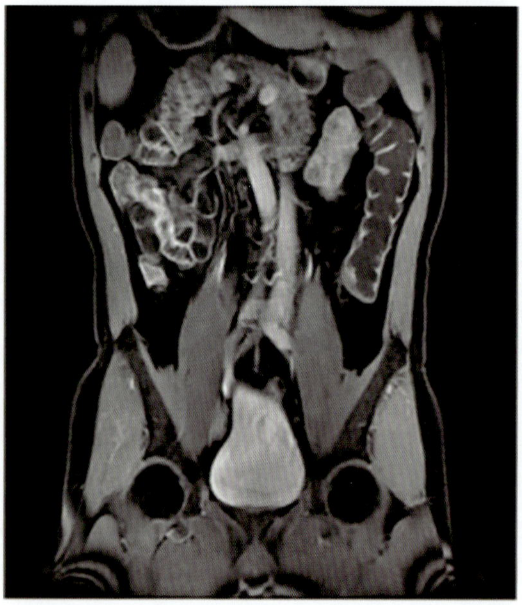

D

图1-3-1 MRI肠造影冠状位正常表现

准备充分的COR T_2WI,清晰地显示小肠各段结构(A);COR FIESTA图像(B);COR LAVA-Flex T_1WI平扫图像(C);COR LAVA-Flex T_1WI增强图像(D),清晰显示结肠和部分小肠结构。

二、体素内不相干运动扩散加权成像(IVIM - DWI)

体素内不相干运动扩散加权成像(intravoxel incoherent motion diffusion weighted imaging，IVIM-DWI)为MRI新型功能成像技术，可以有效区分组织中水分子扩散运动和局部组织微循环灌注信息，进而准确地反映肿瘤组织的细胞密集度和微循环灌注状态。下面以直肠癌为例介绍IVIM-DWI的参数与图像(图1-3-2)。

直肠横轴位IVIM-DWI序列(b=0，20，50，

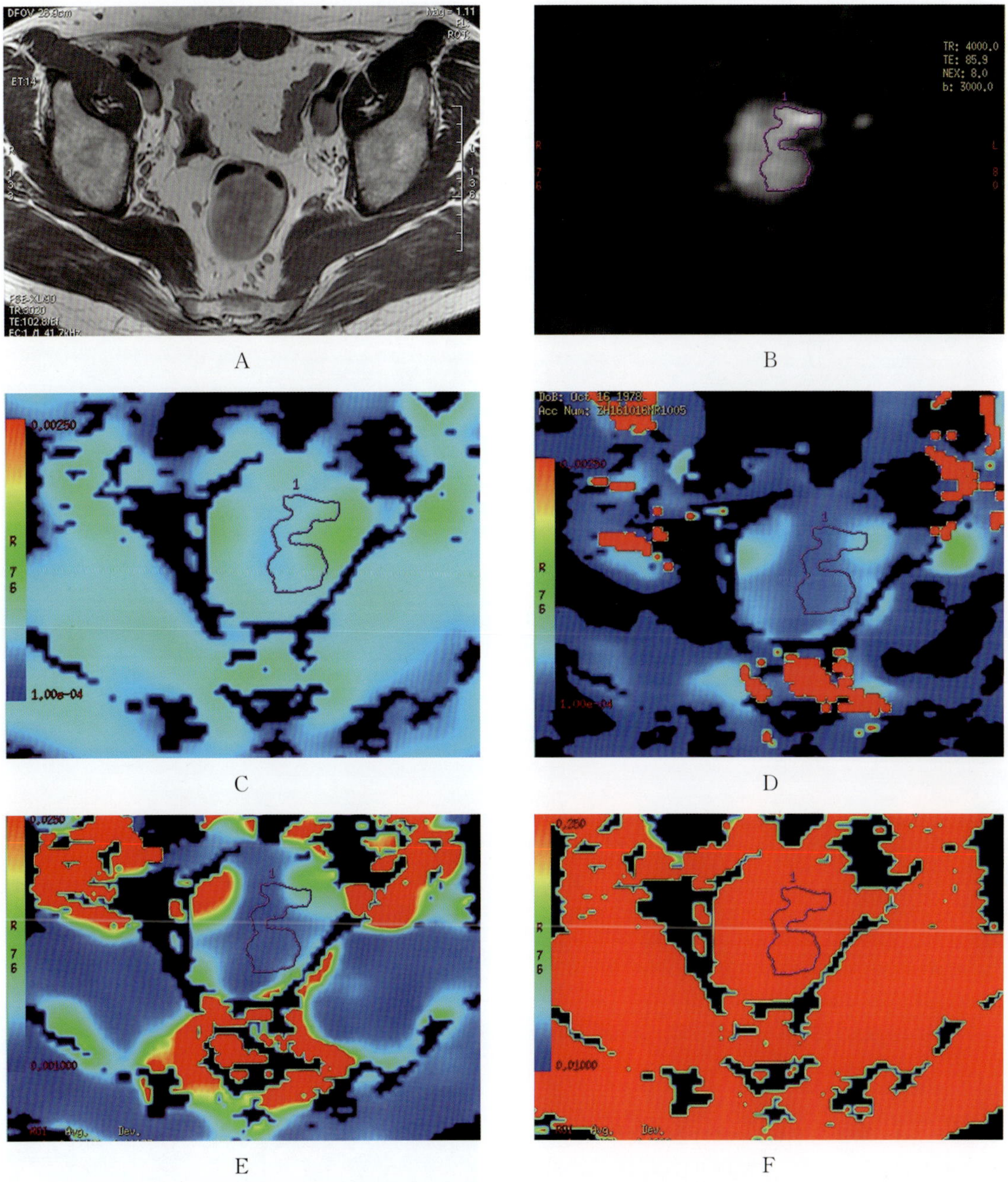

图1-3-2　直肠癌IVIM-DWI的DWI图与各定量参数伪彩图

患者男性，38岁，直肠中上段中分化腺癌(T2N0期)。上述图分别是高分辨T_2WI序列图(A)，b=1200 s/mm^{2}的DWI且放置ROI的图(B)，ADC值(C)、真扩散系数D值(D)、假扩散系数D^*值(E)、灌注分数f值(F)的伪彩图。

100,200,400,800,1000,1500 s/mm^2):TR:4000 ms;TE:78 ms;FOV:34 cm×24 cm;层厚:4 mm;层间隔:1 mm;矩阵:96×130。

临床意义:IVIM-DWI的ADC值、真扩散系数*D*值能够无创性反映腹部肿瘤的细胞密度;假扩散系数D^*值与灌注分数*f*值能够反映肿瘤组织的微循环灌注状态,无创性评估肿瘤的生物学行为、鉴别良恶性、早期评估新辅助化疗和同步放化疗的疗效,具有临床实用价值。

三、扩散张量成像

扩散张量成像(diffusion tensor imaging,DTI)是指在扩散加权成像的基础之上,采用更多方向的扩散加权梯度,从而能够更好地反映水分子在各个方向上的扩散差异。该技术能够对各向异性组织(例如脑白质纤维、肌肉纤维)进行三维可视化,并提供微观组织的定量描述,进而反映组织的完整性及功能状态。其定量参数有平均扩散系数(average diffusion coefficient,DCavg)和各向异性分数(fractional anisotropy,FA)(图1-3-3)。

扫描序列与参数:DTI序列(*b*=1000 s/mm^2):TR:7000 ms;TE:84 ms;FOV:32 cm×32 cm;层厚:3 mm;层间隔:1 mm;矩阵:130×128;扩散方向(diffusion directions):15°。

临床意义:DTI可用于观察子宫颈癌对宫颈平滑肌纤维束有无破坏,帮助判断有无宫旁侵犯,进而提高宫颈癌FIGO分期的准确性;还可用于观察

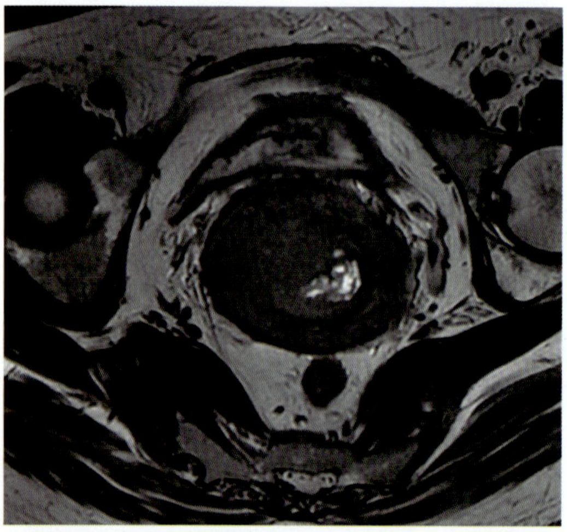

A

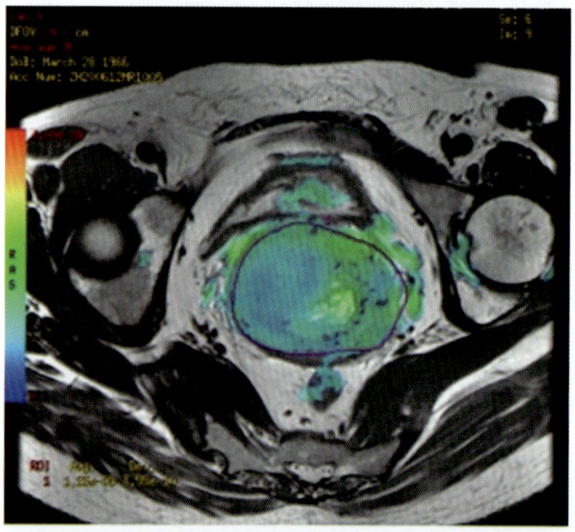

B

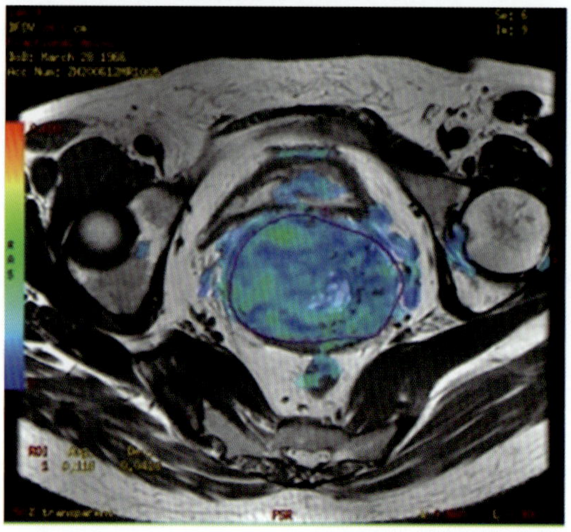

C

图1-3-3 宫颈癌T_2WI与DTI各定量参数图

患者女性,54岁,宫颈癌,FIGO ⅡB期。A~C分别是高分辨T_2WI图、平均扩散系数(DCavg)图与各向异性分数(FA)图,提示宫颈旁侵犯。

子宫平滑肌与子宫肌瘤肌束的异同，评价盆底肌束的结构和功能等。

四、动态对比增强磁共振成像

动态对比增强磁共振成像（dynamic contrast-enhanced magnetic resonance imaging，DCE-MRI）通过对比剂的药代动力学模型无创地计算血流动力学的定量参数，在细胞分子功能水平上反映组织血管分布、血流渗透及灌注等病理生理信息（图1-3-4）。

常用定量参数包括：① 容积转移常数（K^{trans}），表示单位时间内每单位体积组织中从血液进入血管外细胞外间隙的对比剂量，反应血管通透性和血流灌注。② 速率常数（K_{ep}），由K^{trans}衍生而来，代表对比剂从血管外细胞外间隙回流到血管内的速率，同样反应血管通透性和血流灌注。③ 细胞外血管外间隙容积（V_e），表示对比剂从血管内渗漏到血管外细胞外间隙的容积与整个血管外细胞外容积的比值。④ 血浆容积分数（V_p），定义为血浆内对比剂的容积分数，反映每单位组织内的血浆容积（图1-3-4）。

DCE-MRI扫描参数：TR：4.3 ms；TE：2.2 ms；层厚：4 mm；层距：1.0 mm；FOV：34 cm×34 cm；矩阵：320×192；翻转角15°；单期时间分辨率7 s，共采集40期。DCE-MRI扫描前先扫描4个多翻转角序列，翻转角分别为3°、6°、9°、12°，每个序列采集1期，其余参数同DCE-MRI扫描序列。

随后采集动态增强扫描序列，先采集2期平扫，然后按体重使用高压注射器注入钆双胺对比剂0.1 mmol/kg，流率2 mL/s，对比剂注射完成后以同样流率注入生理盐水20 mL冲管。

临床意义：DCE-MRI技术及参数能够反映血管内皮细胞的完整性和血管的渗透性，对肿瘤组织血管及血流渗透与灌注情况进行量化评估，进而有助于腹部肿瘤良恶性鉴别、组织学类型预测、疗效评估等。

五、腹部磁共振波谱成像

磁共振波谱成像（magnetic resonance spectroscopy，MRS）是目前唯一可以无创地观察到活体组织中代谢物质变化的功能成像技术。

MRS就是将按时间域分布的函数曲线转变成按频率域分布的谱线。由于同一种原子核在不同的化学分子结构中，在相同条件下（外磁场、温度等）其进动频率也存在差别，这种现象就是化学位移现象，也正是这种差别的存在才使得MRS得以实现，化学位移是MRS的基础，MRS所得到的信号中的频率差别完全是由研究组织中代谢物的化学位移来决定的，因此可以通过对不同频率位置的谱线分析推断该种代谢物的含量以及变化。

MRS并不以图像的形式出现，而是以谱线形式来表示所研究组织的某些病理特征所引起的代谢物的浓度变化（图1-3-5）。

扫描序列与参数：依据临床需要采用单体素MRS或多体素MRS。

1. 扫描序列

根据需要选择点解析波谱技术（point-resolved spectroscopy，PRESS）或激励回波技术（stimulated-echo acquisition mode，STEAM）成像。STEAM序列，信噪比较低，对运动较敏感，TE时间短，适用于观察短T2的代谢产物；PRESS序列信噪比较高，对运动不敏感，对匀场和水抑制的要求不如STEAM严格，但是TE时间较长（一般135～270 ms），难以发现短T2的代谢产物。

2. 扫描参数

扫描体素：20 mm×20 mm×20 mm；TR：2000 ms；TE：35 ms（STEAM序列）或135～270 ms（PRESS序列）。

临床意义：MRS作为经典的MRI分子影像技术，能够定量显示肿瘤的某些代谢物质成分与分子，常用于神经系统肿瘤和疾病，但也用于腹部肿瘤的定性诊断与良恶性肿瘤的鉴别诊断。

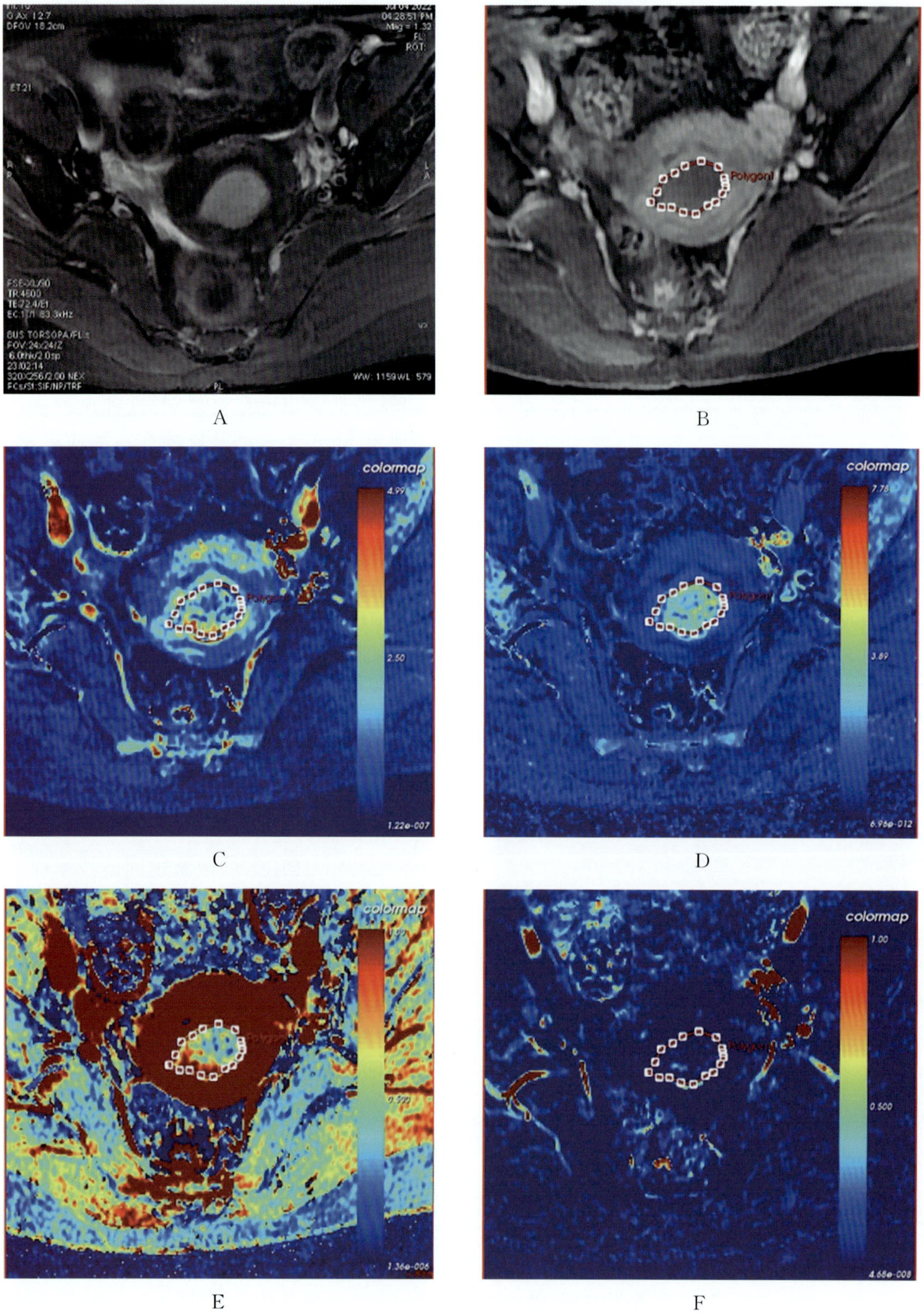

图 1-3-4　子宫内膜癌 DCE-MRI 及其定量参数伪彩图

患者女性，54岁，Ⅱ型子宫内膜癌。A为横断面T_2WI抑脂序列图，肿块呈高信号。B～F为感兴趣区(ROI)选择图及动态增强MRI(DCE-MRI)定量参数的伪彩图：B为ROI选择图，C～F分别为渗透性定量参数容积转换常数(K^{trans})、速率常数(K_{ep})、血管外细胞外容积分数(V_e)、血浆容积分数(V_p)伪彩图。

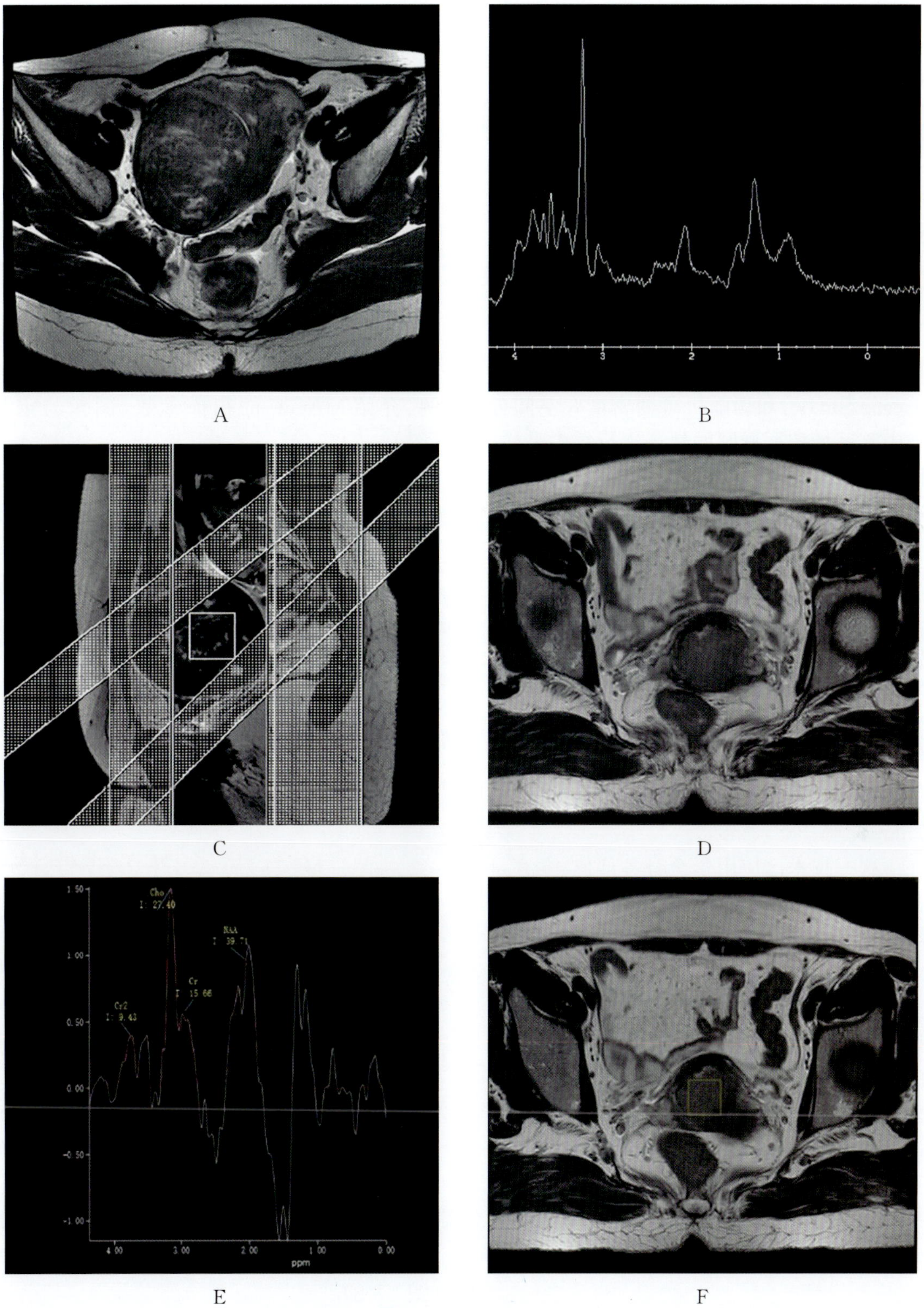

图1-3-5 子宫右侧壁肌壁间平滑肌瘤及宫颈后壁鳞状细胞癌磁共振波谱成像

A～C. 患者女性，42岁。子宫右侧壁肌壁间平滑肌瘤。单体素MRS显示Cho峰升高，Lip峰轻度升高，提示平滑肌瘤细胞增生活跃。D～F. 患者女性，49岁。宫颈后壁鳞状细胞癌。单体素MRS显示Cho峰升高，Lip峰轻度升高，提示癌细胞快速分裂，细胞增殖加快，反映了宫颈癌恶性肿瘤特征。

六、超快速动态成像技术

基于笛卡尔采集的K空间共享三维容积超快速动态成像技术(differential subsampling with cartesian ordering,DISCO)是一项超快速多动脉期动态增强成像技术,具有高时间、高空间分辨率的特点。

DISCO技术整合了3D双回波扰相梯度回波序列(dual-echo SPGR)和伪随机可变密度K空间分割,对于中心区域按照椭圆的轨迹进行每次采样,对于周围区域用伪随机分割的方法进行每次采样。脂肪抑制采用基于区域增长的两点Dixon水脂分离法,能够和上述K空间排序兼容。在快速扰相梯度回波序列的单个TR中,同时采集同相位和反相位回波,在3.0T磁场下,TE1/TE2≈1.1 ms/2.2 ms。下面以GE新一代3.0T磁共振SIGNA™ Architect肝脏增强扫描为例介绍DISCO的参数、图像与临床意义(图1-3-6)。

肝脏横轴位DISCO序列扫描参数:TR:3.3 ms;TE:minimum;FOV:35 cm×35 cm;层厚:5 mm;层间隔:0 mm;矩阵:288×256。

目前,这一技术已应用于全身各部位,尤其是肝脏、胰腺、乳腺、盆腔、淋巴管等要求高时间、高空间分辨率增强成像的部位,与传统的三维扰相梯度回波T_1WI增强技术比较,显著提高了时间分辨率,同时也提供了较高质量的多动脉期图像。该技术对于不能很好地屏气的患者,可结合呼吸导航技术实现自由呼吸扫描,解决了这类患者图像质量不佳的问题。

七、合成磁共振成像技术

合成磁共振成像(synthetic MRI,syMRI)是一项新的MRI扫描技术,一次扫描可以得到多种对比图像,并可同时获得多种定量参数。T1、T2以及其反向弛豫率(R_1、R_2)和质子密度(proton density,PD)等为组织特性的绝对定量评估提供了一个绝对尺度,能够更客观地评价疾病。下面以MAGiC序列介绍合成MRI技术。

MAGiC序列是基于多延迟饱和多回波(multiple-delay multiple-echo,MDME)的原理,和传统序列的成像过程不同,MAGiC序列中先通过多饱和脉冲获得组织T1 mapping以及多回波采集计算T2 mapping,进而得到射频场大小T1 mapping及质子密度图谱(PD mapping),最后通过4种定量图谱就可以得到任意对比度的图像。下面以GE 3.0T磁共振SIGNA™ Architect设备扫描的前列腺癌为例,介绍MAGiC的扫描参数、图像与定量参数(图1-3-7)。

前列腺横轴位MAGiC序列:TR:4000 ms;TE:13 ms;FOV:36 cm×36 cm;层厚:4 mm;层间隔:1 mm;矩阵:320×256。

MAGiC序列在1次扫描中提供多种不同对比度的图像和多种定量图谱,包括T_1WI、T_2WI和PDWI、T1 mapping、T2 mapping等定量参数图和定量参数。MAGiC技术可获得常规MRI对比图像无法获得的定量值,为疾病诊断、鉴别诊断、疗效评估和预后预测等提供了另一种定量工具。

八、磁共振类PET成像技术

磁共振类PET成像是一项全身扩散加权成像(whole body diffusion weighted imaging,WB-DWI)技术,采用SE-STIR-DWI-EPI序列,在抑制脂肪、肌肉及肝脏等背景组织信号基础上,突出显示病灶部位的弥散加权对比,提高了肿瘤病变的检出率,由于可一次覆盖全身大范围检查,重建后的图像效果与PET类似,故称为MRI类PET成像技术。下面以GE 3.0T磁共振SIGNA™ Architect设备图像为例,介绍MRI类PET成像技术的参数与图像(图1-3-8)。

DWI序列(b=0,600 s/mm^2):TR:2000 ms;TE:minimum;FOV:40 cm×40 cm;层厚:7 mm;层间隔:−1 mm;矩阵:128×96。

MRI类PET成像技术具有无电离幅射、良好的

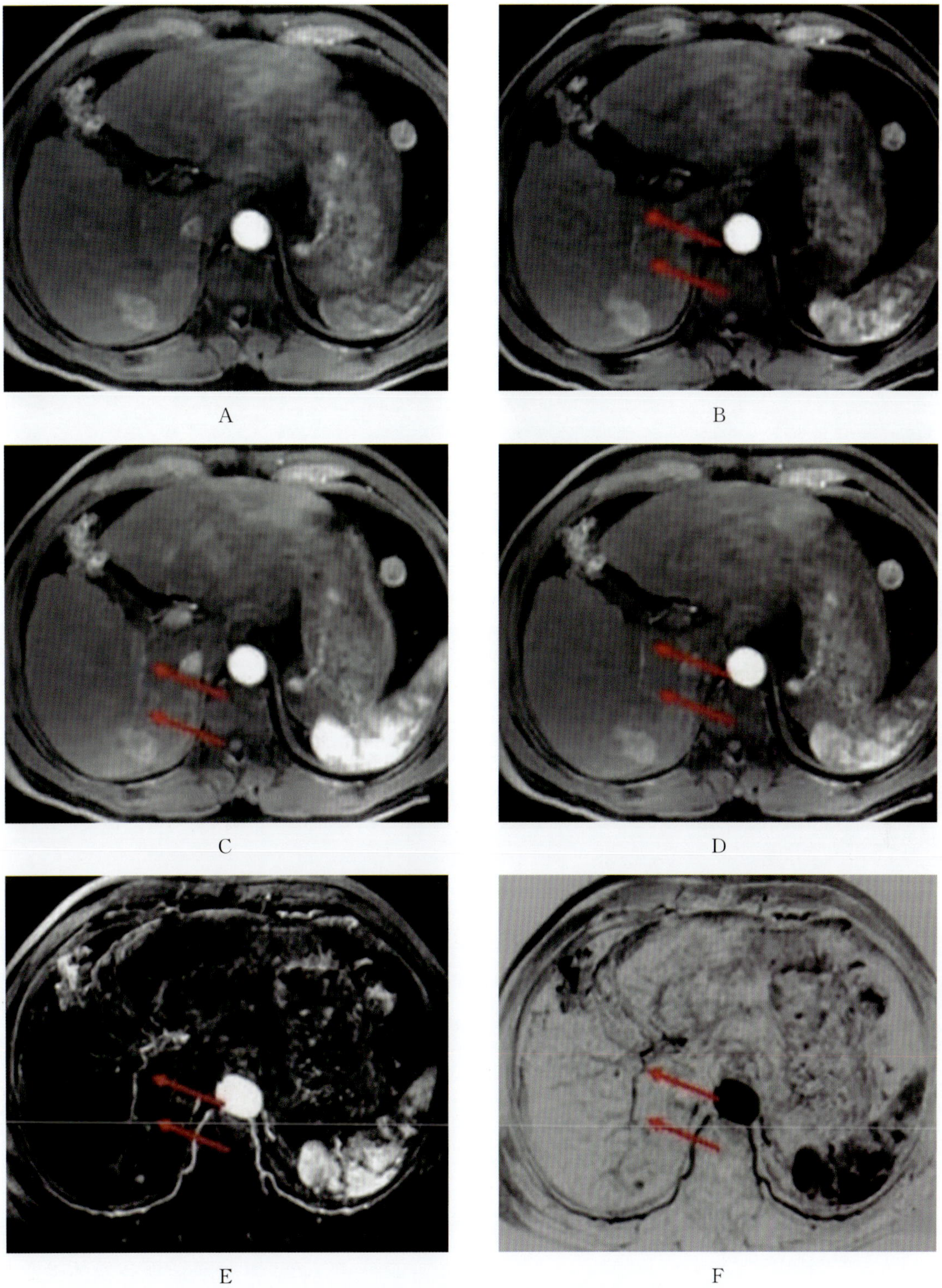

图1-3-6 DISCO超快速动态增强技术在肝细胞癌诊断中的应用

肝细胞癌DISCO扫描5个动脉期+MIP肝动脉MRA。A～E分别是增强第1～5动脉期DISCO扫描图像，更清晰地观察到肝细胞癌病灶动脉期高强化及其供血动脉-肝右后动脉增粗(红箭头)，在减影后MIP图上供血动脉显示更清晰(E、F)。

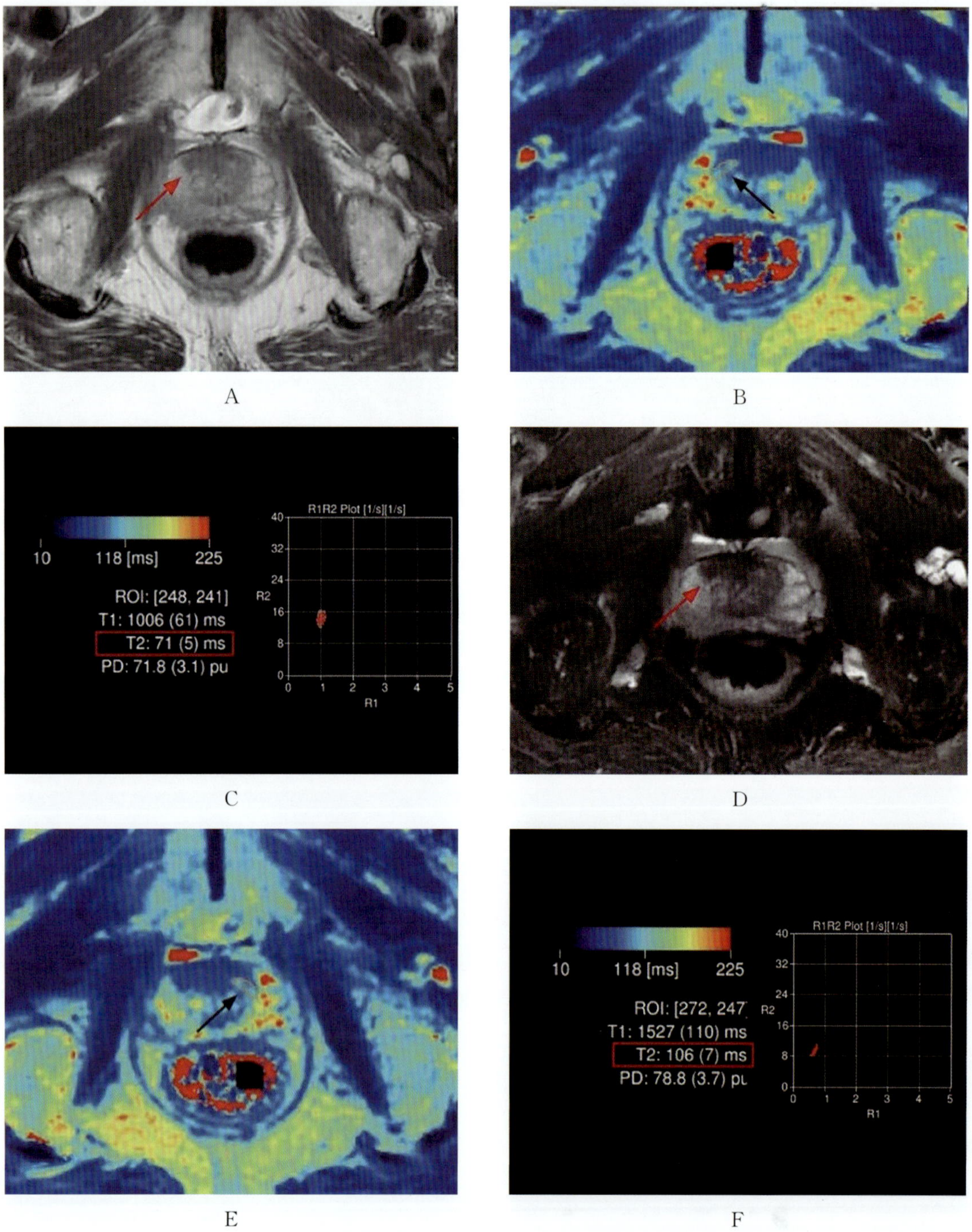

图 1-3-7　前列腺良恶性病变 MAGiC T2 mapping 比较

前列腺癌T2值为71 ms(A～C);前列腺炎T2值为106 ms(E、F);正常外周带T2值分别为165 ms、168 ms。

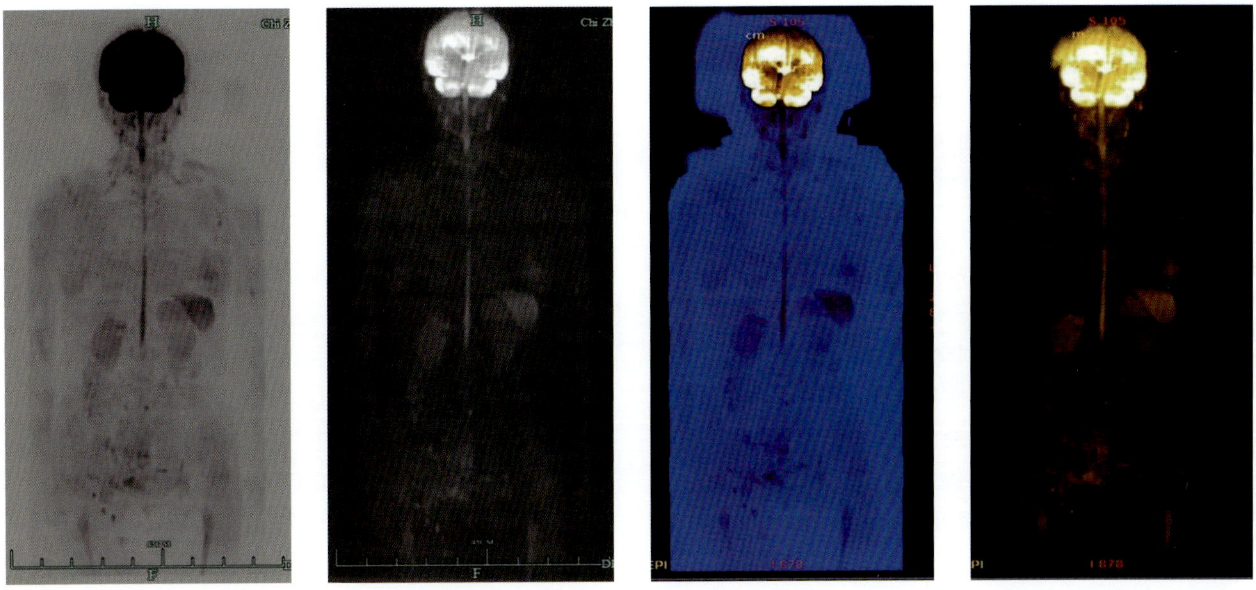

图1-3-8 肺癌患者3.0T MRI类PET成像

A、B分别为负片显示、灰度显示；C、D为彩色显示，头颈及胸腹部未见转移灶。

软组织对比、较高空间分辨率等优势，可同时检出恶性肿瘤原发灶与转移灶。WB-DWI技术还可测得肿瘤病灶的ADC值，在肿瘤术前TNM分期、隐匿性原发灶的检出、手术及放化疗后的疗效评估、高危人群的筛查等多个方面具有较高的临床应用价值。

（刘啸峰 薄明琪 吕家强 方 昕 董江宁）

第四节 基于CT、MRI的影像组学在胃肠道肿瘤中的应用进展与价值

一、基于CT、MRI的影像组学在胃癌中的应用进展

（一）影像组学在胃肿瘤鉴别诊断中的价值

胃癌是最常见的恶性肿瘤，其次为胃淋巴瘤及恶性胃间质瘤。进展期胃癌中的Borrmann Ⅳ型浸润型与胃淋巴瘤的CT表现相似，为弥漫性胃壁增厚，而Borrmann Ⅰ型的CT表现为胃壁软组织肿块影伴或不伴溃疡，这与恶性胃间质瘤的表现相似，三者通过常规影像学检查鉴别困难。由于三种胃肿瘤的恶性程度和预后存在明显差异，因此术前明确诊断对临床上治疗方案的选择、预后的评估具有重要的意义。

Ba-Ssalamah等研究发现，基于增强CT动脉期图像的纹理分析在鉴别胃腺癌和胃淋巴瘤、恶性胃间质瘤和胃淋巴瘤方面非常成功，错误分类率分别为3.1%和0%。Ma等回顾性收集40例Borrmann Ⅳ型胃癌患者和30例原发性胃淋巴瘤患者的影像资料，通过从静脉期CT图像上勾画病灶三维兴趣

容积(volume of interest, VOI)并提取了485个纹理特征,运用LASSO方法筛选出183个纹理特征。根据主观CT特征(包括胃壁蠕动、胃周脂肪浸润、胃周肿大淋巴结和癌灶强化模式)、临床资料(年龄和性别)及纹理特征等相关参数分别构建主观评价模型、纹理特征模型和联合模型,结果显示纹理特征模型灵敏度和特异度均较高(86.67%和82.50%);联合模型具有最高的鉴别诊断效能(AUC值为0.903)和极好的特异度(100%)。Su等研究基于胃癌(60例)和恶性胃间质瘤(40例)患者的术前增强CT静脉期图像,手工勾画癌灶三维VOI并提取纹理特征,结合主观CT影像学特征(癌灶强化方式、生长方式、胃周脂肪浸润及胃周肿大淋巴结)和纹理特征的联合模型,在鉴别诊断胃癌和恶性胃间质瘤方面表示良好:AUC值0.903、特异性93.33%、准确性86.00%(P=0.03)。

另有一项研究提示,影像组学对于临床上相对罕见的胃神经内分泌肿瘤(NECs)与胃腺癌(ADCs)的鉴别也表现出良好诊断效能。Wang等收集63例NECs患者的增强CT静脉期图像,并选择63例ADCs患者作为对照组。所构建的影像组学标签在鉴别诊断NECs和ADCs方面的AUC值为0.798(95% CI:0.657~0.938)。结合影像组学标签、肿瘤边缘和淋巴结转移构建的诺谟图,其在训练集、验证集上的AUC值分别为0.821 (95% CI:0.725~0.895)、0.809 (95% CI:0.649~0.918),且诺谟图表现出良好的区分度和校准度。

(二)影像组学预测胃癌分化、分型和脉管侵犯的价值

胃癌重要的病理组织学信息包括分化程度、Lauren分型及脉管侵犯状态等。精准预测胃癌病理组织学状态有助于临床预测患者病程、选择治疗方案、评估疗效和预后。目前,临床上只能通过术后组织病理检测及术前内镜下活检的方式获取胃癌病理组织学信息的结果,但获取方式存在侵袭性、局限性及滞后性。与此相比,影像组学分析作为一种对肿瘤整体异质性客观、定量评估的无创性新技术,在术前预测胃癌病理组织学状态方面具有重要的临床意义。

1. 分化程度

胃癌的分化程度可分为高分化、中分化、低分化及未分化,其恶性度依次提升,在生物学行为及预后方面存在明显的差异。Liu等研究证实胃癌分化程度与基于静脉期组学特征中的百分位数、众数、最大及平均CT值等具有相关性。Zhang等探讨基于胃癌整体病灶ADC图的直方图分析鉴别胃癌不同组织学分化程度的价值,研究发现不同组织学分化程度的癌灶直方图参数(包括第10百分位、偏态、峰度和最大频率)存在显著差异,相关性r=0.228~0.321,但AUC值均小于70%。寸红丽等研究证实基于双能CT(DECT)中定量碘浓度(IC)、肿瘤标志物及影像组学特征的联合模型有助于术前诊断不同分化程度的胃癌,AUC值达到0.81。王雷等运用支持向量机(support vector machine, SVM)分类器,基于增强CT图像动脉期、静脉期构建了三种模型(动脉期、静脉期及动-静脉期联合),并评估比较预测了胃癌患者术前病理分化程度的效能,三种模型均表现出较高的预测性能,其中动-静脉期联合模型的效能最佳,在训练集、验证集上的AUC值分别为0.900、0.871。

2. Lauren分型

Lauren分型自1965年首次提出,该分型依据胃癌的癌细胞特性及组织形态的不同分为肠型、弥漫型、混合型三种:肠型主要来源于腺体,类似于大肠腺癌;弥漫型几乎没有腺体,常包含印戒细胞,细胞凝聚力差,侵犯胃壁全层;介于两者之间同时具有肠型和弥漫型特征为混合型。Liu等探讨CT纹理特征与Lauren分型相关性的研究发现,动脉期的标准差和熵与Lauren分型显著相关(r=−0.265~−0.222);静脉期的平均CT值、百分位CT值和众数等参数,在胃癌弥漫型组中明显高于肠型组。Wang等研究收集187例胃癌患者的术前增强CT三期图像,勾画病灶三维兴趣容积提取了844个影像组学特征,运用随机森林算法建立多种组学标签鉴别肠型胃癌。基于三期图像分别建立的组学标签均表现出良好的效能,其中基于静脉期的组学标签表现最佳,AUC值为0.815。联合三期组学标签构建的影像组学列线图在区分肠型胃癌方面表现出更优秀的诊断性能,在训练集和验证集上的AUC值分别为0.928和0.904。

3. 脉管侵犯

脉管侵犯(lymphovascular invasion,LVI)是指内皮内腔中存在单个肿瘤细胞或肿瘤细胞簇,或者指肿瘤细胞侵犯及破坏淋巴结血管壁的情况,包括微血管侵犯和淋巴管侵犯。LVI是手术治疗后影响胃癌患者预后的一个重要独立危险因素。李武超等基于增强CT静脉期图像分割肿瘤区域,提取7个与胃癌LVI独立相关的影像组学特征构建影像组学标签,在训练集与验证集上的AUC值分别为0.742和0.727,校准曲线显示均具有较好的拟合度(P均大于0.05)。另有一项研究,基于68例胃管状腺癌患者增强CT静脉期图像提取纹理特征,探究运用8种机器学习方法预测淋巴血管侵犯(LVI)和周围神经侵犯(PNI)的潜在价值,预测LVI的平均AUC值和准确率范围分别为0.777~0.894和76%~81.5%;预测PNI的平均AUC值和准确率范围分别为0.482~0.754和54%~68.2%;随机森林算法和朴素贝叶斯算法分别对LVI和PNI的预测效果最好。

(三)影像组学预测胃癌基因表型方面的作用

随着研究的推进和生物分子技术的迅速发展,对恶性肿瘤的研究已深入至分子领域,很多基因、蛋白质分子在恶性肿瘤的发生、发展及演变过程中所扮演的角色被广泛研究。影像组学将定量图像特征与表型或基因一蛋白质标记相关联,构建术前胃癌分子分型的预测性模型,有助于个体化治疗决策的选择。

Liu等探究CT纹理分析对胃癌组织中E-钙黏蛋白(E-cadherin)、Ki-67、血管内皮细胞生长因子受体2(VEGFR2)和表皮生长因子受体(EGFR)表达的评估和预测的价值。研究发现E-cadherin的表达水平与动脉期和静脉期的标准差、宽度、熵的相关性和对比度显著相关;动脉期的偏度、静脉期的均值和自相关与胃癌Ki-67表达呈负相关;静脉期的宽度、熵、对比度与胃癌VEGFR2表达呈正相关。然而,EGFR表达水平与纹理特征未发现相关性。Li等通过分析183例胃癌患者的术前增强CT图像,建立包含影像组学标签和独立预测因子(癌胚抗原CEA)的影像组学列线图,用于术前预测胃癌患者的人表皮生长因子受体2(HER-2)状态具有很大潜力,在训练集、验证集上的AUC值分别为0.799、0.771。Dong等收集468例胃癌患者的影像和临床病理资料,基于术前CT增强静脉期图像获取手工特征和深度学习特征,联合临床危险因素(年龄)构建了临床-影像组学联合模型。通过评估影像组学标签与临床-影像组学联合模型对胃癌患者Ki-67表达水平的预测效能,验证了联合模型较单一影像组学标签有较好预测效能。

(四)影像组学提高胃癌TNM分期准确性的价值

随着胃癌多学科联合诊疗模式的逐渐推广,胃癌个体化诊疗对影像学精准分期的需求越来越高。了解肿瘤浸润深度、淋巴结转移及远处脏器转移状态,是影响胃癌患者预后质量和生存的关键因素,并对于包括新辅助化疗、手术或术中淋巴结清扫等治疗策略的选择有潜在的指导意义。临床中,评估胃癌TNM分期的检查方法主要包括:X线钡餐造影、纤维胃镜检查、CT、磁共振(magnetic resonance imaging,MRI)、PET-CT、诊断性腹腔镜探查。其中,增强CT具有无创性、可用性、方便性、稳定性等优势,是胃癌术前TNM分期的最常用手段,能够评估胃癌病灶向腔内、外累及和浸润的程度,病灶是否突破浆膜层,病灶与邻近脏器的关系,判断有无区域淋巴结肿大及远处脏器转移。但是,增强CT对胃癌TNM分期的诊断主要取决于放射科医生的临床经验和个人主观判定,诊断准确性不高。

1. T分期

目前,应用影像组学探讨T分期的研究相对较少。Wang等分析244例胃癌患者术前增强CT图像,构建CT影像组学模型用于区分T2和T3/4期的胃癌患者。基于动脉期、静脉期的组学模型均表现出了良好的预测效能,在训练集、验证集上的AUC值分别为0.899、0.843和0.825、0.818。Sun等探讨基于深度学习CT影像组学筛选晚期胃癌浆膜侵犯(T4a期)患者的诊断价值。研究纳入572例胃癌患者术前增强CT图像,运用深度卷积神经网络方法及LASSO降维筛选特征后,分别从动脉期、静脉期及延迟期图像获取18个动脉期特征,15个静脉期特征和14个延迟期特征,通过机器学习方法分别构建三期的影像组学标签,诊断T4a期患者的AUC值分别为0.706、0.725、0.726,其中动脉期AUC值较低。采用多因素Logistics回归方程联合三期影像组学标签及CT影像学特征(CT报告TNM分期、周围脂肪浸润及浆膜层高强化征)构建列线图模型,其诊断T4a期患者在训练集及两个验证集上的效能分别为0.90、0.87、0.90。

2. N分期

目前,增强CT是临床实践中胃癌术前评估N分期的最常规方法,CT诊断为转移性淋巴结的标准:短径>10 mm、形态近圆形、中央坏死、不均匀或明显强化、成簇聚集分布的淋巴结诊断为阳性,并以数目3个、7个转移淋巴结为节点划分N分期。任何一项影像检查均无法完全排除无淋巴结转移的可能性,由于术前影像检查结果判断淋巴结转移和病理结果往往存在一定的差异,并且术前患者淋巴结转移状态直接影响临床选择胃癌手术的方式。因此,胃癌影像组学大多数研究成果主要集中于术前预测N分期。

Wang等研究探讨影像组学预测胃癌淋巴结转移(lymph node metastasis,LNM)的价值。基于动脉期CT图像提取影像组学特征,利用随机森林(RF)算法建立包含影像组学标签和独立预测因子(CT报告淋巴结状态)的列线图,可以在术前有效预测胃癌LNM状态,在训练集和验证集上的AUC分别为0.886、0.881。Feng等开发并验证一种基于CT影像组学的临床决策支持系统(decision support system,DSS)用于预测胃癌LNM状态。研究基于490例胃癌患者静脉期CT图像提取影像组学特征,运用支持向量机(support vector machine,SVM)算法构建的DSS诊断淋巴结转移的效能在训练集和验证集上的AUC值分别为0.824和0.764。DSS的敏感度、特异度和阳性预测率值均高于传统临床N分期的评估。Dong等采用多中心内部+外部验证集良好的验证了影像组学模型的LNM诊断效能,研究共纳入了中国5个中心和意大利1个中心的多达730名局部AGC患者,分成1个训练集、3个外部验证集和1个国际验证集。联合增强CT动-静脉期影像组学标签、临床N分期运用深度学习方法构建影像组学列线图,在训练集、外部验证集及国际验证集上术前预测胃癌LNM状态均表现出良好的鉴别能力,AUC值分别为0.821(95% CI:0.785~0.858)、0.797(95% CI:0.771~0.823)、0.822(95% CI:0.756~0.887)。此外,研究还发现,列线图模型与晚期胃癌患者的总生存期显著相关,并通过跨癌症分析,将该模型转移到结直肠癌列队(n=80),验证了其他胃肠道癌症可能具有相似的LNM表型。Li等建立了一个基于双能光谱CT成像影像组学模型对胃癌LNM状态进行预测。分别从动脉期(AP)和静脉期(VP)的单色图像中提取影像组学特征,并结合CT报告的淋巴结转移状态运用深度学习方法构建的影像组列线图对胃癌患者LNM风险预测非常有用,其性能优于单一影像组学标签和临床模型,在训练集、验证集上的AUC值为0.84、0.82。

此外,基于磁共振序列图像的一些组学研究也取得不错的预测效果。Liu等运用全病灶表观扩散系数(apparent diffusion coefficient,ADC)直方图分析,验证了预测胃癌N分期的有效性,其中基于ADC 10%的ROC曲线下面积最大,AUC值为0.794(95% CI:0.677~0.911)。Chen等开发和验证一种基于弥散加权成像(diffusion weighted imaging,DWI)的影像组学列线图,用于AGC患者术前胃癌LNM的个体化检测。包含影像组学标签、最小ADC值和MRI报告的N分期的列线图具有良好的淋巴结转移鉴别能力,训练集AUC值为0.850(95% CI:0.758~0.942);内部验证集AUC值为0.857(95% CI:0.714~1.000);外部验证集AUC值为0.878(95% CI:0.696~1.000)。内部验证集和外部验证集的特异性、敏感性、准确性分别为0.846、0.853、0.851;0.714、0.952、0.893。

3. M分期

胃癌常见的转移部位为腹膜、远处淋巴结、肝脏,其次为肺、骨、卵巢、脑等。常规CT、MRI检查对肝、肺等重要脏器、淋巴结转移及晚期的腹膜扩散有很好的诊断准确性,但是对于早期腹膜转移(peritoneal metastasis,PM)的诊断能力有限。有研究表示,10%~30% CT报告诊断为PM阴性的进展期胃癌患者在随后的腹腔镜手术中被证实为PM阳性,称之为隐匿性腹膜转移(occult peritoneal metastasis,OPM)。目前,腹腔镜检查是鉴别胃癌患者临床OPM最可靠的金标准，但由于检查的有创性及较高的费用，难以在临床实践中得到普及。近年来，腹腔冲洗液肿瘤细胞及肿瘤标志物检测被用于OPM的诊断，但敏感性和特异性均较低。影像组学分析可以反映肿瘤内部整体的异质性，量化肿瘤血管的生成与分布、肿瘤细胞增殖、出血及坏死等复杂状态，有望在无创性、精准预测OPM方面表现出很大的潜力。

Kim等收集51例术前CT报告未发现但手术中确诊为OPM的AGC患者为实验组，另有51例与实验组TNM分期相匹配且无OPM为对照组。分别勾画最大腹膜区域的ROI，组学分析发现OPM实验组较无OPM对照组有较高的均值、标准差及熵；反映了实验组中胃癌周边腹膜区内部异质性增加。其中，熵是OPM的独立危险因素，以熵>7.141为截断值，鉴别OPM的敏感性为80%，特异性为90%。Liu等研究基于233例AGC患者的术前静脉期CT图像，选取病灶轴位片最大层面，沿着癌灶边缘手工绘制感兴趣区域ROI共提取539个组学特征，最终筛选出6个组学特征（ID-Energy、LoG(0.5)能量、致密度、最大直径、方向和表面积密度）在有和无OPM两组间存在显著差异，可以区分术前有无OPM的AGC患者，单一组学特征训练集上AUC值范围为（0.618～0.658）。运用多因素逻辑回归分析联合6个组学特征的影像组学标签稍高于单一组学特征的预测效能AUC值（0.741与0.618～0.658），但是稍低于临床病理模型的预测效能AUC值（0.741与0.762）。Dong等研究提取、筛选反映原发癌灶（RS1）和临近腹膜区（RS2）的影像组学特征，结合作为OPM独立预测因子的临床病理信息（Lauren分型），建立的影像组学模型及列线图比单独RS1、RS2影像组学标签、临床模型有着更高的诊断准确性。在4个中心患者构建的训练集、内部验证集及2个外部验证集上AUC值分别为0.958（95% CI：0.923～0.993）；0.941（95% CI：0.904～0.977）；0.928（95% CI：0.886～0.971）；0.920（95% CI：0.862～0.978）。

（五）影像组学预测胃癌治疗疗效的价值

胃癌的常规治疗方式为根治性手术切除，同时辅以新辅助化疗、放疗治疗等。其中，新辅助化疗（neoadjuvant chemotherapy，NAC）治疗对于中晚期胃癌患者在提升根治性切除率，降低术后肿瘤复发，转移风险及延长患者生存期等方面都至关重要。目前，影像组学在胃癌治疗效果评估方面具有潜在的价值。Gigantic等研究纳入43例接受NAC的胃癌患者，分为有效组和无效组。基于治疗前动脉期图像勾画VOI，筛选出14个特征（包括标准差、熵等），单因素分析在新辅助化疗有效组和无效组间的差异有统计学意义（LoG OR：3.67～4.57）。Sun等研究收集106例胃切除术前接受NAC治疗患者的增强CT静脉期图像，勾画病灶最大横截面轮廓，提取1044个影像组学特征，使用支持向量机（SVM）和主成分分析（PCA）筛选与患者对NAC治疗反应相关的影像组学特征，并运用随机森林（RF）算法构建影像学组学评分（rad-score）显示了对NAC治疗反应的良好预测表现（AUC值为0.82）。另有一项研究，探讨CT影像组学预测胃癌合并腹膜转移患者对脉冲低剂量率放疗治疗反应的可行性。基于增强CT动脉期图像提取1117个影像组学特征，构建人工神经网络（artificial neural network，ANN）和K-最近邻（K-nearest neighbor，KNN）的预测模型均表现出良好的预测效能，训练集的AUC值为0.714（ANN）、0.749（KNN），验证集的AUC值为0.816（ANN）、0.816（KNN）。

（六）影像组学预测胃癌术后复发和预后的价值

目前临床上，胃癌患者预后评估主要依赖临床TNM分期。然而，随访中发现具有相同临床TNM分期的患者在根治术后往往存在不同的预后结果，因为胃癌肿瘤的异质性与术后复发、不良预后存在一定的相关性。临床TNM分期不能准确地判定肿瘤内部的异质性，因此无法提供准确而完整的个体化预后分析。相比之下，影像组学基于医学影像提取高维特征，全面深入挖掘医学影像中的深层次信息，揭示肿瘤整体内部信息，用非侵入的方式定量表征肿瘤内部异质性，从而可以有效地预测肿瘤复发及生存预后的状况。

Zhang等收集669例进展期胃癌（AGC）术后早

期复发的AGC患者资料,探讨基于CT增强静脉期的影像组学列线图预测胃癌早期复发的价值。建立的影像组学标签包含3个手工特征和6个深度学习特征。联合影像组学标签、临床N分期、糖链抗原19-9(CA19-9)水平、癌胚抗原(CEA)水平和Borrmann分型构建的影像组学列线图对胃癌术后早期复发表现出良好的预测效能,在训练集、内部验证集、外部验证集上AUC值分别为0.831、0.826和0.806。Huang等基于术前CT增强图像、临床资料开发并验证临床模型、影像组学标签及临床-影像组学模型预测胃癌根治术后的局部复发(local recurrence,LR)。由对比度GLCM和相异性GLCM建立的影像组学标签,对比临床模型能更好的预测LR,三个队列的AUC值分别为0.83、0.84、0.73。由独立临床风险因素(临床N分期、胆汁酸十二指肠胃反流发生率和结节性或不规则外层胃壁)联合影像组学标签构建的临床-影像组学模型在预测LR方面达到最高的准确性,三个队列AUC值分别为0.89、0.89、0.80,验证队列的决策曲线分析(DCA)显示,在0.01~0.98的范围内,临床-影像组学模型比临床模型增加了更多的净效能。Wang等研究发现通过提取脾脏特征进行影像组学分析可以对胃癌患者术后的预后好坏进行有效分组,在训练集和验证集具有一致性($P<0.001$和$P=0.016$)。脾脏特征与肿瘤TNM分期有一定的相关性($P=0.007$)。逻辑回归分析结合脾脏组学特征、年龄、TNM分期和肿瘤位置构建的列线图可以准确地预测胃癌患者术后1年和3年的生存率,其准确率高达80%(C-index:0.8)。

二、影像组学在结直肠癌方面的应用进展

结直肠癌的术前分期及预后判断是治疗决策的重要依据,术后病理学检查是其诊断的金标准,目前仍没有完全精确的术前临床评价手段及影像学检查方法,现有研究证实影像组学可以改善这一现状。目前,国内外学者对结直肠癌的研究主要集中在纹理特征提取、肿瘤筛查及早期诊断、肿瘤TNM分期、转移早期评价及疗效预测等方面。

腹部CT和MRI是目前结直肠癌术前评估的主要手段,其可以完整全面地展示肿瘤与组织、器官之间的关系以及淋巴结和远处转移的情况,而通过增强检查和MRI各种功能成像序列则可以显示肿瘤的血供情况和代谢活性。但常规影像诊断的评估方式会受到个人主观性的影响,诊断效能不高。如TNM分期准确率低、易造成过度分期。

(一)结直肠癌筛查及早期诊断中的作用

结直肠癌患者的预后情况与就诊时肿瘤进展程度密切相关,早期肿瘤患者术后5年生存率可达90%,而晚期患者生存率则不足12%。由于缺乏早期特征性的临床症状,约30%的结直肠癌患者就诊时已处于中晚期或已发生肝转移,从而导致手术效果不佳或无法手术,患者生存率大大降低。因此,开展结直肠癌早期筛查,及早发现结直肠腺瘤、癌前病变及早期结肠癌并给予根治性治疗,对于改善患者预后、延长患者生命具有重要意义。由于CT、MRI等影像学检查对早期结直肠肿瘤性病变的检出率较低,结直肠内镜检查目前是肿瘤筛查和早期诊断的主要方式。

Song等发现通过基于CT增强图像提取的高阶纹理特征可以鉴别结肠肿瘤性病变与非肿瘤性病变,并且所提取的3D癌灶ROI纹理特征诊断效能明显优于2D,有利于结肠癌的检出和早期诊断,弥补了内镜检查不能观察黏膜下受侵和取材局限性等不足。

(二)提高结直肠癌临床T分期中的准确性

影像组学分析有望作为辅助手段协助临床进行术前T分期。Liang等收集494例结直肠癌原发灶CT增强图像,运用LASSO回归提取的16个影像组学特征能够准确区分Ⅰ~Ⅱ期与Ⅲ~Ⅳ期的结直肠癌,在训练集和验证集上AUC值分别为0.792和0.708。钟红霞等基于MRI ADC图和T_2WI序列预测直肠癌T分期的纹理分析研究发现,基于ADC图纹理特征中ADC-mean2、ADC-entropy可以筛选

出pT3-4分期的癌灶，联合ADC-entropy和环周比的模型诊断效能AUC值为0.84；基于T_2WI序列纹理特征中的sd0、sd4、entropy0-6可以区分pT1-2和pT3-4分期的癌灶，联合entropy3和MRI报告的T分期构建模型的诊断效能AUC达0.876。Liu等基于MRI图像ADC-map的纹理特征分析中发现偏度、熵和对比度比在pT3-4期与pT1-2期直肠癌分组间存在明显差异，较高的偏度和entropy反映了肿瘤内部纹理的复杂度，提示肿瘤内部异质性的增加。

（三）预测结直肠癌淋巴结转移中的价值

影像组学分析有助于临床在术前个体化预测每一个结直肠癌患者发生淋巴结转移的风险概率，以期制定个体化的治疗方案。Huang等基于CT增强静脉期图像提取24个与结直肠癌患者淋巴结转移状态具有相关性的组学特征。结合CT报告淋巴结状态、癌胚抗原CEA及影像组学标签构建的列线图模型具有更好的预测效能，将临床模型诊断淋巴结转移70%的假阳性降低到30%左右，对术中制定淋巴结清扫方案具有指导意义。

Liu等基于MRI ADC图进行纹理分析以评估直肠癌淋巴结转移状态，结果显示：原发癌灶pN0组和pN1-2组的熵值存在显著差异，熵可以作为淋巴结转移的独立预测因子，AUC为0.751，灵敏度为96%，特异度为45%。

（四）结直肠癌肝转移瘤中的相关研究进展

结直肠癌远处转移最常见的部位是肝脏，35%～55%的结直肠癌患者会发生肝脏转移。肝转移的发生是结直肠癌术后预后不良的重要征象。因此，术前明确是否发生肝转移对治疗方案选择及预后评估至关重要。

1. 基于结直肠癌原发灶的影像组学研究

黄燕琪等通过对转移组及非转移组各80例结直肠癌原发灶的CT图像进行纹理分析后发现，结直肠癌原发灶合并肝转移组患者的风险评分较无肝转移组患者的风险评分高，差异有统计学意义；联合影像生物标志及CEA水平建立预测模型，其检测肝转移的效能较好，AUC值为0.926，敏感性为91.3%，特异性为81.3%，表明原发癌灶的异质性往往决定了肿瘤的发生及发展过程，肿瘤转移和复发的生物学行为与原发癌灶的病理学异质性密切相关。

2. 基于肝脏实质背景的影像组学研究

Rao等将29例结直肠癌患者分为无肝转移组、同时性肝转移组及18个月内出现的异时性肝转移组，基于门静脉期CT图像对全肝实质进行纹理分析，结果显示同时性肝转移组的熵值（$\sigma=1.5$，$\sigma=2.5$）明显高于无肝转移组（$P=0.02$，$P=0.011$），均匀度明显低于无肝转移组（$P=0.04$，$P=0.02$）；而异时性肝转移组的纹理特征与另两组差异无统计学意义；基于纹理特征熵值和均匀度能够预测同时性肝转移的存在，ROC曲线下面积AUC值为0.73～0.78。

Beckers等纳入165例结直肠癌患者进行多中心回顾性研究，分为无肝转移组、同时性肝转移组和24个月内出现的异时性肝转移组，评估全肝实质纹理参数（平均灰度强度、熵和均匀度（滤过系数0.5～2.5））在预测肝转移中的价值。多因素分析显示仅均匀度（$\sigma=0.5$）为预测早期肝转移的独立预测因子（OR=0.56），但并未发现相应纹理特征进一步预测中期（7～12个月）和晚期（13～24个月）肝转移的可行性。

除对增强CT纹理特征的研究外，Ganeshan等对结直肠癌患者的肝脏CT平扫图像进行纹理分析，包括平均灰度强度、熵和均匀度，结果发现肝转移组与无肝转移组的熵值存在差异，并与肝外疾病组的均匀度存在差异。梁和月等通过对全肝MRI门静脉期强化率的直方图分析发现，治疗后短期复发与无复发患者的直方图参数存在差异，同样证实了肝实质背景在结直肠癌伴肝转移的患者中存在异质性。

3. 影像组学在结直肠癌肝转移瘤的疗效判定及预后预测中的研究

Rao等对21例结直肠癌肝转移患者化疗前后的CT图像进行纹理分析，并测量肝内转移灶的总体积和最大径，根据RECIST 1.1进行疗效评估，比较病理反应疗效较好组与较差组的差异，结果显示最佳预测效能的纹理参数为Δ均匀度（OR=0.95）

和Δ熵值(OR=1.34)。Ahn等通过对235例结直肠癌肝转移患者门静脉期CT图像进行纹理分析来预测患者化疗疗效,结果发现在2D图像上较低的偏度和3D图像上较小的标准差是预测患者化疗疗效的独立预测因子。胡飞翔等通过对34例行化疗的结直肠癌肝转移患者治疗前增强CT门静脉期图像上发现的共132枚肝内转移灶进行直方图纹理特征分析,发现缓解组与非缓解组的均值、方差、偏度和百分位数间存在显著差异,其中第90百分位数在截断值为167时,其准确率为81.82%。除对CT图像纹理分析的研究外,Zhang等研究证实治疗前MRI图像T_2WI序列的纹理特征同样有助于预测结直肠癌肝转移瘤的治疗效果。

(五)预测结直肠癌基因突变及生物学行为中的价值

2016年起,美国国家综合癌症网络(National Comprehensive Cancer Network,NCCN)指南建议,对所有疑似或确诊转移性结直肠癌患者均应行KRAS/NRAS/BRAF基因突变检测。

Yang等基于门静脉期CT图像中提取影像组学特征,并运用RELIEFF算法筛选特征包括最大化摄取值及一阶、二阶特征的均匀性,并建立影像组学标签,其鉴别结直肠癌KRAS/NRAS/BRAF基因突变的AUC值、敏感度及特异度分别为0.869、75.7%、83.3%。Shi等通过深度人工神经网络方法构建的预测模型能够无创性的有效筛选在结直肠癌肝转移患者中存在RAS/NRAS/BRAF基因突变的患者,在训练集和验证集上的AUC值分别为0.95和0.79。另有一项研究,基于MRI图像T_2WI序列提取纹理特征,构建决策树模型用于鉴别具有KRAS突变状态的直肠癌患者,所构建模型的敏感度、特异度和准确度分别为84%、80%和81.7%,证实了基于MRI影像组学分析也能够有效预测结直肠癌基因突变状态。

微卫星不稳定(micro-satellite instability,MSI)结直肠癌由DNA错配修复活性丧失而引发,相比微卫星稳定(micro-satellite stability,MSS)结直肠癌,MSI结直肠癌的生物学行为更具惰性,预后更佳,但5-氟尿嘧啶(5-fluorouracil,5-FU)对MSI结直肠癌的治疗价值有限。

Goliapernicka等基于198例结直肠癌CT图像提取93个与结直肠癌MSI状态有关的组学特征,临床-影像组学模型的AUC值为0.79,提示术前CT影像组学预测MSI状态可增加临床评估的特异性,有助于制定个体化治疗方案。

Meng等从345例直肠癌患者术前MRI图像多参数序列中提取影像组学特征,建立影像组学标签,分别预测直肠癌淋巴结转移、肿瘤分化程度、Ki-67阳性率、人表皮生长因子受体2(human epidermal growth factor receptor,HER-2)和KRAS-2基因突变状态,结果显示影像组学特征预测HER-2突变、淋巴结转移、肿瘤分化、KRAS-2突变及Ki-67阳性率的AUC值分别为0.696、0.677、0.720、0.651及0.699,证实了基于多参数序列MRI图像的影像组学特征具有非侵入性评价直肠癌生物学特性的潜力。

Fan等联合影像组学标签与临床资料信息构建模型预测结直肠癌Ⅱ期的MSI状态,联合模型较单一影像组学标签具有更高的预测效能。Wu等开发基于双能CT静脉期碘图的组学模型预测MSI状态,模型验证集AUC值为0.875,表明双能CT图像的组学分析对于预测结直肠癌MSI状态也有巨大潜力。

(六)预测结肠癌新辅助化疗疗效的价值

影像组学分析在结直肠癌新辅助治疗的疗效评估上,Liu等分析222例直肠癌新辅助放化疗前、后MRI图像,提取30个最有价值的影像组学特征,结合独立预测因子(新辅助放化疗后癌灶最大横径)构建联合模型预测新辅助放化疗效果,其AUC值达0.975。运用影像组学分析可术前无创性筛选新辅助放化疗后直肠癌达到病理完全缓解(pathologic complete response,pCR)状态的患者从而免于手术治疗,为影像组学评估新辅助放化疗疗效的研究提供新的思路。

张晓燕等提取新辅助放化疗前后直肠癌原发灶及淋巴结MRI图像的组学特征建立影像组学模型,发现其能有效预测新辅助放化疗后是否存在淋巴结转移。

Giannini 等则通过结合 18 F-FDG PET 和 MRI 的影像组学特征来构建模型，对局部进展期直肠癌患者进行新辅助放化疗治疗的疗效预测，同样得到了一系列令人满意的结果。

Nie 等对放化疗前的直肠癌原发癌灶进行纹理分析发现，T_2WI、DCE-MRI 和 ADC 图像的纹理特征均有利于区分病理完全缓解组和非完全缓解组。Nougaret 等使用体素不相干运动 IVIM 和 ADC 直方图对直肠癌患者的放化疗疗效进行了研究分析，发现缓慢扩散系数（D）和 ADC 值能够有效地区分治疗反应良好组与反应差组。Damiano Caruso 等对直肠癌的 T_2WI-MRI 图像进行分析，发现能量、对比度、相关性、熵和逆差矩这 5 个特征与直肠癌新辅助治疗疗效有关。De Cecco 等的研究发现峰度是预测 pCR 最有效的特征，AUC 值为 0.861，灵敏度为 100%，特异度为 67%。

（七）影像组学评估结直肠癌预后的价值

Huang 等发现联合 CT 图像影像组学特征和癌胚抗原（CEA）建立的预测模型可有效评估结直肠癌神经侵犯（PNI）的风险。根据 PNI 状态可对患者进行分层，有助于制定个体化治疗方案。

梁翠珊等基于 563 例结直肠癌 CT 图像提取 58 个影像组学特征，用于预测患者淋巴血管侵犯（lymphovascular invasion，LVI）状态，结果显示影像组学特征与 LVI 状态存在相关性；而 LVI 与淋巴结转移相关提示患者预后不佳。

Meng 等开发了影像组学模型用于预测局部进展期直肠癌患者的无病生存期，Cox 回归分析显示模型对高低风险患者的分类性能良好，其对患者 3 年无病生存率预测的 AUC 值可达 0.837。

Li 等利用 CT 影像组学预测直肠癌术后远处转移发生的可能，结果显示基于 CT 图像影像组学标签与远处转移存在显著相关性，而结合了影像组学标签和病理 T、N 分期的联合预测模型表现出良好的预测能力，训练集和验证集上的 AUC 值分别为 0.842 和 0.802；并且影像组学标签与整个队列和相应亚组的总生存期改善存在相关性。

Jalil 等对直肠癌患者的 MRI 图像进行纹理分析，发现平均阳性像素值和平均强度与总生存期和无瘤生存相关，峰度与无复发生存具有相关性。

Ng 等通过对直肠癌患者 CT 图像的纹理特征分析，结果显示峰度、均匀性、熵、偏度和标准偏差这些直方图特征都可作为总生存期的独立预测因子。

Choong 等研究发现熵、均匀度和标准偏差是预测进展直肠癌无病存活的独立预测因子，均匀度与无病存活呈正相关，熵和标准偏差与无病存活呈负相关。

基于 CT、MRI 影像组学能够一定程度上反映肿瘤的异质性、基因表型和生物学行为，在评估结直肠癌预后及生存方面具有潜在价值。

（周岱磐　董江宁　邱　俊　方梦诗）

参考文献

[1] 靳冬生. 多层螺旋 CT 小肠造影术的应用及操作技术[J]. 泰山医学院学报，2016，37(2)：136-137.

[2] 吴红勇，吴杰，邓乾，等. 多层螺旋 CT 小肠低张造影在胃肠道病变诊断中的价值分析[J]. 影像研究与医学应用，2020，4(20)：177-179.

[3] 颜俏燕，丁士申，肖运平，等. 浅谈口服等渗甘露醇多层螺旋 CT 小肠造影的临床应用体会[J]. 中国继续医学教育，2016，8(4)：37-39.

[4] 张联合，章士正，胡红杰，等. 口服甘露醇多层螺旋 CT 小肠造影的临床价值[J]. 中华放射学杂志，2005，39(4)：423-427.

[5] 王海燕，谭炳毅，赵斌，等. 口服甘露醇 CT 小肠造影诊断常见小肠肿瘤的临床应用研究[J]. 医学影像学杂志，2012，22(3)：405-408.

[6] 杨国辉，梁玉泉，侯严振，等. 磁共振小肠造影规范化扫描方案应用初探[J]. 齐齐哈尔医学院学报，2018，39(13)：1508-1509.

[7] 彭小英，何瑾云，林芝，等. 口服甘露醇溶液和肌内注射山莨菪碱在磁共振小肠造影中的应用[J]. 现代临床护理，2014(10)：29-31.

[8] 中华人民共和国国家卫生健康委员会医政医管局，中华医学会肿瘤学分会. 中国结直肠癌诊疗规范(2020

年版)[J].中国实用外科杂志,2020,40(6):601-625.

[9] 王裴培,王婷婷,方昕,等.cMRI联合纹理分析评估直肠黏液腺癌的价值[J].临床放射学杂志,2021,40(3):536-540.

[10] 吴卉卉,冯克,高玲.腹部磁共振检查技术规范化与临床应用[J].医学信息,2017,30(17):177-179.

[11] Yang M, Liu M, Chen Y, et al. Diagnostic efficacy of ultrasound combined with magnetic resonance imaging in diagnosis of deep pelvic endometriosis under deep learning[J]. J Supercomputing, 2021,77(7):7598-7619.

[12] Yamada Y, Jinzaki M, Tanami Y, et al. Virtual monochromatic spectral imaging for the evaluation of hypovascular hepatic metastases: The optimal monochromatic level with fast kilovoltage switching dual-energy computed tomography [J]. Invest Radiol, 2012,47(5):292-298.

[13] Matsumoto K, Jinzaki M, Tanami Y, et al. Virtual monochromatic spectral imaging with fast kilovoltage switching: Improved image quality as compared with that obtained with conventional 120-kVp CT [J]. Radiology, 2011,259(1):257-262.

[14] 曹锋,王传彬,董江宁,等.能谱CT最佳单能量技术优化甲状腺肿瘤供血动脉图像质量的研究[J].医学影像学杂志,2017,27(8):1443-1446.

[15] 董江宁,李乃玉,刘同柱,等.能谱CT最佳单能量技术优化腹部恶性肿瘤供血动脉血管成像图像质量的研究[J].中华放射学杂志,2013,47(7):638-642.

[16] 王昕,薄明琪,纪捷,等.双能CT虚拟平扫定量评估骨质疏松的可行性研究[J].蚌埠医学院学报,2022,47(6):793-797.

[17] Lambin P, Rios-Velazquez E, Leijenaar R, et al. Radiomics: Extracting more information from medical images using advanced feature analysis [J]. Eur J Cancer, 2012,48(4):441-446.

[18] Lambin P, Leijenaar R T H, Deist T M, et al. Radiomics: The bridge between medical imaging and personalized medicine[J]. Nat Rev Clin Oncol, 2017, 14(12):749-762.

[19] Aerts H J W L, Velazquez E R, Leijenaar R T H, et al. Decoding tumour phenotype bynoninvasive imaging using a quantitative radiomics approach [J]. Nat Commun, 2014,5(1):1-9.

[20] Gatti M, Allois L, Carisio A, et al. Magnetic resonance enterography[J]. Minerva Gastroenterol Dietol, 2019,65(4):319-334.

[21] Llavador Ros M, Nos Mateu P, et al. Accuracy of magnetic resonance enterography in the preoperative assessment of patients with Crohn's disease of the small bowel[J]. Colorectal Dis, 2017,19(5):O126-O133.

[22] Zhang Y, Zhang K Y, Jia H D, et al. Feasibility of predicting pelvic lymph node metastasis based on IVIM-DWI and texture parameters of the primary lesion and lymph nodes in patients with cervical cancer [J]. Acad Radiol, 2022,29(7):1048-1057.

[23] Jia H, Jiang X, Dong J, et al. A nomogram of combining IVIM-DWI and MRI radiomics from the primary lesion of rectal adenocarcinoma to assess nonenlarged lymph node metastasis preoperatively[J]. J Magn Reson Imaging, 2022,56(3):658-667.

[24] Lin T T, Li X X, Lv W F, et al. Diagnostic value of combined intravoxel incoherent motion diffusion-weighted magnetic resonance imaging with diffusion tensor imaging in predicting parametrial infiltration in cervical cancer[J]. Contrast Media & Mol Imaging, 2021,2021:1-7.

[25] 郑小敏,钱立庭,董江宁,等.IVIM-DWI与DCE-MRI定量参数对宫颈鳞癌同步放化疗早期疗效预测的价值[J].中华放射肿瘤学杂志,2020,29(8):600-654.

[26] Zheng X, Guo W, Dong J, et al. Prediction of early response to concurrent chemoradiotherapy in cervical cancer: Value of multi-parameter MRI combined with clinical prognostic factors[J]. Magn Reson Imaging, 2020,72:159-166.

[27] Al Rashid K, Taylor A, Lumsden M A, et al. Association of the functional ovarian reserve with serum metabolomic profiling by nuclear magnetic resonance spectroscopy: A cross-sectional study of ~400 women [J]. BMC Med, 2020,18(1):247.

[28] Belkić K, Belkić D. The challenge of ovarian cancer: steps toward early detection through advanced signal processing in magnetic resonance spectroscopy[J]. Isr Med Assoc J, 2017,19(8):517-525.

[29] Saranathan M, Rettmann D W, Hargreaves B A, et al. DIfferential Subsampling with Cartesian Ordering (DISCO): A high spatio-temporal resolution Dixon imaging sequence for multiphasiccontrast enhanced abdominal imaging[J]. J Magn Reson Imaging, 2012, 35(6):1484-1492.

[30] Wei Y, Chen G, Tang H, et al. Improved display of

hepatic arterial anatomy using differential subsampling with cartesian ordering (DISCO) with gadoxetic acid-enhanced MRI: Comparison with single arterial phase MRI and computed tomographic angiography [J]. J Magn Reson Imaging, 2020,51(6):1766-1776.
[31] 宋美娜,何花,王志军,等.合成MRI联合弥散加权成像及DISCO增强鉴别BI-RADS4类肿块良恶性[J].中国医学影像技术,2022,38(5):698-702.
[32] 郭亚飞,陆林,赵鑫,等.DISCO成像技术在乳腺良恶性病变中的诊断价值[J].郑州大学学报(医学版),2021,56(3):397-400.
[33] 李春媚,陈敏.积极推进合成MRI的临床应用提升MRI诊断效能[J].中华放射学杂志,2021,55(6):577-579.
[34] 宋娜,王涛,张丹,等.集成MRI弛豫时间定量技术在前列腺癌诊断及侵袭性评估中的价值[J].中华医学杂志,2022,102(15):1093-1099.
[35] Ji S, Yang D, Lee J, et al. Synthetic MRI: Technologies and applications in neuroradiology [J]. J Magn Reson Imaging, 2022,55(4):1013-1025.
[36] Fujioka T, Mori M, Oyama J, et al. Investigating the image quality and utility of synthetic MRI in the breast [J]. Magn Reson Med Sci, 2021,20(4):431-438.
[37] Yoshida S, Takahara T, Arita Y, et al. Whole-body diffusion - weighted magnetic resonance imaging: Diagnosis and follow up of prostate cancer and beyond [J]. Int J Urol, 2021,28(5):502-513.
[38] Stecco A, Trisoglio A, Soligo E, et al. Whole-body MRI with diffusion-weighted imaging in bone metastases: A narrative review [J]. Diagnostics (Basel), 2018,8(3):45.
[39] Toledano-Massiah S, Luciani A, Itti E, et al. Whole-body diffusion-weighted imaging in hodgkin lymphoma and diffuse large B-Cell lymphoma[J]. Radiographics, 2015,35(3):747-764.
[40] Gillies R J, Kinahan P E, Hricak H. Radiomics: Images are more than pictures, they are data [J]. Radiology, 2016,278(2):563-577.
[41] Fave X, Mackin D, Lee J, et al. Computational resources for radiomics[J]. Transl Cancer Res, 2016, 5(4):340-348.
[42] 张利文,方梦捷,臧亚丽,等.影像组学的发展与应用[J].中华放射学杂志,2017,51(1):75-77.
[43] Lambin P, Leijenaar R T H, Deist T M, et al. Radiomics: The bridge between medical imaging and personalized medicine[J]. Nat Rev Clin Oncol, 2017, 14(12):749-762.
[44] 史张,刘崎.影像组学技术方法的研究及挑战[J].放射学实践,2018(6):633-636.
[45] 仇清涛,段敬豪,巩贯忠,等.影像组学可重复性问题研究进展[J].中华放射肿瘤学杂志,2018,27(3):327-330.
[46] Loh H H, Leu J G, Luo R C.The analysis of natural textures using run length features [J]. IEEE T Ind Electron, 1988,35(2):323-328.
[47] 王敏,宋彬,黄子星,等.大数据时代的精准影像医学:放射组学[J].中国普外基础与临床杂志,2016,23(6):752-755.
[48] 刘慧,王小宜,龙学颖.基于CT图像纹理分析肿瘤异质性的研究进展及应用[J].国际医学放射学杂志,2016,39(5):543-548.
[49] Davnall F, Yip C S P, Ljungqvist G, et al. Assessment of tumor heterogeneity: An emerging imaging tool for clinical practice?[J]. Insights Imaging, 2012,3(6):573-589.
[50] Wang J, Kato F, Oyama-Manabe N, et al. Identifying triple - negative breast cancer using background parenchymal enhancement heterogeneity on dynamic contrast-enhanced MRI: A pilot radiomics study [J]. PloS one, 2015,10(11):e0143308.
[51] Vallières M, Freeman C R, Skamene S R, et al. A radiomics model from joint FDG - PET and MRI texture features for the prediction of lung metastases in soft-tissue sarcomas of the extremities[J]. Phys Med Biol, 2015,60(14):5471.
[52] Gao X J, Ma T T, Cui J L, et al. A radiomics-based model for prediction of lymphnode metastasis in gastric cancer[J]. Eur J Radiol, 2020,129:109069.
[53] 刘鹏,王丽嘉,马超.影像组学及分析工具浅谈[J].生物医学工程与临床,2022,26(4):511-518.
[54] 高婷婷.基于胃癌患者CT影像的淋巴结转移的影像组学研究[D].西安:西安电子科技大学,2020.
[55] 杨阳,唐立.MSCT三期增强扫描对胃淋巴瘤、胃间质瘤与进展期胃癌的鉴别诊断[J].中国CT和MRI杂志,2019,17(10):120-123.
[56] 林少帆,林黛英,吴先衡,等.进展期胃癌与胃淋巴瘤的CT鉴别诊断及其判别模型的初步建立[J].放射学实践,2020,35(5):624-628.
[57] 王勇,崔红领,林运智,等.多层螺旋计算机断层扫描及胃肠道肿瘤标志物对进展期胃癌和原发性胃淋巴

瘤的鉴别诊断价值[J].癌症进展,2020,18(15):1585-1588.

[58] Ba-Ssalamah A, Muin D, Schernthaner R, et al. Texture-based classification of different gastric tumors at contrast-enhanced CT[J]. Eur J Radiol, 2013, 82(10):e537-e543.

[59] Ma Z, Fang M, Huang Y, et al. CT-based radiomics signature for differentiating Borrmann type Ⅳ gastric cancer from primary gastric lymphoma[J]. Eur J Radiol, 2017(91):142-147.

[60] Sun Z Q, Hu S D, Li J, et al. Radiomics study for differentiating gastric cancer from gastric stromal tumor based on contrast-enhanced CT images[J]. J X-ray Sci and Technol, 2019,27(6):1021-1031.

[61] Wang R, Liu H, Liang P, et al. Radiomics analysis of CT imaging for differentiating gastric neuroendocrine carcinomas from gastric adenocarcinomas[J]. Eur J Radiol, 2021,138:109662.

[62] 马艺宁,熊淑杰.胃癌术前胃镜活检与外科术后大体标本病理诊断的差异分析[J].中国医药科学,2015,5(24):28-30.

[63] Hallinan J T P D, Venkatesh S K. Gastric carcinoma: imaging diagnosis, staging and assessment of treatment response[J]. Cancer imaging, 2013,13(2):212.

[64] Liu S, Liu S, Ji C, et al. Application of CT texture analysis in predicting histopathological characteristics of gastric cancers[J]. Eur Radiol, 2017,27(12):4951-4959.

[65] Zhang Y, Chen J, Liu S, et al. Assessment of histological differentiation in gastric cancers using whole-volume histogram analysis of apparent diffusion coefficient maps[J]. J Magn Reson Imaging, 2017, 45(2):440-449.

[66] 寸红丽,李华秀,张大福,等.双能CT影像组学在诊断不同分化程度胃癌中的应用[J].中国医学影像学杂志,2020,28(09):669-672,687.

[67] 王雷,吴白龙,王小雷,等.基于增强CT影像组学在预测胃癌术前病理分级中的价值[J].中国CT和MRI杂志,2021,19(12):147-149,153.

[68] Lauren P. The two histological main types of gastric carcinoma: diffuse and so-called intestinal-type carcinoma: An attempt at a histoclinical classification[J]. Acta Pathol Microbiol Scand, 1965,64(1):31-49.

[69] Roy P, Piard F, Dusserre-Guion L, et al. Prognostic comparison of the pathologicalclassifications of gastric cancer: A population-based study[J]. Histopathology, 1998,33(4):304-310.

[70] Liu S, Liu S, Ji C, et al. Application of CT texture analysis in predicting histopathological characteristics of gastric cancers[J]. Eur Radiol, 2017,27(12):4951-4959.

[71] Wang Y, Liu W, Yu Y, et al. Potential value of CT radiomics in the distinction of intestinal-type gastric adenocarcinomas[J]. Eur Radiol, 2020,30(5):2934-2944.

[72] Ma Z, Liang C, Huang Y, et al. Can lymphovascular invasion be predicted by preoperative multiphasic dynamic CT in patients with advanced gastric cancer? [J]. Eur Radiol, 2017,27(8):3383-3391.

[73] 李武超,陈琦,蒋仪,等.基于CT影像组学术前预测胃癌淋巴血管侵犯[J].中国医学影像技术,2019,35(7):1057-1060.

[74] Yardımcı A H, Koçak B, Bektaş C T, et al. Tubular gastric adenocarcinoma: Machine learning-based CT texture analysis for predicting lymphovascular and perineural invasion[J]. Diagn Interv Radiol, 2020, 26(6):515-522.

[75] 李璐.胃癌基因标志物调控网络模型的初步建立[J].中国肿瘤,2017,26(8):634-641.

[76] Liu S, Shi H, Ji C, et al. CT textural analysis of gastric cancer: correlations with immunohistochemical biomarkers[J]. Sci Rep, 2018,8(1):1-9.

[77] Li Y, Cheng Z, Gevaert O, et al. A CT-based radiomics nomogram for prediction of human epidermal growth factor receptor 2 status in patients with gastric cancer[J]. Chinese J Cancer Res, 2020, 32(1):62-71.

[78] 董梦艺,赵秉超,李叶兴,等.基于CT的影像组学术前预测胃癌Ki-67表达水平的研究[J].国际医学放射学杂志,2020,43(6):631-638.

[79] Amin M B, Greene F L, Edge S B, et al. The eighth edition AJCC cancer staging manual: Continuing to build a bridge from a population-based to a more "personalized" approach to cancer staging[J]. CA: Cancer J Clini, 2017,67(2):93-99.

[80] Wang Y, Liu W, Yu Y, et al. Prediction of the depth of tumor invasion in gastric cancer: potential role of CT Radiomics[J]. Acad Radiol, 2020,27(8):1077-1084.

[81] Sun R J, Fang M J, Tang L, et al. CT-based deep

learning radiomics analysis for evaluation of serosa invasion in advanced gastric cancer[J]. Eur J Radiol, 2020,132:109277.

[82] Renzulli M, Clemente A, Spinelli D, et al. Gastric cancer staging: is it time for magnetic resonance imaging?[J]. Cancers, 2020,12(6):1402.

[83] Wang Y, Liu W, Yu Y, et al. CT radiomics nomogram for the preoperative prediction of lymph node metastasis in gastric cancer[J]. Eur Radiol, 2020, 30(2):976-986.

[84] Feng Q X, Liu C, Qi L, et al. An intelligent clinical decision support system for preoperative prediction of lymph node metastasis in gastric cancer[J]. J Am Coll Radiol, 2019,16(7):952-960.

[85] Dong D, Fang M J, Tang L, et al. Deep learning radiomic nomogram can predict the number of lymph node metastasis in locally advanced gastric cancer: an international multicenter study[J]. Ann Oncol, 2020, 31(7):912-920.

[86] Li J, Dong D, Fang M, et al. Dual-energy CT-based deep learning radiomics can improve lymph node metastasis risk prediction for gastric cancer[J]. Eur Radiol, 2020,30(4):2324-2333.

[87] Liu S, Zhang Y, Chen L, et al. Whole-lesion apparent diffusion coefficient histogram analysis: significance in T and N staging of gastric cancers[J]. BMC cancer, 2017,17(1):1-9.

[88] Chen W, Wang S, Dong D, et al. Evaluation of lymph node metastasis in advanced gastric cancer using magnetic resonance imaging-based radiomics[J]. Front Oncol, 2019(9):1265.

[89] Dixon M, Mahar A L, Helyer L K, et al. Prognostic factors in metastatic gastric cancer: results of a population-based, retrospective cohort study in Ontario[J]. Gastric Cancer, 2016,19(1):150-159.

[90] Burbidge S, Mahady K, Naik K. The role of CT and staging laparoscopy in the staging of gastric cancer[J]. Clin Radiol, 2013,68(3):251-255.

[91] Kim S J, Kim H H, Kim Y H, et al. Peritoneal metastasis: detection with 16- or 64-detector row CT in patients undergoing surgery for gastric cancer[J]. Radiology, 2009,253(2):407-415.

[92] Li K, Cannon J G D, Jiang S Y, et al. Diagnostic staging laparoscopy in gastric cancer treatment: a cost-effectiveness analysis[J]. J Surg Oncol, 2018, 117(6):1288-1296.

[93] Fujitani K, Yang H K, Mizusawa J, et al. Gastrectomy plus chemotherapy versus chemotherapy alone for advanced gastric cancer with a single non-curable factor (REGATTA): a phase 3, randomised controlled trial[J]. Lancet Oncol, 2016,17(3):309-318.

[94] Kim H Y, Kim Y H, Yun G, et al. Could texture features from preoperative CT image be used for predicting occult peritoneal carcinomatosis in patients with advanced gastric cancer?[J]. PLoS One, 2018, 13(3):e0194755.

[95] Liu S, He J, Liu S, et al. Radiomics analysis using contrast-enhanced CT for preoperative prediction of occult peritoneal metastasis in advanced gastric cancer[J]. Eur Radiol, 2020,30(1):239-246.

[96] Dong D, Tang L, Li Z Y, et al. Development and validation of an individualized nomogram to identify occult peritoneal metastasis in patients with advanced gastric cancer[J]. Ann Oncol, 2019,30(3):431-438.

[97] Eisenhauer E A, Therasse P, Bogaerts J, et al. New response evaluation criteria in solid tumours: revised RECIST guideline (version 1.1)[J]. Eur J Cancer, 2009,45(2):228-247.

[98] Giganti F, Marra P, Ambrosi A, et al. Pre-treatment MDCT-based texture analysis for therapy response prediction in gastric cancer: Comparison with tumour regression grade at final histology[J]. Eur J Radiol, 2017,90:129-137.

[99] Sun K Y, Hu H T, Chen S L, et al. CT-based radiomics scores predict response to neoadjuvant chemotherapy and survival in patients with gastric cancer[J]. BMC Cancer, 2020,20(1):1-11.

[100] Hou Z, Yang Y, Li S, et al. Radiomic analysis using contrast-enhanced CT: predict treatment response to pulsed low dose rate radiotherapy in gastric carcinoma with abdominal cavity metastasis[J]. Quant Imag Med Surg, 2018,8(4):410-420.

[101] Zhang W, Fang M, Dong D, et al. Development and validation of a CT-based radiomic nomogram for preoperative prediction of early recurrence in advanced gastric cancer[J]. Radiotherapy and Oncology, 2020(145):13-20.

[102] Huang L, Feng B, Li Y, et al. Computed tomography-based radiomics nomogram: potential to predict local recurrence of gastric cancer after radical resec-

tion[J]. Front Oncol, 2021(11):638362.
[103] Wang X, Sun J, Zhang W, et al. Use of radiomics to extract splenic features to predict prognosis of patients with gastric cancer[J]. Eur J Surg Oncol, 2020,46(10):1932-1940.
[104] Song B, Zhang G, Lu H, et al. Volumetric texture features from higher-order images for diagnosis of colon lesions via CT colonography[J]. Int J Comput Ass Surg, 2014,9(6):1021-1031.
[105] Liang C, Huang Y, He L, et al. The development and validation of a CT-based radiomics signature for the preoperative discrimination of stage Ⅰ-Ⅱ and stage Ⅲ-Ⅳ colorectal cancer[J]. Oncotarget, 2016, 7(21):31401.
[106] 钟红霞.MRI纹理分析在预测直肠癌NCRT疗效、TN分期、神经脉管侵犯方面的作用[D].北京:北京协和医学院,2017.
[107] Liu L, Liu Y, Xu L, et al. Application of texture analysis based on apparent diffusion coefficient maps in discriminating different stages of rectal cancer[J]. J Magn Reson Imaging, 2017,45(6):1798-1808.
[108] Huang Y, Liang C, He L, et al. Development and validation of a radiomics nomogram for preoperative prediction of lymph node metastasis in colorectal cancer[J]. J Clin Oncol, 2016,34(18):2157-2164.
[109] Russo M, Siravegna G, Blaszkowsky L S, et al. Tumor heterogeneity and lesion-specific response to targeted therapy in colorectal cancer lesion-specific response to therapy in colorectal cancer[J]. Cancer Discov, 2016,6(2):147-153.
[110] Adam R, de Gramont A, Figueras J, et al. Managing synchronous liver metastases from colorectal cancer: A multidisciplinary international consensus[J]. Cancer Treatment Reviews, 2015,41(8):729-741.
[111] 黄燕琪.基于结直肠癌原发病灶的CT纹理分析在检测同时性肝转移中的临床应用研究[D].广州:南方医科大学,2016.
[112] Rao S X, Lambregts D M J, Schnerr R S, et al. Whole-liver CT texture analysis in colorectal cancer: Does the presence of liver metastases affect the texture of the remaining liver?[J]. United European Gastroenterology Journal, 2014,2(6):530-538.
[113] Beckers R C J, Lambregts D M J, Schnerr R S, et al. Whole liver CT texture analysis to predict the development of colorectal liver metastases - A multicentre study[J]. Eur J Radiol, 2017,92:64-71.
[114] Ganeshan B, Miles K A, Young R C D, et al. Texture analysis in non-contrast enhanced CT: Impact of malignancy on texture in apparently disease-free areas of the liver[J]. Eur J Radiol, 2009,70(1):101-110.
[115] 梁和月,阳朝霞,傅彩霞,等.全肝MRI直方图分析检测结直肠癌肝转移复发的价值[J].肿瘤影像学,2017,26(1):18-24.
[116] Yang L, Dong D, Fang M, et al. Can CT-based radiomics signature predict KRAS/NRAS/BRAF mutations in colorectal cancer?[J]. Eur Radiol, 2018,28(5):2058-2067.
[117] Shi R, Chen W, Yang B, et al. Prediction of KRAS, NRAS and BRAF status in colorectal cancer patients with liver metastasis using a deep artificial neural network based on radiomics and semantic features[J]. Am J Cancer Res, 2020,10(12):4513.
[118] Oh J E, Kim M J, Lee J, et al. Magnetic resonance-based texture analysis differentiating KRAS mutation status in rectal cancer[J]. Cancer Res Treat: Official Journal of Korean Cancer Association, 2020,52(1):51-59.
[119] Golia Pernicka J S, Gagniere J, Chakraborty J, et al. Radiomics-based prediction of microsatellite instability in colorectal cancer at initial computed tomography evaluation[J]. Abdom Radiol, 2019,44(11):3755-3763.
[120] Meng X, Xia W, Xie P, et al. Preoperative radiomic signature based on multiparametric magnetic resonance imaging for noninvasive evaluation of biological characteristics in rectal cancer[J]. Eur Radiol, 2019,29(6):3200-3209.
[121] Fan S, Li X, Cui X, et al. Computed tomography-based radiomic features could potentially predict microsatellite instability status in stage Ⅱ colorectal cancer: A preliminary study[J]. Acad Radiol, 2019, 26(12):1633-1640.
[122] Wu J, Zhang Q, Zhao Y, et al. Radiomics analysis of iodine-based material decomposition images with dual-energy computed tomography imaging for preoperatively predicting microsatellite instability status in colorectal cancer[J]. Front Oncol, 2019,9:1250.
[123] Liu Z, Zhang X Y, Shi Y J, et al. Radiomics

analysis for evaluation of pathological complete response to neoadjuvant chemoradiotherapy in locally advanced rectal cancer[J]. Clin Cancer Res, 2017, 23(23):7253-7262.

[124] De Cecco C N, Ciolina M, Caruso D, et al. Performance of diffusion-weighted imaging, perfusion imaging, and texture analysis in predicting tumoral response to neoadjuvantchemoradiotherapy in rectal cancer patients studied with 3T MR: Initial experience[J]. Abdom Radiol, 2016, 41(8): 1728-1735.

[125] 张晓燕,朱海涛,王林,等.基于MRI影像组学模型预测局部进展期直肠癌新辅助放化疗后淋巴结状态的研究[J].中华放射学杂志,2017,51(12):926-932.

[126] Nie K, Shi L, Chen Q, et al. Rectal cancer: assessment of neoadjuvant chemoradiation outcome based on radiomics of multiparametric MRI prediction of pathological response for LARC using MRI [J]. Clin Cancer Res, 2016,22(21):5256-5264.

[127] Nougaret S, Vargas H A, Lakhman Y, et al. Intravoxel incoherent motion - derived histogram metrics for assessment of response after combined chemotherapy and radiation therapy in rectal cancer: Initial experience and comparison between single - section and volumetric analyses [J]. Radiology, 2016,280(2):446.

[128] Caruso D, Zerunian M, Ciolina M, et al. Haralick's texture features for the prediction of response to therapy in colorectal cancer: a preliminary study[J]. Radiol Med, 2018,123(3):161-167.

[129] Rao S X, Lambregts D M J, Schnerr R S, et al. CT texture analysis in colorectal liver metastases: A better way than size and volume measurements to assess response to chemotherapy? [J]. United Eur Gastroent, 2016,4(2):257-263.

[130] Ahn S J, Kim J H, Park S J, et al. Prediction of the therapeutic response after FOLFOX and FOLFIRI treatment for patients with liver metastasis from colorectal cancer using computerized CT texture analysis[J]. Eur J Radiol, 2016,85(10):1867-1874.

[131] 胡飞翔,胡婷丹,童彤,等.基于CT图像纹理分析评价结直肠癌肝转移新辅助治疗后疗效的价值[J].肿瘤影像学,2017,26(2):106-113.

[132] Zhang H, Li W, Hu F, et al. MR texture analysis: Potential imaging biomarker for predicting the chemotherapeutic response of patients with colorectal liver metastases[J]. Abdom Radiol, 2019,44(1): 65-71.

[133] Huang Y, He L, Dong D, et al. Individualized prediction of perineural invasion in colorectal cancer: Development and validation of a radiomics prediction model [J]. Chinese J Cancer Res, 2018, 30(1): 40-50.

[134] 梁翠珊,黄燕琪,何兰,等.基于影像组学方法术前预测结直肠癌淋巴血管侵犯[J].中国医学影像学杂志,2018,26(03):191-196,201.

[135] Jalil O, Afaq A, Ganeshan B, et al. Magnetic resonance based texture parameters as potential imaging biomarkers for predicting long-term survival in locally advanced rectal cancer treated by chemoradiotherapy [J]. Colorectal Dis, 2017,19(4):349-362.

[136] Kumar V, Gu Y, Basu S, et al. Radiomics: The process and the challenges[J]. Magn Reson Imaging, 2012,30(8):1234-1248.

[137] Filograna L, Lenkowicz J, Cellini F, et al. Identification of the most significant magnetic resonance imaging (MRI) radiomic features in oncological patients with vertebral bone marrow metastatic disease: A feasibility study[J]. Radiol Med, 2019,124(1):50-57.

CHAPTER TWO

第二章

胃

第一节　概述——胃肠道肿瘤CT与MRI影像学诊断思路

一、胃肠壁的影像解剖

(一) 胃肠壁的解剖结构

正常胃肠壁分为4层结构(图2-1-1),由内向外依次为:黏膜、黏膜下层、肌肉层和浆膜层。解剖上胃肠壁肌层又分为外层的纵行肌、中层的环形肌和内层的斜行肌,因缺少密度和信号的对比,在CT和MRI影像上不能区分肌层的这3层结构。

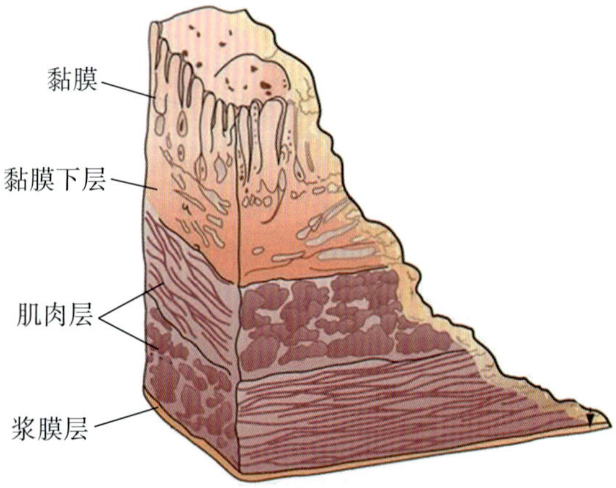

图2-1-1　胃肠壁解剖分层示意图

(二) 胃肠壁的影像结构

良好的胃肠道检查前准备,运用好“空腹、喝水、低张、增强”CT与MRI精细检查技术,清晰地显示胃、小肠和结直肠壁的层状解剖结构,是影像学术前正确诊断的前提。在质量良好的CT与MRI增强动脉期图像上,胃肠黏膜层呈线状的高密度/信号的强化;黏膜下层因富含脂肪且血供少CT增强表现为波浪线状低密度影、MRI增强因脂肪信号被抑制而表现线状低信号影;胃肠肌层因富含平滑肌和血管而呈中高密度或信号的强化;胃肠壁的外膜为纤薄的浆膜层一般在CT与MRI图像上不能显示;故图像质量优良的胃肠道CT与MRI增强图像上,胃肠壁呈现清晰的夹心饼状或三明治状的3层结构,由内到外依次为黏膜层、黏膜下层和肌层(图2-1-2、图2-1-3)。

(三) 直肠壁高分辨MRI解剖

在高分辨MRI的T_2WI像上,由于直肠壁黏膜下层脂肪组织与黏膜和肌层存在良好的对比,可以清晰地显示直肠壁3层影像学结构(图2-1-4)。

在直肠快速动态增强梯度回波T_1WI序列上,由于采用三维数据采集和脂肪抑制技术,也可以清晰地显示直肠壁3层影像学结构。

二、胃肠壁影像解剖与胃肠肿瘤组织来源的关系

判断肿瘤起源于黏膜、黏膜下层、肌肉层还是浆膜层,病变起源于胃肠壁的哪层结构,至少可以区分上皮或间叶来源的肿瘤。

通过精细的CT与MRI检查,准确地判断肿块起源于黏膜、黏膜下层、肌肉层还是浆膜层。正确的定位有助于判断肿瘤的起源。起源胃肠黏膜层的病变以炎症、溃疡、腺癌最为常见,少见的有胃肠黏膜相关淋巴瘤。胃肠壁的黏膜下层与肌肉层及浆膜层下起源的病变则以间叶来源的肿瘤最为常见。

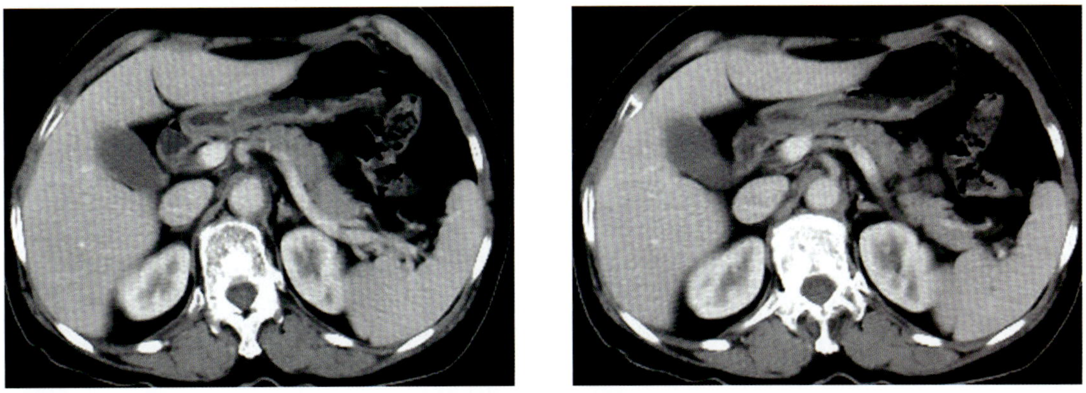

A　　B

图2-1-2　CT增强显示的胃壁3层结构

CT增强门静脉期清晰显示胃体部胃壁的3层结构，内层的高密度线状强化影为胃黏膜层，中间不强化的低密度线状影为胃黏膜下层，外层中度强化的为胃壁肌层，纤薄的浆膜层在增强CT上不显示。该例胃体后壁黏膜层可见一浅龛影，累及胃黏膜与黏膜下层，病理证实为胃后壁早期胃癌（T1N0M0）。

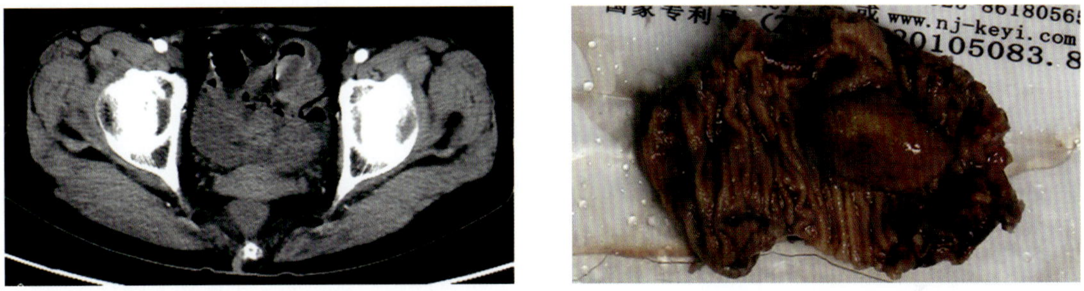

A　　B

图2-1-3　CT增强显示的空肠壁3层结构

CT增强动脉期（A）空肠黏膜呈弧形状高密度强化，黏膜下层呈低密度影，外层的小肠壁肌层中等度强化呈稍高密度，空肠左侧壁黏膜下层可见一类圆形肿块，约3.5 cm×2 cm×2 cm大小。术后标本（B）：肿块起源于空肠黏膜下层，将空肠黏膜皱襞推压变平，提示CT定位准确，术后病理诊断为空肠炎症纤维性息肉。

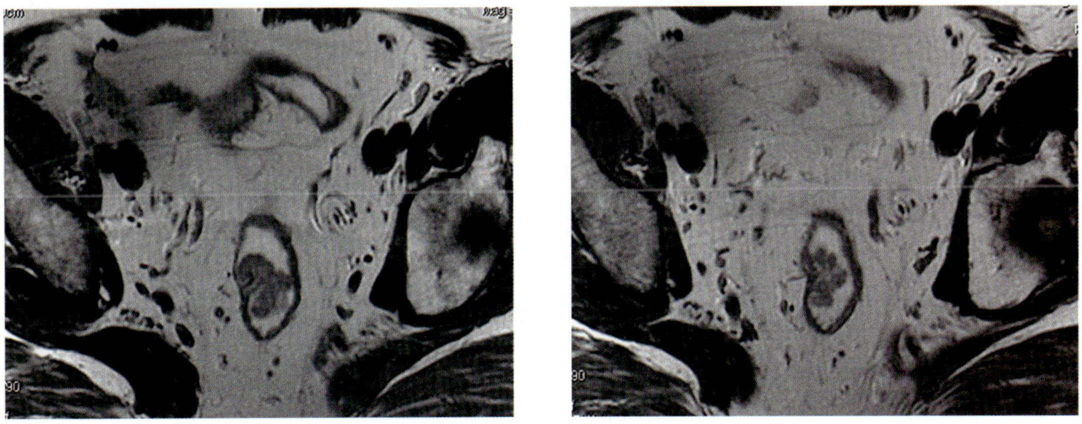

A　　B

图2-1-4　直肠壁高分辨MRI影像解剖

直肠高分辨T_2WI像（A、B）显示直肠黏膜稍低信号，黏膜下层呈高信号，肌层呈低信号，直肠壁结构呈“三明治”样表现。该图还显示直肠右侧壁黏膜起源的菜花状小肿块，手术病理证实为直肠管状腺瘤。

胃黏膜起源常见的病变有浅表性胃炎、胃溃疡、胃腺癌和肥厚性胃炎等,少见的有胃黏膜相关淋巴瘤,在数字胃肠造影(digital gastrointestinal contrast radiography,GI)、CT与MRI影像上表现为胃黏膜的增厚、黏膜皱襞增粗、黏膜线的破坏中断和异常强化。

进展期胃癌则表现为起源于胃黏膜的癌组织向胃腔内生长和胃壁黏膜下、肌肉层及浆膜层侵犯,形成肿块,并常伴有龛影及胃壁的僵硬,胃壁的肿块可以呈扁平状、菜花状和沿胃壁弥漫生长的肿块;因肿瘤血管的生成胃壁肿块呈明显不均匀强化,如果肿块坏死或分泌黏液糊,则坏死区和黏液糊不强化。CT增强与多参数MRI清晰显示胃肠壁的三层结构不仅有利于判断肿瘤的起源,还有助于对胃、肠癌原发瘤进行T分期(tumor staging);CT与MRI影像学检查还可以观察胃肠周围引流区有无肿大淋巴结,并可根据影像学表现判断是否为转移淋巴结,有助于明确淋巴结N分期(metastatic lymph node staging)。

胃壁间叶来源的肿瘤常见的有:胃间质瘤(gastrointestinal stromal tumor,GIST)、胃神经鞘瘤、胃血管球瘤、胃炎症纤维性息肉、胃壁异位胰腺,恶性的有胃淋巴瘤、高危度间质瘤、平滑肌肉瘤等。

小肠黏膜起源的肿瘤有小肠腺瘤、腺癌;小肠黏膜起源的炎性疾病有克罗恩病(Crohn disease)、肠结核等。小肠黏膜下和肌层起源的疾病有小肠神经鞘瘤、炎症纤维性息肉、GIST、神经内分泌肿瘤及淋巴瘤等。

结直肠黏膜起源的良性肿瘤有管状腺瘤、管状绒毛状腺瘤及绒毛状腺瘤,最常见的恶性肿瘤是结直肠癌。结直肠黏膜下、肌层起源的良性肿瘤有神经鞘瘤、炎症纤维性息肉、间质瘤等,而恶性的肿瘤有结直肠淋巴瘤、高危度GIST、神经内分泌肿瘤及平滑肌肉瘤等。

三、多模态影像学技术对常见的胃肠恶性肿瘤诊断价值

胃肠道最常见的恶性肿瘤有腺癌、胃肠间质瘤和淋巴瘤。胃肠道腺癌侵及范围相对局限,管腔狭窄,管壁僵直,易侵犯邻近结构,GI、CT、MRI能够较好地显示这些特征。胃肠道淋巴瘤可累及消化道多个部位,绝大多数沿胃肠黏膜下、少数沿黏膜及黏膜下浸润,呈弥漫性或肿块样膨胀生长,但受累的胃肠管腔有一定的扩张及柔软度,肠梗阻少见;虽然胃肠淋巴瘤也可累及胃肠壁全层,但一般不突破浆膜,周围脂肪间隙清晰。胃GIST向胃壁内外生长,而小肠GIST主要向肠腔外生长,CT与MRI多表现为边缘清晰的肠壁外、腹腔内较大肿块;体积大的胃肠GIST易坏死,瘤体内可见较多的肿瘤血管生成,供血动脉增粗,具有一定的特征性。表现为腹腔内巨大肿块的胃肠GIST除了要与胃肠道自身的恶性肿瘤相鉴别外,还需要与腹腔内富血供间叶来源的肿瘤相鉴别。

胃肠道腺癌和淋巴瘤常伴周围或腹腔淋巴结肿大,前者多沿淋巴结引流区转移,后者则以远隔区的淋巴结肿大多见,而胃肠道GIST则罕有淋巴结转移。

多模态影像学技术有助于诊断评估胃肠道腺癌、间质瘤和淋巴瘤引起的并发症。胃肠道腺癌常引起胃肠道梗阻,原发性胃肠道淋巴瘤易引起胃肠道穿孔,GIST伴消化道出血则最为常见。影像科医师应警惕上述3种常见的恶性胃肠道肿瘤导致的急腹症,仔细观察有关的影像学征象,可以为患者及临床医师提供预警诊断。

四、胃肠肿瘤影像学诊断思路

首先,精准定位,要明确肿瘤是起源于胃肠黏膜、黏膜下层、肌肉层还是浆膜层。其次,在精准定位的基础上,进一步观察胃肠肿瘤在CT与MRI片上的形态、大小、密度、侵犯胃肠壁的深度、细小的供血动脉、强化的程度与方式,是否有包膜、坏死、黏液成分,是否伴随引流区淋巴结肿大,浆膜面和邻近的器官是否受累、受侵,扩散加权成像(diffusion weighted imaging,DWI)信号强度与ADC值等影像学表现及定量参数。再次,结合胃肠肿瘤影像形态学表现和定量参数,大致判断肿瘤的良恶性。

最后，结合临床表现、实验室指标并综合运用影像学思维方法，提出胃肠肿瘤的影像学诊断。

总之，胃肠道肿瘤的GI、CT、MRI的影像学诊断，应遵循以下原则：① 定位（黏膜、黏膜下层、肌肉层与浆膜层）；② 定量（全面的影像学具体征象、定量参数和恶性肿瘤的TNM分期）；③ 定性（判断肿瘤的良恶性）；④ 定病诊断（提出具体疾病诊断）。由于内镜只能观察消化道腔内与黏膜面，而影像学则可观察肿瘤的侵犯深度与整体信息，消化道肿瘤影像学检查与胃肠道内镜检查形成技术互补，有助于进一步提高胃肠肿瘤的精准诊疗水平。

（董江宁）

第二节　良性胃壁肿瘤

一、胃炎性纤维性息肉

（一）概述

胃炎性纤维性息肉（inflammatory fibroid polyps of stomach，IFP），是起源于黏膜固有层的间叶源性良性肿瘤，由纤维组织、血管和以嗜酸性粒细胞为主的炎症细胞浸润组成，可向下突破黏膜肌层，但不侵犯固有肌层，是一种真性肿瘤。本病由Helwig在1953年第一次报道，临床非常少见。该病发病机制尚不明确，现普遍观点认为其发生与创伤、感染有关，为炎症修复的结果，一些学者发现胃肠道IFP的发生与血小板衍生生长因子受体α（PDGFRα）基因激活突变有关。IFP可发生于胃肠道任何部位，但以胃尤其是胃窦、十二指肠多见，好发于中老年女性。该病临床症状并不典型，主要表现为腹痛、腹胀、上腹部包块、消化道出血或贫血等，部分患者也可无特殊症状，仅在内镜检查时偶然发现。

（二）病理学表现

大体病理：胃壁黏膜下肿块为半球形，表面较光滑。切面见肿块边界清楚但无明显包膜，灰白或灰红色，质中偏韧。胃镜下表现为较光滑的息肉样肿块，直径一般小于2 cm。

镜下所见：主要表现为肉芽组织、大量新生毛细血管，并可见多少不等的嗜酸性白细胞浸润；组织学上主要由明显增生的梭形细胞、大量的炎症细胞和弥漫的大小不等的血管网组成，其中炎症细胞含大量嗜酸性粒细胞。梭形细胞常围绕薄壁小血管形成旋涡状样或洋葱皮样结构，呈现特征性排列和以嗜酸性粒细胞浸润为其组织学特征。胃炎性纤维性息肉镜下所见与小肠炎症性息肉类似（参见第二章第一节相关内容）。

免疫组化：CD34呈阳性。

（三）影像学表现

1. 超声表现

目前超声内镜为诊断IFP的主要手段。超声影像表现为病变起源于黏膜深层，向下可累及黏膜下层，但固有肌层完整，表现为低回声影，回声不均匀。多数炎性纤维性息肉彩色多普勒提示血流较丰富。

2. 胃肠气钡双重对比造影

胃气钡双重对比造影（aer-barium double contrast radiography of the stomach and intestine）显示胃窦后壁类圆形充盈缺损，边缘光滑，胃黏膜无破坏，胃壁柔软，呈现胃壁良性肿瘤特征（图2-2-1）。

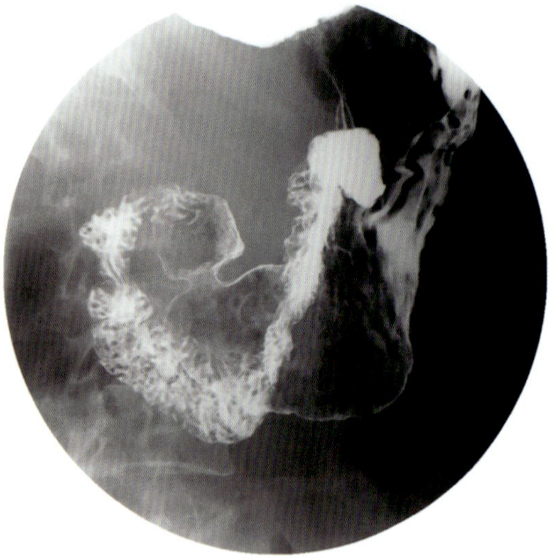

图2-2-1 胃炎性纤维性息肉胃肠钡餐造影表现

患者女性,52岁,胃窦后壁炎性纤维性息肉。胃气钡双重对比造影显示胃窦后壁类圆形充盈缺损,直径约1.5 cm,边缘光滑,胃黏膜无破坏。该例患者手术后大体病理:胃壁灰白不规则组织,大小为2.5 cm×2 cm×1.5 cm,上见灰白红结节一枚,大小为1.5 cm×1.5 cm×1.3 cm,切面灰白质韧。镜下表现:胃窦后壁黏膜蕈伞型息肉,表面上皮显著肠上皮化生,且伴有轻度不典型增生,固有膜腺体数量减少,间质纤维组织及黏膜肌显著增生,间质黏液样变性,伴淋巴细胞、嗜酸性粒细胞浸润。免疫组化:CD117(-),DOG-1(-),CD34(+),Desmin(+),S-100(-),Ki-67(+,3%)。

3. CT表现

CT平扫显示肿块位于黏膜下,边界尚清晰,密度欠均匀,平扫病灶呈稍低密度,增强后示黏膜下层增厚且呈中度渐进性强化及延迟强化,无胃周脂肪浸润,少部分病灶增强后中度不均匀强化提示间质黏液变性(图2-2-2)。

(四)鉴别诊断

(1)胃肠道间质瘤:胃肠道间质瘤胃窦少见,肿块趋向于腔外生长,平扫多为软组织密度,密度相对较高,胃肠道间质瘤血供丰富,强化程度较IFP明显,坏死、囊变多见。

(2)胃神经鞘瘤:多见于胃体部,以腔外生长或混合性生长为主,而IFP多以腔内生长为主;胃神经鞘瘤较IFP胃周或腹膜后淋巴结肿大更常见,两者强化方式相同均呈渐进性强化,但前者静脉期CT值均在85 HU以下,不同于IFP。

(3)胃癌:IFP需要与腔内肿块型胃癌相鉴别。肿块型胃癌起源于胃黏膜层,GI、CT、MRI显示胃黏膜皱襞破坏中断,胃壁增厚并形成肿块,由于癌组织浸润导致胃壁僵直,肿块可为孤立的隆起,也可为增厚的胃壁向胃腔内突出,增强扫描可见明显强化;肿块DWI序列呈高信号、ADC值低而呈恶性肿瘤特征。

(五)诊断关键要点

(1)胃炎症纤维性息肉好发于中老年女性,为一种胃壁的真性良性间叶源性肿瘤,好发于胃窦部,胃壁黏膜下起源,累及黏膜下层及其黏膜肌层,但不累及固有肌层。

(2)胃肠气钡双重对比造影显示胃窦后壁类圆形充盈缺损,边缘光滑,胃黏膜无破坏,呈现胃壁良性肿瘤特征。

(3)低张、喝水充分充盈后的胃增强CT能够准确显示肿瘤起源于胃壁黏膜下层,CT平扫呈等低密度类圆形结节,轮廓光整,边界清晰,CT三期增强扫描呈中度渐进性强化及延迟强化。

(4)超声内镜能够清楚地观察IFP的胃腔内面的表现,CT主要显示胃壁内向胃壁外生长隆起的特征,二者结合为诊断IFP的主要影像学方法。确诊主要依靠术后病理组织学诊断。

(郑明雪　董江宁)

二、胃异位胰腺

(一)概述

异位胰腺,也称迷走胰腺,是指在胰腺以外部位生长且与正常胰腺组织无解剖或血管联系的孤立胰腺组织,它是胚胎发育过程中胰腺组织异常迁

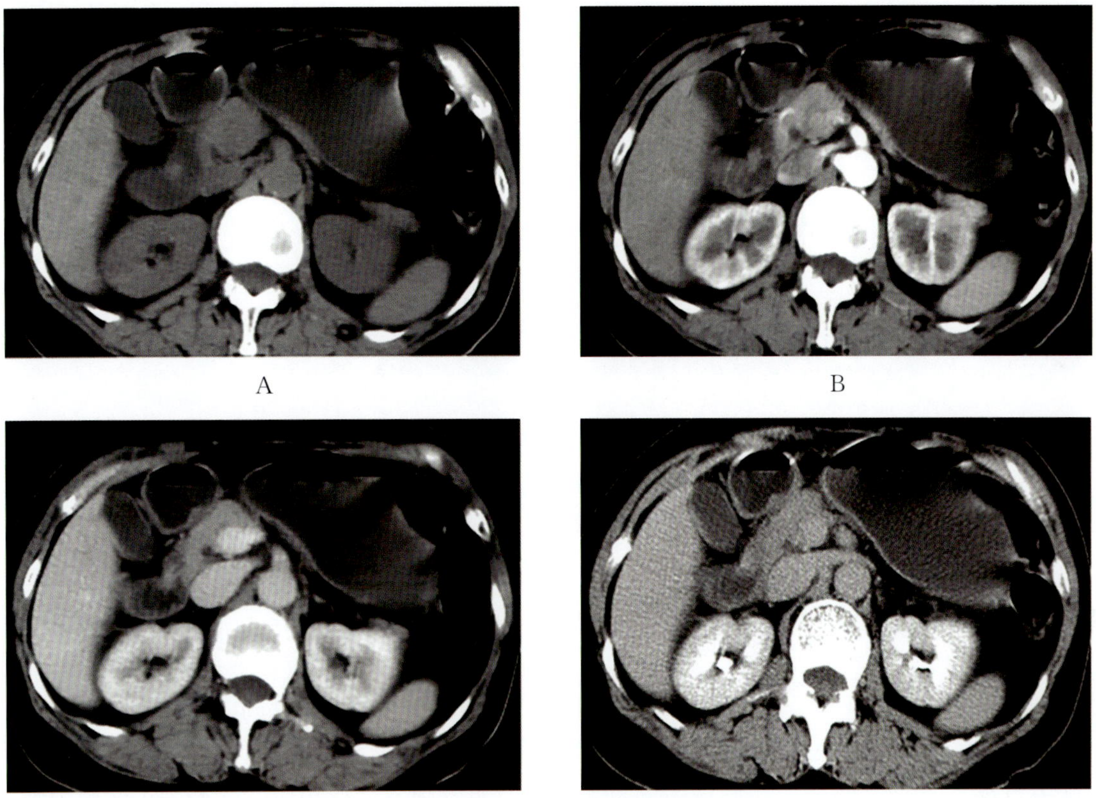

图2-2-2 胃炎性纤维性息肉的CT表现

与图2-2-1为同一患者，胃窦后壁炎性纤维性息肉。CT平扫(A)示肿瘤位于胃窦，边界清晰，密度欠均匀；增强后(B～D，分别为动脉期、门静脉期、延迟期)示肿瘤黏膜面强化均匀，呈中等度渐进性均匀强化。

移形成的一种先天性畸形。异位胰腺可发生于任何年龄，以40～60岁常见，男性多于女性。异位胰腺最常发生在上消化道，胃、十二指肠和回肠发病率高达75%，其中胃部占25%～37%，发生于胃壁的异位胰腺则称为胃异位胰腺(gastric heterotopic pancreas，GHP)。GHP可发生在胃壁的任何部位，约90%位于胃窦大弯侧，距离幽门6 cm以内，多表现为黏膜隆起，中间有脐凹或色斑。常为单发，大多数位于胃黏膜下层，可累及肌层与浆膜下层。

GHP多数无明显症状，多为偶然发现或尸检发现。部分GHP出现症状与常见的上消化道疾病症状多相似。大多数GHP存在症状的患者多表现为上腹部疼痛，其余主要包括消化不良、异位病变内胰腺炎、消化道出血、胃出口梗阻。其余患者多表现为发热、腹泻、脓肿、类癌综合征和吞咽困难等多种症状，但均为个别或少数病例。

GHP无症状患者多无需特殊治疗，有临床症状的异位胰腺患者多表现为上腹部不适、腹痛、腹胀、恶心呕吐、反酸嗳气等消化道症状，也可伴有出血或梗阻等。存在症状患者部分可经保守治疗改善，部分需要手术治疗。另外，异位胰腺可发生类似正常胰腺的病理改变，如胰腺炎、假性囊肿或胰腺肿瘤性病变等。

(二) 病理学表现

在组织学上胃异位胰腺并非真性肿瘤，其内含有与正常胰腺相同的组织成分，生长方式类似于正常胰腺。

异位胰腺的病理组成分为3种类型：① 以胰腺腺泡为主要成分；② 腺泡、导管混合型(图2-2-3)；③ 以胰腺导管和平滑肌为主要成分。

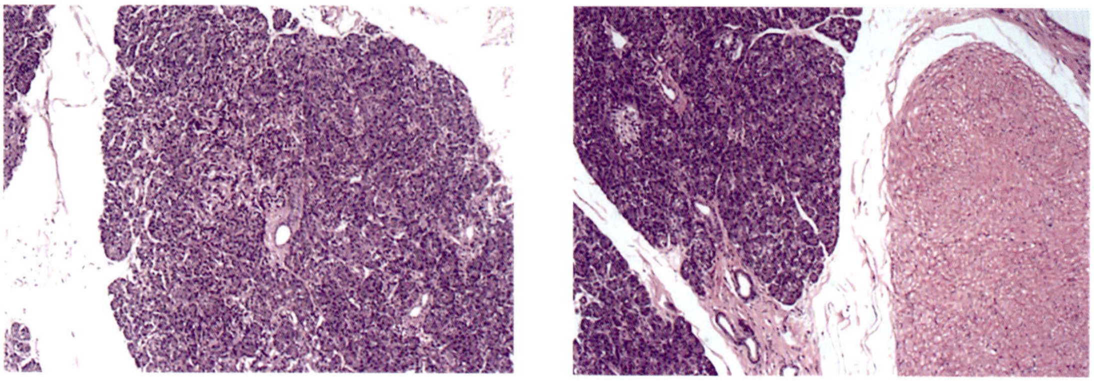

A　　　　B

图2-2-3　胃异位胰腺病理学表现

患者男性,61岁,胃窦后壁异位胰腺(腺泡、导管混合型)。大体病理:灰黄结节一枚,大小为4.0 cm×2.0 cm×2.0 cm。镜下表现:大量核深染腺泡细胞及散在导管结构。免疫组化:CK7(导管+),CK20(-),AACT(+),CEA(-),Ki-67(+,约1%)。

(三)影像学表现

1. 胃异位胰腺CT表现

多见于胃窦部,单发、圆形或卵圆形等密度肿块,以宽基底与局部胃壁相连,边界欠清,腔内生长。病灶内部一般无出血、坏死及钙化,增强扫描依据病灶内胰腺腺泡、导管及平滑肌成分占比不同,呈现不同强化模式:① 以胰腺腺泡为主要成分,增强扫描呈显著均匀性强化,强化程度常高于正常胰腺;② 腺泡、导管混合型,强化类似于正常胰腺(图2-2-4);③ 以胰腺导管和平滑肌为主要成分,强化多较弱,低于正常胰腺。

由于GHP可具有外分泌或内分泌组织成分,具有功能性外分泌潜能的病变可对周围组织产生局部化学刺激,而其导管引流不畅的病变可导致胰腺炎和病变内假性囊肿形成。因此,部分病灶可呈囊实性改变。

另外,肿块表面多可见明显强化、完整的胃黏膜皱襞,病理证实与异位胰腺所致的临近胃黏膜的反复炎症有关。若病灶显示中央"脐凹征",增强门静脉期的强化程度与正常胰腺类似时,高度提示异位胰腺。部分研究表明胃壁肿块长径与短径之比大于1.4,对诊断GHP有一定价值。

2. 胃异位胰腺MRI表现

三维内插扰相梯度回波T_1WI序列胃壁异位胰腺组织呈高信号,与正常胰腺组织的信号类似;T_2WI序列多呈等低信号,胃壁瘤体与周围腹腔的脂肪间隙模糊不清,可见稍长T2渗出性信号改变。MRI三期增强扫描时,胃壁的异位胰腺病灶动脉期与正常胰腺强化相仿或略低于正常胰腺强化程度,门静脉期及延迟期强化程度与正常胰腺相似。

(四)鉴别诊断

(1) 胃癌:起源于胃黏膜层,侵及黏膜下层和肌层,以胃窦及贲门部多见,肿块周围胃壁多呈环形增厚,常形成胃壁内浅龛影,局部黏膜僵硬、破坏、中断,呈浸润性表现,可合并周围淋巴结转移及其他脏器的转移等。

(2) 胃淋巴瘤:原发性胃淋巴瘤临床少见,多发生于50岁以上中老年人,男性多见。病变起源于胃黏膜下层,局部黏膜多无明显破坏,胃壁无明显僵硬;病灶密度均匀,边界模糊,增强扫描多呈轻中度均匀性强化。

(3) 胃间质瘤:胃间质瘤是起源于胃黏膜下层最常见肿瘤,好发于胃体,其次是胃底,胃窦部少见。以腔外生长为主,通常体积较大(>5 cm)。低危型胃间质瘤多密度均匀,呈轻度强化;中、高危型胃间质瘤多数密度不均,多出现囊变、坏死、溃疡,呈明显不均匀性强化。同时,胃间质瘤瘤周脂肪间隙多清晰,GHP瘤周脂肪间隙可有渗出性改变,该

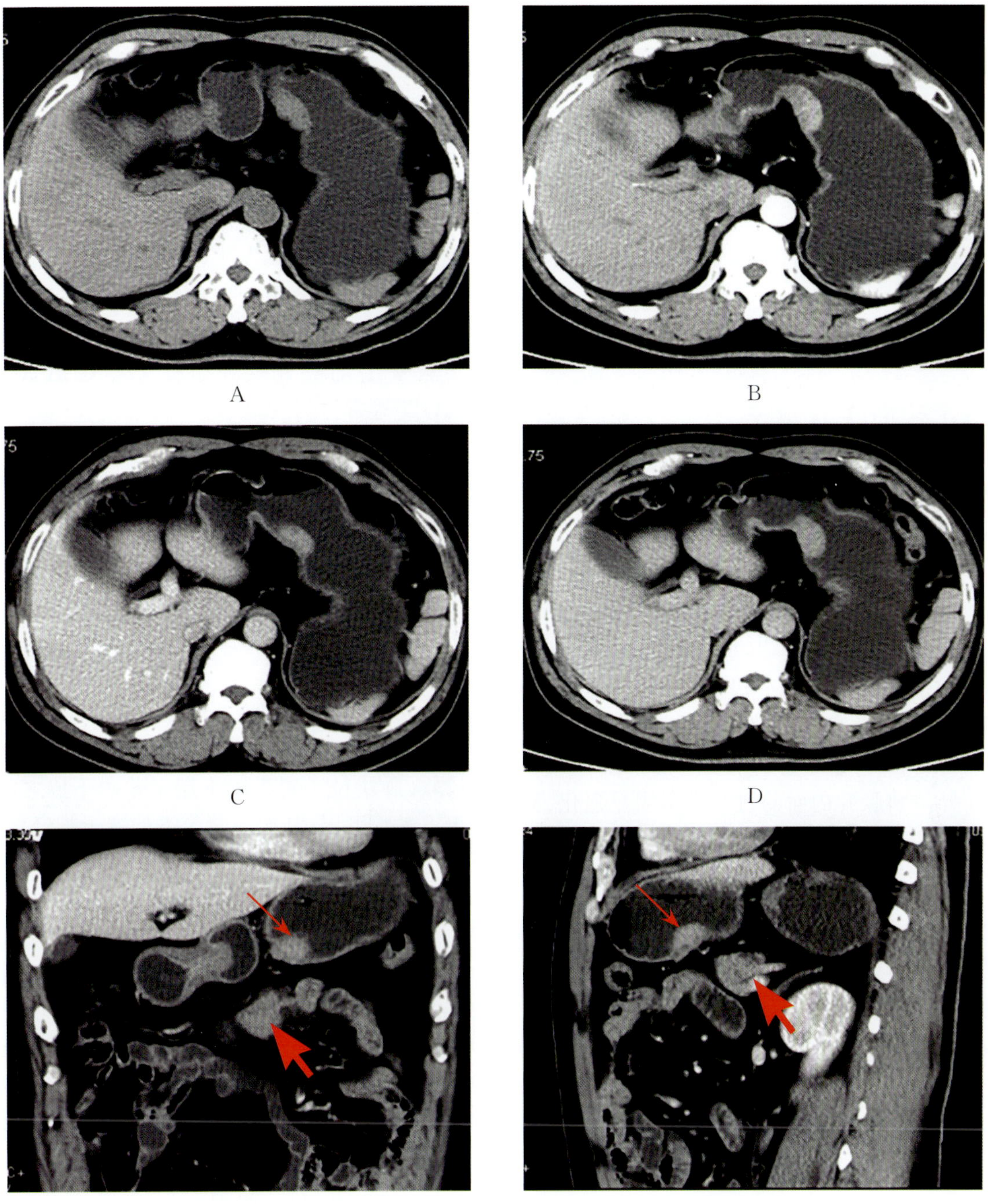

图2-2-4 胃异位胰腺CT表现

与图2-2-3为同一个患者，胃窦后壁异位胰腺。CT平扫(A)示胃窦部后壁一类椭圆形肿块，与胃壁宽基底相连，平均CT值约42 HU。三期增强扫描横断面图像(B~D)：动脉期病灶中等度强化，平均CT值约65 HU，门静脉期进一步强化，平均CT值约84 HU，延迟期强化略减退，平均CT值约68 HU。与正常胰腺的平扫及三期增强的密度值相仿。冠状面及矢状面见病灶与胰腺密度相仿（病灶：细箭头所示；胰腺：粗箭头所示）。

征象与异位胰腺好发胰腺炎有关。

(4) 胃壁神经鞘瘤:以胃体部多见,多位于胃浆膜面与肌层之间,并向腔外浆膜面或同时骑跨胃腔内外生长。CT平扫多呈圆形或类圆形肿块,边界清楚,密度多较均匀,很少囊变、坏死,增强后病灶多呈轻中度均匀性强化,瘤周多见反应性淋巴结增大。部分病灶内可见"靶环征",而GHP不会出现"靶环征"。

(5) 胃平滑肌瘤:以胃体部多见,呈圆形或类圆形,多呈均匀实体强化,与异位胰腺鉴别较困难,但是胃平滑肌瘤一般不出现中央脐凹征。

(五) 诊断关键要点

(1) 胃异位胰腺好发于胃窦部,病灶常位于胃壁的黏膜下层,向胃腔内生长,胃壁的黏膜线常完整。

(2) 平扫三维内插扰相梯度回波 T_1WI序列胃壁异位胰腺组织呈高信号,与正常胰腺组织的信号相似;CT平扫的密度与正常胰腺的密度相近;三期动态增强胃壁病灶在门静脉期和延迟期的强化程度与正常胰腺的强化程度类似。

(3) 异位胰腺腔内面的胃黏膜多明显强化,异位胰腺的外壁与腹腔脂肪之间隙因渗出而模糊,该征象有助于同胃壁小的间质瘤鉴别。

(4) 异位胰腺的长径与短径之比(LD/SD)大于1.4。

(王婷婷　董江宁)

三、胃神经鞘瘤

(一) 概述

胃神经鞘瘤(gastric Schwannomas, GS)是一种少见的胃间叶源性肿瘤,起源于胃壁肌壁间Auerbach神经丛神经鞘施万(Schwann)细胞,属于外周性神经鞘瘤。1988年由Daimaru等从胃间质瘤单独分离出来并首次报道。GS发病率较低,仅为所有神经鞘瘤的0.2%,占胃间叶组织来源肿瘤的2.9%,绝大多数为良性,恶性者罕见,很少发生局部浸润或淋巴结转移。

GS好发于40~60岁中老年女性,男女发病比例约1:2或更高,临床表现缺乏特异性,初期一般无明显的临床症状,随着肿瘤增大,压迫胃黏膜致其缺血、坏死、溃疡时会出现慢性腹痛、消化道出血、腹部肿块等症状。发生在胃窦及幽门区的肿瘤突向胃腔时可能会引起胃幽门梗阻。GS生长缓慢,病程常较长,部分患者在体检或内镜时偶然发现。实验室生化检查及肿瘤标志物CEA、CA19-9、CA125等常为阴性。

GS无论良、恶性均对放化疗不敏感,手术是目前唯一推荐的治疗手段,手术方式与肿块大小、位置有关,一般行单纯肿块切除、胃大部切除及全胃切除术,手术完整切除后具有较好的预后。

(二) 病理学表现

大体病理:肿块多呈圆形、椭圆形,边界清楚,无包膜结构,切面颜色呈灰白、灰黄色,质地中等或较软,肿块位于胃黏膜下层至浆膜下层之间,好发于胃黏膜下层,其次为浆膜下的迷走神经胃前后壁的爪形分支及末梢分支分布区,大部分肿瘤无出血、钙化、黏液变性及坏死(图2-2-5)。

镜下表现:病灶无明显完整包膜,Antoni A区(束状区)及Antoni B区(网状区)分界不明,且以Antoni A区为主,细胞排列呈编织状、束状或栅栏状,胞核呈梭形,核仁不明显,核分裂偶见,浆淡红染,坏死、黏液变性及异常核分裂象少见,部分周边可见淋巴细胞浸润形成"淋巴套",甚至可形成生发中心,是与其他部位神经鞘瘤和胃间质瘤区分的重要特征。

免疫组化:肿瘤组织中S-100蛋白强阳性表达,其他标志物CD117、DOG-1、CD34、SMA、Desmin均为阴性,Ki-67增殖指数为1%~10%不等。

(三) 影像学表现

1. 发病部位

好发于胃体部大弯侧,前壁多于后壁,可能与

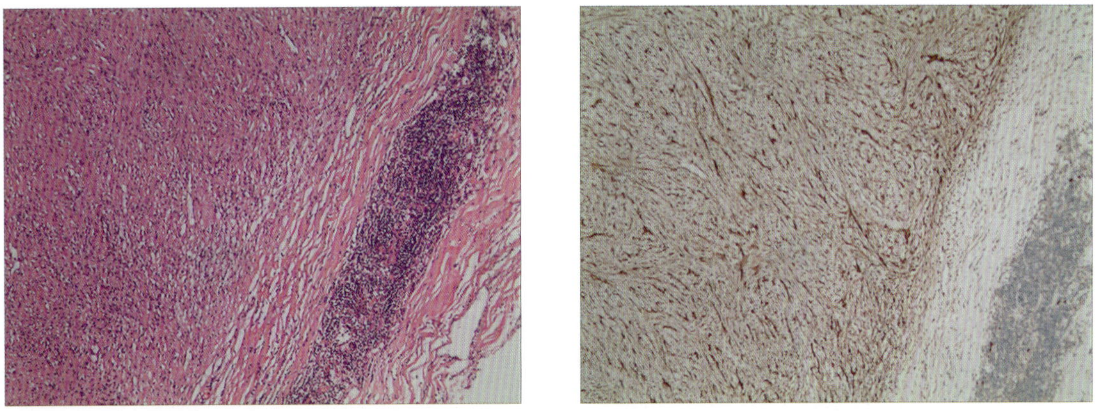

A　　B

图2-2-5 胃神经鞘瘤病理学表现

患者男性，45岁，胃小弯神经鞘瘤。镜下见肿瘤细胞呈编织状、束状或栅栏状紧密排列，胞核呈梭形，核仁不明显，浆淡红染，坏死、黏液变性及异常核分裂象少见，边缘可见“淋巴套”形成（HE，×100）。免疫组化：S-100（+），CD117（−），CD34（−），SMA（−），Desmin（−），Ki-67（+，约5%）。

胃体部的胃壁肌间Auerbach神经丛丰富有关，其次为胃底部、胃窦部，贲门部及幽门部罕见。

2. 大小、形态、边界

直径多小于5 cm，以圆形、椭圆形为主，边界清楚、锐利。

3. 生长方式

分为胃腔外生长型、胃腔内生长型和腔内外生长型，以腔外生长型最为常见，其次为腔内生长型。

4. CT表现

因GS病理上细胞分布以Antoni A区为主，细胞排列紧密，且生长速度及新生血管形成速度较慢，不易出现坏死、囊变及钙化等退行性改变，CT平扫密度较均匀，但低于肌肉密度（可能与神经鞘膜富含脂质有关）；CT增强扫描呈轻、中度渐进性强化，在延迟期达到高峰，这与GS供血血管纤细，对比剂由血管内向血管周围间隙渗透较慢有关；肿块周围胃壁常无增厚、僵硬改变，大部分可见明显强化的完整黏膜线（图2-2-6）。肿块位于黏膜下或较大突向胃腔时可能会压迫其表面胃黏膜会引起局部缺血、坏死形成溃疡，从而在CT上表现为腔内黏膜表面局部“凹陷”征象，CT多平面成像（MPR）有助于该征象的观察。

5. MRI表现

MRI在肿块内部细微成分分析以及判断病灶起源方面较CT更为清晰、敏感，GS在T_1WI序列上呈均匀等信号，与周围正常胃壁信号相仿；T_2WI序列上呈稍高信号，与其他部分神经鞘瘤相比信号偏低，部分内可见囊变、坏死，呈斑片状高信号。同反相位序列因神经鞘膜富含脂质而出现信号衰减，是与其他胃壁肿瘤鉴别的重要手段。DWI序列上呈均匀明显高信号，因良性GS也会因细胞排列紧密导致水分子扩散受限使ADC值不同程度降低，DWI序列鉴别良恶性神经鞘瘤价值有限。MRI增强扫描的强化程度和强化方式与CT类似。

6. 伴随征象

常出现胃周、腹腔干周围淋巴结，甚至远隔的腹主动脉旁淋巴结肿大，有专家推测可能与肿瘤分泌的炎性介质刺激导致的淋巴结反应性增生有关。

（四）鉴别诊断

（1）胃间质瘤（GIST）：GIST与GS同属胃肠道间叶源性肿瘤，主要起源于多能干细胞或Cajal间质细胞，多为恶性或潜在恶性肿瘤，中、高危险度GIST多形态不规则，较GS更容易出现坏死、囊变、气体及钙化影，增强后早期多明显强化，常出现局部侵犯和远处转移，比较容易与GS鉴别。GS与5 cm以下低危险度GIST的影像征象多有交叉重叠，术前常规影像学鉴别困难，影像组学及纹理分析等技术可能有助于两者的鉴别，最近已有学者发

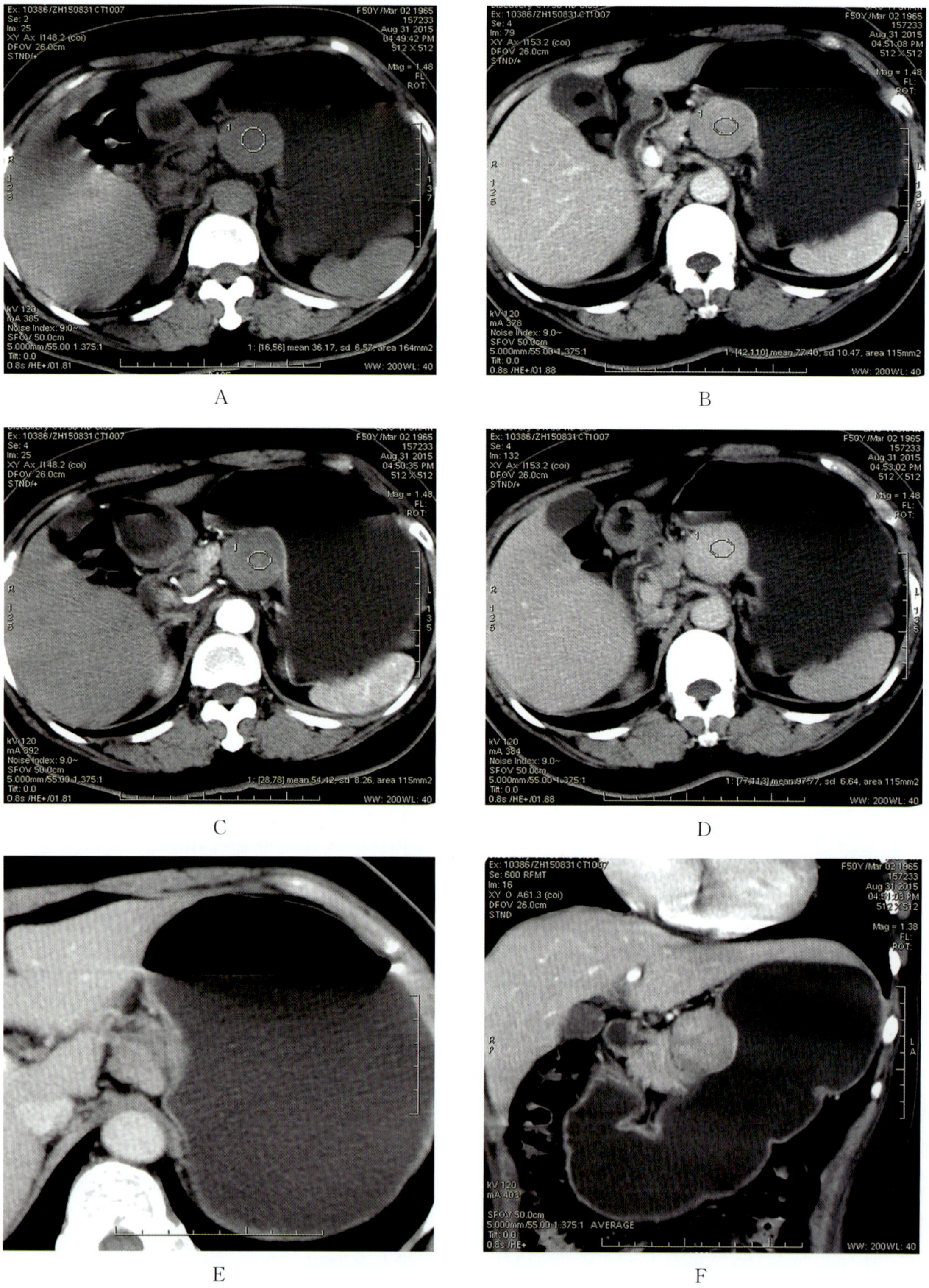

图2-2-6 胃神经鞘瘤CT表现

患者女性,50岁,胃小弯神经鞘瘤。胃小弯黏膜下类圆形实性肿块,直径约4.2 cm,呈外生性生长。CT平扫(A)呈稍低密度,密度均匀,CT值约36 HU。增强扫描动、门静脉期及延迟期(B~D)呈均匀、中度渐进性强化,各期CT值分别为54 HU、77 HU、98 HU。胃小弯侧(E)见肿大淋巴结,短径约1.2 cm,密度及强化均匀。门静脉期(F)冠状位清晰显示被撑开的黏膜、浆膜面,强化的黏膜线完整、连续。

现增强CT直方图对鉴别≤5 cm的GIST和GS有较高价值，其中动脉期第10%百分位数和静脉期变异度的诊断效能较高。

（2）胃平滑肌瘤：胃平滑肌瘤好发于贲门、胃底，沿胃壁长轴生长，呈梭形或长椭圆形，长短径比大于1.4，且多向腔内生长，密度均匀，呈轻度强化，强化程度低于GS，且不伴胃周淋巴结转移，借助以上特殊的影像学表现，GS比较容易与之鉴别。

（3）胃壁异位胰腺：胃窦黏膜下好发，长短径之比大于1.3，呈丘状或卵圆形，因组织学分型不同，强化方式多样，与正常胰腺强化模式及程度类似为特征性表现，可出现脐凹征和导管征，GS影像学表现与之不同。

（4）胃神经内分泌肿瘤：GS还需要与G1、G2级别的胃神经内分泌肿瘤鉴别，后者常位于黏膜或黏膜下，血供明显高于GS，且常伴有周围胃壁增厚和远处转移。

（五）诊断关键要点

（1）胃壁神经鞘瘤以40～60岁中老年女性多见。

（2）好发于胃体大弯黏膜下，直径常小于5 cm，呈圆形或椭圆形，边界清楚，无包膜，多向腔外生长。

（3）CT平扫呈稍低密度，密度均匀，增强后呈轻、中度渐进性强化，胃壁黏膜线多完整。体积较大的胃神经鞘瘤胃黏膜面可见龛影，但肿块起源于胃黏膜下层有助于同胃癌鉴别。

（4）MRI信号均匀，T_1WI序列呈稍低信号、T_2WI序列呈稍高信号，同反相位信号出现信号衰减对GS的诊断具有重要的提示意义。

（5）胃神经鞘瘤在瘤周出现反应性肿大的淋巴结，运用双能量CT的能谱曲线技术提示胃周肿大淋巴结与胃壁神经鞘瘤非同源关系。

（6）胃神经鞘瘤边界清晰、胃壁黏膜和浆膜光滑，无局部浸润及远处转移。

（韦　超）

四、胃血管球瘤

（一）概述

血管球瘤（glomus tumor，GT）是来源于动静脉吻合壁的变异平滑肌细胞（球细胞）的良性肿瘤，主要发生于富于球形动静脉吻合的外周软组织，如肢体末端，尤其是甲下、手掌、手腕、前臂及足部，也可发生于深部的内脏器官，如肺、胰腺、肝脏、胃肠及泌尿生殖器官，但发生于内脏器官较为少见。

胃血管球瘤（gastric glomus tumor，GGT）好发于胃窦部，可生长于胃黏膜层、黏膜下层（最多见）或浆膜层，也可位于肌层中，90%为孤立性胃壁肿块，10%为多发性肿块，后者多见于儿童。原发生于胃的GT由Spangler在1953年首次报道。

胃GT在任何年龄均可发病，以中老年女性多见，男女比例2∶3，中位年龄约54岁。胃GT患者早期多无明显不适，随着瘤体逐渐增大，出现上腹饱胀不适、上腹隐痛、反酸、烧心、恶心、呕吐等症状，严重者可出现呕血、黑便、贫血等表现。

（二）病理学表现

大体病理：胃GT呈圆形或椭圆形，边界清楚，多无包膜，质软，切面红色或灰红，质地韧，似肉芽组织（图2-2-7）。

镜下表现：胃GT主要有3种组成成分，即球细胞、血管及平滑肌。根据其主要成分分为3个亚型：① 固有球瘤（glomusproper），最多见，约占75%，肿块境界清楚，主要表现为结节状或片状血管球细胞围绕毛细血管排列，肿瘤细胞呈规则圆形，胞质淡染呈透明状或呈淡嗜伊红色，细胞边界清晰，胞核圆形，位于细胞中央，肿瘤间质呈透明样或黏液样；② 球血管瘤（glomangioma）主要呈海绵状血管瘤样血管伴周围少量球细胞构成（约占20%）；③ 球血管肌瘤（glomangiomyoma）最为少见，所占比例为5%～10%，形态特征为肿瘤由血管球细胞和平滑肌

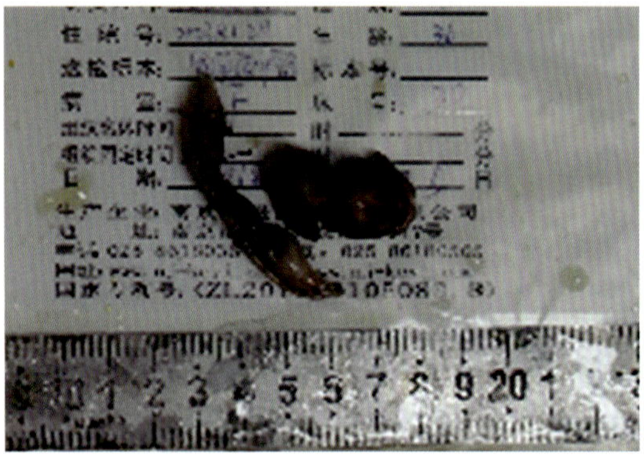

A

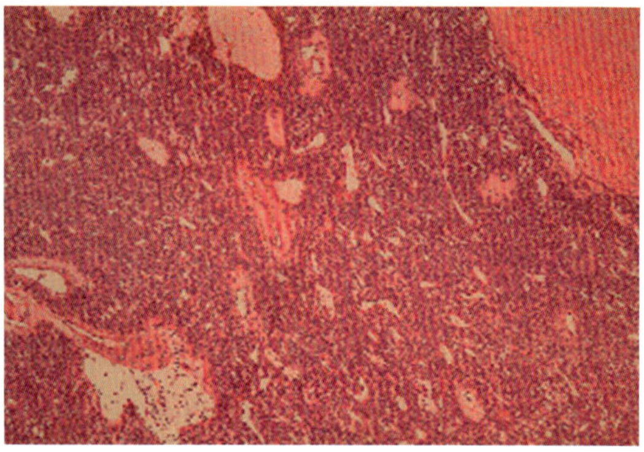

B

图2-2-7　胃血管球瘤病理学表现

患者女性,36岁,胃窦部血管球瘤。大体病理(A):胃黏膜下组织块1枚,大小约2 cm×1 cm,其下见灰白色结节一枚,直径约1.3 cm,界限尚清,切面呈灰白色,质韧。镜下表现(B):瘤细胞较小,形态一致、温和,圆形、卵圆形或多边形,胞质中等量,胞质透明或淡嗜伊红,核圆形居中,缺乏多形性,染色质细腻,核仁不明显。免疫组化:SMA(+),CD34(+),CD117(−),DOG-1(−),S-100(−),Ki-67(+,<10%)。

细胞混合构成,两种成分间有过渡现象。

免疫组化:常表达SMA、波形蛋白(Vimentin,Vim)及Ⅳ型胶原,偶尔可表达CD34,而Desmin、CD31、S-100表达一般呈阴性。

原发性恶性血管球瘤(malignant glomus tumor,MGT)是一种罕见且具有高度侵袭性的软组织肿瘤,在血管球瘤中小于1%,临床预后较差,目前尚无统一认识。Folpe等认为软组织MGT诊断标准如下:① 肿瘤位置较深;② 直径大于2 cm;③ 中度或高度核异质性伴核分裂象,核分裂数大于5个/50 HPF;④ 病理性核分裂。

(三)影像学表现

1. CT表现

CT平扫可见呈腔内生长、腔外生长或腔内外生长的单发肿块,边界清楚,密度均匀,肿瘤内罕见出血、坏死、囊变及溃疡,偶见钙化,肿块长径一般小于3.0 cm,呈圆形或卵圆形,少数见分叶呈不规则形。瘤内所含各种成分的比例决定了其CT强化特点:① 固有球瘤动脉期呈明显强化达峰值或动脉期呈片絮状强化,静脉期对比剂填充呈明显强化达峰值,强化峰值多在100 HU以上,与瘤内富含紧密迂曲毛细血管有关(图2-2-8);② 球血管瘤在动脉期呈边缘结节样强化,静脉期对比剂向瘤内充填达峰值,似肝脏海绵状血管瘤,与瘤内富含明显扩张的静脉血管有关;③ 球血管肌瘤动脉期呈轻度强化,静脉期中度均匀持续性强化,因瘤内平滑肌成分较多而血管成分较少,故强化不明显。肿块与胃周脂肪组织界限清晰,周围可见迂曲扩张供血动脉及引流静脉,且动、静脉伴行。少数胃GT周围可见反应性增生的淋巴结。

2. MRI表现

胃血管球瘤的组织学类型多样,其MRI影像学表现多样,但在T_2WI则均表现为高信号,信号较均匀,可能是由于病变局部异常血管内充满了淤滞的血液,在T_2WI类似囊性病变,此征象较有特征性。T_1WI可表现为低、中等、高信号或不均匀信号。MRI增强病灶明显强化及延迟强化。由于胃腔内气体干扰,MRI在胃血管球瘤的诊断中较为少用,但其常作为诊断其他部位(如甲下)的血管球瘤的首选方法,尤其是高分辨率MRI在显示直径小于3.0 mm的微小病变方面更具有优势,能进一步降低血管球瘤的漏诊率。

(四)鉴别诊断

(1) 胃间质瘤:是最常见的胃间叶组织源性肿瘤,好发于胃底及胃体部,胃GT需与小于5 cm的

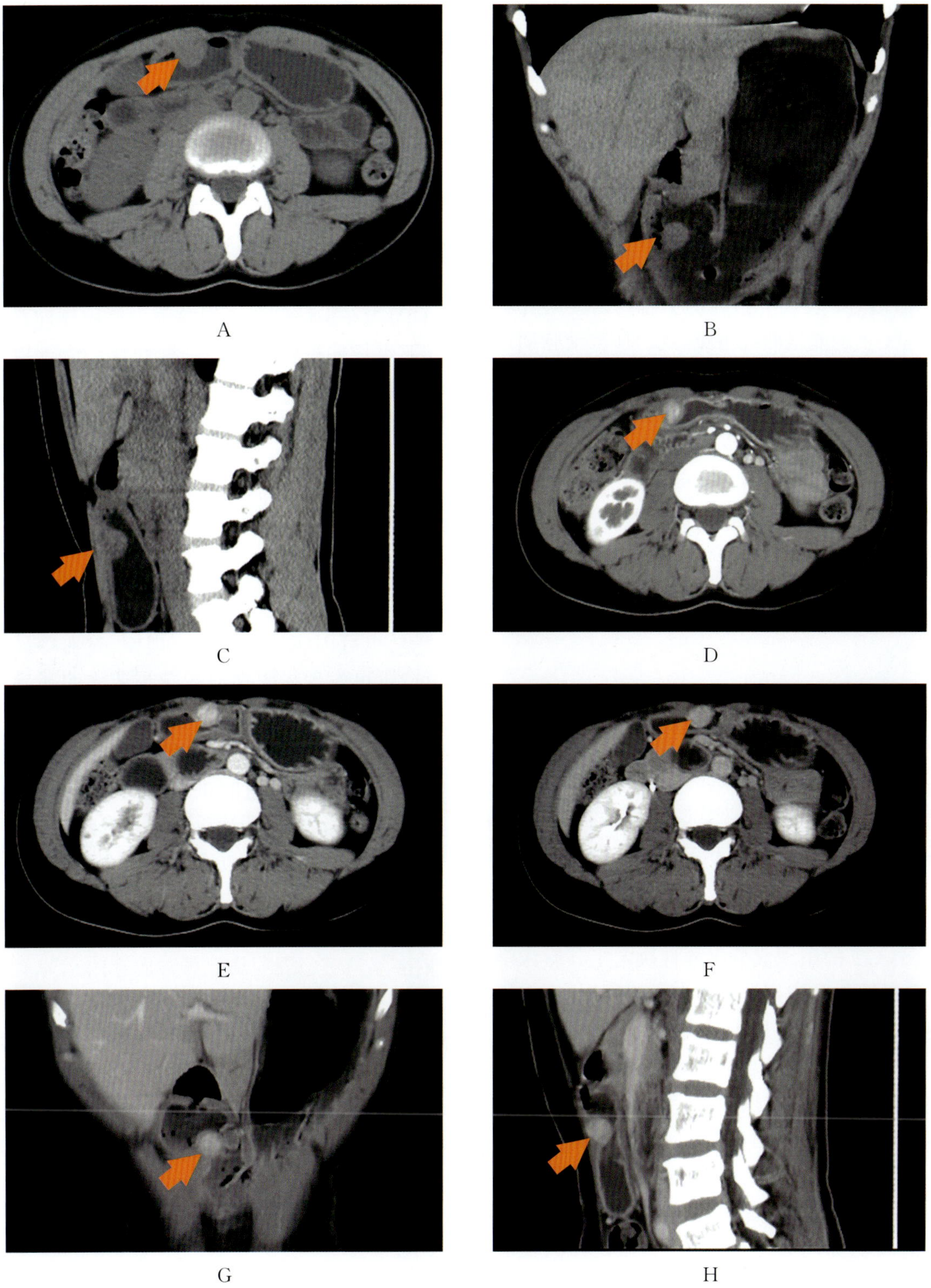

图 2-2-8 胃血管球瘤 CT 表现

与图 2-2-7 为同一患者，胃窦部血管球瘤。CT 平扫(A～C)示胃大弯侧胃窦部胃壁可见类圆形软组织肿块，突向胃腔内生长，肿块边界清晰，与胃壁宽基底相连，密度均匀；CT 增强(D～H)肿块位于胃黏膜下，动脉期(D)呈明显不均匀性强化且达峰值，CT 值约为 133 HU，门静脉期(E、G、H)强化趋于均匀，CT 值约 116 HU，延迟期(F)强化程度稍减低，CT 值约 108 HU。

胃间质瘤相鉴别,小体积的胃间质瘤密度较均匀,增强扫描呈均匀性持续性强化,但强化幅度较胃GT低,强化峰值很少达到100 HU。较大的胃间质瘤,肿块常见坏死、囊变和溃疡形成,强化不均匀,不难与胃GT鉴别。

(2) 胃神经鞘瘤:胃神经鞘瘤起源于胃壁肌间Auerbach神经丛神经鞘施万细胞,可发生于胃的任何部位,坏死、囊变、出血较少见,神经鞘瘤内可含脂质成分,故CT表现平扫为低于肌肉密度的肿块影,双能量CT的能谱曲线可见"反勺征",动脉期强化不明显,延迟期强化(有渐进性强化的表现),但强化峰值弱于血管球瘤,以上征象可与胃GT鉴别。

(3) 胃血管瘤(gastric hemangioma):胃血管瘤本质上是一种血管畸形而非真性肿瘤,胃的任何部位均可发病,血供丰富,可单发或多发,发病年龄多小于胃GT患者,且临床常伴有出血、腹痛和肠套叠等症状,可伴有皮肤血管瘤等表现,而胃GT少见这些征象。

(五) 诊断关键要点

(1) 胃GT为胃非上皮性良性肿瘤,较罕见,多数为单发,好发于胃窦部,以中老年女性多见。

(2) 病理学根据胃GT内球细胞、血管及平滑肌的比例将其分为三型:固有球瘤、球血管瘤、球血管肌瘤。

(3) 胃GT的组织成分多样性决定了其影像学表现的多样性。肿瘤好发于胃壁黏膜下层,突向胃腔内生长,也可向胃腔外生长或胃腔内外生长的单发肿块,CT平扫的密度与正常胃壁肌肉密度相仿,MRI的T_2WI序列呈明显的高信号为其特点之一。

(4) 典型的胃GT的CT与MRI增强扫描动脉期肿瘤边缘明显强化或明显均匀性强化,门静脉期持续均匀强化,延迟期逐步充填式强化,固有球瘤强化峰值以动脉期为主,球血管瘤强化峰值在静脉期。

(薄　娟　董江宁)

五、深在性囊性胃炎

(一) 概述

深在性囊性胃炎(gastritis cystica profunda, GCP)指在炎性刺激下胃黏膜内的腺体向黏膜肌层以下生长并扩张成囊的一种病变。由于胃慢性炎症、缺血、手术、异物等因素损伤黏膜肌层,使其局限性断裂,胃腺上皮从固有膜穿过黏膜肌层向黏膜下层移行所致。本病最早于1972年被报道,这种腺体改变类似发生于结肠的深在性囊性结肠炎病变特点,故命名为深在性囊性胃炎,后来被广泛接受。

GCP的临床表现无特异性,可表现为腹部或胸骨后疼痛、腹泻、恶心呕吐、腹部不适、食欲下降、消瘦等,也可因病灶出血而有黑便、贫血等。上消化道造影可发现局限性充盈缺损或无明显异常。胃镜可见息肉样隆起病变,也可仅见黏膜充血。超声内镜可见胃壁增厚及黏膜下层低回声区,常规胃镜活检取材较表浅,有时难以取到病变,故超声内镜下深度取材活检对明确诊断较为重要。

深在性囊性胃炎虽然是一种良性病变,但越来越多的研究表明它是一种癌前病变,与胃癌关系密切。一旦明确诊断就要手术或内镜切除并定期随访。

(二) 病理学表现

大体病理:GCP以贲门胃底周围及胃体部好发,为囊性或囊实性病变,以前者多见,一般不侵及浆膜外。常规胃镜表现为黏膜下隆起性病变,超声内镜则表现为胃黏膜下层多囊性低回声病灶,边界清楚。

镜下表现:GCP为胃黏膜腺体囊性扩张,深达黏膜下层至浅肌层,扩张的腺体较规则、完整。镜下除淋巴细胞、单核细胞、活动性炎性反应外,还可见腺体间质结缔组织增生及上皮细胞增生。

免疫组化:GCP胃黏膜腺体CK7阳性,CK20、

CEA均阴性，Ki-67增殖指数为1%～2%，也有报道指出，深在囊性胃炎组织的Ki-67增殖指数增高，可达10%左右。

病理检查是深在性囊性胃炎诊断的金标准。特征性病理表现为黏膜肌层连续性破坏，胃小凹延长，腺体囊性扩张和增生，偶可伴有不典型增生(图2-2-9)。

部分学者认为深在性囊性胃炎是一种良性疾病，也有学者认为可能是一种诱发胃癌的致病因素。故深在性囊性胃炎术后密切影像学随访对患者的预后至关重要。

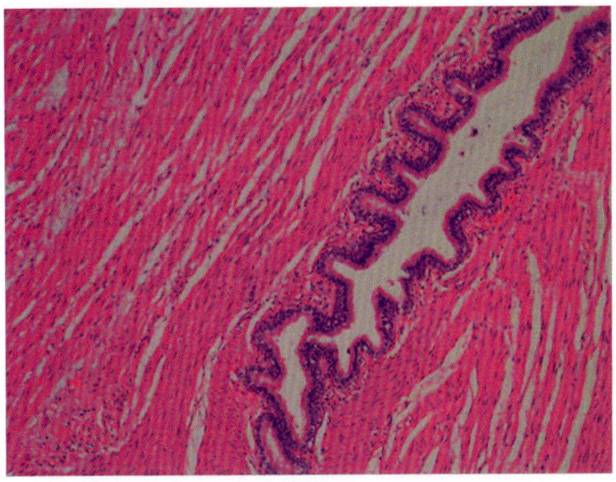

图2-2-9　深在性囊性胃炎病理学表现

患者女性，45岁，胃壁深在性囊性胃炎。肿瘤位于贲门胃底处的胃小弯侧胃壁，大小约3.0 cm×2.0 cm，未侵及浆膜外。镜下所见(HE，×100)：胃黏膜腺体向黏膜肌层以下生长并扩张成囊，腺体下陷肌层。

(三) 影像学表现

1. CT表现

深在性囊性胃炎在CT上表现为胃壁增厚隆起或突向胃腔内、外的囊实性肿块，肿块以囊性多见，少数为囊实性，极少数为实性病灶内小灶性囊变，囊性成分CT平扫的CT值为15～20 HU，较胃腔内充盈的液体密度略高，囊壁或病变的实性成分CT值为25～40 HU。CT三期增强后囊壁、分隔及实性成分呈轻度渐进性强化，CT值升高10～20 HU，少部分病灶以实性成分为主，增强后病灶内见点状囊性低密度影。在增强质量良好的胃CT的横断面及冠矢状面重建图像上，GCP的病灶位于胃黏膜下层，表面附有弧线状强化的胃黏膜层。MPR重组能更清楚地显示胃壁黏膜下类圆形或葫芦状囊性病变，以窄颈及胃黏膜面向胃壁深层突入，直至胃壁浆膜下，囊性病灶主体突向胃壁外，突向肝胃间隙或胃周间隙；病变周围的黏膜面毛糙，浆膜面光整，囊性病灶内无气-液平面，术前CT检查结合MPR重建能排除胃壁憩室、神经鞘瘤囊变或间质瘤囊性变等病变(图2-2-10)。

GCP实性成分形成的原因可能是胆汁反流或炎性刺激较严重时，病灶处的胃黏膜呈息肉样增生，而胃黏膜的腺腔扩张不明显或轻微扩张，薄层CT增强有助于显示实性成分为主的病灶内微小囊变成分。CT术后定期复查对监测GCP复发恶变有重要价值。

2. 超声内镜表现

超声内镜在检出胃壁深在性囊性胃炎具有独到之处。不仅可以了解GCP病变的位置、大小、表面轮廓、起源深度和囊性成分等，还可以引导内镜下取材活检，提高术前诊断准确率。本病胃镜下所见与黏膜下肿瘤相似，均表现为黏膜呈球形或半球形隆起，色泽正常，可伴有桥形黏膜皱襞形成。超声内镜特征性表现为病变处胃壁黏膜增厚和黏膜下区边界清晰的囊性低回声区。

超声内镜检查结合CT增强有助于术前准确评估GCP病灶的位置、范围和成分，提高术前诊断的准确性。本病尚未见有关MRI研究的报告。

(四) 鉴别诊断

GCP需要与胃癌、胃肠道重复性囊肿、憩室、胃壁神经鞘瘤、胃间质瘤坏死囊变等相鉴别。

(1) 胃癌：胃镜下病变隆起处黏膜色泽与周围正常胃黏膜不同，表面糜烂、溃疡或附着污苔等。CT增强显示胃癌病灶周围黏膜组织僵硬，黏膜面明显强化，GCP一般无此类征象。

(2) 胃肠道重复性囊肿：多发病于婴幼儿，成人罕见，有时会伴发其他畸形。

(3) 典型胃憩室：好发于胃窦部，一般可见憩室口，与胃腔相通，腔内会积液积气，如果憩室口封闭，则影像学鉴别困难。

(4) 胃间质瘤坏死及胃壁神经鞘瘤的囊变：均

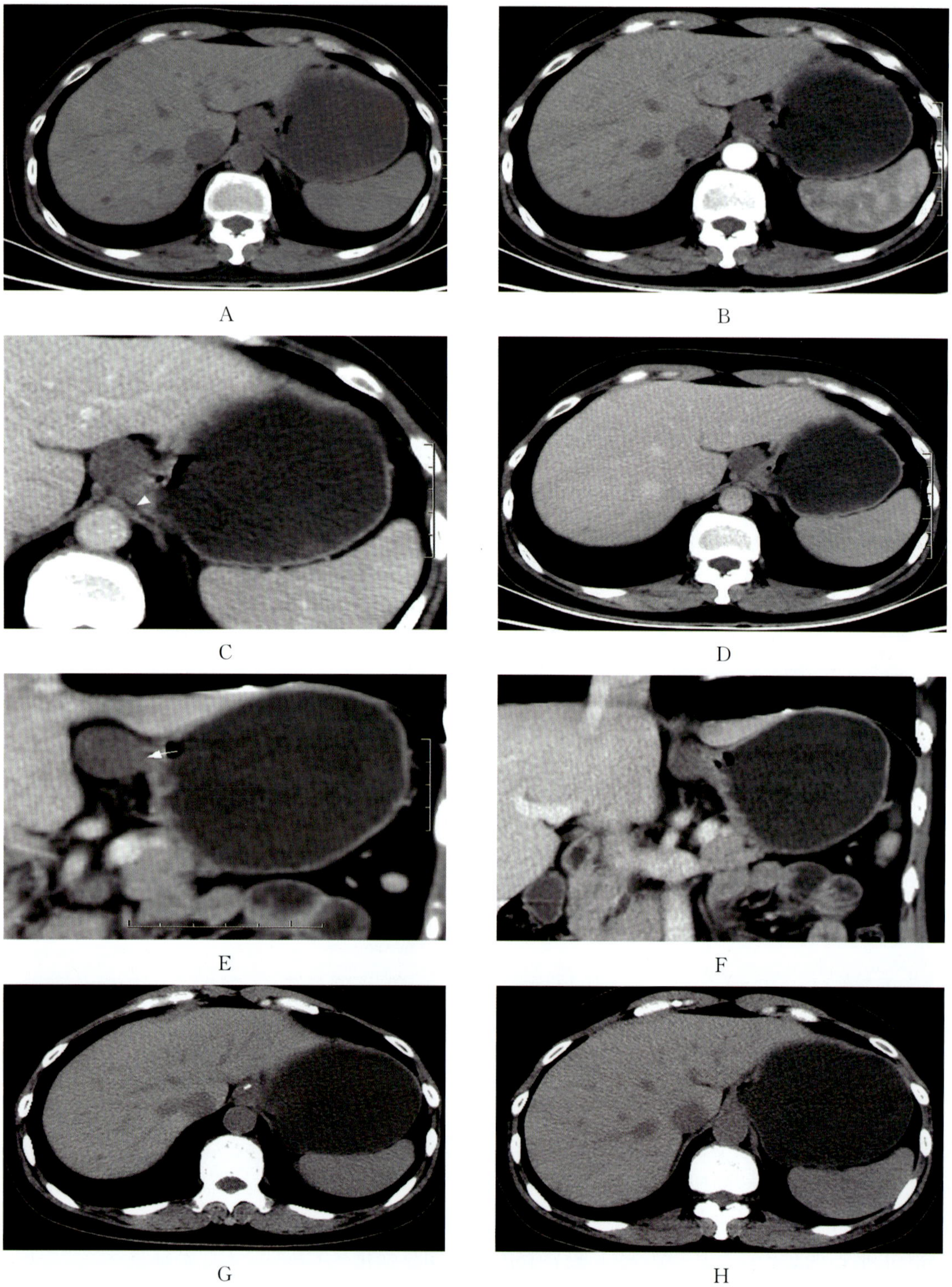

图2-2-10　深在性囊性胃炎的CT表现

与图2-2-9为同一患者，胃底深在性囊性胃炎。CT平扫(A)示贲门小弯侧壁上葫芦状低密度囊性病变，边界清楚，黏膜面毛糙，平扫CT值约25 HU，密度尚均匀；动脉期、门静脉期、延迟期(B~D)，CT值分别为31 HU、34 HU、28 HU。其中C为门静脉期局部放大像所示病灶囊壁与胃浆膜面连续(箭头所示)；冠状位(E、F)显示起源于胃底黏膜下经贲门肌壁间外突囊性灶，以窄颈与胃黏膜相连，同时显示局部胃黏膜增厚、毛糙(带线箭头所示)。术后3个月复查(G、H)示病变完整切除，局部未见复发。

表现为胃壁实性肿块伴坏死、囊变,实性成分多且强化明显,而GCP则为薄壁囊性病变,不难鉴别。

(五)诊断关键要点

(1) 深在性囊性胃炎是一种胃黏膜起源,可以向胃黏膜下、胃腔和胃壁外生长的良性病变,但它具有恶变潜能,是一种癌前病变。

(2) CT表现为胃壁囊性及囊实性病变,以窄颈起源于胃黏膜,囊腔既可突向胃壁深部,也可突向胃腔内和胃壁外,病变囊壁与胃壁浆膜面连续、光整。

(3) CT增强囊性内容物不强化,囊壁、分隔与实性成分轻度渐进性强化,为本病相对特征性的影像学表现。

(4) 超声内镜表现为胃壁黏膜下低回声囊性病变,并可指导取材活检。

(5) 尽管GCP是良性病变,但长期慢性炎性刺激存在,可能会诱导或并发胃癌。术前CT与超声内镜一旦提示本病,就需要手术治疗。CT与内镜超声可以有效评估疗效。

(董江宁 唐 军)

六、胃平滑肌瘤

(一)概述

胃平滑肌瘤(gastric leiomyomas,GLs),是起源于胃黏膜固有肌层或黏膜下层深部的肌层、由成熟平滑肌细胞构成的良性间叶组织肿瘤。本病临床少见,分别占胃全部肿瘤的2.5%或胃良性肿瘤的40%。肿瘤可发生于任何年龄段,好发于40~60岁,以50岁左右最为多见,男女发病率无明显差异。约2.1%的胃平滑肌瘤可发生恶变。

胃平滑肌瘤好发于贲门区,90%的为单发。肿瘤大小不一,范围0.1~30 cm,一般在5 cm以下,平均直径3~6 cm。依据病理学表现分为腔内型、腔外型、壁间型及腔内外型(哑铃型)4种亚型,其中腔内型多发,腔内外型(哑铃型)少见。胃平滑肌瘤无特异性临床症状,瘤体小者可无症状。当瘤体较大时,可出现上腹痛、腹胀、腹部肿块等,位于幽门附近的较大肿瘤,可引起上消化道梗阻等临床症状。瘤体大于2 cm时,覆盖在肿瘤表面的黏膜血供不足,形成中央性溃疡,可出现呕血、黑便等消化道出血症状。手术切除为其主要治疗方式。

(二)病理学表现

大体病理:肿瘤通常与致密的纤维组织形成有关,一般呈球形或卵圆形,质硬,灰白、灰黄色,无真正包膜,表面光滑,可呈分叶状,多数无蒂。

镜下表现:由纵横交错的梭形细胞交错呈束状、编织状或旋涡状排列,肿瘤细胞胞质丰富,形态温和,无异形,染色呈深粉色,胞核呈棒状,无核分裂象或罕见(图2-2-11)。

免疫组化:结蛋白(Desmin)、平滑肌肌动蛋白(smooth muscle actin,SMA)通常强阳性,CD34和CD117(c-kit)阴性。

(三)影像学表现

1. X线双重气钡造影

能够发现直径1 cm以上的胃腔内病变,表现为突入胃腔内的球形肿块影或充盈缺损。肿块边缘光滑清晰,与胃壁垂直,胃壁可受压变形,但胃壁蠕动存在,周围正常胃黏膜可直接延伸到肿物表面,形成所谓的"桥形皱襞"(图2-2-12)。肿块胃腔面可见小溃疡,正面观呈"靶环征",切线位观呈"3"征或反"3"字征,肿块表面溃疡周围无黏膜纠集征象。胃壁浆膜下平滑肌瘤向胃腔外突出时,表现为胃壁变形,或呈压迹样改变。X线气钡双对比造影对腔外型、壁内型及较小的胃平滑肌瘤检出率较低。

2. 超声内镜表现(endoscopic ultrasonography,EUS)

胃平滑肌瘤为良性肿瘤,超声内镜下呈圆形低回声肿块,直径多数小于5 cm。由于其内部是单一平滑肌细胞均匀排列,且肿瘤很少液化、坏死,故内

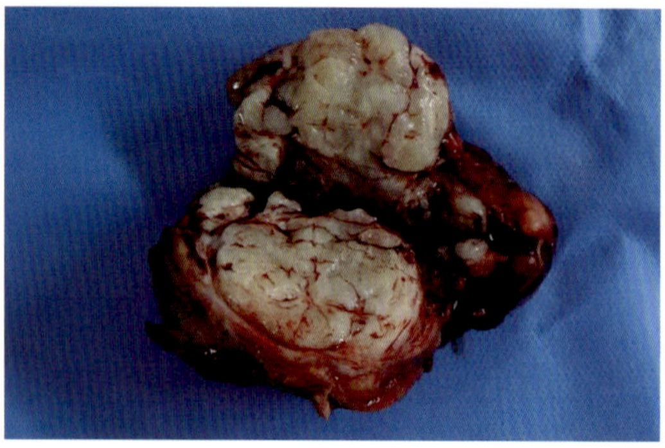

A

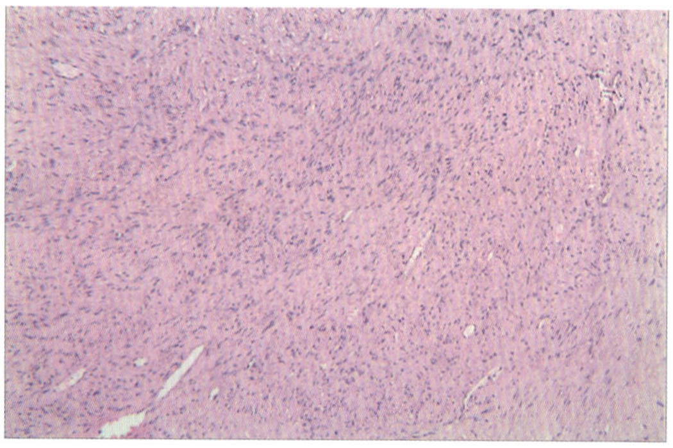

B

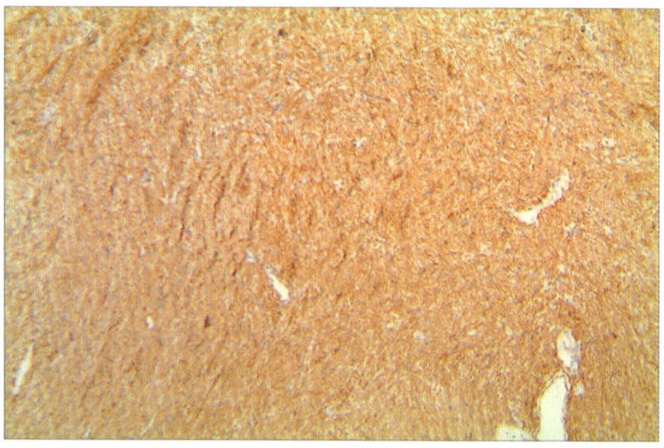

C

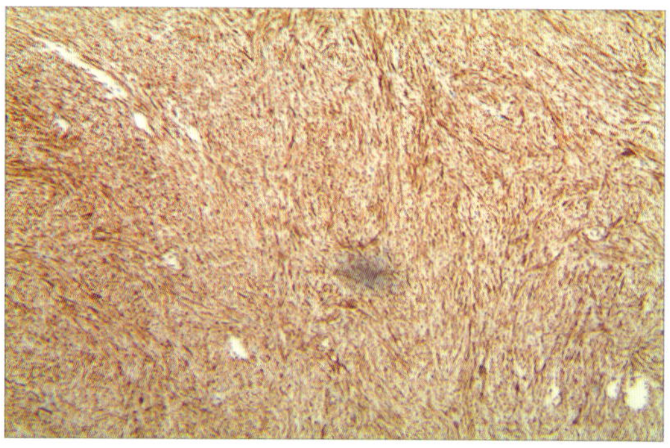

D

图 2-2-11 胃贲门平滑肌瘤病理学表现

患者女性，49 岁，胃贲门平滑肌瘤。大体病理(A)：肿瘤呈实性，质硬，切面呈灰白灰黄色，大小约 7.0 cm×6.0 cm×5.5 cm，外覆完整光滑包膜。镜下表现(HE，×400)(B)：肿瘤细胞及细胞核呈梭形、长杆状，两端钝缘，细胞呈束状、编织状排列，胞浆嗜酸性，细胞分化良好，未见核异性。免疫组化(C、D)：Vim(+)、SMA(+)、Des(+)、S-100(−)、CD117(−)、CD34(−)、DOG-1(−)、Ki-67(+，3%)。

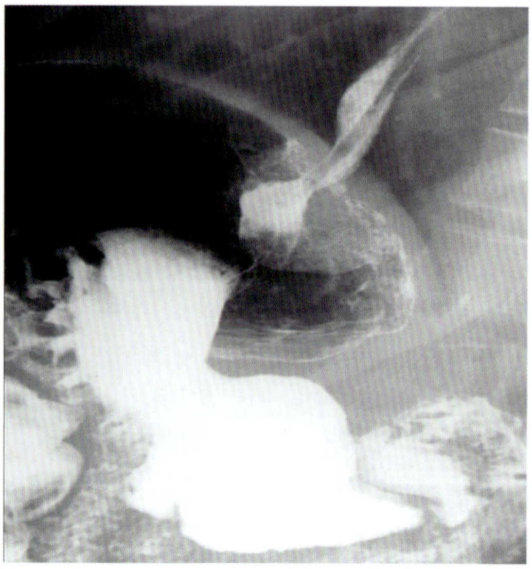

A

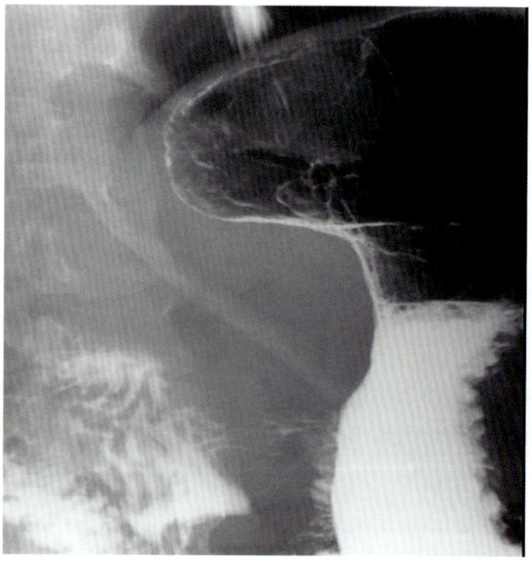

B

图 2-2-12 胃贲门平滑肌瘤双重气钡造影表现

患者男性，55 岁，胃贲门平滑肌瘤。钡餐造影贲门胃底部胃腔内见半圆形肿块影，边界清楚，与胃壁垂直，病灶位于黏膜下，被覆黏膜完整，形成“桥形皱襞”。

部回声极低且均匀，呈“丝绸征”或“静湖征”，后方无明显增强的回声。肿瘤附近的胃黏膜面可见“强－低－强”三线回声。如果胃壁肿块明显增大，形态分叶状或不规则，内部回声出现片状强回声反射，是肿瘤恶变的征象。EUS可将胃壁的5层结构清晰地显示出来，对胃平滑肌瘤的诊断准确率达94.1%，是诊断胃肠道平滑肌瘤以及患者随访的最佳方法之一(图2-2-13)。

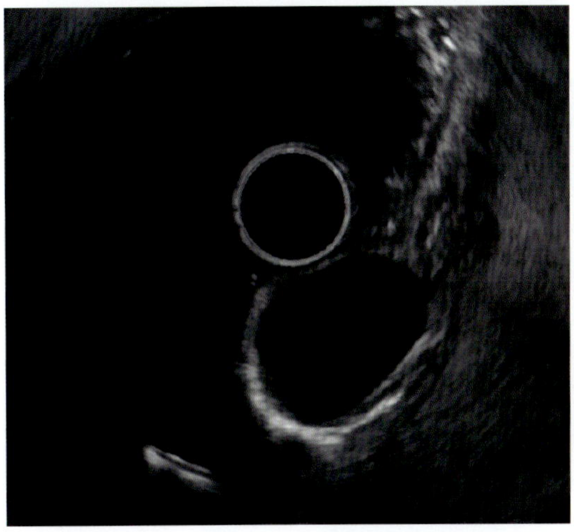

图2-2-13　胃贲门平滑肌瘤超声内镜表现

患者男性，40岁，胃贲门平滑肌瘤。胃壁第4层可见一约2.2 cm×1.5 cm大小的近无回声肿块，回声均匀，边界清楚，无后方声影，被覆黏膜呈强回声，黏膜线连续完整。

3. CT表现

胃平滑肌瘤好发于贲门及胃食管连接部(esophagogastric junction，EGJ)。贲门部胃平滑肌瘤与贲门部间质瘤或贲门癌不同，贲门平滑肌瘤可采取内镜下肿瘤剥离术剥离，保留贲门功能，故术前准确诊断非常重要。胃平滑肌瘤的肿块沿胃壁黏膜下生长，呈圆形或椭圆形，边缘光滑或呈轻度分叶状，与正常胃壁分界清楚。肿块大小不等，多数小于5 cm。平扫肿块内密度大多较均匀，少数不均匀，CT三期增强后呈轻度渐进性强化，大多数强化密度均匀，以延迟期(120 s后)的强化最显著，肿块整体强化程度较轻(可能与肿瘤细胞排列较稀疏，血供较少有关)。强化较高的胃黏膜层与强化的肿块之间出现稍低密度的“带状征”。肿块较大时可致胃腔变形。肿块向腔外生长者，可与邻近脏器紧密接触，甚至使其移位，但无浸润征象(图2-2-14)。

(四)鉴别诊断

(1) 平滑肌肉瘤：占胃恶性肿瘤的0.1%～3%。胃气钡双对比造影与CT显示胃壁黏膜下体积较大的肿块，肿块继发溃疡也较大，坏死、囊变显著，邻近胃壁受侵僵硬，黏膜破坏。

(2) 胃癌：胃癌起源于胃黏膜，表现为不规则分叶状肿块影，胃气钡双对比造影常见有巨大溃疡及环堤，局部胃壁增厚僵硬，蠕动消失，黏膜破坏中断。CT三期增强时胃癌强化峰值时间约40 s，早于胃平滑肌瘤强化峰值时间。

(3) 胃间质瘤：通常发生在50岁以上的老年人中。肿瘤好发生于胃体部，其次是胃底部，只有约14%的胃间质瘤发生于贲门，而且很少累及EGJ部，腔内生长较少见。胃肠道间质瘤较胃平滑肌瘤体积大，沿胃壁的垂直方向生长，瘤体较大而附着点较局限，边缘不规则，呈分叶状，黏膜溃疡、中央坏死、出血，偶尔可见无定形钙化灶。CT增强扫描不均匀中等或明显强化。肿瘤表面可见强化明显、完整的黏膜面，亦可见索条状细小血管。约50%胃肠道间质瘤发生转移。

(4) 胃神经鞘瘤：以腔内、外生长为主的黏膜下肿瘤，约占所有胃肿瘤的0.2%。好发于中年女性，胃体部多见，很少起源于贲门。肿瘤直径在0.5～7 cm之间，平均3.0 cm，呈球形或卵圆形，边界清楚，密度较均匀，出血、坏死、囊变以及钙化很少见。CT平扫密度稍低于周围肌肉组织，增强扫描渐进性延迟强化。部分病灶周围脂肪间隙可见反应性炎性肿大淋巴结。

(5) 胃壁异位胰腺：也称迷走胰腺，常见于男性，好发于胃窦大弯侧或胃体部。通常表现为边界不清的黏膜下肿块，腔内生长，强化程度与正常胰腺相似，在动脉晚期明显强化。形成的成熟胰腺腺泡组织分泌黏液，经过扩张的导管排出而形成的“脐样”凹陷，是其特征性表现。另外，胃壁异位胰腺组织在梯度回波T_1WI序列呈特征性的高信号，T_2WI与MRCP图像中“异位导管征”，病变合并脂肪密度，均有助于与胃平滑肌瘤相鉴别。

(6) 胃血管球瘤：好发于中老年女性，多见于胃窦，CT平扫为胃黏膜下低密度圆形或类圆形肿块，

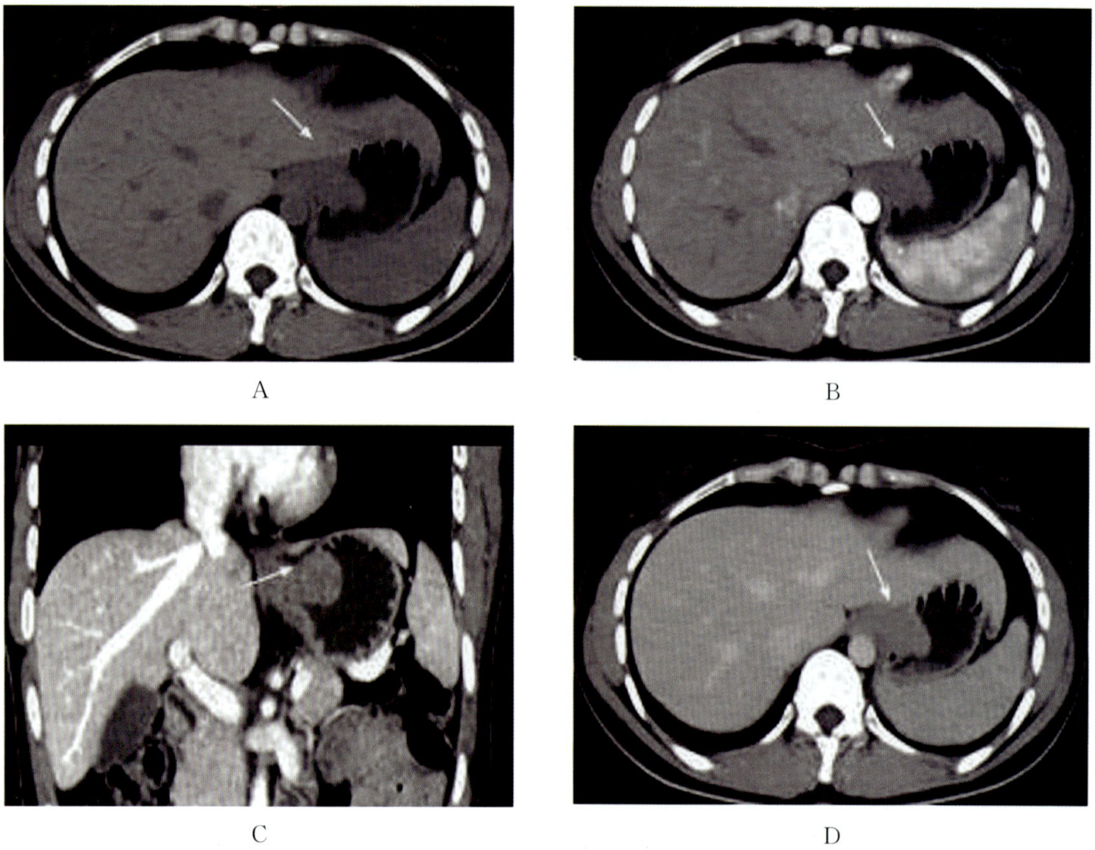

图2-2-14 胃贲门平滑肌瘤CT表现

患者女性,28岁,胃贲门平滑肌瘤。CT平扫横轴位(A)示病灶位于贲门部黏膜下(白箭头),大小约4.1 cm×1.9 cm,向腔内生长,呈扁平形,密度均匀,被覆黏膜线完整;CT增强动脉期(B)示病灶轻微强化;CT增强静脉期冠状位重建(C)示病灶进一步强化,强化密度较均匀;CT增强延迟期(D)示病灶达强化峰值,强化较轻,与胃壁分界清楚。

密度均匀,边缘光滑,胃周脂肪间隙清晰,无肿大淋巴结。CT增强动脉期病灶明显强化,静脉期持续强化,部分病变类似肝血管瘤样的增强表现。病灶中由于微静脉石沉积可出现斑点状钙化。病灶中央亦可见不强化的低密度缺血坏死灶。

(五)诊断关键要点

(1)胃平滑肌瘤是起源于胃黏膜固有肌层或黏膜下层深部的肌层、由成熟平滑肌细胞构成的良性间叶组织肿瘤。好发于40~60岁,以50岁多见,好发于食管胃结合部及贲门区。

(2)肿瘤呈膨胀性生长,肿块轮廓光整,边界清晰,胃黏膜线大多完整,呈良性肿瘤影像学特征。

(3)胃肠气钡双对比造影显示突入胃腔内的球形肿块影或充盈缺损。肿块边缘光滑清晰,胃壁蠕动存在,周围正常胃黏膜可直接延伸到肿物表面,形成所谓的“桥形皱襞”。

(4)超声内镜呈圆形低回声肿块,由于肿瘤为单一平滑肌细胞均匀排列,很少液化、坏死,故内部回声极低且均匀,呈“丝绸征”或“静湖征”,后方无明显增强的回声。肿瘤附近的胃黏膜面可见“强—低—强”三线回声。

(5)CT平扫胃贲门周围、起源于胃黏膜下的类圆形肿块,密度均匀,边界清晰,CT三期增强后肿块呈均匀渐进性强化,强化程度较轻。MPR重建清楚显示肿块与胃壁及食管下段和贲门的关系,有助于手术方案的制定。

(徐 鹤 周 辉 董江宁)

第三节 恶性胃壁肿瘤

一、胃癌

（一）概述

胃癌（gastric carcinoma）是起源于胃黏膜上皮和腺上皮的恶性肿瘤，绝大部分为腺癌，少数为神经内分泌癌和鳞癌，好发于胃窦区、小弯侧及贲门区。胃癌是全球第三大癌症，在我国恶性肿瘤致死率排名中排第二位。其发病是多种因素作用、多基因调控、多步骤参与的复杂过程。《全球恶性肿瘤报告》（*World Cancer Report* 2020）提示，幽门螺杆菌（*Helicobacter pylori*，Hp）感染、吸烟、饮酒和常吃腌制食物均是胃癌发病的危险因素。

胃癌好发于50～80岁的中老年人，男性多于女性。胃癌起病隐匿，早期胃癌多无症状，即使出现症状亦无特异性。中、晚期胃癌临床表现明显，可出现消瘦、腹痛、食欲减退、恶心、呕吐、吞咽困难、出血、腹部包块及腹腔内外转移性表现，但仍有少数患者无症状。本节主要叙述胃腺癌的影像学表现，有关胃神经内分泌癌、鳞癌及胃食管结合部癌在后面章节进行讨论。

（二）病理学表现

依照WHO胃肿瘤组织学分类，常见的胃癌组织学类型有腺癌（管状腺癌、乳头状腺癌、低粘附性癌、黏液腺癌、混合型腺癌）、腺鳞癌、髓样癌、肝样腺癌、鳞癌、未分化癌。依据腺体的分化程度分为高分化、中分化和低分化腺癌。胃癌最早起源于胃黏膜上皮，随着肿瘤逐渐增大，癌组织向胃壁各层浸润性生长，导致受累胃壁增厚，形成肿块和壁内龛影，还可沿胃弥漫性生长，形成皮革胃。

大体病理：依据大体病理学表现将胃癌分为四型，即Borrmann分型的4个亚型：① 肿块型（Borrmann Ⅰ型）：病变边界清楚，表面有大小不等的结节，晚期表面可溃烂，组织学类型一般以分化较高的乳头状、乳头管状或管状腺癌常见。② 溃疡型（Borrmann Ⅱ型）：肿瘤表面有明显的较大溃疡形成，溃疡边缘隆起呈堤坝状，癌肿界限较清楚、局限，向周围浸润不明显，基底为灰白色或棕色的坏死物。组织学类型也多以分化型腺癌多见。③ 溃疡浸润型（Borrmann Ⅲ型）：肿瘤表面有明显的溃疡形成，溃疡发生在隆起浸润的肿块上，但溃疡边缘呈坡状隆起，溃疡边缘和底部向深层及周围浸润性生长，肿瘤界限不清。组织学类型多为低分化腺癌和印戒细胞癌。④ 弥漫浸润型（Borrmann Ⅳ型）：癌肿与周围健康组织之间无明显界限，可见黄白色结节、糜烂或溃疡。胃癌的癌组织向胃壁各层弥漫性浸润性生长，表面没有明显的肿块隆起或者深溃疡形成，胃壁增厚变硬。组织学类型多为分化较低的腺癌、富于纤维间质的癌和印戒细胞癌。

镜下表现：① 腺癌（adenocarcinoma）的癌细胞大多呈柱状，排列成腺腔，腺腔内出现许多乳头（乳头状腺癌，papillary form）。有的癌细胞呈立方形或圆形，由数个癌细胞形成小腺泡（腺泡状腺癌，acinar form）（图2-3-1）。② 髓样癌（medullary carcinoma）的癌细胞无腺样排列，细胞大而多形，异型性显著，恶性度较高，常较早地向深层浸润。③ 硬癌（scirrhous carcinoma）的癌细胞较小，圆形或短梭形，呈条索状排列，多无腺管样结构，间质为大量纤维组织。④ 黏液癌（mucoid carcinoma）呈腺样结构或单纯癌结构，癌细胞胞浆内出现大量偏酸性黏液，常将胞核挤压于癌细胞的胞浆之一侧，形似戒指，故称为印戒细胞（signet-ring cell）。黏液癌的恶

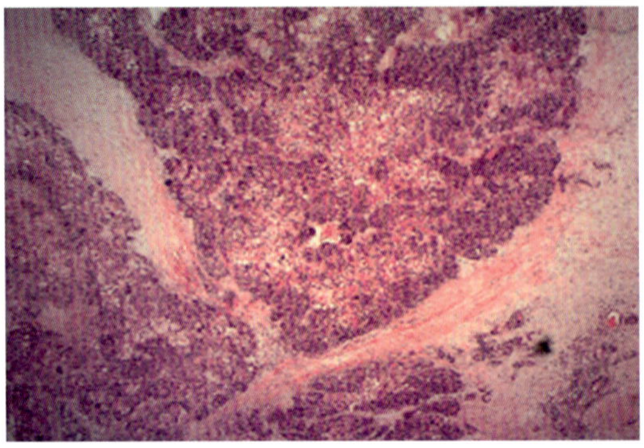

A

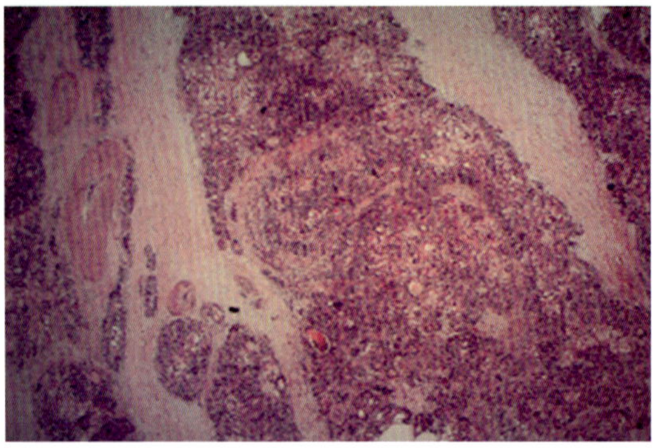

B

图2-3-1　胃腺癌的病理学表现

患者男性,76岁,胃贲门小弯侧溃疡型中-低分化胃腺癌,T4N2M1。大体病理:贲门小弯侧见一溃疡型肿块,大小70 mm×50 mm×15 mm,切面灰白,质韧,边界不清。镜下所见:中-低分化腺癌,侵犯浆膜层,脉管癌栓(+),神经侵犯(+),胃左动脉旁淋巴结(+),胃小弯淋巴结(+),腹腔干淋巴结(+)。免疫组化:HER2(0),CK(+),Ki-67(+,约45%)。

性度高。此型因癌组织含大量黏液,肉眼上呈半透明的胶冻状故也称胶样癌(colloid carcinoma)。需要指出,许多胃癌的组织学结构不是单一类型,在同一胃癌标本中往往有两种组织类型同时存在。发生在贲门部的胃癌,可为兼有腺上皮及鳞状上皮的腺棘皮癌(adenoacanthoma)与鳞状细胞癌。

免疫组化:不同程度表达CK、CK-L、CK7、CK20、Villin(部分)、CK19、CDX2、CEA(部分)、HER2、Ki-67。HER2阳性者可应用曲妥珠单抗治疗;Ki-67阳性率越高者化疗药物的敏感性更高。

胃癌的远处转移有4条途径,以淋巴转移和直接蔓延为主,在晚期也可经血行转移。① 直接蔓延:肿瘤突破浆膜层,直接侵犯相邻器官和组织,以大网膜、肝、胰、横结肠为常见,其次为空肠、膈肌以至腹壁。② 淋巴结转移:是胃癌扩散的重要途径,且发生较早。③ 血行转移:部分患者可发生胃癌细胞或癌栓经血液循环至全身其他器官。可转移至肝、肺、骨、肾、脾、脑、脑膜、皮肤,也可转移至卵巢,形成卵巢克鲁肯贝格(Krukenberg)癌或卵巢黏液细胞癌。④ 胃癌细胞腹腔内种植转移:肿瘤突破胃壁浆膜,癌组织坏死脱落到其他器官和腹膜上,发生种植性生长。

根据美国癌症联合会(American Joint Committee on Cancer,AJCC)和国际抗癌联盟(Union for International Cancer Control,UICC)联合制定的病理分期进行TNM分期(表2-3-1)。

表2-3-1　AJCC、UICC第8版胃癌TNM分期

期别	分期标准
T分期	
Tx	原发肿瘤无法评估
T0	无原发肿瘤的证据
Tis	原位癌:上皮内肿瘤,未侵及固有层,高度不典型增生
T1	肿瘤侵犯黏膜固有层,黏膜肌层或黏膜下层
T1a	肿瘤侵犯黏膜固有层或黏膜肌层
T1b	肿瘤侵犯黏膜下层
T2	肿瘤侵犯固有肌层
T3	肿瘤穿透浆膜下结缔组织,而尚未侵犯脏层腹膜或邻近结构
T4	肿瘤侵犯浆膜(脏层腹膜或邻近结构)
T4a	肿瘤侵犯浆膜(脏层腹膜)
T4b	肿瘤侵犯邻近结构
N分期	
N_x	区域淋巴结无法评估
N0	区域淋巴结无转移
N1	1~2个区域淋巴结转移
N2	3~6个区域淋巴结转移
N3	7个或7个以上区域淋巴结转移
N3a	7~15个区域淋巴结转移
N3b	16个或16个以上区域淋巴结转移
M分期	
M0	无远处转移
M1	有远处转移

注:解剖学上将胃壁分为4层:① 黏膜层;② 黏膜下层;③ 肌层;④ 浆膜层。临床病理学将胃壁分为以下5层:① 黏膜层(1~3 mm厚度,含上皮、固有层和黏膜肌层);② 黏膜下层;③ 固有肌层;④ 浆膜下层;⑤ 浆膜层。

（三）影像学表现

1. 早期胃癌（early gastric cancer，EGC）

早期胃癌是指病变仅限于胃的黏膜或黏膜下层，不论有无淋巴结转移（T1期，任何N期），可分为3型（表2-3-2）。

表2-3-2　早期胃癌分型

Ⅰ型，隆起型	隆起高度＞5 mm，突向胃腔内
Ⅱ型，表浅型	病灶较平坦，无明显隆起或凹陷
Ⅱa型，表浅隆起型	隆起高度≤5 mm
Ⅱb型，表浅平坦型	与周围黏膜几乎同高
Ⅱc型，表浅凹陷型	凹陷深度≤5 mm
Ⅲ型，凹陷型	凹陷深度＞5 mm

早期胃癌双对比上消化道造影的表现：① 隆起型（Ⅰ型）：肿瘤呈类圆形突向胃腔，高度超过5 mm，边界锐利、基底宽、表面粗糙，双对比法及加压法显示为大小不等、不规则的充盈缺损，边界清楚。② 表浅型（Ⅱ型）：肿瘤表浅、平坦，沿黏膜及黏膜下层生长，形状不规则，多数边界清楚，在良好的双对比及加压技术下能显示出胃小区与胃小沟破坏呈不规则颗粒状，有轻微的凹陷与僵直。③ 凹陷型（Ⅲ型）：肿瘤形成明显凹陷，深度超过5 mm，形状不规则。双对比法及加压法表现为形态不整、边界明显的龛影，其周边的黏膜皱襞可出现截断杵状或融合等，较难与溃疡的龛影区别。

多排螺旋CT新技术如多平面重组（multiplane recombination，MPR）、表面遮盖、仿真胃镜技术和动态对比增强成像的应用，明显提高了Ⅰ型早期胃癌的检出率，T1期病变常见的CT表现是胃壁内层的局灶性增厚，强化明显，并可见低强化的正常胃壁外层，没有胃壁增厚或明显强化的T1期病变，CT诊断较为困难。

2. 进展期胃癌（advanced gastric cancer，AGC）

胃癌组织越过黏膜下层并侵及肌层以下，亦称中晚期胃癌，常有近处的癌细胞浸润或远处转移。其病变在影像学上表现为肿块型（蕈伞型，Borrmann Ⅰ型）、溃疡型（Borrmann Ⅱ型）、浸润溃疡型（Borrmann Ⅲ型）及弥漫浸润型（Borrmann Ⅳ型）。

（1）X线表现：不同类型、不同发病部位的进展期胃癌在X线上表现有明显差异。① 当肿块形成时，X线气钡双对比检查可见不规则型、分叶状或半球状充盈缺损形成；② 肿块表面伴溃疡形成，表现为充盈缺损表面的钡斑，溃疡导致的不规则的龛影往往位于胃腔轮廓之内，溃疡型胃癌有典型的“半月综合征”表现；③ 肿瘤周围的胃黏膜受侵，因此正常黏膜皱襞结构消失，走形僵硬，导致肿瘤所在部位胃腔狭窄，严重者可致贲门或幽门梗阻。累及全胃者，全胃蠕动消失，胃腔缩窄，胃壁增厚状如“皮革”，因此称为“皮革胃”，相对于内镜检查，透视下钡餐造影能更好地显示胃腔变窄及胃壁僵硬（图2-3-2）。

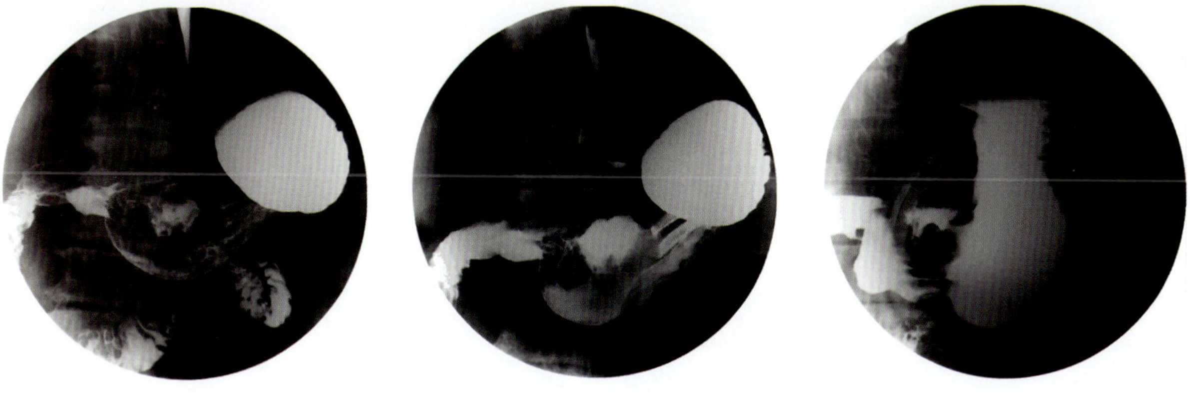

A　　B　　C

图2-3-2　胃腺癌X线表现

患者男性，69岁，胃角及胃窦小弯侧溃疡型低分化腺癌，T4N1M1。胃角及胃窦小弯侧见不规则形龛影形成，龛影外缘略平直，内缘不规整，有多个尖角，龛影外围绕以宽窄不等的透明带，有指压状充盈缺损，肿瘤周围黏膜皱襞中断、增粗，邻近胃壁僵硬，蠕动减弱。

(2) CT表现:平扫时胃癌病灶的密度与正常胃壁密度相似,黏液腺癌由于病灶内含大量黏液样物质而表现为弥漫性的低密度,印戒细胞癌有时可在肿瘤内部看到弥漫性的点状钙化。增强扫描病变处胃壁明显异常强化是胃癌的特征性表现,并且肿瘤所在部位较正常胃壁强化时间延长。此外CT增强扫描可显示胃壁的层状结构,因此可较好地反映胃癌向胃腔内外的侵犯程度,同时对肿瘤与邻近脏器的关系及周围淋巴结情况显示明确,胃癌常见的转移淋巴结群包括胃周、腹腔、大动脉旁、肝门区淋巴结。如此,CT增强扫描有利于胃癌的初步分期,有助于临床制定个性化治疗方案。不同Borrmann分型的进展期胃癌主要表现如下:

① 肿块型:肿瘤向胃腔内生长,形成突向胃腔内的肿块并与胃壁宽基底相连,肿块可为孤立的隆起,也可为增厚的胃壁局部向胃腔内突出,肿块的表面不光滑,可呈分叶、结节或菜花状,表面可伴有溃疡形成,CT上表现为凹槽样缺损。肿块边界大多清楚,当肿瘤向周围胃壁浸润时,周围胃壁可增厚(图2-3-3)。

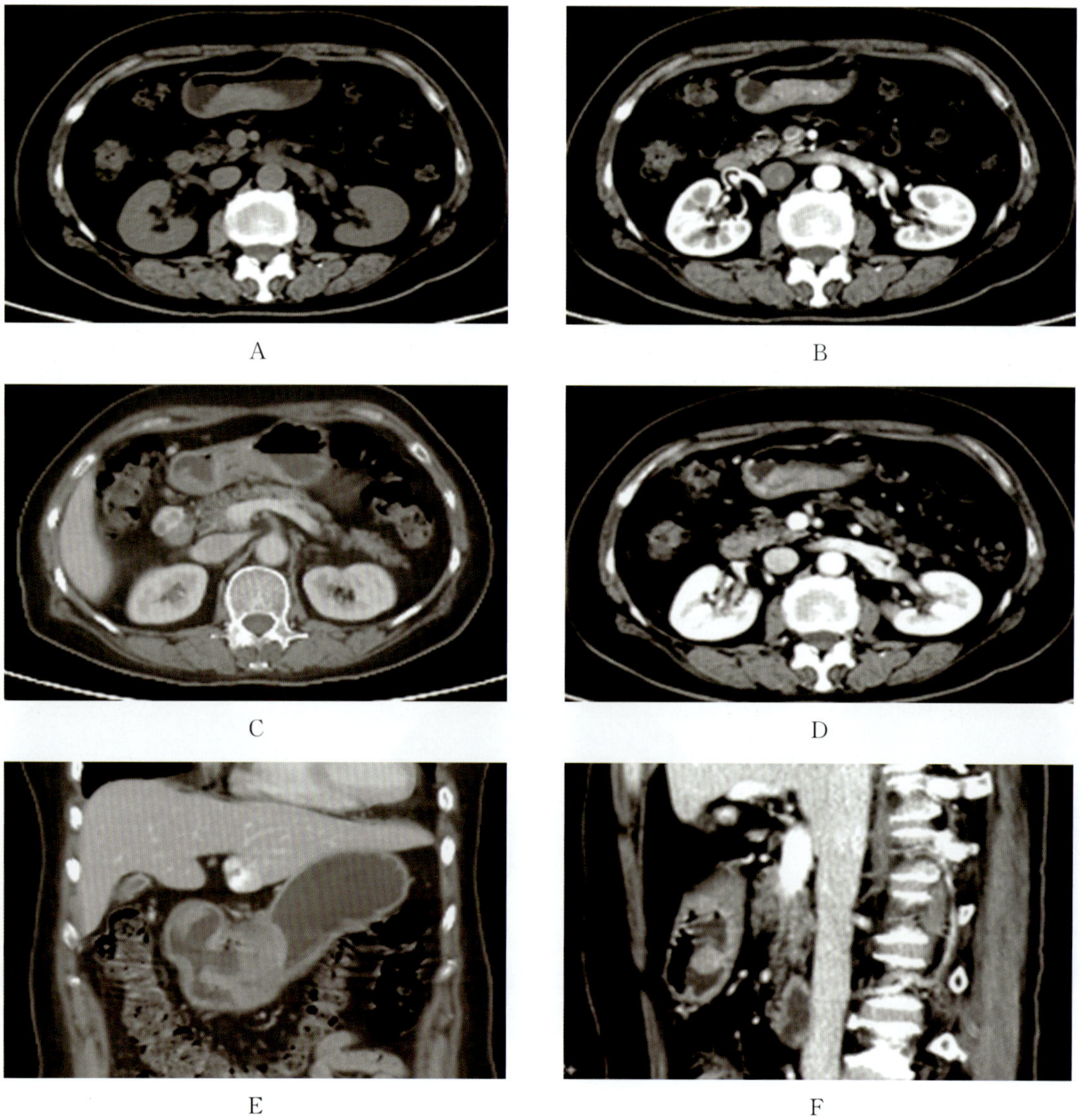

图2-3-3　肿块型胃癌CT表现

患者男性,66岁,胃体、胃角处高分化腺癌。CT平扫(A)示病变呈等密度,呈肿块样突向胃腔内,CT三期增强肿块(B~F)呈明显强化,病变侵犯周围胃黏膜和肌层,表面可见浅龛影,边界较清楚。

② 溃疡型：CT表现为火山口样或凹槽样局部胃壁缺损，形态不规整，边缘不规整，溃疡一般较大，周围胃壁增厚隆起成结节状或环堤状，溃疡底部凹凸不平，增强扫描肿瘤边界相对较清楚、局限，向周围浸润不明显（图2-3-4）。

③ 溃疡浸润型：溃疡发生在隆起浸润的胃壁肿块上，但溃疡边缘呈坡状隆起，癌组织沿溃疡边缘和底部向深层及周围浸润性生长，周围胃壁弥漫性增厚，肿瘤边界不清。在CT片上既有胃壁弥漫性增厚，也可见壁内不规则浅龛影。

④ 弥漫浸润型：胃癌组织向胃壁各层弥漫性浸润生长，表面没有明显的肿块隆起或者深溃疡形

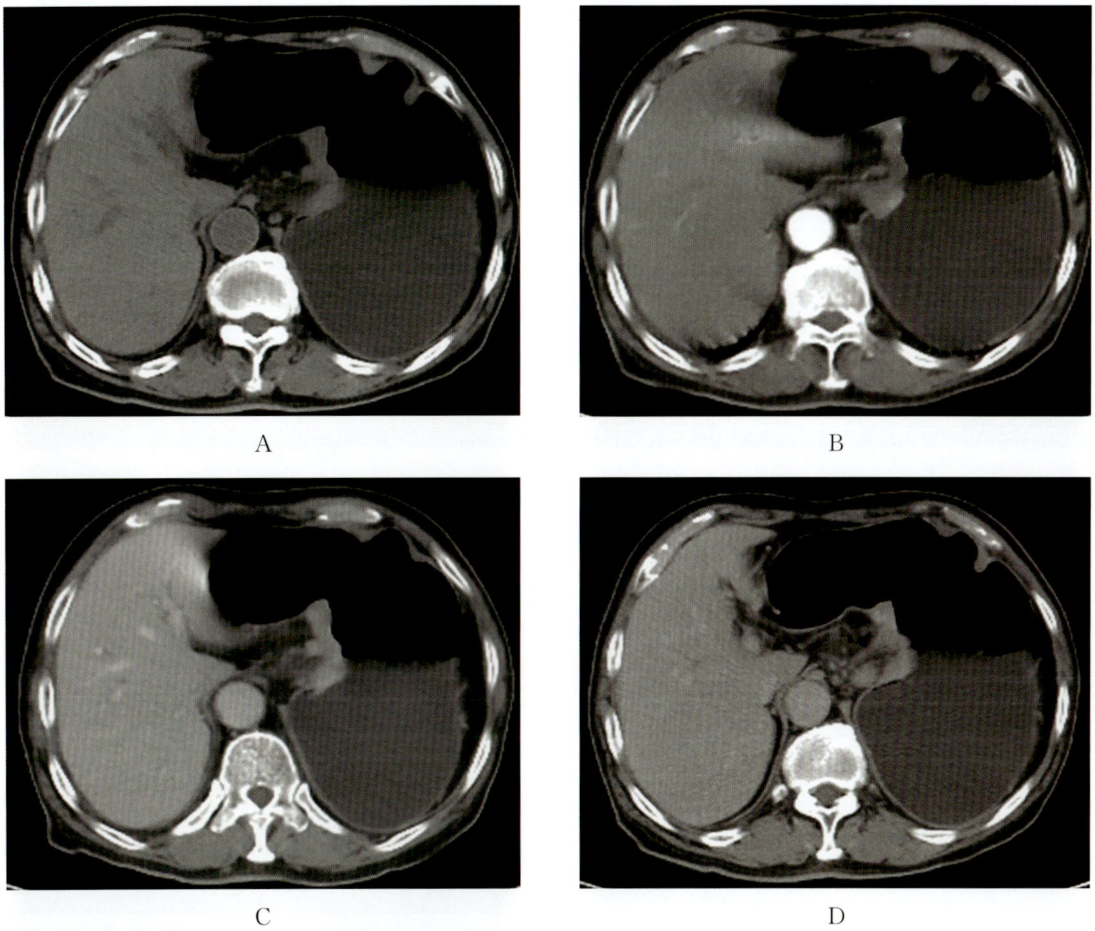

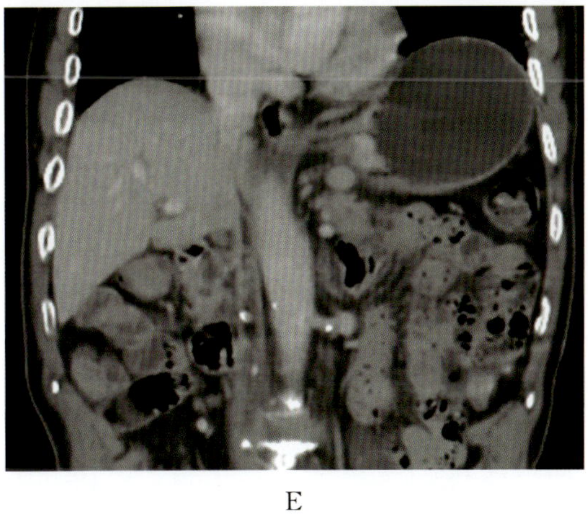

图2-3-4　溃疡型胃癌CT表现

与图2-3-1为同一患者，胃贲门小弯侧溃疡型中-低分化胃腺癌，T4N2M1。为贲门小弯侧胃壁明显不均匀性增厚，CT平扫（A）呈等密度，肿瘤周围胃壁走形僵硬，黏膜面凹凸不平，浆膜面毛糙，周围脂肪间隙模糊，提示肿瘤累及胃浆膜层，增强扫描（B～E）肿瘤较正常胃壁明显强化，且强化时间较胃壁持久，贲门旁可见肿大的转移淋巴结（E）。

成,胃壁弥漫性增厚、走行僵硬,黏膜皱襞消失或不规整,胃腔变窄,失去弹性,多呈非对称性向心狭窄,形成“皮革胃”。上消化道钡剂双对比造影对胃黏膜的破坏、胃壁僵硬、胃腔狭窄及皮革胃等征象的显示有重要价值。CT增强+三维重建及CT仿真内镜技术可较好地显示胃黏膜破坏、胃壁弥漫性增厚、胃腔狭窄的程度,CT还可以显示癌组织侵犯胃浆膜、腹膜和邻近器官及淋巴结转移等信息(图2-3-5)。

(3) MRI表现:进展期胃癌的MRI表现与CT的表现有一定的相似性,主要表现为胃壁增厚,龛影和肿块。进展期胃癌可表现为胃壁增厚或胃内大小不等的软组织肿块影固定于胃壁,胃壁增厚、僵直,肿块T_1WI序列多呈等或稍长信号,T_2WI序

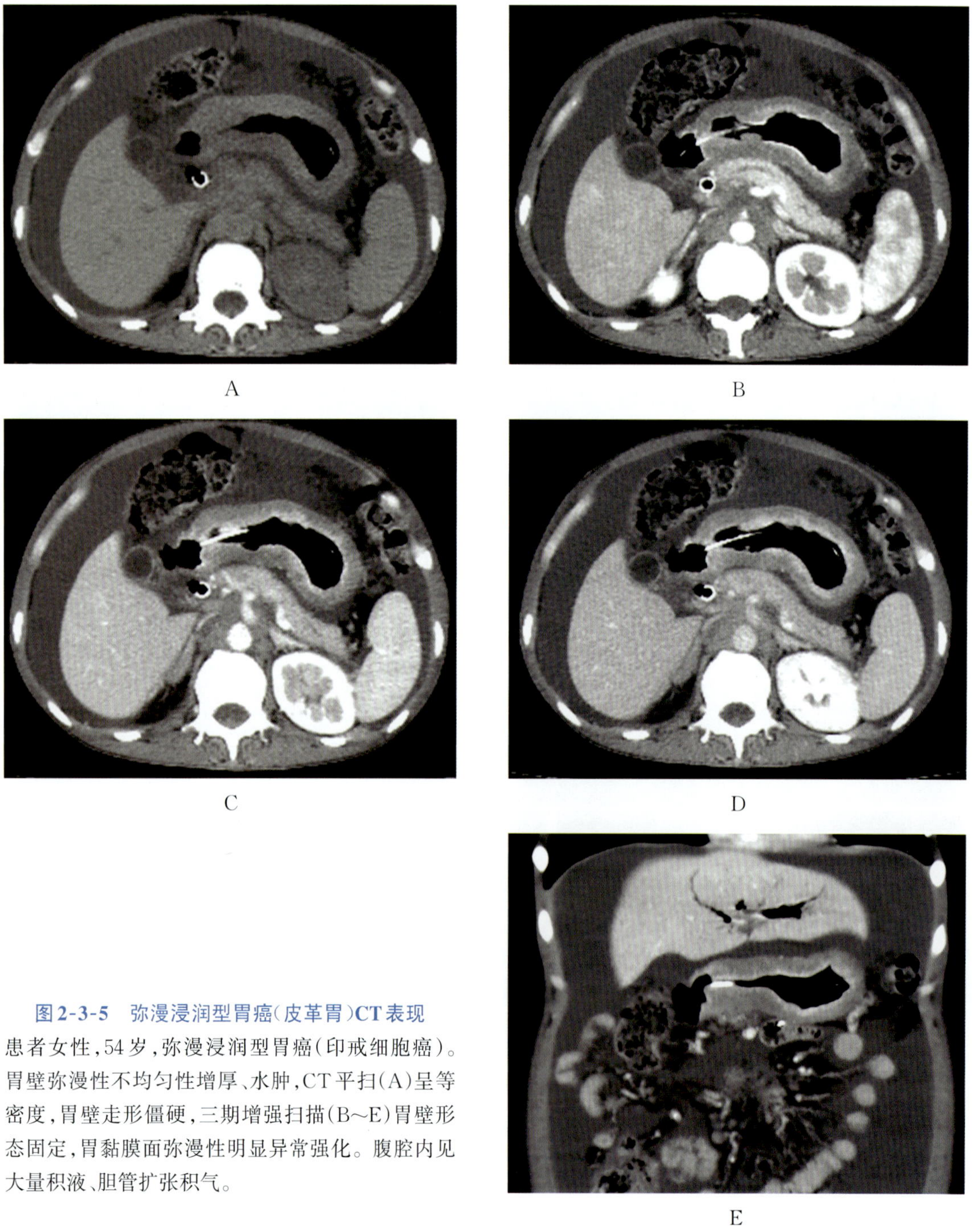

图2-3-5 弥漫浸润型胃癌(皮革胃)CT表现

患者女性,54岁,弥漫浸润型胃癌(印戒细胞癌)。胃壁弥漫性不均匀性增厚、水肿,CT平扫(A)呈等密度,胃壁走形僵硬,三期增强扫描(B~E)胃壁形态固定,胃黏膜面弥漫性明显异常强化。腹腔内见大量积液、胆管扩张积气。

列呈高信号，信号欠均匀，边界较清晰，T_2WI脂肪抑制序列可清晰显示肿块的边缘以及胃壁受侵情况，重T_2WI水成像可见病变部位胃黏膜中断，水样高信号影消失。部分肿瘤可见与周围组织粘连，呈索条样中等信号，受侵的腹膜和网膜结构紊乱，并伴相应血管的受压移位。MRI增强扫描可见胃壁上的肿块呈不均匀性强化，强化后边界清晰，其中溃疡型强化最明显，其次为肿块型、浸润型和弥漫型胃癌，癌灶的强化以黏膜侧明显，部分肿块中可见低信号无强化坏死区。胃癌实性成分的细胞密度明显增高，在MRI的DWI与IVMI-DWI序列上胃癌肝转移瘤和转移性淋巴结均呈明显高信号，ADC值与真扩散系数D值降低。多参数MRI对胃癌伴发早期微小的肝转移癌灶的检出和非肿大的转移性淋巴结评估判断具有较高的诊断效能。

（四）鉴别诊断

1. 胃良性溃疡（benign gastric ulcer）

溃疡型胃癌尤其需要与胃良性溃疡相鉴别。与胃癌相比较，胃良性溃疡一般病程较长，曾有典型溃疡疼痛反复发作史，抗酸剂治疗有效。对于胃良恶性溃疡病变鉴别诊断中，X线的检查结果具有重要意义（表2-3-3）。基于溃疡的各种X线征象综合可以对其良恶性进行初步判断，但具体还需要结合病理活检明确诊断。

表2-3-3 胃良恶性溃疡X线鉴别诊断

鉴别要点	良性	恶性
龛影位置	正面观呈圆形或椭圆形、边缘光滑整齐突出于胃轮廓外	不规则，星芒状
龛影形态	突出于胃轮廓外	位于胃轮廓之内
龛影口部	黏膜水肿的表现如黏膜线、“项圈征”、“狭颈征”等，黏膜皱襞向龛影集中直达龛影口部	指压迹充盈缺损，有不规则环堤、皱襞中断、破坏
蠕动情况	柔软有蠕动波	僵硬、峭直、蠕动消失

2. 胃良性肿瘤（benign gastric tumors）

按组织来源可分为上皮细胞瘤和间叶组织瘤，前者常见为胃腺瘤，后者以胃神经鞘瘤、炎症纤维性息肉等常见。胃腺瘤起源于胃黏膜，为胃的癌前期病变，胃镜取材活检容易明确诊断。胃壁间叶组织起源的良性肿瘤一般体积较小，外形光整。X线钡餐表现为圆形或椭圆形的充盈缺损，表面光滑且覆以正常的黏膜皱襞，一般无龛影，胃黏膜可受压变薄。CT增强及其三维重建准确地显示胃壁黏膜下小肿块，胃腔的侧胃黏膜面呈连续的弧线样强化，不难与肿块型胃癌相鉴别。

3. 胃淋巴瘤（gastric lymphoma）

胃淋巴瘤胃壁弥漫性明显增厚，需与弥漫浸润型胃癌相鉴别，CT与MRI上胃淋巴瘤密度及信号均匀，强化程度弱于胃癌，坏死少见，可见血管漂浮征，胃黏膜线一般显示完整，胃淋巴瘤细胞密度高，因此在DWI与IVMI-DWI序列上呈明显高信号，ADC值与D值明显降低，如果ADC值$\leqslant 0.6 \times 10^{-3}\ mm^2/s$，则高度提示胃淋巴瘤。胃淋巴瘤周围淋巴结多广泛增大融合，易合并腹膜后肾门下淋巴结肿大。不论是浸润型淋巴瘤还是节段型淋巴瘤，受累的胃壁扩张性及柔软度仍良好。

4. 胃间质瘤（gastric stromal tumor）伴坏死及龛影

肿块大于5 cm的胃间质瘤边界不清，黏膜线可受累破坏，表面也可形成溃疡，肿瘤内坏死出血常见，需要与肿块型胃癌相鉴别，胃间质瘤起源于胃壁黏膜下层与肌层，呈膨胀性生长，局部可突出于胃腔外，而胃癌很少向腔外生长，增强扫描胃间质瘤实性部分表现为持续性明显强化。此外，即使是恶性的高危度GIST，对周围组织的浸润较胃癌轻，主要以推压改变为主，胃间质瘤几乎不发生淋巴结转移。

（五）诊断关键要点

（1）早期胃癌（T1期）根据病变形态及深度分为3种类型，早期胃癌常见的CT表现是胃壁内层的局灶性增厚，强化明显，并可见低强化的正常胃壁外层。没有胃壁增厚或无明显强化的T1期胃癌，CT诊断较为困难，主要依赖胃镜检出和诊断，CT的作用在于TNM分期。

（2）进展期胃癌分为肿块型（息肉型）、溃疡型、溃疡浸润型、弥漫浸润型(皮革胃),分别对应为Borrmann Ⅰ、Ⅱ、Ⅲ、Ⅳ型。① 肿块型:X线与CT主要表现为分叶状肿块或菜花状充盈缺损,肿瘤边界清楚;② 溃疡型:主要表现为胃腔轮廓内较大的不规则形龛影形成,周围胃壁增厚,边界较清楚;③ 溃疡浸润型:表现为肿瘤浸润生长,CT与MRI表现为胃壁增厚伴龛影;④ 弥漫浸润型:肿瘤沿胃壁弥漫性浸润生长,无明显胃腔内充盈缺损或龛影,胃壁弥漫性增厚、走行僵硬、蠕动消失,黏膜皱襞增粗或消失,胃腔变窄,严重者形成"皮革胃"。

(3) 胃腔饮水低张充分扩张后的CT平扫及三期增强技术能够清楚地显示早期胃癌起源于胃黏膜,逐步侵及黏膜下层、胃壁肌层和外膜,乃至侵犯腹膜和邻近器官,还可以观察胃周围、腹腔、腹膜后淋巴结有无转移,对肝脏、肾上腺、肺等远隔器官有无转移进行评估,对胃镜检出胃癌后进行准确的肿瘤TNM分期有重要价值。

(4) 多参数MRI检查主要用于浸润溃疡型、弥漫浸润型胃癌与胃淋巴瘤鉴别。胃淋巴瘤患者的胃腔一般无狭窄,淋巴瘤胃壁病灶在DWI与IVMI-DWI序列上呈明显高信号,ADC值与D值明显降低,如果ADC值$\leqslant 0.6\times 10^{-3}\ mm^2/s$,则高度提示胃淋巴瘤。MRI对转移淋巴结和肝转移病灶的检出比CT敏感,有助于术前准确分期和评估。MRI对进展期胃癌新辅助化疗后早期疗效评估和胃癌术后有无复发转移具有参考和指导价值。

(薄　娟　董江宁)

二、胃淋巴瘤

(一) 概述

胃淋巴瘤(gastric lymphoma, GL)是起源于胃黏膜固有层及黏膜下层的淋巴组织的恶性肿瘤,胃也是消化道淋巴瘤的最常见发病部位。GL的病变局限于胃及引流区域的淋巴结者为原发性胃淋巴瘤,全身性淋巴瘤伴有胃受侵者则为继发性胃淋巴瘤。GL占胃原发肿瘤的2%~7%及结外淋巴瘤的30%~40%,绝大多数为非霍奇金淋巴瘤,主要包括弥漫大B细胞淋巴瘤(diffuse large B-cell lymphoma, DLBCL)和黏膜相关淋巴组织(mucosal-associated lymphoid tissue, MALT)淋巴瘤。

GL可发生于任何年龄,多见于40~50岁,男性多于女性。肿瘤可单发也可多发,最常见于胃窦部及胃体部。多数患者病程较长,随着疾病进展,主要表现为腹痛、腹胀,恶心呕吐,反酸嗳气等,上腹痛无规律,多呈间歇性隐痛。偶可伴有呕血,黑便及体重下降,个别患者还伴有消化道穿孔。继发性胃淋巴瘤还可出现发热,体重减轻,肝、脾肿大等全身症状。研究证实幽门螺旋杆菌感染与原发性胃淋巴瘤密切相关,特别是MALT淋巴瘤。

(二) 病理学表现

大体病理:原发性胃淋巴瘤分为浸润型、肿块型和溃疡型,以浸润型最常见。

镜下表现:致密淋巴样浸润、突出的淋巴上皮病变、中度细胞异型性以及Dutcher小体等高度提示淋巴瘤的特征(图2-3-6)。

免疫组化:CD3(−/+)、CD5(−/+)、CD10(−/+)、CD20(−/+)、CD21(−/+)、CD79a(−/+)、Cyclin D1(−/+)、Bcl-2(−/+)。

(三) 影像学表现

1. X线表现

(1) 浸润型:以胃体及胃窦部多见,胃腔正常或变小,胃轮廓光滑或不规则,有如浸润型胃癌"皮革胃"的表现,但GL的胃腔在X线透视下有一定扩张蠕动能力。黏膜走行紊乱,类似慢性胃炎,但加压后黏膜皱襞的形态固定不变。

(2) 肿块型:其表现与蕈伞型胃癌相似,以菜花状充盈缺损为主,边缘清楚,黏膜皱襞粗大、扭曲、交叉,胃的轮廓较光滑完整。

(3) 溃疡型:巨大溃疡常见,多位于瘤体的中心,周围环堤光滑整齐,酷似溃疡型胃癌,但后者的环堤周围有明显的指压迹,黏膜破坏中断。

示例如图2-3-7所示。

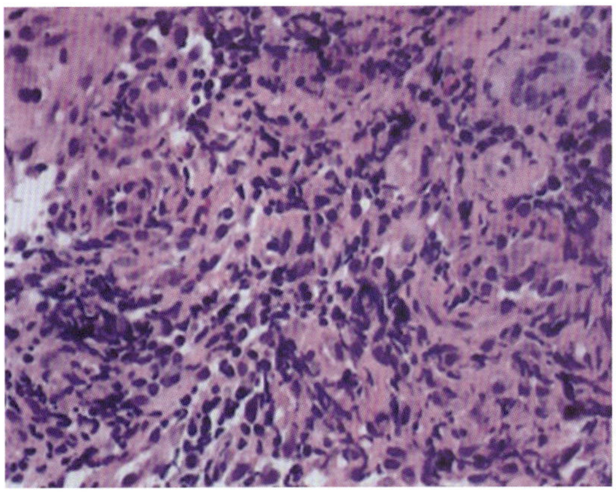
A

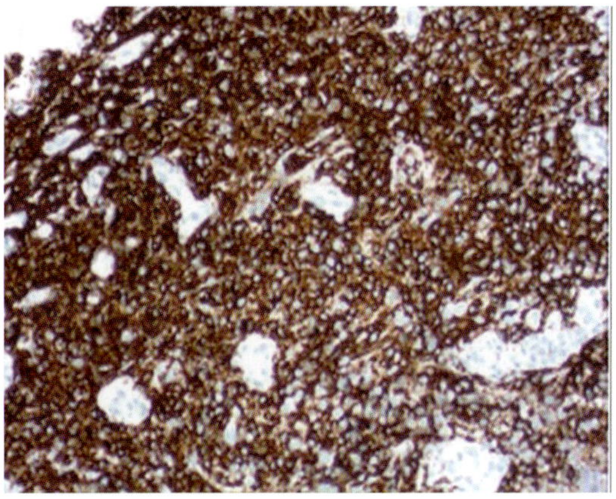
B

图2-3-6　胃淋巴瘤病理学表现

患者男性，68岁，胃黏膜相关淋巴瘤。镜下表现(A)：胃黏膜大量淋巴细胞弥漫浸润，细胞核具有明显异型性，并见淋巴上皮病变(HE，×200)；免疫组化(B)：CD3(散在细胞+)，CD20(散在细胞+)，PAX-5(散在细胞+)，MPO(髓细胞+)，Ki-67(+，约70%)。

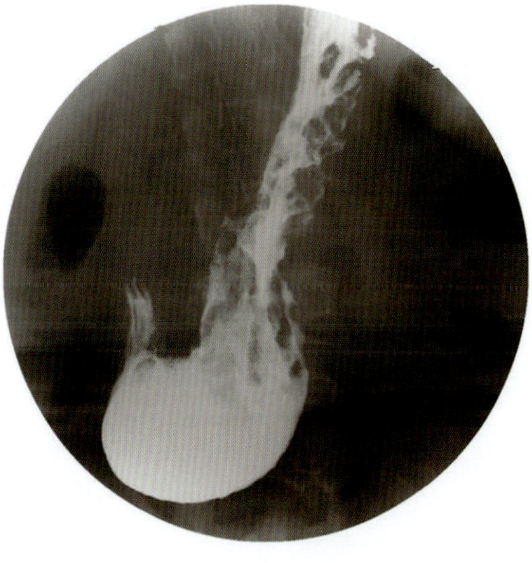
A

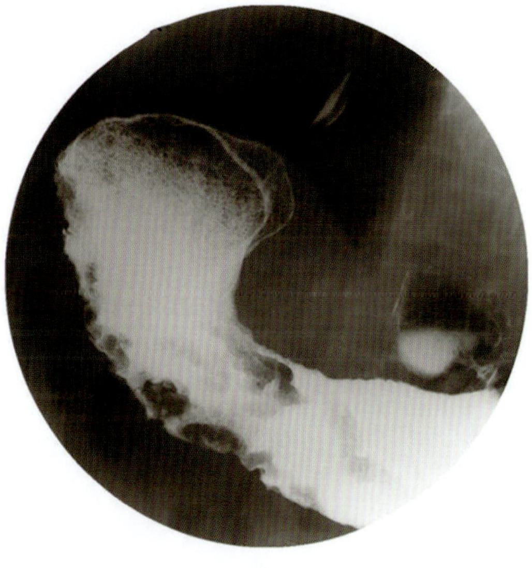
B

图2-3-7　胃弥漫大B细胞淋巴瘤X线影像表现

患者女性，71岁，胃弥漫大B细胞淋巴瘤。胃体壁的胃黏膜粗大，呈“虫蚀样”不规则充盈缺损，黏膜增粗、迂曲，局部呈“串珠样”改变，以胃前壁及胃大弯为主。

2. CT表现

(1) CT平扫表现：

① 浸润型：胃壁局限或广泛性增厚，黏膜下弥漫浸润致胃壁广泛增厚，胃腔外轮廓大多光整并有一定柔软度，不同时期扫描胃腔形态可有改变，但很少出现狭窄或梗阻，胃周脂肪间隙存在。

② 肿块型：起源于胃壁黏膜下扁平或不规则形肿块，多以宽基底向胃腔内外生长。常伴有胃远隔部位的淋巴结肿大，多数肿块密度均匀，较大弥漫大B淋巴瘤常伴有坏死。

③ 溃疡型：胃壁增厚并形成环壁生长的肿块，肿块表面形成龛影，易侵及胃壁肌层及浆膜层，胃周脂肪间隙模糊，密度增高，严重时可引起穿孔。

(2) CT三期增强表现：肿块动脉期呈轻度均匀强化，门静脉期及延迟期进一步强化且持续强化；增强动脉期和门静脉早期，轻度强化的肿块内可见

"血管漂浮征",具有一定的特征性。肿块侵犯黏膜层及浆膜层较晚,增强后通常胃黏膜呈连续性细线样强化,呈"黏膜白线征"。淋巴结为跳跃式无序播散。淋巴结肿大较明显,密度较均匀。进展期淋巴瘤常有胃周、网膜、腹膜后淋巴结肿大,达肾门水平以下。

(3) 继发性胃淋巴瘤除上述原发性胃淋巴瘤表现外,还可有肠系膜、腹膜后淋巴结肿大,肝、脾肿大等影像学表现。

示例如图2-3-8、图2-3-9所示。

3. MRI表现

胃淋巴瘤的MRI形态学表现与CT相似,表现为胃壁黏膜下起源、向胃壁深层浸润的扁平状的肿块,T_1WI序列为等及稍低信号,T_2WI序列为稍高信号,信号较均匀;在DWI像上常为明显高信号、ADC值明显降低是胃淋巴瘤的显著特征。

(四) 鉴别诊断

(1) 胃癌:起源于胃黏膜上皮,最好发于胃窦部,其次为胃体小弯侧。胃壁局限性或弥漫性增

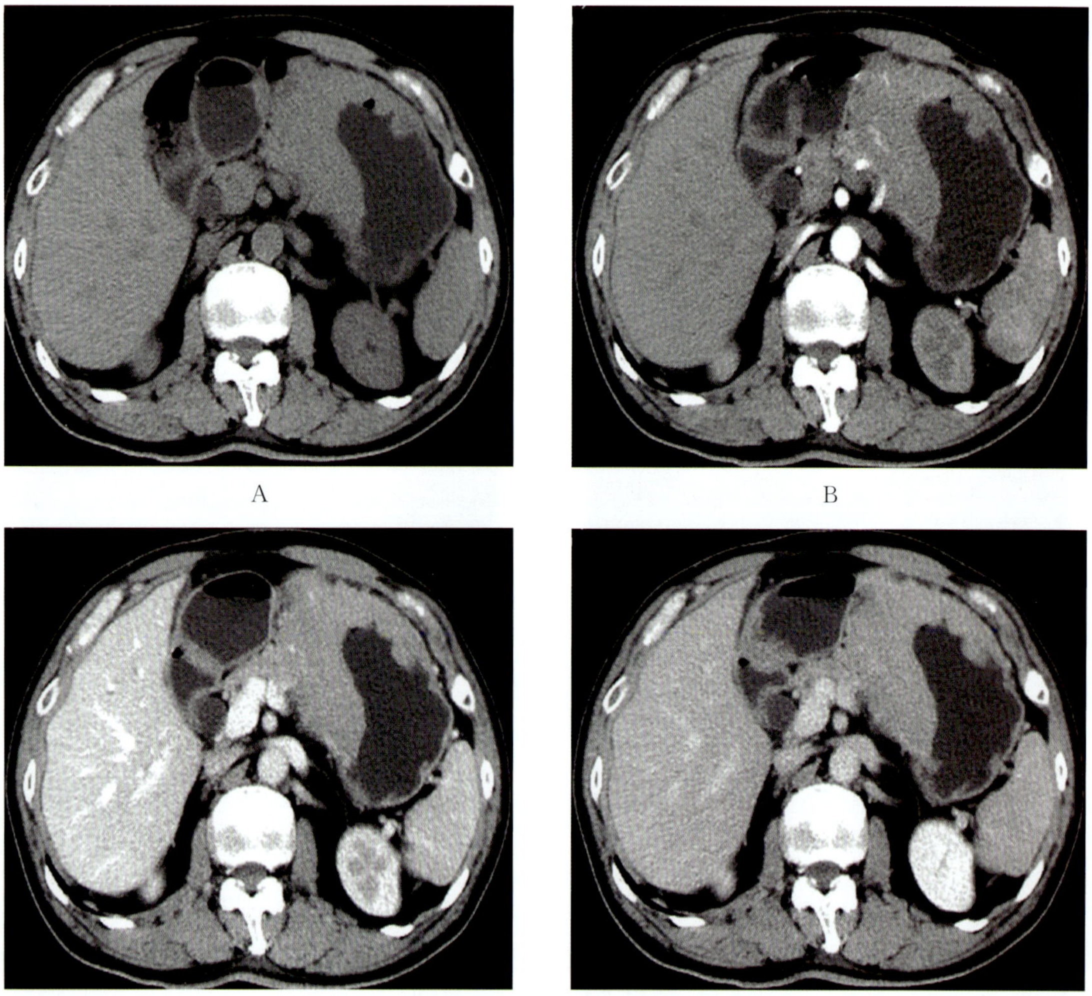

A　B　C　D

图2-3-8　胃黏膜相关淋巴瘤CT表现

与图2-3-6为同一患者,胃黏膜相关淋巴瘤。CT平扫(A):胃底及胃小弯侧胃壁明显增厚,形成扁平状软组织肿块,累及胃黏膜下层和深部肌层,肿块密度均匀;CT三期增强的动脉期(B):肿块轻度均匀强化,内见细小的强化血管呈"血管漂浮征";门静脉期(C):胃壁肿块进一步均匀强化,强化的血管清晰可见;延迟期(D):肿块持续强化,密度进一步增高。

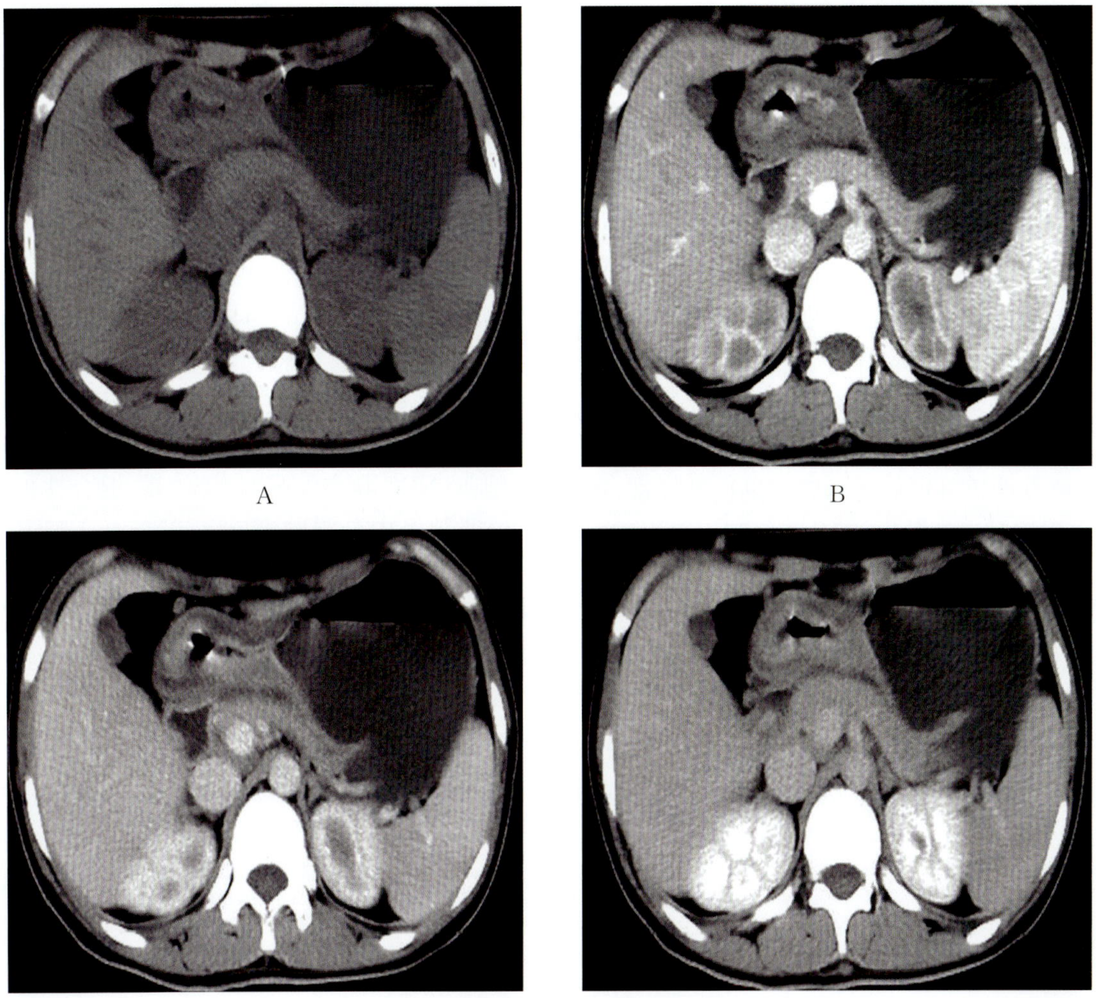

A　B　C　D

图2-3-9　胃窦弥漫大B细胞淋巴瘤CT表现

患者女性，23岁，胃窦弥漫大B细胞淋巴瘤。CT平扫（A）示胃窦部胃壁明显增厚；CT增强扫描动脉期（B）、门静脉期（C）及延迟期（D）示胃壁肿块呈轻中度渐近性强化，强化的胃黏膜线尚完整，提示肿瘤沿黏膜下浸润。

厚，浸润型或浸润溃疡型胃癌（Borrmann Ⅲ、Ⅳ型）可形成“皮革胃”，与淋巴瘤的影像表现相似。胃癌常伴胃壁僵硬，胃腔缩窄，虽然胃淋巴瘤也可引起胃腔狭窄变形，但胃壁仍有舒张伸展性；CT、MRI增强时胃癌病灶明显强化，强化程度高于胃淋巴瘤；胃癌常有胃黏膜中断、破坏，伴胃黏膜面的龛影；胃癌易沿淋巴结引流途径转移，导致胃周围淋巴结肿大，胃淋巴瘤是远离胃壁的腹腔淋巴结肿大。基于CT、MRI的影像组学特征有助于GL同Borrmann Ⅲ、Ⅳ型胃癌的鉴别。

（2）胃间质瘤：也起源于胃壁黏膜下层与肌层，多为球形或不规则形局限性肿块，而非GL的胃壁弥漫性增厚。胃间质瘤易发生出血、坏死，形成大而深的溃疡时，肿瘤内积气积液表现为“假肠腔征”；胃间质瘤血供丰富，增强后明显不均匀强化，强化程度常高于胃淋巴瘤；一般无胃周淋巴结肿大。

（3）胃神经鞘瘤：起源于胃肠道肌间Auerbach神经丛神经鞘施万细胞，好发于30～50岁，女性多见。胃神经鞘瘤向胃壁外生长或推移胃黏膜向腔内隆起，边界清楚，密度均匀，但由于神经组织内脂质成分丰富，平扫密度稍低于周围肌肉组织。增强后呈轻中度渐进性强化，部分瘤体变性而出现“靶环征”。

(五)诊断关键要点

(1) 胃淋巴瘤好发于45~60岁,男性多见。

(2) 胃黏膜固有层及黏膜下层起源,胃壁明显增厚伴扁平状肿块,密度/信号均匀,三期增强呈轻中度渐进性强化,在增强动脉期和门静脉早期,胃壁肿块内可见"血管漂浮征",胃黏膜呈连续性细线样强化,即"黏膜白线征"阳性。

(3) 胃壁肿块在DWI序列上呈明显高信号、ADC值明显降低为其特征。

(4) 原发性胃淋巴瘤为跳跃式淋巴结播散,通常不伴有胃周淋巴结肿大,而伴有肾门水平腹膜后淋巴结肿大,这与胃癌常伴胃周淋巴结转移不同。

(5) 继发性胃淋巴瘤除上述改变外,同时发现肝、脾肿大等影像学表现。

(付宝月　董江宁)

三、胃神经内分泌肿瘤

(一)概述

胃神经内分泌肿瘤(gastric neuroendocrine neoplasm,G-NEN)是一组起源于胃壁肽能神经元和神经内分泌细胞的高度异质性肿瘤,约占胃肠道神经内分泌肿瘤的3%和胃恶性肿瘤的0.3%,可以从缓慢生长的低度恶性发展到高转移、高复发风险的高度恶性的肿瘤。

胃神经内分泌肿瘤多发于40岁以上中老年人,男女比例约3:1。临床表现大多无特异性,如腹痛、腹泻、食欲下降、消瘦等,除非出现上消化道出血、穿孔、梗阻等腹部急症或类癌综合征,大多数是在对慢性胃部疾病复查时而发现胃神经内分泌肿瘤。

胃神经内分泌肿瘤有多种分类标准:按分化程度,可分为分化良好的神经内分泌瘤(neuroendocrine tumor,NET)和分化差的神经内分泌癌(neuroendocrine carcinoma,NEC);按是否分泌肽类激素,可分为功能性和无功能性G-NEN;按是否具有遗传性,可分为散发性和遗传相关性肿瘤。分型不同其治疗策略与预后也大不相同。

(二)病理学表现

病理学诊断标准:胃神经内分泌肿瘤的分类、分级和分型参照2019年WHO消化系统肿瘤分类和2020年中国胃肠胰神经内分泌肿瘤病理诊断共识(表2-3-4)。① 神经内分泌肿瘤,分为低级(G1)、中级(G2)和高级(G3);② 神经内分泌癌,包括大细胞型NEC和小细胞型NEC;③ 混合性神经内分泌-非神经内分泌肿瘤(mixed neuroendocrine-non-neuroendocrine neoplasm,MiNEN),此类型肿瘤的两种成分至少各占30%。CgA、Syn、VMAT-2、NSE、CD56是诊断的胃神经内分泌肿瘤常见的免疫组化指标,并且与肿瘤的分化程度密切相关。

示例如图2-3-10所示。

表2-3-4　神经内分泌肿瘤的病理分型、分类及分级

分型	分类	分级	核分裂象($2\ mm^2$)	Ki-67增殖指数
NET,G1	高分化	低	<2	<3%
NET,G2	高分化	中	2~20	3%~20%
NET,G3	高分化	高	>20	>20%
NEC,小细胞型	低分化	高	>20	>20%
NEC,大细胞型	低分化	高	>20	>20%
MiNEN	高或低分化	不定	不定	不定

(三)影像学表现

G1级胃神经内分泌肿瘤好发于胃底、胃体部,直径多小于1 cm,常表现为黏膜或黏膜下息肉状小结节,增强扫描相对于G2、G3强化程度高,不伴转移。G2级胃神经内分泌肿瘤好发于胃窦部,直径1~2 cm,可表现为胃壁增厚、黏膜或壁内结节,呈中度强化,具有恶性及转移潜能。G3级胃神经内分泌肿瘤与腺癌表现类似,可表现为胃壁增厚、向腔内或腔外生长,强化方式多样,以中度延迟强化常见,恶性程度高,易发生转移。

以一例胃贲门G3级神经内分泌肿瘤(神经内分

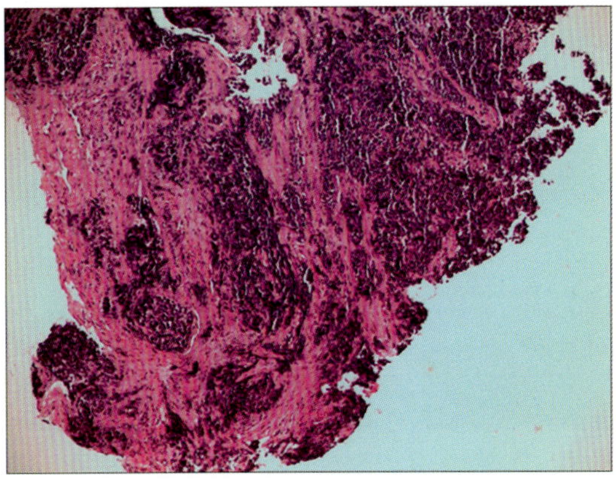

A

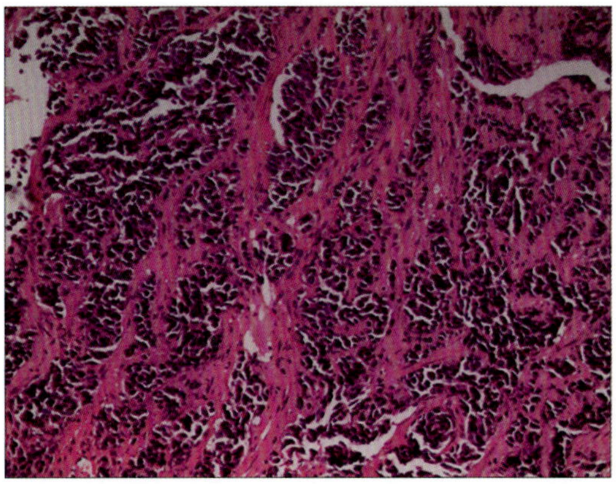

B

图 2-3-10 胃神经内分泌肿瘤病理学表现

患者男性，53岁，胃贲门神经内分泌癌。胃镜活检结果示：胃神经内分泌肿瘤G3级（神经内分泌癌）。免疫组分：CK(pan)(1+)，Syn(3+)，CgA(－)，CD56(3+)，CEA(3+)，CK7(1+)，CD20(－)，p63(－)，p40(－)，Ki-67(+，约80%)。

泌癌）为例介绍其影像学表现：患者男性，53岁，2周前饮酒后，腹胀伴恶心呕吐（胃内容物），随后右上腹闷胀不适并持续加重，伴食欲减低，CEA、CA19-9明显增高。上腹部CT平扫+增强示：贲门部黏膜及黏膜下层胃壁明显增厚，向腔内隆起，浆膜层尚光整，病变处黏膜面局部见凹槽样改变，提示溃疡形成；CT平扫密度均匀（图2-3-11A），增强扫描呈中度持续性强化（图2-3-11B～D）；肝胃间隙及腹膜后见多发肿大淋巴结（图2-3-11E），呈环形强化，肝脏见多发类圆形低密度灶伴轻中度强化（图2-3-11E、F），腰椎见多发类圆形异常信号灶（图2-3-11G～I），T_1WI序列呈低信号，T_2WI及T_2WI-FS序列呈高信号。本病例特点：原发病灶体积相对较小，范围局限，未突破浆膜面，但伴有肝脏、淋巴结及腰椎的多发转移。

（四）鉴别诊断

（1）胃腺癌（gastric adenocarcinoma）：胃神经内分泌肿瘤主要需要与最常见的胃癌——胃腺癌相鉴别。鉴别要点如下：① 胃癌绝大部分组织学类型为胃腺癌，胃腺癌的发病率远高于胃神经内分泌肿瘤，常表现为起源于胃黏膜的癌灶，逐步累及黏膜下层、肌层和外膜，主要CT与MRI的表现为胃壁增厚和/或呈菜花状向腔内生长的肿块与溃疡，胃壁增厚较胃神经内分泌肿瘤明显，增强扫描动脉期明显强化，门静脉期减退，并清晰显示病变侵犯胃壁各层的表现。② 胃神经内分泌肿瘤易沿着黏膜下层浸润扩展，黏膜层受破坏及纤维化较胃癌轻，因而胃腔缩窄比胃腺癌程度轻。③ 胃腺癌也易发生胃周间隙淋巴结转移及肝转移，但其他部位转移较胃神经内分泌肿瘤少见。

（2）胃淋巴瘤（gastric lymphoma）：胃淋巴瘤起源于胃壁黏膜下层，常表现为胃壁节段性或弥漫性增厚，也可表现为肿块。胃淋巴瘤和神经内分泌肿瘤均可伴有其他部位淋巴结的转移，肿瘤组织的细胞密度较高，DWI均有扩散受限而呈高信号。鉴别要点如下：① 胃淋巴瘤扩散受限程度高于胃神经内分泌肿瘤，在DWI序列上呈更高信号、ADC图呈明显低信号，ADC值一般低于0.6～0.7 mm^2/s。② 多期增强后一般为轻中度强化，强化均匀，少有坏死，而且胃淋巴瘤强化程度较胃神经内分泌肿瘤轻。③ 胃淋巴瘤肿块内常可见特征性“血管漂浮征”，X线钡餐造影示胃淋巴瘤胃壁柔软性及扩张性尚好。

（五）诊断关键要点

（1）胃神经内分泌肿瘤起源于胃的肽能神经元和神经内分泌细胞。

（2）不同病理分级的胃神经内分泌肿瘤的影像表现不同：① G1级和G2级胃神经内分泌肿瘤多为

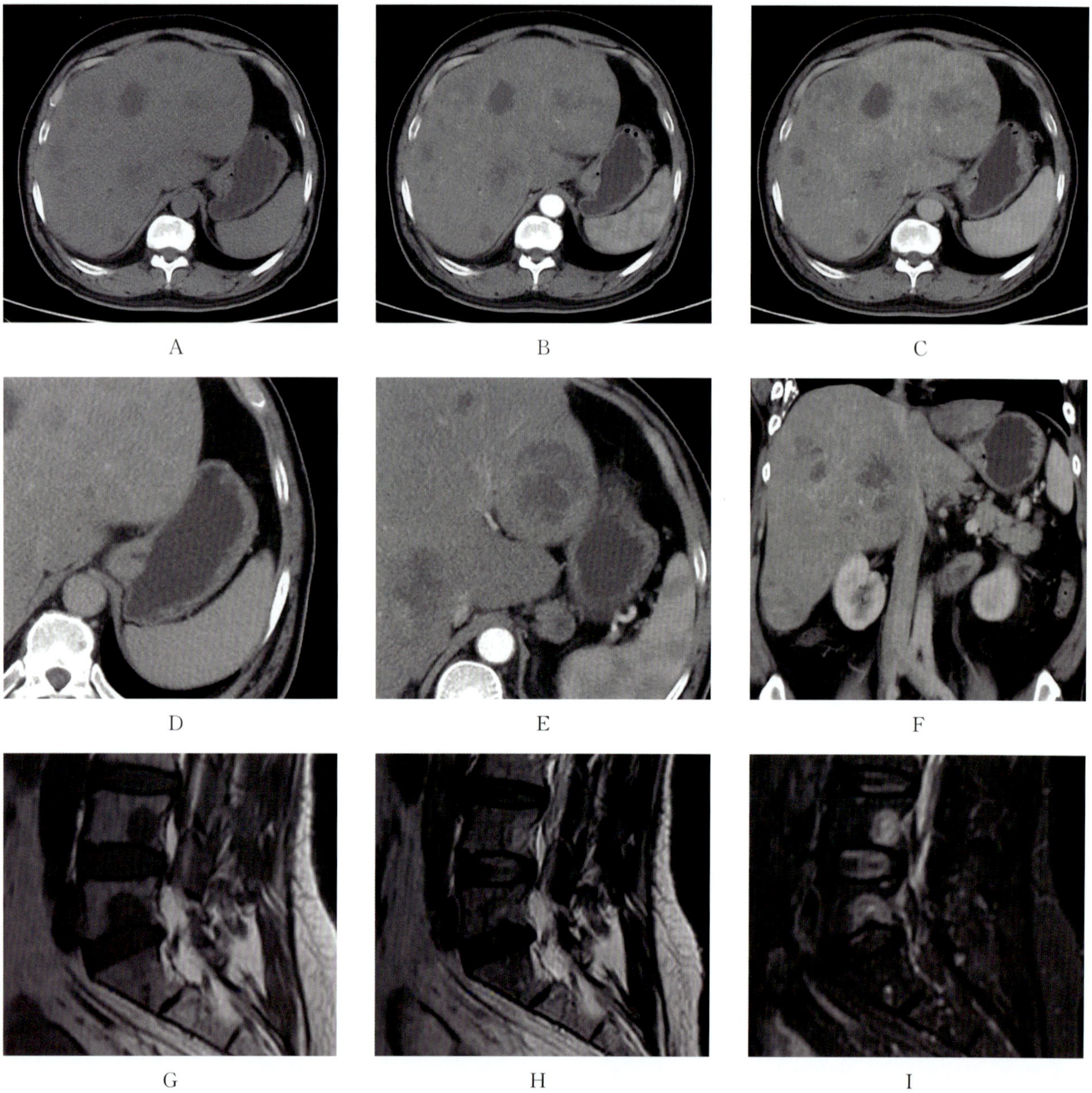

图2-3-11 胃神经内分泌肿瘤影像学表现

与图2-3-10为同一患者,胃贲门神经内分泌癌伴肝脏及腰椎转移。贲门处胃壁增厚,向胃腔内隆起,CT平扫(A)密度均匀,病变黏膜面见凹槽样龛影,增强扫描(D~F)中度持续性强化,伴肝胃间隙淋巴结转移、肝脏及腰椎多发转移(G~I)。

结节或肿块型,病灶较小,边界清晰。② G3级胃神经内分泌肿瘤多为弥漫及溃疡型,病灶较大,多数肿瘤最大直径>3 cm,形态不规则,具有显著恶性肿瘤特征。③ 增强后G1级、G2级胃神经内分泌肿瘤动脉期明显强化,而G3级胃神经内分泌肿瘤动脉期不均匀中度或显著强化,门静脉期强化降低;G3级胃神经内分泌肿瘤易发生淋巴结、肝脏等其他脏器的转移。

(3) 影像学检查的价值在于评估胃壁病变侵犯深度和胃壁外器官转移情况,为治疗决策和疗效评估提供客观定量依据。

(薄 娟 董江宁)

四、食管胃结合部鳞状细胞癌

（一）概述

食管胃结合部癌(carcinoma of the gastroesophageal junction)指肿瘤组织侵犯食管与胃的结合部位，病灶中心在食管与胃结合部位的上、下5 cm范围内的恶性肿瘤。肿瘤可能起源于食管远端，向下生长，侵犯近端胃，或起源于近端胃，向上生长，侵犯远端食管。

Siewert和Stein根据肿瘤中心的解剖位置，将这种癌症分为3种类型：Siewert Ⅰ型为食管下端癌，指癌肿位于食管胃连接线上1～5 cm；Siewert Ⅱ型即为传统意义的贲门癌，指癌肿在食管胃连接线(齿状线)上1 cm至连接线下2 cm；Siewert Ⅲ型即贲门下癌，癌肿位于食管胃连接线下2～5 cm。东方国家食管胃结合部癌的分布与西方国家报道的不同，Ⅱ型和Ⅲ型的食管胃结合部癌的发病率较西方国家高。

食管胃结合部癌常见的组织学类型有腺癌、腺鳞癌、鳞状细胞癌和神经内分泌癌，由于其解剖结构存在特殊性，肿瘤分期也存在争议，预后也不相同。本节重点阐述食管胃结合部鳞状细胞癌(squamous cell carcinoma of the gastroesophageal junction)，简称食管胃结合部鳞癌。

（二）病理学表现

研究表明，不同种族的食管胃结合部癌几乎所有临床病理特征的都存在显著差异。东方患者一般多为女性，他们的肿瘤集中在胃近端，组织学异质性强，大多表现为腺鳞癌、神经内分泌癌、胰腺腺泡样腺癌等罕见类型，慢性胃炎(81%)和幽门螺杆菌感染(35%)广泛存在，多是原发性近端胃癌。相比之下，在西方患者中，几乎所有的肿瘤都集中在食管远端，与Barrett食管相关，具有食管癌的临床病理特征。

食管胃结合部鳞癌镜下表现：① 角化细胞团伴癌珠形成；② 癌细胞呈镶嵌状，细胞界限清楚，由单个细胞角化或早期癌珠形成；③ 有明显的细胞间桥；④ 组织化学提示有角蛋白存在。免疫组织化学标记有助于准确诊断：p40、CK5/6、CK34BE12。

示例如图2-3-12所示。

（三）影像学表现

食管胃结合部癌较少见，无特异性影像学表

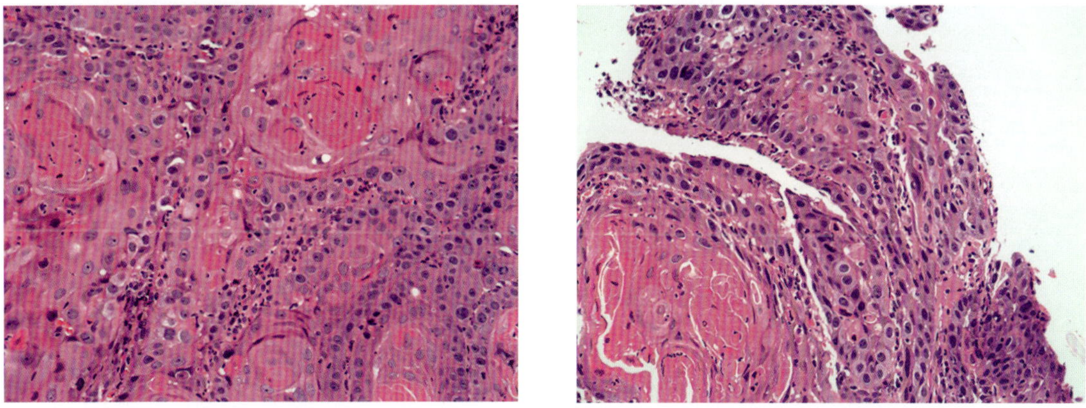

A　　　B

图2-3-12　食管胃结合部鳞状细胞癌病理学表现

患者男性，52岁，食管胃结合部高-中分化鳞状细胞癌。大体病理：肿瘤位于胃贲门小弯侧，大小为6.5 cm×5.5 cm×5.5 cm，切面灰白色，质硬，侵犯胃壁全层、食管壁全层(1 cm)。镜下所见：胞浆深伊红染色，角化珠及细胞间桥形成，癌细胞排列成镶嵌状，胞界清楚。免疫组化：CK5/6(+)、CK34BE12(+)、CK7(−)、p63(+)、Ki-67(+，约80%)。

现，影像学检查可对食管胃结合部癌侵犯的范围做出准确判断，可为外科手术方式的选择提供帮助。本节以食管胃结合部鳞癌为例描述其影像学表现。主要检查手段包括X线气钡双对比造影、CT和MRI。

1. X线气钡双对比造影表现

X线气钡双对比造影(gas-barium double contrast X-ray radiography)具有无创、三维显示视野宽广、可重复性好等优点，联合应用双对比及流动涂抹法等多种对比手段，配合多体位、多角度观察，可提高X线气钡双对比造影对食管受侵长度和肿瘤浸润中心点的判断准确性，能够三维动态观察肿瘤中心点距食管胃交界线的距离。食管胃结合部癌X线气钡双对比造影直接和间接征象包括：① 食管或胃腔狭窄，钡剂通过受阻，梗阻近端食管可扩张；② 充盈缺损，部分充盈缺损表面可见钡斑，提示龛影形成；③ 病变处管壁黏膜皱襞破坏、消失、中断、僵直，伸展受限(图2-3-13)。

2. CT表现

上腹部增强CT是目前临床指南推荐的食管胃结合部癌首选的影像学检查手段。食管胃结合部癌最直接的CT表现为食管胃结合部管壁不规则增厚和/或形态不一的软组织肿块，局部管壁僵硬，部分伴溃疡形成，CT可见肿块黏膜面不规则凹陷，其周围隆起，呈“火山口”样腔内龛影。增强扫描强化方式多样，多表现为不均匀性明显强化(图2-3-14)。

CT检查的优势在于可观察胃壁厚度、层次结构及周围脂肪间隙情况，检出淋巴结及远处转移。在CT多平面重组图像上可测量评估肿瘤分布位置；CT曲面重建图像，可直观显示病变延伸范围。不足之处是难以立体观察黏膜面的破坏情况，对黏膜细节的判断能力不及X线气钡双对比造影。因此运用好“空腹、喝水、低张、增强”的CT精细检查技术对检出肿瘤和判断范围至关重要。

3. MRI表现

MRI具有多序列多参数成像、多信号评估的优势，可为食管胃结合部癌的评估补充更丰富的组织对比信息，亦能显示细胞的病理生理改变。T_2WI是胃肠道肿瘤评价的基本序列，组织信号对比丰富，平扫即有可能显示病灶的上下界及肿瘤侵犯管壁各层的情况，T_1WI序列肿瘤多呈等信号，T_2WI及T_2WI-FS序列呈稍高信号，DWI序列呈高信号。基于肿瘤与正常远端食管或近端胃壁之间的信号差异，MRI在显示肿瘤边界及观察食管胃壁受侵范围方面优于CT。

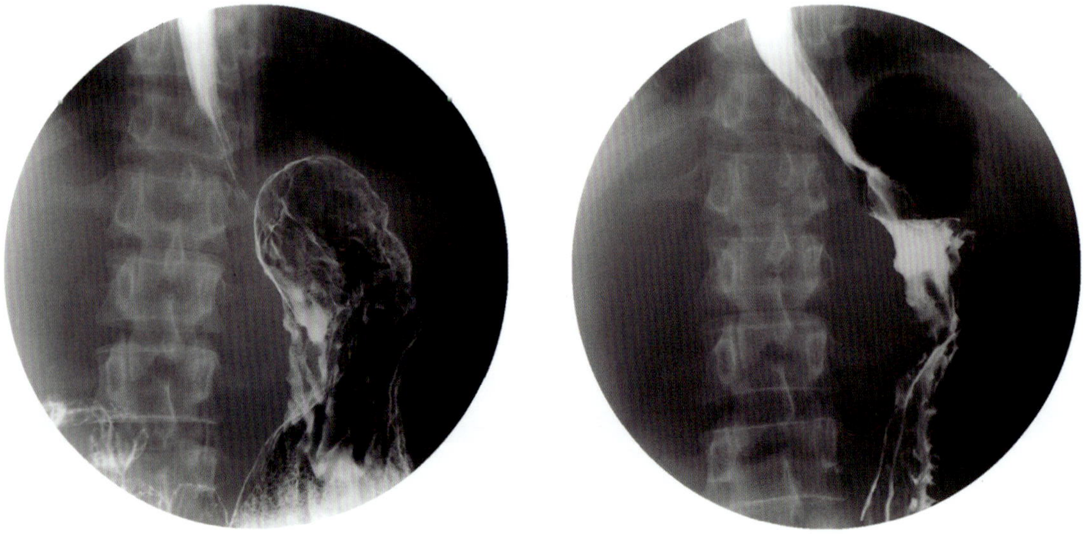

A B

图2-3-13 食管胃结合部鳞状细胞癌X线表现

与图2-3-12为同一患者，食管胃结合部高-中分化鳞状细胞癌。胃小弯垂直部局部见不规则形充盈缺损影，充盈缺损表面见钡斑，管腔不规则变形，局部僵硬、蠕动消失，黏膜扭曲、破坏，钡剂通过受阻、变缓。

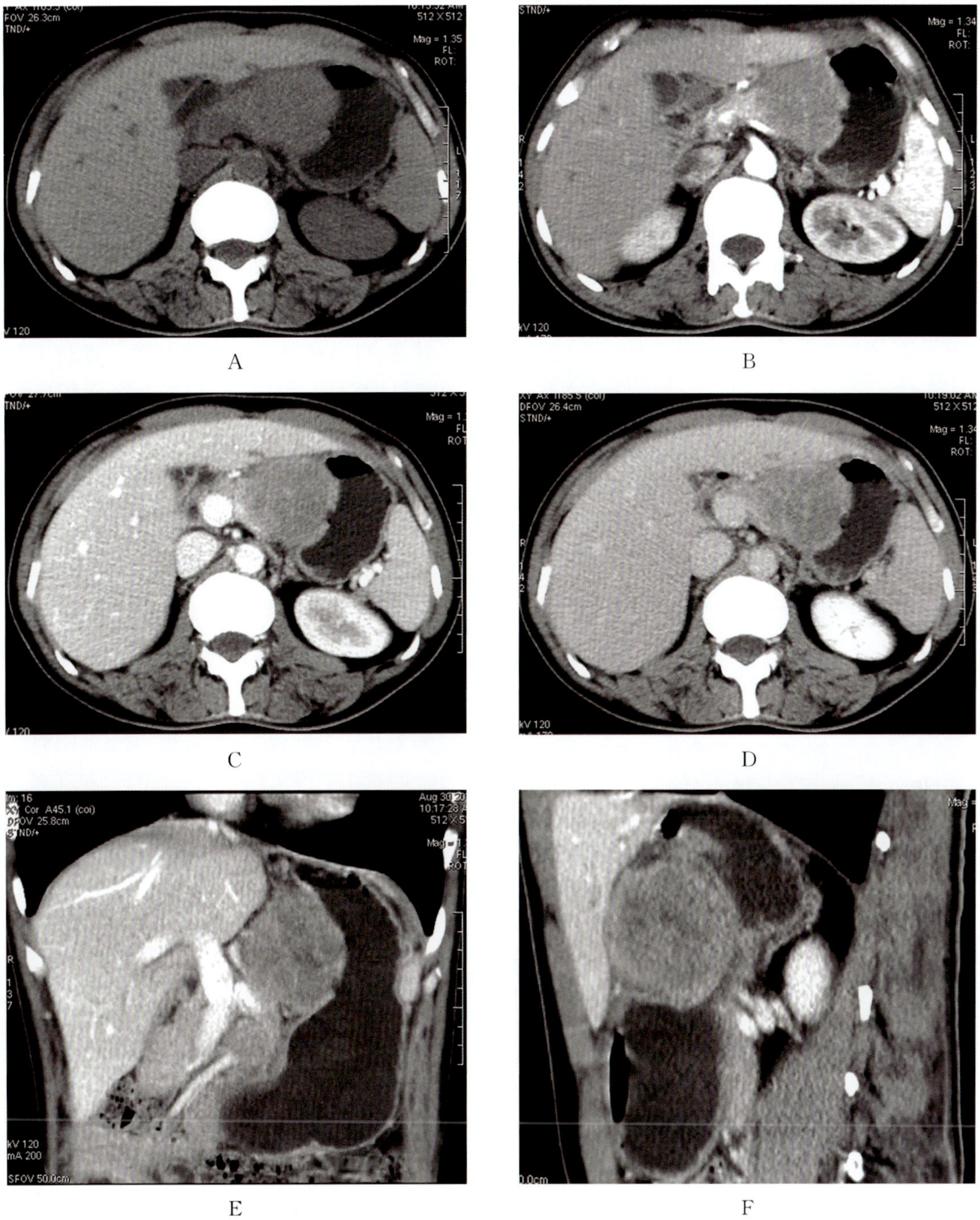

图2-3-14 食管胃结合部鳞状细胞癌CT表现

与图2-3-12为同一患者，食管胃结合部高-中分化鳞状细胞癌。胃体小弯侧黏膜下区外生性肿块，CT平扫(A)呈软组织密度，密度尚均匀，边界局部不清，肿瘤与邻近肝左叶之间的脂肪间隙尚存在。增强扫描(B~D)分别为增强动脉期、门静脉期和延迟期，肿瘤呈不均匀中等度持续性强化，肿瘤内见条状肿块血管生成，病变处局部黏膜见凹槽状破溃、形成小龛影。

(四) 鉴别诊断

(1) 胃淋巴瘤(gastric lymphoma):胃淋巴瘤起源于黏膜下层的淋巴组织,常伴其他处淋巴结肿大,广泛浸润的淋巴瘤,胃壁呈节段性或普遍性增厚,胃腔缩窄与变形,但其缩窄与变形程度不及食管胃交界部癌,胃淋巴瘤液化坏死少见;表现为肿块者,边界清晰,且与邻近器官间的脂肪间隙常保留,强化均匀。X线钡剂双对比造影时,胃壁柔软性及扩张性好,胃蠕动与收缩仍然存在。

(2) 胃及食管下段间质瘤(gastric and low esophageal stromal tumor):肿块样食管胃结合部癌需与胃间质瘤鉴别,胃间质瘤起源于黏膜下组织,良性者大多直径<5 cm,密度均匀,边缘锐利,大多可见钙化;恶性者大多直径≥6 cm,边界不清,易见坏死囊变或出血;胃间质瘤多呈持续性明显强化,一般不伴有周围淋巴结转移。

(五) 诊断关键要点

(1) 食管胃结合部癌是指发生在食管和胃的结合部位的肿瘤,病灶中心在胃食管结合部位的上、下5 cm范围内,病理组织学类型有腺癌、腺鳞癌、鳞状细胞癌和神经内分泌癌,由于其解剖结构存在特殊性,治疗方案与其他类型胃癌不同,预后也不相同。

(2) 食管胃结合部癌影像学表现要点:X线气钡双对比造影表现为食管胃结合部充盈缺损、黏膜破坏。CT显示起源于结合部黏膜的肿块,伴有黏膜破坏和大小不一的龛影,肿块侵犯胃壁结构,向外生长形成肿块,并可累及食管下段;CT三维重建不仅可以精准定位,还可以提供详细的TNM分期等定量信息。

(3) X线、CT、MRI等影像学检查不仅用于评估病变范围、转移情况,还可弥补胃镜不能显示的胃壁深部和胃壁外侵犯等不足,为外科手术方式及合理治疗方案的选择提供影像学依据。

(薄 娟 董江宁)

五、胃与小肠道间质瘤

(一) 概述

胃肠道间质瘤(gastrointestinal stromal tumor, GIST)起源于胃肠道间质卡哈尔细胞(Cajal cell),是最常见的胃肠道间叶源性肿瘤。其病因尚未完全明确,与遗传及环境因素相关。遗传上存在频发性酪氨酸激酶受体(c-kit)基因突变和血小板源性生长因子受体α(PDGFRA)基因突变。目前普遍认为GIST是具有不同恶性潜能的肿瘤,2008版美国国立卫生署(NIH)的危险度分级(表2-3-5)根据肿瘤体积和核分裂象数目将手术切除的GIST分为极低危、低危、中危及高危4个等级。GIST的TNM分期(表2-3-6)系统也主要根据这些指标来制定,主要是为GIST的规范治疗及预后判定奠定基础。

表2-3-5 2008版美国国立卫生署原发GIST危险度分级标准

危险度分级	肿瘤直径(cm)	核分裂象(个/50HPF)	原发部位
极低危	≤2.0	≤5	任何
低危	2.1~5.0	≤5	任何
中危	2.1~5.0	>5	胃
	<5.0	6~10	任何
	5.1~10.0	≤5	胃
高危	任何	任何	肿瘤破裂
	>10.0	任何	任何
	任何	>10	任何
	>5.0	>5	任何
	2.1~5.0	>5	非胃原发
	5.1~10.0	≤5	非胃原发

表2-3-6 GIST的TNM分期

期别	分期标准
原发瘤(T)	
Tx	原发瘤无法评估
T0	无原发瘤证据
T1	肿瘤最大直径≤2.0 cm
T2	肿瘤最大直径>2.0 cm而≤5.0 cm
T3	肿瘤最大直径>5.0 cm而≤10.0 cm
T4	肿瘤最大直径>10.0 cm
区域淋巴结(N)	
Nx	区域淋巴结无法评估
N0	无区域淋巴结转移
N1	有区域淋巴结转移
远处转移(M)	
M0	无远处转移
M1	有远处转移

GIST可发生于消化道的任何部位,胃是最常见的部位(60%),其次是小肠(30%)、结肠直肠(10%)、食管(0~6%),很少发生在网膜和腹膜后。GIST发病高峰在50~70岁,男、女发病比例基本一致。根据肿瘤的生长部位将其分为4种类型:① 黏膜下型:肿瘤从黏膜下向管腔内突出,与消化道壁可有蒂相连;② 肌壁间型:肿瘤同时向腔内外生长,部分形似哑铃状;③ 浆膜下型:肿瘤从浆膜下向腔外生长,以宽基底与消化道壁相连;④ 胃肠道外型,肿瘤起源于胃壁外的其他部分,如肠系膜、网膜及腹膜后等。胃间质瘤(gastric stromal tumor or gastric gastrointestinal stromal tumors,GST)50%发生于胃体部,其中胃大弯侧略多于胃小弯,胃窦和贲门胃底区各占25%。小肠间质瘤(small intestinal stromal tumor,SIST)恶性程度明显高于胃GIST,恶性肿瘤的累计发生率约是胃GIST的2倍,小肠GIST的复发率高于胃肠道其他部位的GIST。

GIST临床症状与肿瘤的大小、发生部位、肿物与消化道管壁的关系以及肿物的性质有关,早期临床症状不明显,后期常因肿瘤坏死、出血、压迫,出现腹部不适、腹痛、腹胀、腹部包块、消化道出血等症

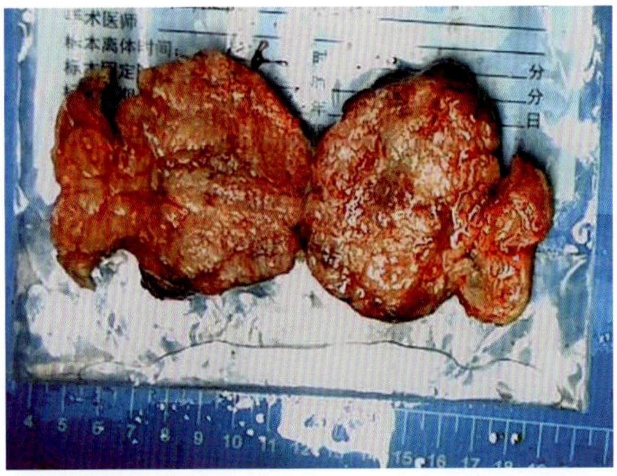

A

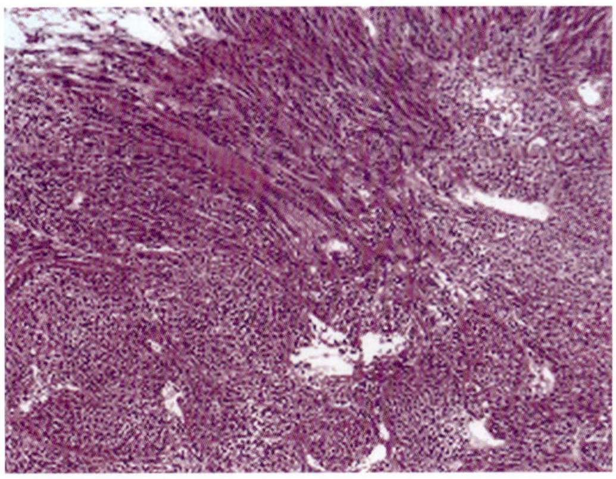

B

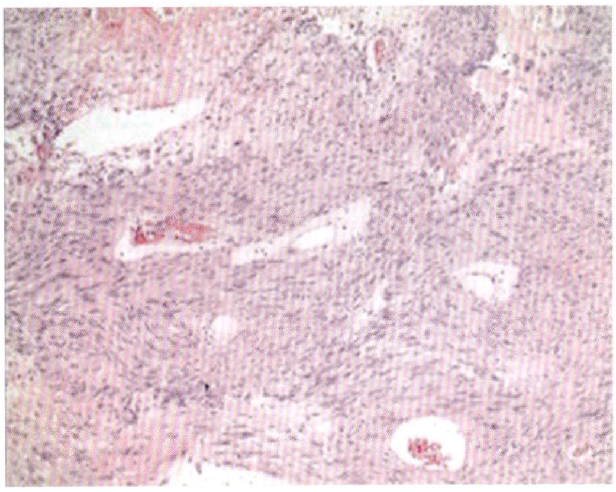

C

图2-3-15 胃间质瘤病理学表现

患者男性,71岁,胃底部中危度GIST。大体病理(A):肿瘤切面呈灰白色,似鱼肉样,质韧,大小为58 mm×43 mm×13 mm。镜下所见(B):细胞呈梭形,交错排列,核分裂象小于等于5个/50HPF。免疫组化(C):CD117(+),CD34(+),DOG-1(+),SMA(−),S-100(−),Vim(+),Desmin(−),Ki-67(+,<5%)。

状。由于小肠长度可达5～6 m,相互重叠,位置不固定,流动性大,因此,小肠GIST在临床工作中容易漏诊,早期诊断较困难,预后也不同,影像学检查对胃肠间质瘤的检出、诊断具有重要价值。

(二)病理学表现

大体病理:肿瘤切面呈灰白色或棕色,实性,质韧,部分肿瘤为鱼肉状,无包膜,肿块直径超过5 cm者多出血、坏死。

镜下表现:由数量不等的梭形细胞和上皮细胞组成,排列成编织状、旋涡状或栅栏样,部分深染,胞浆伊红色,依据和梭形细胞上皮样细胞的比例可分为梭形细胞型、上皮样细胞型以及梭形细胞和上皮样细胞混合型。

免疫组化:通常表现为CD117和CD34阳性。CD117是诊断GIST不可或缺的指标,其阳性率接近100%,CD34阳性率可高达80%。

示例如图2-3-15所示。

(三)影像学表现

1. X线表现

X线对GIST的评估价值有限。钡餐检查中,当肿瘤向消化道管腔内突出时,腔内见充盈缺损,轮廓较规则,周围黏膜受压推移,部分出现黏膜破坏、溃疡形成,管壁无僵硬。如有窦道形成,造影剂溢出至消化道管腔轮廓外。当肿瘤发生于消化道外且体积较大时,邻近消化道管壁可呈外压性改变(图2-3-16)。

2. CT表现

CT检查是术前诊断胃肠GIST最常用的方法,CT检查能够对肿块的钙化更敏感,且成像速度快,检查时不容易受到胃肠道蠕动干扰。CT平扫为胃肠壁黏膜下生长或外生性肿块,肿块较小时,密度均匀,肿瘤较大或恶变时容易合并坏死、出血,密度则不均匀。肿瘤多呈类圆形,少数呈不规则形或分叶状,多数边界清楚、边缘光整,肿块边界与邻近结构界限模糊时提示浸润,但较少见;增强扫描强化方式多样,可为均匀/不均匀的无至明显强化,但以不均匀明显强化多见,多呈持续强化,且静脉期强化高于动脉期(静脉期达峰值),GIST与消化道管壁相连部位以外的管壁结构层次正常。良性者,病灶直径多小于5 cm,边界清楚,肿块坏死较少见,实性部分均匀强化,可出现钙化,钙化多呈斑点状或环形、弧形;恶性GIST瘤体多大于5 cm,病灶边界常不清楚,易侵犯邻近器官甚至远处转

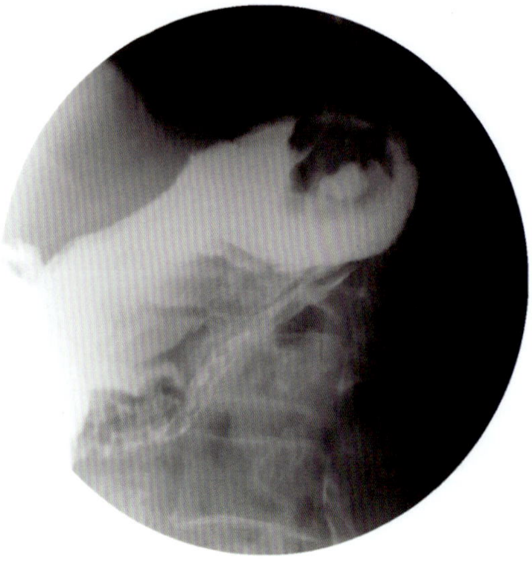

A

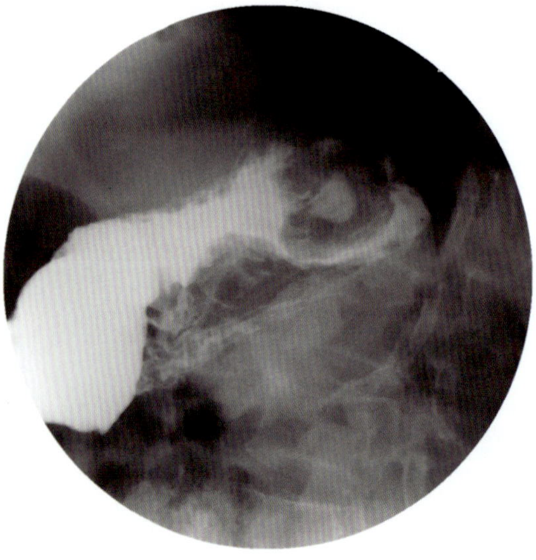

B

图2-3-16　胃间质瘤X线表现

与图2-3-15为同一患者,胃底中危度GIST。胃十二指肠气钡双重造影的充盈相,可见胃底部团块状充盈缺损,肿块的边缘光滑,中央见龛影(钡斑)。

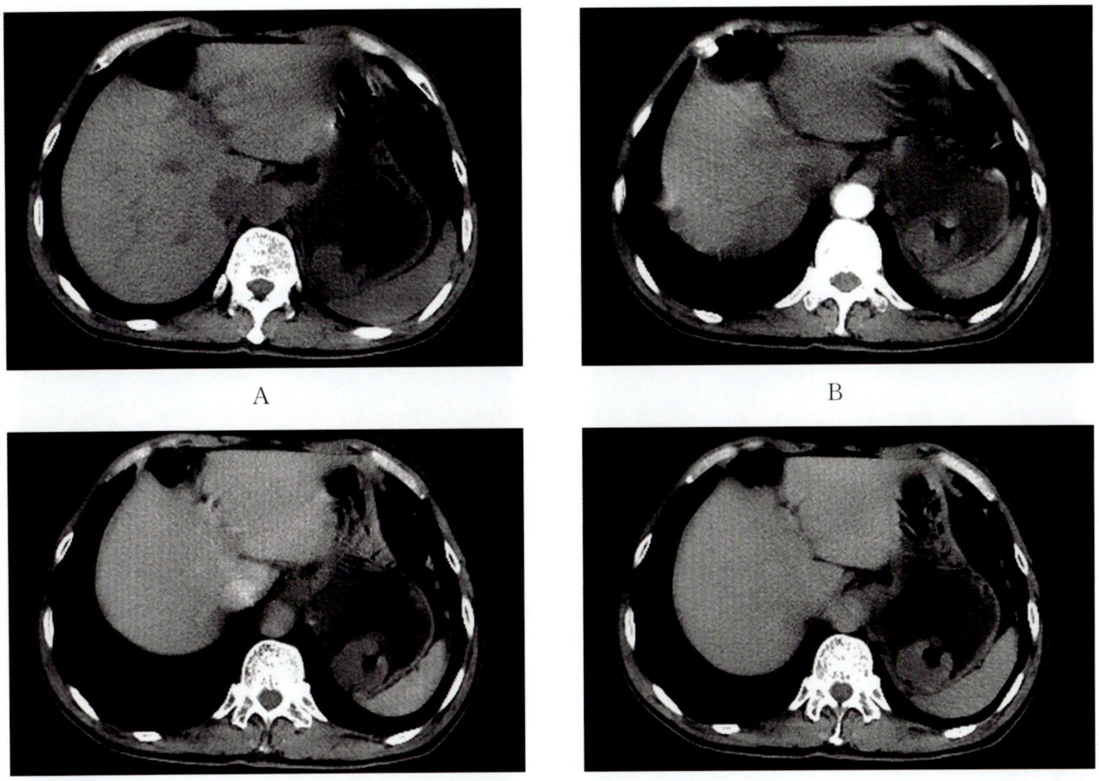

图2-3-17　胃间质瘤CT表现

与图2-3-15为同一患者，胃底中危度GIST。CT平扫（A）示胃底部类圆形软组织肿块，起源于胃黏膜下，胃黏膜隆起，肿块边界清晰，与胃壁宽基底相连，密度不均匀，表面伴溃疡形成；增强扫描（B～D）分别为增强动脉期、门静脉期和延迟期，肿瘤呈中等度渐进性强化，内见无强化坏死区及凹槽状的龛影。

移，易发生坏死、出血，实性部分强化明显，钙化少见，肿瘤坏死与肠腔相通时，可形成气-液面，但很少出现消化道梗阻征象（图2-3-17、图2-3-18）。

3. MRI表现

胃肠GIST的MR信号表现复杂，良性者，肿瘤实性部分在T_1WI序列上与肌肉信号相似，T_2WI序列上呈等或略高信号，信号较均匀。恶性GIST易发生坏死、囊变、出血，肿瘤信号常差异较大；MRI检查对肿块坏死、囊变、出血、附近组织侵犯显示更为清晰，且对肿瘤细胞转移的评估更有优势。肝脏是GIST最常见的转移部位；肠系膜和网膜转移多见于复发性GIST，可能与术中肿瘤内容物外溢有关；淋巴结转移相对少见，可能与GIST呈悬垂式生长而非呈浸润性生长有关；肺、骨及脑转移罕见（图2-3-19、图2-3-20）。

研究发现，能谱CT的碘水分离定量分析技术及基于多参数MRI和CT的纹理分析技术在GIST的诊断、鉴别诊断、危险度分级等方面均有较高临床价值。

（四）鉴别诊断

GIST的鉴别诊断主要包括胃的其他间叶源性肿瘤及其他黏膜下病变。

（1）胃神经鞘瘤（gastric Schwannoma）：胃神经鞘瘤比GIST少见，约占胃肿瘤的0.2%，体积一般较小，坏死、囊变、出血较少见。低危度、体积小的GIST与胃神经鞘瘤影像学表现相似，较难鉴别。神经鞘瘤内有脂质成分，双能量CT的能谱曲线见"反勺征"；CT、MRI增强后强化程度低于GIST；部分胃壁神经鞘瘤内见"靶环征"。上述3个征象有助于鉴别。

（2）胃淋巴瘤（gastric lymphoma）：胃壁广泛明显增厚，形成环壁生长的肿块，与GIST形成的局部

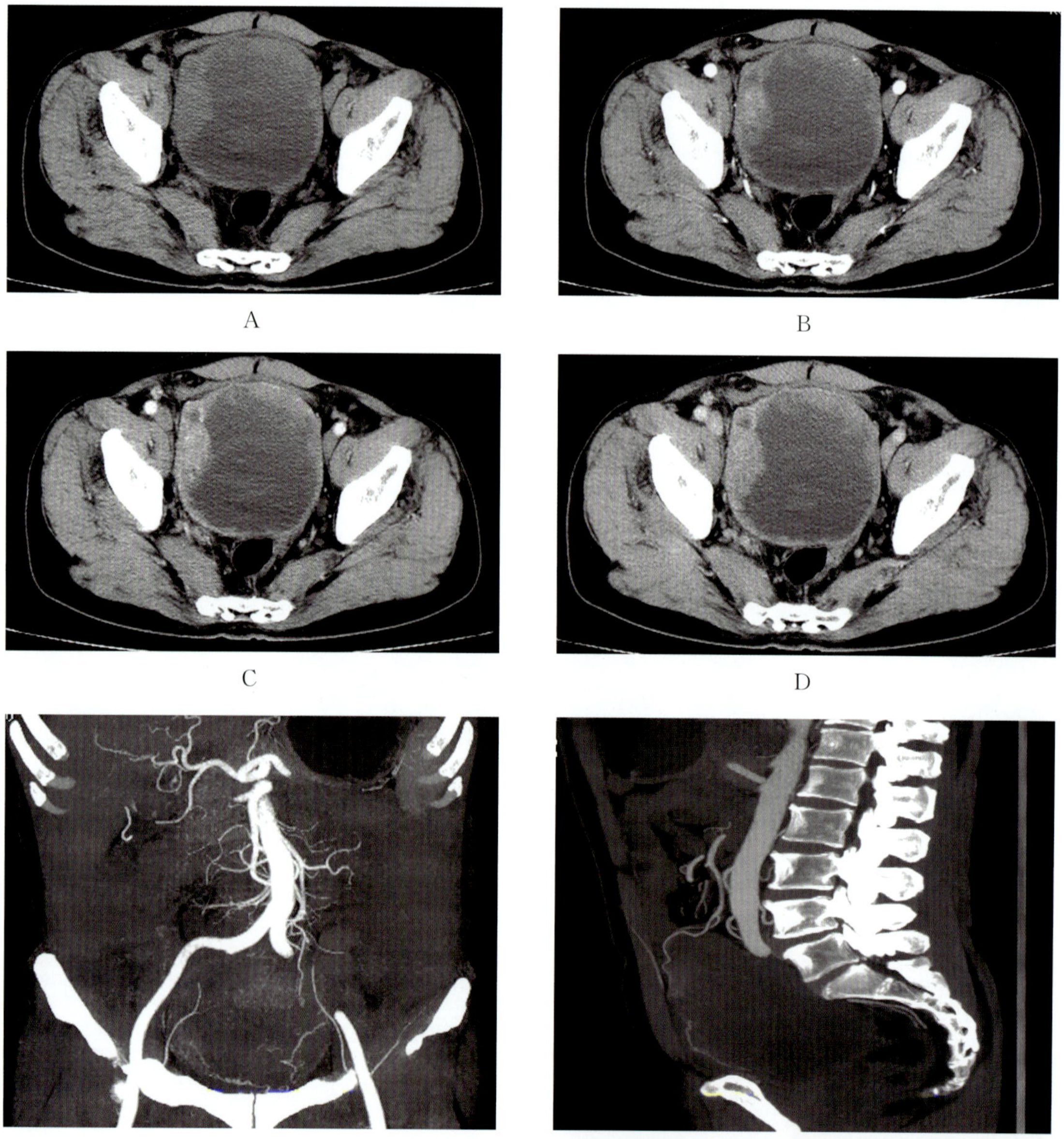

A B C D E F

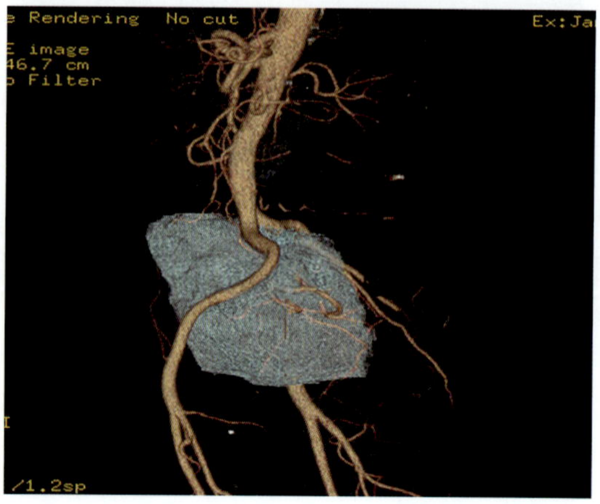

G

图2-3-18　小肠间质瘤CT表现

患者男性，55岁，高危度小肠GIST。CT平扫(A)示腹腔内巨大软组织肿块，边界大部分清晰，密度不均匀；增强扫描(B～D，分别为增强动脉期、门静脉期和延迟期)，肿块边缘实性成分呈明显不均匀性渐进性强化，内见无强化坏死区。CT动脉血管造影(CTA)(E～G)示肠系膜上动脉向肿块供血。

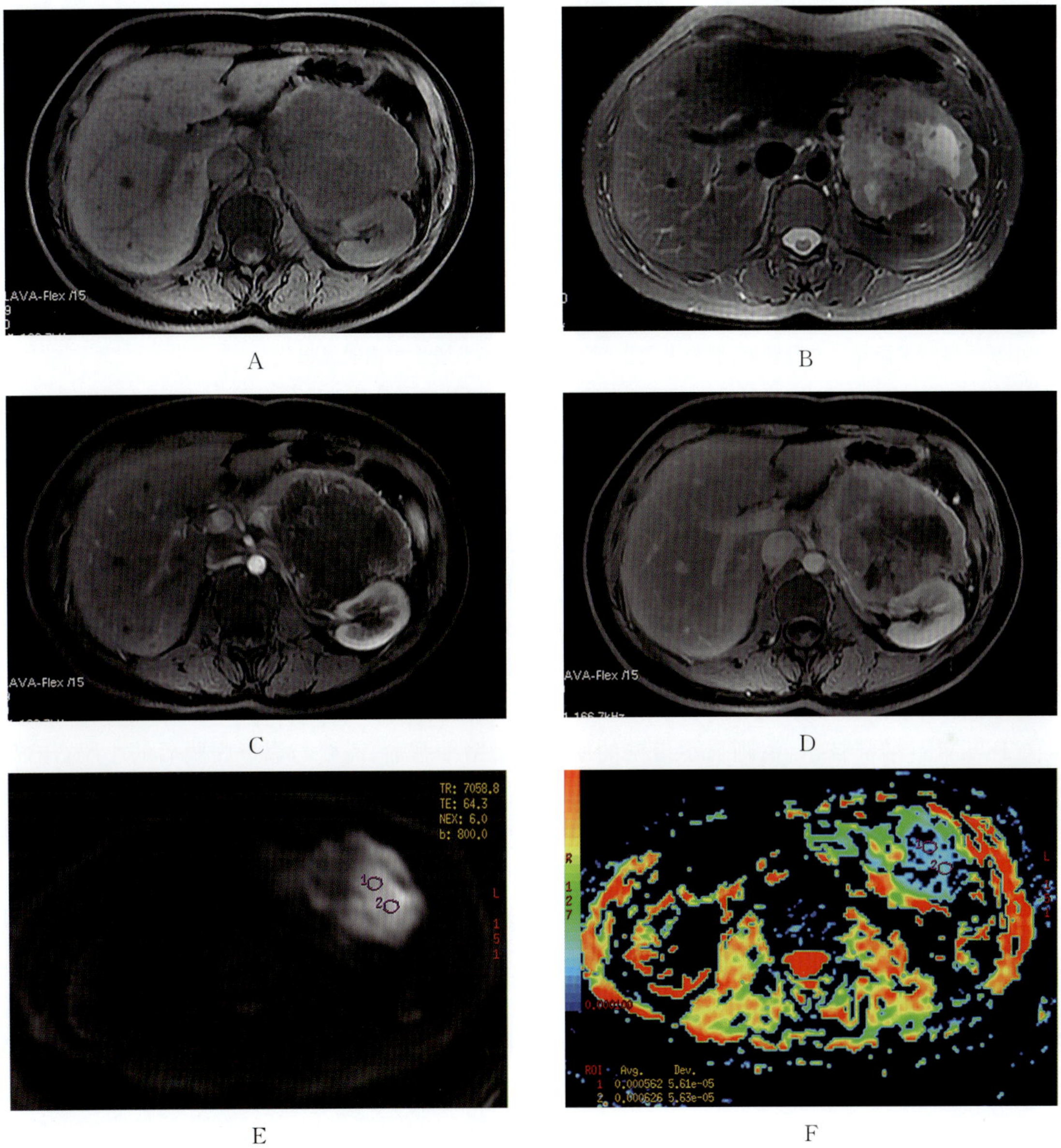

图2-3-19　胃间质瘤MRI表现

患者女性，35岁，胃高危度GIST。MRI平扫胃底及胃体腔内巨大肿块，胃底的胃壁全层受侵，呈混杂信号，T_1WI序列（A）呈略低信号，T_2WI抑脂序列（B）肿块主体呈稍高信号，信号不均，内见高信号液化区；增强动脉期（C）、延迟期（D）实行部分呈中等度渐进性强化，内见无强化坏死区；DWI序列（E）呈高信号，ADC图（F）示ADC值为$(0.562\sim0.626)\times10^{-3}\ mm^2/s$。

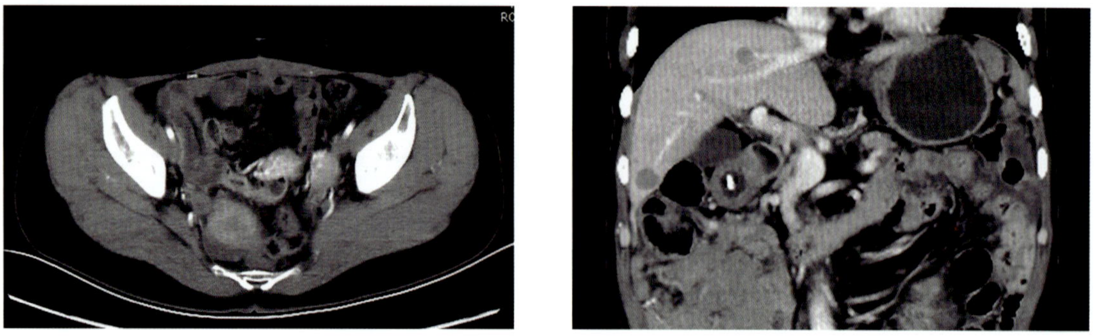

A　　　　　　　　B

图2-3-20　小肠高危度间质瘤复发转移的CT表现

高危度小肠GIST伴转移。A. 患者女性,42岁,小肠间质瘤术中发现原发肿瘤表面部分区域有破溃,术后4年CT增强复查显示:盆腔肠系膜区、左侧髂血管旁多发富血供强化的转移瘤,累及周围肠壁。B. 患者女性,72岁,小肠间质瘤术后复发并肝转移,肝内多发类圆形转移瘤,CT增强扫描明显强化。

肿块不同。肿块密度/信号较均匀,液化坏死少见;轻中度渐进性强化;常伴有腹腔、腹膜后等远隔部位的淋巴结肿大;胃壁肿块与肿大淋巴结DWI高信号、ADC值显著降低。上述4个征象有利于同GIST鉴别。

(3) 胃癌(gastric carcinoma):GIST需要与增生肿块型胃癌相鉴别。胃癌起源于胃黏膜,而GIST主要起源于黏膜下与肌层,运用好"空腹、喝水、低张、增强"CT与MRI增强技术,清晰显示胃壁的层状结构,是影像学术前鉴别胃癌与GIST的重要前提。胃癌表现为突向腔内的菜花状肿块,伴胃壁内龛影,胃黏膜破坏中断,邻近胃壁增厚,胃壁僵硬,胃腔狭窄,依据上述征象不难鉴别。

小肠GIST位于小肠壁或肠腔内时常因体积小、无症状而不易检出。CT与MRI检出的小肠GIST,常因体积较大而突出于肠腔外生长,而且位置不定,血供较丰富,常常需要与腹盆腔及腹膜后富血供肿瘤鉴别。

(1) 炎性肌纤维母细胞瘤(inflammatory myofibroblastic tumor,IMT):好发于青少年女性。组织学分为:① 黏液/血管型;② 致密型;③ 纤维型。IMT无包膜,多呈浸润性生长,可伴有炎性渗出,因而肿块周围脂肪密度增高,呈"渗出性"改变;此外,IMT含有纤维成分,内可见"蟹足状"低密度区,增强后低密度区可渐进性强化。上述2个征象有助于二者的鉴别。

(2) 孤立性纤维性肿瘤(solitary fibrous tumor,SFT):腹腔和肠系膜的SFT需要与小肠GIST鉴别,SFT的组织学成分较复杂,以随意分布的梭形细胞为主,带有显著的血管外皮瘤样血管、胶原纤维沉积和黏液变区,因此具有特征性的影像学特征——"地图样"强化,SFT的黏液变性区与纤维成分延迟强化,其纤维成分在MRI的T_2WI序列呈低信号,与小肠GIST不同,有助于鉴别。

(3) 副神经节瘤(paraganglioma):又称为异位嗜铬细胞瘤,需要与靠近腹膜后的小肠GIST鉴别。副神经节瘤以肾门周围、腹主动脉与下腔静脉旁等腹膜后间隙多见,表现为腹膜后圆形或类圆形肿块,边界清晰,大部分形态规则,瘤内出血、坏死、钙化及囊变常见,增强后呈持续性显著强化。患者常出现阵发性高血压。

(4) 子宫浆膜下及阔韧带平滑肌瘤伴变性:附件区的阔韧带肌瘤与浆膜下肌瘤易变性且体积较大,常表现为囊实性肿块,容易与小肠GIST混淆。附件区的阔韧带肌瘤与浆膜下肌瘤的实性成分与子宫肌层的密度、信号、强化方式相似,变性区的影像表现与变性的成分相关,如透明变性,细胞外间隙的平滑肌纤维被嗜酸性结缔组织取代,T_1WI序列呈中等信号,T_2WI序列呈低信号,DWI序列呈高信号,ADC值低;红色变性区CT呈稍高密度,MRI为不同时期的出血信号,慢性期可见含铁血黄素沉积;脂肪变性表现为脂肪密度及信号,出现化学位移伪影及同反相位信号衰减与勾边征。患者合并子宫肌瘤或者有子宫肌瘤手术史可提示诊断,增强后子宫动脉供血。

(五)诊断关键要点

(1) 胃与小肠GIST多见于50岁以上中老年人。

(2) 胃肠道壁黏膜下起源的软组织肿块,膨胀性生长,边界清晰,较大肿块可见分叶。对于直径<3.0 cm的胃肠GIST,喝水充盈胃肠、低张、三期增强技术显示胃肠壁结构后,准确定位病变起源于胃肠黏膜下和肌层,是做出正确诊断的前提。

(3) 胃与小肠GIST多呈类圆形,体积较小者密度/信号相对均匀,体积较大者容易出现变性、坏死及囊变,密度/信号不均匀,中高危度GIST的实性成分细胞密度高,DWI序列呈高信号、ADC值低。

(4) 胃肠GIST实性部分的强化方式多样,多呈持续性明显强化,囊变坏死区不强化,CT动脉血管造影(CTA)可显示肿瘤供血动脉和引流静脉,为手术治疗提供参考。

(5) 即使是恶性的高危度GIST,对周围组织的浸润也相对较轻,一般不伴有周围淋巴结的转移,但可出现腹膜种植性转移和肝脏的血行转移。

(6) 免疫组化检查CD117阳性是其确诊指标。

(薄 娟 董江宁)

参考文献

[1] Yamada I, Saito N, Takeshita K, et al. Early gastric carcinoma: Evaluation with high-spatial-resolution MR imaging in vitro [J]. Radiology, 2001, 220 (1): 115-121.

[2] Gormly K. Rectal MRI: The importance of high resolution T_2 technique [J]. Abdom Radiol (NY), 2021,46(8):4090-4095.

[3] Chen Y, Wen Z, Ma Y, et al. Metastatic lymph node calcification in rectal cancer: Comparisonof CT and high-resolution MRI [J]. Jpn J Radiol, 2021, 39 (7): 642-651.

[4] Chen Y, Wen Z, Liu Y, et al. Value of high-resolution MRI in detecting lymph node calcifications in patients with rectal cancer [J]. Acad Radiol, 2020, 27 (12):1709-1717.

[5] Gormly K L. High-resolution T2-weighted MRI to evaluate rectal cancer: Why variations matter [J]. Korean J Radiol, 2021, 22(8):1475-1480.

[6] Sofic A, Husic-Selimovic A, Efendic A, et al. MRI evaluation of extramural venous invasion (EMVI) with rectal carcinoma using high resolution T2 and combination of high resolution T2 and contrast enhanced T1 weighted imaging[J]. Acta Inform Med, 2021,29(2):113-117.

[7] 王嵩.胃肠道肿瘤的影像分析思路[J].中国中西医结合影像学杂志,2020,18(6):541-543.

[8] 王传彬,程涛.能谱CT等渗甘露醇胃肠低张造影诊断直肠癌分期[J].中国医学影像学杂志,2015,23(11):839-843.

[9] 程瑾,王屹,刘卓,等.非低张条件下腹部CT对正常胃壁分层结构的显示及其影响因素分析[J].实用放射学杂志,2016,32(8):1374-1377.

[10] 胡良建,付万垒,唐雪峰.12例胃炎性纤维性息肉临床病理分析[J].重庆医学,2016,45(15):2078-2079,2083.

[11] 刘晖,陈建勇,王爱瑶,等.胃炎性纤维性息肉1例临床分析[J].南昌大学学报(医学版),2021,61(3):67-68,73.

[12] 梁小红,周青,柯晓艾,等.对比分析胃间质瘤与炎性纤维性息肉CT征象[J].中国医学影像技术,2019,35(3):376-380.

[13] Shim E J, Ahn S E, Lee D H, et al. Dynamic enhanced computed tomography imaging findings of an inflammatory fibroid polyp with massive fibrosis in the stomach[J]. World J Gastroenterol, 2017, 23(11): 2090-2094.

[14] Han G J, Kim J H, Lee S S, et al. Inflammatory fibroid polyps of the gastrointestinal tract: A 14-year CT study at a single institution[J]. Abdom Imaging, 2015,40(7):2159-2166.

[15] Bilgin S S, Bilgin M, Savas R, et al. Inflammatory fibroid polyp of the stomach mimics malignancy on 18F FDG PET/CT imaging [J]. Clin Nucl Med, 2016,41(8):712-713.

[16] Matsubara K, Ishida M, Morito T, et al. A rare case of enlarged gastric heterotopic pancreas with retention

cysts: A case report and literature review [J]. Int J Surg Case Rep, 2020,74:284-288.
[17] 陈馨,陈晓,刘永康,等.DCE-CT鉴别诊断胃异位胰腺和间质瘤的价值[J].放射学实践,2020,35(8):1048-1053.
[18] 王华,王伯胤,王挺,等.胃异位胰腺6例[J].中国医学计算机成像杂志,2018,24(3):272-274.
[19] Rubel A R, Chong V H. Gastric Hematoma Secondary to Heterotopic Pancreas of the Stomach:Unexpected cause of upper gastrointestinal bleeding [J]. Cureus, 2022,14(6):e26175.
[20] LeCompte M T, Mason B, Robbins K J, et al. Clinical classification of symptomatic heterotopic pancreas of the stomach and duodenum: A case series and systematic literature review [J]. World J Gastroenterol, 2022,28(14):1455-1478.
[21] 刘欢欢,张欢,杜联军,等.胃肠道异位胰腺的CT表现[J].放射学实践,2014,29(2):173-176.
[22] 罗是是,王振平,赵应满.胃肠道异位胰腺CT表现(附23例病例报道及文献复习)[C].2016:1-1.
[23] 夏海泓,尉从新,刘本波,等.胃肠道异位胰腺的CT表现与病理对照分析[J].实用放射学杂志,2018,34(3):382-385.
[24] 冯萌云,梁盼,李莉明,等.基于CT特征的列线图鉴别长径<3 cm的胃间质瘤及胃异位胰腺的价值[J].实用放射学杂志,2020,36(8):1244-1247,1285.
[25] Wang J, Xie Z, Zhu X, et al. Differentiation of gastric schwannomas from gastrointestinal stromal tumors by CT using machine learning[J]. Abdom Radiol, 2021, 46(5):1773-1782.
[26] 陆靖靖,陈自谦.胃神经鞘瘤的多层螺旋CT影像特征及病理对照[J].功能与分子医学影像学(电子版),2017,6(03):1259-1263.
[27] Wang J, Zhang W, Zhou X, et al. Simple analysis of the computed tomography features of gastric Schwannoma[J]. Can Assoc Radiol J, 2019,70(3):246-253.
[28] Wang W, Cao K, Han Y, et al. Computed tomographic characteristics of gastric Schwannoma[J]. J Int Med Res, 2019,47(5):1975-1986.
[29] 马菊香,韩军利,李绪斌,等.多层螺旋CT对胃神经鞘瘤与胃间质瘤的鉴别诊断价值[J].国际医学放射学杂志,2020,43(2):156-161.
[30] 邝胜利,白冰,周炳喜,等.胃血管球瘤影像学表现[J].中国医学影像技术,2021,37(10):1590-1592.
[31] 刘艳杰,王林省,孔维惠,等.胃血管球瘤的CT表现特征与病理对照研究[J].实用放射学杂志,2022,38(5):773-776.
[32] 曹加兴,王利群,李杰.胃血管球瘤临床病理学特征分析[J].诊断病理学杂志,2021,28(2):94-97.
[33] Yıldız P, Gücin Z, Arıcı D S, et al. Glomus tumor of the stomach[J]. Turk J Surg, 2018,34(1):62-64.
[34] Singh S, Kumar A, Singh V. Gastric glomus tumor [J]. Niger J Surg, 2020,26(2):162-165.
[35] Papke D J Jr, Sholl L M, Doyle L A, et al. Gastroesophageal glomus tumors: Clinicopathologic and molecular genetic analysis of 26 cases with a proposal for malignancy criteria [J]. Am J Surg Pathol, 2022,46(10):1436-1446.
[36] Zhang S, Zhang J, Wang C. Glomus tumor of the stomach-A tumor that needs to be differentiated from gastrointestinal stromal tumor [J]. Clin Gastroenterol Hepatol, 2018,16(3):A29-A30.
[37] Littler E R, Gleibermann E. Gastritis cystica polyposa. (Gastric mucosalprolapse at gastroenterostomy site, with cystic and infiltrative epithelialhyperplasia) [J]. Cancer, 1972,29(1):205-209.
[38] 张勐,商久妍,王肖肖,等.深在性囊性胃炎11例临床病理分析[J].临床与实验病理学杂志,2019,35(8):971-973.
[39] 黄文鹏,王睿,李莉明,等.深在性囊性胃炎的CT表现[J].中华放射学杂志,2020,54(11):1085-1088.
[40] 谭韡,周巍,罗和生,等.深在性囊性胃炎7例临床特点分析[J].疑难病杂志,2017,16(6):627-629.
[41] Madhusudhan K S, Das P. Mesenchymal tumors of the stomach: radiologic and pathologic correlation [J]. Abdom Radiol (NY), 2022,47 (6):1988-2003.
[42] Lin Y M, Chiu N C, Li A F, et al. Unusual gastric tumors and tumor-like lesions: Radiological with pathological correlation and literature review [J]. World J Gastroenterol, 2017,23 (14):2493-2504.
[43] 翁军伟,王健,厉锋,等.CT在胃平滑肌瘤和胃间质瘤鉴别诊断中的价值[J].中华肿瘤杂志,2017,39(2):139-144.
[44] Wang J, Zhou X, Xu F, et al. Value of CT imaging in the differentiation of gastric leiomyoma from gastric stromal tumor [J]. Can Assoc Radiol J, 2021,72 (3):444-451.
[45] Wang J, Zhang W, Zhou X, et al. Simple analysis of the computed tomography features of gastric schwannoma [J]. Can Assoc Radiol J, 2019,70 (3):

246-253.

[46] Liu C, Yang F, Zhang W, et al. CT differentiation of gastric ectopic pancreas from gastric stromal tumor [J]. BMC Gastroenterol, 2021,21 (1):1-10.

[47] 李少朋,邓克学.胃部次常见良性病变的MSCT诊断及鉴别诊断[J].中国CT和MRI杂志,2022,20(7):154-157.

[48] Xing J J, Huang W P, Wang F, et al. Computed tomography features and clinicopathological characteristics of gastric glomus tumor[J]. BMC Gastroenterol, 2022,22 (1):174.

[49] 徐丽,杨超,毛建山.酷似弥漫浸润型胃癌的深在性囊性胃炎一例[J].中华消化内镜杂志,2019,36(2):141-142.

[50] 唐军,董江宁,韦超,等.贲门小弯侧深在性囊性胃炎CT影像诊断一例[J].中华放射学杂志,2019,53(1):77-78.

[51] Wang R, Lu H, Yu J, et al. Computed tomography features and clinical characteristics of gastritis cystica profunda[J]. Insights Imaging, 2022,13(1):14.

[52] Zimmer V, Heinrich C. Pedunculated gastritis cystica profunda polyp presenting with upper GI bleeding and volcano-like surface alteration [J]. Dig Liver Dis, 2022,54(9):1267-1268.

[53] Noh S J, Kim K M, Jang K Y. Gastritis cystica profunda with predominant histiocytic reaction mimicking solid submucosal tumor [J]. Turk J Gastroenterol, 2020,31(10):726-728.

[54] 王睿,梁盼,高剑波.深在性囊性胃炎合并异位胰腺CT表现一例[J].中华放射学杂志,2018,52(12):964-965.

[55] Waldum H L, Fossmark R. Types of gastric carcinomas[J]. Int J Mol Sci, 2018,18;19(12):4109.

[56] Bae S W, Berlth F, Jeong K Y, et al. Establishment of a [18F]-FDG-PET/MRI imaging protocol for gastric cancer PDX as a preclinical research tool[J]. J Gastric Cancer, 2020,20(1):60-71.

[57] Feng W, Huang M, Zhao X, et al. Severe loss of visceral fat and skeletal muscle after chemotherapy predicts poor prognosis in metastatic gastric cancer patients without gastrectomy[J]. J Cancer, 2020, 11 (11):3310-3317.

[58] Lee J W, Son M W, Chung I K, et al. Significance of CT attenuation and F-18 fluorodeoxyglucose uptake of visceral adipose tissue for predicting survival in gastric cancerpatients after curative surgical resection [J]. Gastric Cancer, 2020,23(2):273-284.

[59] Jeong O, Jung M R, Kang J H, et al. Prognostic performance of preoperative staging: Assessed by using multidetector computed tomography-between the new clinical classification and the pathological classification in the eighth American joint committee on cancer classification for gastric carcinoma[J]. Ann Surg Oncol, 2020,27(2):545-551.

[60] Zhang Y, Yu J. The role of MRI in the diagnosis and treatment of gastric cancer[J]. Diagn Interv Radiol, 2020,26(3):176-182.

[61] De Vuysere S, Vandecaveye V, De Bruecker Y, et al. Accuracy of whole-body diffusion-weighted MRI (WB-DWI/MRI) in diagnosis, staging and follow-up of gastric cancer, in comparison to CT: a pilot study [J]. BMC Med Imaging, 2021,21(1):1-9.

[62] Ma L, Xu X, Zhang M, et al. Dynamic contrast-enhanced MRI of gastric cancer: Correlations of the pharmacokinetic parameters with histological type, Lauren classification, and angiogenesis [J]. Magn Reson Imaging, 2017,37:27-32.

[63] 朱永健,李颖,姜军,等.定量动态增强磁共振成像技术对局部进展期胃癌新辅助化疗疗效的预测价值[J].中华肿瘤杂志,2019,41(10):765-770.

[64] 翟艳慧,孙楠楠,王君鑫,等.3.0 T MR胃癌患者IVIM-DWI序列参数优化的初步研究[J].磁共振成像,2021,12(2):34-37,48.

[65] 何松,郭燕,卑陈芳,等.胃肠道B细胞性淋巴瘤形态学及免疫组织化学分析[J].中华病理学杂志,2010,39(12):814-818.

[66] 王晔,张宏娜,张静,等.胃肠道原发与继发非霍奇金淋巴瘤临床及内镜特点的差异[J].中国微创外科杂志,2019,19(1):6-10.

[67] 张梦然,庞铭歌,张玫.原发性胃肠道淋巴瘤的临床、内镜及组织病理学特点分析(附41例报告)[J].中国内镜杂志,2021,27(8):60-66.

[68] 周俊芬,夏亮,刘纯宝,等.CT、MRI、18F-FDG PET-CT多模态影像检查在腹盆部结外淋巴瘤的诊断价值[J].中国临床医学影像杂志,2020,31(7):507-511.

[69] 杨阳,唐立.MSCT三期增强扫描对胃淋巴瘤、胃间质瘤与进展期胃癌的鉴别诊断[J].中国CT和MRI杂志,2019,17(10):120-123.

[70] Xavier Júnior J C C, Ocanha-Xavier J P. Cutaneous T-cell lymphomas in the revised 4th edition of World

Health Organization classification of tumors of hematopoietic and lymphoid tissues (2017). [J] An Bras Dermatol, 2018, 93(6): 871-873.

[71] Juárez-Salcedo L M, Sokol L, Chavez J C, et al. Primary gastric lymphoma, epidemiology, clinical diagnosis, and treatment[J]. Cancer Control, 2018, 25(1): 1073274818778256.

[72] Ma Z, Fang M, Huang Y, et al. CT-based radiomics signature for differentiating Borrmann type Ⅳ gastric cancer from primary gastric lymphoma [J]. Eur J Radiol, 2017, 91: 142-147.

[73] 夏盛伟,余捷,林细州,等. 胃神经内分泌肿瘤CT检查影像学特征[J]. 中华消化外科杂志,2020,19(9): 995-1000.

[74] Dias A R, Azevedo B C, Alban L B V, et al. Gastric neuroendocrine tumor: Review and update [J]. Arq Bras Cir Dig, 2017, 30(2): 150-154.

[75] Hu P, Bai J, Liu M, et al. Trends of incidence and prognosis of gastric neuroendocrine neoplasms: A study based on SEER and our multicenter research[J]. Gastric Cancer, 2020, 23(4): 591-599.

[76] Exarchou K, Stephens N A, Moore A R, et al. New developments in gastric neuroendocrine neoplasms[J]. Curr Oncol Rep, 2022, 24(1): 77-88.

[77] Roseland M E, Francis I R, Shampain K L, et al. Gastric neuroendocrine neoplasms: A primer for radiologists[J]. Abdom Radiol (NY), 2022, 47(12): 3993-4004.

[78] Al-Batran S E, Homann N, Pauligk C, et al. Effect of neoadjuvant chemotherapy followed by surgical resection on survival in patients with limited metastatic gastric or gastroesophageal junction cancer: The AIO-FLOT3 trial[J]. JAMA Oncol, 2017, 3(8): 1237-1244.

[79] Belmouhand M, Löfgren J, Johannesen H H, et al. Early response evaluation of neoadjuvant therapy with PET/MRI to predict resectability in patients with adenocarcinoma of the esophagogastric junction [J]. Abdom Radiol (NY), 2019, 44(3): 836-844.

[80] Jiang Y, Chen Y L, Chen T W, et al. Is there association of gross tumor volume of adenocarcinoma of oesophagogastric junction measured on magnetic resonance imaging with N stage?[J]. Eur J Radiol, 2019, 110: 181-186.

[81] Zhang P, Wang W, Lu M, et al. Clinicopathological features and outcome for neuroendocrine neoplasms of gastroesophageal junction: A population-based study [J]. Cancer Med, 2018, 7(8): 4361-4370.

[82] 唐磊,李佳铮. 食管胃结合部腺癌浸润范围的影像学评价[J]. 中华胃肠外科杂志,2019,22(2): 119-125.

[83] Manabe N, Matsueda K, Haruma K. Epidemiological review of gastroesophageal junction adenocarcinoma in Asian countries[J]. Digestion, 2022, 103(1): 29-36.

[84] Ma Y C, Zhang S H, Xie Z Y, et al. Comparison of spectral computed tomography imaging parameters between squamous cell carcinoma and adenocarcinoma at the gastroesophageal junction [J]. Technol Health Care, 2021, 29(4): 619-627.

[85] 赵宇,刘辉,刁羽,等. 胃间质瘤CT征象与肿瘤危险度分级的关系[J]. 实用放射学杂志,2016,32(6): 892-895.

[86] 于明川,尚存海,费胜民,等. 胃肠道间质瘤的CT特征与病理危险度、免疫组化分型及Hpa蛋白表达的关系[J]. 实用放射学杂志,2021,37(2): 252-255.

[87] Zhao L, Zhao Z, Wang W, et al. Current characteristics on small intestinal stromal tumor-A case control study[J]. Ann Palliat Med, 2020, 9(1): 98-107.

[88] 苏韬,薛卫成. 胃肠道间质瘤的TNM分期系统简介[J]. 中华病理学杂志,2011,40(2): 141-142.

[89] Xu J X, Yu J N, Wang X J, et al. A radiologic diagnostic scoring model based on CT features for differentiating gastric schwannoma from gastric gastrointestinal stromal tumors[J]. Am J Cancer Res, 2022, 12(1): 303-314.

[90] 王传彬,董江宁,韦超,等. 腹盆腔及腹膜后富血供肿瘤的CT诊断及误诊分析[J]. 肿瘤学杂志,2019,25(2): 169-173.

[91] Chu H, Pang P, He J, et al. Value of radiomics model based on enhanced computed tomography in risk grade prediction of gastrointestinal stromal tumors [J]. Sci Rep, 2021, 11(1): 12009.

[92] Starmans M P A, Timbergen M J M, Vos M, et al. Differential diagnosis and molecular stratification of gastrointestinal stromal tumors on CT images using a radiomics approach[J]. J Digit Imaging, 2022, 35(2): 127-136.

CHAPTER THREE

第三章

小肠和结肠

第一节　小肠、结肠良性肿瘤

一、小肠腺瘤

(一) 概述

小肠腺瘤(adenoma of the small intestine)是发生于小肠黏膜上皮或肠腺体上皮的良性肿瘤,亦称腺瘤性息肉;其发病率占小肠良性肿瘤的30%~35%。临床上,根据病变的数量和分布,将小肠腺瘤分为:① 弥漫结节型,腺瘤呈界限不清的多发性结节,弥漫分布;② 多发结节型,表现为多个散在孤立的结节;③ 单发腺瘤型,为有蒂或无蒂的单个息肉样腺瘤。根据组织学结构,小肠腺瘤可分成3种类型:管状腺瘤、绒毛状腺瘤、混合型腺瘤。

小肠腺瘤可发生在任何年龄,多见于40~60岁,男女发病率大致相仿。小肠腺瘤见于小肠各段,以十二指肠和空肠多见,回肠较少见。肿瘤可单发或多发,直径从数毫米到5厘米不等,呈圆形或卵圆形,有蒂或无蒂,少数可有分叶,表面多光整,有恶变潜能。

体积小的小肠腺瘤多无明显症状,仅在做钡餐造影或内镜检查时被偶然发现。出现症状者以出血较多,表现为黑便或粪便隐血试验阳性,长期慢性出血可导致贫血。少数因瘤体较大而发生机械性肠梗阻。

(二) 病理学表现

(1) 管状腺瘤:镜下表现可为有蒂、亚蒂或无蒂型。肿瘤细胞主要为单层柱状上皮被覆的腺体组织,腺上皮细胞数增多,核细长,如笔杆状,可呈假复层,排列呈大小形态不一的腺管状结构,上皮细胞有轻度不典型性,核分裂象偶见。示例如图3-1-1所示。

(2) 绒毛状腺瘤:镜下观呈绒毛状、分叶状,绒毛表面覆以分化成熟的单层柱状上皮细胞。

(3) 混合型腺瘤:又称管状绒毛状腺瘤,具有管状腺瘤和绒毛状腺瘤的结构,容易癌变。

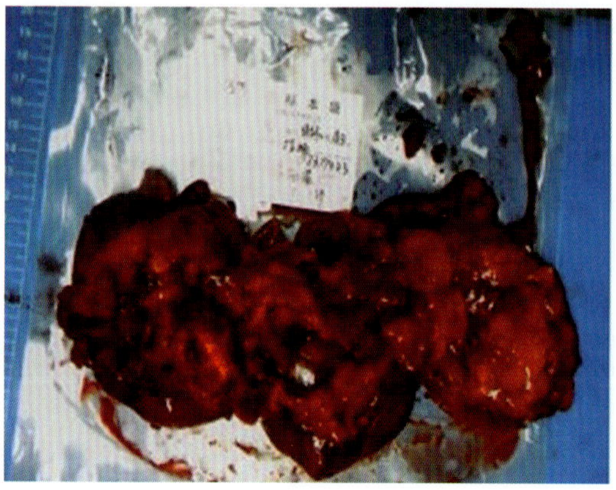

A

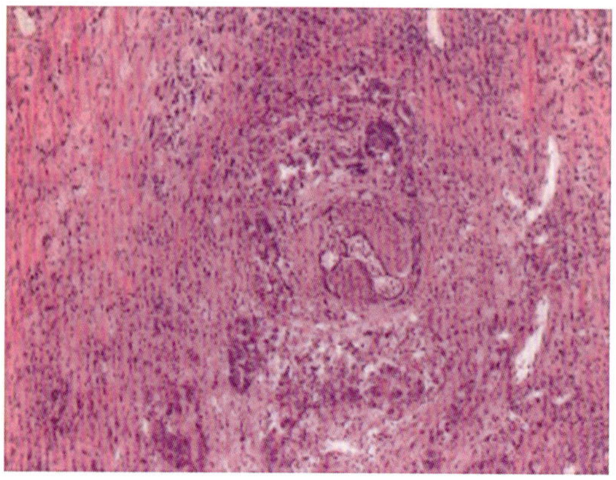

B

图3-1-1　十二指肠管状腺瘤的病理学表现

患者男性,61岁。大体病理(A):十二指肠息肉样物,大小为2.5 cm×2 cm×2 cm。镜下表现(HE,×100)(B):腺上皮细胞数增多,局灶区域间质内见少数异性腺体推挤性生长,腺体上皮中度异型增生。

(三)影像学表现

1. 小肠X线钡剂造影

表现为突向肠腔内结节影，呈单个生长，边界锐利、有蒂或无蒂宽基底的圆形、类圆形或分叶状充盈缺损。绒毛状腺瘤的X线表现具有一定的特征性，肿块表面呈网格状或肥皂泡样征象，为钡剂涂布在肿瘤分叶皱襞和绒毛间隙之间所形成的征象。带蒂腺瘤可见蒂与肠壁相连，压迫肿物可移动，移动的幅度大小与蒂的长短有关，长者活动幅度大。不带蒂腔内肿物在切线位可见肿物突入腔内形成充盈缺损，基底部较宽，用力压迫肿物不能上下移动。多发性腺瘤的形态与单发基本相似。

2. CT表现

小肠腺瘤起源于小肠黏膜，CT平扫表现为边缘光滑的类圆形等密度结节状软组织影，与邻近肠壁分界清晰，部分可见蒂；肿瘤密度均匀，增强扫描轻中度强化；肠壁无明显增厚，周围脂肪密度清晰；如腺瘤恶变累及肌层，则表现为局部肠壁增厚、肠腔狭窄，肠壁蠕动差，肿块强化较明显。对径线小于1 cm的腺瘤检出率不高。示例如图3-1-2所示。

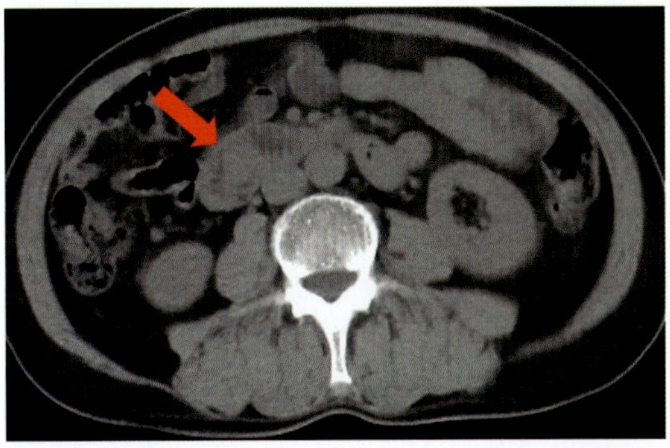
A

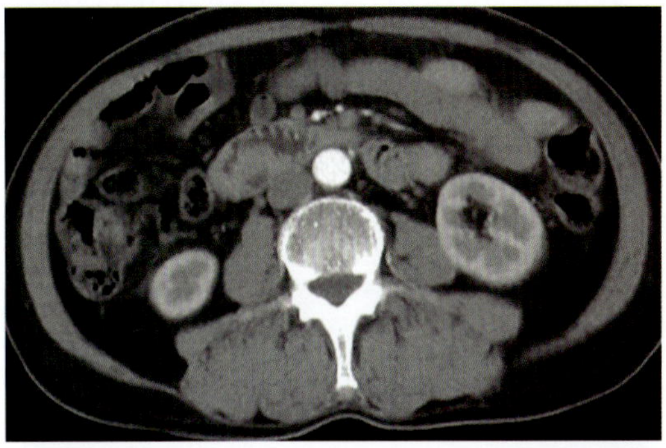
B

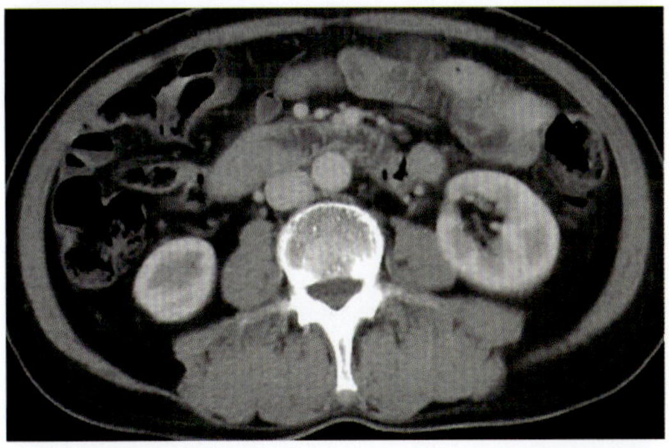
C

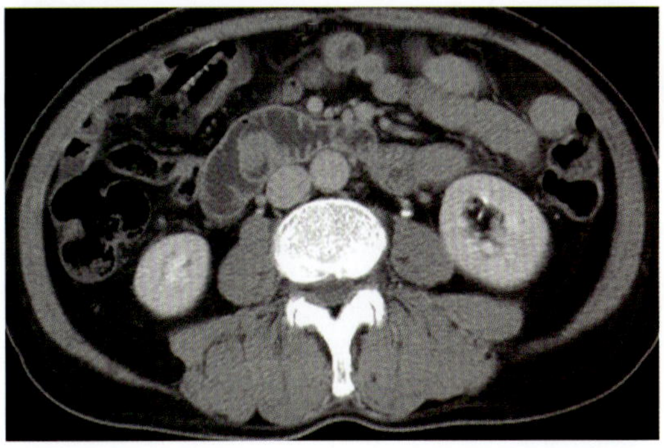
D

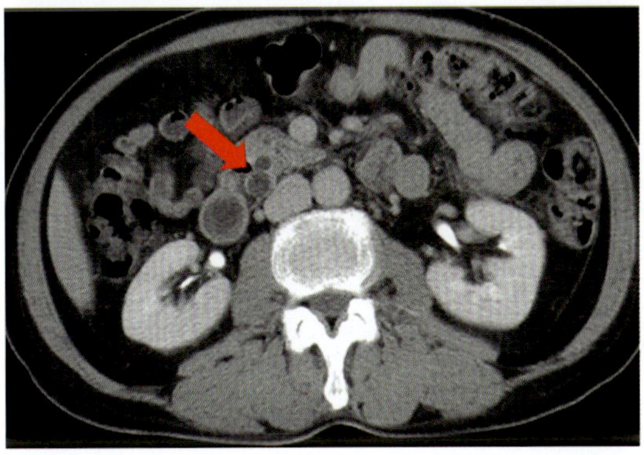
E

图3-1-2 十二指肠管状腺瘤的CT表现

与图3-1-1为同一患者，十二指肠管状腺瘤。CT平扫(A)示十二指肠大乳头部见一类圆形软组织结节影，边界欠清；增强后(B～D)示不均匀轻中度强化，病灶累及邻近胰管，其上端胆总管、肝内胆管及胰管明显扩张，呈“双管征”(E)。

当出现以下CT征象时要考虑腺瘤恶变的可能:① 瘤体直径大于2 cm,边缘不规则,并出现明显的分叶状改变,CT可见肿瘤有明显的坏死,甚至囊变;② 瘤体表面可见明显的裂隙征象或肿瘤较大,因而供血不足而导致瘤内出血溃疡,表现为不规则的龛影;③ 如肿瘤已侵犯肠壁肌层可引起肠腔狭窄,肠壁僵硬,蠕动消失;④ 肿瘤短期随访肿瘤出现迅速增大或出现远处转移可诊断为恶变。

3. MRI表现

MRI检查较少用于小肠腺瘤的诊断,但MRI及MRCP对十二指肠乳头区腺瘤具有重要意义。

小肠腺瘤MRI平扫表现为起源于小肠黏膜突向肠腔的结节,T_1WI序列呈等高信号,T_2WI抑脂序列呈等及稍高信号,增强扫描为中等度强化。

由于发生于十二指肠乳头部的绒毛状腺瘤易阻塞胆总管及胰管的开口,造成阻塞性黄疸,因此MRCP具有独到价值,用于评估胆系和胰管继发性改变。主要MRI表现如下:

(1) 十二指肠乳头部类圆形软组织结节,T_1WI序列呈等高信号,T_2WI序列呈等信号,增强扫描不均匀中度强化。

(2) 双管征:是肿瘤阻塞胆管和胰管的常见表现,双管增粗,间距小且与十二指肠毗邻。

(3) 肝外胆管扩张和胆囊积液:胆总管明显扩张和胆囊增大。

示例如图3-1-3所示。

(四) 鉴别诊断

(1) 小肠炎性纤维性息肉:肿块起源于小肠黏膜下层,属于间叶源性肿瘤中的良性肿瘤,好发于回肠;CT与MRI表现为小肠黏膜下层息肉状、结节状病灶,边界清晰,突向肠腔,密度/信号均匀,增强后明显强化。小肠腺瘤起源于肠黏膜层,根据定位可与小肠炎性纤维性息肉鉴别。

(2) 小肠腺癌:体积较小的小肠腺癌有时需要与小肠腺瘤鉴别。二者都起源于小肠黏膜上皮细胞,但小肠腺癌在小肠X线钡剂造影与CT上可见病变处肠管黏膜中断、破坏,部分病灶肠壁不规则增厚,厚薄不均,管壁僵硬,内缘欠光整,相应肠腔狭窄,合并肠梗阻,周围脂肪间隙模糊,区域淋巴结转移和/或远处转移;而小肠腺瘤周围黏膜正常,管壁柔软,有时可见带蒂的肿瘤随肠道蠕动而移位。CT与MRI增强扫描小肠腺癌动脉期即明显强化,静脉期强化稍减弱,呈"快速上升-平台"模式,而小肠腺瘤呈现为轻中度强化。

(3) 小肠淋巴瘤:小肠淋巴瘤的CT与MRI表现也为边界清晰的结节状软组织影,密度/信号均匀,增强扫描轻中度强化;但小肠淋巴瘤的肠壁增厚并与邻近正常肠壁分界不清;肠管狭窄或扩张,"动脉瘤样"扩张是小肠淋巴瘤最常见的表现,故不难鉴别。

(4) 小肠间质瘤:小肠间质瘤多呈腔外生长,腔内生长的小肠间质瘤需与小肠腺瘤相鉴别。小肠间质瘤起源于黏膜下组织;动脉期MIP重建可见小肠间质瘤的供血血管为肠系膜分支动脉。这两点是上述两种小肠良性肿瘤的主要鉴别点。

(5) 异位胰腺:发生于十二指肠的小肠腺瘤应与十二指肠内异位胰腺相鉴别。异位胰腺是因胚胎发育时期残留于肠壁的胰腺结节,由于肠道的纵行生长而被带入胃肠道,位于十二指肠黏膜下最常见,也可异位在肌层;而小肠腺瘤起源于肠黏膜层。X线钡餐检查可见十二指肠腔内圆形或卵圆形边缘锐利的充盈缺损,约有50%的病例在充盈缺损中心可见细小钡点,它相当于胰腺导管开口部,此征象具有诊断意义。CT与MRI增强检查可见异位胰腺与正常胰腺的强化程度一致,故不难鉴别。

(五) 诊断关键要点

(1) 小肠腺瘤是最好发于十二指肠黏膜上皮或腺体上皮的良性肿瘤,肿瘤表面被覆十二指肠黏膜,黏膜下大量分化成熟的十二指肠腺组织增生。

(2) CT/MRI表现:边界清楚的结节或肿块,体积小时病灶的密度/信号均匀,增强扫描轻中度强化。

(3) 小肠绒毛状腺瘤在X线钡餐造影具有特征性表现:肿块表面呈网格状或肥皂泡样征象,为钡剂涂布在肿瘤分叶皱襞和绒毛间隙之间所形成的征象。

(4) 十二指肠乳头部的腺瘤易导致胆总管及胰管共同开口处阻塞,出现"双管征"和/或胆总管扩

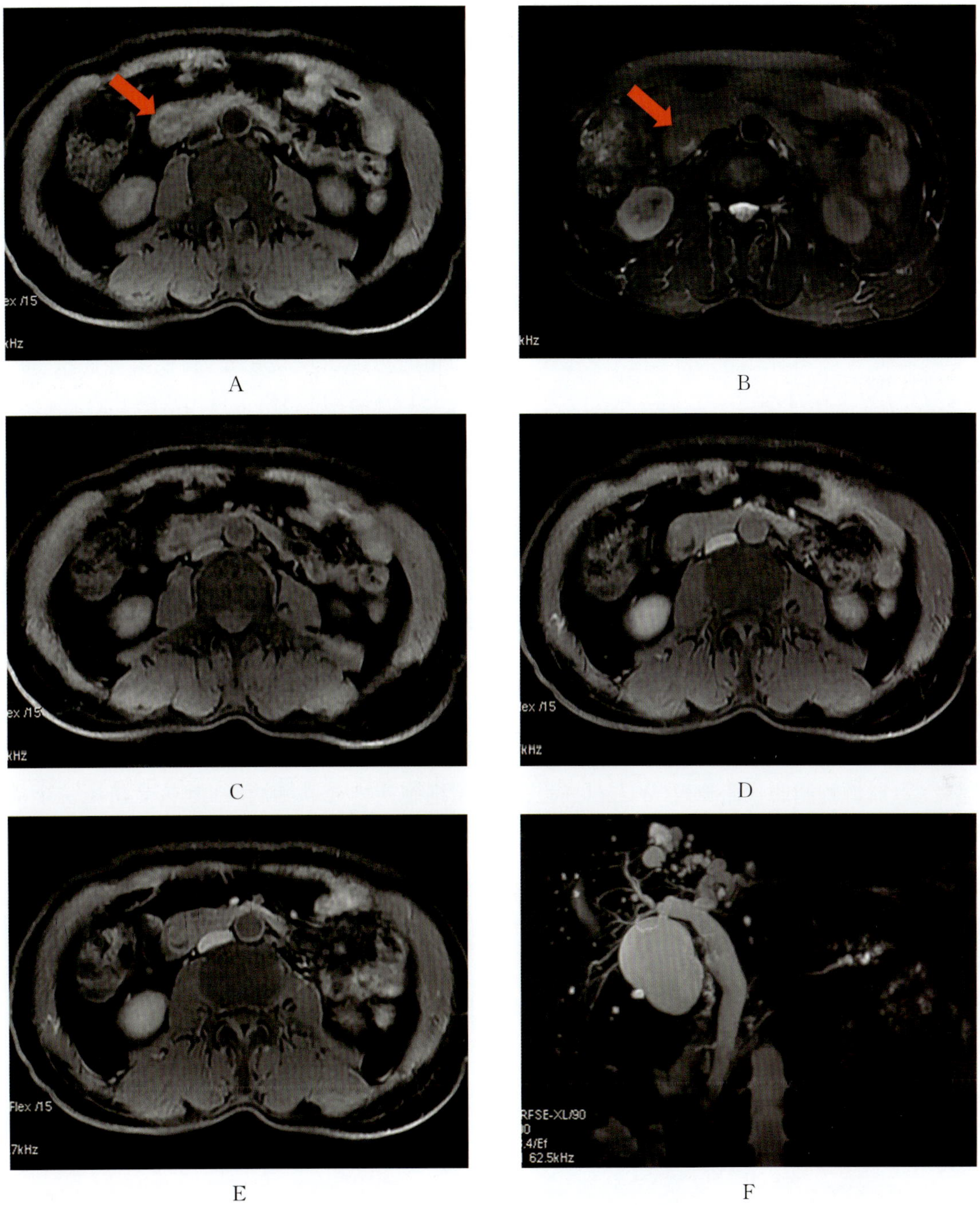

图3-1-3 十二指肠管状腺瘤的MRI表现

与图3-1-1为同一患者，十二指肠管状腺瘤。十二指肠大乳头部类圆形软组织信号影；T_1WI序列(A)呈高信号，T_2WI序列(B)呈等信号；增强后(C～E)呈不均匀中度强化；2D-MRCP(F)上端胆总管、肝内胆管及胰管明显扩张，见“双管征”。

张和胆囊增大。当胆管仅有轻度扩张而无胰管扩张时,往往提示腺瘤的可能,胆、胰管梗阻加重高度提示腺瘤恶变。多参数MRI与MRCP可以清晰地显示十二指肠腺瘤伴发的胆胰管梗阻,DWI及IVIM-DWI的参数值有助于小肠腺瘤与腺癌鉴别。

(5)多层螺旋CT增强能够清晰显示十二指肠乳头的大小、形态及强化变化,对十二指肠小腺瘤具有重要检出和诊断价值。

(蒋雪艳　董江宁)

二、小肠脂肪瘤

(一)概述

小肠脂肪瘤(lipoma of small intestine),是起源于肠壁由黏膜下或浆膜脂肪细胞增殖伴不等量的纤维组织构成的良性间叶组织肿瘤。本病临床少见,约占小肠良性肿瘤的17%。小肠脂肪瘤发病原因目前尚不清楚,可能与下列因素有关:① 全身脂肪代谢障碍;② 肠源性脂肪代谢障碍(Whipple病);③ 炎症刺激肠道导致结缔组织变性;④ 组织内纤维小梁的腺管周围脂肪浸润;⑤ 组织的淋巴供应和血液循环发育不良或发生障碍,导致脂肪沉积于肠壁;⑥ 胚胎发育中肠旋转异常;⑦ 肠营养紊乱等。

小肠脂肪瘤好发于回肠,尤其是回肠末端,也可见空肠,呈膨胀性生长,单发多见,大小不一,大的肿瘤可因发生脂肪坏死而误为脂肪肉瘤。根据肿瘤的生长方式及其与肠壁的位置关系将其分为:① 小肠黏膜下型,最常见,占90%以上;② 小肠肌间型,约占5.5%;③ 小肠浆膜下型,约占3.2%,较少见;④ 混合型:以上3种情况的不同组合。本病的临床表现与瘤体的生长大小、部位及形态有关,瘤体直径小于1 cm者一般无症状;瘤体直径大于2 cm时可能出现肠套叠、肠梗阻等症状;瘤体直径大于4 cm者约1/3以上可出现肠套叠。

(二)病理学表现

大体病理:小肠脂肪瘤切面呈灰黄色、实性、质软,通常表现为黏膜下有包膜的圆形或卵圆形的肿物突入腔内,肿物表面大部分光滑,部分肿物表面略粗糙或呈浅溃疡样改变。

镜下表现:肿瘤由大量分化成熟的脂肪细胞和数量不等的纤维结缔组织及血管、黏液成分构成。瘤细胞质内充满脂滴,细胞核受挤压位于周边部,呈卵圆形浓染,细胞相互挤压呈多角形空泡状。示例如图3-1-4所示。

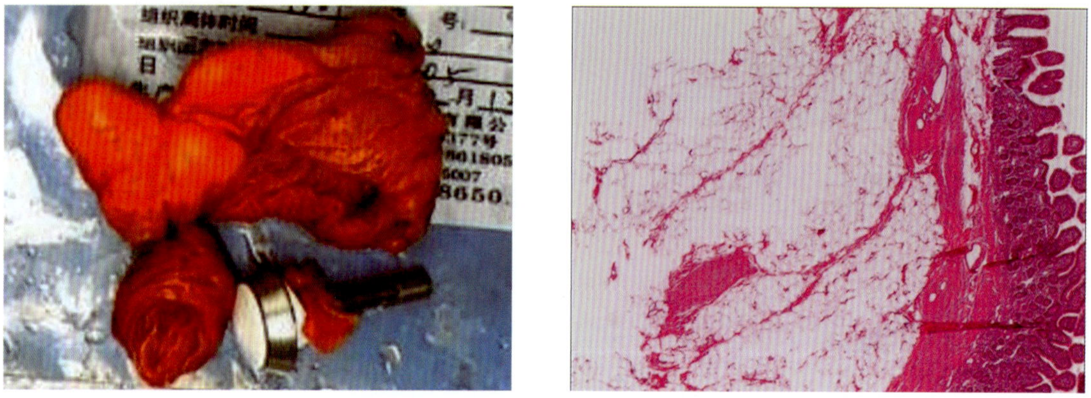

A　　　　B

图3-1-4　空肠黏膜下脂肪瘤病理学表现

患者女性,55岁,空肠黏膜下脂肪瘤。大体病理(A):小肠肠管见大小约6.0 cm×4.0 cm×3.5 cm的隆起型肿块,肿块切面灰白黄、质软,肿块表面黏膜见一溃疡,直径约0.5 cm。镜下表现(HE,×100)(B):瘤细胞质内充满脂滴,细胞核受挤压位于周边部,呈卵圆形浓染,细胞相互挤压呈多角形空泡状。

（三）影像学表现

1. 腹部X线平片

腹部平片对脂肪瘤的诊断有限，对未发生肠套叠者难以诊断，对已发生肠套叠者，可见肠腔腊肠样软组织肿块影，伴有梗阻时可见积液、积气。

2. X线钡剂造影表现

肿瘤通常表现为圆形、卵圆形或分叶状边界清晰的腔内充盈缺损，边缘光滑，无蒂。由于附近肠壁柔软，腹部加压检查可见周围肠黏膜皱襞变平或消失，充盈缺损发生一定的形态改变，如有肠套叠可见肠腔呈鹰嘴状或锥形狭窄。但是，钡剂检查仍然在很多方面存在缺陷：① 肠道的重叠，导致显示不佳以及误诊；② 与其他显示充盈缺损的肿瘤难以区别；③ 对于小的脂肪瘤显示不佳；④ 对于肠梗阻或肠套叠的患者钡剂检查是禁忌证。

3. CT表现

CT对小肠脂肪瘤的诊断具有决定性的价值，能直接显示病灶发生在或起源于肠壁的黏膜下层、平滑肌间或浆膜下，单发或多发类圆形，轮廓境界很清楚的脂肪密度病灶，从而做出定位、定量及定性诊断。小肠脂肪瘤有其特殊的脂性成分，CT表现为肠腔内脂肪密度肿块，CT值为－100～－50 HU，肿瘤密度可均匀，也可因有条状的分隔而密度不均匀，增强扫描肿瘤无明显强化，条状分隔可有轻度强化改变，伴肠套叠时以“靶环肿块”及“彗星尾征”多见。示例如图3-1-5所示。

4. MRI表现

表现为T_1WI及T_2WI发生或起源于肠壁的高信号，边界清晰，抑脂序列上高信号被抑制，呈低信号。LAVA动态增强检查表现为无强化的低信号肿块，若由条状分隔可有轻度强化改变。

（四）鉴别诊断

（1）肠套叠前端的肠系膜脂肪：由于有肠套叠的肠壁将卷入的肠系膜与肠腔分隔，在CT上表现为不与肠气和肠液相连的脂肪块；而脂肪瘤位于套叠头部，与邻近肠腔内液体、气体相连。

（2）小肠炎性纤维性息肉：起源于小肠黏膜下型的小肠脂肪瘤需与小肠炎性纤维性息肉鉴别，两者都属于良性间叶组织肿瘤，好发于回肠。小肠炎性纤维性息肉在CT与MRI表现为小肠黏膜下突向肠腔的息肉状、结节状病灶，密度/信号均匀，增强扫描后明显强化；而小肠脂肪瘤有其特殊的脂性成分、增强扫描未见强化，故不难鉴别。

（3）小肠腺瘤：小肠腺瘤起源于小肠黏膜上皮细胞，CT/MRI表现为边界清楚的结节或肿块，增强扫描轻中度强化；而小肠脂肪瘤是起源于小肠黏膜下或浆膜脂肪组织的良性肿瘤，表现为肠腔内脂肪密度肿块，增强扫描未见强化。根据小肠腔内脂肪密度肿块及强化方式可与小肠腺瘤相鉴别。

（五）诊断关键要点

（1）小肠脂肪瘤起源于小肠黏膜下或浆膜组织的良性间叶组织肿瘤。

（2）瘤体生长较大时会引起肠套叠，肠脂肪瘤引起的肠套叠为边界清晰的圆形均匀病变，影像学技术可显示脂肪瘤内典型脂肪成分的信息。

（3）CT表现：CT表现为肠腔内脂肪密度肿块，CT值为－100～－50 HU，肿瘤密度可均匀，也可因有条状的分隔而密度不均匀，增强扫描肿瘤无明显强化，条状分隔可有轻度强化改变；可通过CT值测量及包块强化程度与小肠其他肠腔内实性或囊性包块相鉴别。

（4）MSCT通过其独特的CT值测定功能，结合MPR/CPR图像可以直观地显示套叠肠管的全程和其顶部的脂肪瘤，对肠道脂肪瘤能准确定性、定位，充分展示毗邻肠管的情况。

（蒋雪艳　董江宁）

三、小肠血管瘤

（一）概述

小肠血管瘤（small intestinal hemangioma，SIH）

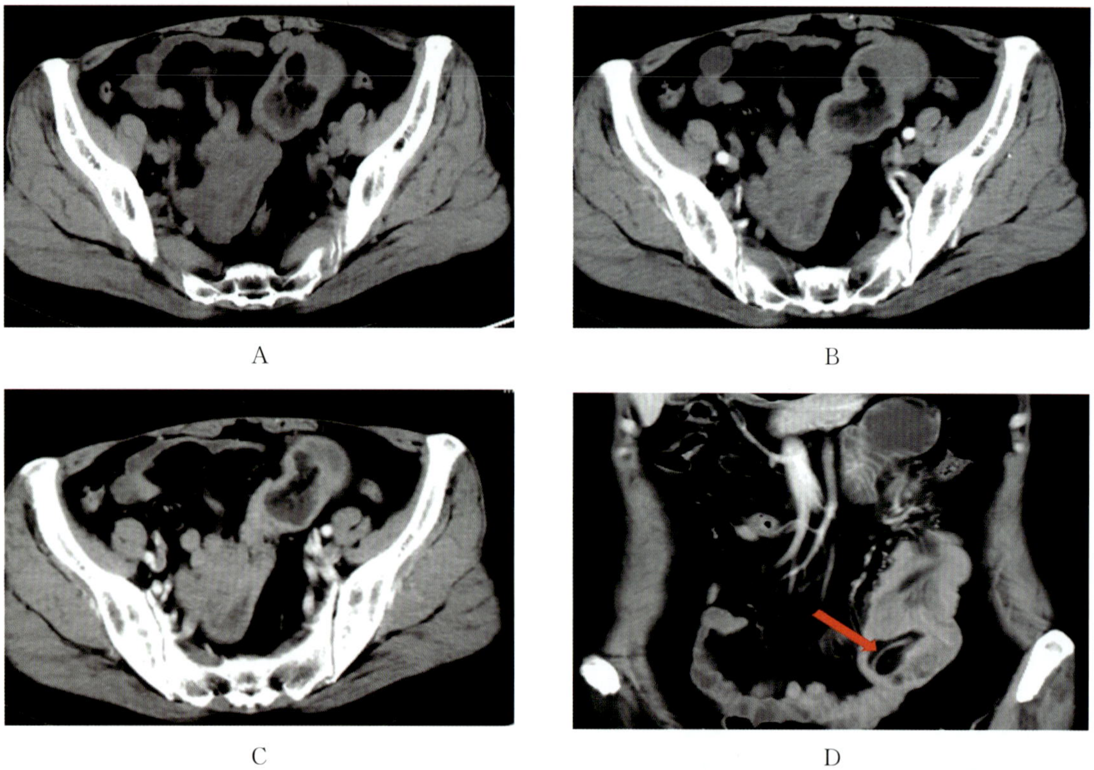

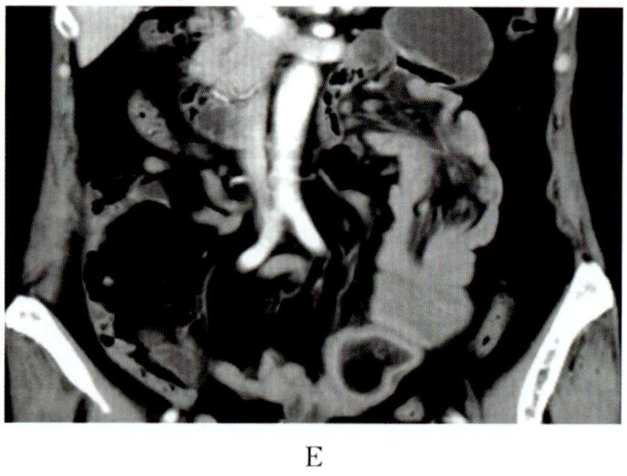

图3-1-5　空肠黏膜下脂肪瘤的CT表现

与图3-1-4为同一患者,空肠黏膜下脂肪瘤。CT平扫(A)示近端空肠肠腔内脂肪密度肿块,边界清楚;增强后(B~D)肿块未见强化,肿块内条状分隔轻度强化(箭头);CT冠状面重建(E)示近端空肠管腔明显扩张积气积液,其远端肠腔及系膜脂肪、肠系膜上动脉分支套入远端空肠内,相应肠管肿胀。

是一种罕见的以小肠血管病变为特征的疾病,它是由增生血管组成的非上皮性良性肿瘤。本病临床少见,分别占所有胃肠道肿瘤的0.05%,以及小肠所有良性肿瘤中的5%~10%。病理组织形态学认为小肠血管瘤是一种先天性良性病变,其始于黏膜下血管丛,向肌层内生长,根据血管通道的大小可分为:① 海绵状血管瘤:由不同大小的扩张血管空间组成,内衬单层内皮,血管通道之间的纤维结缔组织相对较少;② 毛细血管瘤:血管空间较小,结缔组织相对丰富;③ 混合型血管瘤:是海绵状型和毛细血管型的混合。小肠血管瘤的病因尚不明确,多数人认为与先天性血管发育畸形有关。

小肠血管瘤可发生于任何年龄,女性较男性多见。90%以上发生于空、回肠,以空肠多见,其次为回肠,十二指肠最少。大多数小肠血管瘤呈海绵状,既可以表现为呈息肉样的局限性良性肿块,也可以表现为沿黏膜下层浸润的弥漫性病变、侵入邻近结构。与其他器官不同,大多数小肠血管瘤是有症状的,可伴腹部隐痛和消化道出血,出血量一般较少,表现为间歇性黑便、柏油样便或仅有大便隐血试验阳性,长期的出血可导致失血性贫血。少数小肠血管瘤可引起肠梗阻或肠套叠。

(二) 病理学表现

1. 大体病理

小肠血管瘤多数为很小的息肉状肿物,突出或悬垂于肠腔内,亦可环形绕肠管生长,呈红色或紫红色、柔软可压缩的肿物。多为单发,亦可为多发,呈局限性或弥漫性分布。肿瘤大小不一,可以小至1 cm以内,大至侵犯一段肠袢长度超过30 cm。真性的血管瘤常是孤立、界限清楚、无包膜、由血管组成的肿块,主要是毛细血管及薄壁的静脉,动脉亦可见。

2. 镜下表现

根据血管通道的大小可分为:海绵状血管瘤、毛细血管瘤和混合型血管瘤。

(1) 海绵状血管瘤:血管壁张力大,扭曲并相互连接形成薄壁的海绵状管腔,管壁厚薄不一,管腔内衬一层扁平的内皮细胞。腔内充满血液或因挤压流失形成空腔。部分腔内可见血栓形成,继而可发生玻璃样变和钙化。血管壁有极少或没有肌层及弹力层,血管间间质很少。

(2) 毛细血管瘤:起源于黏膜下血管,镜下可见毛细血管增生密集,内皮细胞发育良好,结缔组织间隔内缺乏弹力纤维及平滑肌,边界清楚,无包膜。

(3) 混合型血管瘤:由前两型混合组成。临床最常见的是海绵状血管瘤,而毛细血管瘤和混合型血管瘤临床发病率大致相当。

示例如图3-1-6所示。

(三) 影像学表现

1. 气钡双重对比小肠X线造影检查

X线对局限息肉型血管瘤有一定价值,小肠气钡双重对比造影、小肠分段造影检查较常规钡餐检查优越,小肠血管瘤多表现为肠壁腔内局限突起的半月形结节,表面膜毛糙不整,管壁柔软。X线摄影中,有时可以看到静脉结石。

2. CT表现

小肠血管瘤CT主要表现为黏膜下来源向腔内突起的结节影,边界尚清晰,增强后逐渐强化,强化方式类似肝脏血管瘤,动脉期呈斑点状强化,静脉期呈斑片状强化,延迟期病变部分填充,周边肠系膜可见明显扩张的血管影像。后64排螺旋CT血管成像结合多期增强技术可以清晰地显示血管瘤病灶、供血动脉、引流静脉和继发的活动性出血——对比剂外溢征。示例如图3-1-7所示。

3. MRI表现

小肠血管瘤MRI主要表现为黏膜下来源类似息肉样病灶,T_1WI像为相对低信号影,T_2WI像为高信号影,MRI增强所见与CT增强表现相似,表现为

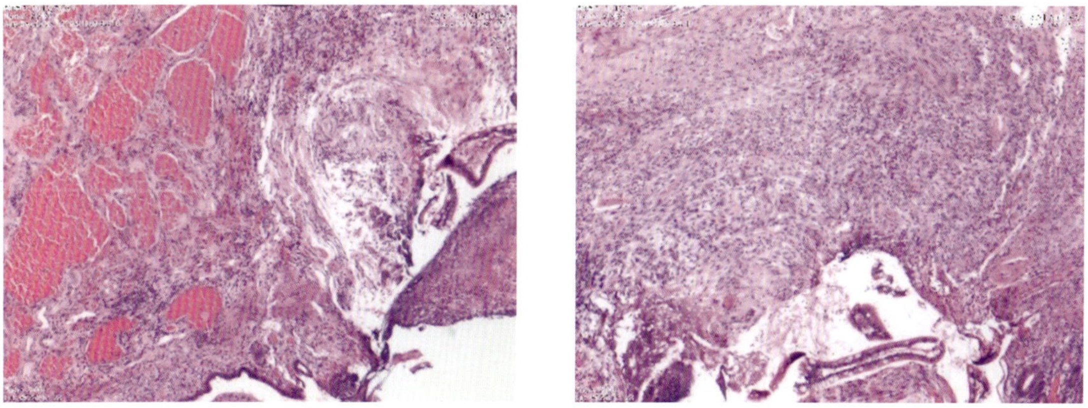

A　　　　B

图3-1-6　小肠(空肠)血管瘤的病理学表现

患者男性,52岁,小肠(空肠)血管瘤。肉眼所见小肠未见明显穿孔,肠黏膜局部灰红灰褐,余黏膜未见明显异常。镜下局部黏膜下层血管增多、扩张,呈血管瘤样改变,肠壁全层血管扩张、充血,嗜酸性粒细胞、淋巴细胞及浆细胞浸润(HE,×100)。

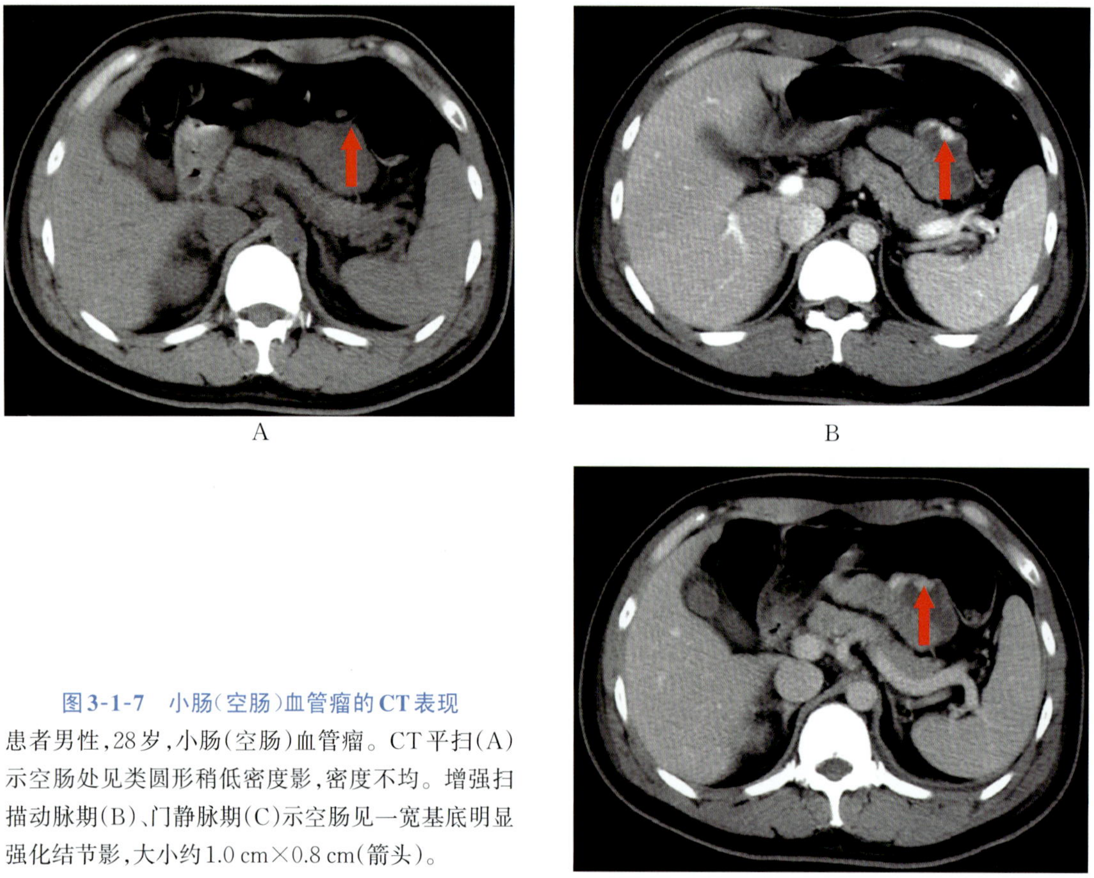

A　　B　　C

图3-1-7　小肠(空肠)血管瘤的CT表现

患者男性,28岁,小肠(空肠)血管瘤。CT平扫(A)示空肠处见类圆形稍低密度影,密度不均。增强扫描动脉期(B)、门静脉期(C)示空肠见一宽基底明显强化结节影,大小约1.0 cm×0.8 cm(箭头)。

渐进性强化、逐渐充填。血管畸形表现为动脉期和门静脉期斑片状或结节样强化病灶,延迟期造影剂退去,提示对比剂向周围扩散改变。

4. 选择性肠系膜上动脉造影(DSA)

多用于诊断怀疑血管畸形引起的出血,是诊断小肠出血较理想的方法,对小肠出血有定位、定性诊断价值,诊断阳性率为50%~86%。当出血量≥0.5 mL/min时,有造影剂外溢,是小肠出血的直接证据;当出血量<0.5 mL/min时可找出引起消化道出血的间接证据,例如血管畸形、血供丰富的肿瘤等。

(四) 鉴别诊断

(1) 小肠腺瘤:小肠腺瘤表现为起源于黏膜的类圆形或分叶状软组织影,边界清晰,可带蒂,增强扫描表现为动脉期和门脉期明显强化,MIP重建图像可观察到供血血管为肠系膜动脉的分支。而小肠血管瘤起源于黏膜下血管丛,平扫通常显示不清,不表现为软组织肿块,最直接的征象是增强扫描呈斑片状或结节状对比剂渐进性强化改变。

(2) 小肠间质瘤伴血管畸形:小肠间质瘤多表现为黏膜下来源外生性生长的软组织肿块,边界清晰,平扫可有钙化,大的肿瘤中央可形成溃疡、囊变及坏死,增强扫描呈延迟强化特点;肿瘤内可形成动静脉瘘,MIP重建图像上动脉期可见供血动脉及粗大的引流静脉,类似动静脉畸形表现。两者都起源于黏膜下,最主要的鉴别点在于小肠血管瘤不表现为软组织肿块,仅表现为增强扫描斑片状或结节状渐进性强化。

(五) 诊断关键要点

(1) 小肠血管瘤起源于黏膜下血管丛,并可延伸至肌层或肌层以外的良性血管病变,好发于空肠。

(2) 小肠血管瘤可有消化道出血、腹痛、梗阻、肠套叠及罕见的穿孔。因此具有上述消化道症状的患者应警惕小肠血管瘤的可能，64排及以上螺旋CT是首选的检查技术。

(3) 小肠血管瘤CT与MRI表现为黏膜下来源向腔内突起的结节影，边界清晰，增强动脉期呈斑点状强化，门静脉期及延迟期呈斑片状强化、范围扩大。只要观察到肠腔内高密度对比外溢，就可以诊断小肠血管瘤伴活动性出血。

(4) CT小肠造影检查具有全面观察肠腔内、肠壁和肠腔外的特点，且可以对图像进行MIP后处理，MIP重建能直观显示异常增粗的畸形血管，有助于更好地显示病变与邻近组织关系。

(5) 选择性肠系膜上动脉DSA造影是诊断小肠血管瘤继发出血的金标准。

（蒋雪艳　董江宁）

四、小肠炎症纤维性息肉

（一）概述

胃肠炎症性纤维性息肉（inflammatory fibroid polyp，IFP）由增生的梭形细胞、卵圆形纤维母细胞和血管构成，在纤维血管背景中有大量嗜酸性粒细胞及少量浆细胞、淋巴细胞、巨噬细胞和肥大细胞浸润构成的息肉性病变，是一种非常少见的、胃肠道黏膜下间叶组织来源的良性肿瘤。

1949年Vanek首次以“胃肠道黏膜下生长的肉芽肿病变伴嗜酸性粒细胞浸润”的名称进行描述，1953年Helwing等第一次将这一类病变命名为IFP，一直沿用至今，并认为该病变为炎症反应性疾病。然而，近年的研究表明IFP内的梭形细胞表达血小板来源的生长因子，且大多数IFP包含了血小板来源的生长因子受体A基因的激活与突变，因此，IFP是胃肠道真正的良性间叶肿瘤。IFP可以发生于多个年龄段，以女性多见。绝大多数IFP为起源胃肠道黏膜下的孤立性、无蒂的宽基底的占位病变，可见于整个胃肠道，但以胃和小肠最常见，直径一般在2～5 cm。发生在小肠的IFP则命名为小肠炎症性纤维性息肉。

临床表现：临床症状取决于病变的部位和大小；胃的IFP可表现呕吐、上腹部疼痛、出血和幽门梗阻等症状；小肠和结直肠的IFP可表现腹痛、血便、体重减轻、腹泻和贫血等症状，体积较大时可以引起肠梗阻和肠套叠。

IFP的治疗可以选择内镜下切除和手术治疗。一般病变较小的胃或大肠IFP可选择内镜下切除；广基底大病灶或小肠病灶，可行外科手术治疗。IFP预后良好，无恶变潜能且复发率低。

（二）病理学表现

大体病理：肿瘤呈息肉样或半球形，表面覆盖黏膜，基底较宽，边界清楚，多为单发性无蒂或带蒂，肿块较大时表面黏膜多不完整，伴浅表糜烂和溃疡；切面呈灰白色，无包膜，质韧；肿块较小时位于黏膜下，肿块较大时可浸及肌层甚至达到浆膜层。

镜下表现：主要由增生的梭形细胞、卵圆形纤维母细胞和血管构成，在纤维血管背景中有大量嗜酸性粒细胞及少量浆细胞、淋巴细胞、巨噬细胞和肥大细胞浸润。以增生的梭形细胞、纤维母细胞围绕小血管及黏膜腺体呈“同心圆状”或“洋葱皮样”排列为特征，部分区呈交织状或束状排列。示例如图3-1-8所示。

免疫组化：梭形细胞Vim(＋)、CD34(＋)，而CD117、DOG-1、S-100和ALK均表达阴性，瘤细胞Ki-67增殖指数较低。

（三）影像学表现

1. 超声内镜

超声对IFP的诊断有一定帮助，其超声特征多表现为边缘模糊、低回声、均质外观，位于第二或第三层，但不易与其他黏膜下肿物，如异位胰腺、恶性淋巴瘤等鉴别。超声更重要的优势也在于其有助于判断病变深度和判断是否可以内镜下切除。

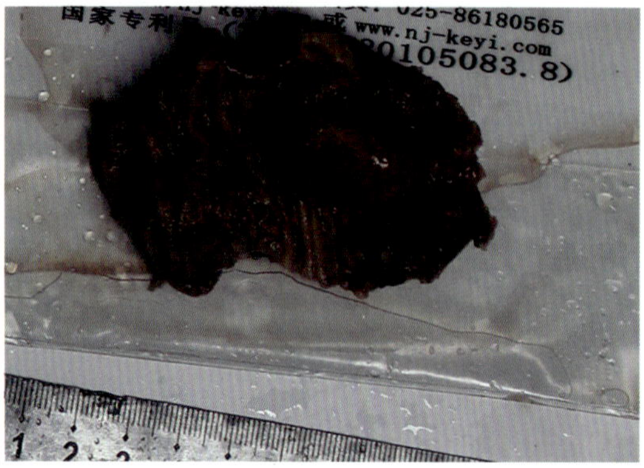

A

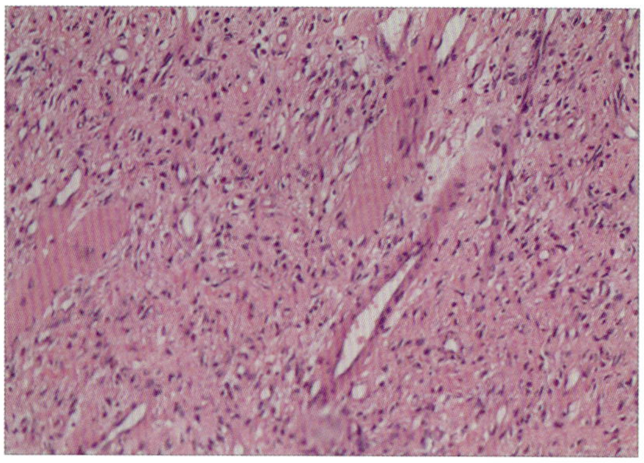

B

图3-1-8　小肠(空肠)炎症性纤维性息肉病理学表现

患者女性,69岁,小肠(空肠)炎症性纤维性息肉。大体病理(A):空肠黏膜下见一大小约3.5 cm×2 cm×2 cm的椭圆形隆起性肿物,边界清楚,表面黏膜光滑并受压拉直;镜下所见(B):肿瘤由增生的纤维、血管构成,并伴有大量炎性细胞浸润。

2. CT表现

CT检查能完整显示黏膜下肿块的大小及所在位置,且能提供肿块密度及动态增强的信息,还可观察周围脏器是否侵犯等,CT动态增强可反映病灶血供及病理特征。

CT平扫示小肠局限性肠壁增厚,壁内见半球形软组织肿块突向肠腔,基底较宽,密度不均。CT增强扫描动脉期呈轻度不均匀强化,静脉期及延迟期呈"缓慢渐进性"富血供强化,明显强化区内混杂多发条索状及不规则斑片状低密度区,且低密度区延迟强化,密度趋向均匀,其内未见明显囊变、坏死区;肿块表面可见明显强化的黏膜线,提示为黏膜下起源,且黏膜线可见增粗,考虑与表面黏膜腺体增生有关;邻近浆膜面光滑,周围脂肪间隙显示清晰;肿块旁肠壁内可见少许斑片状液性低密度影,小肠系膜区可见多枚长卵圆形均匀强化的肿大淋巴结。

IFP强化程度与其组织学特征密切相关,根据炎性细胞、梭形细胞和血管成分的组成比例不同可呈现不同程度的强化。肿块内明显强化区内混杂多发条索状及不规则斑片状低密度区,低密度区延迟强化,符合IFP镜下见增生的梭形细胞围绕小血管及黏膜腺体分布的病理特征,明显强化区代表镜下的小血管及黏膜腺体,渐进性强化的低密度区代表病灶内丰富的纤维组织或纤维黏液基质,该征象对诊断IFP有重要价值。另外,肿块旁肠壁内见少许积液,邻近浆膜面光滑,周围脂肪间隙清晰,肠系膜区见多个正常形态的反应性增生淋巴结,提示本病为良性肿瘤伴有炎症反应可能。示例如图3-1-9所示。

3. MRI表现

小肠壁内黏膜下区宽基底的椭圆形或半球形肿块,边界尚清,T_1WI序列呈稍低信号,T_2WI序列信号不均,以稍高信号为主,其内见散在条索状及不规则斑片状或片状低信号区,提示肿块内含有纤维成分,具有重要的诊断价值。DWI序列呈不均匀稍高信号,ADC图呈高信号,提示扩散无明显受限。增强扫描肿块的强化方式与CT相仿,动脉期轻度不均匀强化,门静脉期及延迟期缓慢渐进性明显强化,边缘见明显环形强化的增粗黏膜线,与肠壁黏膜腺体增生及充血水肿有关。IFP的肿块内T_2WI低信号区多期增强后呈延迟强化,也是本病的相对特征。

(四)鉴别诊断

(1)小肠间质瘤(GIST):两者均为黏膜下起源的软组织肿块,IFP多表现为腔内肿块,而GIST趋向于腔外生长;IFP增强后呈"缓慢渐进性"明显强化,而GIST多表现动脉期明显强化,静脉期及延迟期持续强化,呈"快进慢出"强化特征,常可发生出血、囊变、坏死。

(2)小肠淋巴瘤:主要表现是肠壁增厚和腔内外软组织肿块,伴有"动脉瘤样肠腔扩张"和"夹心面包征"的特征性改变,增强后肿块呈轻中度均匀

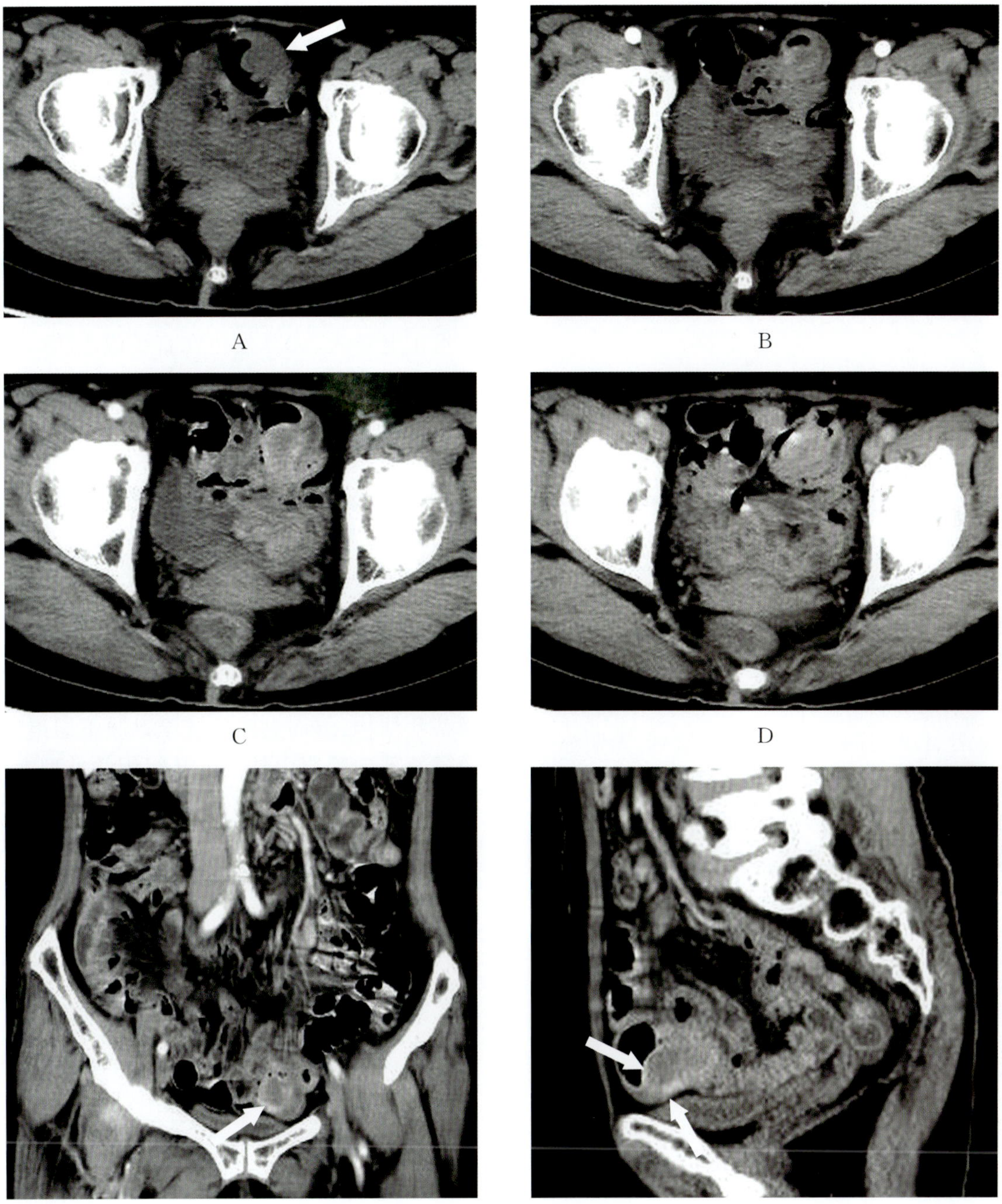

图3-1-9　小肠(空肠)炎症性纤维性息肉CT表现

与图3-1-7为同一患者,小肠(空肠)炎症性纤维性息肉。CT平扫(A)示空肠远段见半球形软组织肿块突向肠腔内(白箭头),基底较宽,表面尚光滑,密度不均匀;增强后(B~D)动脉期轻度不均匀强化,门静脉期及延迟期呈缓慢渐进性明显强化,且密度趋向均匀(平扫及增强各期CT值分别约为30 HU、40 HU、60 HU及80 HU);(E、F)门静脉期冠、矢状位MPR重建示肿块表面显示明显强化的黏膜线,黏膜线稍增粗(白箭头),肠系膜区见淋巴结轻度肿大。

强化,通常还伴有肠系膜淋巴结肿大、融合。

(3) 小肠神经鞘瘤:多呈轻、中度强化,囊变常见,囊变区域不强化。

(4) 此外,IFP还需与黏膜起源的病变相鉴别,如小肠腺瘤性息肉、腺癌等。IFP起源于小肠黏膜下,而小肠腺瘤性息肉与腺癌起源于小肠黏膜,精细的影像学检查方法区别病变起源于小肠黏膜还是黏膜下层是鉴别的关键要点。

(五) 诊断关键要点

(1) IFP为小肠道黏膜下起源的间叶组织良性肿瘤。

(2) CT表现:小肠壁黏膜下半球形或类圆形软组织密度的小肿块或结节,增强后动脉期轻度强化,静脉期及延迟期呈缓慢渐进性富血供强化,肿块表面可见明显强化的小肠黏膜线,且黏膜线增粗;邻近浆膜面光滑,周围脂肪间隙清晰。

(3) MRI表现:小肠壁黏膜下类圆形结节或肿块,T_1WI序列呈稍低信号,T_2WI序列呈稍高及低信号混杂信号,DWI序列为等及稍高信号、无明显扩散受限,MRI增强表现与CT相仿,呈缓慢渐进性明显强化,边缘见明显环形强化的黏膜线,与肠壁黏膜腺体增生及充血水肿有关。

(4) 伴随征象:肿块旁肠壁内可见少许积液,肠系膜区可见多个淋巴结反应性轻度肿大。

(宋德梅 董江宁)

五、直肠腺瘤

(一) 概述

直肠息肉是指直肠黏膜上所有的隆起性病变,包括非肿瘤性息肉和肿瘤性息肉。直肠腺瘤(rectal adenoma)为直肠腺瘤性息肉,由异型增生的腺上皮所构成的良性上皮性肿瘤,与直肠癌关系密切,约80%的直肠癌是由直肠腺瘤演变而来。分子生物学的研究揭示,在结直肠癌的发展过程中涉及癌基因(*K-ras*等)的激活和抑癌基因(*APC*、*p53*、*DCC*等)的失活,这些基因的改变遵循一定的顺序,即是在由"正常细胞→腺瘤→腺癌→转移"的演变过程中依次发生"*APC*→*K-ras*→*p53*→*DCC*"的基因突变。直肠腺瘤好发年龄在50~80岁,它与直肠癌发生率的正相关性已得到流行病学证实,早期切除可大大减少直肠癌的发生。

直肠腺瘤可分为三种类型:① 管状腺瘤,大多有蒂,可以长期存在,恶变率较低;② 绒毛状腺瘤,多见于老年人,90%发生在直肠或乙状结肠,病理上绝大多数为广基,无明显蒂,与肠壁紧密相连,瘤体稍高出正常黏膜面,蔓延面积较大,可累及大部分肠周径,癌变率高,其癌变多发生在瘤体中部深处,被认为是癌前病变;③ 管状绒毛状腺瘤,其形态学表现和生物学行为介于前两者之间。

(二) 病理学表现

直肠腺瘤是黏膜腺体组织增生肥大,形成皱襞样蒂状结构,继而黏膜层甚至黏膜下层组织增生,通过蒂部向腺瘤内伸展。从组织学类型上分为管状腺瘤、绒毛状腺瘤及管状绒毛状腺瘤,三种类型的病理特点:① 管状腺瘤绒毛成分占20%以下,大多有蒂;② 绒毛状腺瘤绒毛成分占80%以上,病理上绝大多数为广基,与肠壁紧密相连;③ 管状绒毛状腺瘤由管状和绒毛状结构混合而成,常出现不同程度的异型增生,形态学和生物学表现介于前两者之间。示例如图3-1-10所示。

(三) 影像学表现

1. CT表现

① 形状及大小:管状腺瘤含绒毛成分较少,通常CT显示肿块形态较规则、表面较光整,分叶不明显,呈结节状。绒毛状腺瘤及管状绒毛状腺瘤的绒毛成分较多,故CT表现为形态不规则、表面不光整的肿块,呈绒毛状、菜花状或乳头状突起,有不同程度的分叶。② 病灶基底:管状腺瘤CT常显示为窄基底与肠壁相连,与肠壁分界清楚。绒毛状腺瘤及管状绒毛状腺瘤呈附壁生长方式,CT显示病灶多

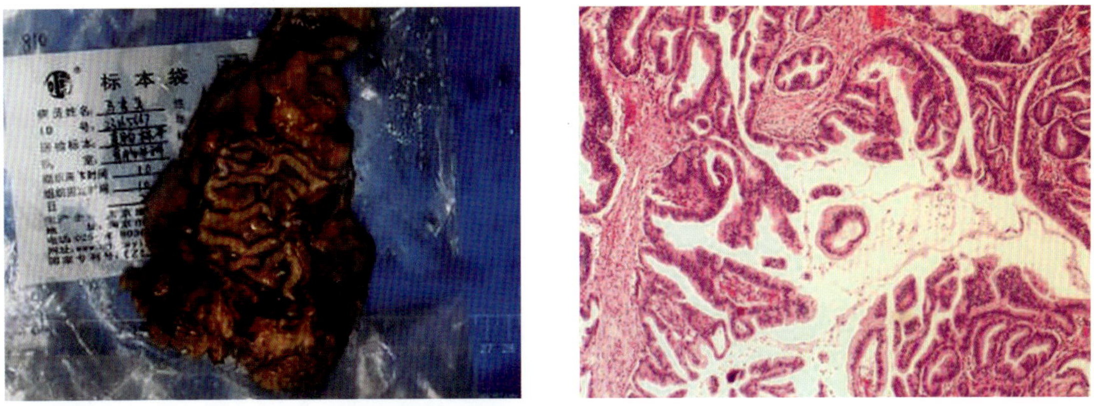

A B

图3-1-10 直肠绒毛状管状腺瘤部分恶变的病理学表现

患者女性，59岁，直肠绒毛状管状腺瘤部分恶变。大体病理(A)：直肠肠管见一隆起型肿块，大小约1.5 cm×1.5 cm×1.2 cm，肿块切面灰白质硬。镜下所见(HE，×100)(B)：细胞明显异型性增生，密集的卵圆形的细胞核位于基底部，有丝分裂频繁，胞浆嗜碱性，病理诊断为直肠绒毛状管状腺瘤部分恶变为腺癌。

以宽基底与肠壁相连，部分与肠壁分界不清，周围肠壁有时增厚。③ 增强：管状腺瘤动脉期均匀强化，病灶中央一般看不到增粗的强化血管。绒毛状腺瘤及管状绒毛状腺瘤多明显强化，表面可见无强化的低密度影，代表绒毛间的黏液。绒毛状腺瘤常呈脑回状、树叶状强化，动脉期病灶中央可见线样强化的血管影，提示肿瘤血供丰富。④ 癌变：直径>2 cm的腺瘤癌变率为40%～50%，当腺瘤最大径>3 cm时，癌变率极高(约84.62%)，腺瘤癌变时相应的血供明显增加，肿瘤明显强化，病灶周围出现不寻常增多、增粗的肠系膜血管分支集群，类似“血管集束征”时，提示腺瘤癌变可能。示例如图3-1-11所示。

2. MRI表现

① MRI具有极高的软组织分辨率，能清楚显示直肠肠壁的黏膜层、黏膜下层及固有肌层，显示直肠病变的特征及肠腔内外的情况，是诊断直肠疾病最主要的影像学检查。② 平扫：直肠腺瘤在T_1WI序列呈低或稍低信号，T_2WI序列呈稍高信号。病灶与直肠壁相贴时留下通气的间隙，在T_2WI序列显示最好，可作为直肠腺瘤的特征性表现。病灶表面常可见长T1、长T2信号黏液覆盖(肠型腺体分泌)。③ 增强：直肠管状腺瘤的血管粗细均匀，走行自然，增强扫描以轻中度均匀强化为主。绒毛状腺瘤及绒毛管状腺瘤增强扫描呈渐进性不均匀明显强化，并出现基底部强化最明显，其次是中央腺体，强化最弱的是外周柱状上皮“三环状”强化方式。④ DWI：直肠腺瘤由异型增生的腺上皮组成，故其DWI序列常为稍高信号，ADC值常在$(1.0\sim1.6)\times10^{-3}\ mm^2/s$之间，当肿瘤癌变时导致肿瘤细胞密度增高、细胞外间隙减小，导致水分子的扩散出现不同程度的受限，ADC值进一步减小。⑤ IVIM-DWI：IVIM成像为无创性功能成像方式，可通过定量参数表观扩散系数(ADC)、真性扩散系数(D)、假扩散系数(D^*)及灌注分数(f)来更准确地反映肿瘤组织内真正的水分子扩散受限程度和微循环灌注的信息，IVIM-DWI参数可协助区分直肠癌与直肠腺瘤，D值、f值及标准ADC值对两者的鉴别具有较高的诊断效能，D值的诊断效能更高。示例如图3-1-12所示。

(四) 鉴别诊断

(1) 直肠癌：腺瘤与肠壁相贴时留下通气的间隙，是腺瘤与直肠癌的鉴别征象。直肠癌多起源于黏膜面并向下浸润黏膜下层及肌层，导致肠壁不规则增厚及肠腔狭窄；病灶内常见坏死，故其密度、信号及强化常不均匀；DWI序列呈高信号，ADC值较低。

(2) 淋巴瘤：病灶起源于黏膜下，黏膜一般连续，肿块较大出现溃疡时，黏膜不连续。肠壁不规则增厚，可有结节或肿块表现；肠管可有轻度狭窄或扩张。若侵犯了固有肌层并且破坏自主神经丛，引起肠管张力减弱和顺应性降低，导致管腔明显扩

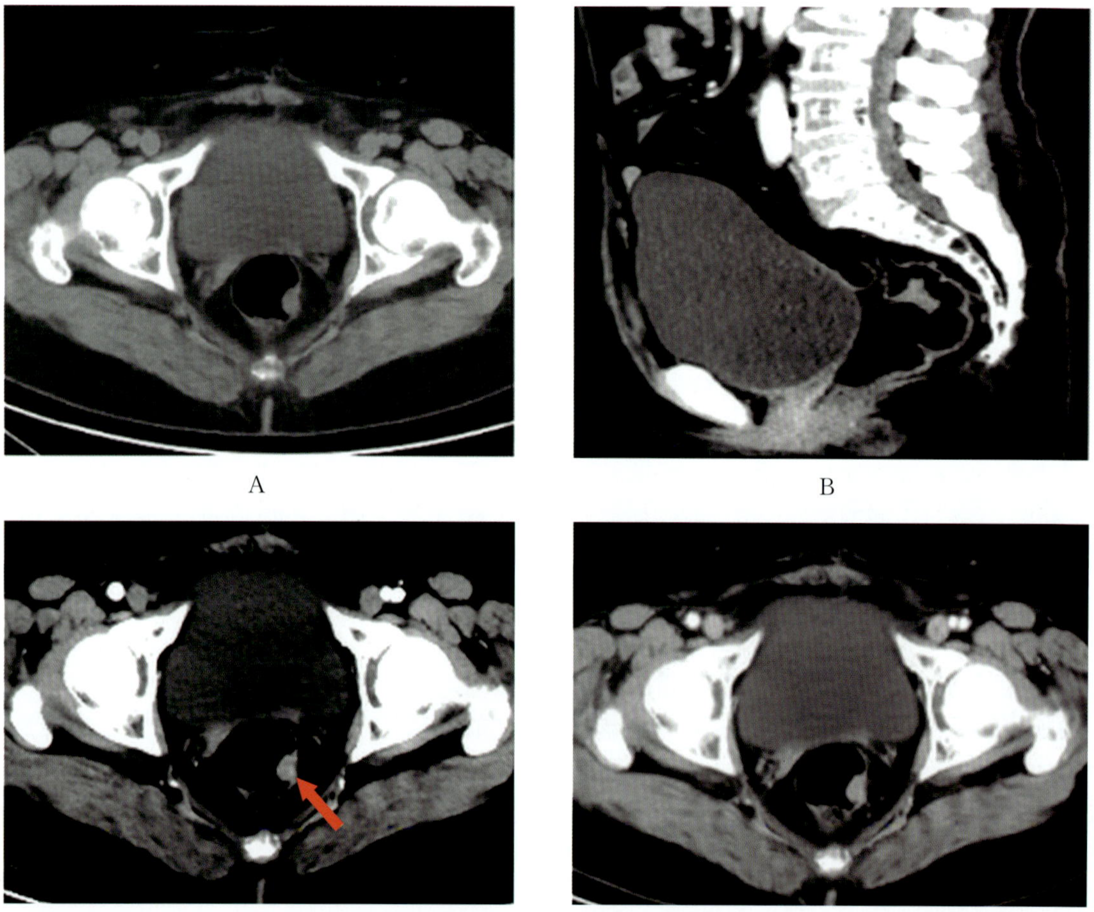

A　B　C　D

图3-1-11　直肠绒毛状管状腺瘤部分恶变的CT表现

与图3-1-10为同一患者,直肠绒毛状管状腺瘤部分恶变。CT平扫横断位(A)、矢状位(B)示直肠中段左侧管壁增厚,局部形成软组织结节突入腔内,以宽基底与肠壁相连。增强扫描动脉期(C)中度不均匀强化,病灶中央可见线样强化的血管影(箭头),增强扫描静脉期(D)病灶进一步强化。

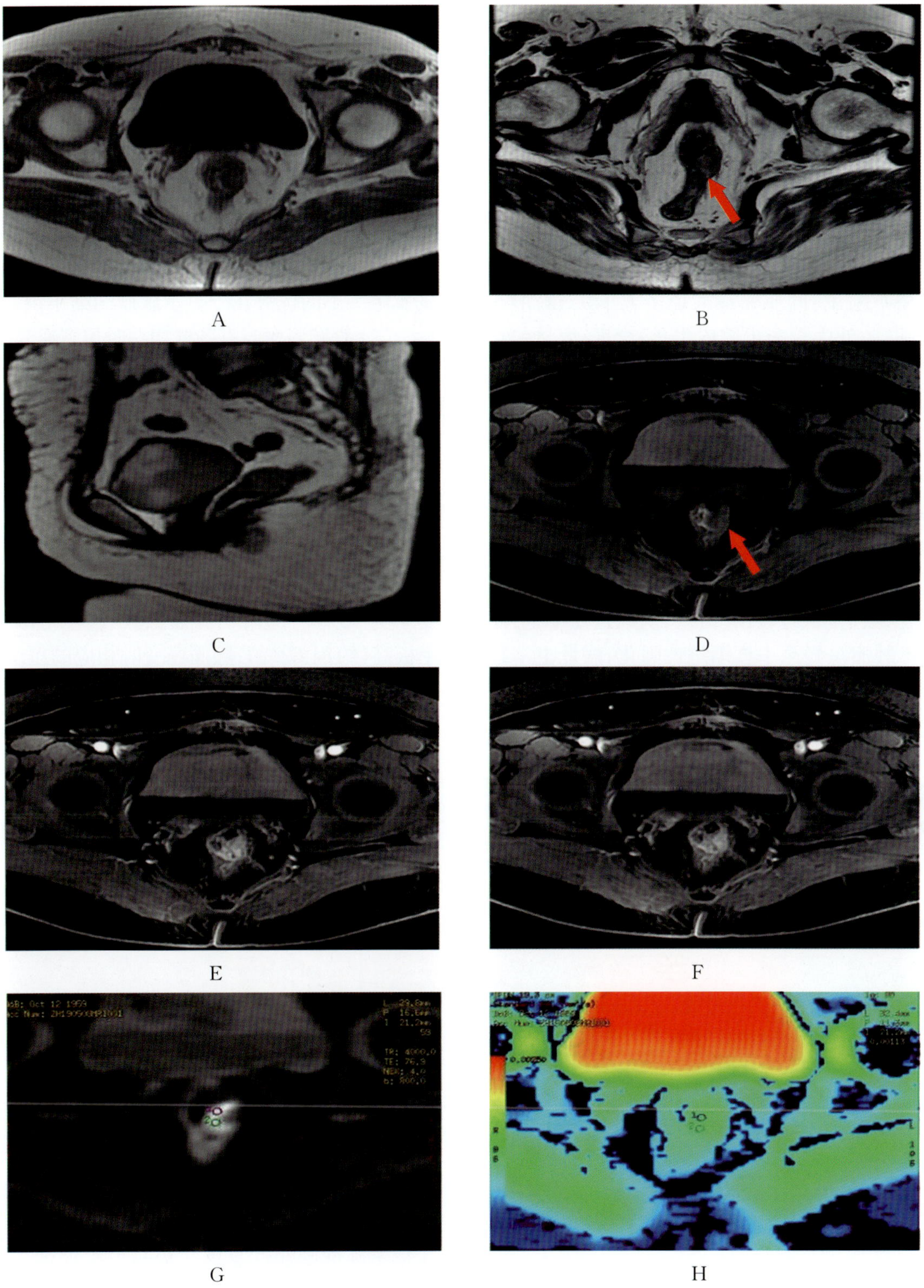

图 3-1-12　直肠绒毛状管状腺瘤部分恶变的MRI表现

与图3-1-10为同一患者。T_1WI序列(A)直肠中段左侧壁局部增厚，见菜花状软组织结节突入腔内，呈等低信号。横轴面T_2WI序列(B)及矢状面T_2WI序列(C)示瘤体呈稍高信号(箭头)，基底部呈高低混杂信号，与对侧肠壁间有通气间隙。增强动脉期(D)病灶轻度不均匀强化；增强静脉期(E)病灶进一步强化，基底部强化最明显(箭头)。增强延迟期(F)强化程度稍减退。DWI序列病灶呈高信号(G)，ADC值为$(0.776\sim0.960)\times10^{-3}$ mm^2/s(H)。

张呈动脉瘤样特征性改变;增强后轻中度强化;强化程度相对均匀;可有坏死区;肠周系膜区见肿大淋巴结。MRI信号常较均匀,T_1WI序列呈等低信号,T_2WI序列呈中等或稍高信号;DWI序列上呈异常高信号,ADC值减低,扩散受限明显。

(3) 间质瘤:直肠间质瘤少见,影像学表现与肿瘤危险度有关。低危险度:间质瘤最大径小于5 cm、类圆形,腔内生长型多见,密度/信号均匀,均匀强化。中危险度:间质瘤最大径多大于5 cm、形态多不规则,腔外生长多于腔内生长,密度/信号欠均匀,增强扫描动脉期中度不均匀强化,静脉期及延迟期渐进性强化。高危险度:间质瘤体积大,最大径可达10 cm以上,形态不规则,几乎均为腔外生长,密度/信号不均匀,平扫可见溃疡,增强扫描动脉期富血供明显不均匀强化,静脉期及延迟期渐进性强化。

(4) 神经内分泌肿瘤:影像学表现与肿瘤分级有关:G1及G2肿瘤大多呈类圆形肿块,早期显著不均匀强化,具有"快进慢出"特点,病灶长径小,形态规则;G3肿瘤呈轻至中度渐进性强化,病灶上下径长,可侵犯周围结构。MRI:T_1WI序列呈低信号,T_2WI序列呈等或稍高信号,DWI序列呈高信号。

(5) 溃疡性结肠炎:以直肠受累为主,主要为黏膜层、黏膜下层显著的炎细胞浸润,肠壁增厚较均匀,且为连续性,腹痛腹泻症状较明显。

(五) 诊断关键要点

(1) 直肠腺瘤是由异型增生的腺上皮所构成的良性上皮性肿瘤,被公认为是直肠癌的重要癌前病变。

(2) 直肠腺瘤CT多表现为从黏膜层突向腔内的结节状、乳头状或菜花样隆起型病变,增强后明显强化,CT的优势在于显示腺瘤的细小供血血管。

(3) 直肠腺瘤与直肠壁相贴时留下通气的间隙,在T_2WI显示最好,可作为直肠腺瘤的特征性表现。

(4) 增强表现:绒毛状腺瘤常呈脑回状、树叶状强化,动脉期病灶中央见线样强化的血管影,提示肿瘤血供丰富,而管状腺瘤动脉期均匀强化,病灶中央一般看不到增粗的强化血管,具有一定的提示价值。

(5) 直肠腺瘤癌变征象:直径>2 cm的腺瘤癌变率为40%~50%,当腺瘤最大径>3 cm时,癌变率极高(约84.62%),腺瘤癌变时相应的血供明显增加,肿瘤明显强化,病灶周围出现增多、增粗的肠系膜血管分支集群。DWI序列呈明显高信号,ADC值常小于1.0×10^{-3} mm^2/s。

(贾好东　董江宁)

第二节　小肠恶性肿瘤

一、小肠腺癌

(一) 概述

小肠腺癌(small bowel adenocarcinoma,SBA),是一种源于小肠黏膜腺上皮的恶性肿瘤。临床上较为罕见,约占消化道恶性肿瘤的2%,占所有小肠恶性肿瘤的40%。小肠腺癌的病因尚不清楚,但最新的文献都倾向于SBA与结肠癌具有类似的腺瘤-腺癌序贯的发病过程,腺瘤是公认的癌前病变,尤其是家族性腺瘤性息肉病极易发生癌变。十二指肠和空肠近端的腺癌或许与胆汁中的某些胆酸(如脱氧胆酸、原胆酸等)在细菌作用下的降解产物和致癌作用有关。

小肠腺癌按其生长部位可分为十二指肠腺癌、空肠腺癌和回肠腺癌。① 十二指肠腺癌,好发于

60～70岁，男女之比约为1.2∶1。十二指肠腺癌按癌发生的部位可分为乳头上部癌、乳头周围癌和乳头下部癌，其中以乳头周围癌最多见，约占65%，乳头上部癌约占20%，下部癌约占15%。② 空肠腺癌、回肠腺癌，占小肠腺癌的50%～60%，空肠及回肠腺癌的大体形态分为息肉型、浸润溃疡型、缩窄型及弥漫型，其中以缩窄型最多见。空肠腺癌好发于近端空肠，回肠腺癌常发生于回肠远端。

小肠腺癌早期可无明显症状，中晚期症状呈多样性，且症状及体征与消化系统常见病、多发病表现类似，无明显特异性，常表现为腹痛、黄疸、肠梗阻、消化道出血及腹部肿块等。

（二）病理学表现

1. 大体病理

小肠腺癌起自于黏膜上皮组织，由黏膜经黏膜下向肌层、浆膜层发展，同时向周围扩散。根据大体的形态可分为溃疡型、息肉型、环状型和浸润型。

（1）溃疡型：肿瘤向肠壁深部浸润生长，中央形成火山口状溃疡，边缘呈环堤状或斜坡状隆起，质较硬，又称浸润溃疡型。

（2）息肉型：肿瘤向肠腔内生长，呈息肉状或菜花状，又称为息肉型，质较软，大小不一，大的菜花状肿块可阻塞十二指肠肠腔。

（3）环状型：肿瘤绕肠壁呈环形浸润生长，常累及肠壁大部或全周使局部肠壁增厚，常伴纤维结缔组织异常增生，肠管周径明显缩小，形成环状狭窄，又称缩窄型。

（4）浸润型：指肿瘤沿肠壁深部浸润性生长，肿块无一定的境界，又称弥漫型，此型罕见。

2. 镜下表现

镜下特点是形成大小不等、形态不一的腺体结构。增生的腺体有时非常密集，以致互相贴近，其间难以见到间质的存在。癌细胞为柱状或圆形，含大量黏液，间质纤维组织较少，炎症细胞较多，癌组织AB/PAS染色显示含多少不等的酸性黏液分泌，癌变的十二指肠黏膜上皮中的杯状细胞液显示有酸性黏液分泌。示例如图3-2-1所示。

3. 组织学类型

根据细胞形态和分化程度可分为高、中、低分化腺癌，黏液腺癌及未分化癌，其中以分化较好的腺癌为多见。

4. 临床分期

2017 AJCC第八版小肠腺癌TNM分期见表3-2-1。

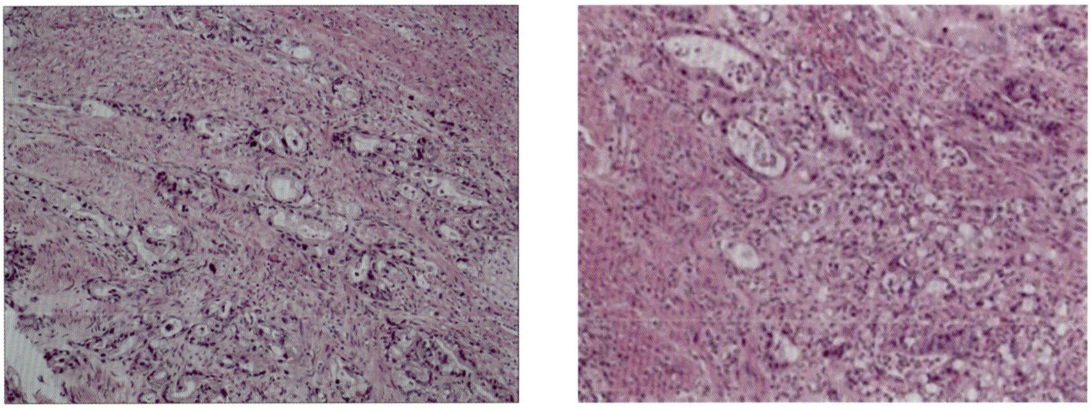

A　　　　B

图3-2-1　小肠腺癌的病理学表现

A. 患者男性，59岁，十二指肠乳头部低分化腺癌。大体病理：十二指肠乳头处见溃疡肿块，大小为4.0 cm×4.0 cm×2.0 cm，癌组织侵及十二指肠全层，累及胆总管壁和胰腺组织。镜下表现：癌细胞含大量黏液，间质纤维组织较少，腺体异型增生（HE，×100）。

B. 患者男性，85岁，空肠隆起型中低分化腺癌。大体病理：肠管内见大小为3.0 cm×2.0 cm×2.0 cm的隆起型肿块，肿块切面灰白质韧，侵及全层。镜下表现：癌组织腺管状排列，癌细胞胞浆丰富，核大深染，异型性明显，可见病理性核分裂象，部分区域可见黏液组织，肿瘤侵及管壁全层（HE，×100）。

表3-2-1　小肠腺癌TNM分期(2017 AJCC第八版)

期别	分期标准
原发肿瘤(T)	
Tx	原发肿瘤无法评估
T0	无原发肿瘤的证据
Tis	原位癌
T1	
T1a	肿瘤侵及黏膜固有层
T1b	肿瘤侵及黏膜下层
T2	肿瘤侵及固有肌层
T3	肿瘤穿过肌层侵及浆膜下层或无腹膜覆盖的组织(肠系膜或腹膜后)
T4	肿瘤穿透腹膜或直接侵及其他器官或结构(包括其他小肠袢、肠系膜、腹膜后,经浆膜侵及腹壁;侵及胰腺或胆管(仅对十二指肠而言))
区域淋巴结(N)	
Nx	区域淋巴结不能评价
N0	无区域淋巴结转移
N1	1～2个区域淋巴结转移
N2	≥3个区域淋巴结转移
远处转移(M)	
M0	无远处转移
M1	有远处转移

(三)影像学表现

1. 十二指肠腺癌

(1) X线上消化道钡餐造影:十二指肠腺癌根据肿瘤的X线上消化道钡餐造影(GI)的表现可分为息肉型、溃疡型和浸润型。

① 息肉型:GI表现为腔内息肉样隆起性病变,形态不规则,呈分叶状充盈缺损,黏膜破坏。肠腔可呈扩张状,钡剂分流,若肿块较大可填塞十二指肠肠腔,钡剂通过受阻,近端肠腔扩张。同时也可伴有溃疡、肠壁僵硬等。

② 溃疡型:GI表现为黏膜破坏,出现不规则的腔内龛影,或部分位于腔内,部分位于腔外。溃疡口部可有环堤、裂隙征及指压痕等恶性溃疡征象。同时也可伴有局部肠壁僵硬,出现不规则的隆起性改变。

③ 浸润型:GI表现为肠壁受到肿瘤浸润而僵硬,蠕动消失,肠管狭窄,近端肠腔扩张,黏膜破坏,可伴有溃疡及不规则隆起性病变。

(2) CT表现:① 肿块型:CT表现为小肠肠腔内肿块影,向腔内外生长,呈类圆形或分叶状或菜花状,CT平扫肿瘤体积较小者密度均匀,边界清晰;较大者常有坏死而密度不均,边界欠清,常侵犯周围肠管、胰头或十二指肠乳头,造成胆总管和胰管的阻塞,可显示“双管征”(胆总管及胰管扩张)。② 缩窄型:少数缩窄型十二指肠腺癌表现为局部肠腔狭窄,肠壁不规则形或环形增厚,管壁僵硬,可累及胰腺头部,有时坏死的肿块内有气体或造影剂进入,则提示有溃疡形成。CT增强扫描表现为软组织肿块或增厚的肠壁在动脉期、门静脉期呈中度强化,延迟期则强化减退。示例如图3-2-2所示。

(3) MRI表现:十二指肠腺癌的MRI检查运用不多,但随着MRCP的广泛使用,近年来,对十二指肠腺癌的检出率逐渐增多。

十二指肠腺癌在MRI上也表现为肠壁增厚、肠腔内及环壁生长的肿块,病变段肠管狭窄。MRI平扫肿块呈等长T1、等或稍长T2信号,DWI序列稍高或高信号而呈轻中度的扩散受限,部分伴有局部肠壁的水肿增厚。MRCP表现为癌肿呈结节状均匀或不均匀的略低信号充盈缺损,肿瘤较小时可显为胆总管远端浅杯口状或肩征,如浸润胆总管壁则显示管壁不规则增厚伴不规则狭窄或漏斗状狭窄。MRI增强后的强化方式与CT表现类似,也表现为快进快出的强化模式。

十二指肠腺癌的伴随征象包括:① 胆管及胰管扩张:MRCP示胆总管下端呈“鸟嘴征”改变,其上端胆管“软藤样”扩张,可出现“双管征”,提示累及壶腹部;② 肝外胆管扩张和胆囊积液,胆总管明显扩张和胆囊增大。

2. 空肠及回肠腺癌

(1) 常规X线钡剂造影检查:主要表现为肠腔内不规则充盈缺损,或局部肠管呈环形狭窄,正常黏膜线破坏消失,肿瘤侵蚀破坏局部黏膜致充盈缺损局部的表面不规则,肠壁僵硬,蠕动消失。

(2) CT检查:CT表现为局部肠管内软组织肿块,大小不等,呈类圆形或分叶状;肿瘤较小时,密度尚均匀,边界清楚;肿瘤较大时,密度欠均匀,边

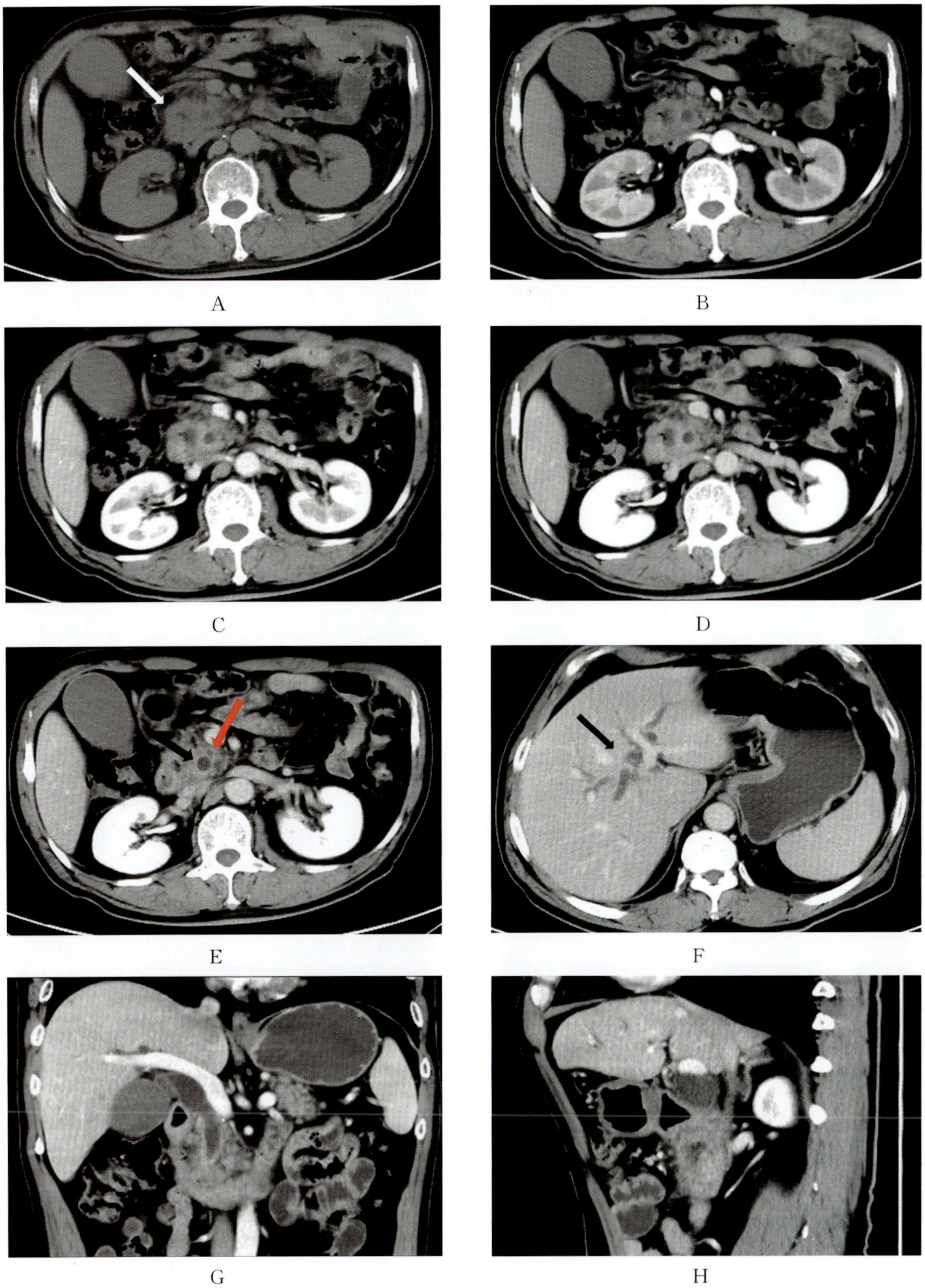

图 3-2-2　十二指肠腺癌的 CT 表现

与图 3-2-1A 为同一患者，十二指肠乳头部低分化腺癌。CT 平扫（A）示十二指肠乳头部管壁环形增厚伴不规则软组织肿块形成（白箭头），密度欠均匀，边界欠清。增强后（B～D）示中度不均匀强化；延迟期增强图（E、F）及冠矢状位（G、H）示胆总管及胰管扩张，呈现“双管征”，胆总管下端明显截断，呈“鸟嘴征”改变，胆总管及肝内外胆管扩张，胆囊体积增大。

界欠清，易坏死，显示肿块内斑片状低密度区，部分肿瘤肠壁呈环形或不规则增厚，肠腔狭窄，肿瘤表面黏膜面不连续，凹凸不平，可显示不规则溃疡，病变段肠管扩张；增强后呈不规则轻中度强化，少数明显强化。

CT小肠造影(CT enterography，CTE)是将口服阴性对比剂和静脉注入的碘对比剂相结合后进行薄层高分辨扫描＋三维重建，利用各种后处理技术使小肠腔内、肠壁、肠系膜、血管、腹内脏器多方位显示的一种较新的成像方法。可以从小肠受累的长度、肠壁增厚的程度和对称性、强化方式、病变小肠的分段、病变位于肠壁的部位、邻近肠系膜和血管的异常等方面观察小肠肠壁增厚的CTE表现，有助于小肠疾病的鉴别诊断。小肠腺癌常表现为不均匀强化和不对称的局限性肠壁增厚。示例如图3-2-3所示。

小肠黏液腺癌有其特定的CT表现：50%平扫时肿块实质内显示散在点状钙化，肿块边缘可见片状低密度“黏液湖”。增强后门静脉期肿块周边明显强化，管壁不规则增厚。肿块常发生淋巴结转移，增强扫描淋巴结呈环形强化特点，中央形成不强化的低密度“黏液湖”。

(3) MRI检查：表现为肠壁明显增厚及突向肠腔内的软组织肿块影，肠腔环形狭窄，T_1WI序列上呈等、低信号，T_2WI序列上呈略高信号；中心的坏死在T_1WI序列上呈低信号，T_2WI序列上呈明显高信号，增强扫描后病灶呈均匀或不均匀强化，中心的坏死灶不强化。

MRI检查的优点在于软组织对比度好，对比剂增强的敏感性高，能直接多平面成像，多序列成像，无射线辐射，可清晰显示肠壁厚度及肠腔内肿块。MRI肠造影(MRI enterography，MRE)结合了小肠造影术和MRI多平面成像的优点，能够检测出肠腔内、壁内和壁外的小肠疾病。此外，MRE由于小肠内充盈液体对比剂，肠管充分扩张，对体积较小的小肠腺癌检出率和诊断准确率较常规MRI有进一步提高。MRE的数据采集可以随着时间的推移重复进行，以进行小肠运动功能评估，这有助于诊断轻度狭窄和确定梗阻的程度。

(四) 鉴别诊断

1. 十二指肠乳头部的十二指肠腺癌主要与十二指肠壶腹部的肿瘤鉴别

(1) 胰头癌：在胰头癌侵犯十二指肠时，易与原发性十二指肠腺癌混淆。胰头癌CT表现为胰头稍低密度肿块，MRI表现异常信号结节或肿块，肿瘤侵及十二指肠，表现为肠壁凹凸不平，需要与十二指肠腺癌鉴别。胰头癌主要征象为胰头肿块伴有胰体尾部萎缩情况，胰管扩张，增强扫描肿块乏血供强化；MRCP显示特征性的“四管征”，即肿瘤侵及胆、胰管致梗阻平面上方胆管和主胰管扩张，而下方胆、胰管相对正常。十二指肠腺癌肠壁不规则增厚和肠腔狭窄，胰头与十二指肠间脂肪间隙消失，但不伴胰体尾部萎缩情况。根据胰体尾部萎缩情况及胰头癌的特征性“四管征”进行鉴别。

(2) 胆总管下端癌：CT与MRI表现为胆总管下端管壁增厚及腔内结节肿块，肝内外胆管及胆囊扩张明显，无胰管扩张。而十二指肠腺癌以肠管侵犯为主，肿瘤常侵犯周围肠管、胰头或十二指肠乳头，造成胆总管和胰管的阻塞，可显示“双管征”。

(3) 壶腹癌：临床少见，起源于Vater壶腹，CT、MRI表现为十二指肠降部内侧部的局限性肿块，增强程度弱于十二指肠乳头癌，肿瘤体积一般较小，但更易出现胆总管及主胰管梗阻致梗阻点上方的胆胰管明显扩张。

2. 小肠腺癌需要与小肠间质瘤和淋巴瘤等鉴别

(1) 小肠间质瘤：多表现为黏膜下来源的外生性肿块，CT平扫可见钙化，CT、MRI增强后动脉期实质成分中度不均匀强化，静脉期持续强化，肿块内可出现溃疡、囊变或坏死等改变。小肠腺癌起源于小肠黏膜上皮细胞，增强扫描动脉期明显强化，此强化大多为不均匀强化，但是肿瘤强化为静脉期比不上动脉期，呈现模式为“快速上升-平台”的改变。这些是上述两种小肠肿瘤的主要鉴别点。

(2) 小肠淋巴瘤：小肠淋巴瘤是起源于小肠黏膜下，CT、MRI表现为肠壁增厚、肠腔变形、“动脉瘤样”肠管扩张或狭窄、腹部肿块以及肠管周围淋巴结肿大，继发性者还可见腹腔、肝门、脾门等处淋

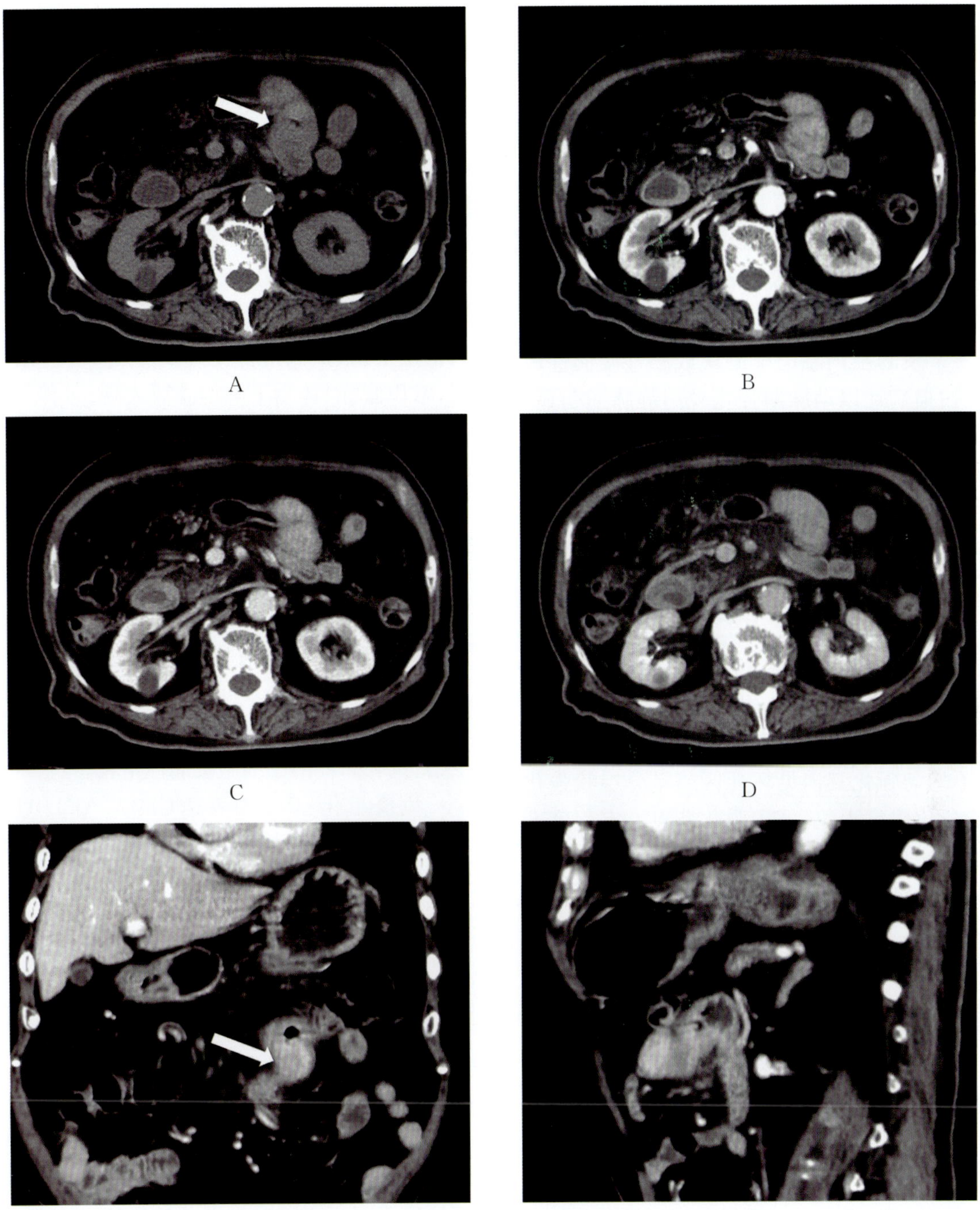

A B C D E F

图3-2-3 空肠腺癌的CT表现

与图3-2-1B为同一患者，空肠隆起型中低分化腺癌。CT平扫(A)示空肠近端近屈氏韧带处见类圆形软组织肿块突向肠腔内(白箭头)，密度尚均匀，边界欠清；增强后(B～D)示肿块明显强化。冠、矢状面重建图像(E、F)清晰显示很短的一段空肠肠壁呈软组织肿块突向肠腔，增强扫描明显强化。

巴结肿大等。如出现溃疡,有时可见典型的“牛眼征”。小肠腺癌起源于小肠黏膜上皮细胞,根据定位和典型表现有助于两者的鉴别。最近有研究发现能谱CT成像可成为鉴别小肠腺癌和原发小肠淋巴瘤的一种新方法。

(五)诊断关键要点

(1) 小肠腺癌起源于黏膜上皮细胞的恶性肿瘤,好发于十二指肠,其次为空肠和回肠。

(2) CT、MRI表现为小肠壁局限性不规则增厚伴肠腔狭窄及肠腔内息肉样肿块或肠壁浸润性改变;增强扫描病灶以动脉期强化较门静脉期明显,较大病灶内低密度液化坏死区无强化。

(3) CTE发现肿瘤沿小肠壁浸润性生长,肠壁不规则增厚伴有散在点状钙化,门静脉期肿块明显强化,肿块边缘出现片状低密度“黏液湖”时,常提示小肠黏液腺癌。

(4) CT、MRI及CTE、MRE主要用于小肠腺癌的定位、TNM分期和良恶性肿瘤的鉴别诊断。CT、MRI强化特点与肿瘤分化程度有关,当肿瘤呈轻度、中度均匀强化时,以高、中分化腺癌为主,当肿瘤呈不均匀强化其内见坏死区或呈分层状强化时,以低分化腺癌为主。CT强化特点一定程度上可用于推测肿瘤的分化程度。小肠腺癌在DWI序列呈高信号、ADC值低于小肠腺瘤和炎症纤维性息肉等良性肿瘤,有助于做出良恶性鉴别诊断。

(5) MRI及MRCP技术可清晰显示十二指肠乳头、胆道与胰管系统的形态结构,常用于十二指肠腺癌与壶腹癌及胰头癌的鉴别诊断。

(蒋雪艳　董江宁)

二、肠淋巴瘤

(一)概述

肠淋巴瘤(intestinal lymphoma,IL)是起源于小肠和结直肠黏膜固有层和黏膜下层的淋巴组织的恶性肿瘤,其发病率仅次于胃淋巴瘤,居所有胃肠道淋巴瘤的第2位。IL分为原发性肠淋巴瘤(primary intestinal lymphoma,PIL)和继发性肠淋巴瘤(secondary intestinal lymphoma,SIL)两类。IL占小肠与结直肠恶性肿瘤的20%~30%及胃肠道淋巴瘤的30%~45%,绝大多数为非霍奇金淋巴瘤,以弥漫大B细胞淋巴瘤(diffuse large B-cell lymphoma,DLBCL)最为常见。

IL可发生于任何年龄,中老年男性多见,肿瘤可单发也可多发,最常见于回肠,特别是回肠末端,其次是空肠、十二指肠、乙状结肠、直肠。IL起病隐匿,常以腹痛、体重下降为主要表现,可伴有恶心呕吐、腹胀、大便性状改变,少数以急腹症或大出血为首发症状。IL可合并肠套叠、消化道穿孔出血等并发症,其中,肠套叠最常见于回盲部。

(二)病理学表现

大体病理:可分为肿块型、溃疡型、浸润型及结节型,以肿块型最为多见。

镜下表现:肠壁正常结构被破坏,腺体明显减少,大量肿瘤性淋巴细胞浸润性生长。

免疫组化:PIL均表达CD45,AE1/AE3均阴性;B细胞淋巴瘤均表达CD20和CD79α,EMA呈弱阳性;T细胞淋巴瘤均表达CD3和CD45RO。

示例如图3-2-4所示。

(三)影像学表现

1. X线钡餐造影表现

IL病变的钡餐造影常表现为伴有溃疡的多发大小不一的结节状充盈缺损,范围较长的管腔不规则狭窄与扩张夹杂存在,伴有管腔僵硬;也可为充盈缺损不明显而呈肠张力减低的扩张改变,多由黏膜下神经丛或肌层受累引起;若病变向肠腔外浸润,可有小肠外压性移位及部分肠壁浸润表现。由于受累肠管粘连、固定,可伴发肠套叠的影像学表现。

2. CT表现

(1) 肠壁浸润型:IL病变段肠壁不规则增厚,黏

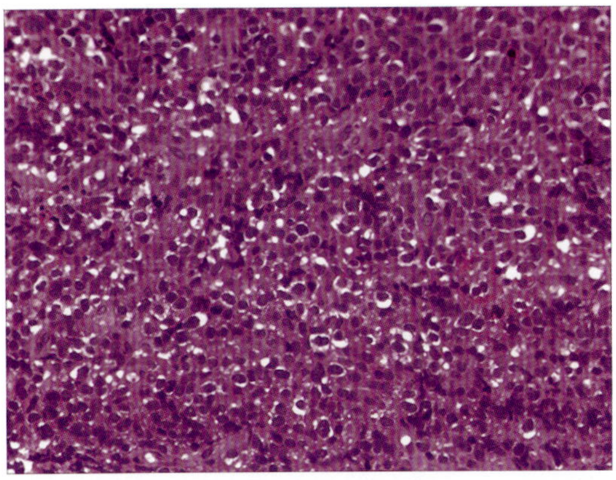

A

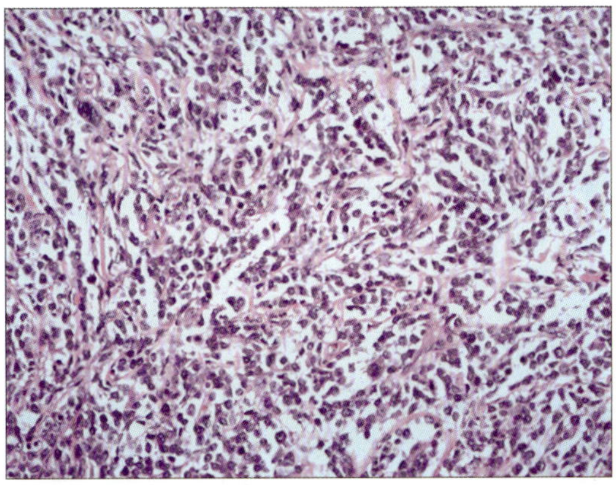

B

图3-2-4 肠淋巴瘤的病理学表现

患者男性，53岁，右半升结肠及回肠末端弥漫大B细胞淋巴瘤（非生发中心源性）。大体病理：肿瘤大小约10 cm×8 cm×4.5 cm，侵及浆膜外。吻合口未见肿瘤累及。镜下表现（HE，×100）（A）：见瘤细胞小至中等大小，结节状及弥漫性排列，局部见坏死及溃疡形成；免疫组化（HE，×100）（B）：CD20（+），PAX-5（+），CD3（T细胞+），CD5（T细胞+），Cyclin D1（－），SOX11（－），CD10（－），MUM1（+），Bcl-6（+），Bcl-2（+），c-Myc（个别+，<5%），p53（－），Ki-67（+，70%）。

膜破坏，边缘欠光整，受累肠管范围较长，部分肠管可有轻度狭窄，病变近端肠管无明显扩张，病灶密度均匀，CT增强扫描呈轻度强化，邻近肠系膜淋巴结肿大，周围脂肪间隙清晰。

（2）息肉肿块型：IL病变段肠腔内较大的息肉样软组织肿块，边缘清晰，呈分叶状，肿块密度欠均匀，中央形成溃疡时，呈“牛眼征”。CT增强扫描呈轻度强化，肿块内可见“血管漂浮征”，相邻肠管管壁增厚、肠腔狭窄，常累及1/3～1/2肠周。

（3）动脉瘤样扩张型：为PIL特征性表现，受累肠段的肠壁明显增厚，密度均匀，但肠腔不出现狭窄，反而明显扩张，呈动脉瘤样特征性改变。CT增强扫描呈轻度强化。

（4）肠系膜型：小肠、大肠壁外IL沿肠系膜分布的分叶状或多结节融合状的肿块，CT平扫为等密度，肠系膜脂肪密度消失。CT增强扫描呈轻到中度不均匀强化，中间包埋着显著强化的肠系膜血管和无强化的肠系膜脂肪，呈“夹心面包征”或“三明治征”。邻近肠管可受压移位。肿块也可呈囊实性改变，边界多不规则，囊壁可见钙化，增强后实性部分中等强化，囊性部分呈低密度，肿块多侵犯、包埋邻近肠管及肠系膜，表现为受累肠腔变细，肠周可见多个小结节状病灶，部分融合，即“肠管包埋征”。

（5）肠系膜淋巴结肿大型：肠系膜多发淋巴结肿大甚至融合成较大肿块，肠管本身病变轻微。CT增强扫描淋巴结呈轻中度强化。

示例如图3-2-5所示。

3. MRI表现

IL在MRI上的影像学表现与CT类似，T_1WI序列为等、低信号，T_2WI序列为中等或稍高信号，DWI序列呈明显高信号，ADC图呈明显低信号。MRI增强扫描呈轻到中度强化，强化的信号较均匀。肠黏膜面呈结节状凹凸不平改变。病灶段肠管周围可见淋巴结肿大。

（四）鉴别诊断

（1）克罗恩病（Crohn’s disease，CD）：回肠末端及右半结肠多见，多同时累及邻近结肠，呈节段性、跳跃性分布。肠腔常狭窄呈偏心性，与正常肠管分界清晰。CD处于活动期时，肠管间距扩大、肠系膜脂肪密度增高，肠壁分层、异常强化，呈“靶环征”或“双晕征”，即黏膜层和浆膜层明显强化，黏膜下层因水肿强化减弱，病变肠段的末端直小血管供血增加，呈“梳状征”。当T细胞淋巴瘤呈节段性肠壁增厚时，可有类似于CD的“梳状征”表现，但T细胞淋

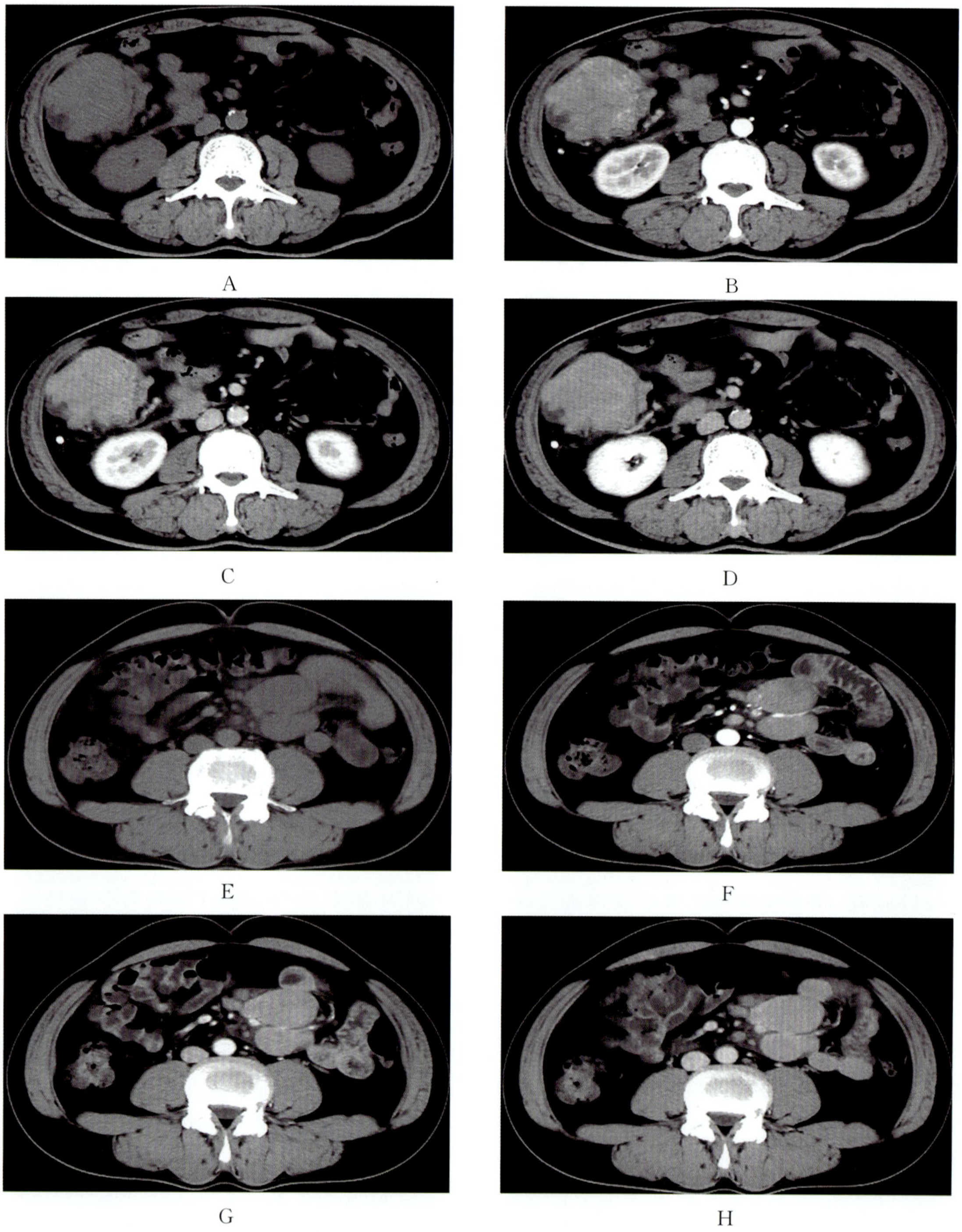

图3-2-5 肠淋巴瘤CT的影像学表现

A~D:与图3-2-4为同一患者,升结肠及回肠末端弥漫大B细胞淋巴瘤。升结肠及回肠末端不规则软组织肿块。平扫(A):病灶向腔外生长,密度尚均匀,部分黏膜面及浆膜面毛糙;CT三期增强的动脉期(B):病灶轻度强化,大部分强化较均匀,右侧回结肠动脉增粗,周围系膜区见多发肿大淋巴结;门静脉期(C):病灶进一步强化;延迟期(D):病灶持续强化。

E~H:患者男性,53岁,为空肠系膜滤泡淋巴瘤(follicular lymphoma,FL)。腹膜大血管旁、腹腔空肠系膜区多发软组织密度结节。平扫(E):病灶密度均匀,部分融合成团块状;CT增强检查各期(F~H):病灶呈中度渐进性均匀强化,部分病灶内见血管穿行,呈夹心饼状改变。

巴瘤极易穿孔导致弥漫性腹膜炎，而CD易产生瘘管或窦道，却极少发生肠穿孔。

（2）间质瘤：起源于肠黏膜下层和肌层，以空肠多见，以腔外生长方式为主，瘤体直径多小于5 cm，边缘锐利；体积较大时易出现坏死、囊变，其内有较多的肿瘤血管生成，供血动脉增粗。增强后实质成分明显强化，邻近肠壁无增厚，淋巴结转移少见，而淋巴瘤强化程度相对较轻，肠壁环形增厚，呈动脉瘤样扩张，且多伴有腹腔后及肠系膜淋巴结多发肿大。

（3）腺癌：起源于肠黏膜上皮细胞，以直肠、乙状结肠交界处多见，小肠腺癌并不少见，肿瘤以腔内生长方式为主，常为偏心性不规则的肿块，内可出现低密度坏死区，肠壁增厚、肠腔狭窄、肠壁僵硬，黏膜线破坏，腺癌强化程度较淋巴瘤明显，而淋巴瘤起源于肠黏膜下，未继发溃疡时黏膜线完整；淋巴瘤肠壁柔韧度存在，而腺癌肠壁僵硬，易合并肠梗阻，有助于鉴别。

（4）平滑肌肉瘤：起源于肠固有肌层、黏膜肌层或与血管有关的平滑肌细胞，空、回肠多见，多数体积较大，以腔外生长方式为主，常表现为肠襻间巨大软组织肿块，中央见低密度坏死区，增强后呈明显不均匀强化，而淋巴瘤瘤体内很少出现液化、坏死，多为沿肠系膜分布的类圆形或多结节融合肿块，增强扫描呈中度均匀强化，肠系膜脂肪密度消失。

（五）诊断关键要点

（1）肠淋巴瘤好发于中老年男性。

（2）IL起源于肠黏膜固有层及黏膜下层，以回肠末端最多见，生长方式为纵向浸润生长，黏膜面大多光整，肠周脂肪间隙清晰，肠壁明显增厚，密度/信号均匀，增强扫描呈轻中度渐进性强化。

（3）肠淋巴瘤在DWI序列上呈明显高信号，ADC值更低，不同于肠腺癌和间质瘤。

（4）CT、MRI不同时相扫描显示大多病变肠管形态可变，仍能保持一定扩张度和柔软度，病变肠管动脉瘤样扩张为IL特征性表现；“夹心面包征”或“三明治征”则为肠系膜IL特征表现。

（5）肠淋巴瘤常合并肠套叠、消化道穿孔出血等并发症。

（付宝月　董江宁）

三、小肠间质瘤

参见第二章第三节“五、胃与小肠间质瘤”。

第三节　结、直肠恶性肿瘤

一、结肠癌

（一）概述

结肠癌指发生于盲肠到乙状结肠与直肠交界处结肠的恶性肿瘤，由结肠黏膜上皮或腺体增生恶变所致，也是常见的消化道恶性肿瘤之一，近年来在全球范围内其发病率有上升趋势。病因与社会环境、遗传因素、高脂肪低纤维饮食以及溃疡性结肠炎、结肠息肉等有关。好发于40～60岁，男性多于女性。结肠癌可发生在结肠的任何部位，按发病率从高到低依次为乙状结肠、盲肠、升结肠、降结肠。

患者早期可有大便习惯的改变及腹痛。中晚期结肠癌的临床症状取决于病变发生的部位,右侧结肠癌以腹部包块、腹痛及贫血为多见,左侧以便血、腹痛及便频为主,易发生梗阻。晚期可见进行性消瘦、恶病质、黄疸和腹水等。

(二) 病理学表现

依据消化系统肿瘤WHO分类(第5版),结肠癌组织学类型和组织学分级同直肠癌(参见下一小节直肠癌的相关内容)。

(三) 影像学表现

1. X线表现

早期X线表现:① 隆起型:突出于黏膜表面的小而不规则的充盈缺损,黏膜紊乱或中断;② 平坦型:黏膜破坏轻微,病变区管壁欠光滑;③ 凹陷型:管壁形态不规整,可见龛影,黏膜皱襞走行紊乱或迂曲,部分黏膜中断。

中晚期X线表现:① 隆起型:腔内充盈缺损,肿块边界不规则,黏膜破坏、中断,可偏于管壁一侧并导致管腔狭窄;② 浸润型:肿瘤沿管壁内环形生长致管腔向心性狭窄,轮廓欠光滑,管壁僵硬,易造成肠梗阻;③ 溃疡型:较大且不规整的龛影,沿结肠长轴发展,边缘有尖角及不规则的充盈缺损,肠壁僵硬,结肠袋消失。典型表现为"苹果核征"(apple-core sign),即狭窄段的两端是溃疡的环堤,中央的管腔狭窄段为癌性溃疡形成的癌性通道。示例如图3-3-1所示。

2. CT表现

主要表现为肠壁局限性增厚或肿块,黏膜皱襞破坏、中断,肠腔变窄,管壁僵硬,近端肠管梗阻扩张,局部结肠带可以消失。增强扫描病灶动脉期明显强化,门静脉期仍可见强化,延迟期渐廓清;肿瘤与周围组织间脂肪界限不清时,提示肿瘤向肠腔外侵犯。结肠癌依据类型不同其CT表现各异,隆起型肿瘤发生于肠管的一侧,表面黏膜皱襞破坏及中断,肠壁僵硬,肠腔变窄,增强扫描病灶明显强化;浸润型病变范围较大,肠管环状变窄,管壁僵硬,黏膜中断,近端肠管梗阻扩张等;溃疡型病变出现不同程度的充盈缺损、结肠带消失。

影像科医师须评价结肠癌的TNM分期以及肠壁外血管侵犯(EMVI)的有无。可使用结肠癌CT结构式报告(表3-3-1)。CT对肠壁外浸润、邻

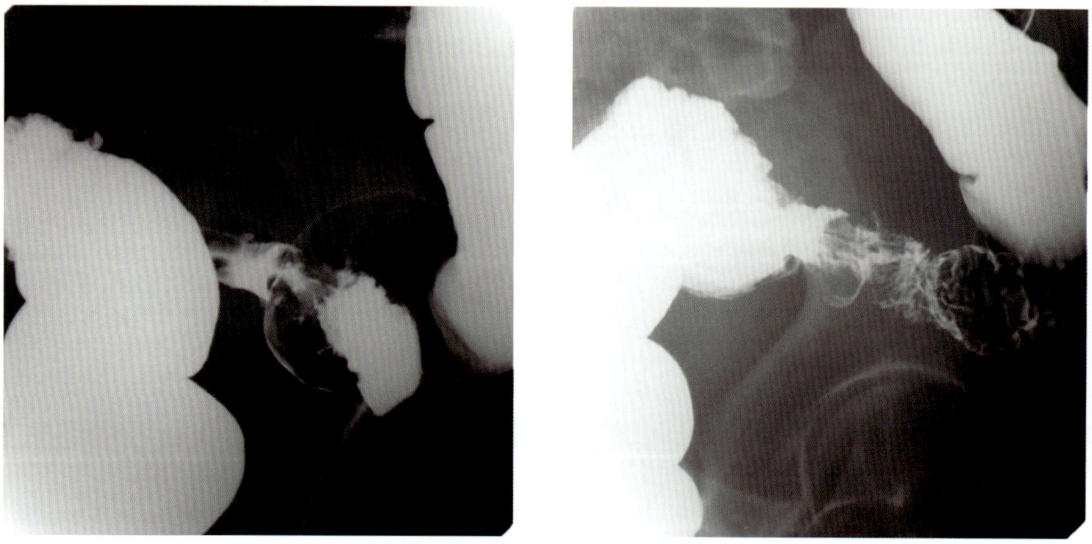

A　　B

图3-3-1　乙状结肠癌钡剂灌肠X线表现

患者男性,67岁,乙状结肠癌。经肛管注入稀钡及气体后观察,见乙状结肠局部管腔狭窄、僵硬,扩张受限,管壁见不规则充盈缺损,肠黏膜连续性中断,呈"苹果核征"。术后病理检查证实为乙状结肠癌。

表 3-3-1　结肠癌 CT 结构式报告

姓名　　性别　　年龄　　影像号　　检查日期
检查项目　结肠 CT　　临床诊断

肿瘤位置
　左半结肠　[ ]　右半结肠　[ ]
　盲肠　[ ]
　升结肠　[ ]
　结肠肝曲　[ ]
　横结肠　[ ]
　结肠脾曲　[ ]
　降结肠　[ ]
　乙状结肠　[ ]

大小测量
　肿块型　肿块大小：_____ mm×_____ mm
　肠壁浸润型　肿瘤最厚层面：_____ mm

肿瘤侵犯腹膜后手术切缘(RSM,仅适用于升/降段)　[ ]

肿瘤分期
　侵犯至黏膜下层(T1)　[ ]
　肿瘤侵犯固有肌层,但未穿透固有肌层(T2)　[ ]
　肿瘤突破固有肌层(T3)<5 mm　[ ]
　肿瘤突破固有肌层(T3)≥5 mm　[ ]
　肿瘤侵犯超出腹膜覆盖的表面(T4a)　[ ]
　侵犯邻近脏器(T4b)　[ ]

淋巴结
　区域可疑阳性淋巴结数目_____最大短径_____
　腹膜后可疑阳性淋巴结数目_____最大短径_____

肠壁外血管侵犯(EMVI)：　[ ]

远处转移
　肝脏转移
　肺部转移　左肺[ ]　右肺[ ]
　腹膜种植转移　[ ]
　其他转移病变　[ ]

其他异常征象
　肿瘤穿孔　[ ]
　肠梗阻　[ ]

诊断意见：ctT N M,EMVI( )

近结构侵犯和远处脏器转移及淋巴结的转移的评估有价值。CT能够判断肿瘤是否突破浆膜面，如病变肠壁外缘光滑锐利，表明肿瘤局限在肠壁内；如肠壁浆膜面模糊不清或伴有浆膜外条索影，表明肿瘤已穿透浆膜面。肿瘤穿破肠壁浆膜面后可直接侵犯邻近脏器或结构，如侵犯腹膜、肾脏或者肝脏。当腹腔均匀脂肪密度的腹膜内出现局灶性细小点状、磨玻璃样或条片状的污垢样密度影，呈“污垢样”改变时，常常提示早期腹膜转移瘤的存在。腹水、壁层或脏层腹膜增厚、结节状改变、假性黏液瘤形成等，均考虑腹膜转移瘤的可能。

是否存在远处转移瘤也是CT检查需要重点评估的，如肝脏转移瘤或肺部转移瘤。推荐行全腹＋盆腔CT(平扫＋增强)扫描对结肠癌进行评估，可兼顾结肠癌原发灶本身及转移瘤好发部位——肝脏。对于腹部检查考虑肝转移的病例，可使用肝转移瘤CT结构式报告(表3-3-2)。对于其他远处转移瘤的筛查，如肺转移瘤，建议行胸部CT检查；PET-CT有助于筛查全身转移瘤。

另外，需要关注肠系膜及腹膜后肿大淋巴结，是否有淋巴结转移瘤的可能性。正常淋巴结内含有脂肪成分，形态类似肾脏，外形光整，有淋巴结门结构，淋巴结门处可有小血管出入。据欧洲放射学会的结直肠肠癌淋巴结转移的诊断标准，短径>9 mm的淋巴结考虑为转移淋巴结；短径5～9 mm的淋巴结，同时满足淋巴结边缘欠光整、淋巴结内部信号不均匀、淋巴结呈圆形三项中的任意两项，视为转移淋巴结；短径<5 mm的淋巴结需同时满足上述三项，也视为转移淋巴结。

CT三维重建技术如多平面重建(multiplanar reconstruction, MPR)、容积再现图像(volume rendering technique, VRT)以及CT血管成像(computed tomography angiography, CTA)能完整、立体显示肿瘤的全貌及细节征象，对结肠癌侵犯范围、周围组织结构的关系作出精准评估。特别当肿瘤较大或者肿瘤与周围组织关系较为复杂时具有优势。双能量CT、计算机人工智能诊断辅助系统等新影

表3-3-2　肝转移瘤CT结构式报告

1. 脂肪肝：有[ ]　无[ ]
2. 肝转移瘤数目：1~3个[ ]　4~7个[ ]　8个及以上[ ]
3. 肝转移瘤大小：最大病灶________mm位于________段
4. 病灶分布：
　尾叶 S1[ ]
　左叶 S2[ ]　S3[ ]　S4[ ]
　右叶 S5[ ]　S6[ ]　S7[ ]　S8[ ]
5. 与重要血管的关系：
　门脉右支　主干　未见显示[ ]　推移移位[ ]
　　　　　　　　　紧邻[ ]　分界清楚[ ]
　　　　　　分支　未见显示[ ]　推移移位[ ]
　　　　　　　　　紧邻[ ]　分界清楚[ ]
　门脉左支　主干　未见显示[ ]　推移移位[ ]
　　　　　　　　　紧邻[ ]　分界清楚[ ]
　　　　　　分支　未见显示[ ]　推移移位[ ]
　　　　　　　　　紧邻[ ]　分界清楚[ ]
　肝右静脉　未见显示[ ]　推移移位[ ]
　　　　　　紧邻[ ]　分界清楚[ ]
　肝中静脉　未见显示[ ]　推移移位[ ]
　　　　　　紧邻[ ]　分界清楚[ ]
　肝左静脉　未见显示[ ]　推移移位[ ]
　　　　　　紧邻[ ]　分界清楚[ ]
　下腔静脉　未见显示[ ]　推移移位[ ]
　　　　　　紧邻[ ]　分界清楚[ ]
6. 肝门区淋巴结：有[ ]　无[ ]
　最大淋巴结大小________mm×________mm
7. 血管变异起源：
　肝左动脉：肝固有动脉[ ]　胃左动脉[ ]
　肝右动脉：肝固有动脉[ ]　肠系膜上动脉[ ]
　肝总动脉：腹腔干[ ]　肠系膜上动脉[ ]
8. 不确定转移灶：无[ ]　有[ ]
9. 不确定转移灶位置分布：
　尾叶　S1[ ]
　左叶　S2[ ]　S3[ ]　S4[ ]
　右叶　S5[ ]　S6[ ]　S7[ ]　S8[ ]
　建议：对于CT显示直径<10 mm的病灶，除具有典型转移瘤表现时纳入转移灶，其他情况建议纳入不确定转移灶，进一步行肝脏增强MRI进行判断
10. 其他

像学新设备新技术可为结肠癌肿瘤提供更多的信息。示例如图3-3-2所示。

3. MRI表现

结肠癌MRI表现与CT类似，表现为肠壁增厚或腔内肿块、黏膜皱襞破坏、中断，肠腔狭窄。肿瘤在T_1WI序列呈等或稍低信号，T_2WI序列呈稍高信号，DWI序列呈高信号，ADC图呈低信号，提示扩散受限。MRI具有较高的软组织分辨率，可以多序列、多参数成像，能通过不同序列的信号特征敏感地反映肿瘤的细微结构和内部组织成分，在肿瘤分期和疗效评估方面具有优势，尤其是在肿瘤T分期方面，能够精准评估肿瘤侵犯肠壁的深度和范围。磁共振可以行矢状位、冠状位及横断位成像，对肿瘤的侵犯程度及肠周系膜区淋巴结是否转移等能做出准确判断，还可以鉴别结肠癌治疗后的纤维组织增生与肿瘤复发，相对纤维组织，肿瘤复发的T_2WI信号较高，DWI信号较高，强化程度更明显。临床或超声/CT检查怀疑肝转移时，推荐行肝脏增强MRI检查(建议结合肝细胞特异性对比剂Gd-EOB-DTPA)，可使用肝转移瘤MRI结构式报告(表3-3-3)。MRI对腹膜转移瘤和淋巴结转移瘤的检出均具有优势。腹膜转移癌在T_1WI序列为低信号，T_2WI呈等或稍高信号，DWI序列为高信号，增强后有强化。脂肪抑制序列可以抑制高信号的脂肪组织，从而帮助显示脂肪背景下的腹膜微小转移瘤。淋巴结转移瘤在MRI表现为内部信号混杂，DWI序列高信号，ADC值偏低。示例如图3-3-3所示。

磁共振扩散加权成像(diffusion-weighted imaging，DWI)、动态对比增强磁共振成像(dynamic contrast enhanced magnetic resonance imaging，DCE-MRI)、体素内不相干运动扩散加权成像(intravoxel incoherent motion diffusion-weighted magnetic resonance imaging，IVIM-DWI)等功能成像能反映微观水平肿瘤病理生理状态，提供定量参数。

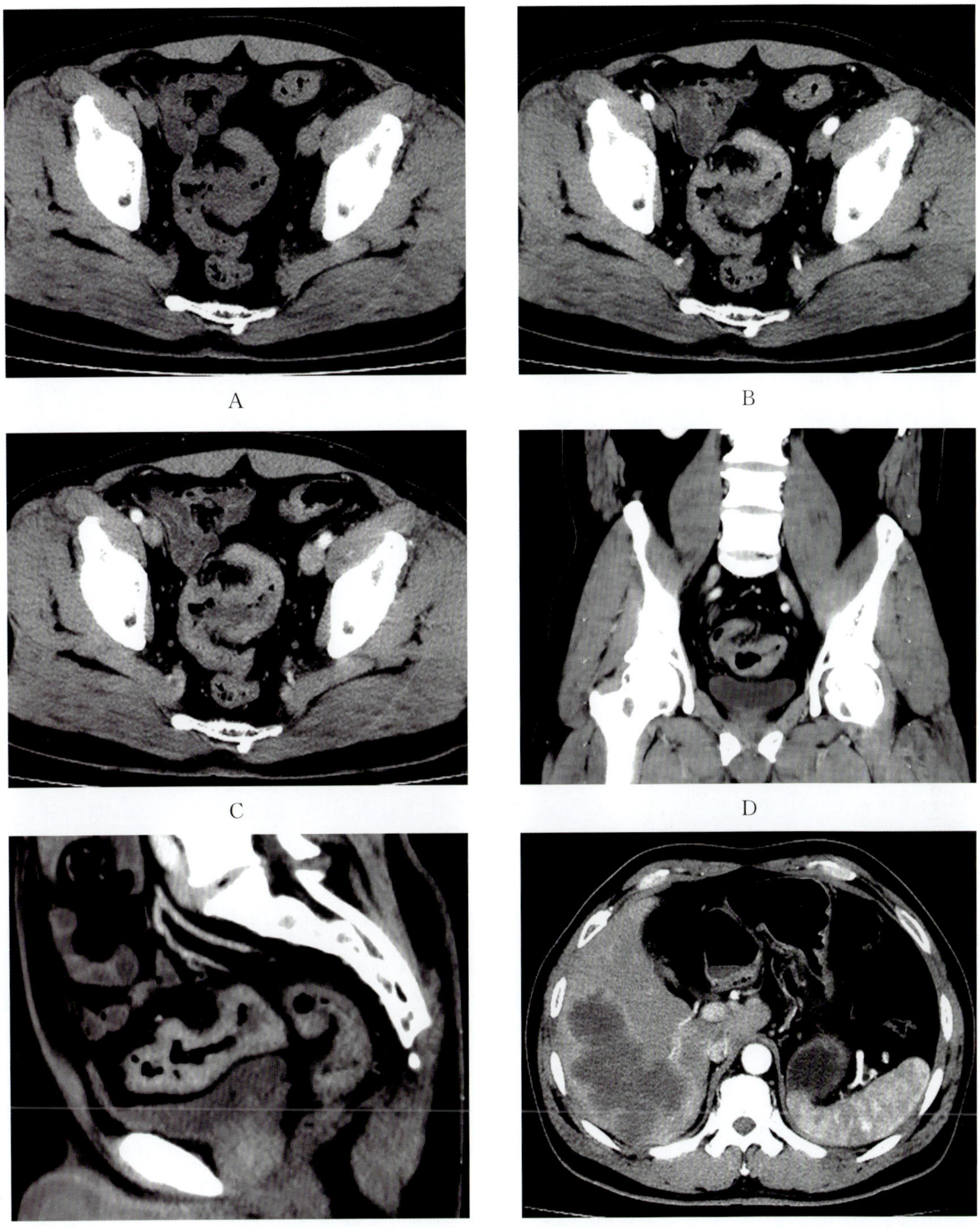

图3-3-2　乙状结肠癌伴肝脏转移瘤CT表现

患者男性，50岁，乙状结肠癌伴肝脏转移瘤。乙状结肠肠壁明显不均匀增厚，见环壁生长软组织肿块影，管腔狭窄，经肠镜取组织活检后病理证实为乙状结肠癌。平扫(A)呈等密度影，增强后动脉期(B)及门静脉期(C)呈富血供强化，冠状位(D)及矢状位(E)可以多角度显示肿瘤的全貌。肝脏右叶见转移灶(F)。

表3-3-3 肝转移瘤MRI结构式报告

1. 肝转移瘤数目:1~3个[ ] 4~7个[ ] 8个及以上[ ]
2. 肝转移瘤大小:最大病灶________mm位于________段
3. 病灶分布:
   尾叶 S1[ ]
   左叶 S2[ ] S3[ ] S4[ ]
   右叶 S5[ ] S6[ ] S7[ ] S8[ ]
4. 与重要血管的关系:
   门脉右支 主干 未见显示[ ] 推移移位[ ]
   紧邻[ ] 分界清楚[ ]
   分支 未见显示[ ] 推移移位[ ]
   紧邻[ ] 分界清楚[ ]
   门脉左支 主干 未见显示[ ] 推移移位[ ]
   紧邻[ ] 分界清楚[ ]
   分支 未见显示[ ] 推移移位[ ]
   紧邻[ ] 分界清楚[ ]
   肝右静脉 未见显示[ ] 推移移位[ ]
   紧邻[ ] 分界清楚[ ]
   肝中静脉 未见显示[ ] 推移移位[ ]
   紧邻[ ] 分界清楚[ ]
   肝左静脉 未见显示[ ] 推移移位[ ]
   紧邻[ ] 分界清楚[ ]
   下腔静脉 未见显示[ ] 推移移位[ ]
   紧邻[ ] 分界清楚[ ]
5. 肝门区淋巴结:有[ ] 无[ ]
   最大淋巴结大小________mm×________mm
6. 血管变异起源:
   肝左动脉:肝固有动脉[ ] 胃左动脉[ ]
   肝右动脉:肝固有动脉[ ] 肠系膜上动脉[ ]
   肝总动脉: 腹腔干[ ] 肠系膜上动脉[ ]
7. 不确定转移灶:无[ ] 有[ ]
8. 不确定转移灶位置分布:
   尾叶 S1[ ]
   左叶 S2[ ] S3[ ] S4[ ]
   右叶 S5[ ] S6[ ] S7[ ] S8[ ]
   建议:对于CT显示<10 mm的病灶,除具有典型转移瘤表现时纳入转移灶,其他情况建议纳入不确定转移灶,进一步行肝脏增强MRI进行判断
9. 其他

(四)鉴别诊断

(1) 结肠腺瘤(colon adenoma):腺瘤分为管状腺瘤、绒毛状腺瘤、绒毛管状腺瘤。小的腺瘤多无明显症状,部分腺瘤可破溃引起出血。结肠腺瘤虽然是良性肿瘤,但属癌前病变,与腺癌的发生关系密切。X线钡餐造影表现为边缘光滑、锐利的圆形或椭圆形充盈缺损。CT、MRI表现为:肠腔内类圆形软组织灶,密度/信号均匀,边缘光滑,增强后轻中度均匀强化。当腺瘤较大(直径大于2 cm),边缘有分叶,肿瘤中心有坏死或出血,增强动脉期明显强化,磁共振DWI序列为高信号,提示扩散受限时,要警惕有腺瘤恶变可能。

(2) 肠结核(intestinal tuberculosis,IT):多继发于肺结核,好发于回盲部。青壮年多见,常与腹膜结核和肠系膜淋巴结结核同时存在。临床症状为长期低热、腹痛、腹泻、消瘦、乏力等。X线钡餐造影表现为肠管痉挛收缩,黏膜皱襞紊乱,可见钡剂呈“跳跃”征样充盈填充。CT/MRI可发现病灶段肠管壁明显增厚,增强扫描病变段肠壁明显强化且有分层现象。

(3) 溃疡性结肠炎(ulcerative colitis,UC):非特异性炎症性病变,以溃疡为主。早期局部结肠黏膜广泛充血水肿,可形成无数微小脓肿,破溃后形成大小不等的溃疡。病变最先起始于直肠、乙状结肠,呈连续性并逆行向上发展趋势,肠腔可略狭窄;后期结肠袋结构消失,管壁僵硬、管腔变窄呈铅管征改变。活动期肠壁亦可见分层强化,横断面呈“靶环征”改变。

(4) 克罗恩病(Crohn's disease,CD):又名节段性肠炎,多见于年轻人,特点是伴有溃疡和纤维化的肉芽肿性非特异性炎症,常并发肠瘘和脓肿,可累及胃肠道的任何部位,最常见于回肠末端。影像学表现:肠壁增厚并可见强化,多发节段性、跳跃性累及肠管,纵横交错的溃疡及其间水肿隆起的黏膜形成“卵石征(cobblestone sign)”,可有窦道和瘘管。肠系膜血管增多、扩张、扭曲,并呈“梳征”(comb sign)改变。

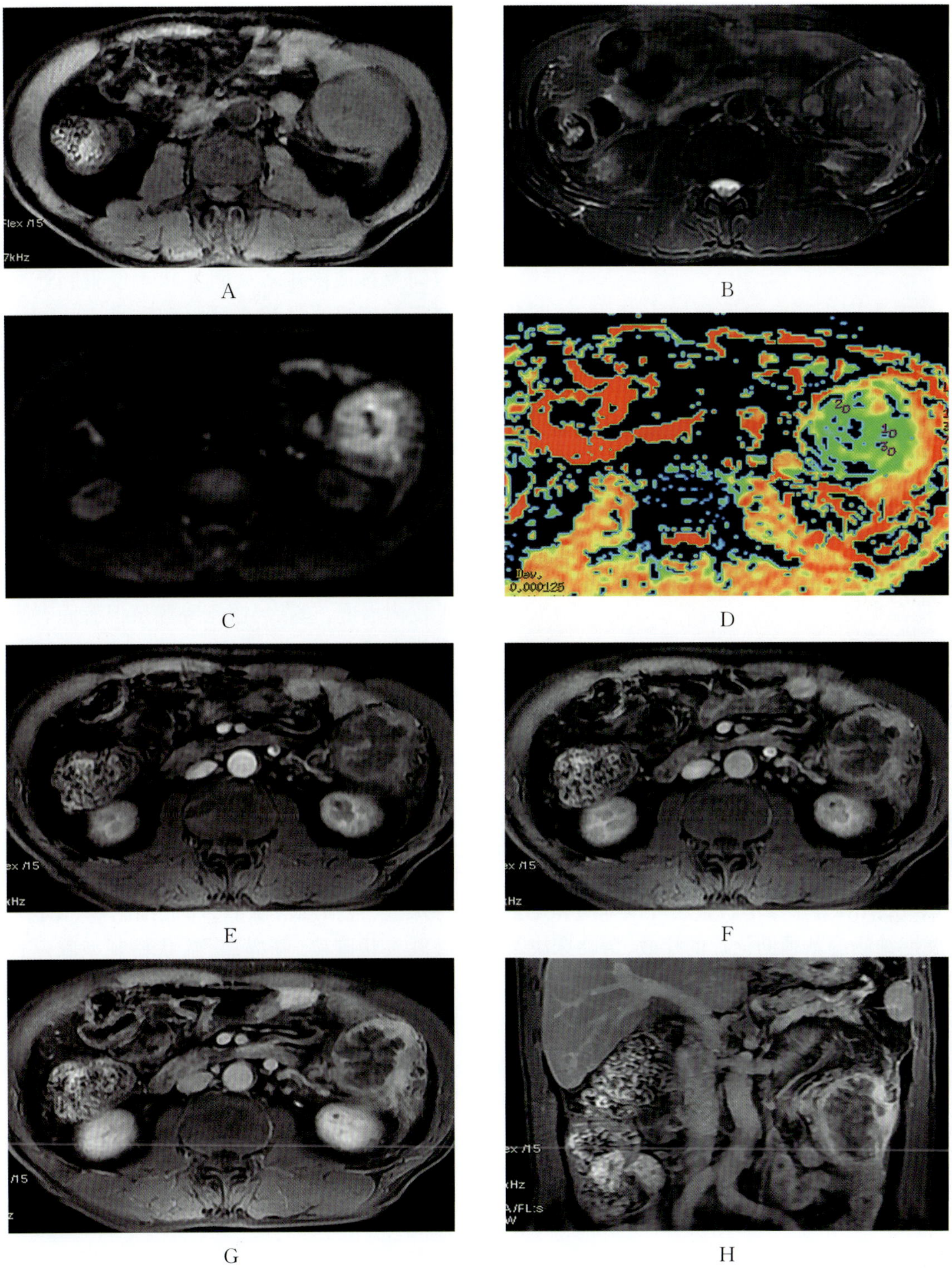

图 3-3-3　降结肠癌的 MRI 表现

患者男性，58 岁，降结肠癌。降结肠中段见软组织肿块影，结肠肠系膜区见肿大淋巴结。肿瘤在 T_1WI 序列(A)呈等信号，T_2WI 序列(B)呈等及稍高信号混杂，DWI 序列(C)呈不均匀高信号，ADC 值为 $0.921\times10^{-3}\ mm^2/s$(D)，提示肿瘤扩散受限。增强扫描病灶动脉期(E)明显强化，门静脉期(F)持续强化，延迟期(G)廓清，病灶突破浆膜面，并累及侵犯邻近腹膜。增强延迟期冠状位(H)能直观地显示病灶的形态以及病灶与周围组织关系。

(五)诊断关键要点

(1)结肠癌以中老年多见,常见症状为便血、腹痛、腹部包块。

(2)气钡双重对比灌肠X线表现为黏膜隆起或破坏中断、龛影、充盈缺损、肠腔狭窄及“苹果核征”。

(3)CT表现为肠壁增厚或腔内肿块,肠腔狭窄,近端肠管梗阻扩张。CT检查可以明确肿瘤的位置、TNM分期、肠壁外血管侵犯、远处转移、腹膜种植转移等与治疗决策及预后相关的重要信息。

(4)MRI表现为肠壁增厚、肠腔狭窄及环壁生长的肿块,病变实性成分DWI呈高信号、ADC图呈低信号;多期增强癌灶多呈明显强化,内见坏死,还可帮助观察侵犯肠壁深度及浆膜是否受累,周围系膜、腹膜是否受侵。

(5)磁共振结肠造影(magnetic resonance enterography,MRE)有助于显示肠壁的3层状结构,可以进一步提高T分期的准确性。多参数MRI不仅可以提供与其他结肠肿瘤的鉴别诊断信息,而且在结肠癌侵犯深度、邻近结构是否受侵、淋巴结有无转移、腹膜是否有种植转移灶等方面的评估具有优势。

(6)CT、MRI等影像学检查还可以早期和定量评估进展期结肠癌新辅助化疗的疗效,为临床决策提供客观的影像学依据。

(高　飞)

二、直肠(腺)癌

(一)概述

直肠癌是指发生在齿状线到直肠与乙状结肠交界处的恶性肿瘤。直肠癌是全球男性第三大常见癌症,女性第二大常见肿瘤,也是全球第四大死亡原因。在我国直肠癌的发病率和死亡率均呈上升趋势,并且多数为腺癌。

致病因素包括:反复发生慢性炎症,长期给予不良刺激。膳食和环境因素,与高脂肪膳食和低渣饮食有关。良性腺瘤恶变,家族性多发性息肉病和腺瘤是公认的癌前病变。

临床症状:早期无明显症状,疾病进展破溃有直肠刺激、便血和脓血便;引起肠腔狭窄则有腹胀、腹痛及排便困难等梗阻症状。侵犯肛管和括约肌会引起疼痛。转移至肝脏和腹膜,有肝大、黄疸和腹水等。晚期患者有消瘦、贫血等恶病质体征。

(二)病理学表现

早期(pT1)直肠癌是指癌细胞穿透结直肠黏膜肌层浸润至黏膜下层,但未累及固有肌层。上皮重度异型增生及没有穿透黏膜肌层的癌称为高级别上皮内瘤变,包括局限于黏膜层但有固有膜浸润的黏膜内癌。

进展期直肠癌的大体类型:① 隆起型,指肿瘤的主体向肠腔内突出者;② 溃疡型,肿瘤形成深达或贯穿肌层;③ 浸润型,肿瘤向肠壁各层弥漫浸润,使局部肠壁增厚,但表面常无明显溃疡或隆起。

参照消化系统肿瘤WHO分类(第5版),结直肠癌组织学类型包括:① 腺癌,非特殊型;② 腺癌,特殊型,包括黏液腺癌、印戒细胞癌、锯齿状腺癌、微乳头状腺癌、髓样癌、筛状粉刺型腺癌;③ 腺鳞癌;④ 鳞癌;⑤ 梭形细胞癌/肉瘤样癌;⑥ 未分化癌;⑦ 其他特殊类型;⑧ 不能确定类型。

针对直肠腺癌(普通型)的组织学分级标准见表格3-3-4。

示例如图3-3-4所示。

表3-3-4　直肠腺癌(普通型)组织学分级标准

标准	分化程度	数字化分级*	描述性分级
>95%腺管形成	高分化	1级	低级别
50%~95%腺管形成	中分化	2级	低级别
0~49%腺管形成	低分化	3级	高级别
高水平微卫星不稳定性	不等	不等	低级别

注:*表示未分化癌(4级)仍保留,指无腺管形成、黏液产生、神经内分泌、鳞状或肉瘤样分化的一类。

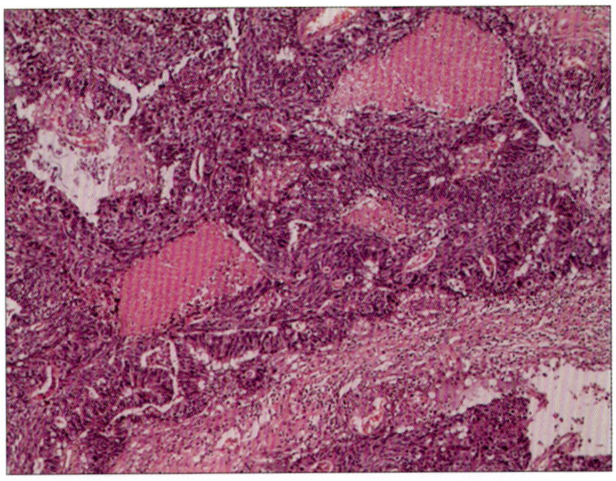
A

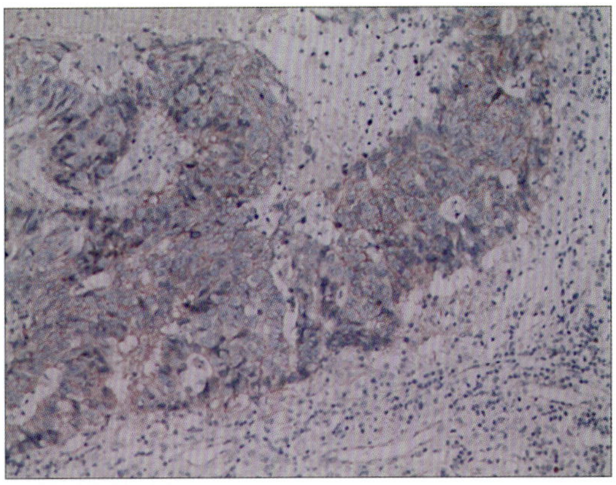
B

图3-3-4 直肠腺癌病理学表现

患者女性，57岁，直肠腺癌。病理诊断：① 直肠腺癌Ⅱ～Ⅲ级，溃疡型，大小约7.0 cm×5.0 cm×0.6 cm，癌组织侵及浆膜下脂肪组织，未见明显脉管、神经侵犯；② 送检两吻合口均未见癌组织累及；③ 肠系膜检及淋巴结(－)0/21枚；④ 免疫标记结果：CDX-2(3＋)，SATB2(3＋)，EGFR(1＋)，Ki-67(＋，约70%)。

(三) 影像学表现

1. X线造影

气钡双重X线造影可作为诊断直肠癌的检查方法，但不能应用于直肠癌分期诊断。如疑有结肠梗阻的患者应当谨慎选择。

直肠癌依类型不同而表现各异：

(1) 隆起型：腔内出现不规则的充盈缺损，轮廓不整，病变多发生于肠壁的一侧，表面黏膜皱襞破坏中断或消失，局部肠壁僵硬平直，肿瘤较大时可使钡剂通过困难。

(2) 浸润型：病变区肠管狭窄，常累及一小段肠管，狭窄可偏于一侧或形成向心性狭窄，肠壁僵硬，黏膜破坏消失。本型常可引起梗阻，甚至钡剂止于肿瘤的下界而完全不能通过。

(3) 溃疡型：肠腔内较大的龛影，形状多不规则，边界多不整齐，具有一些尖角，龛影周围有不同程度的充盈缺损与狭窄，黏膜破坏中断，肠壁僵硬。

2. CT表现

CT主要观察肿瘤的形态、强化特征、淋巴结、周围浸润和肿瘤远处转移情况。

直肠癌的基本CT表现为：① 肠壁增厚，环形或偏心增厚。② 腔内肿块，癌肿形成的肠腔内肿块多为偏心性生长，可呈息肉样改变或菜花样改变，肿瘤较大时其内可有坏死，密度不均，表面形成溃疡时则凹凸不平；肿块可向腔内、腔外突出；增强后动脉期及门静脉期明显强化，延迟期逐渐廓清。③ 肠腔狭窄，表现为肠腔的不规则形狭窄、肠壁的非对称性增厚。

CT检查时，需要测量病变长度，观察肿瘤横向、纵向浸润的情况，CT三维重建可以观察肠壁整体情况，以及局部浸润的细节情况。尤其是观察肿瘤侵犯至肠壁外的情况，当肿瘤穿过肌层到达浆膜层和脂肪层时表现为浆膜面模糊、毛糙，肠周脂肪密度升高、模糊，或见条索状软组织影，提示为肠周浸润可能。直肠癌远处转移脏器多为肝脏，其次为肺部。多层螺旋CT扫描范围大，建议在术前分期中，对肝脏及肺进行常规CT检查，从而提高术前评估的准确性。双能量CT有瞬时高低压切换功能，突破了仅依靠CT值的传统诊断模式的局限性，能够提供包括CT值和基物质浓度值、能谱曲线、单能量图在内的多种定量参数和高清图像，在肿瘤分期和分化程度评估等方面均具有较高的应用价值。示例如图3-3-5、图3-3-6所示。

3. MRI表现

MRI是美国国立综合癌症网络(NCCN)推荐

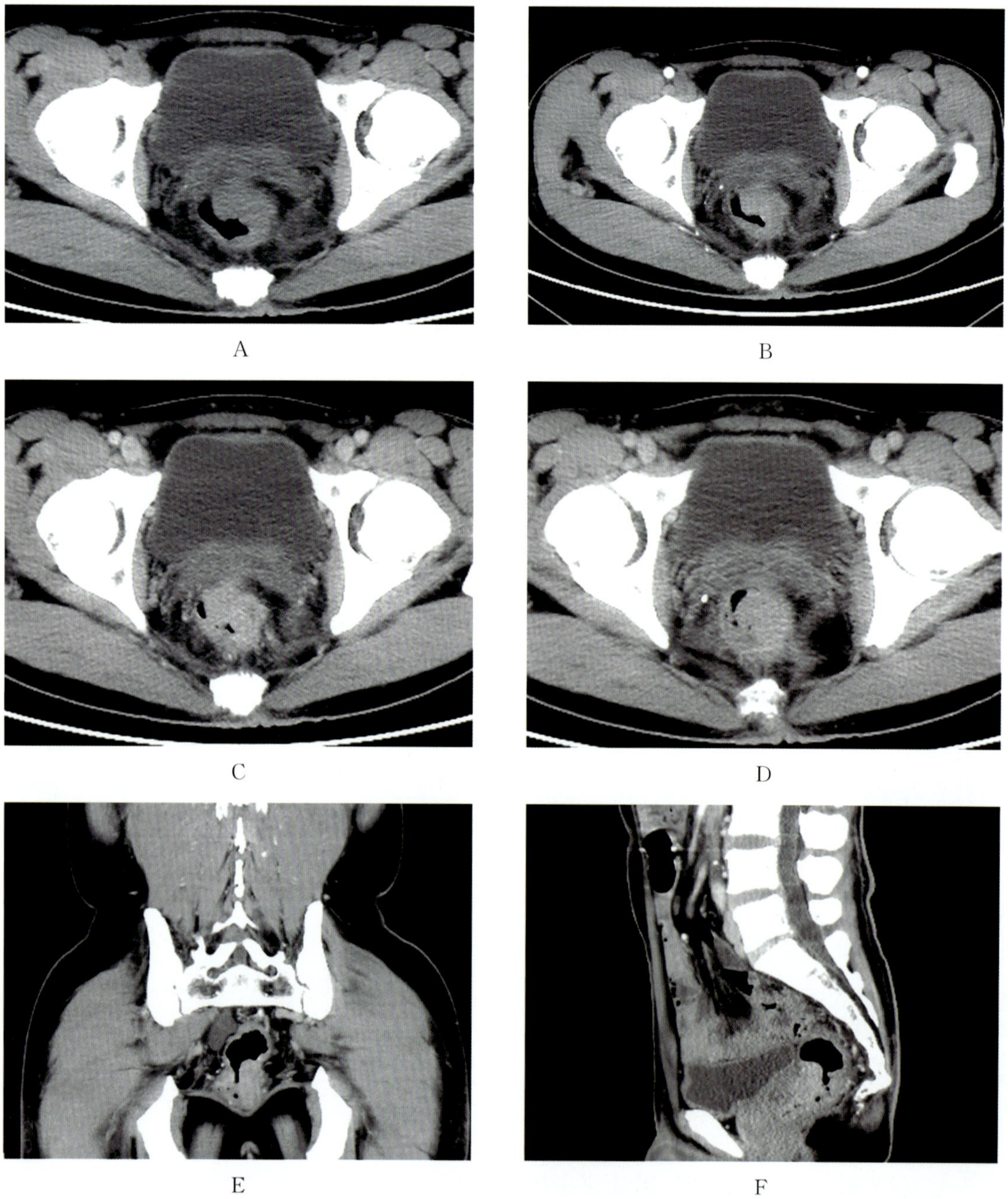

图3-3-5　直肠腺癌CT表现

患者男性,43岁,直肠中下段腺癌。CT平扫显示直肠中下段占位(A),增强动脉期(B)及门静脉期(C)明显富血供强化,延迟期(D)强化程度减低,肿瘤组织侵及肠壁全层,突破固有肌层至周围脂肪组织内。冠状位(E)及矢状位(F)能更好地显示肿瘤的长度、侵犯范围以及与周围组织的关系。

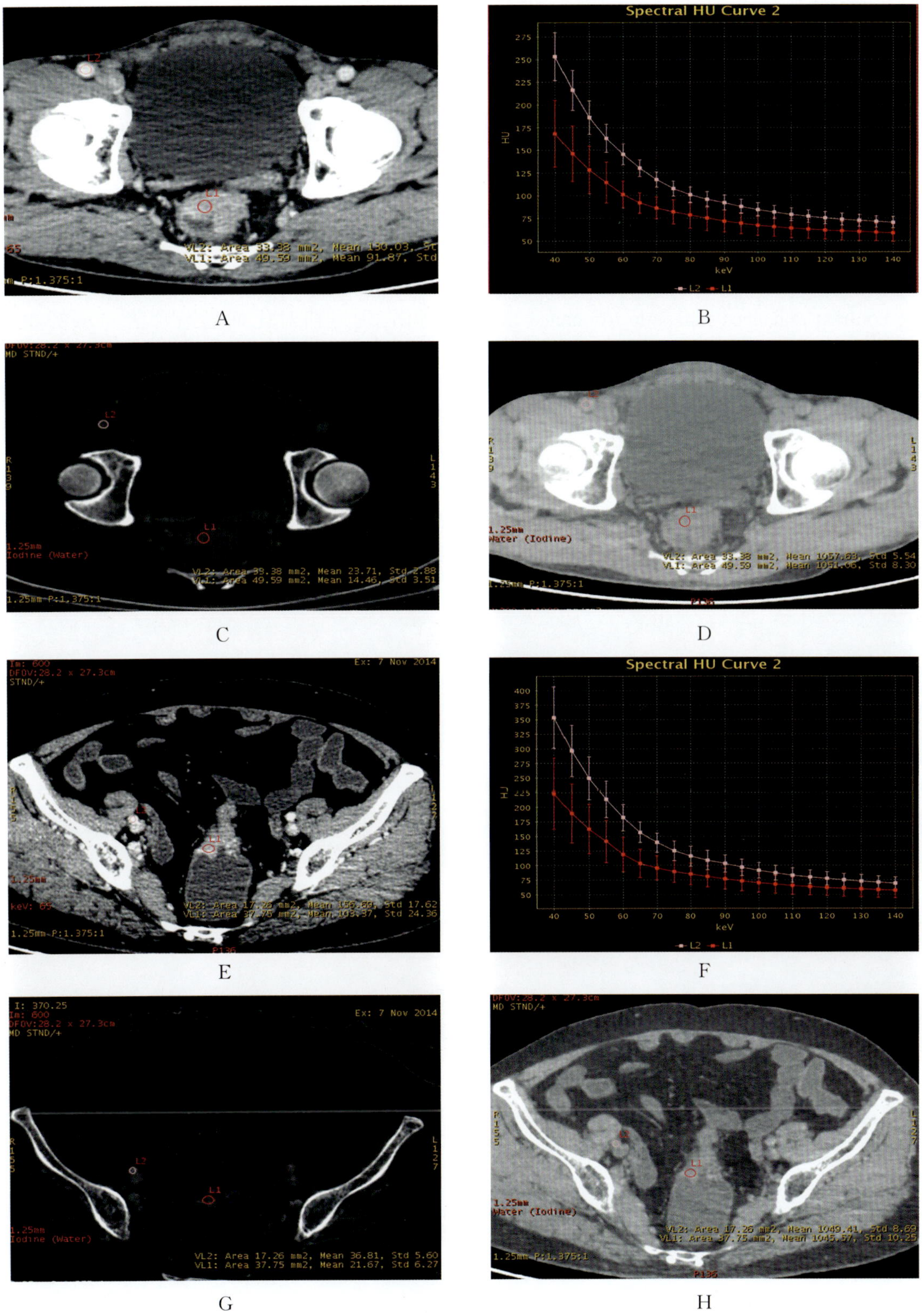

图 3-3-6　高分化与中分化直肠腺癌双能量 CT 表现

双能量CT扫描两位直肠腺癌患者图像及相应能谱参数图。A～D分别为静脉期时高分化直肠腺癌在65 keV的单能量图像、能谱曲线图、碘基图和水基图；E～H分别为静脉期时中分化直肠腺癌在65 keV的单能量图像、能谱曲线图、碘基图和水基图。高分化直肠腺癌能谱曲线在低keV时的斜率低于中分化的直肠癌。

的直肠癌术前的首选影像检查方法，主要用于明确肿瘤的位置、TNM分期、直肠系膜筋膜（mesorectal fascia，MRF）状态、肠壁外血管侵犯（extramural venous invasion，EMVI）等与预后相关的重要因素。对于局部进展期直肠癌患者，须在新辅助治疗前、后分别行基线、术前MRI检查，目的在于评价新辅助治疗的效果。磁共振扩散加权成像（diffusion-weighted imaging，DWI）、动态对比增强磁共振成像（dynamic contrast enhanced magnetic resonance Imaging，DCE-MRI）、体素内不相干运动扩散加权成像（intravoxel incoherent motion diffusion-weighted magnetic resonance imaging，IVIM-DWI）等功能成像能反映微观水平肿瘤病理生理状态，提供定量参数。

直肠癌的基本MRI表现：肠腔局限性增厚或软组织肿块影，肠腔狭窄变形。肿瘤在T_1WI序列呈等及稍低信号，T_2WI序列呈稍高信号或混杂信号。若病灶里含黏液成分，则黏液成分在T_2WI序列呈高信号。DWI序列病灶及转移性淋巴结呈高信号，ADC图呈明显低信号，提示扩散受限。增强后动脉期可见强化，门静脉期病灶呈渐进性强化，延迟期对比剂逐渐廓清。示例如图3-3-7所示。

参照2021年中国“直肠癌MRI扫描结构式报告规范专家共识”，推荐直肠癌MRI常用脉冲序列以及直肠癌MRI结构式报告。直肠癌MRI扫描序

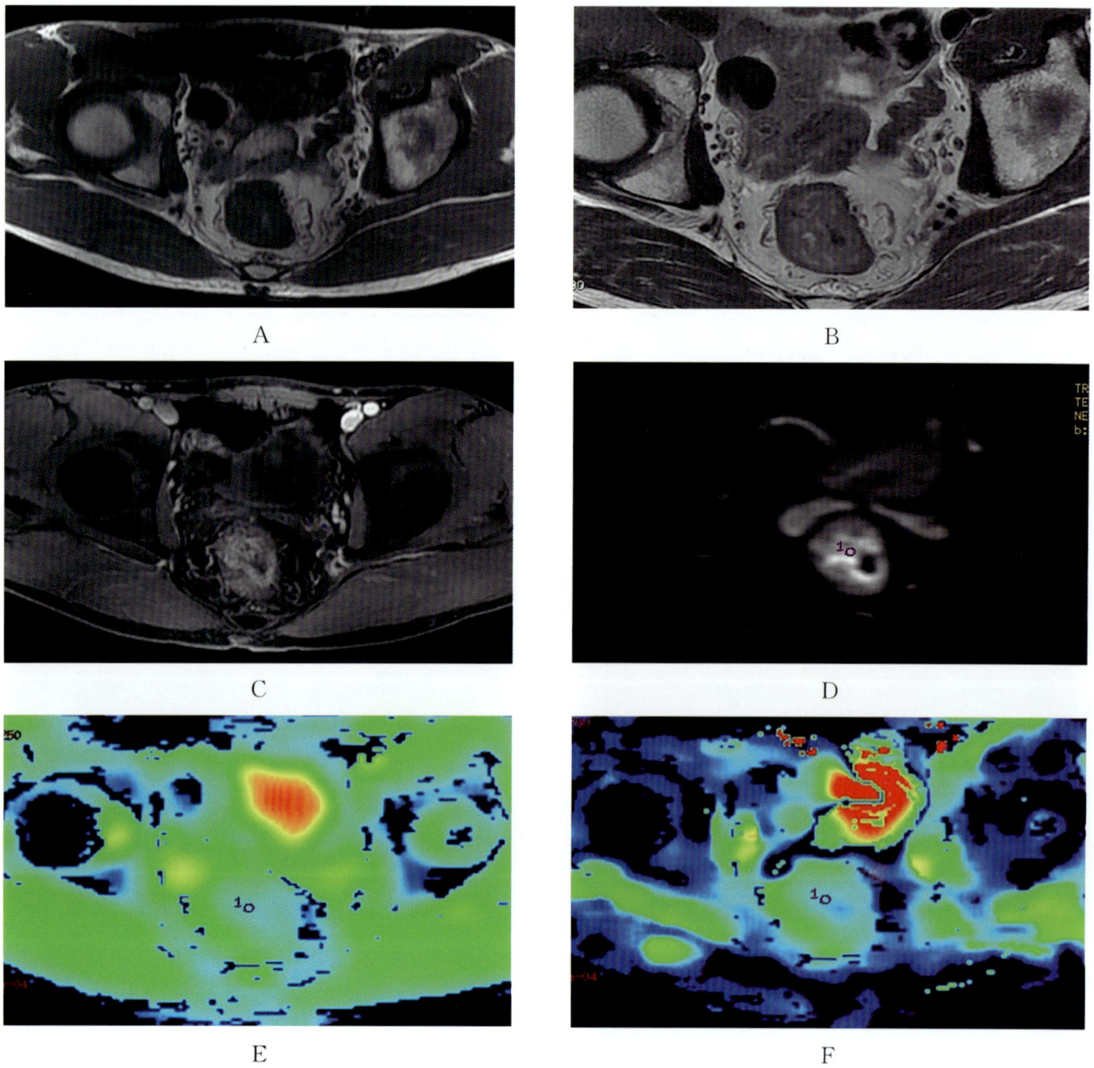

图3-3-7 直肠腺癌常规**MRI**、功能成像表现与病理学表现对照

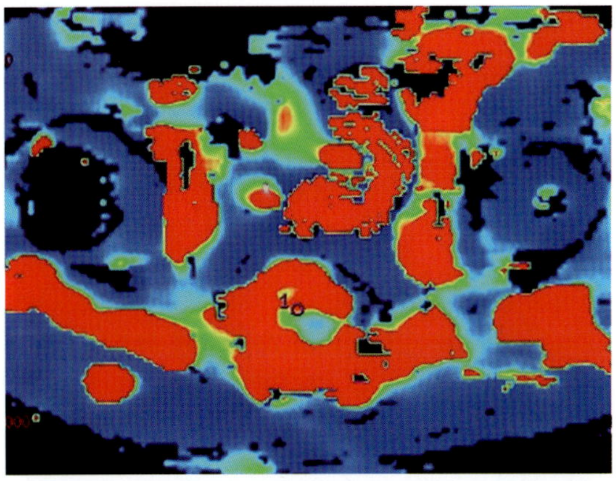

G

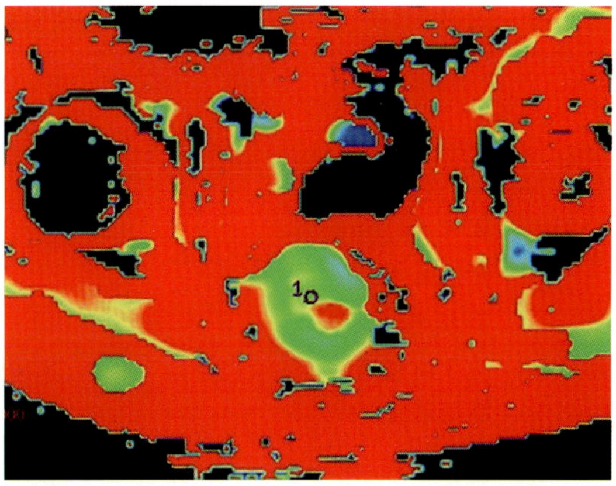

H

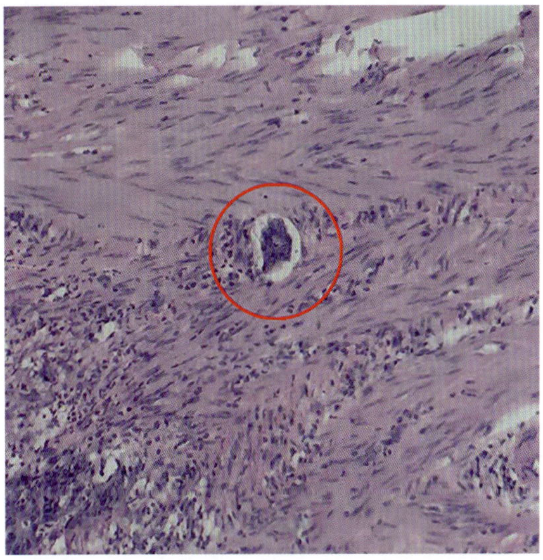

I

图3-3-7 直肠腺癌常规MRI、功能成像表现与病理学表现对照(续)

患者男性,45岁,直肠腺癌。直肠中下段肿块,T_1WI序列呈稍低信号(A),T_2WI序列呈等信号(B),增强后静脉期呈富血管强化,肿瘤所在肠壁右侧壁壁外血管受侵犯,血管起始部形态改变(C)。IVIM-DWI序列,在$b=800\ s/mm^2$图像上,在肿瘤所在区域选取ROI(D),获得IVIM-DWI参数ADC值(E)、D值(F)、D^*值(G)以及f值(H)伪彩图,其数值分别为$0.772\times10^{-3}\ mm^2/s$、$0.677\times10^{-3}\ mm^2/s$、$21.3\times10^{-3}\ mm^2/s$、0.163。术后病理(I)证实为直肠中分化腺癌,溃疡型,红色圆圈显示脉管内查见癌栓(HE,×400),提示EMVI(+)。

列及其临床应用意义见表3-3-5。

(1) MRI检查扫描要点

三平面定位像,扫描视野足够大,扫描速度足够快。矢状面定位像设定5~7层,横断面和冠状面设定1层。

矢状面T_2WI,在冠状面定位图像上设置定位线,在矢状面定位图像上调整定位框上下位置。扫描视野下缘包括臀部最下缘,上缘包括L4~5椎间隙。调整定位框前后位置,使器官结构居中。

横断面T_2WI,在矢状面T_2WI上设置定位线。上缘在L5~S1椎间隙水平,下缘包括肛门。在横断面定位图像上调整定位框,使其位于人体结构中心。

斜横断面T_2WI,在矢状面T_2WI上定位。找到肿瘤所在区域,以病变区域直肠长轴为轴,垂直扫描切线位。在横断面定位图像上调整定位框,使其位于人体结构中心。

横断面DWI,复制横断面T_2WI的扫描范围,但不复制扫描层厚和扫描视野。

冠状面T_2WI,在矢状面T_2WI定位。扫描范围覆盖全盆腔,上下中心点为骶骨末端、直肠上段或髋臼顶中心。在冠状面定位图像上调整定位框,使其位于人体结构中心。注意扫描视野、层厚、矩阵不得更改,或整体更改,保证体素为1.2 mm×1.2 mm×1.2 mm。

表 3-3-5　直肠癌 MRI 推荐扫描序列及临床意义

序列	扫描方位	GE序列	Siemens序列	Philips序列	联影序列	扫描意义
T_2WI	矢状面	FRFSE	TSE	TSE	FSE	明确直肠病变范围,观察病变与肛直肠环及腹膜反折的关系
高分辨率 T_2WI	横断面,覆盖全直肠	FRFSE	TSE	TSE	FSE	观察病变与腹膜反折、MRF 的关系,评价淋巴结
高分辨率 T_2WI	斜横断面,垂直于肿瘤所在肠壁基底部	FRFSE	TSE	TSE	FSE	评价肿瘤 T 分期,观察病变与 MRF 的关系
高分辨率 T_2WI	冠状面,大范围	CUBE/FRFSE	SPACE	VISTA	FSE-mx	观察病变与肛直肠环的关系,评价淋巴结
T_1WI	横断面	LAVA-Flex	VIBE-Dixon	e-THRIVE	GRE-quick	观察有无出血,是否含有脂肪,有无骨转移
多 b 值 DWI	横断面	DW-EPI	DW-EPI	DW-EPI	EPI	IVIM 分析,检出病变及判定疗效
动态增强 T_1WI	横断面	LAVA	VIBE	THRIVE	GRE-quick	观察病灶范围及分析疗效
增强 T_1WI	横断面	LAVA-Flex	VIBE-Dixon	e-THRIVE	GRE-quick	多方位观察
增强 T_1WI	矢状面	LAVA-Flex	VIBE-Dixon	e-THRIVE	GRE-quick	多方位观察
增强 T_1WI	冠状面	LAVA-Flex	VIBE-Dixon	e-THRIVE	GRE-quick	多方位观察

注:FRFSE 为快速恢复快速自旋回波序列;LAVA-Flex 为可变容积加速肝脏采集序列;DW-EPI 为扩散加权平面回波序列;LAVA 为容积加速肝脏采集序列;FSE 和 TSE 为快速自旋回波序列;SPACE 为可变反转角的三维快速自旋回波序列;VIBE 为容积式内插值法呼吸门控序列;VIBE-Dixon 为 Dixon 容积式内插值法呼吸门控序列;VISTA 为各向同性的快速自旋回波容积采集序列;e-THRIVE 为增强 T1 高分辨率各向同性容积激发序列;THRIVE 为高分辨率各向同性容积激发序列;FSE-mx 为快速自旋回波矩阵序列;GRE-quick 为快速梯度回波序列;EPI 为平面回波序列;MRF 为直肠系膜筋膜;IVIM 为体素内不相干运动。

横断面 T_1WI,复制横断面 T_2WI 的定位范围。常规采用 Dixon 技术三维梯度回波序列扫描,优点是扫描速度快,图像质量好,同时可以获得脂肪抑制、水抑制、常规同相位、反相位 4 组图像,采用屏气扫描方法。

(2) 直肠癌 MRI 结构式报告

直肠癌临床关键问题的影像学评价包括肿瘤的位置、TNM 分期、MRF 状态、EMVI 等。对于局部进展期直肠癌患者,除了需要明确前述这些关键因素以外,还需要额外评价新辅助治疗的疗效,推荐使用 MRI 肿瘤退缩分级评价(MRI tumor regression grade, mrTRG)、MRI 肿瘤反应度评分(MRI tumor response score, mrTRS)。

直肠癌 MRI 结构式报告见表 3-3-6、表 3-3-7。

4. 原发直肠癌影像学评估要点

参照 Nougaret 等 2013 年在 *Radiology* 杂志发表的经典文献中"DISTANCE"分期口诀,包括:

DIS:distance from inferior part of tumor to transitional skin,指从肿瘤下缘到移行皮肤的距离、即自肛缘向上折线测量肿瘤下缘与肛缘距离。因为预后和手术治疗方式受肿瘤位置的影响,传统上直肠分为三段:

(1) 高位:肿瘤的最下缘距离肛缘超过 10 cm。高位直肠前壁被腹膜返折覆盖,有肿瘤腹膜穿孔的风险。

(2) 中位:肿瘤的最下缘距离肛缘 5~10 cm。位于腹膜返折下方的直肠完全被直肠系膜包绕,适用于全直肠系膜切除术(total mesorectal excision, TME)。

(3) 低位:肿瘤的最下缘距离肛缘小于 5 cm。

T:T Staging,即 T 分期。

Tis　原位癌,肿瘤细胞局限于腺体基底膜(上皮内)或黏膜固有层(黏膜内),未穿过黏膜肌层到达黏膜下层。

表 3-3-6 直肠癌结构式报告(初诊)

姓名	性别	年龄	影像号	检查日期
检查项目	直肠 MRI		临床诊断	

肿瘤 T 分期

病变定位

腹膜反折	[ ]腹膜反折以上、未受累 [ ]腹膜反折以下、未受累 [ ]跨腹膜反折、未受累 [ ]腹膜反折受累
参照肿瘤下缘至肛缘距离定位	[ ]上段直肠癌:10～15 cm 以内 [ ]中段直肠癌:5～10 cm 以内 [ ]下段直肠癌:5 cm 以内

肿瘤下缘距肛直肠环距离________cm

大小测量

肿块型	斜轴位测量:____mm×____mm		矢状位测量(纵径):____mm	
肠壁浸润型	斜轴位测量肠壁最厚:____mm		矢状位测量(纵径):____mm	
病变环绕肠周径	[ ]<1/4 周	[ ]1/4～1/2 周	[ ]1/2～3/4 周	[ ]3/4～1 周

肿瘤浸润程度描述 T 分期

T1:肿瘤侵犯至黏膜下层

T2:肿瘤侵犯固有肌层,但未穿透固有肌层

T3:肿瘤突破固有肌层外膜,到达直肠周围系膜脂肪内[ ]____mm

T3a:肿瘤突破肌层<5mm

T3b:肿瘤突破肌层 5～10 cm

T3c:肿瘤突破肌层>10 mm

T4a:肿瘤侵透腹膜或浆膜(上段直肠)

T4b:肿瘤侵犯毗邻脏器

备注:

淋巴结 N 分期(须综合淋巴结边缘、形态、内部信号特征评价)

[ ]直肠上动脉周围淋巴结	可疑淋巴结数量:	最大短径:
[ ]直肠系膜筋膜内淋巴结	可疑淋巴结数量:	最大短径:
[ ]骼内血管旁淋巴结	可疑淋巴结数量:	最大短径:

侧方淋巴结

[ ]闭孔动脉旁淋巴结	可疑淋巴结数量:	最大短径:
[ ]髂内血管旁淋巴结	可疑淋巴结数量:	最大短径:

备注:

M 分期

[ ]腹股沟淋巴结	可疑淋巴结数量:	最大短径:

续表

备注：
直肠系膜筋膜(MRF)状态　[ ]阳性：前、后、左、右　导致MRF阳性的原因：肿瘤、淋巴结、癌结节、阳性EMV
[ ]阴性

备注：
直肠壁外血管侵犯(EMVI)：　[ ]有：前、后、左、右　部位：参考肿瘤定位(上段、中段、下段)
[ ]无

备注：
其他异常征象　[ ]提示黏液腺癌可能

诊断意见：mrT_N_M_，MRF(　)，EMVI(　)

表3-3-7　直肠癌结构式报告(复诊)

姓名	性别	年龄	影像号	检查日期
检查项目	直肠MRI		临床诊断	

T分期

病变定位

腹膜反折　[ ]腹膜反折以上、未受累
[ ]腹膜反折以下、未受累
[ ]跨腹膜反折、未受累
[ ]腹膜反折受累

参照肿瘤下缘至肛缘距离定位　[ ]上段直肠癌：10～15 cm
[ ]中段直肠癌：5～10 cm
[ ]下段直肠癌：<5 cm

肿瘤下缘距肛直肠环距离________cm

大小测量
肿块型　斜横断面测量：____mm×____mm　矢状面测量(纵径)：____mm
肠壁浸润型　斜断面测量肠壁最厚：____mm　矢状位测量(纵径)：____mm
病变环绕肠周径　[ ]<1/4周　[ ]1/4～1/2周　[ ]1/2～3/4周　[ ]3/4～1周
肿瘤浸润程度描述T分期
T1：肿瘤侵犯至黏膜下层
T2：肿瘤侵犯固有肌层，但未穿透固有肌层
T3：肿瘤突破固有肌层外膜，到达直肠周围系膜脂肪内____mm
T3a：肿瘤突破肌层<5 mm
T3b：肿瘤突破肌层5～10 mm
T3c：肿瘤突破肌层>10 mm
T4a：肿瘤侵透腹膜或浆膜(上段直肠)
T4b：肿瘤侵犯毗邻脏器

续表

备注：

淋巴结N-分期(须综合淋巴结边缘、形态、内部信号特征评价)

[ ]直肠上动脉周围淋巴结	可疑淋巴结数量：	最大短径：
[ ]直肠系膜筋膜内淋巴结	可疑淋巴结数量：	最大短径：
[ ]髂内血管旁淋巴结	可疑淋巴结数量：	最大短径：

备注：

M分期

[ ]髂外血管旁淋巴结	可疑淋巴结数量：	最大短径：
[ ]腹股沟淋巴结	可疑淋巴结数量：	最大短径：

备注：

直肠系膜筋膜状态	[ ]阳性：前、后、左、右 [ ]阴性	导致直肠系膜筋膜阳性的原因：肿瘤、淋巴结、癌结节壁外血管侵犯

备注：

直肠壁外血管侵犯	[ ]阳性：前、后、左、右 [ ]阴性	部位：[ ]上段[ ]中段[ ]下段(参考肿瘤定位)

备注：

磁共振肿瘤退缩分级(mrTRG)

[ ]mrTRG1：无残余肿瘤

[ ]mrTRG2：大量纤维成分，无残余肿瘤

[ ]mrTRG3：大部分纤维化，少量残余肿瘤

[ ]mrTRG4：少量纤维/黏液成分，大部分为残余肿瘤

[ ]mrTRG5：肿瘤未见明确变化

诊断意见：mrT_N_M_，直肠系膜筋膜(　)，壁外血管侵犯(　)，mrTRG(　)或mrTRS(　)

注：mrTRS为MRI肿瘤反映度评分。

T1　肿瘤侵犯黏膜下层(肿瘤侵犯黏膜下层但未累及固有肌层)。

T2　肿瘤侵犯固有肌层。

T3　肿瘤穿透固有肌层到达浆膜下层，或侵犯无腹膜覆盖的直肠旁组织。

T3a　肿瘤突破肌层<5 mm。

T3b　肿瘤突破肌层5～10 mm。

T3c　肿瘤突破肌层>10 mm。

T3 MRF＋　肿瘤与MRF距离在1 mm之内。

T3 MRF－　距离MRF 1 mm范围之内无肿瘤。

T4　肿瘤穿透腹膜脏层(a)；或直接侵犯或粘连于其他器官或结构(b)。

A：anal complex-sphincters and puborectal muscles，即肛门复合体-括约肌和耻骨直肠肌。由于低位直肠癌可能存在肛门肌群的侵犯，需要确定是否能够进行保肛手术，所以提出了A分期的概念。

A1　肿瘤局限于肠壁，内括约肌完整。

A2　肿瘤累及内括约肌，但未侵犯内、外括约肌间隙。

A3　肿瘤侵及内、外括约肌间隙，距离肛提肌>1 mm。

A4　肿瘤侵犯外括约肌、距离肛提肌<1 mm

或侵犯周围器官。

N:nodal staging,即淋巴结分期。

Nx　区域淋巴结无法评价。

N0　无区域淋巴结转移。

N1　有1～3枚区域淋巴结转移。

N1a　有1枚区域淋巴结转移。

N1b　有2～3枚区域淋巴结转移。

N1c　浆膜下、肠系膜、无腹膜覆盖结肠/直肠周围组织内有肿瘤种植(tumor deposit,TD),无区域淋巴结转移。

N2　有4枚以上区域淋巴结转移。

N2a　4～6枚区域淋巴结转移。

N2b　7枚及更多区域淋巴结转移。

C:circumferential resection margin(CRM),即环周切缘,主要是通过观察肿瘤、淋巴结、癌结节、阳性直肠壁外血管侵犯与直肠系膜筋膜的关系来评估。

E:extramural vascular invasion(EMVI),即壁外血管侵犯,是指直肠壁固有肌层外血管内出现癌细胞,包括动脉和静脉,常见于局部进展期直肠癌。

MRI-EMVI评分系统介绍如下:

0～2分为阴性,3～4分为阳性。

0分:肿瘤侵犯肌层的形态不呈结节形,而且肿瘤侵犯区域无血管相邻。

1分:最小的壁外侵犯呈串状或结节状,但是附近没有血管结构。

2分:壁外血管附近有串状肿瘤,但是血管管径正常,血管内没有明确肿瘤信号。

3分:血管管腔内可见中等信号强度,轮廓和管径轻度扩张。

4分:血管管腔轮廓不规则或者血管内见结节状肿瘤。

5. 人工智能技术

随着医学影像技术的快速发展,影像学已经成为直肠癌诊疗流程中重要的检查手段并产生了大量的医学影像数据。图像定量化分析技术在临床评价肿瘤基因异质性中逐渐得到应用和发展,依靠人工智能技术从影像中挖掘出深层特征,结合临床大数据分析肿瘤信息。人工智能提供了影像生物标志的构建方法,有助于组织分割、细胞结构检测、肿瘤检测、诊断、预后评估、治疗反应预测以及疾病状态监测等。在医学大数据背景下,人工智能技术已经在多种疾病的检查和辅助诊疗方面显示了独特的优越性。近年来,人工智能及影像组学定量参数在直肠癌EMVI评估、直肠腺癌原发灶评估、术前非肿大淋巴结转移评估、直肠癌新辅助放化疗疗效预测、直肠癌病理分型、分化程度判定等方面取得了研究进展。

(四) 鉴别诊断

(1) 直肠淋巴瘤(rectal lymphoma):起源于肠壁固有层的淋巴组织。影像学表现为肠壁增厚,可有结节或肿块;肠管轻度狭窄或扩张;若肿瘤侵犯了固有肌层并且破坏自主神经丛,引起肠管张力减弱和顺应性降低,可导致管腔明显扩张呈“动脉瘤样”特征性改变;增强后轻中度强化;肠周系膜区见肿大淋巴结。磁共振T_1WI序列呈等低信号,T_2WI序列呈中等或稍高信号;DWI序列上呈异常高信号,ADC值减低,扩散受限明显。

(2) 直肠神经内分泌肿瘤(rectal neuroendocrine neoplasms,NENs):起源于胚胎的神经内分泌细胞,具有神经内分泌标志物和可以产生多肽激素。影像学表现与肿瘤分级有关:G1及G2级肿瘤大多呈类圆形肿块,长径小,形态规则,增强早期显著强化,具有“快进慢出”特点;G3级肿瘤呈轻至中度渐进性强化,病变长径大,侵袭性明显。T_1WI序列呈低信号,T_2WI序列呈等或稍高信号,由于NENs细胞密度较高,DWI序列呈高信号、ADC图呈低信号、ADC值较低为其特点。

(3) 直肠间质瘤(rectal gastrointestinal stromal tumor,GIST):属于消化道间叶源性肿瘤,好发于中老年人。直肠GIST表现为肠腔内外生长、体积较大的肿块,以向腹盆腔生长为主,易出现坏死、囊变或出血,CT、MRI平扫密度/信号混杂;增强扫描显示血供丰富,可有肿瘤血管生成和供血动脉增粗;肿瘤的溃疡及坏死一般位于肿瘤中央及表面,与肠道相通时,可出现气-液平面。而直肠癌常表现为肠壁增厚、肠腔狭窄和腔内肿块为主,不难鉴别。

(五) 诊断关键要点

(1) 直肠癌好发于中老年人,早期无症状,进展期有便血、消化道梗阻等症状。

(2) 直肠癌常见的组织学类型包括:① 腺癌,非特殊型;② 腺癌,特殊型,包括:黏液腺癌、印戒细胞癌、锯齿状腺癌、微乳头状腺癌、髓样癌、筛状粉刺型腺癌;③ 腺鳞癌;④ 鳞癌;⑤ 梭形细胞癌/肉瘤样癌;⑥ 未分化癌。

(3) 直肠癌大体病理分为隆起型、浸润型、溃疡型,大体病理类型不同,其影像学表现各异,但基本的影像学表现为直肠肠壁增厚、腔内充盈缺损及肠壁内外生长的肿块,伴或不伴有淋巴结肿大。

(4) 直肠癌的钡剂灌肠双对比造影表现为直肠黏膜的破坏、龛影、充盈缺损和肠壁僵硬等。

(5) 多层螺旋CT及其三维重建图像主要用于观察肿瘤的位置、侵犯直肠的长度、强化特征、供血动脉和引流静脉、盆腔和腹膜后远处淋巴结有无转移、有无肝脏和肺等远处转移。双能量CT的定量参数与能谱曲线有助于明确转移淋巴结、远处转移灶与原发灶的同源关系。

(6) 多参数MRI为直肠癌术前TNM分期尤其是DISTANCE分期的首选影像学检查方法。MRI能更清晰地观察肿瘤的位置、侵犯的深度(直肠黏膜、黏膜下层、肌层、系膜筋膜)、累及直肠的长度、距肛缘的距离、MRF状态、有无瘤结节、EMVI等信息。在术前评估非肿大的转移淋巴结方面是最佳的影像学手段。推荐使用标准化的直肠癌多参数MRI扫描序列和参数,诊断报告推荐使用规范统一的结构式报告。

(7) 多参数MRI定量参数与影像组学特征有助于直肠癌新辅助化疗的疗效评估,也有助于直肠癌术后生存期预测和预后评价,协助临床决策。

(高 飞 董江宁)

三、结直肠黏液腺癌

(一) 概述

黏液腺癌(mucinous adenocarcinoma,MAC)是结直肠癌的一个病理组织学亚型,世界卫生组织(WHO)将其定义为细胞外黏液(即黏液湖)成分超过肿瘤整体成分50%的腺癌,占结直肠癌的5%~15%,其中西方国家发病率明显高于亚洲国家,具有显著的地域分布特点。

与非黏液腺癌(non-mucinous adenocarcinoma,NMAC)相比,MAC发病年龄较NMAC早,但其发病年龄仍在50岁以上,女性多于男性。MAC好发于右半结肠和直肠,其临床症状与NMAC相似,主要表现为腹痛、腹部肿块、大便带血等。除此之外,由于肿瘤间质充斥着丰富的黏液样物质且压迫周围组织,所以MAC往往体积较大,浸润程度较深,更易发生淋巴结转移和腹膜种植转移。

MAC的治疗手段与NMAC相仿,主要通过手术切除和辅助放化疗。目前关于MAC与NMAC患者的预后仍存在较大争议。有部分学者认为,MAC患者的预后与NMAC患者预后无异。但大部分学者认为由于黏液腺癌对放化疗不敏感,且肿瘤浸润程度较深,更易出现环周切缘阳性,导致MAC患者的预后较NMAC患者的预后更差。

(二) 病理学表现

黏液腺癌主要由恶性上皮细胞和细胞外黏液湖组成,且黏液湖成分占肿瘤区域的50%以上。

大体病理:肿瘤呈灰白色,湿润,半透明如胶冻样。

镜下表现:腺腔扩张,含大量黏液呈“黏液湖样”,癌细胞似漂浮于黏液中。示例如图3-3-8所示。

(三) 影像学表现

1. CT表现

① 黏液腺癌好发于右半结肠和直肠,病变肠壁呈明显不均性环形增厚伴等低混杂密度肿块;② 增强扫描示肿块呈不均匀强化,其内可见大片无强化的低密度黏液湖区,部分低密度区内见点状或沙粒状钙化;③ MAC易合并淋巴结转移,转移淋巴结的实性成分强化方式与原发病灶实性成分强化程度及模式均相仿,黏液湖不强化;④ 部分结直肠黏液腺癌可合并腹膜种植转移,薄层增强CT有利于观

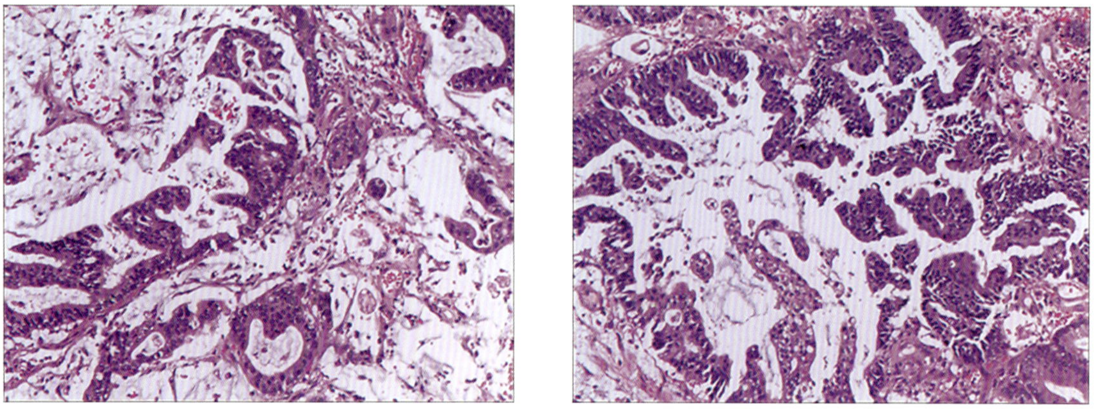

A　　　　　　　　B

图3-3-8　直肠黏液腺癌病理学表现

患者男性,59岁,直肠黏液腺癌。大体病理:溃疡型肿块,大小为6.5 cm×3.0 cm×1.0 cm。镜下表现:肿瘤性腺上皮细胞衬覆于黏液湖周边,细胞核大小不一,具有明显的异型性。免疫组化:CDX-2(+),CK20(+),Syn(−),CgA(−),SATB2(−),EBER(−),Ki-67(+70%)。

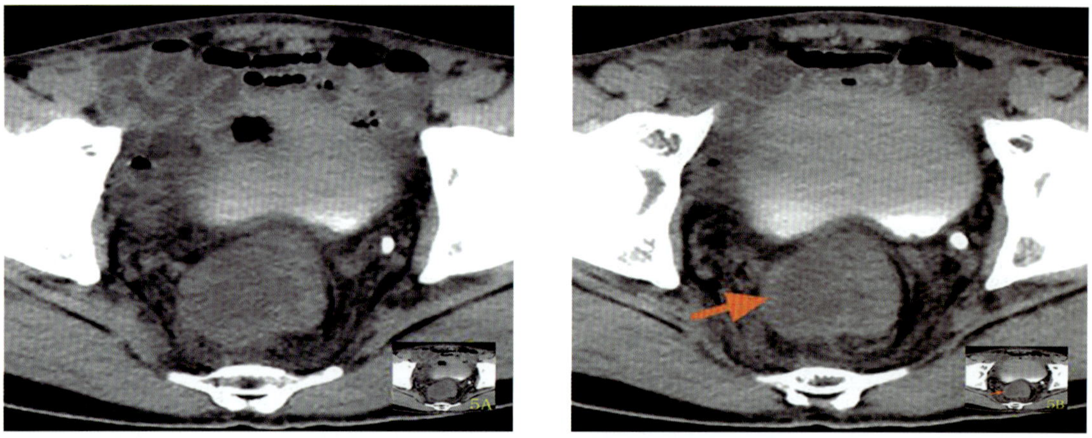

A　　　　　　　　B

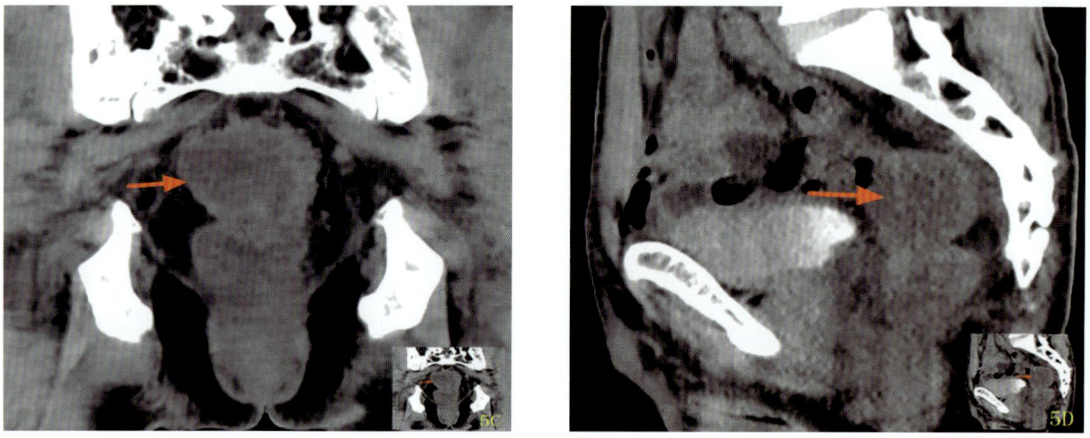

C　　　　　　　　D

图3-3-9　直肠黏液腺癌CT表现

患者男性,72岁,直肠黏液腺癌。轴位CT平扫(A、B)示直肠肿物呈等及低密度(橙色箭头);冠状位及矢状位CT平扫图像(C、D)上直肠中上段肠壁呈明显不均性环形增厚伴等低混杂密度肿块(橙色箭头示低密度黏液湖区)。

察腹膜上小的转移结节。

2. MRI表现

① 结直肠黏液腺癌表现为肠壁不规则形混杂信号肿块突向肠腔，病变段肠壁不规则增厚导致局部肠腔狭窄；② T_1WI肿瘤呈低信号，T_2WI肿瘤实性成分呈稍高信号，黏液湖呈明显的高信号；③ 较高b值($b \geq 1000\ s/mm^2$)DWI序列上肿块实性成分扩散受限呈高信号，而黏液成分扩散无受限，呈等低信号；④ MRI多期增强示肿块实性成分明显强化，黏液湖不强化。⑤ 薄层高分辨T_2WI上转移淋巴结内见黏液湖高信号，且淋巴结内的黏液湖与周围的脂肪交界处可见化学位移伪影，具有特征性。增强扫描转移淋巴结的实性及黏液成分强化方式与原发病灶的实性及黏液成分强化程度及模式均相仿。示例如图3-3-10所示。

（四）鉴别诊断

（1）经典型结直肠腺癌伴坏死：经典型直肠癌坏死区在T_2WI序列上呈高信号、增强后不强化，与黏液湖成分少的黏液腺癌MRI表现相似。在薄层高分辨T_2WI序列上黏液湖呈大片状高信号、增强后不强化、DWI序列呈低信号，MAC发生淋巴结转移时，淋巴结内也见黏液湖，具有特征性，不难鉴别。

（2）结直肠印戒细胞癌：是特殊类型的腺癌，病理上主要表现为细胞内的大量黏液成分将细胞核挤压成“印戒状”。CT和MRI上主要表现为病灶沿肠管大范围纵向浸润生长并呈明显同心环状增厚，钙化少见，增强扫描呈“靶环征”。

（3）结直肠结核：有结核病史，CT和MRI上主要表现增厚肠壁呈环形对称性增厚，增厚肠壁黏膜欠光整，呈凹凸不平状，部分黏膜可呈结节状改变，提示增生性肉芽肿。增强扫描显示病变肠壁呈分层状或均匀一致强化，肿大淋巴结呈环形强化(提示干酪样坏死)，部分可见钙化，结合结核菌素纯化试验和γ干扰素释放试验阳性有助于鉴别。

（4）结直肠克罗恩病：病变肠管呈节段性、跳跃性增厚伴肠腔狭窄，密度/信号较均匀，增强扫描管壁呈分层强化，横断面呈“靶环征”。邻近肠系膜可见“木梳征”。

（五）诊断关键要点

（1）MAC好发于右半结肠和直肠，多见于50岁以上女性，临床表现主要为腹痛、腹部肿块和大便带血。

（2）MAC为环绕结直肠壁生长的、信号混杂的肿块，内含黏液湖，部分伴有钙化，CT、MRI增强后病灶主体呈大片状无强化(黏液湖)，少量实性成分多呈轻中度强化。

（3）MRI薄层高分辨T_2WI序列上黏液湖呈明显的高信号，实性成分呈等信号，较高b值的DWI序列上病灶实性成分扩散受限呈高信号，黏液成分扩散不受限，呈等低信号。

（4）MAC易伴发淋巴结和腹膜种植转移，且转移病灶的实性及黏液成分强化程度及模式均与原发病灶相仿。

（王裴培　董江宁）

四、直肠神经内分泌肿瘤

（一）概述

神经内分泌肿瘤(neuroendocrine neoplasms，NENs)起源于肽能神经元和神经内分泌细胞，是一组具有显著异质性的肿瘤，可发生于全身多种器官和组织，包括胃肠道、胰腺、肝脏和胆管、支气管和肺、肾上腺等，其中胃肠胰NENs是最常见的类型，占所有NENs的55%～70%。消化系统肿瘤世界卫生组织(WHO)分类第5版(2019年)更新了消化系统NENs分类标准，将NENs分为神经内分泌肿瘤(neuroendocrine tumor，NET，按级别分为G1、G2、G3)、神经内分泌癌(neuroendocrine carcinoma，NEC，包括大/小细胞癌)和混合性神经内分泌-非神经内分泌肿瘤(mixed neuroendocrine-non-neuroendocrine neoplasm，MiNEN)。

直肠是胃肠道NENs最常见的发病部位，发生

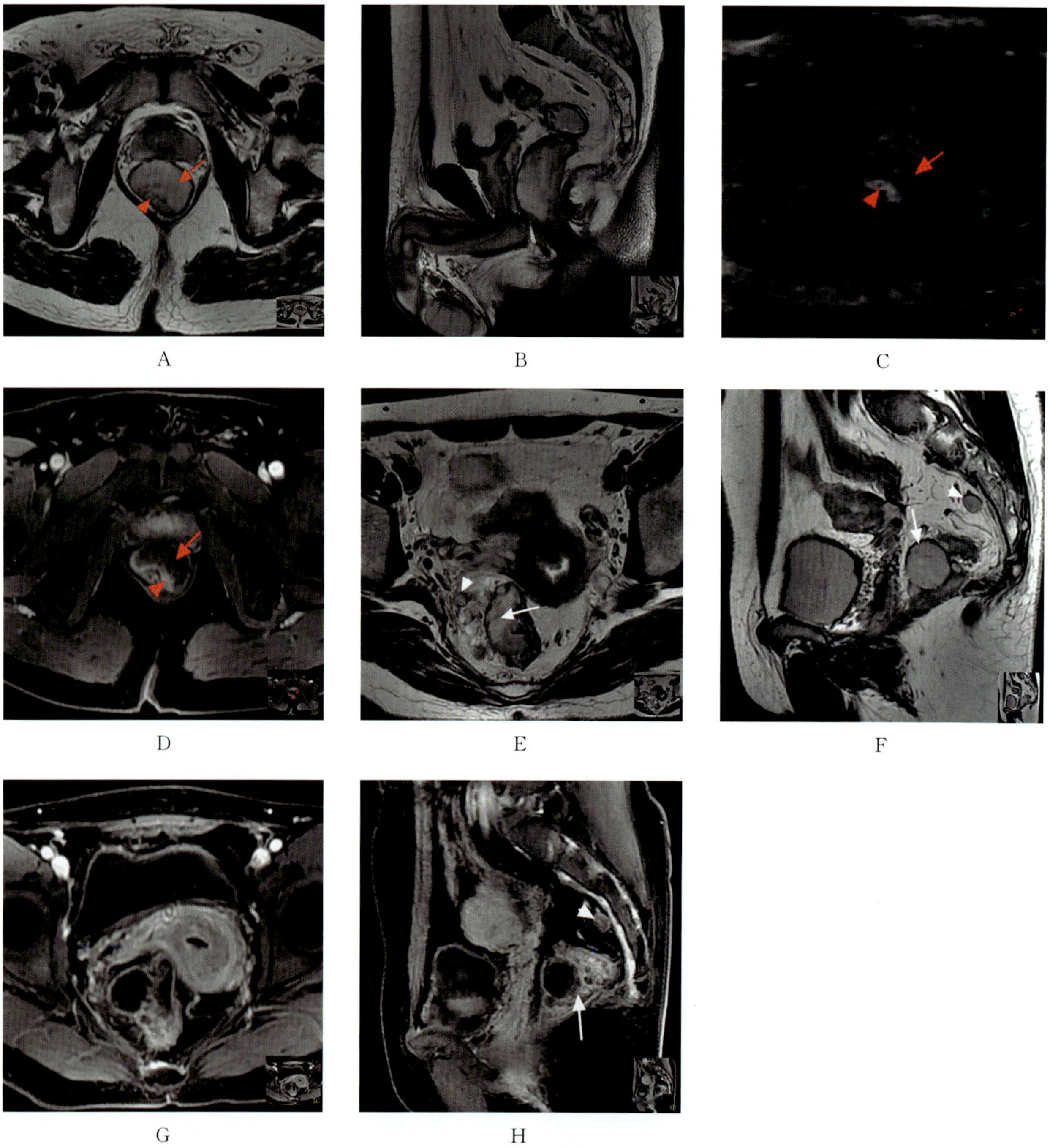

图3-3-10　直肠黏液腺癌MRI表现

A～D. 患者男性，59岁，直肠黏液腺癌。轴位及矢状位 T_2WI序列(A、B)上直肠肿物呈等及高信号(红箭头)；轴位DWI(b=1000 s/mm^2)序列(C)示直肠肿物实性成分呈高信号(红箭头)，黏液湖呈低信号(红箭头)；轴位增强LAVA-Flex序列(D)示直肠肿物实性成分中度强化(红箭头)，黏液成分不强化(红箭头)。

E～H. 患者女性，47岁，直肠黏液腺癌。轴位及矢状位 T_2WI序列(E、F)上直肠肿物呈等及高信号(白箭头)，周围系膜区转移淋巴结亦呈等及高信号(白箭头)；轴位增强LAVA-Flex序列(G)上直肠肿物实性成分中度强化，黏液成分不强化；矢状位增强LAVA-Flex序列(H)上转移淋巴结(白箭头)强化方式与直肠肿物(白箭头)强化方式相仿。

在直肠的神经内分泌肿瘤称为直肠神经内分泌肿瘤(rectal neuroendocrine neoplasms, RNENs)。直肠NENs多见于中老年男性,多为无功能性,没有与激素分泌相关的类癌综合征症状,所以不会有任何临床症状,往往是在患者因为其他原因做肠镜检查时才会发现,而随着肿瘤增大,可能会有局部刺激症状,比如排便次数增多,便不干净的感觉,如果肿瘤瘤体有破裂,还可能会有便血。

NENs曾被认为是一类罕见的疾病,近年来胃肠道NENs的发病率与患病率均呈明显上升趋势,可能与影像学、病理诊断学水平的提高以及胃、结直肠镜筛查的广泛推广及应用密切相关。

在临床病理特征方面,NENs分级越高则肿瘤直径越大、淋巴结转移越多见,高级别的NEC与MiNEN患者的总生存期(overall survival, OS)和无进展生存时间(progression-free survival, PFS)均差于NETs(包括NET G1、G2、G3)患者。与NETs相比,NEC/MiNEN的生物学行为相对更恶性。

(二)病理学表现

1. 大体病理与镜下表现

大体病理:直肠NENs可呈结节状、息肉状、溃疡性或隆起溃疡型病变。

镜下表现:NEN G1和G2级肿瘤细胞较小,大小一致,圆形或卵圆形,胞质淡染或嗜酸性,核圆或卵圆形,核染色质粉染,核仁不明显,核分裂象罕见;排列呈实性小巢状、结节状、梁状或者几种结构共存。NEC大细胞型肿瘤细胞大,核大、核仁明显、核分裂象多见,伴多灶性坏死;瘤细胞呈巢状分布;小细胞型肿瘤细胞小,核小,核仁不明显,核分裂象易见,弥漫分布,伴广泛坏死。

内镜下表现:NEN中G1、G2级别肿瘤常表现为扁平或息肉样隆起性广基或无蒂病变,黏膜层或黏膜下隆起的灰白至灰黄色结节,被覆完整黏膜,体积通常小、质地稍硬,常可以推动。直肠NET直径<1 cm,且不伴有淋巴结转移的G1、G2类肿瘤临床治疗手段为内镜下切除。示例如图3-3-11所示。

2. 免疫组化与病理分级

病理组织检测免疫组织化学(immunohistochemistry, IHC)染色,包括突触泡蛋白(synaptophysin, Syn)和嗜铬粒蛋白A(chromogranin A, CgA)及细胞增殖标志物Ki-67等阳性。Syn及CgA是诊断NEN必须监测的生物标志物。

根据消化系统肿瘤WHO分类第5版(2019年)消化系统神经内分泌肿瘤的分类标准:分化好,核分裂象<2/2 mm^2和(或)Ki-67指数<3%,判定为NET G1;分化好,核分裂象为(2~20)/2 mm^2和(或)Ki-67指数为3%~20%,判定为NET G2;分化好,核分裂象>20/2 mm^2和(或)Ki-67指数>20%,

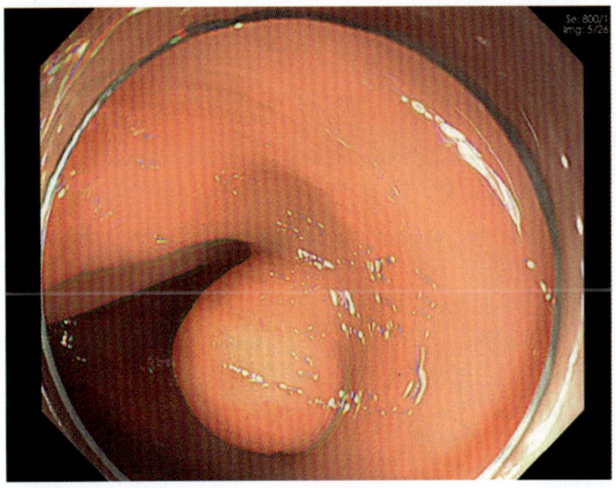

A

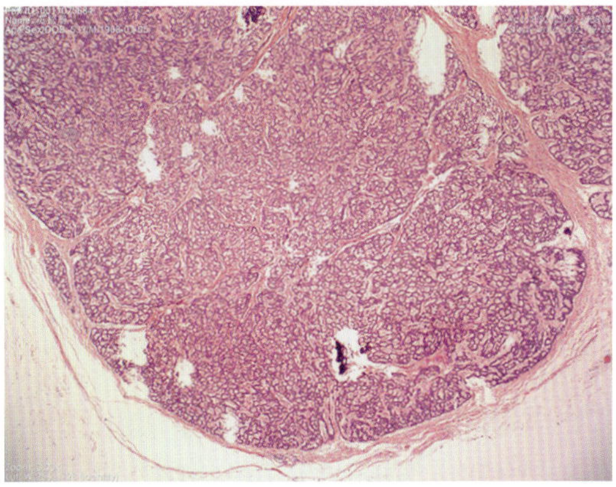

B

图3-3-11 直肠神经内分泌肿瘤(G1)内镜与病理学表现

患者男性,53岁,直肠神经内分泌肿瘤。内镜检查(A)发现直肠-乙状结肠交界处可见一息肉样黏膜下隆起,表面光滑,大小为1.0 cm×0.8 cm×0.7 cm。镜下表现(B)为大小一致的圆形或卵圆形细胞排列而成,呈巢状、腺管状,细胞分化好,未见核分裂象,脉管侵犯(-),两侧切缘及基底均未见肿瘤组织累及。免疫组化:CK(pan)(+),SSTR2(+),CD56(+),Syn(+),CgA(-),CD34(血管+),D2-40(-),Ki-67(约+2%)。

判定为NET G3;分化差,核分裂象>20/2 mm^2和(或)Ki-67指数大于20%,判定为NEC;MiNEN是由形态及免疫组织化学可辨的神经内分泌肿瘤和非神经内分泌肿瘤共同组成,且每种成分大于等于30%。当核分裂象与Ki-67指数的分类不一致时,以级别高者为准。

(三)影像学表现

1. CT表现

直径较小的直肠NENs不能由CT检出,当肠道准备充分,直径大于1 cm的NENs在CT上常表现为肠壁局部增厚、隆起的结节影,体积大者表现为肠腔内软组织肿块。直肠NENs为富血供肿瘤,增强扫描动脉期明显强化,肿块表面可见完整或不完整明显强化黏膜线,肿块位于黏膜下,门静脉期及延迟期强化减退;肿块均匀强化,坏死少见。NENs级别越高,其体积越大、淋巴结转移越多见。

2. MRI表现

MRI空间分辨率高,可以多方位成像,且有利于显示肠壁的解剖结构,在肿瘤的检出、定位、定量诊断等方面优于CT。不同级别直肠NENs的MRI特征包括病变大小、信号和形态不同。随着级别增高,直肠NENs的最大径逐渐增大。绝大多数G1级直肠NET在MRI表现为息肉样隆起型结节(最大径多小于2 cm),T_1WI序列呈低或等信号,信号均匀,DWI序列呈高信号,ADC值低。G2、G3级直肠NET及NEC病例均为较大肿块(最大径>2 cm),T_1WI序列呈等稍低信号,T_2WI序列稍高信号,病变形态多不规则,信号不均匀,肿瘤内见不规则、无强化腔隙存在,高度提示恶性。G3级直肠NET及NEC病例常侵出肌层、侵犯直肠系膜筋膜及盆底肌群,甚至出现淋巴结和脏器转移,具有明显的恶性特征。此时应注意与直肠癌鉴别,因二者影像学表现类似,最终诊断依赖病理学检查。直肠NENs在DWI表现均为高信号,ADC值低,其中G1级直肠NET的ADC值高于G2、G3及NEC。示例如图3-3-12、图3-3-13、图3-3-14所示。

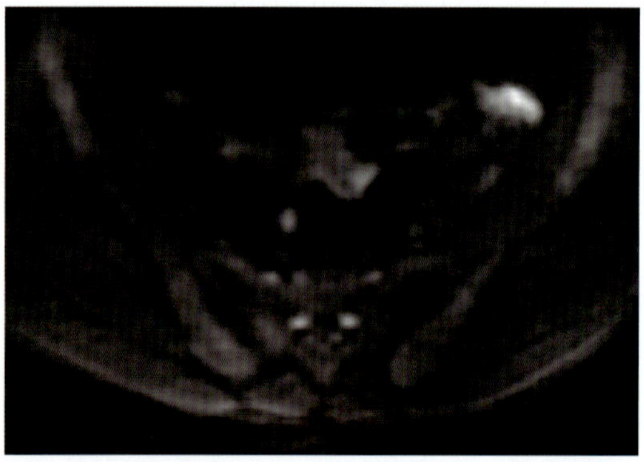

A

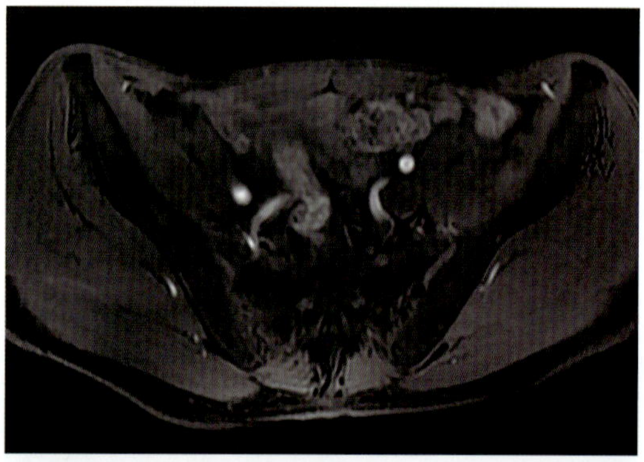

B

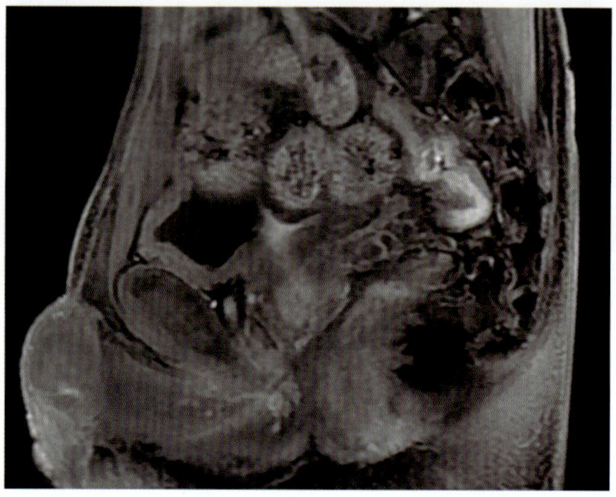

C

图3-3-12 直肠神经内分泌肿瘤(G1)MRI表现
与图3-3-11为同一患者,直肠神经内分泌肿瘤。NET(G1)瘤体较小,肠道准备欠佳,DWI序列(A)呈高信号,ADC值(1.15~1.2)×10^{-3} mm^2/s;增强后(B)呈中等度强化,矢状面增强(C)于肿瘤表面见明显强化的黏膜线。

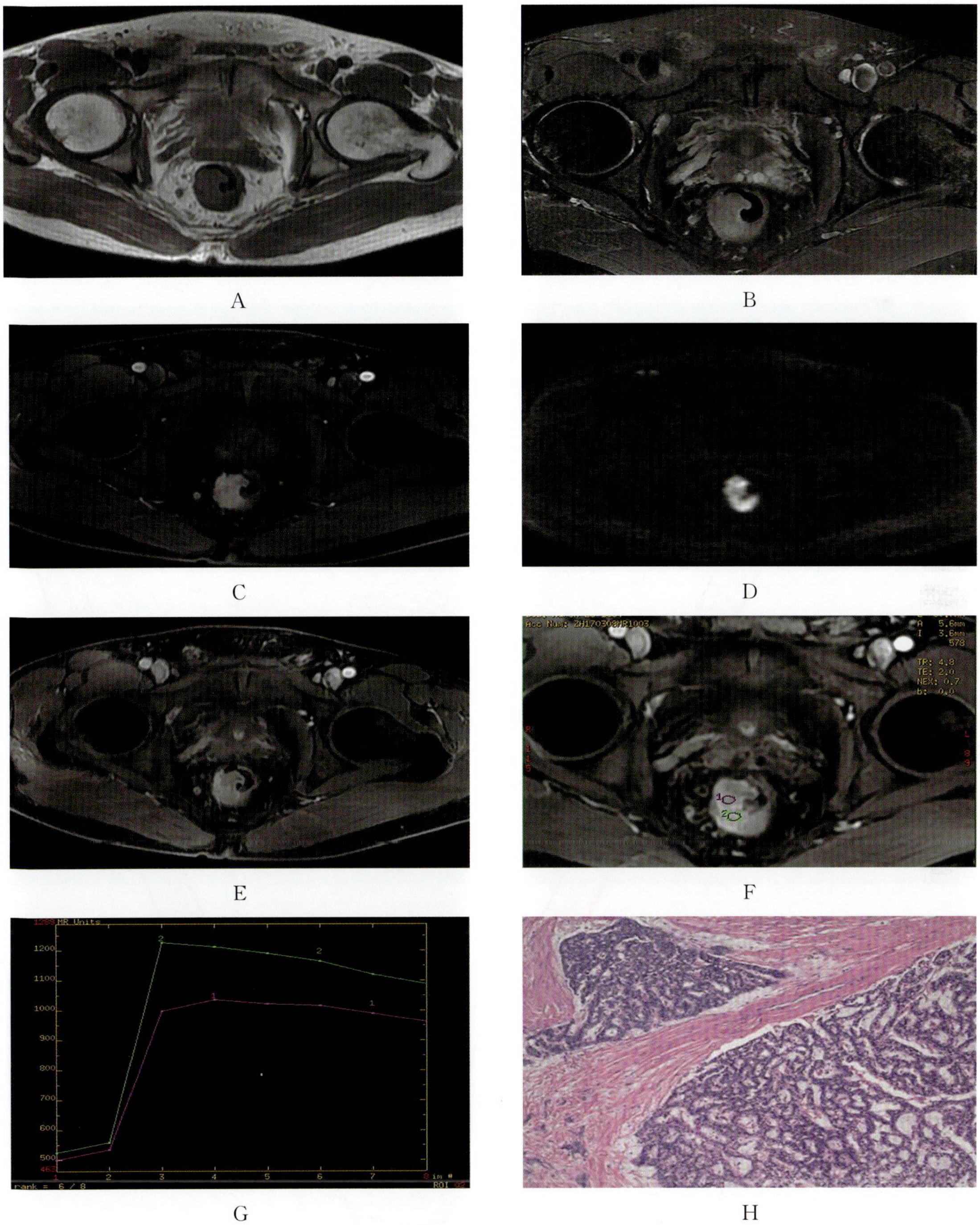

图3-3-13　直肠神经内分泌肿瘤(G2)MRI表现及IVIM-DWI参数

患者男性,55岁,大便性状改变1年,直肠神经内分泌肿瘤(G2)。肿瘤组织侵及浆膜下脂肪组织内,两端切缘未见癌累及,肠系膜检及淋巴结(+)7/7枚。免疫组化:Syn(+),CgA(少量+),CD56(+),CK20(−),CK(pan)(+),Ki-67(+,约10%)。直肠中下段管壁见环状不规则软组织肿块,向腔内生长,大小约2.9 cm×2.0 cm×3.5 cm;T_1WI序列(A)呈低信号,T_2WI抑脂序列(B)呈高信号,信号均匀;IVIM-DWI序列(b=1000 s/mm^2)(图D)呈高信号,病灶感兴趣区表观扩散系数(ADC)值约0.452×10^{-3} mm^2/s,真扩散系数(D)值约0.332×10^{-3} mm^2/s,假扩散系数(D^*)值约5.23×10^{-3} mm^2/s,灌注分数f值约22.9%;DCE-MRI增强2期(E),相当于动脉期,肿块明显强化,于肿块表面见明显强化的黏膜线,肿块位于黏膜下;增强7期(F),相当于延迟期,显示直肠黏膜下肿块强化廓清,TIC曲线呈速升速降型(G),右侧直肠系膜区多枚转移淋巴结。

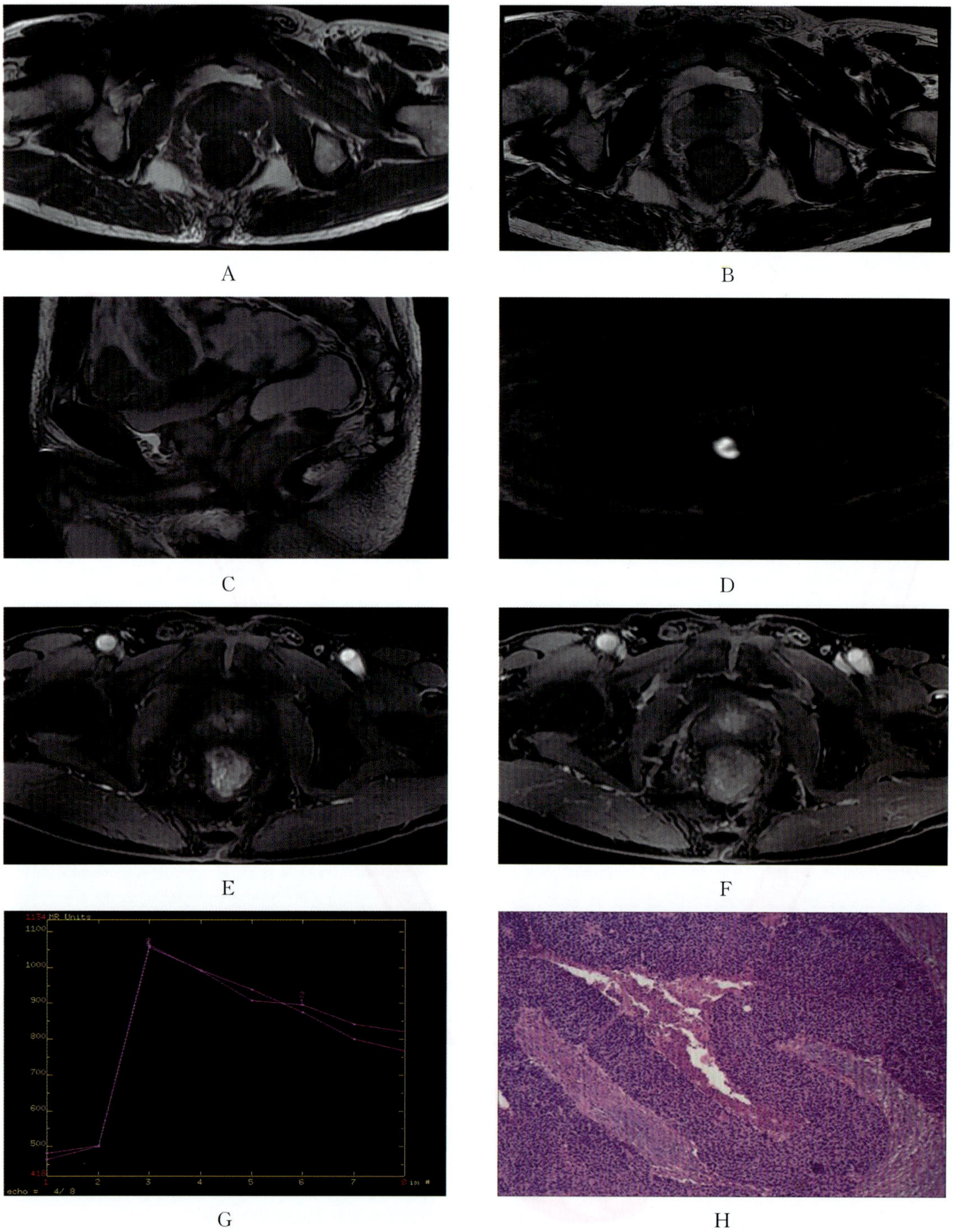

图3-3-14　直肠神经内分泌癌MRI表现及IVIM-DWI参数

患者男性,70岁,大便变细伴血便2月。直肠神经内分泌癌(低分化),符合小细胞癌,癌组织侵及肌层,两端切缘均未见癌累及。免疫标记:CK7(－),CK20(－),CDX-2(＋),Syn(＋),CgA(－),CD56(＋),Ki-67(＋,约80%)。直肠中下段管壁不规则软组织肿块,肿瘤侵出浆膜层,周围脂肪间隙见索条样改变,大小约2.3 cm×2.0 cm×4.8 cm,T_1WI序列(A)呈低信号,T_2WI轴位及矢状位(B、C)呈高信号,信号略欠均匀,近端肠管扩张积液;IVIM-DWI序列(D)呈高信号,病灶感兴趣区表观扩散系数(ADC)值约0.29×10^{-3} mm^2/s,真扩散系数(D)值约0.187×10^{-3} mm^2/s,假扩散系数(D^*)值约1.55×10^{-3} mm^2/s,灌注分数(f)值约61.9%,DCE-MRI增强2期(E)呈明显强化,肿瘤表面黏膜线显示不完整;增强7期(F)强化程度减退,内见裂隙状无强化区,感兴趣区TIC曲线呈速升速降型(G)。

（四）鉴别诊断

（1）直肠息肉或腺瘤：增强后G1级NET均明显均匀强化，且强化程度接近直肠黏膜层，可与轻中度强化或多环状强化的息肉及腺瘤鉴别。

（2）直肠间质瘤：肿瘤常呈外生性生长，以实性成分为主，T_1WI序列呈等信号，T_2WI序列呈稍高或高信号，DWI序列呈稍高信号，肿瘤较小时一般信号较均匀，动态增强后病灶呈轻至中度均匀强化，强化程度低于NENs，肿瘤周围境界较清，有包膜；肿瘤较大时囊变坏死多见，而直肠NENs囊变坏死少见。

（3）经典型或非特殊型直肠腺癌：经典型直肠腺癌多表现为管壁增厚、僵硬，易向腔内生长，造成肠梗阻，直肠腺癌密度/信号多不均匀，常伴有坏死囊变，强化程度低于NENs。ADC值高于NENs。直肠腺癌晚期多伴有肠系膜区异常淋巴结，与G3级NET及NEC伴淋巴结转移鉴别困难，需依赖病理学诊断。

（五）诊断关键要点

（1）直肠NENs好发于中老年男性。

（2）肿瘤以黏膜下生长为主，瘤体较小时黏膜线显示完整。

（3）NENs分级越高则肿瘤直径越大、形态越不规则，常伴有淋巴结转移或远处脏器转移。

（4）直肠NENs在T_1WI常表现为低信号，T_2WI序列呈高信号，DWI及IVIM-DWI明显高信号，ADC值、D值低。IVIM-DWI技术有助于术前对NENs的分级进行预测和评估，病理分级越高，D值越低，f值越高。

（5）NENs总体密度/信号均匀，囊变坏死少见；增强动脉期明显强化为直肠NENs的共同特征，门静脉期及延迟期强化减退，DCE-MRI动态增强TIC曲线为速升速降型。

（陈玉兰　董江宁）

五、直肠肛管鳞癌

（一）概述

肛管癌（anal cancer，AC）是消化系统中较为少见的恶性肿瘤，其发病年龄主要在45～75岁，女性略多于男性，并呈地域分布。与宫颈癌相似，肛管癌多是由肛管上皮内瘤变（anal intraepithelial neoplasia，AIN）发展而来，同时人乳头瘤病毒（human papilloma virus，HPV）感染也是肛管癌发病的主要危险因素，占70%～90%，其中以16型、18型HPV最为常见。此外，男性同性性行为（men who have sex with men，MSM）、HIV感染、生殖器疣、皮肤病史、注射毒品史及吸烟史等均是其发病的危险因素。

肛管癌的临床症状主要表现为肛门区肿块、肛区不适、便血等，部分患者可无明显症状。肛门指诊、胸腹部CT和骨盆CT、MRI等是肛管癌的常规检查手段，此外对于女性则应加做三合诊、宫颈脱落细胞学等检查。

目前，肛管癌的TNM分期采用的是美国癌症联合委员会（American joint committee on cancer，AJCC）和国际抗癌联盟（Union for International cancer Control，UICC）联合制定的标准。见表3-3-8。

不同于结直肠癌，根据美国国立综合癌症网络（national comprehensive cancer network，NCCN）和欧洲肿瘤内科学会（European society for medical oncology，ESMO）指南，肛管癌的首选治疗手段是放化疗（chemoradiotherapy，CRT），手术治疗仅适用于病灶较小（T1期肿瘤大小小于等于1 cm或病理活检示表面浸润性，但无淋巴血管侵犯）的患者。

（二）病理学表现

鳞状细胞癌是肛管癌最常见的病理类型，占所有肛管癌的80%～85%，其次为腺状细胞癌，占10%～15%，其他病理类型如小细胞癌、未分化癌、黑色素瘤等均少见。

表3-3-8 2017 AJCC肛管癌TNM分期(第八版)

T分期	N分期	M分期
T0无原发肿瘤的证据	Nx无区域淋巴结转移	M0无远处转移
Tis原位癌	N1区域淋巴结转移	M1远处转移
T1最大径≤2 cm	N1a腹股沟、直肠系膜和/或髂内淋巴结转移	
T2最大径>2 cm但≤5 cm	N1b髂外淋巴结转移	
T3最大径>5 cm	N1c髂外淋巴结转移伴腹股沟、直肠系膜和/或髂内淋巴结转移	
T4任意大小但侵及邻近器官(例如:阴道、尿道、膀胱);肿瘤侵及直肠壁、肛周皮肤、皮下组织及括约肌不包括在T4期		

注:T分期主要依据肿瘤最大径线,测量方法为在斜横断位T_2WI图像上,选取肿块两点间的最大距离。

镜下表现:肛管鳞癌细胞显著异型,核大,深染,染色质分布不均,排列紊乱,核浆比例失常,核丝分型增多。肛管腺癌细胞多呈大小不等、排列不一的腺体或腺样结构,核大小不一,核分裂象多见,低分化腺癌可无腺体结构,排列成实体癌巢,可见黏液湖形成。示例如图3-3-15所示。

(三)影像学表现

1. CT表现

CT平扫示肛管壁环形增厚伴菜花状肿块,CT增强后肿瘤呈中、重度强化。当肿瘤侵犯邻近组织时,CT图像上可见肛管区肿块、腹股沟、直肠系膜和/或髂内、髂外淋巴结肿大、盆壁侵犯、骨盆转移等其他相应改变。

2. MRI表现

① 肛管壁环形增厚,并向腔内和/或腔外浸润生长,邻近内、外括约肌、耻骨直肠肌受侵,形成局限性肛管肿块。② 肛管肿块在T_1WI序列上呈等信号,继发坏死时为低信号;在T_2WI及T_2WI-FS序列呈中、高信号。③ DWI序列上肿块实性成分扩散受限呈高信号,ADC图呈低信号;MRI多期增强示肛管肿块实性成分明显强化,并延迟强化,坏死成分不强化,肛管肿块整体呈不均性强化。④ 肛管肿块侵犯与扩散:肿块向前突破尿生殖膈累及尿道海绵体,向后侵犯坐骨肛门窝脂肪间隙,向上侵犯直肠。⑤ 淋巴结转移:表现为腹股沟、直肠系膜、髂内/髂外淋巴结肿大,包膜受累毛糙、增强扫描呈不均匀强化,可有中心坏死;与原发灶一样,转移淋巴结DWI也为明显的高信号,ADC值降低。⑥ 肛管肿块侵犯范围、淋巴结转移及盆腔与远处器官的转移与TNM分期的高低有关。示例如图3-3-16所示。

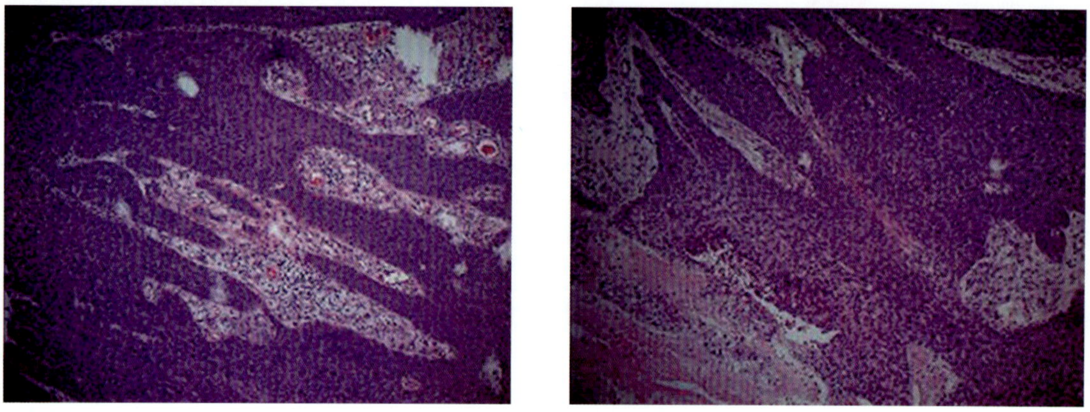

A　　B

图3-3-15 肛管鳞癌病理学表现

患者男性,59岁,肛管鳞癌。大体病理:肛管壁溃疡型肿块,呈菜花状,大小为3.5 cm×2.5 cm×2.0 cm。镜下所见:癌细胞呈片状或不规则巢状、细胞境界不清、核空泡状、可见明显核仁,核分裂象少见。

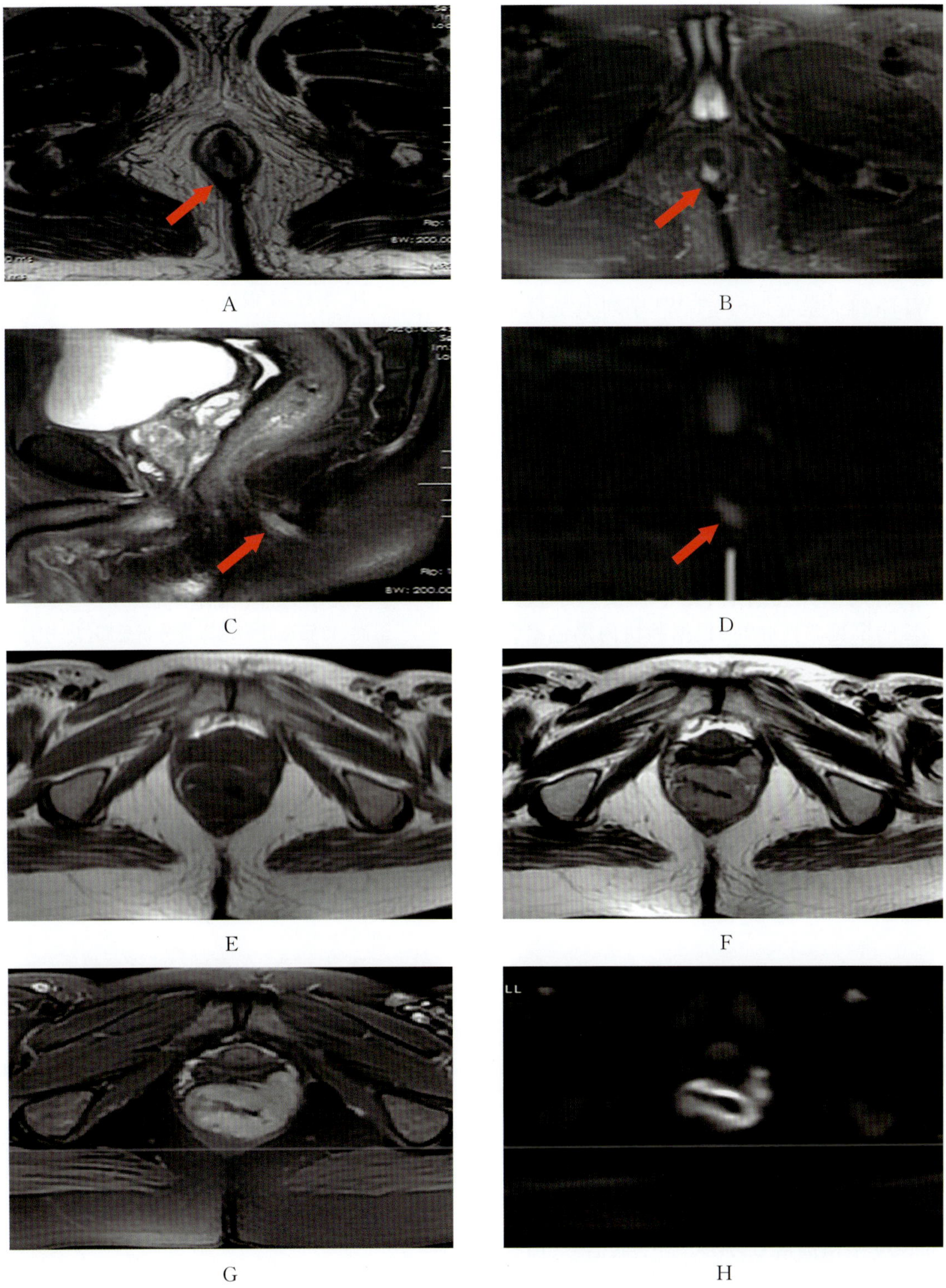

图3-3-16　肛管鳞癌MRI表现

A～D. 与图3-3-15为同一患者，肛管鳞癌。轴位T_2WI、轴位T_2WI抑脂及矢状位T_2WI抑脂序列（A～C）上肛管6-7点处见结节状高信号灶（红箭头）；轴位DWI（b=800 s/mm^2）序列（D）示肛管肿物呈高信号（红箭头）。E～H. 另一例肛管鳞癌，患者女性，46岁。轴位T_1WI、轴位T_2WI及轴位T_2WI抑脂序列（E～G）上肛管壁呈环形增厚伴肿块形成，邻近系膜区见肿大淋巴结；轴位DWI（b=800 s/mm^2）序列（H）示肛管肿物及肿大淋巴结均呈明显高信号。

(四)鉴别诊断

(1)低位直肠癌累及肛管:低位直肠癌在CT或MRI上的密度/信号、强化方式与肛管癌相似。但直肠癌病灶中心位于直肠下段而非肛门,通过MRI多平面成像仔细观察,易于鉴别。

(2)肛管肌纤维瘤:为良性肿瘤,边界清晰,肿块在T_1WI序列上呈等信号,T_2WI序列上呈低信号,增强扫描明显强化,强化程度高于肛管癌;部分肌纤维瘤因肿块中央坏死,增强扫描表现为肿块边缘强化,中心不强化,呈"靶环征"。

(3)尖锐湿疣:有HPV和/或HIV感染病史,好发于肛周会阴区,MRI上主要表现为肿块呈弥漫性结节状增厚,T_1WI序列上呈低信号,T_2WI序列呈高信号,增强扫描不均质强化。

(4)肛管周围黑色素瘤:是一种发病率仅为0.5%~2%的罕见恶性肿瘤,根据肿块内黑色素含量和/或有无出血,肿块在T_1WI和T_2WI序列上均以低信号为主。

(5)间质瘤:以腔外生长为主,通常体积较大。低危型间质瘤多密度均匀,呈轻度强化;中、高危型胃间质瘤多数密度不均,多出现囊变、坏死、溃疡,呈明显不均匀性强化。

(五)诊断关键要点

(1)肛管癌多见于45岁以上女性,HPV DNA阳性;临床表现主要为肛门区肿块、肛区不适、便血。

(2)CT一般不用于早期肛管癌的诊断,可协助MRI判断晚期肛管癌有无远处转移;MRI是肛管癌诊断、分期和疗效评估的主要方法。

(3)肛管癌为环绕肛管壁生长的肿块,T_2WI与T_2WI-FS序列呈稍高及高信号,DWI序列上肿块实性成分扩散受限呈高信号,ADC图呈低信号,增强扫描病灶主体呈明显强化,动态增强曲线呈流入型或平台型,延迟期持续强化。

(4)进展期肛管癌可见淋巴结恶性征象及邻近组织受累改变,且转移病灶的强化模式与原发病灶相仿。

(王裴培 董江宁)

参考文献

[1] Latos W, Kawczyk-Krupka A, Strzelczyk N, et al. Benign and non-neoplastic tumours of the duodenum [J]. Prz Gastroenterol, 2019, 14(4): 233-241.

[2] 王佳,李辉,牛俊巧,等.十二指肠乳头腺瘤的CT征象[J].中国医学影像学杂志,2020,28(3):219-222.

[3] Jasti R, Carucci L R. Small bowel neoplasms: A pictorial review[J]. Radiographics, 2020, 40(4): 1020-1038.

[4] 董红焕,康立清,张荣菊,等.MRI在十二指肠乳头腺瘤诊断中的价值[J].临床放射学杂志,2019,38(1):113-117.

[5] 赵丽,陈骏,彭春艳,等.十二指肠乳头腺瘤临床病理研究现状[J].中国临床研究,2019,32(5):696-699.

[6] 王嵩.胃肠道肿瘤的影像分析思路[J].中国中西医结合影像学杂志,2020,18(6):541-543.

[7] 刘君,吴广利,肖欣,等.原发性小肠肿瘤的研究进展[J].当代医学,2020,26(10):188-191.

[8] Vagholkar K, Chavan R, Mahadik A, et al. Lipoma of the small Intestine: A cause for intussusception in adults[J]. Rep Surg Case, 2015, 2015: 856030.

[9] 王德森,尚培中,蒋童新,等.小肠脂肪瘤的诊断与治疗进展[J].河北北方学院学报(自然科学版),2022,38(4):59-62.

[10] 王晶,曾朝强,张福洲,等.多层螺旋CT诊断肠道脂肪瘤继发肠套叠的临床应用[J].西部医学,2020,32(5):758-761.

[11] 朱燃,罗玉凤,吴焕文,等.小肠脂肪瘤14例临床病理分析[J].诊断病理学杂志,2018,25(6):410-413.

[12] 陶海波,丁莹莹.空肠脂肪瘤并肠套叠影像学诊断1例[J].肿瘤影像学,2015,24(1):79-80.

[13] Shibata M, Tsuchiya A, Nishikawa K. Hemangioma of the small intestine [J]. Am J Med Sci, 2021, 362(6): e55-e56.

[14] Kano T, Fukai S, Okamoto R, et al. An incidentally identified 15 cm cavernous hemangioma of the small intestine: Case report and literature review [J]. Int J Surg Case Rep, 2021, 84: 106144.

[15] 杨潇,王丽波,徐红,等.小肠海绵状血管瘤:2例报道并文献复习[J].胃肠病学和肝病学杂志,2021,

30(10):1190-1192.
[16] Beraldo R F, Marcondes M B, da Silva D L, et al. Small intestinal hemangioma: A case report[J]. Am J Case Rep, 2021,22:e929618-1.
[17] 李卫红,宛红娥,王倩,等.小肠海绵状血管瘤1例[J].医学影像学杂志,2020,30(2):307-311.
[18] 郭言言,龚筑,罗艳,等.小肠海绵状血管瘤一例及CT诊断价值[J].现代医用影像学,2018,27(5):1492-1494.
[19] Vanek J. Gastric submucosal granuloma with eosinophilic infiltration[J]. Am J Pathol, 1949, 25(3):397-411.
[20] Yamashita K, Arimura Y, Tanuma T, et al. Pattern of growth of a gastric Inflammatory fibroid polyp with PDGFRA overexpression[J]. Endescopy, 2011, 43 (Suppl 2 UCTN):E171-E172.
[21] 宋德梅,王传彬,董江宁.空肠炎症性纤维性息肉1例[J].实用放射学杂志,2017,33(8):1319-1320.
[22] 张斌,钟梓尤,李健.胃窦炎性纤维性息肉并重度贫血:1例报道并文献复习[J].胃肠病学和肝病学杂志,2019,28(11):1246-1248.
[23] Feldis M, Dilly M, Marty M, et al. An inflammatory fibroid polyp responsible for an ileal intussusception discovered on an MRI[J]. Diagn Interv Imaging, 2015,96(1):89-92.
[24] Hodan R, Charville G W, Ladabaum U. Hereditary inflammatory fibroid polyps caused by germline pathogenic variants in PDGFRA: Refining PDGFRA-mutation syndrome[J]. Cancer Genet, 2021, 256:106-109.
[25] Acar T, Harman M, Güneyli S, et al. Co-occurrence of inflammatory fibroid polyp in Crohn's disease: A MR enterography study[J]. Turk J Gastroenterol, 2015,26(4):361-362.
[26] Brenner H, Chang-Claude J, Rickert A, et al. Risk of colorectal cancer after detection and removal of adenomas at colonoscopy: population-based case-control study[J]. J Clin Oncol, 2012,30(24):2969-2976.
[27] 李娟,高雪梅,程敬亮.MRI对直肠腺瘤的诊断价值及临床分析[J].中国CT和MRI杂志,2017,15(8):122-125.
[28] 田川,谭静,封俊,等.结直肠绒毛状管状腺瘤的CT、MRI影像表现[J].医学影像学杂志,2020,30(4):641-644,670.
[29] 王余,徐晋珩,马梦华,等.直肠管状绒毛状腺瘤的3.0 T MRI特征[J].放射学实践,2017,32(3):279-282.
[30] 周静静,宋歌声,李爱银,等.IVIM成像在直肠腺瘤与腺癌鉴别诊断中的应用[J].放射学实践,2019,34(3):298-301.
[31] 王灵华,李勇刚.3.0 T磁共振体素内不相干运动成像参数在直肠癌与直肠管状绒毛状腺瘤鉴别诊断中的应用[J].磁共振成像,2017,8(12):912-916.
[32] Khosla D, Dey T, Madan R, et al. Small bowel adenocarcinoma: An overview[J]. World J Gastrointest Oncol, 2022,14(2):413-422.
[33] 杨创勃,李新胜,任成龙,等.能谱CT在鉴别小肠腺癌和原发小肠淋巴瘤中的临床价值[J].中国医学影像学杂志,2016,24(11):834-838.
[34] Benson A B, Venook A P, Al-Hawary M M, et al. Small bowel adenocarcinoma, version 1. 2020, NCCN clinical practice guidelines in oncology[J]. J Natl Compr Canc Netw, 2019,17(8):1109-1133.
[35] 周围,柏根基,单文莉,等.十二指肠降段腺癌CT特点及误诊分析[J].医学综述,2019,25(4):824-827,832.
[36] 王春辉,雷志毅.小肠间质瘤与原发小肠腺癌的口服钡剂造影与CT诊断与鉴别诊断[J].影像研究与医学应用,2018,2(5):153-155.
[37] 李丹.23例原发性十二指肠腺癌多层螺旋CT图像表现及鉴别诊断研究[J].中国CT和MRI杂志,2022,20(5):154-156.
[38] 朱乃懿,缪飞,姚玮艳,等.影像学表现类似淋巴瘤的空肠腺癌[J].中华消化杂志,2017,37(5):345-347.
[39] 陈白莉,冯婷,叶子茵,等.误诊为克罗恩病的原发性肠道T细胞淋巴瘤18例临床分析[J].中华消化杂志,2015,35(7):465-469.
[40] Radmard A R, Amouei M, Kooraki S, et al. Potential MR enterography features to differentiate primary small intestinal lymphoma from crohn disease[J]. AJR Am J Roentgenol, 2020,215(4):864-873.
[41] Bennani A, Kharrasse G, Achraf M, et al. Synchronous colonic adenoma and intestinal marginal zone B-cell lymphoma associated with Crohn's disease: a case report and literature review[J]. BMC Cancer, 2019, 19(1):966.
[42] 王刚,王成,周杭城.原发性十二指肠淋巴瘤4例临床病理分析[J].临床与实验病理学杂志,2017,33(3):333-335.
[43] 陈芳莹,赵雪松,严嘉仪,等.原发性小肠淋巴瘤的不典型计算机断层扫描表现及分析[J].中华消化杂志,

2019,39(8):626-629.
[44] 杨创勃,李新胜,任成龙,等.能谱CT在鉴别小肠腺癌和原发小肠淋巴瘤中的临床价值[J].中国医学影像学杂志,2016,24(11):834-838.
[45] 王宇泽,李新春,胡剑锋,等.结肠淋巴瘤与结肠癌CT征象对比分析[J].医学影像学杂志,2020,30(2):260-263.
[46] Yang C B, Yu N, Jian Y J, et al. Spectral CT imaging in the differential diagnosis of small bowel adenocarcinoma from primary small intestinal lymphoma[J]. Acad Radiol, 2019,26(7):878-884.
[47] Liu S, Zhang C, Liu R, et al. CT texture analysis for preoperative identification of lymphoma from other types of primary small bowel malignancies[J]. Biomed Res Int, 2021,2021:1-10.
[48] 中国医师协会结直肠肿瘤专业委员会诊疗技术专委会,中华医学会放射学分会腹部学组.直肠癌MR扫描及结构式报告规范专家共识[J].中华放射学杂志,2021,55(11):1121-1127.
[49] 中华人民共和国国家卫生健康委员会.中国结直肠癌诊疗规范(2020年版)[J].中华外科杂志,2020,58(8):561-585.
[50] 马梦航,魏炜,刘振宇,等.人工智能在结直肠癌医学影像中的临床应用[J].肿瘤影像学,2022,31(2):97-104.
[51] 中华医学会放射学分会医学影像大数据与人工智能工作委员会,中华医学会放射学分会腹部学组,中华医学会放射学分会磁共振学组.结直肠癌CT和MRI标注专家共识(2020)[J].中华放射学杂志,2021,55(2):111-116.
[52] Liu L H, Lv H, Wang Z C, et al. Performance comparison between MRI and CT for local staging of sigmoid and descending colon cancer [J]. Eur J Radiol, 2019,121:108741.
[53] Vogel J D, Felder S I, Bhama A R, et al. The American society of colon and rectal surgeons clinical practice guidelines for the management of colon cancer [J]. Dis Colon Rectum, 2022,65(2):148-177.
[54] Zhang J, Bao Y. Value of MSCT plus MRI in the detection of colon cancer[J]. Evid Based Complement Alternat Med, 2022,2022:6507865.
[55] Rafaelsen S R, Dam C, Vagn-Hansen C, et al. CT and 3 tesla MRI in the TN staging of colon cancer: A prospective, blind study [J]. Curr Oncol, 2022, 29 (2):1069-1079.
[56] Wang X, Zheng Z, Xie Z, et al. Development and validation of artificial intelligence models for preoperative prediction of inferior mesenteric artery lymph nodes metastasis in left colon and rectal cancer [J]. Eur J Surg Oncol, 2022, 48(12):2475-2486.
[57] Li Z, Huang H, Wang C, et al. DCE-MRI radiomics models predicting the expression of radioresistant-related factors of LRP-1 and survivin in locally advanced rectal cancer[J]. Front Oncol, 2022,12:881341.
[58] Gao F, Shi B, Wang P, et al. The value of intravoxel incoherent motion diffusion-weighted magnetic resonance imaging combined with texture analysis of evaluating the extramural vascular invasion in rectal adenocarcinoma[J]. Front Oncol, 2022,12:813138.
[59] Su R, Wu S, Shen H, et al. Combining clinicopathology, IVIM-DWI and texture parameters for a nomogram to predict treatment response to neoadjuvant chemoradiotherapy in locally advanced rectal cancer patients[J]. Front Oncol, 2022,12:886101.
[60] Sun D, Chen Y, Fang J Y. Influence of the microbiota on epigenetics in colorectal cancer[J]. Natl Sci Rev, 2019,6(6):1138-1148.
[61] 中华人民共和国国家卫生健康委员会.中国结直肠癌诊疗规范(2023版)[J].中国实用外科杂志,2023,43(06):602-630.
[62] 中华医学会放射学分会医学影像大数据与人工智能工作委员会,中华医学会放射学分会腹部学组,中华医学会放射学分会磁共振学组.结直肠癌CT和MRI标注专家共识(2020)[J].中华放射学杂志,2021,55(2):111-116.
[63] Oronsky B, Reid T, Larson C, et al. Locally advanced rectal cancer: The past, present, andfuture [J]. Semin Oncol, 2020,47(1):85-92.
[64] Schlechter B L. Management of Rectal Cancer[J]. Hematol Oncol Clin North Am, 2022,36(3):521-537.
[65] Wong C, Fu Y, Li M, et al. MRI-based artificial intelligence in rectal cancer [J]. J Magn Reson Imaging, 2023,57(1):45-56.
[66] Fernandes M C, Gollub M J, Brown G. The importance of MRI for rectal cancer evaluation[J]. Surg Oncol, 2022,43:101739.
[67] Yoon J H, Yu M H, Hur B Y, et al. Detection of distant metastases in rectal cancer: Contrast-enhanced CT vs whole body MRI [J]. Eur Radiol, 2021, 31(1):104-111.

[68] 马梦航,魏炜,刘振宇,等.人工智能在结直肠癌医学影像中的临床应用[J].肿瘤影像学,2022,31(2):97-104.

[69] Jia H, Jiang X, Zhang K, et al. A nomogram of combining IVIM-DWI and MRI radiomics from the primary lesion of rectal adenocarcinoma to assess nonenlarged lymph node metastasis preoperatively[J]. J Magn Reson Imaging, 2022,56(3):658-667.

[70] 高飞,王传彬,李乃玉,等.3.0 T MRI体素内不相干运动扩散加权成像对直肠腺癌壁外血管侵犯的评估[J].临床放射学杂志,2020,39(7):1351-1356.

[71] 王裴培,王婷婷,方昕,等.cMRI联合纹理分析评估直肠黏液腺癌的价值[J].临床放射学杂志,2021,40(3):536-540.

[72] Nagtegaal I D, Odze R D, Klimstra D, et al. The 2019 WHO classification of tumours of the digestive system[J]. Histopathology, 2020,76(2):182-188.

[73] Luo C, Cen S, Ding G, et al. Mucinous colorectal adenocarcinoma: clinical pathology and treatment options [J]. Cancer Commun (Lond), 2019, 39(1):13.

[74] Koëter T, Stijns R C H, van Koeverden S, et al. Poor response at restaging MRI and high incomplete resection rates of locally advanced mucinous rectal cancer after chemoradiation therapy [J]. Colorectal Dis, 2021,23(8):2341-2347.

[75] 张前,苟思琪,李志文,等.结直肠黏液腺癌的形态学分类及其临床病理意义[J].临床与实验病理学杂志,2020,36(12):1397-1402.

[76] 熊浪,曾梦华,肖新兰.直肠黏液腺癌的MRI特征分析[J].临床放射学杂志,2017,36(2):251-255.

[77] 李振辉,张治平,董兴祥,等.结直肠原发性黏液腺癌与印戒细胞癌的CT表现比较[J].中华胃肠外科杂志,2017,20(3):315-319.

[78] WHO classification of tumours. Digestive system tumours[M]. Lyon: IARC Press, 2019.

[79] Pavel M, Öberg K, Falconi M, et al. Gastroentero-pancreatic neuroendocrine neoplasms: ESMO Clinical Practice Guidelines for diagnosis, treatment and follow-up[J]. Ann Oncol, 2020,31(7):844-860.

[80] Milione M, Maisonneuve P, Spada F, et al. The clinicopathologic heterogeneity of grade 3 gastroentero-pancreatic neuroendocrine neoplasms: Morphological differentiation and proliferation identify different prognostic categories [J]. Neuroendocrinology, 2017, 104(1):85-93.

[81] 陈浩竹,张靖宜,陈帅,等.185例结直肠神经内分泌肿瘤的临床病理特征和预后分析[J].中国肿瘤临床,2022,49(2):69-75.

[82] 徐建明,梁后杰,秦叔逵,等.中国胃肠胰神经内分泌肿瘤专家共识(2016年版)[J].临床肿瘤学杂志,2016,21(10):927-946.

[83] 路涛,蒲红,陈光文.胃肠胰神经内分泌肿瘤的影像表现及其病理特征[J].中国医学影像技术,2016,32(11):1701-1705.

[84] 林维文,王莉莉,段青,等.3.0 T MRI在直肠神经内分泌肿瘤评估中的应用价值[J].福建医科大学学报,2018,52(4):265-270.

[85] 路涛,蒲红,陈光文.结肠神经内分泌肿瘤的CT诊断及其临床病理特征[J].实用放射学杂志,2016,32(11):1808-1810.

[86] Surabhi V R, Menias C O, Amer A M, et al. Tumors and tumor like conditions of the anal canal and perianal region: MR imaging findings[J]. Radiographics, 2016, 36(5):1339-1353.

[87] Davis K G, Orangio G R. Basic science, epidemiology, and screening for anal intraepithelial neoplasia and its relationship to anal squamous cell cancer [J]. Clin Colon Rectal Surg, 2018,31(6):368-378.

[88] Golia Pernicka J S, Sheedy S P, Ernst R D, et al. MR staging of anal cancer: What the radiologist needs to know [J]. Abdom Radiol (NY), 2019, 44(11): 3726-3739.

[89] 方三高,魏建国,陈真伟.WHO(2019)消化系统肿瘤分类[J].诊断病理学杂志,2019,26(12):865-870.

[90] 林曜,张鹏,陶凯雄.肛管鳞癌诊治研究进展[J].中华结直肠疾病电子杂志,2020,9(5):433-439.

CHAPTER FOUR

第四章

肝　脏

第一节　肝脏良性肿瘤

一、肝囊肿

(一) 概述

肝囊肿(hepatic cyst)又名单纯肝囊肿(simple hepatic cyst),是由起源于胆管上皮细胞伴随着胚胎发育而逐渐形成充满囊液的、薄壁的肝脏良性囊性病变。肝囊肿是临床上最常见的肝脏良性病变,发病率为3%~18%。体积较大的肝囊肿好发于50岁以上的女性,男女比例为1∶4。临床通常所说肝囊肿是指先天性肝囊肿。肝囊肿分为非寄生虫性和寄生虫性两大类:非寄生虫性肝囊肿包括先天性、创伤性、炎症性和肿瘤性4种类型;寄生虫性肝囊肿多数由肝包虫病引起;其中非寄生虫性肝囊肿发病率较高。

先天性肝囊肿包括单纯性肝囊肿和多囊肝(polycystic liver disease)。单纯性肝囊肿起源于胆管上皮,是肝内先天性良性病变,囊肿腔与胆道不相通,可分为单发性及多发性,以单发性肝囊肿多见。多囊肝为常染色体显性遗传性疾病,常伴有其他脏器的多囊改变,以多囊肾最为多见,也可伴发多囊胰、多囊卵巢,脾脏、肺、精囊也可伴发囊肿。

肝囊肿可发生于肝内任何部位。单发性肝囊肿好发于肝右叶及肝缘,多发性肝囊肿以肝门部及门脉分支周围的肝实质多见。肝囊肿大小可为数毫米至数厘米不等。

单纯性肝囊肿多见于30岁以上成人,多无临床症状及体征,常为体检偶然发现,生长速度缓慢。囊肿较大时可导致肝肿大、上腹部胀痛及消化道压迫症状,如消化不良、恶心、呕吐等;合并破裂、出血、感染等并发症时可出现腹痛、发热,严重者可出现腹水。

(二) 病理学表现

单纯性肝囊肿来源于肝内胆管上皮细胞,故准确的命名应为肝内胆管囊肿。

大体病理:肝囊肿的囊壁光滑菲薄,可透过内壁见其外缘肝实质,数个囊肿融合时可见囊壁交错呈柱状突起,囊腔内液体透明清亮。

镜下表现:肝囊肿内壁被覆单层短圆柱状立方细胞上皮,有基底膜,上皮层与邻近肝实质之间有一层薄纤维包膜,无增生或炎性改变。示例如图4-1-1所示。

(三) 影像学表现

1. CT表现

肝囊肿是肝脏最常见的良性占位性病变,先天性肝囊肿影像学特征较典型,诊断容易。CT平扫示肝内单发或多发类圆形低密度灶,边缘光滑、锐利,密度均匀一致,CT值接近水的密度,增强扫描无强化。

部分巨大肝囊肿,尤其是生长于肝脏边缘的巨大肝囊肿,因其向腹腔内生长,压迫或推移临近器官。示例如图4-1-2所示。

2. MRI表现

MRI平扫表现为肝内单发或多发边缘光滑的囊性信号病灶,T_1WI序列表现为均匀低信号,T_2WI序列呈均匀高信号,DWI序列随着b值增加,信号降低,ADC值明显高于正常肝实质。单次激发T_2WI序列可明确显示囊肿,在双回波成像中囊肿信号随回波时间延长而增高,增强扫描无强化。增强扫描在诊断较小囊肿或有原发肿瘤病史需排除囊性转移瘤时具有较高价值。

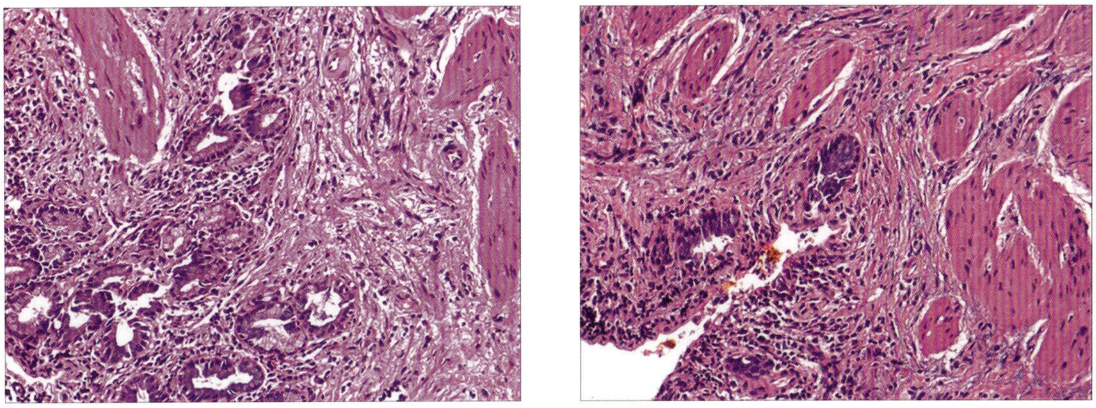

A B

图4-1-1 肝囊肿病理学表现

患者男性，42岁，肝右叶囊肿。肝囊肿壁被覆单层柱状立方细胞上皮(HE，×400)。

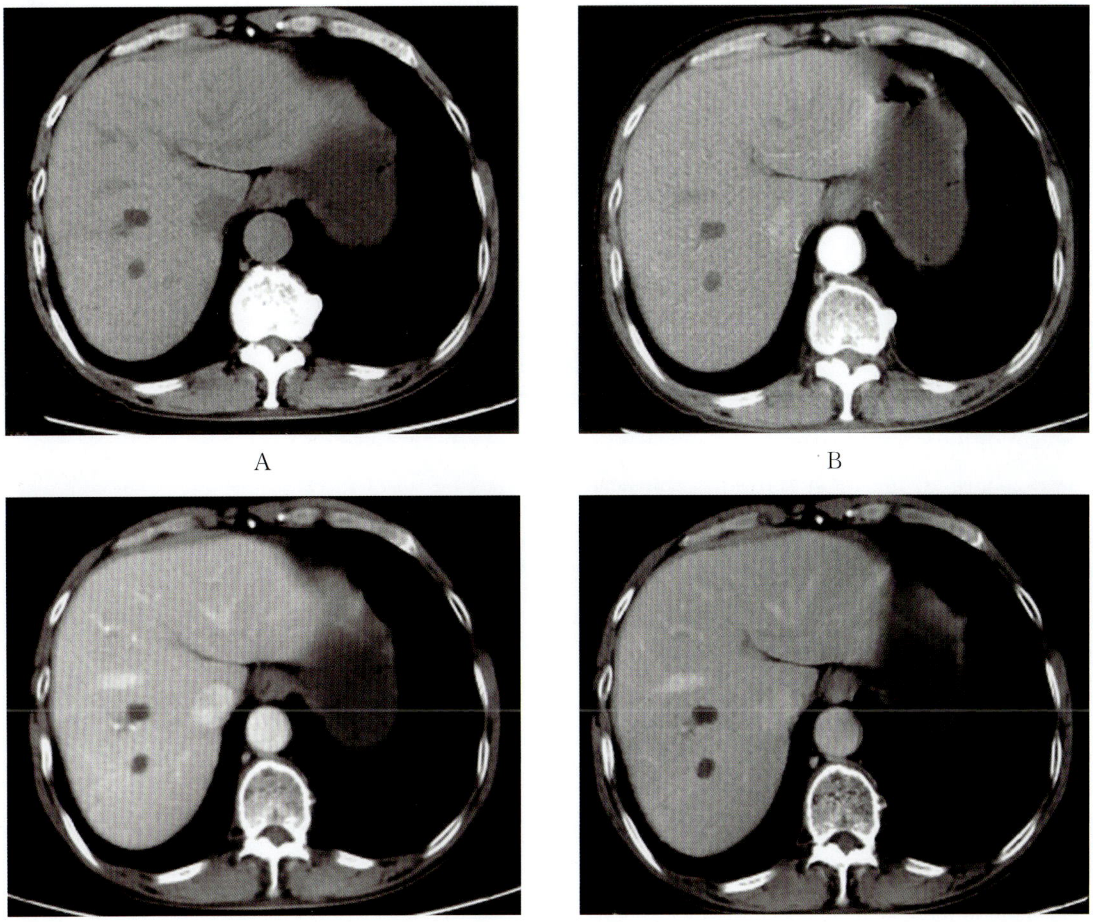

A B C D

图4-1-2 肝囊肿CT表现

患者男性，69岁，肝右叶多发肝囊肿。CT平扫(A)见肝右叶两个类圆形低密度灶，边界清楚。CT动态增强扫描，肝动脉期(B)、门静脉期(C)和延迟期(D)肝内低密度囊液成分和囊壁均无强化。

当肝囊肿出现感染、出血等继发改变时,可出现囊壁增厚,囊液内蛋白质及脂质等高分子化合物含量增加,MRI信号也随之发生改变;T_1WI序列呈低至高信号,T_2WI序列呈高至低信号,DWI信号相应增高,ADC值降低,部分病灶内可见分层样改变。增强扫描若仍表现为无强化的囊性病灶,借此征象可与其他肝脏肿瘤性病变鉴别。肝囊性病灶如出现强化则提示为复杂性囊肿或其他肝脏囊性肿瘤。

MRI水成像对单纯性肝囊肿的诊断敏感性及特异性与MRI增强扫描相似。因肝囊肿囊液组织成分为自由水,在水成像中表现为与脑脊液一致的均匀高信号,边界清晰。DWI因囊肿内部水分子弥散基本不受限,在高b值DWI上呈低信号,在ADC图呈明显高信号;如合并感染、出血或囊液蛋白含量增高,可在DWI序列呈稍高信号。

若囊肿出现反复感染及出血,囊壁可出现斑点状及条状钙化,但较少出现广泛环状钙化,后者多见于寄生虫性肝囊肿。示例如图4-1-3所示。

(四)鉴别诊断

(1)肝包虫囊肿:多伴有子囊和囊壁钙化,可见包虫头节,内、外囊分离呈特征性"双边征",内囊完全分离漂浮于囊液中时可见"水上浮莲征"或"飘带征";病史有疫区生活史,实验室检查嗜酸性粒细胞增高,部分合并血清学抗体阳性。

(2)Caroli病:又称先天性肝内胆管囊状扩张或交通性海绵状胆管扩张症。肝内多发胆管囊状扩张,在MRI的T_1WI序列呈低信号、T_2WI序列呈明显高信号,增强扫描囊壁与囊液均无强化。T_1WI增强后门静脉分支或肝动脉分支强化,在低信号肝内胆管中心出现点状高信号的强化血管,称"中心点征"(central dot sign),为其典型征象。MRCP可显示扩张的囊腔与肝内胆管相通,呈吹泡状改变,形成"彗星尾征"或"蝌蚪征"。依据上述典型征象不难鉴别。

(3)肝内胆管错构瘤:肝内胆管错构瘤为肝内先天性小胆管板的发育异常。CT示肝内多发沿胆管走行分布小囊性灶,边界清楚,增强无强化。MRI平扫及增强表现均与肝囊肿类似,单发者易误诊为肝囊肿,多发者与多囊肝难以区分。二者区别主要为胆管错构瘤沿胆管分布,直径多小于1.5 cm,形态多样,可为圆形、椭圆形或不规则形。

(4)肝脏黏液性囊性肿瘤(胆管囊腺瘤):常表现为肝内分叶状、有分隔的囊性肿块,可伴有壁结节和周围胆管扩张;囊性肿块的分隔和壁结节CT与MRI增强后有强化。肝囊肿壁薄而光滑,增强后无强化。

(五)诊断关键要点

(1)单纯性肝囊肿具有典型的影像学特征,CT及MRI表现为肝内单发或多发边缘光整囊性低密度灶或信号灶。

(2)CT平扫示均匀水样密度灶,边界清楚,增强无强化。

(3)MRI示T_1WI序列呈低信号、T_2WI序列呈高信号,信号均匀,DWI序列与ADC图均为高信号,囊壁菲薄光滑,MRI多期增强后囊壁与囊内容物均无强化,具有特征性。

(4)当肝囊肿合并出血、感染等继发改变时,多参数MRI可对囊液成分进一步分析,从而有助于同肝脏囊性肿瘤等进行鉴别。

(王婷婷　董江宁)

二、多囊肝

(一)概述

多囊肝(polycystic liver disease,PLD)常被定义为肝脏弥漫性多发囊肿,数目常常大于20个,主要特点是胆管上皮细胞的过度生长,表现为肝实质多个弥散分布的囊性病变。多囊肝是一种罕见的常染色体显性遗传疾病,全称为常染色体显性遗传性多囊肝病(autosomal dominant polycystic liver disease,ADPLD),按表现类型可分为多囊肾相关型多囊肝病(autosomal dominant polycystic kidney disease,ADPKD)、常染色体隐性多囊肾(autosomal recessive polycystic kidney disease,ARPKD)的伴随疾病和独立型多囊肝病。

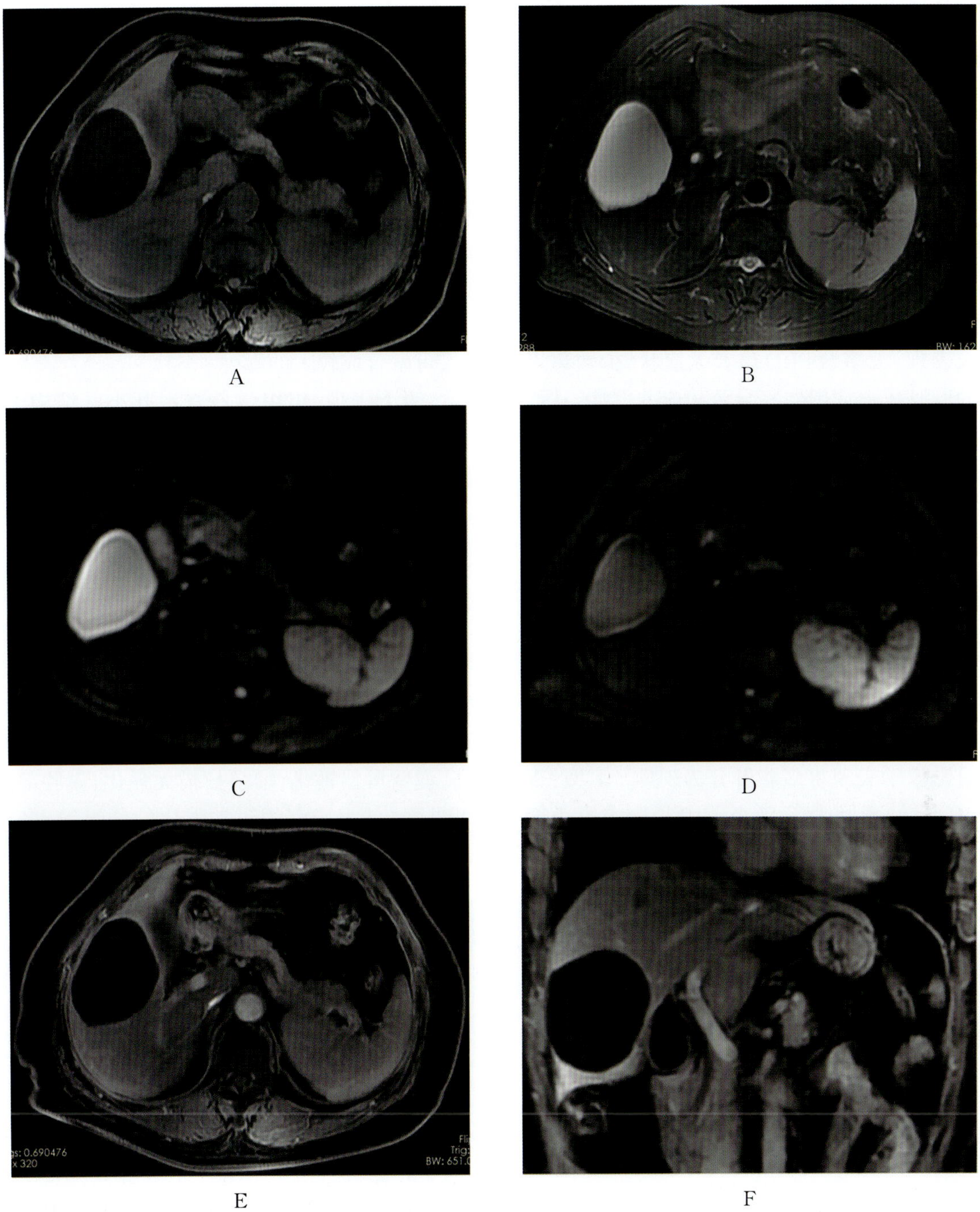

图4-1-3　肝囊肿MRI表现

患者女性，68岁，肝右叶S5段肝囊肿。T_1WI序列（A）、T_2WI序列（B）病灶呈长T1、长T2信号，边界清楚。低*b*值及高*b*值DWI序列（C、D），且随着*b*值的增高，病灶信号逐渐减低，并因"T2穿透效应"呈稍高信号。增强扫描（E、F）病灶未见明显强化。

随着多囊肝的病因研究深入到分子基因水平，目前已发现4个与其发病明确相关的基因，分别为多囊肾基因*PKD1*、*PKD2*和独立型多囊肝基因*PRKCSH*、*SEC63*。PLD与ADPKD中囊肿的形成机制十分复杂，因其均与胆管上皮细胞原发性纤毛病变及纤毛功能中关键蛋白组成有关，所以均可被分类为纤维囊性病或纤毛病。又因PLD囊肿来源于先天胆管发育异常，也有学者将其分类为胆管病。多囊肝常有家族史，单纯性多囊肝少见，合并多囊肾的患者占半数以上，亦可合并胰腺、脾、卵巢或肺等囊肿。

临床表现：大多数PLD患者无症状，少数患者因增大的肝脏压迫周围器官导致相应并发症，从而影响生活质量。PLD起病隐匿，早期常无症状，肝功能正常，但随着年龄增长，囊肿逐渐增大或不断增多，肝脏的体积也会不断增大，可出现腹胀、腹痛及腹部包块，囊肿伴发感染、出血时患者可出现发热、腹痛等不适；增大的囊肿可压迫门静脉、肝内胆管甚至肝后下腔静脉而相应出现门静脉高压症、梗阻性黄疸以及布加综合征。多囊肝合并多囊肾的患者多有肾脏损害，肾脏的并发症是造成此类患者死亡的重要因素。

根据影像学表现将多囊肝分为3型。Ⅰ型：直径大于10 cm的囊肿少于10个；Ⅱ型：肝实质小部分受累，仍有一大半正常肝组织；Ⅲ型：肝实质被小型和中型的囊肿弥漫性侵犯，只有少数正常肝组织。多囊肝的分型主要是为了指导临床治疗。

(二) 病理学表现

大体病理：多囊肝绝大多数累及全肝，切面见多个大小不等的囊腔，呈蜂窝状，囊内含清亮的无胆汁的液体，部分囊内见灰白色液体。囊肿大小可自针尖大小至8～10 cm，但极少超过10 cm。囊壁薄，内可有清液、浆液、胶状液，有出血或感染时可为血性或脓性，其中不含胆汁。当囊肿间隔破裂时，可融合成较大的囊肿。

镜下表现：组织学检查示肝小叶结构无改变，肝细胞正常，囊肿有纤维被膜包围，其囊壁是由胶原结缔组织组成，内衬柱状上皮或扁平胆管上皮。

(三) 影像表现

1. CT表现

正常肝实质被大小不等的囊肿代替，表现为肝实质内散在多发类圆形低密度影，较大者直径可达10 cm，边缘光滑，密度均匀，合并出血时密度可增高，囊壁可伴钙化；增强扫描无强化，囊肿部分间隔可见强化，为残存的正常强化的肝组织；多伴肝脏体积增大(图4-1-4)。

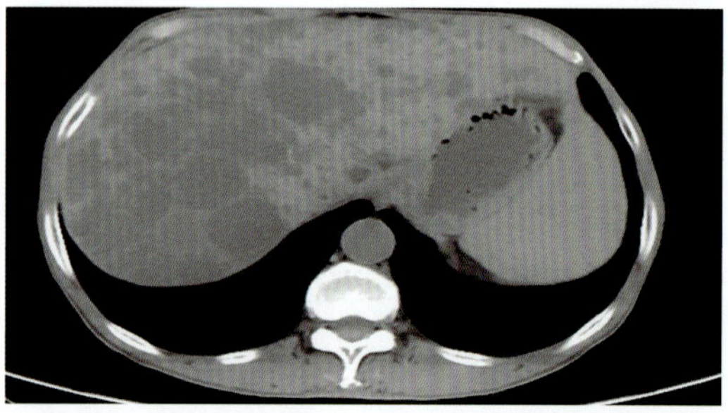

A

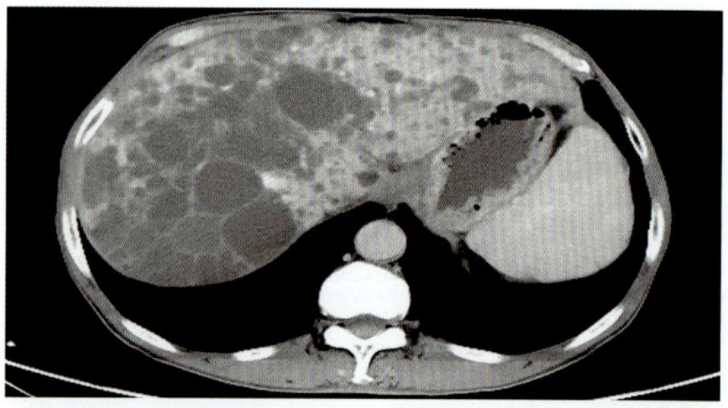

B

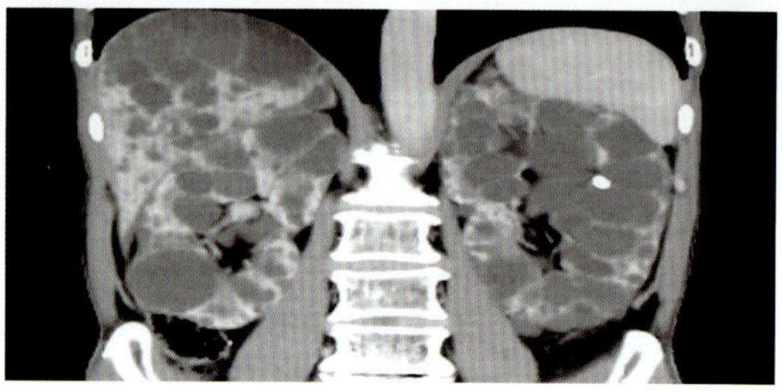

C

图4-1-4 多囊肝CT表现

患者男性，64岁，多囊肝合并双侧多囊肾。横断面CT平扫(A、B)示肝脏体积轻度增大，肝实质内见弥漫多发大小不等囊性低密度灶，边界清晰；增强扫描未见强化，部分囊肿间见分隔样强化；门静脉期冠状位重建(C)示双肾体积明显增大，肾实质内弥漫多发囊肿，部分囊壁见钙化，表现与肝囊肿类似。

2. MRI表现

肝实质内散在分布大小不等类圆形囊性病灶，边缘清晰、光整，T_1WI序列呈低信号，T_2WI序列呈高信号，囊壁菲薄显示不清，当合并出血时囊液T_1WI序列可呈高信号，或可见高-低信号液-液平面，T_2WI序列信号降低；DWI（$b=800\ s/mm^2$）示囊肿呈低信号或高信号，囊液一般扩散不受限；3D-MRCP示肝内多发高信号囊肿，一般不与胆管相通，肝内胆管树可受压；增强扫描各期囊壁菲薄无强化，囊液及囊内出血亦无强化，部分囊肿间可见分隔样强化，囊肿较大时肝静脉及门静脉受压显示不清。囊肿合并感染时表现为囊壁增厚、环形强化或化脓性肝脓肿的表现。合并双侧多囊肾，影像表现与多囊肝类似。并发症包括感染、出血、胆管受压、囊肿破裂，恶变极其罕见。示例如图4-1-5所示。

（四）鉴别诊断

（1）多发性肝囊肿：该病起源于肝脏胆管上皮的良性肝囊肿性病变，不具有遗传性。多发肝囊肿的数量比多囊肝病灶数量少；肝脏体积一般无增大，不破坏压迫正常肝内结构；也不合并多囊肾。

（2）肝内胆管囊腺瘤：胆管囊腺瘤表现为肝内多房囊性或囊实性肿物，边界清楚，内见分隔或小的壁结节，增强后间隔与壁结节有强化；胆管囊腺瘤肿块的周边多有扩张的胆管。多囊肝病灶壁薄而规整，囊壁及间隔无结节，无明确强化，不难鉴别。

（3）胆管错构瘤：为先天性肝内胆管板发育障碍形成囊样扩张，囊壁由胆管上皮细胞构成，周围被纤维组织包绕，常多发，均匀或不均匀分布于整

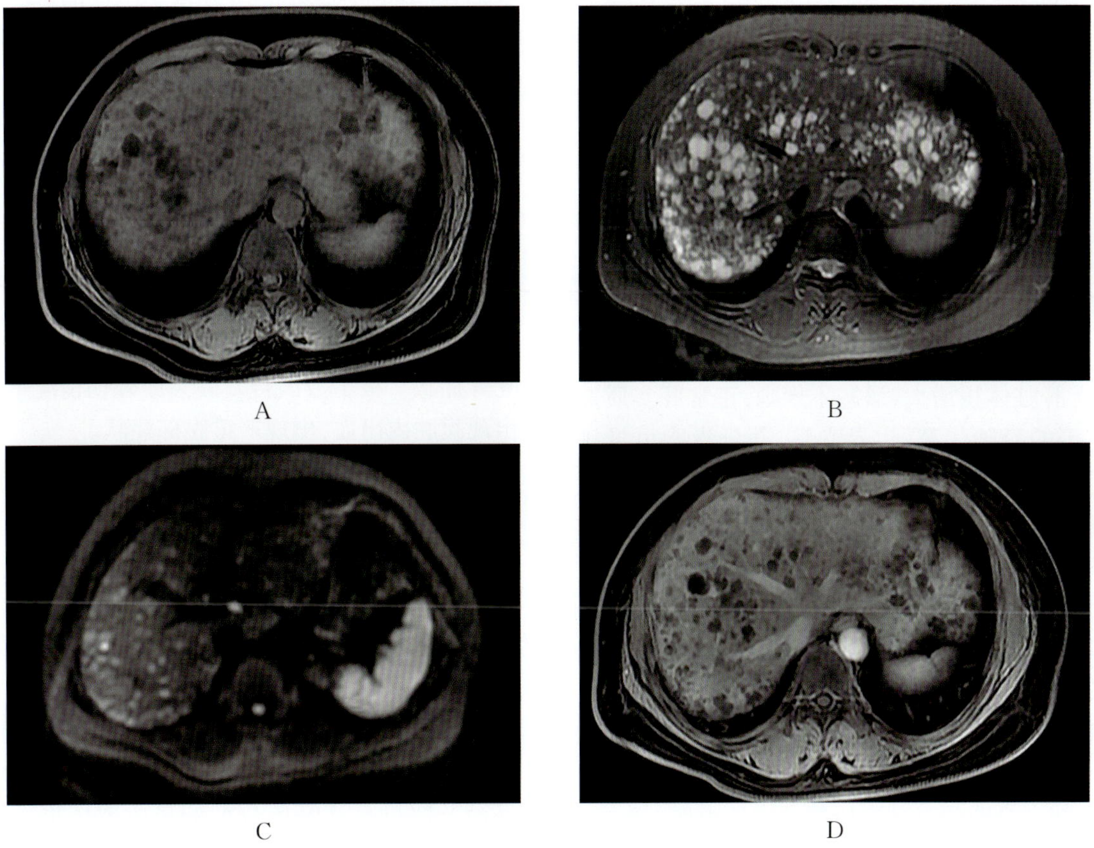

图4-1-5 多囊肝MRI表现

患者女性，44岁，多囊肝。横断面T_1WI、T_2WI抑脂序列（A、B）：肝脏体积轻度增大，实质内弥漫多发大小不等囊肿，T_1WI序列呈低信号，T_2WI序列呈高信号；DWI（$b=800\ s/mm^2$）序列（C）示囊肿呈低信号或高信号，ADC值无明显减低；增强扫描（D）囊肿无强化，囊壁菲薄显示不清。

个肝脏,形态多种多样,可为圆形、长条形、柱状、菱形、多角形或不规则形,病灶一般较小,直径多小于15 mm,边界清楚,T_2WI序列呈高信号,"满天星"表现,增强无强化;MRCP显示肝内多发小囊状高信号,弥漫分布。

(4) 囊性转移瘤:有原发恶性肿瘤病史;转移癌囊壁增强后明显强化,而多囊肝的囊壁不强化;囊性转移癌可表现为"牛眼征",多囊肝无此征;不难鉴别。

(5) Caroli病:常染色体隐性遗传病,为肝内胆管囊状扩张,典型征象为"中心点征",即扩张的胆管围绕门静脉小分支形成。常合并肝内胆管结石。MRCP能直观、清晰显示囊样扩张病变沿胆管树分布,且与胆管相通,不难与多囊肝鉴别。

(6) 肝包虫囊肿:患者多为青年男性,有牧区生活史,多为大囊内有数个形态规整的子囊,典型表现为"母囊套子囊"征象,或囊内有分隔而呈多房性;内囊塌陷、破裂漂浮于囊液中,表现为"水中百合花征""飘带征";囊壁可见弧形或蛋壳样钙化;增强扫描囊液不强化,囊壁及囊内分隔可见强化。

(五) 诊断关键要点

(1) 多囊肝为常染色体显性遗传性疾病,被定义为肝脏弥漫性多发囊肿,数目常常大于20个。

(2) 肝脏体积增大,形态不规则,正常肝实质被大小不等的囊肿代替,边界光整,部分囊壁可见钙化,CT平扫囊液呈均匀水样密度,合并出血时密度增高,MRI平扫T_1WI序列呈低信号,T_2WI序列呈高信号,合并出血时T_1WI序列信号增高,部分囊肿内可见液-液平面。

(3) CT、MRI增强扫描各期多囊肝的囊性病变均无强化,如果合并感染,则囊壁可见增厚及强化。

(4) 多囊肝的囊性病灶一般不与胆管交通,但肝内胆管及肝静脉、门静脉受压,可伴有梗阻性黄疸、布加综合征或门静脉高压的影像学表现。

(5) 多囊肝常合并多囊肾,肾脏多发囊性病灶的影像学表现与多囊肝类似,多囊肾还易合并肾结石。

(宋德梅　董江宁)

三、肝血管瘤

(一) 概述

肝血管瘤(hepatic hemangioma)是最常见的肝脏良性肿瘤,占肝良性肿瘤的80%以上,总体发生率为0.4%~20%。肝血管瘤由内衬无序排列的内皮细胞血窦构成,并由外周的肝动脉分支供血的肝脏良性肿瘤。根据肿瘤含血窦腔与纤维组织的多少,可以分为海绵状血管瘤、硬化性血管瘤、血管内皮细胞瘤和毛细血管瘤等,其中海绵状血管瘤最为多见,临床常说的肝血管瘤泛指海绵状血管瘤。

肝血管瘤可发生于任何年龄,多见于30~60岁,尤以中年女性多见,发病率为男性的2~5倍。肿瘤可单发也可多发,以单发多见,约占90%,多发于肝右叶。瘤体生长缓慢,体积较小时患者多无任何症状和体征,偶可在体检或检查其他疾病时发现。巨大血管瘤可对周围组织或器官产生推挤或压迫。如压迫食管下端可出现吞咽困难,压迫肝外胆道可出现阻塞性黄疸和胆囊肿大,压迫门静脉可出现脾大、腹水,压迫肝静脉和(或)下腔静脉可导致布加综合征,压迫胃和十二指肠可出现消化不良、恶心、呕吐等症状。极少数因自发破裂或外伤情况下破裂而出现腹腔内出血,出现严重腹部症状。

目前肝脏血管瘤发病机制尚不明确,可能与先天性发育异常、激素刺激等有关。根据国际血管性疾病研究协会(ISSVA),肝脏海绵状血管瘤不是真正意义上的肿瘤,一般无包膜,主要是由许多扩张、扭曲的异常血窦构成,血窦间可见纤维组织分隔,切面呈囊状或筛状空隙,形似海绵。

肝血管瘤大小不等,可小至数毫米,也可大至20 cm。肝血管瘤相关研究结果显示:肝血管瘤的直径及数目是其临床分型的最主要依据。国外多推荐以肿瘤直径4 cm作为分型分界点,而国内多以肿瘤直径5 cm作为分型分界点。国际肝胆胰协会中国分会肝血管瘤专业委员会联合多学科专家共同制订了《肝血管瘤诊断和治疗多学科专家共识

(2019版)》(以下简称《共识》),根据瘤体直径,建议将肝血管瘤分为3级:小血管瘤(直径<5.0 cm)、大血管瘤(直径为5.0~9.9 cm)和巨大血管瘤(直径≥10.0 cm)。2019版《共识》根据肝血管瘤的临床表现及特点、肿瘤直径、肿瘤数目、病理学类型,推荐肝血管瘤临床分Ⅰ、Ⅱ、Ⅲ型:Ⅰ型血管瘤为单个,Ⅱ型血管瘤个数为2~5个,Ⅲ型血管瘤个数超过5个。根据肿瘤直径或直径之和或肿瘤体积占全脏体积的百分比将3型再细分为a~c或a、b亚型(见表4-1-1)。

表4-1-1 肝血管瘤的临床分型

临床分型	表现形式	肿瘤数目(个)	肿瘤直径或直径之和或肿瘤体积
Ⅰa型	单个	1	<5 cm
Ⅰb型	单个	1	5~10 cm
Ⅰc型	单个	1	>10 cm
Ⅱa型	多个	2~5	<10 cm
Ⅱb型	多个	2~5	10~20 cm
Ⅱc型	多个	2~5	>20 cm
Ⅲa型	弥漫	>5	≤50%肝体积
Ⅲb型	弥漫	>5	>50%肝体积

典型肝脏血管瘤由许多异常扩张的血管及血窦组成,血管腔内充满血液,血流速度极为缓慢或相对静止,增强扫描呈现明显的"快进慢出"强化特点。US、CT及MRI为临床常用影像学检查方法,MRI对肝血管瘤的诊断敏感性及特异性超过95%,是诊断肝血管瘤的最准确影像手段。当US或CT缺乏典型表现时应结合MRI。

(二)病理学表现

(1)典型表现:肝血管瘤切面呈蜂窝状,充满血液。镜下可见大小不等囊状血窦,其内充满红细胞,偶有血栓形成,血窦之间有纤维组织间隔,纤维间隔内见小血管、胆管及散在被压缩的肝细胞索。

(2)不典型表现:其纤维组织分隔主要成分为成纤维细胞和胶原纤维,若胶原纤维过度增生,血窦腔变窄,血流速度减慢,易致血窦内血栓形成、机化,机化或未机化的血栓与纤维组织共同构成瘤灶内的瘢痕组织。少部分病灶可发生钙化(图4-1-6)。

(三)影像学表现

1. 肝血管瘤的典型表现

典型的肝脏海绵状血管瘤内部由扩张血窦组成,血流速度极为缓慢,具有特征性的影像学表现。

(1)超声表现:典型的肝血管瘤多表现为圆形或椭圆形、边界清晰的高回声团块,后方不伴有声影;呈低回声者多有网状结构。较大血管瘤呈混合回声,内部回声仍以高回声为主,可呈管网状或出现不规则的结节状、条块状低回声。彩色多普勒超声检查通常为周边型血流信号,对影像学不典型的

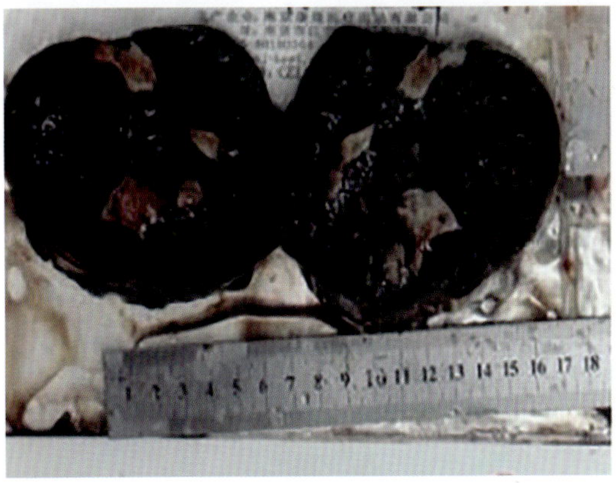

A

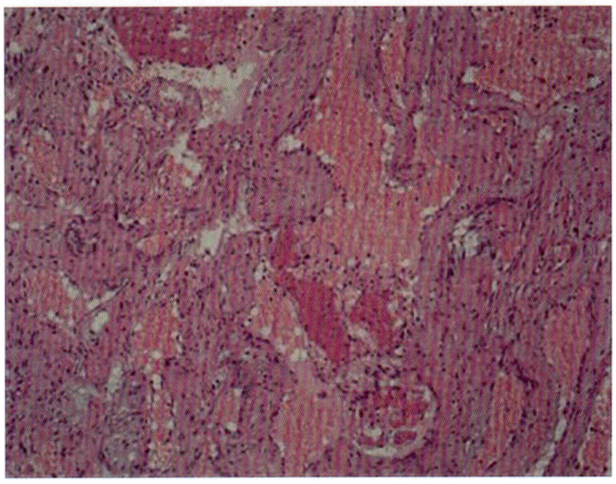

B

图4-1-6 肝脏海绵状血管瘤病理学表现

患者女性,32岁,肝右叶海绵状血管瘤。大体病理(A):病灶切面灰红质软,呈蜂窝状;镜下表现(HE,×200)(B):大小不等囊状血窦,其内充满红细胞,血窦之间有纤维组织间隔,纤维间隔内见小血管、胆管及散在被压缩的肝细胞索。

病例可选择超声造影检查或CT、MRI增强检查。

(2) CT、MRI平扫：肝实质内圆形或分叶状病灶，边界清楚，CT平扫表现为低密度影。T_1WI序列呈均匀低信号，T_2WI及脂肪抑制序列呈均匀高信号，且随着回波时间的延长信号逐渐增高，表现为特征性的“灯泡征”，DWI序列呈中高信号，ADC图呈高信号或ADC值较高，文献报道肝脏血管瘤ADC值高于肝脏实质及肝脏实体性肿瘤，但ADC值低于肝囊肿，DWI序列有利于鉴别肝脏血管瘤与肝脏恶性肿瘤。

(3) CT、MRI增强：动脉期病灶边缘呈不规则结节状明显强化，强化程度与同层面主动脉相仿，门静脉期强化范围不断扩大、融合，向中央扩展，延迟期呈均匀高信号或等信号，表现为明显的“早出晚归”强化特征。直径小于2 cm的血管瘤，动脉期可表现为快速、均匀一致的明显强化，与主动脉同步，门静脉期及延迟期呈持续强化，即“闪现充填”(flash-filling)现象；而大于5 cm的血管瘤，增强扫描早期呈明显结节状强化、逐渐向内充填，但因中央多伴有纤维化、血栓形成、钙化、液化坏死等，延迟期肿瘤中央仍见条片状始终不强化区域，示例如图4-1-7、图4-1-8所示。

2. 肝血管瘤不典型表现

对体积较大的、较小的、部位特殊的、不具典型强化特征的或合并其他疾病的不典型肝血管瘤(atypical hepatic hemangioma，AHH)，临床诊断较难而容易误诊。肝血管瘤不典型影像表现主要包括三方面：形态/结构不典型、强化特征不典型、伴邻近肝脏实质异常。

(1) 形态/结构不典型：当血管瘤生长较大时，其内部各成分生长速度不一，血运不同，内部容易出现瘢痕、囊变坏死、出血或钙化，从而影像学表现不典型(图4-1-9)。血管瘤的中央瘢痕是由机化或未机化的血栓与纤维组织构成，部分中央瘢痕内可

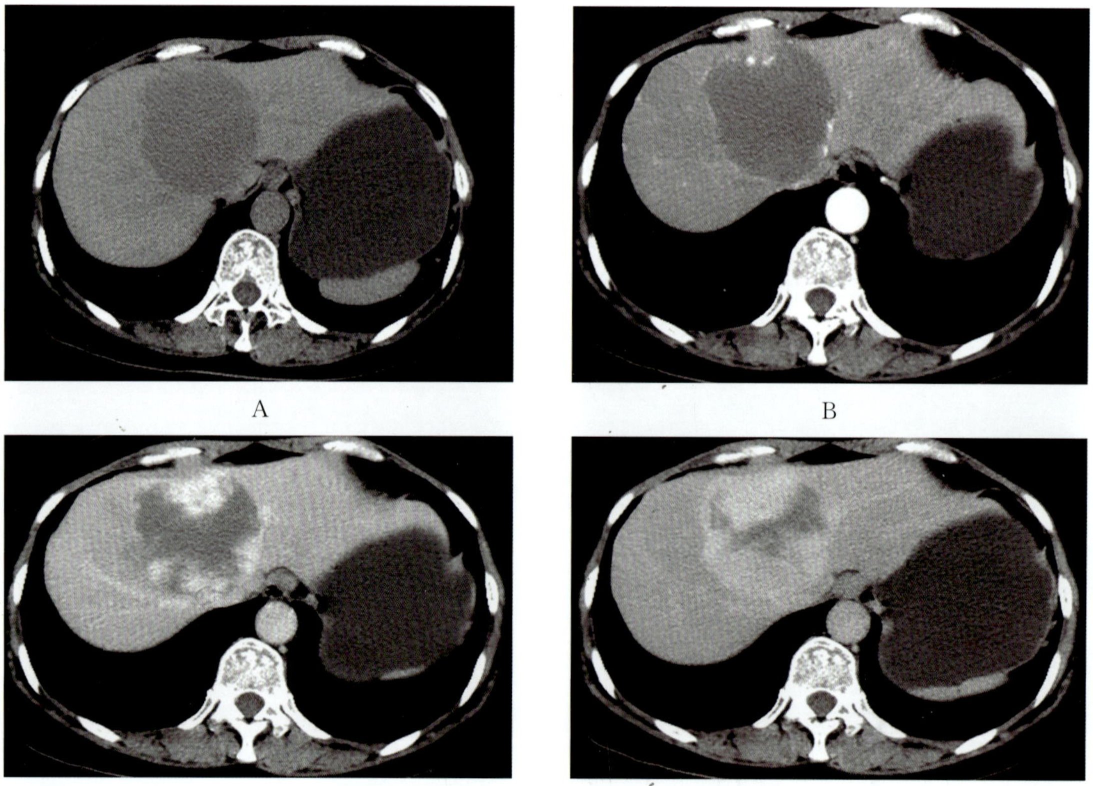

A　B　C　D

图4-1-7　肝脏海绵状血管瘤CT表现

患者女性，57岁，肝脏左叶海绵状血管瘤。CT平扫(A)示肝脏S4段见一类圆形低密度肿块，密度均匀，边界清晰，动脉期(B)肿块边缘见不连续结节样强化灶，门静脉期(C)及延迟5分钟(D)外周强化逐渐向中心填充，对比正常肝实质呈高密度，呈“早出晚归”的强化方式；增强各期的密度与同层腹主动脉的密度相似。

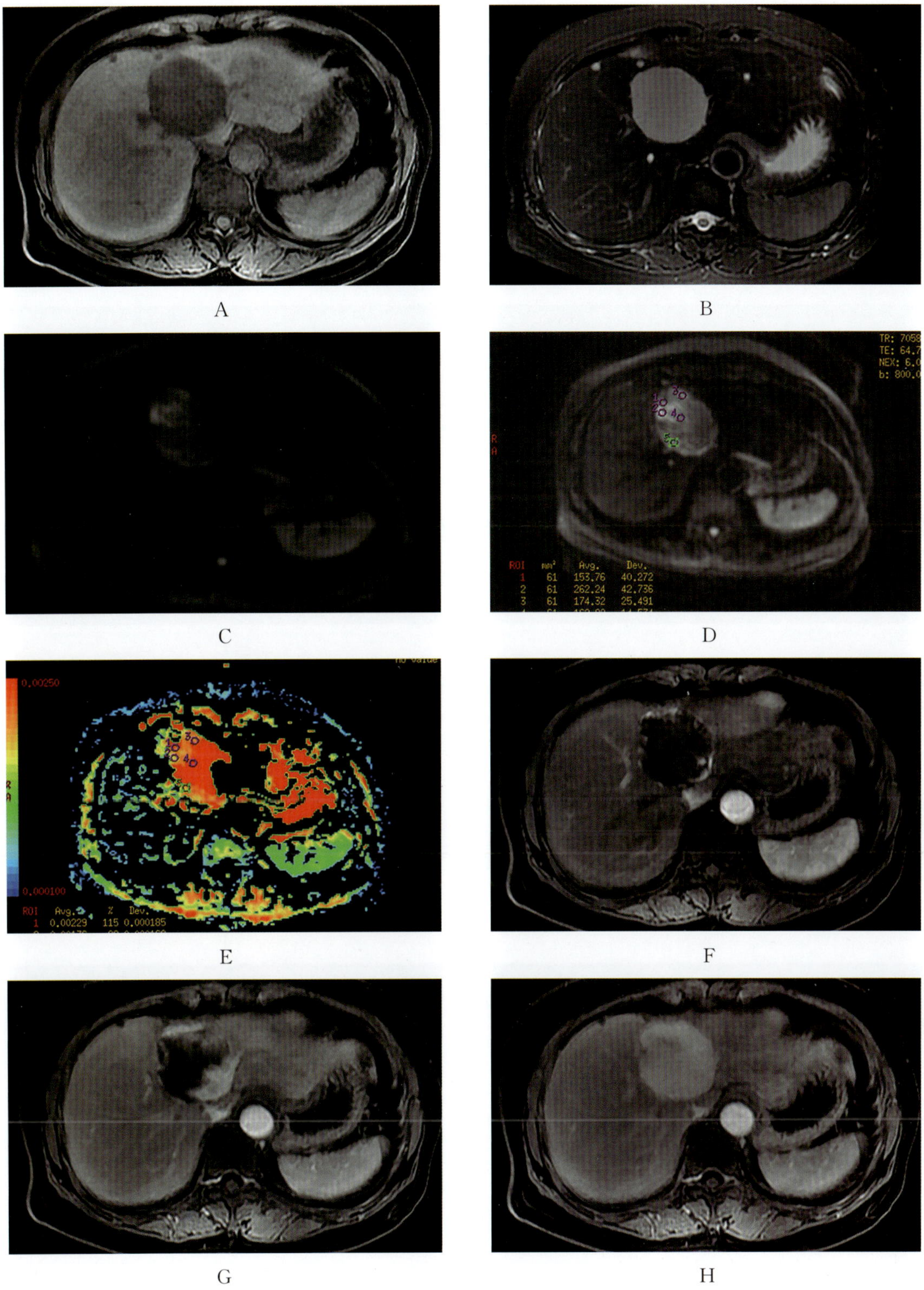

图4-1-8 肝脏海绵状血管瘤MRI表现

与图4-1-7为同一患者，肝血管瘤TACE治疗后半年，病灶缩小。T_1WI序列（A）示肝脏S4段类圆形低信号肿块，T_2WI-FS序列（B）示病灶为明显高信号，DWI序列呈高信号（C、D），ADC值（E）为（1.76～2.48）$\times 10^{-3}$ mm^2/s；增强扫描示动脉期（F）病灶边缘见明显结节状强化，门静脉期（G）强化范围向中央扩展，延迟5 min（H）病灶基本完全强化呈高信号。

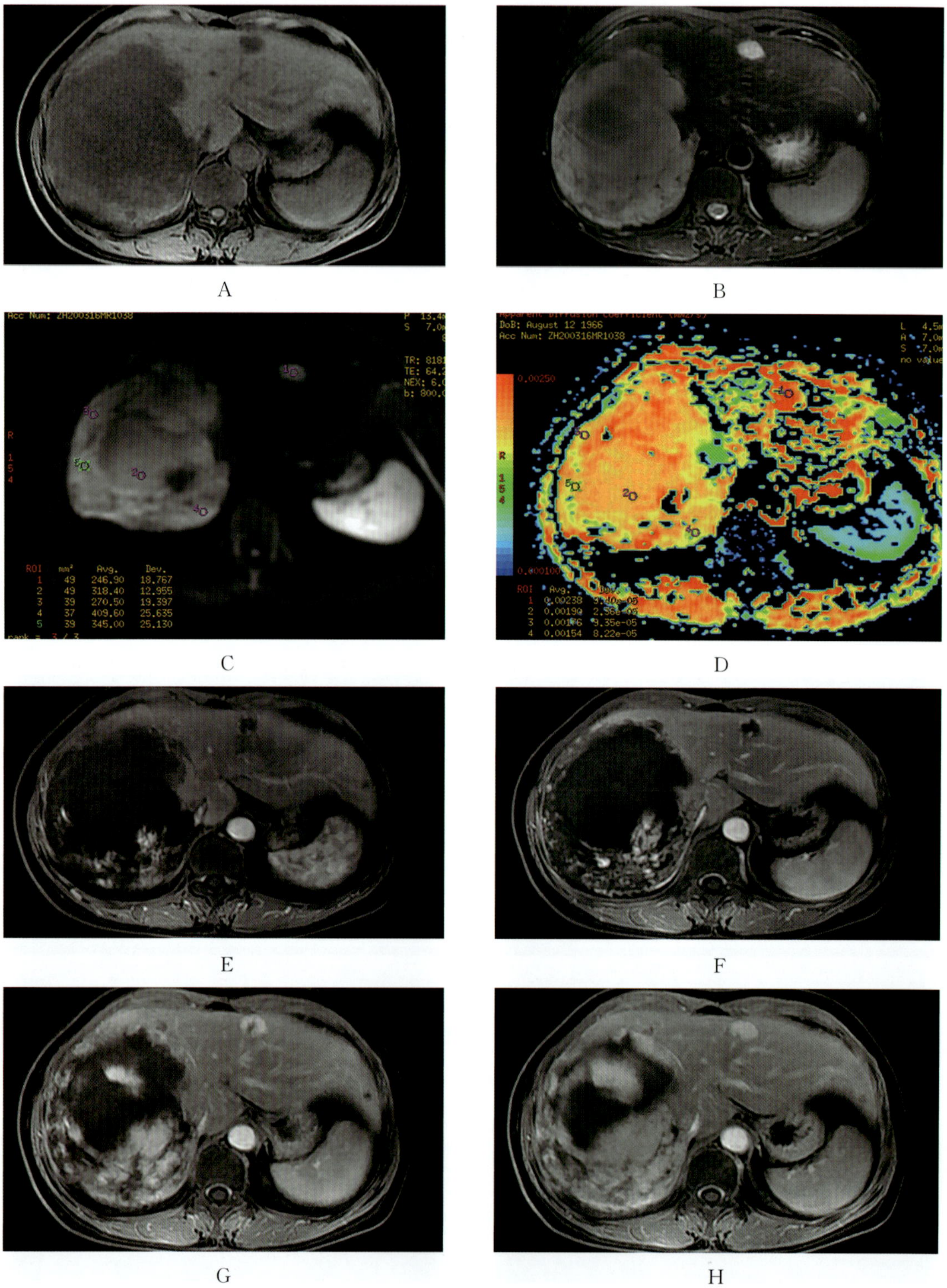

图4-1-9 肝脏巨大血管瘤MRI表现

患者女性,53岁,肝脏多发血管瘤,肝脏右叶巨大血管瘤。肝脏右叶巨大肿块,T_1WI序列(A)呈低信号、T_2WI序列(B)呈高信号,内见斑片状、索条状低信号,DWI序列(C)呈不均匀稍高信号,ADC值为$(1.54\sim1.90)\times10^{-3}$ mm^2/s;肝脏S2段见一类圆形结节,T_1WI序列呈低信号,T_2WI序列呈明显高信号,DWI序列呈高信号,ADC值为1.76×10^{-3} mm^2/s;增强扫描示动脉期(E)病变周边结节状、斑片状明显强化,门静脉期(F)及延迟3 min(G)示向心性强化,强化范围扩大,延迟10 min扫描(H)肝脏右叶巨大肿块对比剂仍未完全充填整个病灶,其内仍见大片状无强化区。

见一些继发性的病理改变，如囊变、坏死及钙化等。CT平扫对于瘢痕组织鉴别意义不大，增强后强化轻微或不强化。瘢痕组织MRI常表现为等或长T1、长或短T2信号，增强后不强化。血管瘤囊变、坏死则表现为长T1、长T2信号。MRI对钙化不如CT敏感。瘢痕组织的牵拉，可合并肝包膜皱缩，表现为肝缘凹凸不平，从而干扰病灶性质的判断，需与肝内胆管细胞癌、上皮样血管内皮瘤或者少见含纤维成分的转移瘤等病的鉴别。当血管瘤出现外生性并通过茎或蒂附着于肝脏时，称为带蒂血管瘤，CT或MRI多平面重建可能有助于确认肿块的肝脏来源，其密度及信号强度、增强模式符合血管瘤表现。

(2) 增强表现不典型：肝血管瘤的动态增强模式与其内血管腔的大小密切相关，同时也受到其内纤维瘢痕组织及其他变性成分的影响。大管腔者血流缓慢，强化较慢；小管腔者血流迅速，强化较快。

主要的不典型强化方式有：① 动脉期周边结节状强化、门静脉期及延迟期有向心性强化趋势，但不能完全充填整个病灶。分析原因可能为较大血管瘤更容易形成血栓、囊变、纤维化以及钙化等情况，从而出现此强化形式。② 病灶动脉期已均匀强化，门静脉期、延迟期持续强化特点，且强化程度高于肝实质。一般在小血管瘤容易出现，因为病灶较小时其内异常血窦管径细小，为高血流状态，动脉期可快速充填，延迟期持续强化；此类型肝血管瘤需要与肝腺瘤或肝脏局灶性增生结节鉴别。③ 动脉期中心强化，门静脉期及延迟期向外围强化，亦称中心型强化或离心性强化，考虑为供血小血管腔被包裹于病灶中央所致。④ 动脉期边缘轻中度强化，门静脉期和/或延迟期持续强化，但强化范围向内填充不明显。结合病理发生机制考虑为血窦、小血管腔纤维组织过度增生，管腔变窄、血流缓慢，造影剂进入迟缓所致。⑤ 动脉期边缘无强化，门静脉期和/或延迟期无强化或轻度强化。动脉期扫描时还无对比剂进入表现为病灶边缘无强化；而随着时间的延长，门静脉期和/或延迟期可有少量的对比剂存留，表现为轻度强化；机化或未机化的血栓与纤维组织占据瘤体时，可表现为各期始终无强化，是血管瘤演变的终末期，称为硬化性血管瘤或透明样变血管瘤。因其富含大量纤维成分，水分子弥散可一定程度受限，故在DWI上呈高信号、且表现为较低的ADC值。⑥ 合并动静脉瘘：血管瘤动脉期扫描往往见病灶邻近的肝实质呈片状或楔形高强化区，病理研究显示，在肝血管瘤的瘤旁肝组织内常有扩大或较宽腔隙的肝窦和非正常分布的异常血管，部分与瘤体内血管湖相通，增强扫描时它们可与瘤体内血管湖同时被对比剂充盈，显示为瘤旁肝实质在动脉期一过性片状强化区，或近血管瘤的门静脉分支早显(图4-1-10)。

(3) 伴邻近肝实质异常：在脂肪肝或肝硬化背景上的血管瘤，T_2WI明显高信号和动态增强特征显示更佳，且同反相位成像可以消除脂肪肝背景影响，MRI可更好显示其影像特征，对血管瘤定性比CT更有优势(图4-1-11)。此外，血管瘤可伴肝脏局灶性结节增生，报道发生率约20%，因后者通常认为是由于局灶性肝脏血供紊乱促进肝脏反应性增生，最后发展成的良性肿瘤样病变。

(四) 鉴别诊断

(1) 肝细胞癌：T_2WI上肝血管瘤信号一般明显高于肝细胞癌信号；肝细胞癌强化峰值持续时间短，门静脉期、延迟期呈低密度或低信号，强化特点为“早进早出”，但血管瘤强化特点多呈“早进晚出”。DWI序列两者都可表现为高信号，但血管瘤ADC图呈高信号且ADC值也高。肝细胞癌临床多有肝炎或肝硬化病史，AFP阳性。

(2) 肝转移瘤：多有原发肿瘤病史，肿瘤多发，多乏血供，少数富血供，中心容易坏死、液化，呈“牛眼征”或“瞳孔征”，DWI序列呈明显不均匀高信号，肿瘤实性成分ADC图明显低信号，可与血管瘤鉴别。

(3) 肝局灶性结节增生(FNH)：病灶较小时也呈早期均匀强化，与小血管瘤较难区分，但T_2WI序列其多呈等或稍高信号，而血管瘤多呈显著高信号，且无“灯泡征”。FNH星芒状中央瘢痕T_2WI序列呈高信号，且延迟期强化。由于FNH内含正常肝细胞在特异性对比剂增强后的肝胆期，因摄取对比剂而与周围肝实质信号一致，而肝血管瘤不摄取特异性对比剂，在肝胆期呈低信号。

(4) 肝腺瘤：好发于口服避孕药超过2年的年轻女性。MRI上表现为边界清楚的较大肿块，肝腺瘤由于部分病灶内含有糖原和脂肪，或病灶内出血等原因，在T_1WI序列上呈等、稍高信号，增强后

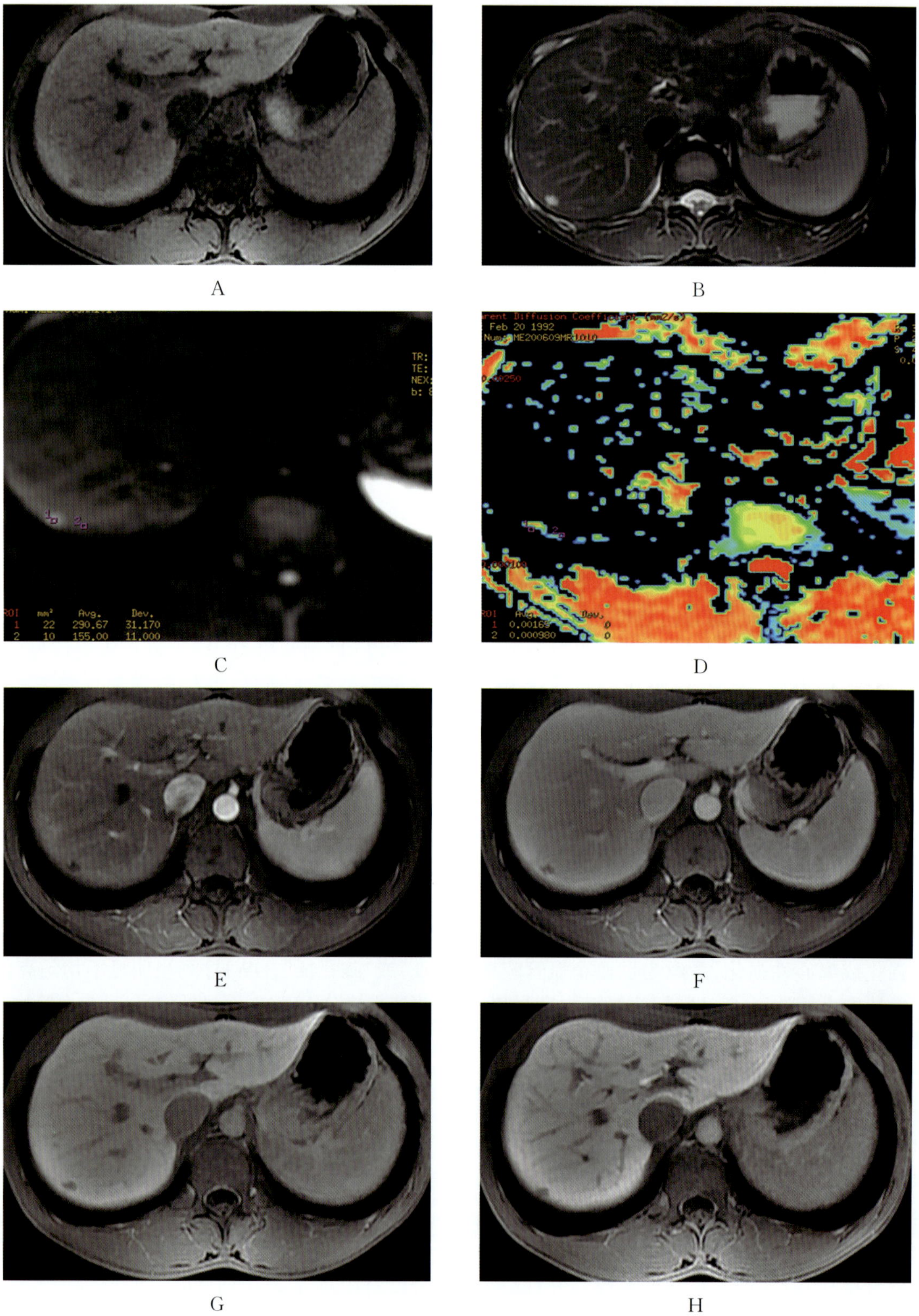

图 4-1-10　肝右叶不典型血管瘤 MRI 表现

患者男性,28岁,肝脏右叶不典型血管瘤。肝右叶S6段见类圆形结节,边界清晰,T_1WI序列(A)呈低信号,T_2WI序列(B)呈高信号,可见"灯泡征",DWI序列(C)呈稍高信号,ADC值(D)为1.65×10^{-3} mm²/s;增强动脉期(E)病变边缘轻度强化,门静脉期(F)及延迟期10 min(G)强化向内填充不明显,肝胆特异期(H)病灶内未见对比剂摄取。

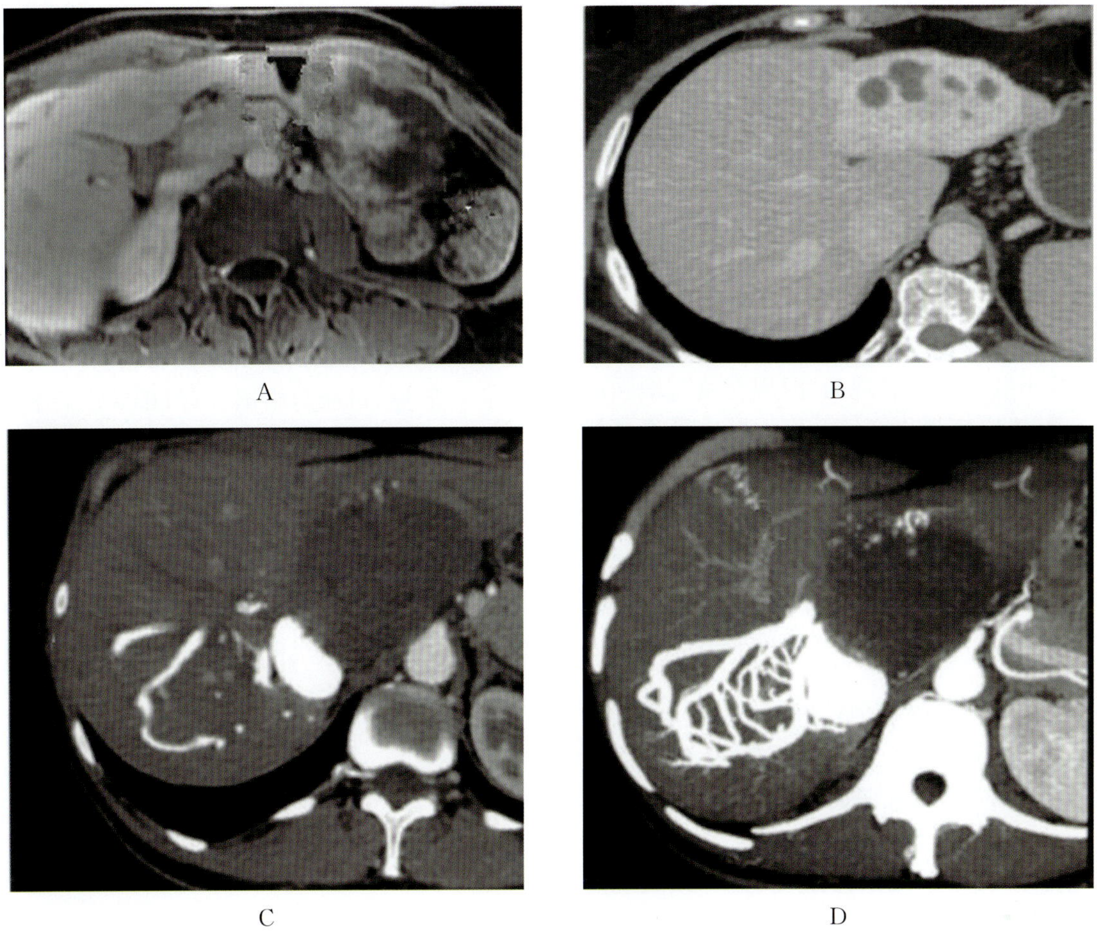

图4-1-11　肝脏不典型CT与MRI表现

肝脏外生性带蒂血管瘤(A),肝脏左叶外缘见一不均匀强化肿块,并可见一小蒂与肝脏左外叶相连;肝血管瘤伴多发囊腔(B):肝左叶可见一不均匀强化肿块,囊变部分无强化;肝尾状叶血管瘤伴动静脉分流(C、D):增强CT显示肝脏下腔静脉旁区肿块,动脉期边缘结节样高强化,肝中静脉和肝左静脉受压迫,MIP显示肝动脉-下腔静脉分流,侧枝开放并流入下腔静脉。(本组图片引自:Mamone G,Di Piazza A,Carollo V,et al. Imaging of hepatic hemangioma:from A to Z[J]. Abdom Radiol (NY), 2020,45(3):672-691.)

多动脉期快速强化、门静脉期和延迟期以等、高信号为主。核因子失活型肝腺瘤内有弥漫性脂肪沉积,反相位呈明显低信号与血管瘤明显不同。炎症型肝腺瘤边缘可见“环礁征”,具有一定的特征性。肝腺瘤可见完整包膜,而肝血管瘤无包膜。

(5) 纤维板层型肝细胞癌:是肝细胞肝癌中少见的病理类型,单发多见。增强扫描呈“快进快出”表现,肿瘤内见坏死、瘢痕及钙化,其内星芒状或不规则瘢痕在T_1WI及T_2WI序列均呈低信号且增强扫描多不强化,可见假包膜。该型肝细胞癌与肝血管瘤在强化特征、T_2WI信号上明显不同。

(6) 上皮样血管内皮瘤:为少见的肝脏血管源性低度恶性肿瘤,发病率低,少数病例可呈渐进性填充强化而与血管瘤相似。上皮样血管内皮瘤好发于肝外周,可导致邻近肝包膜皱缩,典型者肝门侧血管分支可与病灶相连呈特征性“棒棒糖征”,虽然也有延迟强化,但延迟期不会充填为等信号或等密度,有助于鉴别。

(五) 诊断关键要点

1. 典型肝海绵状血管瘤诊断要点

(1) 好发于中年女性,肝右叶多见,90%单发,肿瘤较小时无明显临床症状和体征。

(2) CT平扫肝血管瘤呈低密度,边界清楚但不锐利。MRI平扫T_1WI序列呈稍低信号、T_2WI序列呈明显高信号,呈“灯泡征”,具有特征性。DWI序列呈中高信号,ADC图呈高信号且ADC值也高。CT、MRI动态增强的动脉期血管瘤边缘出现明显的结节样高强化,门静脉期、平衡期和延迟期逐渐向中心充填,整个瘤体完全或大部均匀强化而与邻近的肝实质相等或高于周围的肝脏组织,表现为“早出晚归”强化特征。

(3) 较小肝血管瘤表现为“闪现充填”,增强动脉期整个瘤体快速强化充填。巨大肝血管瘤虽然在延迟期中央瘢痕呈片状不强化区,但肿瘤主体仍呈快进慢出的充填式强化,也具有特征性。

2. 不典型肝海绵状血管瘤诊断要点

(1) 形态及解剖结构不典型:出现中央瘢痕、内部分隔、钙化、囊变、出血、肝包膜皱缩或带蒂外生性肝血管瘤等。

(2) 强化形式不典型:① 动脉期周边结节状强化、门脉期及延迟期有向心性强化趋势,但不能完全充填整个病灶;② 动脉期均匀强化,门静脉期和/或延迟期持续强化;③ 中心型强化或离心性强化;④ 动脉期边缘轻中度强化,门静脉期和/或延迟期持续强化、强化范围向内延伸不明显;⑤ 病灶动脉期边缘无强化,门静脉期和/或延迟期无强化或轻度强化;⑥ 合并动静脉瘘,结合增强动脉期时肝内静脉早显及CTA重建有助于明确诊断。上述不典型强化的肝血管瘤,T_2WI仍呈明显高信号、无包膜、延迟充填强化等肝血管瘤的基本影像学特征。

(3) 富含大量纤维成分的硬化性肝血管瘤,水分子弥散可一定程度受限而呈现较低的ADC值,需要与肝恶性肿瘤鉴别。结合硬化性肝血管瘤延迟充填强化的特征有助于鉴别。

(陈玉兰　董江宁)

四、肝细胞腺瘤

(一) 概述

肝细胞腺瘤(hepatocellular adenoma,HCA)简称肝腺瘤,由内含肝细胞、散在库普弗细胞(Kupffer cell)构成,其内无胆管。HCA是肝脏少见的、肝细胞单克隆源性的肝脏良性肿瘤,约占肝脏肿瘤的2%,年发病率为1~3/百万,具有自发出血及恶性转化风险。HCA大多数为单发,当肝腺瘤病灶数目大于10个时称为肝腺瘤病。

HCA临床表现无特异性,急慢性腹痛是主要的临床表现,或偶然发现。在中国,肝腺瘤多见于男性,与欧美以口服避孕药的女性多见有所不同,且易合并肝癌,可能与中国人群HBV感染率高、女性口服避孕药相对少有关。肝腺瘤的发生与不同的遗传背景和环境风险相关。一些罕见遗传综合征如MODY3常发展为炎症型肝腺瘤。糖原贮积症Ⅰ型患者中约有一半可伴发肝腺瘤,常为β-连环蛋白突变型、炎症型或未分类型,但未见HNF-1α突变型肝腺瘤。McCune-Albright综合征患者也倾向于发生炎症型肝腺瘤。口服避孕药与肝腺瘤发生关系密切,原因可能由于过量雌激素促进HNF-1α基因的突变。滥用雄激素也是肝腺瘤发生的高风险因素,特别是β-连环蛋白突变型肝腺瘤。嗜酒和肥胖多与炎症型肝腺瘤的发生有关。

(二) 病理学表现

肝腺瘤由分化好的肝细胞排列成单层或双层状,不具有汇管区,无肝小叶结构,多呈单发圆形或椭圆形,切面质实、柔软,质地不均匀,与周围肝组织分界尚清,可有完整包膜,肝细胞体积增大,内可含有糖原颗粒及脂质,亦可有炎细胞浸润。瘤内富含血窦和薄壁血管,瘤体周围常见厚壁动脉,肿瘤血管易破裂出血,瘤内可见不同程度出血、坏死(图4-1-12)。Bordeaux Group将肝腺瘤分为4种不同的类型,分别为:① 炎症型(inflammatory hepatic adenoma,IHA);② 肝细胞核因子1α(hepatocyte nuclear factor 1 alpha,HNF-1α)失活型;③ β-连环蛋白(β-catenin)激活型;④ 未分类型。

(1) 炎症型肝腺瘤:占40%~50%,与白细胞介素信号传导因子(interleukin 6 signal transducer,IL6ST)基因突变相关。IL6ST突变导致IL-6受体不依赖于配体而被激活,IL-6激活后通过信号传导及转录激活在肿瘤细胞内产生一种急性炎症反应,表现为过表达急性反应物如C反应蛋白、血清淀粉样相关蛋白及肿瘤内炎性细胞浸润。特征性组织学表现为炎性细胞浸润、血窦扩张、厚壁血管，免疫组化可见C反应蛋白及血清淀粉样相关蛋白过表达。

(2) 肝细胞核因子1α(HNF-1α)失活型肝腺瘤：占30%～40%。HNF-1α失活使脂肪酸合成增加、脂肪酸转运受损导致肿瘤内过量脂肪堆积。此型典型的病理表现是肿瘤弥漫性脂肪变性，不伴有细胞异型及炎性细胞浸润。

(3) β-连环蛋白激活型肝腺瘤：占10%～15%，特殊危险因素包括糖原贮积病、摄入雄激素及家族性息肉病综合征，分子机制为β-连环蛋白的激活。正常肝细胞β-连环蛋白会被暂时激活，但产生后会迅速降解；若降解减少、活性保留，在细胞核内积聚可触发几种肿瘤重要的信号通路。镜下显示其核异型性级别较高，假腺管结构形成，免疫组化显示弥漫性谷氨酰胺合成酶强阳性。

(4) 未分类型肝细胞腺瘤：约占10%，不具有上述肝腺瘤的发病机制、病理亚型表现的归为该型。如最近研究显示sonic hedgehog信号通路异常新亚型划归于未分类型肝腺瘤。哺乳动物中存在三个Hedgehog的同源基因：*SonicHedgehog*(*SHH*)、*Indian Hedgehog*(*IHH*)和*Desert Hedgehog*(*DHH*)，分别编码Shh、Ihh和Dhh蛋白，Shh通路激活可发生肝腺瘤。

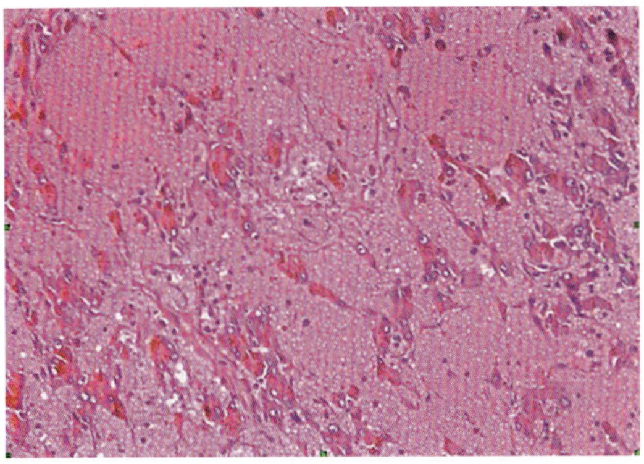

图4-1-12 肝细胞腺瘤病理学表现

患者女性，30岁，肝细胞腺瘤。镜下表现(HE，×200)：肝细胞无明显异型性，排列呈条索状，细胞列之间见窦状扩张血管网结构。

(三) 影像学表现

肝腺瘤每个亚型与特殊的基因突变有关，具有独特的危险因素、生物学行为和组织学特点，故每个亚型肝腺瘤影像表现各异。HCA超声检查缺乏特异性，表现为边界清楚，可呈等、低或高回声，含脂质成分呈高回声，病灶内坏死、出血或钙化呈不均质回声。超声多普勒可显示HCA内或病灶周围血管。CT平扫HCA多呈稍低密度，病灶内出血呈稍高密度，强化方式多样。多参数MRI软组织分辨率高，同时可以识别肿瘤内脂质等特征性成分，对于肝腺瘤诊断及鉴别的准确率最高。

1. 肝腺瘤CT表现

肝腺瘤CT平扫多为圆形、类圆形或不规则等或略低密度影，边界清楚，增强动脉期可明显强化，门静脉期及延迟期持续强化，可呈等密度(图4-1-13)。CT检查很难区分HCA的不同亚型。

2. 肝腺瘤MRI表现

(1) 炎症型肝腺瘤：此型肝腺瘤与肥胖、脂肪肝、酗酒有关，男女均可发病，可以恶变。患者血清淀粉样蛋白A、C-反应蛋白增高。炎症型肝腺瘤在T_2WI序列呈弥漫性高信号，在病变周围可见到环状更高信号，呈“环礁征”，类似假包膜，也可呈“半环征”或“新月征”，病理上对应于受压的血窦。T_1WI序列呈等、稍高信号，在反相位上没有明显的信号下降。DWI序列呈稍高信号。动脉期明显强化，门静脉期及延迟期可持续强化。

(2) 肝细胞核因子1α(HNF-1α)失活型肝腺瘤：此型HCA肿瘤弥漫性脂肪变性，不伴有细胞异型及炎性细胞浸润。T_1WI序列由于病灶内含有糖原和脂肪表现为等、高信号，在T_2WI序列多呈稍高信号或中等信号，反相位序列信号明显减低。HNF-1α失活型HCA动脉期多表现为轻度强化，在门静脉和延迟期中呈相对等、低信号。该型患者可表现为多发肝腺瘤，无恶变风险，直径超过5 cm的病灶易出血(图4-1-14)。

(3) β-连环蛋白激活型肝腺瘤：尚未有特异性的MRI平扫征象来诊断该型HCA，T_2WI病灶中心区可见瘢痕样信号，反相位信号不减低。该型通常表现为明显的动脉期强化，在门静脉和延迟期可持

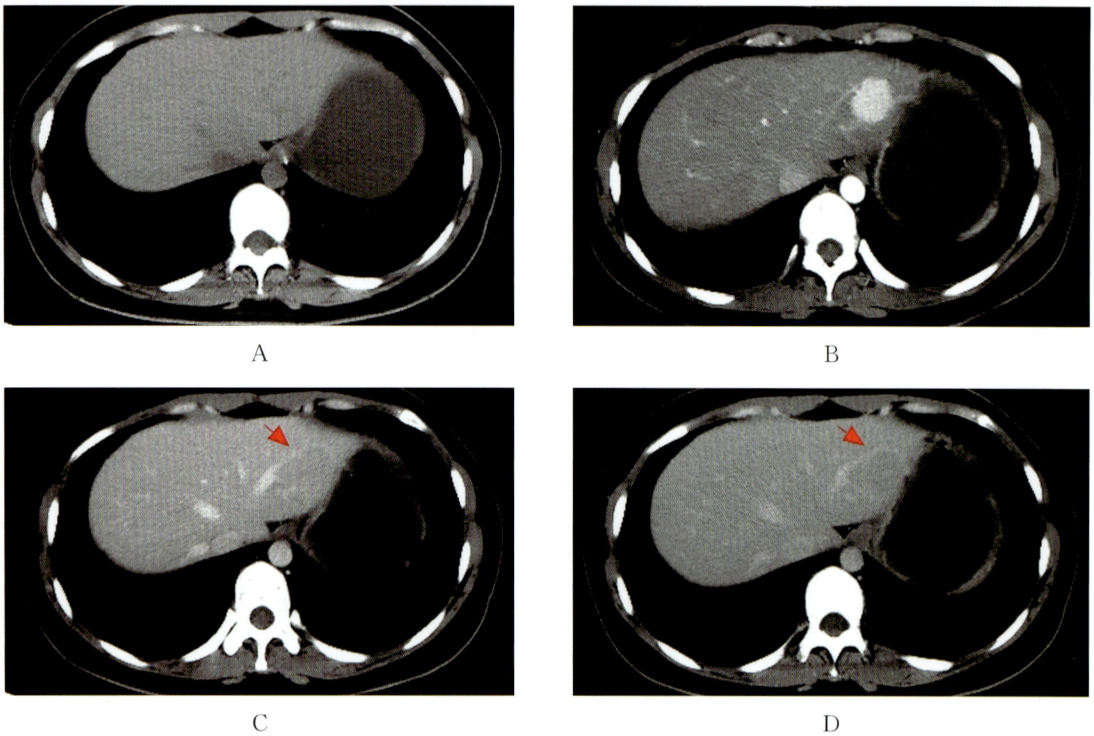

图4-1-13 肝细胞腺瘤CT表现

患者女性,26岁,肝左叶S3段肝细胞腺瘤。A~D分别为CT平扫、动脉期、门静脉期及延迟期,肝左叶S3段见等密度影,动脉期病灶呈明显均匀强化,病灶边缘见增粗肝动脉血管,门静脉期及延迟期病灶持续强化,呈等密度影,邻近肝静脉左支略受压(箭头所示)。

续强化,也可以呈相对等、低信号。

(4) 未分类型肝腺瘤:影像征象无特异性,MRI平扫信号可不均匀,均匀或不均匀强化。

MRI肝细胞特异性对比剂检查时大多数肝腺瘤在肝胆期并不聚积对比剂而较正常肝实质呈相对低信号,少数肝腺瘤可呈相对等、高信号。在不同亚型HCA肝胆期表现不同,HNF-1α失活型与未分类型HCA肝胆期呈流出型,部分炎症型与β-连环蛋白激活型HCA肝胆特异性对比剂可存留,呈持续性强化。此机制主要与HCA细胞OATP1B1/3、MRP-3表达差异相关。

HCA细胞正常或过表达有机阴离子转运多肽(organic anion transporting polypeptide,OATP1B1/3)或(和)多药耐药相关蛋白3(multidrug resistance-associated protein-3,MRP-3)无表达或低表达时,肝细胞特异性对比剂增强的肝胆期HCA呈持续强化。OATP1B1/3无表达/表达下降,或(和)MRP-3正常表达或高表达时,肝胆期则无强化。

(四)鉴别诊断

肝腺瘤主要需与肝局灶性结节增生、高分化肝细胞肝癌、纤维板层型肝细胞肝癌、上皮样血管平滑肌脂肪瘤及单发肝转移瘤等相鉴别。

(1) 肝局灶性结节增生(FNH):典型FNH可见车轮辐状中心瘢痕,分叶状轮廓,动脉期富血供强化、门静脉期和延迟期呈等或稍高信号/密度而无廓清,即"快进慢出"的强化;肝细胞特异性对比剂增强后,在肝胆期FNH摄取对比剂呈等或稍高信号,而多数肝腺瘤不摄取而呈低信号,有助于两者鉴别。

(2) 高分化肝细胞癌:肝细胞癌多发生在慢性肝炎、肝硬化基础之上,甲胎蛋白升高有助于诊断。T_2WI序列信号不均匀,可见"结中结"、DWI扩散受限明显,增强后HCC呈"快进快出"强化模式,延迟期常可见环线状强化的假包膜征,可伴发周围血管

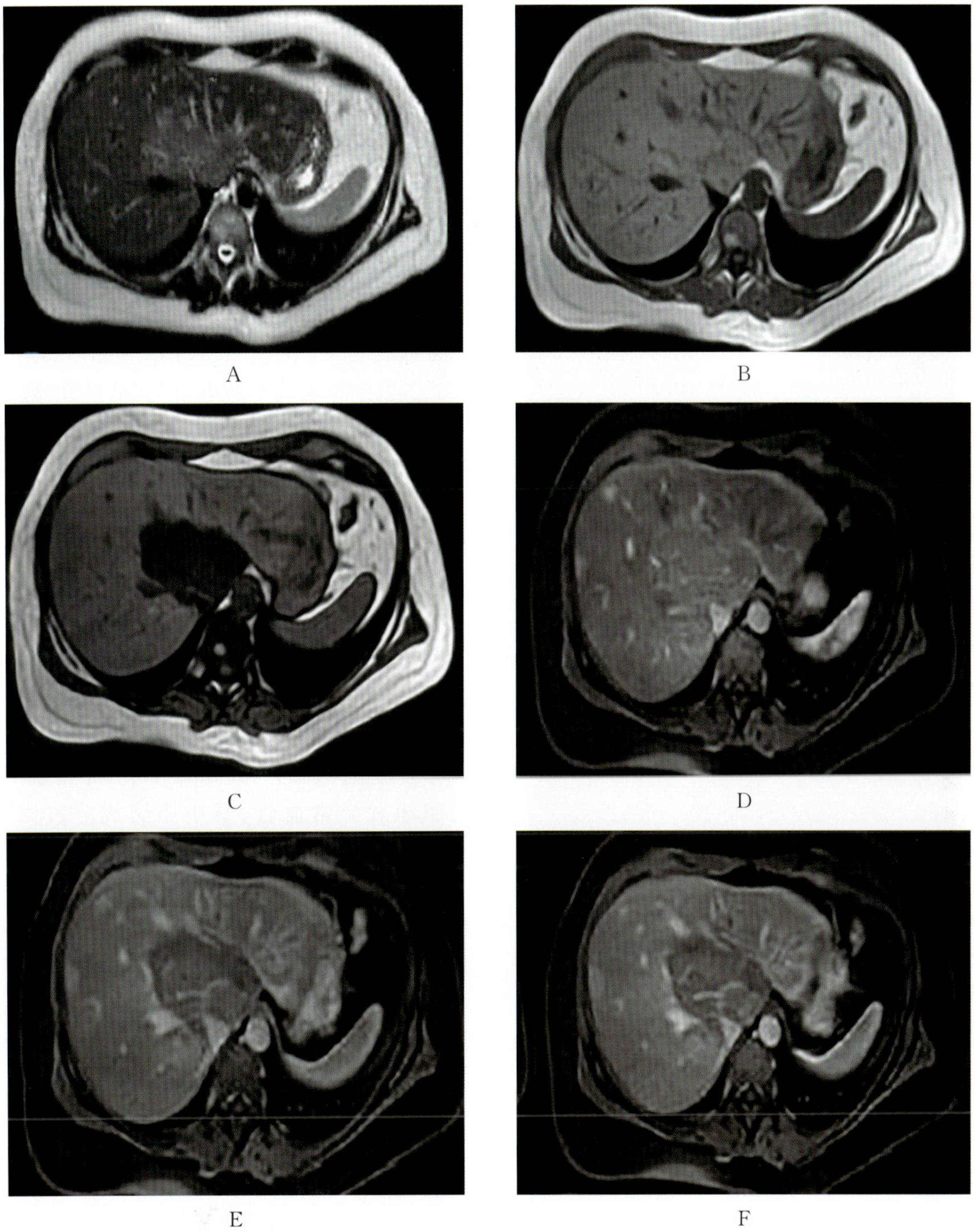

图 4-1-14 肝细胞腺瘤 MRI 表现

患者女性，30岁，HNF-1α失活型肝细胞腺瘤。T_2WI序列(A)示病灶相对于肝实质呈高信号；正相位序列(B)肝尾状叶及右叶病灶呈等或稍高信号；反相位(C)上病灶信号均匀明显减低；增强动脉期(D)病灶呈轻度强化；门静脉期(E)和延迟期(F)病灶相对于正常肝实质呈相对低信号，病灶内可见血管样强化影。

侵犯或癌栓形成,肝细胞特异性对比剂肝胆期均表现为低信号。

(3) 乏脂肪型上皮样血管平滑肌脂肪瘤:上皮样血管平滑肌脂肪瘤是肝脏一种罕见的具有恶性潜能的肿瘤,主要由上皮样平滑肌细胞组成,不含有或含少量脂肪细胞及厚壁血管,多见于中年女性。动脉期多呈明显强化,门静脉期和延迟期常廓清,特异性对比剂肝胆期表现为低信号。上皮样血管平滑肌脂肪瘤病灶周边可见粗大扩张引流静脉早期显影,中心区可见畸形血管、增强后呈血管样强化,具有一定特征性。

(4) 单发肝脏转移瘤:临床有原发肿瘤病史,典型转移瘤具有"牛眼征",动脉期环形强化,门静脉期及延迟期可廓清而呈相对低信号;含纤维基质成分的肝转移瘤,则可延迟强化。肝转移瘤实性成分在DWI序列呈高信号、ADC图为低信号等是肝脏恶性肿瘤的特征。

(五) 诊断关键要点

(1) 肝腺瘤是一种罕见的肝脏良性肿瘤,多见于长期口服避孕药的女性或有雄激素服用史的男性。

(2) HCA多数为单发类圆形病灶,边界尚清,病灶较大时易出血,少数可恶性转化。

(3) 不同亚型肝腺瘤MRI表现有一定特征性,炎症型HCA在T_2WI序列呈弥漫性高信号,病变周围可见"环礁征"或"新月征",类似假包膜。HNF-1α失活型HCA病灶内含有弥漫性脂肪沉积,T_1WI序列上呈等、高信号,反相位序列信号明显减低。β-连环蛋白激活型HCA T_2WI序列病灶中心区可见瘢痕样信号。

(4) 炎症型HCA主要表现为富血供,静脉期与延迟期持续强化呈相对等、高信号;HNF-1α失活型呈动脉期轻度或中度强化、门静脉期和延迟期强化减退。肝特异性对比剂增强后肝腺瘤肝胆期多呈低信号,部分炎症型与β-连环蛋白激活型HCA肝胆期呈等或高信号。

(唐　军　董江宁)

五、肝脏血管平滑肌脂肪瘤

(一) 概述

肝脏血管平滑肌脂肪瘤(hepatic angiomyolipoma,HAML)是一种少见的、具有恶性潜能的良性间叶源性肿瘤,属于血管周上皮样细胞肿瘤(perivascular epithelioid cell tumor, PEComa)家族中的一种。其发病机制尚不明确,据文献报道,约10%的HAML可伴有结节性硬化症和肾脏血管平滑肌脂肪瘤。HAML通常发生于无慢性肝炎及非肝硬化背景的患者,AFP在正常水平,以中青年女性患者多见。患者常无临床症状,肿瘤较大时可出现一些由肿瘤压迫引起的症状。

病理上HAML是由不同比例的脂肪组织、畸形血管及平滑肌细胞构成的,因此其影像学特征在很大程度上取决于上述三种组织成分的比例,根据其比例不同可将其分为以下4种亚型:① 混合型,又称经典型,最常见,其内同时可见平滑肌细胞、脂肪组织和异常血管,其中脂肪成分占比10%~70%;② 脂肪瘤型,以成熟脂肪为主,其内脂肪组织占比≥70%;③ 肌瘤型,以平滑肌成分为主,其内脂肪组织占比≤10%;④ 血管瘤型,以扭曲粗大的血管为主。

HAML影像学检查最具特征性的表现为脂肪成分,但是脂肪成分能否被检出主要取决于肿瘤中脂肪含量的多少,MRI是检查肿瘤内是否含脂肪成分的最佳影像手段。富含脂肪的HAML可以在频率饱和法的脂肪抑制序列上检出脂肪成分,而少脂肪的HAML则可以利用化学位移成像如同/反相位序列和最小二乘法不对称回波迭代水脂分离技术(IDEAL-IQ)序列检出其内微量脂肪成分。双能量CT的能谱曲线和脂基图较常规CT检出HAML的少量脂肪具有一定优势。

(二) 病理学表现

大体病理:肿瘤一般呈膨胀性生长,无包膜,边清,因脂肪含量不等,肿瘤切面可呈棕黄、棕褐或灰白色。肿瘤周边肝脏组织基本正常,多无肝硬化表现,较大肿瘤由于压迫周围肝组织可形成"假包膜"结构,是由于周围肝组织受压引起轻度纤维反应而导致。

镜下表现:肿瘤主要由不同比例的血管、平滑肌和脂肪成分构成。血管成分常由弯曲厚壁的畸形动脉、静脉或小血管样腔隙构成,管壁缺乏弹性膜,无完整肌壁,常见血管纤维化和透明变性,可伴有管腔内血栓形成。平滑肌成分形态多样,常为梭形或上皮样的平滑肌细胞。脂肪成分多为成熟脂肪,偶可见脂肪母样细胞。

免疫组化:由于HAML能够表达高分子量的黑色素瘤相关抗原及α-平滑肌肌动蛋白(α-SMA),因此黑色素特异性抗体HMB-45及α-SMA染色阳性是其最具有典型的免疫学标记。此外,CD34及波形蛋白(Vim)等也是其重要标志物(图4-1-15)。

(三) 影像学表现

HAML因肿瘤成分构成比例不同而影像学表现各异。

1. CT表现

(1) 混合型:CT平扫呈混杂密度肿块,其内可见灶性成熟脂肪密度影及软组织密度影,增强扫描脂肪成分无强化,实性成分则根据血管多少呈现两种强化类型:Ⅰ型,动脉期较明显强化,门静脉期和延迟期持续强化,其对应病理为肿瘤组织含较少血管;Ⅱ型,动脉期明显强化,门静脉期和延迟期消退,其对应病理为肿瘤富含发育不良血管,对比剂进入和廓清迅速。

(2) 脂肪瘤型:CT表现为以成熟脂肪密度为主的低密度肿块,内见少许条索状软组织影,增强扫描脂肪成分不强化,软组织成分呈渐进性强化,偶可见迂曲强化的血管影(图4-1-16)。

(3) 肌瘤型:CT表现为以软组织密度为主的肿块,由于瘤内所含脂肪成分较少,因此CT上常难以见到显著的脂肪密度,增强后动脉期较明显强化,门静脉期和延迟期持续渐进性强化;有时可于肿瘤内见迂曲扩张的动脉血管影,称为"中心血管征",于肿瘤周边见静脉血管影,称为"早期引流静脉征",是其较特异的影像征象。

(4) 血管瘤型:与肌瘤型相似,该型瘤内所含脂肪成分较少,CT上可能难以见到典型的脂肪密度;CT平扫主要表现为类圆形低密度肿块,动态增强后呈富血供强化,其内见扭曲、粗大的血管影,整体强化过程表现为"快进快出"或"快进慢出"。

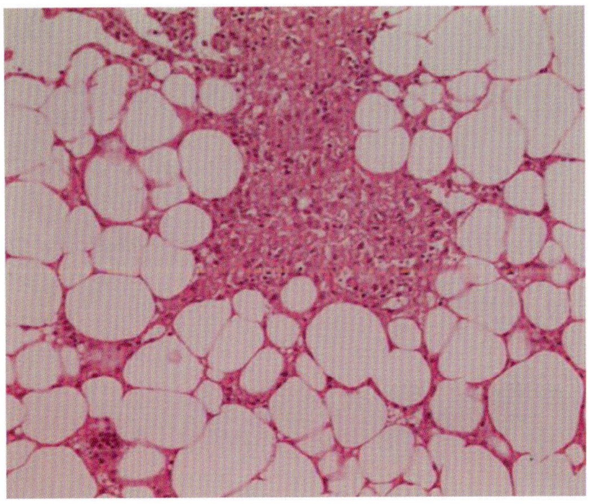

A

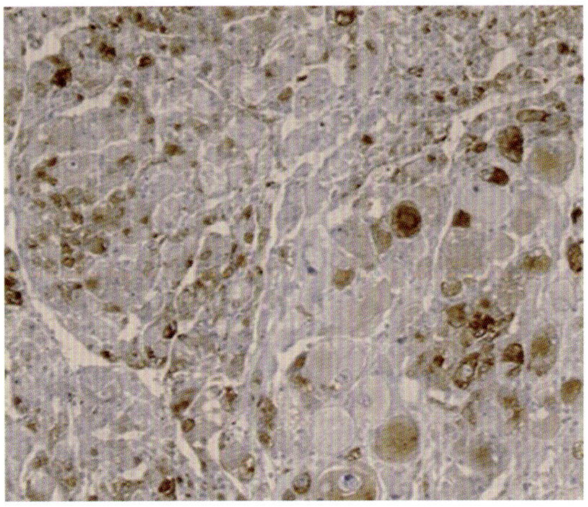

B

图4-1-15 肝脏血管平滑肌脂肪瘤病理学表现

患者女性,30岁,肝脏血管平滑肌脂肪瘤。镜下表现(HE,×40)(A):以脂肪成分为主的肝脏血管平滑肌脂肪瘤,呈现膨胀性气球样改变,并可见散在厚壁血管及索梭形平滑肌结构;免疫组化(HE,×100)(B):HMB-45在胞质表达,并可见扩大的血管腔及假小梁结构。

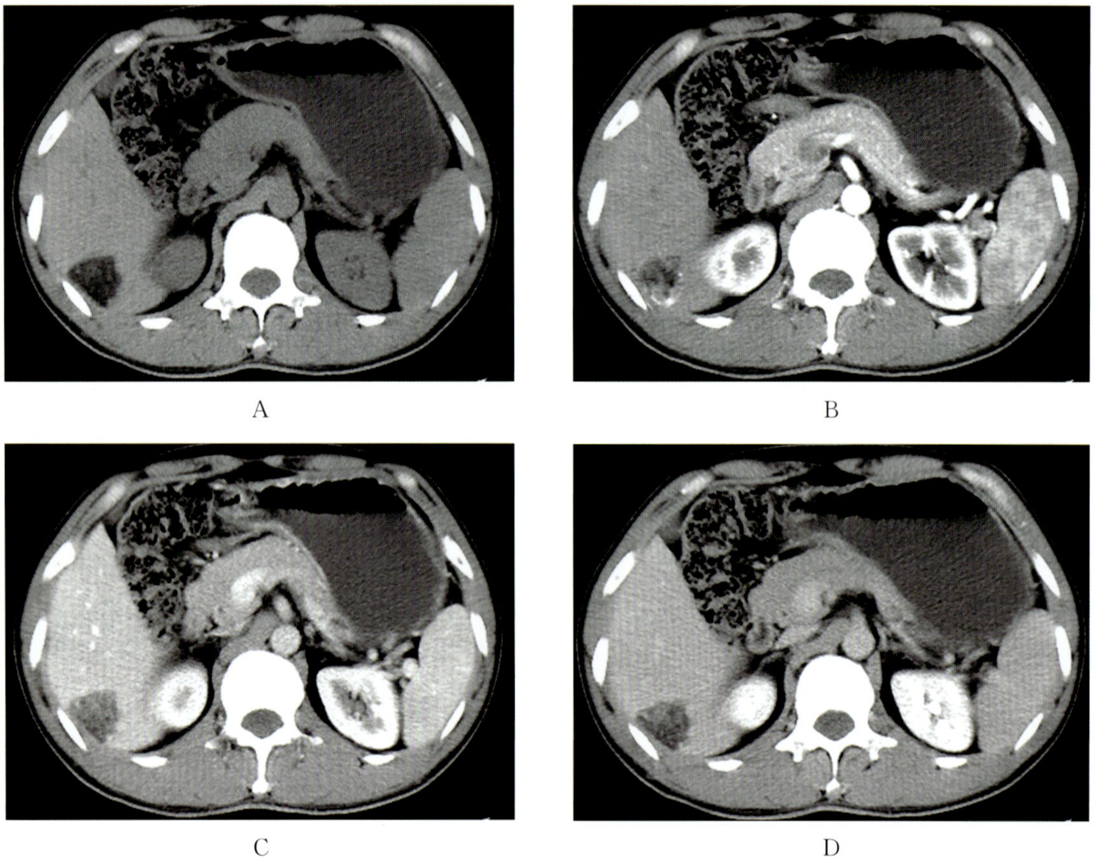

图4-1-16　肝脏血管平滑肌脂肪瘤CT表现

患者男性，40岁，肝脏血管平滑肌脂肪瘤，肝右叶见一团块状低密度肿块，平均CT值约－39 HU，提示含有成熟脂肪，边界清楚，增强扫描动脉期病灶边缘见多发点条状迂曲血管影，门静脉期及延迟期持续强化，强化程度稍减退。

2. MRI表现

(1) 混合型：平扫T_1WI、T_2WI序列信号混杂，其内可见灶性高信号的脂肪成分，脂肪抑制后信号明显下降；增强扫描强化方式与CT相同。

(2) 脂肪瘤型：该类型肿瘤内部存在较多脂肪，其主要影像特点是肿瘤在T_1WI、T_2WI序列呈以高信号为主的肿块，脂肪抑制后信号显著降低，增强扫描后脂肪成分无强化，当脂肪成分中出现强化血管影时有利于诊断。

(3) 肌瘤型：该类型以平滑肌成分为主，主要表现为实性软组织肿块，MRI平扫T_1WI序列呈稍低信号，T_2WI序列呈稍高信号，若肿瘤内存在微量脂肪，在同/反相位序列可见局灶性信号衰减；增强扫描后动脉期呈较明显强化，门静脉期及延迟期持续强化；部分病灶内可见强化血管影。

(4) 血管瘤型：该类型肿瘤以扭曲、粗大血管成分为主，所含脂肪及平滑肌成分较少，MRI平扫T_1WI序列呈低信号，T_2WI序列呈高信号，内可见较明显流空血管影，同/反相位序列可见局灶性信号衰减；增强扫描后明显血管样强化，肿瘤内或周边出现明显强化的粗大畸形的血管影为该型的特征性表现(图4-1-17)。

(四) 鉴别诊断

鉴于HAML的组织成分特殊性，因此影像学上主要应将其与其他常见的肝脏富血供强化肿瘤及富含脂肪的肿瘤相鉴别。

(1) 肝细胞肝癌：两者好发人群及肝脏背景不同，肝细胞肝癌常发生在慢性肝炎和肝硬化的基础

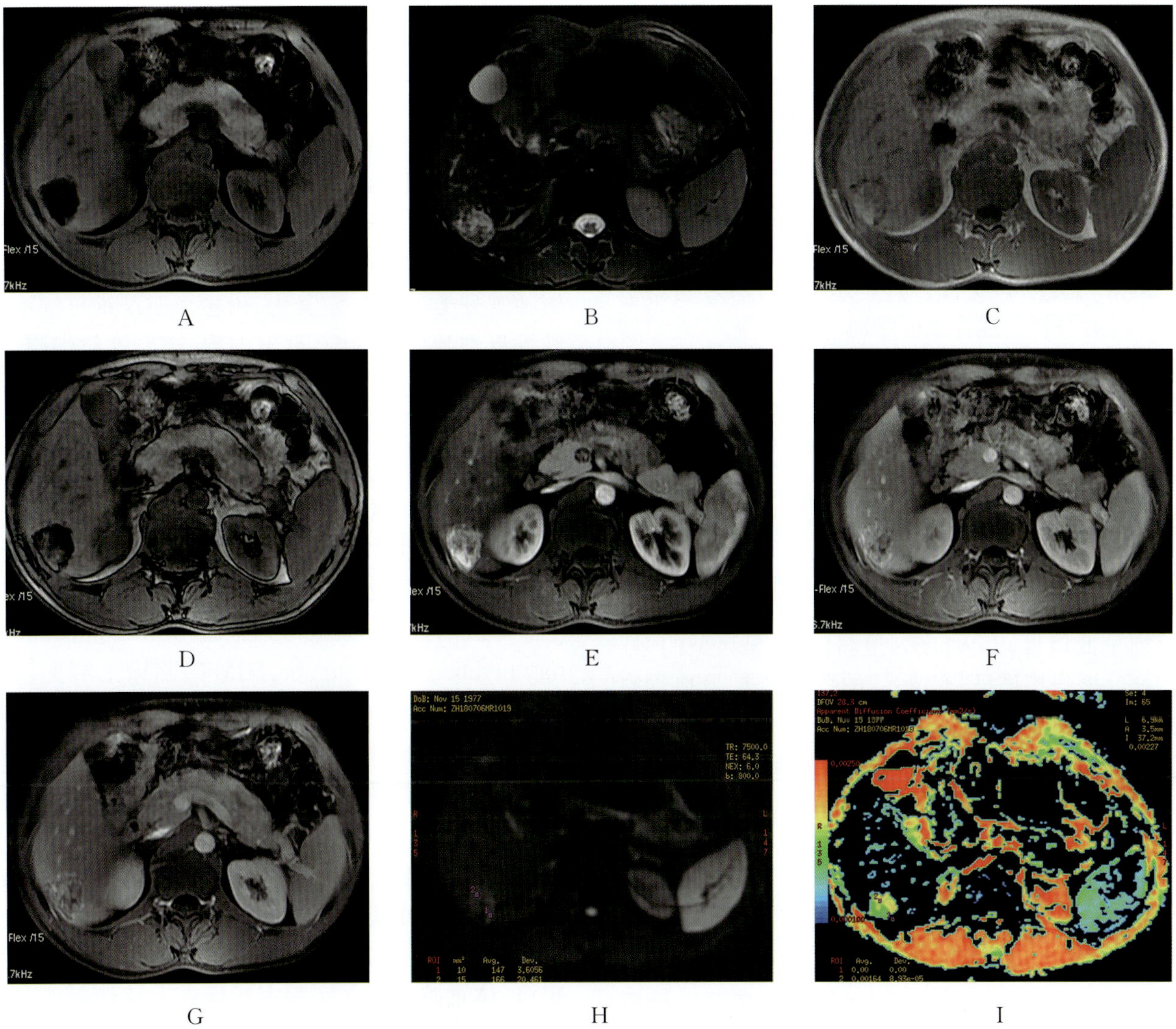

图 4-1-17 肝脏血管平滑肌脂肪瘤 MRI 表现

与图 4-1-15 为同一患者，肝脏血管平滑肌脂肪瘤。T_1WI 序列(A)肝右叶见一类圆形低信号肿块，T_2WI-FS 序列(B)呈高低混杂信号，边界清楚，同相位序列(C)，可见病变内成熟脂肪成分呈稍高信号，反相位序列(D)于肿块周边可见环形低信号化学位移伪影，表现为典型的“勾边征”；动态增强(E～G)示病灶内软组织成分呈明显持续性强化，并于肿块内及边缘见多发明显强化的迂曲血管影。DWI(H、I)示病灶内软组织呈稍高信号，但 ADC 值(1.54×10^{-3} mm²/s)并未减低，提示水分子运动无明显扩散受限。

上,患者AFP常可升高。肝细胞肝癌强化方式为“快进快出”,有明显“假包膜”,而HAML强化方式多为“快进慢出”或持续性强化,一般无“假包膜”。肝细胞癌肿块合并脂质变性在反相位图信号衰减,与同相位图相比呈低信号;而HAML肿块内为成熟脂肪,脂肪信号不衰减但其周边信号衰减而呈典型勾边效应。

(2)肝腺瘤:肝腺瘤好发于年轻女性,常有口服避孕药史。肝腺瘤病灶T_1WI序列可呈等、稍高信号,T_2WI序列为高信号,肿块周围可见高信号“环礁征”;三期动态增强后多为富血供强化,门静脉期及延迟期病灶多持续强化,但也可快速廓清。肝腺瘤病灶内为脂肪变性,而HAML瘤内则为成熟脂肪。综合分析上述征象可鉴别。

(3)肝局灶性结节性增生:中央瘢痕是肝局灶性结节增生的特征性表现,增强扫描动脉期除中央瘢痕外显著强化,延迟期中央瘢痕强化;肝细胞特异性对比剂最有助于鉴别,表现为肝胆期肝局灶性结节增生在肝胆期摄取对比剂呈等、高信号,而HAML于肝胆期无摄取呈低信号。

(4)肝血管瘤:肝血管瘤在MRI平扫时,T_1WI序列呈低信号,T_2WI序列呈高信号,呈典型的“灯泡征”,增强扫描呈“充填式”的强化方式,肝血管瘤内无脂肪成分,二者容易鉴别。

(5)肝脂肪瘤:肝脂肪瘤完全由成熟脂肪组成,表现为边界清楚,均匀一致的脂肪信号,因脂肪瘤无脂肪成分故多期增强后无强化,二者不难鉴别。

(五)诊断关键要点

(1)HAML好发于中青年女性,多无慢性肝炎、肝硬化背景,无AFP升高。

(2)单发为主,密度或信号混杂,肿瘤内脂肪组织是诊断关键,脂肪成分中若见血管影像更有利于诊断。

(3)增强扫描病灶内常出现粗大血管影,即“中心血管影”;病灶周边常出现汇入肝静脉的引流静脉影,即“早期引流静脉征”。

(4)动态增强强化类型多样,多数呈“快进慢出”或持续性强化,少数病灶也可呈“快进快出”的强化方式。

(王传彬　薄　娟)

六、肝脏炎性肌纤维母细胞瘤

(一)概述

炎性肌纤维母细胞瘤(inflammatory myofibroblastic tumor,IMT)是一种纤维母细胞和肌纤维母细胞分化方向的间叶源性软组织肿瘤,生物学行为上呈中间型(低度恶性),WHO 2020年第5版软组织肿瘤分类将IMT定义为:由梭形肌纤维母细胞、纤维母细胞伴浆细胞、淋巴细胞、嗜酸性粒细胞等炎性细胞构成的一种独特的、少见转移的软组织肿瘤。IMT以儿童和青少年好发,成年人也可发生,女性稍多于男性。IMT最好发于腹部,其次发生在肺、头颈、乳腺、盆腔、膀胱、腹膜后和四肢等全身各处。IMT的病因和发病机理尚不明确,可能与炎症、异常修复、手术、创伤、EB病毒等感染有关。发生于肝脏的炎性肌纤维母细胞瘤(hepatic inflammatory myofibroblastic tumor,HIMT)临床上罕见,曾被称为肝脏炎性假瘤、纤维黄色瘤、浆细胞肉芽肿等。

肝脏炎性肌纤维母细胞瘤可发生于任何年龄段,以中年男性为主,男女发病率约3:1。多为单发,亦可多发,肝脏IMT以肝右后叶多见,大约占53%,其次为左叶,约占24%,同时累及两叶者约为13%,位于肝门部位约为10%。

肝脏IMT多数无明显症状,少数病人有发热、腹痛、体重减轻等。实验室指标亦无特殊表现,部分患者碱性磷酸酶及谷氨酰转移酶轻度升高,部分处于急性期的患者可有血沉、白细胞及血小板升高,仅有少数患者AFP轻度升高,可能与炎性肿块刺激周围肝组织、对邻近肝细胞有损害或伴发肝炎、肝硬化等有关。

(二)病理学表现

肝脏IMT病理分型:① 黏液血管型:以黏液、血管和炎性区域为主;② 梭形细胞紧密型:肿瘤富于梭形细胞,排列致密,夹杂有炎性细胞;③ 少细胞纤维型:致密成片的胶原纤维类似瘢痕组织,纤维间质中见淋巴细胞和浆细胞浸润;④ 混合型:上述两种及以上病理类型同时出现。

大体表现:肝脏局部非实质细胞成分炎性增生而形成瘤样结节,呈圆形、类圆形或不规则形,边界清楚,部分可见完整包膜。肿块质地较韧,切面光滑平坦,多呈黄色。

镜下表现:正常肝组织被增生的纤维组织及浆细胞、淋巴细胞、泡沫样组织细胞、嗜酸性粒细胞等多种细胞替代,增生的纤维组织呈相互交错的层状或漩涡状排列,部分病变内部可见团块、结节状无结构坏死区(图4-1-18)。

免疫组化:常见Vimentin、SMA和MSA阳性,部分病例Desmin阳性,S-100、肌红蛋白(myoglobin)、CD34阴性。

(三)影像学表现

1. 超声表现

肝脏IMT二维超声多表现为低回声结节或肿块,边界清楚,周边有淡的低回声环围绕;病灶内部以低回声为主,分布不均,偶尔在低回声区的中央可有较淡的增强光点出现。部分肝脏IMT肿瘤内血流信号较丰富,超声造影提示其为富血供病变,与肝细胞癌(hepatic cell carcinoma,HCC)颇为相似,但肝脏IMT的包膜的厚度要厚于HCC的假包膜。有研究指出,HCC假包膜的厚度为0.3~1.4 mm,并认为是肝细胞癌的重要特征,98%的肝细胞癌包膜的厚度低于2 mm,肝IMT纤维包膜的厚度为2.0~3.3 mm,明显厚于典型HCC。因此,如果肝脏病灶在超声造影上呈现与HCC类似的增强表现及廓清模式时,如果肿块具有较厚的包膜,则优先考虑肝脏IMT的诊断。

2. CT表现

肝脏IMT好发于肝右叶,其次是左叶,CT平扫呈类圆形低密度肿块,边界欠清,部分肿块边缘可见环状低密度的厚壁影(图4-1-19)。

CT三期增强表现与IMT的病理类型有关。黏液血管型与梭形细胞密集型肝IMT肿瘤的实性区富含细胞并有血管时,增强动脉期呈斑片状强化,并见细小的供血动脉和不规则的血管影,门静脉期和延迟期进一步强化,强化范围扩大,但也有少数肝IMT表现为廓清表现。肿块坏死区不强化而呈低密度,中心的瘢痕成分呈轻度渐进性强化。少细胞纤维性IMT增强后仅表现为轻度渐进性强化。部分肝IMT的周围正常肝组织在动脉期表现为片状、段样一过性强化。

CT增强三维重建可清晰显示富血供肝IMT的供血动脉与引流静脉,为手术治疗提供定量影像学依据。

3. MRI表现

肝脏IMT在T_1WI序列呈略低或等信号,T_2WI序列呈稍高信号,部分肿块信号不均,内见斑片状更长T2信号的液化坏死区和低信号的纤维成分。DWI可呈稍高或高信号,ADC图呈等低信号,呈轻度的扩散受限(图4-1-20)。

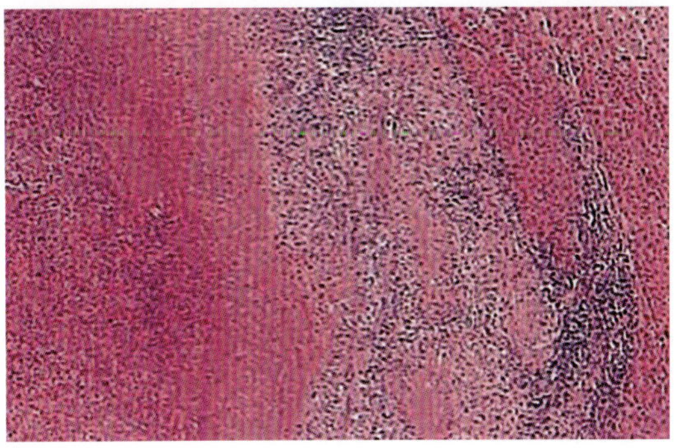

A

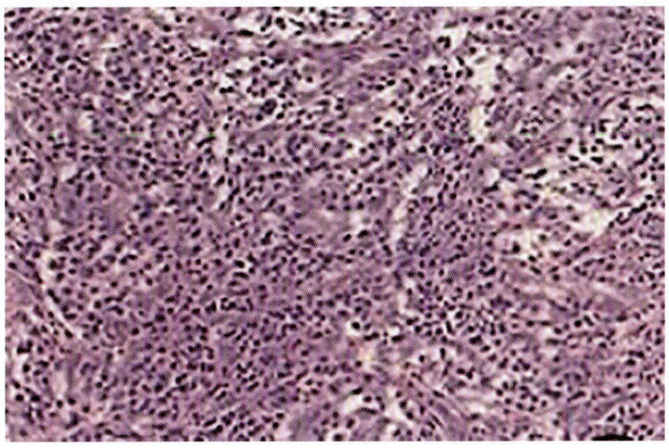

B

图4-1-18 肝脏炎性肌纤维母细胞瘤病理学表现

患者男性,57岁,肝脏炎性肌纤维母细胞瘤。镜下表现:病灶内见大片坏死区(A),坏死周边纤维母细胞增生伴炎细胞浸润(HE,×100);病灶内纤维组织增生明显(B),伴大量炎症细胞浸润(HE,×400)。

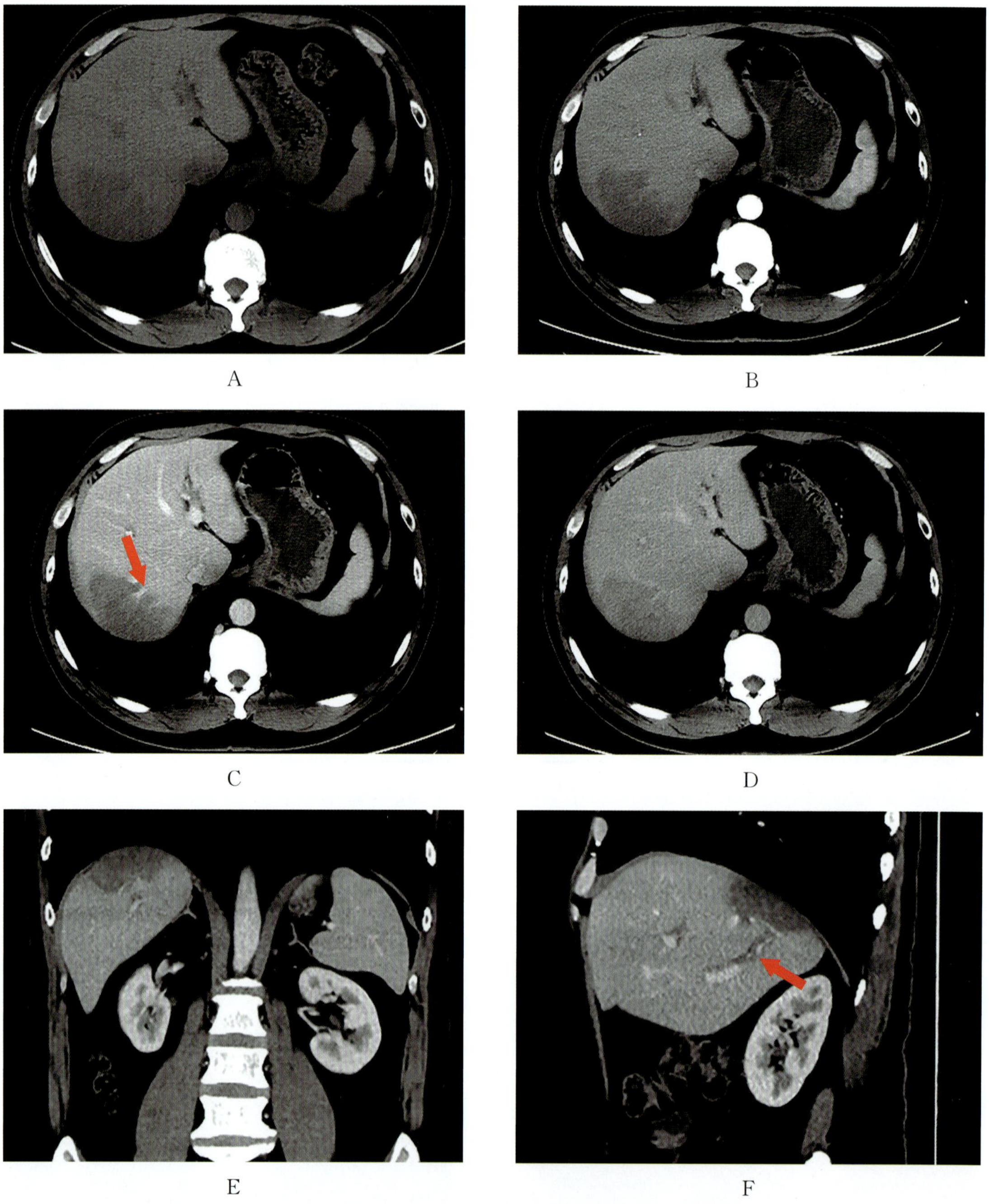

图4-1-19　肝脏炎性肌纤维母细胞瘤CT表现

患者男性,56岁,肝右叶炎性肌纤维母细胞瘤。平扫肝右叶S7、8段不规则形低密度肿块,边界欠清(A);增强动脉期(B)肿块边缘呈轻度强化,门静脉期(C)及延迟期(D)呈渐进性强化,强化范围扩大,病变内侧边缘区可见静脉血管穿行(箭头所示);增强门静脉期冠、矢状位(E、F)肿块位于肝S7段包膜下区,紧邻右侧横膈下方,低密度肿块内见斑片状轻度强化,门静脉右后支管腔狭窄,密度不均(箭头所示)。

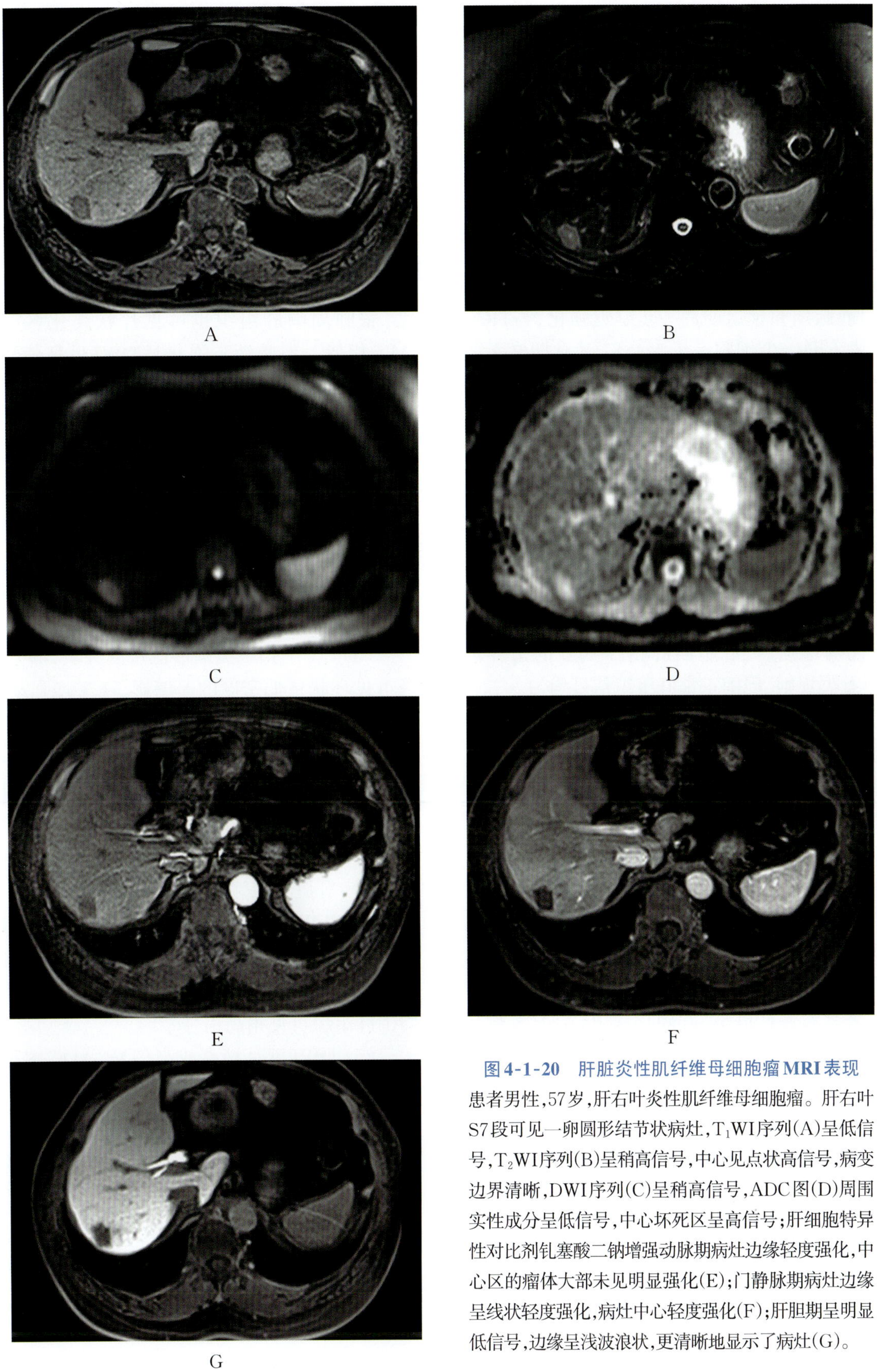

图 4-1-20 肝脏炎性肌纤维母细胞瘤 MRI 表现

患者男性，57岁，肝右叶炎性肌纤维母细胞瘤。肝右叶S7段可见一卵圆形结节状病灶，T_1WI序列(A)呈低信号，T_2WI序列(B)呈稍高信号，中心见点状高信号，病变边界清晰，DWI序列(C)呈稍高信号，ADC图(D)周围实性成分呈低信号，中心坏死区呈高信号；肝细胞特异性对比剂钆塞酸二钠增强动脉期病灶边缘轻度强化，中心区的瘤体大部未见明显强化(E)；门静脉期病灶边缘呈线状轻度强化，病灶中心轻度强化(F)；肝胆期呈明显低信号，边缘呈浅波浪状，更清晰地显示了病灶(G)。

肝脏IMT的磁共振信号与病理学亚型有关。T_2WI与T_2WI-FS序列能间接反映肿瘤的组织成分。黏液血管型与梭形细胞密集型在T_2WI序列上以高信号为主,内见少许低信号纤维成分。少细胞纤维型在T_2WI与T_2WI-FS序列上则以低信号为主,伴有小片高信号影。部分肝IMT在T_2WI序列可见壁较厚的低信号环影。

不同类型的肝脏IMT的MRI增强表现不同。黏液血管型与梭形细胞密集型在动脉期开始明显强化,门静脉期和延迟期进一步延迟强化,与HCC强化模式不同。少细胞纤维型IMT动脉期常无明显强化,门静脉期及延迟期不同程度延迟强化。肿块内有凝固性坏死成分时呈边缘不规则强化,坏死区不强化而呈均匀的极低信号。部分肝脏IMT病灶周围可见环状厚壁,在增强动脉期不强化而呈低信号,在平衡期和延迟期延迟强化,形成明显强化的厚壁环征。肿块周围正常肝组织在动脉期可呈一过性异常强化,门静脉期与延迟期强化的密度趋于正常,可能与肿瘤周围炎症反应有关。肝细胞特异性对比剂增强后,肝胆期肝IMT病灶的边界清晰,但形态欠规则,周围正常肝组织信号均匀。

(四)鉴别诊断

(1)肝细胞癌:血管黏液型与梭形细胞密集型肝IMT需要与HCC鉴别。肝细胞癌CT、MRI动态增强表现为动脉期非环状强化,门静脉期与延迟期廓清,呈“快进快出”的特征;HCC“假包膜征”等主要征象,结合DWI扩散受限,马赛克征,结中结和门、肝静脉内癌栓等辅助征象可资鉴别。另外,HCC患者多有慢性肝炎、肝硬化病史,AFP多数升高。而肝脏IMT实验室检查表现为炎症指标升高,增强后呈渐进性、延迟强化而与HCC不同。

(2)肝转移瘤:当肝炎性肌纤维母细胞瘤病灶中心出现点征或中心坏死时,需要与肝转移癌鉴别。前者多有原发恶性肿瘤病史,病灶往往多发,大小不一,典型者增强检查可见“牛眼征”或“靶环征”,转移瘤的实性成分在DWI扩散受限。

(3)肝内胆管癌:二者均可呈现门静脉期和延迟期持续性强化特点,但肝胆管细胞癌周围常见到扩张的胆管、局部肝包膜皱缩、DWI扩散受限等恶性肿瘤征象,与IMT不同。

(4)肝不典型血管瘤:其特征性表现为动脉期病灶周边结节状强化,随时间延迟,病灶逐渐被对比剂填充;T_2WI最具鉴别诊断价值,肝血管瘤呈明显高亮信号,而肝脏炎性肌纤维母细胞瘤呈等信号或稍高信号。肝脏IMT虽可延迟强化,但不会充填呈等信号。

(5)不典型肝脓肿:患者可有发热等临床症状,白细胞和C反应蛋白升高。脓肿壁及分隔延迟强化,脓肿周围肝组织也可见片状强化区,与肝脏IMT相似。但脓液不强化且DWI呈高信号、ADC值低,结合临床病史,可资鉴别。

(五)诊断关键要点

(1)肝脏IMT中年男性多见,好发于肝右叶,单发多见。多数无慢性肝炎、肝硬化病史

(2)实验室检查白细胞及C反应蛋白可升高,血沉可加快;肿瘤标志物AFP、CEA阴性。

(3)CT平扫呈类圆形低密度肿块,部分肿块边缘可见环状更低密度的厚壁影。CT增强动脉期呈斑片状强化,并见细小的供血动脉和不规则的血管影,门静脉期和延迟期进一步强化,强化范围扩大。肿块周围正常肝组织因炎症反应而呈一过性强化。CT增强三维重建可清晰显示富血供肝IMT的供血动脉与引流静脉,为手术治疗提供定量影像学依据。

(4)肝脏IMT在T_1WI序列上病灶多呈等或稍高信号,T_2WI序列上肿块呈稍高信号,内见斑片状更长T2信号的液化坏死区和低信号的纤维成分,部分肝IMT肿块边缘可见厚壁的低信号环影,肿块周围肝组织可见稍高信号晕影。

(5)DWI可呈稍高或高信号,ADC图呈等、低信号,呈轻度的扩散受限。

(6)黏液血管型与梭形细胞密集型IMT在动脉期开始明显强化,门静脉期和延迟期进一步延迟强化,与HCC强化模式不同。少细胞纤维型IMT动脉期常无明显强化,门静脉期及延迟期不同程度延迟强化。肿块周围正常肝组织在动脉期可呈一过性异常强化。

(董江宁)

七、肝局灶性结节性增生

(一) 概述

肝局灶性结节性增生(focal nodular hyperplasia,FNH)是肝细胞对血液循环异常的一种局部增生性反应,是肝脏第二常见的良性富血供肿瘤样病变。肝局灶性结节性增生在1958年由Edmondson首次报道,并于1975年被世界卫生组织命名,发病率仅次于肝脏海绵状血管瘤。肝局灶性结节性增生多为单发,约20%为多发病灶。肝局灶性结节性增生的病因及发病机理尚不明确,但多数学者认为是肝实质对先天存在的动脉血管畸形的增生性反应。部分学者认为病变区动脉管径较大且无门静脉分支,这提示由于肝窦血供的动脉化或血流量增大,而导致肝细胞结节性增生。肝局灶性结节性增生常与血管瘤伴发,也支持先天性血管异常病变学说。

肝局灶性结节性增生多见于30~50岁女性,可能与雌激素刺激血管畸形发展和肝细胞的增生有关,但与口服避孕药和其他类固醇类无密切关系。该病患者常无肝炎及肝硬化病史,实验室检查多无明显异常。绝大多数患者临床无明显症状,少数患者可出现上腹部疼痛不适或自觉腹部包块就诊,极少数患者发生肿块自发性破裂而出血。

为了使肝脏影像诊断报告术语化及标准化,美国放射学院(America College of Radiology,ACR)制定了肝脏影像报告和数据系统(Liver Imaging Reporting and Data System,LI-RADS)。2018年以来,2018版的LI-RADS分类广泛应用于肝细胞癌(hepatocellular carcinoma,HCC)高危患者肝结节的诊断。LI-RADS标准先基于基本征象进行判别,在增加辅助特征后,可对LI-RADS分级进行调整,以提高诊断信心及准确性。LI-RADS基于肿瘤大小、对比动力学、包膜外观和阈值生长,将肝内结节分为以下几类:LR-1:绝对良性;LR-2:可能良性;LR-3:肝细胞癌的中等风险(置信风险12%~50%);LR-4:可能是肝细胞癌(47%~80%);LR-5:明确为肝细胞癌(93%~96%);LR-M:可能为恶性病变,但不能明确为肝细胞癌(图4-1-21)。

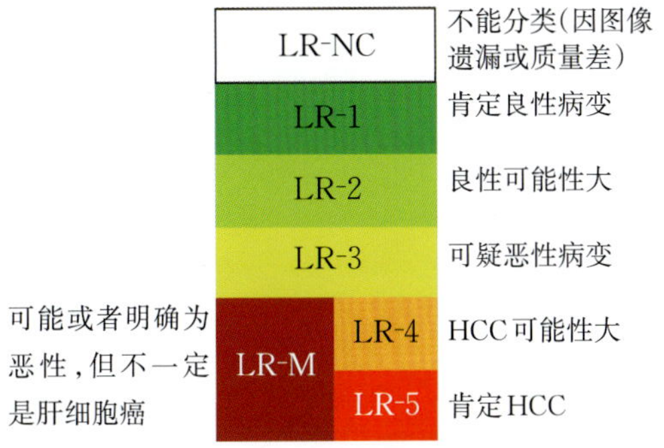

图4-1-21 美国放射学院肝脏病变2018版LI-RADS分类的临床意义解读LR-NC

(二) 病理学表现

Nguyen等根据病灶内是否存在中央瘢痕,提出病理上将肝局灶性结节增生分为经典型和非经典型:

(1) 经典型(占80%~90%),表现为边界清楚,周围偶尔可见由受挤压的血管构成的假包膜结构,中央星芒状瘢痕伸出放射状纤维条索将增生的肝组织分割成结节样,供血动脉从中央瘢痕进入并沿纤维间隔向周围分布。

(2) 非经典型(占10%~20%),缺乏中央瘢痕,病理上又分为3个亚型:① 毛细血管扩张型;② 混合增生性腺瘤样型;③ 细胞不典型增生型。

大体病理:典型肝局灶性结节增生大体外观呈分叶状,与周围肝实质分界清楚,但无明确包膜,切面呈浅棕色或黄褐色,质地与正常肝组织相似。在部分病灶内可见一个或多个星状中央瘢痕组织,但无出血坏死,周围肝组织无结节性硬化表现。大体病理上,FNH以"中心瘢痕和间隔形成的网络包绕着多发增生结节"为其特征性表现。

镜下表现:肝组织排列呈条索状或小片状,肝细胞形态大致正常,细胞分化成熟,细胞核比正常肝细胞核略偏大,染色略偏深无异型性,与周围正常的肝组织类似,但缺乏肝小叶结构,由纤维分隔将肝细胞分隔成大小不一、相互连接的结节。中央瘢痕组织由异常排列的肝细胞、增生的纤维结缔组织、胆管和畸形小血管组成,其中动脉血管大而扭曲,全层或肌层纤维增生,静脉和毛细血管均有管

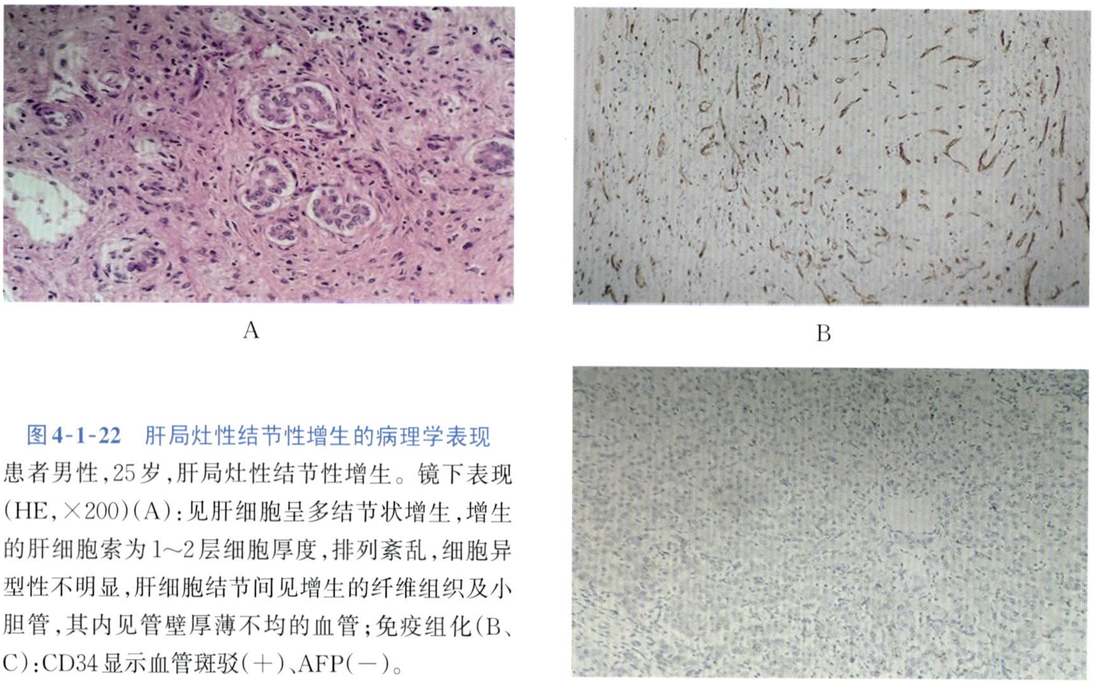

A　B　C

图4-1-22　肝局灶性结节性增生的病理学表现

患者男性，25岁，肝局灶性结节性增生。镜下表现(HE，×200)(A)：见肝细胞呈多结节状增生，增生的肝细胞索为1～2层细胞厚度，排列紊乱，细胞异型性不明显，肝细胞结节间见增生的纤维组织及小胆管，其内见管壁厚薄不均的血管；免疫组化(B、C)：CD34显示血管斑驳(+)、AFP(-)。

壁增厚和扭曲，管腔呈同心性或偏心性狭窄，无正常的中心静脉及门静脉(图4-1-22)。

(三) 影像学表现

1. 肝局灶性结节性增生典型MRI表现

肝局灶性结节性增生组织中门静脉血流减少、缺乏中心静脉，病灶内血液引流至周围正常肝组织的肝血窦。这种静脉较少的供血区多位于肝脏周边区域，故肝局灶性结节增生发生于近肝包膜区的概率高，多数突出肝包膜。典型肝局灶性结节增生中动脉血供丰富，而且病灶内部可见明显且较单一的供血动脉。供血动脉、炎症细胞及增生组织是“快进”强化方式的病理学基础；肝局灶性结节增生缺乏正常中心静脉和门静脉是“慢出”的病理学基础。另外，肝局灶性结节增生的“中心瘢痕”非真瘢痕，是供血动脉周围的炎症组织，无中央静脉，罕见钙化。

(1) 平扫T_1WI序列上多为等或略低信号，中央瘢痕为更低信号，边界多不清楚，有时病灶中心或周边可见流空血管影，代表有血管畸形存在。T_2WI序列上多为等信号或略高信号，肝局灶性结节增生由正常肝细胞构成，因此和正常肝实质之间的信号差别不大，而中央瘢痕为高信号，具有特征性，主要为血流缓慢的血管、炎性细胞和水肿等。少数FNH的中央瘢痕在T_2WI序列上为低信号，代表以纤维结缔组织增生为主。

(2) DWI上肝局灶性结节性增生多呈稍高信号，提示存在轻微的水分子弥散受限，可能原因是肝局灶性结节增生是由正常肝组织错构排列而成的，其细胞形态结构基本正常，故细胞外水分子弥散运动受限不明显。此外，肝局灶性结节增生的中央瘢痕弥散明显受限，可能与其内包含纤维结缔组织及炎性反应而限制水分子弥散运动有关。

(3) MRI多期增强后，动脉期肿块实性部分明显均匀强化，几乎接近同层腹主动脉信号，部分病例病灶中心或周边可见粗大或扭曲的供血动脉影，具有特征性；门静脉期及延迟期病灶呈略高或等信号，表现为“快进慢出”模式。肝局灶性结节增生的中央瘢痕在动脉期多无明显强化，这与瘢痕内血管畸形、管壁增厚、管腔狭窄所致对比剂进入缓慢有关；随着时间的延迟，中央瘢痕表现为持续渐进性强化，并表现为瘢痕收缩征，瘢痕收缩征多出现在较大病灶中，为对比剂从瘢痕边缘逐渐向中央填充而瘢痕逐渐缩小的征象，示例如图4-1-23所示。

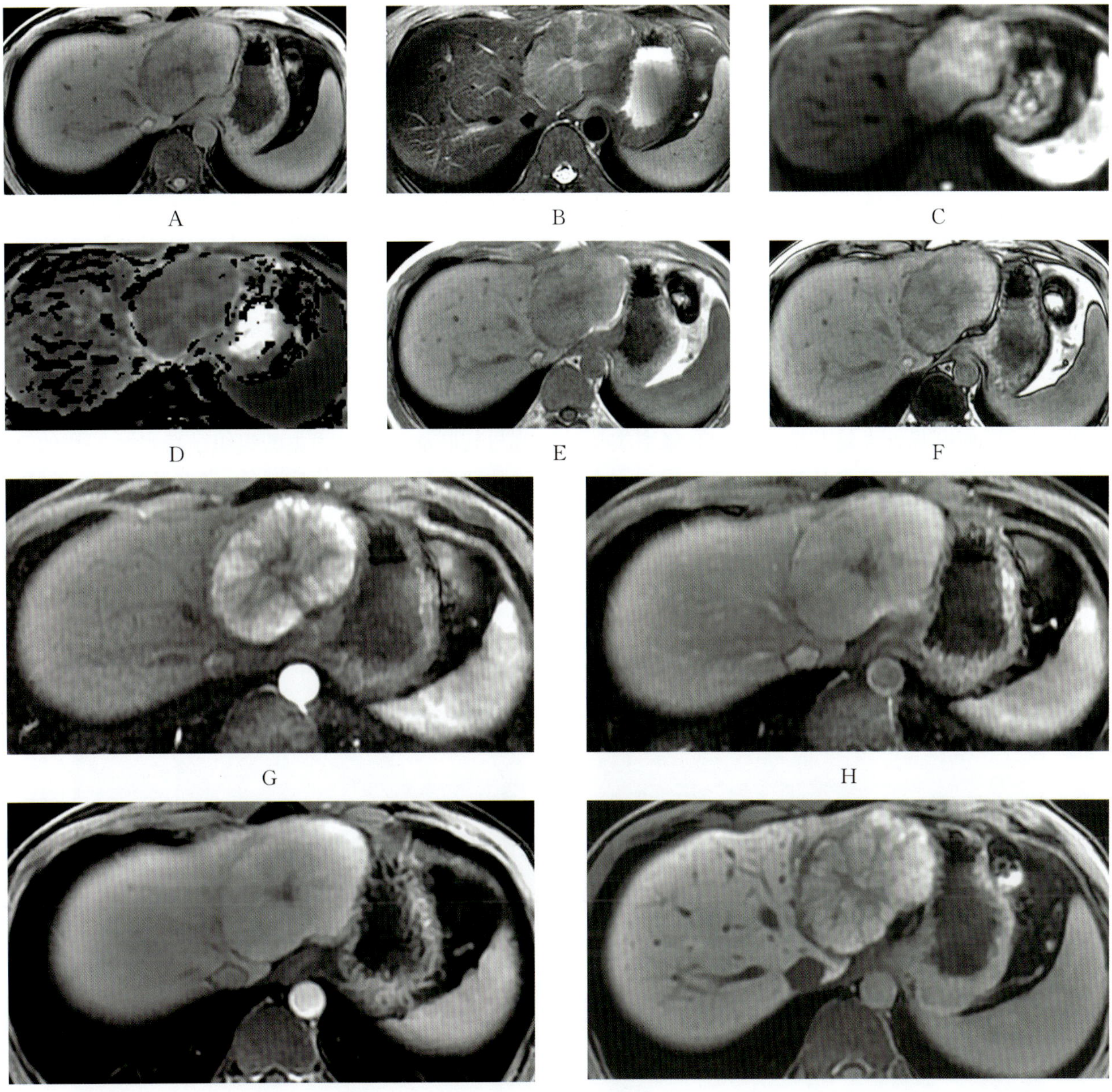

图4-1-23 肝局灶性结节性增生经典MRI表现

患者男性，26岁，肝左叶局灶性结节性增生。肝内S1、S4段结节状肿块影，T_1WI序列(A)呈等、稍低信号，T_2WI序列(B)呈稍高信号，较大者中央见放射状长T1、长T2信号“中央瘢痕”，肝右叶结节DWI(C)呈稍高信号，ADC图(D)呈等信号，正、反相位(E、F)无信号衰减；增强扫描(G～J)示较大肿块实性成分表现为“快进慢出”，中央瘢痕表现为持续渐进性强化；肝胆期(J)肿块呈高信号，而中心瘢痕呈低信号。

2. 肝局灶性结节性增生不典型MRI表现

① 病灶内不出现中央瘢痕；② 延迟期出现“假包膜样”强化，因为病变周围压缩的肝实质有轻微的纤维反应，并与病变周围扩张的血管和血窦引起的对比剂滞留；③ 门静脉期和延迟期肿瘤实性成分未见持续强化而呈相对低信号；④ 在动脉期或门静脉期见到扩张的引流静脉；⑤ 增强后病灶呈现不均匀强化，尤其是毛细血管扩张型，其病理基础为病灶内部存在坏死、出血、脂肪变等。

3. 肝细胞特异性对比剂MRI增强表现

肝特异性对比剂（如Gd-EOB-DTPA）具有顺磁性，可缩短T1值，具有常规多期增强作用，判断病变的血供及强化形式;还可经肝细胞的ATP依赖性有机阴离子转运多肽(OATP)由肝细胞摄取后从胆道排出,从而了解病变的组织学特征及肝细胞功能状态,为肝局灶性结节增生的诊断和鉴别诊断提供另一重要依据。研究表明OATP8是人类肝细胞摄取Gd-EOB-DTPA的最重要的转运体。有研究指出肝局灶性结节增生中OATP8表达量等于或高于周围正常肝组织,这是解释肝局灶性结节增生肝细胞特异期呈等、高信号的原因。而且OATP8的表达量决定肝细胞期信号特点。在正常肝组织中,小叶中央区的肝细胞表达OATP8,而门管区的肝细胞不表达,而肝局灶性结节增生的中心瘢痕类似于门管区,因此可解释肝局灶性结节增生的中心瘢痕肝细胞期低信号。此外,中心瘢痕肝细胞期低信号,还与其内的胆管摄取和排泄Gd-EOB-DTPA的能力较差有关,极少数中心瘢痕肝胆期呈稍高信号,可能与对比剂在细胞外间隙部分集聚有关。

4. 肝局灶性结节性增生的CT表现

经典型FNH的病理学主要表现为切面中心有星芒状瘢痕,可见粗大变异的血管、小胆管及炎症细胞,增生的纤维间隔将肝组织分隔呈结节状,且结节内肝细胞形态无异常,排列紧密,肝小叶结构正常,故CT平扫多数表达为等密度、稍高密度;而中央瘢痕组织有极丰富的慢血流血管、增生胆管及炎性细胞浸润表达,故CT平扫以星芒状低密度为主要特征性征象。增强后,除中央瘢痕外,病灶均明显均匀强化,部分病灶显示位于其周边粗大扭曲的供血动脉,这与其肝动脉供血为主的组织学特点是一致的;门静脉期及延迟期强化略减低,密度稍高或等于肝实质。中央瘢痕在动脉期多无明显强化,随着时间延迟,中央瘢痕表现为持续渐进性强化,门静脉期及延迟期强弱的程度取决于血管增生情况(图4-1-24)。

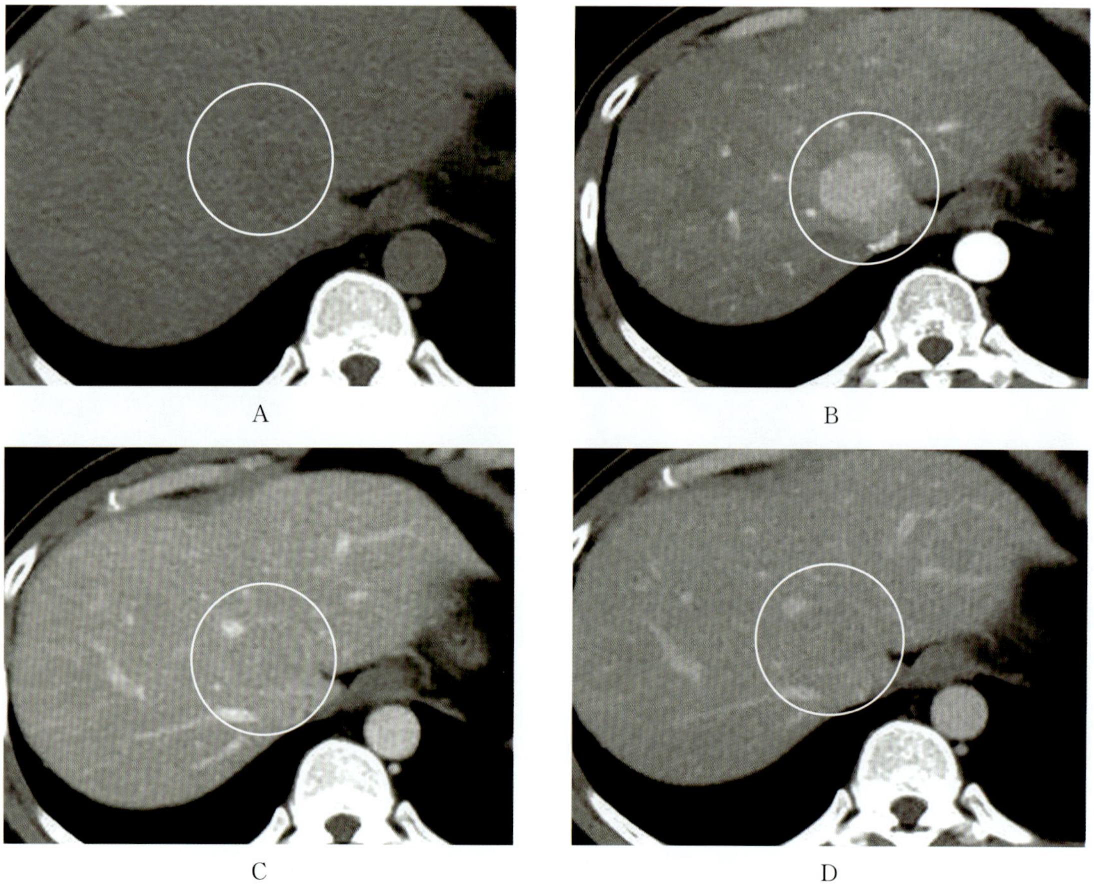

图4-1-24 肝局灶性结节性增生经典CT表现

患者男性,36岁,肝尾状叶局灶性结节性增生。肝内S8与S4段交界处结节状肿块影(白色圆圈),CT平扫(A)呈略低密度,增强动脉期(B)病灶呈明显强化,门静脉期(C)及延迟期(D)强化稍减低,密度略等于肝实质。

由于非经典型FNH主要有毛细胆管扩张型、混合型增生型及腺瘤样型3个亚型，因此非经典型FNH的CT表现呈现多样化，病灶密度不均匀，亦无中央瘢痕，CT表现无明显特征，多数易出现继发性病灶内出血、脂肪变及坏死。

(四) 鉴别诊断

肝局灶性结节性增生主要与以下常见肝脏富血供肿瘤鉴别：

(1) 肝细胞癌：① 肝局灶性结节增生大多没有肝炎、肝硬化及AFP升高病史，且肝功能基本正常，而肝细胞癌患者则相反；② 肝局灶性结节增生呈“快进慢出”的强化方式，且强化多较均匀，而肝细胞癌多呈“快进快出”的非环状强化，强化的密度不均；③ FNH与HCC均由肝动脉供血，但肝局灶性结节增生内供血动脉呈由中央向四周放射状，而肝细胞癌内血管迂曲不规则，常伴动-静脉瘘；④ 典型FNH的中央瘢痕且延迟强化，而HCC肿块内可见片状不规则低密度坏死无强化区；⑤ HCC可见门脉癌栓及淋巴结转移的恶性肿瘤征象，而FNH无此征象；⑥ HCC常见假包膜，边界清楚，且假包膜延迟强化，而FNH无包膜；⑦ FNH在肝细胞特异性对比剂增强的肝胆期摄取对比剂而呈等高信号。HCC不摄取对比剂而呈低信号，此征象具有可靠的鉴别诊断价值。

(2) 肝海绵状血管瘤：① 血管瘤在T_2WI序列上呈明显高信号，称为“灯泡征”，而肝局灶性结节增生于T_2WI序列上多为等信号或略高信号；② 典型的血管瘤增强方式为“早出晚归”，从病灶边缘呈结节状明显强化，随着时间的延长逐步向中心充填。肝局灶性结节增生呈“快进慢出”模式，但内部中央瘢痕延迟强化。

(3) 肝细胞腺瘤：① 肝腺瘤通常较大，因含有脂肪、坏死、出血成分而导致密度与信号不均匀，而FNH的密度/信号多较均匀；② 肝细胞核因子1α (HNF-1α)失活型腺瘤(H-HCA)常有明显的脂肪变性，在反相位图的信号较同相位明显衰减，与FNH不同；③ 肝腺瘤动脉期明显强化，门静脉期、延迟期可持续强化，也可廓清呈低信号，而肝局灶性结节增生多数呈持续强化；④ 肝腺瘤通常无中央瘢痕；⑤ 肝脏特异性对比剂增强对鉴别两者很有价值，在肝胆期，肝腺瘤多为不摄取特异性对比剂而呈低信号，而FNH因摄取对比剂则为高或等信号。

(4) 富血供肝转移瘤：转移瘤通常见于老年患者，有恶性肿瘤病史，转移瘤通常多发，信号不均匀，增强后具有原发肿瘤的相似影像表现。

(5) 纤维板层肝细胞癌：二者均好发于年轻人，均无慢性肝炎、肝硬化背景，均可出现中央纤维瘢痕，影像学上鉴别较困难。① 肝局灶性结节增生中央瘢痕T_2WI序列常呈高信号，增强后持续强化，而后者则T_2WI序列多呈低信号，增强后无强化，主要与其存在胶原组织和钙化有关；② 肝局灶性结节增生在肝胆期多呈等高信号，而纤维板层型肝癌通常呈低信号；③ 纤维板层型肝细胞癌常有右上腹不适、疼痛等症状，而肝局灶性结节增生无明显临床症状；④ 纤维板层型肝细胞癌常可见血管及胆管侵犯等恶性肿瘤征象，而肝局灶性结节增生则无。

(五) 诊断关键要点

(1) 肝局灶性结节性增生多见于中青年女性，大多数病例无慢性肝炎、肝硬化背景，无AFP升高。

(2) FNH以单发为主，MRI平扫信号与正常肝实质信号相仿。肿块的密度或信号多较均匀，典型者T_2WI序列上中心可见高信号的“星芒状”中央瘢痕。

(3) DWI序列上呈等及稍高信号，ADC图呈等信号，无明显扩散受限。

(4) CT平扫为等密度或稍高密度；而中央瘢痕组织CT平扫表现为星芒状低密度，具有一定的特征性。

(5) MRI与CT增强动脉期呈明显强化，门静脉期及延迟期呈略高或等信号/密度，表现为“快进慢出”强化；中央瘢痕在动脉期多无明显强化，随着时间延迟，中央瘢痕表现为持续渐进性强化。部分病例增强后动脉期于病灶中心或周边可见到粗大或扭曲的供血动脉。

(6) 肝细胞特异性对比剂增强肝胆期FNH呈等或稍高信号；中心瘢痕在肝胆期呈低信号；极少数中心瘢痕肝胆期呈稍高信号，可能与对比剂在细胞外间隙部分集聚有关。

(邱 俊 董江宁)

八、肝脏血管周上皮样细胞瘤

(一) 概述

肝脏血管周上皮样细胞瘤(perivascular epithelioid cell tumor,PEComa)是一种肝内罕见的间叶源性肿瘤。PEComa这一概念是由Bontti等于1992首次提出的,2002年WHO正式将其定义为"一种在组织学和免疫表型上具有血管周上皮样细胞特征的间叶源性肿瘤",其包括肝肾血管平滑肌脂肪瘤,肺的透明细胞"糖"瘤,淋巴管肌瘤病,镰状韧带、圆韧带的透明细胞肌黑色素瘤以及胰腺、直肠、腹腔浆膜、子宫、外阴、大腿和心脏等特殊部位的透明细胞肿瘤。

2020年WHO软组织肿瘤新分类把PEComa分为三种,分别为血管平滑肌脂肪瘤(AML)、淋巴管平滑肌瘤病(lymphangioleiomyomatosis,LAM)和非特殊类型PEComa(PEComa-not otherwise specified,PEComa-NOS)。PEComa-NOS是与AML和LAM组织学形态和免疫表型相似但又不能归入特定类型的血管周上皮样细胞肿瘤。新分类取消了PEComa中的"家族肿瘤"名称,也不把原归为PEComa的肺透明细胞"糖"瘤和镰状韧带透明细胞肌黑色素细胞性肿瘤作为独立组织学分型。

PEComa最多见于泌尿生殖系统,而发生于肝脏的PEComa非常罕见,肝脏原发PEComa家族肿瘤常见为血管平滑肌脂肪瘤、非特殊性血管周上皮样细胞肿瘤和镰状韧带、圆韧带的透明细胞肌黑色素瘤。

肝脏PEComa以40~50岁的女性为主要患病人群,患者的临床症状缺乏特异性,肿块直径较小者,常因体检发现而就诊,部分病灶较大者可表现为腹痛、腰背部疼痛,部分患者伴随肺部病变。该病的预后不一,存在个体差异性,可表现为自行消失、惰性生长、恶性进展等。

(二) 病理学表现

大体病理:肝脏PEComa常为单发,边界清晰,但没有明确包膜,切面呈灰粉、灰红、灰黄相间。

镜下表现:组织形态学上肝脏PEComa具有成熟的脂肪细胞、厚壁血管以及大小不一等的梭形、肌样、上皮样细胞,根据瘤组织成分的特点分为:① 上皮样细胞为主型:上皮样细胞圆形或多边形,胞质透亮或微嗜酸性,可见小核仁,细胞大小和形态一致,小部分瘤细胞有红染的胞质,周边透亮,呈蜘蛛样;② 梭形细胞为主型:梭形细胞形态似平滑肌细胞,粉染但不如平滑肌细胞染色深;③ 混合型(上皮细胞、梭形细胞):肿瘤细胞围绕扩张的血管呈放射状排列,其中含不等量的脂肪组织,大部分瘤细胞呈片状及巢状排列。肝脏PEComa肿瘤间质内含丰富的血管网、少量纤维、黏液及玻璃样变组织;可出血、囊变、坏死,钙化相对罕见。

免疫组化:PEComa的瘤细胞主要表达黑色素瘤抗体HMB45、Melan-A(A103)及肌源性抗体SMA。

Folpe等于2005年推荐的良恶性PEComa诊断标准如下:

(1) 恶性(须符合以下两项或以上):① 肿瘤>5 cm;② 浸润性生长;③ 高级别的核级和细胞丰富度;④ 核分裂象≥1/50 HP;⑤ 凝固性坏死,血管侵犯。

(2) 交界性(须符合以下一项):① 瘤细胞仅显示多形性/多核状巨细胞;② 肿瘤>5 cm。

(3) 良性:肿瘤<5 cm且无其他组织学异常。

示例如图4-1-25所示。

(三) 影像学表现

肝脏PEComa由成熟脂肪组织、血管及平滑肌样细胞组成,构成比例不同造成其影像学表现多变,成熟脂肪含量较高的肝脏PEComa因含有明确的脂肪密度或信号,术前诊断并不困难,而乏脂的肝脏PEComa往往容易误诊。

1. CT表现

含脂肪的肝脏PEComa在CT平扫时肿瘤组织内可见脂肪密度,并可见条索状、斑片状软组织密

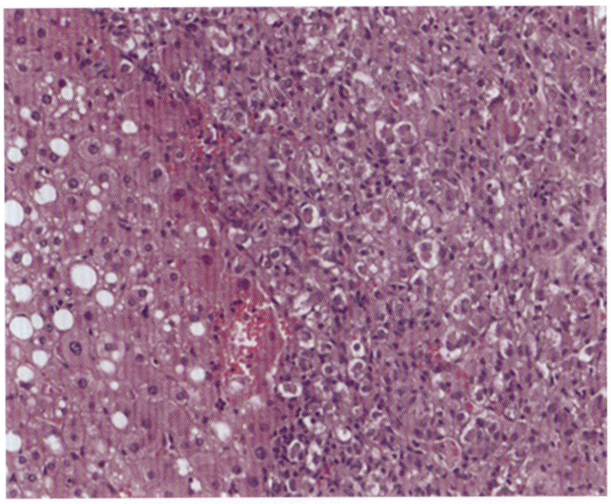

A

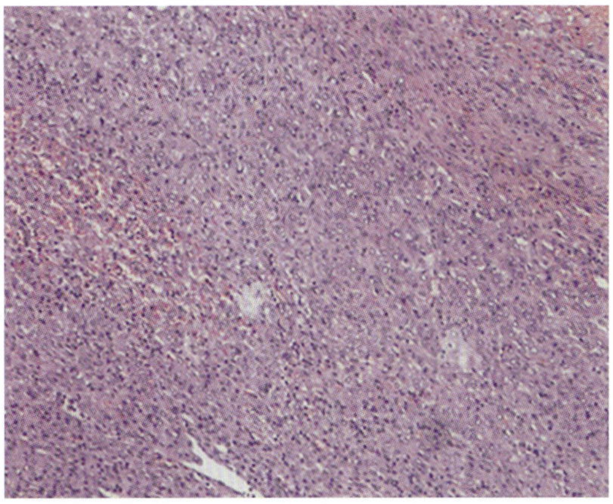

B

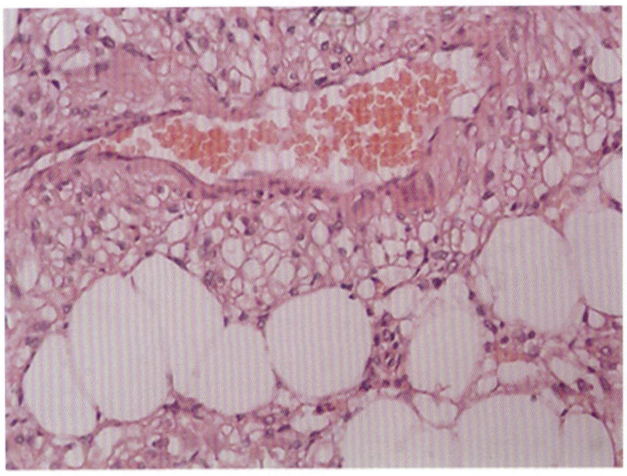

C

图 4-1-25 肝脏血管周上皮样细胞瘤病理学表现

患者女性，46岁，肝脏血管周上皮样细胞瘤。上皮样细胞为主型(A)，胞质透亮或微嗜酸性，大小和形态较一致，部分瘤细胞周边透亮，蜘蛛样，周围可见正常肝组织；梭形细胞为主型(B)，肿瘤细胞呈梭形，片状排列；混合型(C)，上皮样细胞围绕血管放射状排列，见脂肪细胞。(该组图像引自：黄晓华，张智弘，范钦和，等．肝脏伴上皮样分化的血管周细胞肿瘤临床病理分析[J]．中华病理学杂志，2015，44(8)：605-607.)

度成分。乏脂型的肝脏PEComa在CT平扫常表现为圆形或类圆形低密度肿块，当合并有脂肪肝背景时，可表现为等或高密度，边界清或不清，肿瘤大部分密度均匀，内也可因含出血、坏死、囊变而表现为高、低混杂密度影，但钙化极其罕见。CT增强扫描脂肪成分无明显强化，病灶实性成分动脉期呈富血供强化，延迟期部分病灶边缘可见延迟强化的假包膜，各期均可见瘤内及瘤周多发增粗迂曲的血管影，部分可伴有动静脉瘘，动静脉瘘表现为肝静脉早显、病灶周缘大片状一过性强化。大多数肝脏PEComa呈"快进快出"式强化，这可能与肿瘤细胞周围间质存在丰富的扩张血管，导致瘤内血液流速相对较快，对比剂滞留时间相对较短有关，也可能是肿瘤血供丰富并且存在动静脉瘘，导致对比剂很快流出；少部分肝脏PEComa呈"快进慢出"式强化或延迟强化。

2. MRI表现

含成熟脂肪的肝脏PEComa在T_2WI-FS序列脂肪区域信号较T_2WI序列信号明显减低，化学位移成像的同反相位像上可显示少量脂肪成分或脂质成分。乏脂的肝脏PEComa主要呈长T1、长T2信号，瘤周及瘤内可见多发迂曲流空血管影。MRI增强扫描强化方式同CT一致，部分病例延迟期可见延迟强化的假包膜。由于病灶缺少正常肝细胞，肝胆特异期病灶呈低信号，无对比剂摄取，DWI序列呈稍高信号，ADC图呈等或稍低信号。示例如图4-1-26所示。

(四)鉴别诊断

(1)肝细胞癌(hepatocellular carcinoma，HCC)：HCC与肝脏PEComa均可表现为富血供及"快进快出"式强化，少数HCC可合并少量脂肪变性，需要与之鉴别。HCC非环状"快进快出"式强化更为典型、出现概率明显高于PEComa，结合环状强化的假包膜征、径线阈值增长、结中结、马赛克征、门静脉癌栓及肝硬化背景等征象，不难鉴别。此外，HCC患

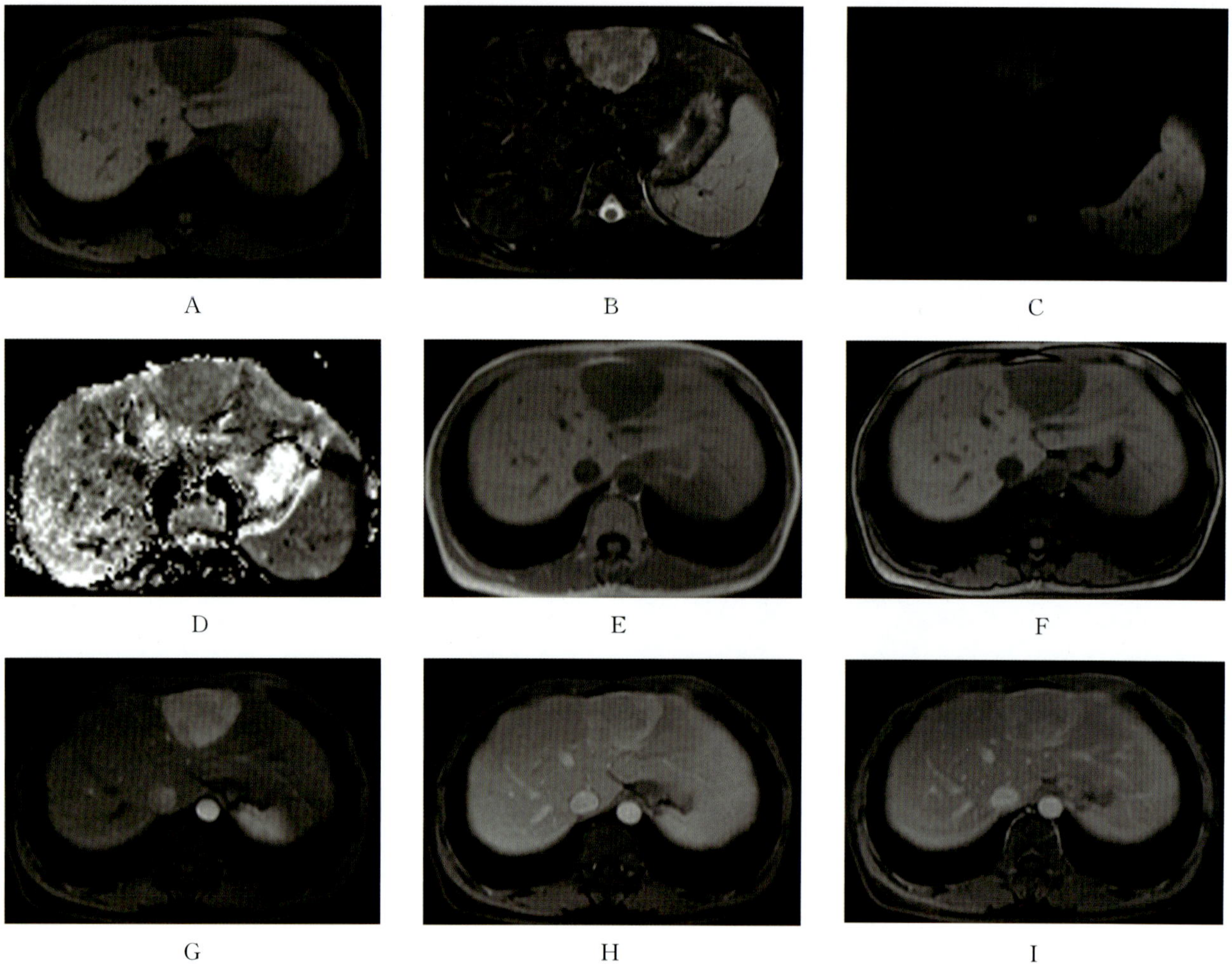

图4-1-26 肝脏血管周上皮样细胞瘤MRI表现

患者女性,43岁,肝脏血管周上皮样细胞瘤。T_1WI序列(A)呈较均匀低信号并与肌肉信号相似,T_2WI-FS序列(B)呈不均匀高信号,其中可见片状低信号影,肿瘤边界清晰;DWI(C)呈稍高信号,ADC图(D)呈等或稍低信号;同反相位(E、F)可见微小信号减低区;增强扫描动脉期(G)呈明显强化,边缘可见多发增粗迂曲血管影,门静脉期(H)及延迟期(I)强化减低,中心呈"快进快出"表现,周边可见延迟强化的假包膜。

者多有慢性肝病病史,并常伴甲胎蛋白AFP、异常凝血酶原PIVKA-Ⅱ等肿瘤标志物的升高。

(2)肝局灶性结节性增生(focal nodular hyperplasia,FNH):FNH为一种良性肿瘤样病变,增强扫描多为"快进慢出"的强化方式,病灶中央多有星芒状瘢痕,瘢痕在T_2WI序列呈高信号,增强扫描延迟强化,MRI动态增强扫描肝胆特异期FNH表现为高信号,而肝脏PEComa则为低信号。

(3)肝细胞腺瘤(hepatocellular adenoma):肝细胞腺瘤与肝脏PEComa均好发于中青年女性,多与口服避孕药和类固醇激素有关,肝细胞核因子失活型腺瘤易发生脂肪变性,反相位也可见信号衰减。但肝细胞腺瘤更易发生出血、坏死,炎症型肝腺瘤可见典型的"环礁征",即在T_2WI序列病灶边缘可见环形高信号带,病变中心可见高信号的小结节,可能与扩张的血窦血流速度减慢导致局部水分含量高有关。

(五)诊断关键要点

(1)肝脏PEComa好发于中青年女性,缺乏特征性临床表现。

(2)肝脏PEComa影像表现可因肿瘤内部成分不同而表现多样,含脂肪的肝脏PEComa在可见脂肪密度或信号,CT/MRI平扫时病灶可因脂肪、出血、坏死、囊变而密度/信号不均，但钙化罕见。

(3) MRI与CT动态增强扫描动脉期肝脏PEComa实性成分明显强化，门静脉期延迟期强化方式多样，最常表现为“快进快出”式强化，瘤周、瘤内可见多发增粗迂曲血管影，动静脉瘘形成较为常见，静脉早显及病灶周围斑片状一过性强化提示动静脉瘘形成。

(4) MRI增强扫描肝胆特异期无对比剂摄取，DWI序列及ADC图均呈稍高信号。

（薄 娟 董江宁）

九、肝内胆管错构瘤

（一）概述

肝内胆管错构瘤(biliary hamartoma，BH)是一种由胚胎发育过程中肝内胆管板向胆管的转化发生障碍，吸收不充分所导致的肝脏良性错构性病变。由von Meyenburg于1918年首次描述，故又称von Meyenburg综合征。胆管错构瘤发病率极低，文献报道的发病率为0.35%～5.6%不等，好发于中老年患者，男性发病率高于女性。其临床症状及体征不典型，常于体检、外科检查时偶然发现病灶，病灶生长缓慢，部分表现为上腹部进行性增大的肿块，成人常因反复肝功能异常就诊。实验室检查无特异性，部分可出现转氨酶及胆红素异常，血AFP、CEA一般正常。

胆管板畸形按胆管大小分三型：① 小胆管畸形：包括先天性肝纤维化、胆管错构瘤；② 中胆管畸形：为显性遗传性多囊性肝病；③ 大胆管畸形：即肝内、外胆管囊肿。目前临床对胆管囊肿较为熟悉，而对于胆管错构瘤认识相对不足，部分影像检查手段对该病变检出不敏感，易出现漏诊及误诊，MRI对胆管错构瘤病灶的显示具有较高的敏感性和特异性，是诊断胆管错构瘤的常用手段。胚胎时期胆管板重建的过程与肝内血管发育密切关联、相互作用，因此，胆管错构瘤可合并血管发育畸形及血管炎，并有恶变为胆管细胞癌的病例报道。

（二）病理学表现

肝内胆管错构瘤是源于内胚层的先天性发育障碍性病变，多分布于门静脉周围的毛细胆管与肝管之间，由不规则的、不同程度的扩张导管构成，扩张的导管腔内含浓缩的胆汁，囊壁内衬胆管上皮，周围绕以致密纤维间隔。病灶多发，大小、分布比较均匀一致，遍布全肝。偶有散在或单发病变报道。

大体病理：肝实质内多发灰白色结节，直径通常为1～15 mm，遍布全肝。研究显示，肝内胆管错构瘤有5种不同病理学表现：① 多发小囊性病变：最常见，呈“满天星”状弥漫分布全肝或一至数个肝段的多发小囊性病变。直径多小于15 mm；② 单发不规则团块状：多个邻近的迂曲胆管抱团状扩张、融合呈囊实性，病灶形态及边缘不规则，内可见扩张胆管壁形成分隔；③ 单发小结节型：呈单发囊性病变，多位于肝包膜下，直径一般小于5 mm；④ 胆管壁增厚型：罕见，局限于肝外胆管壁；⑤ 微小胆管错构瘤：由于病灶过小，难以在影像学检查中显示。

镜下表现：肝内胆管错构瘤好发于汇管区及肝包膜下，表现为紊乱、畸形的异常小胆管团，内含浓缩胆汁，管腔扩张，管壁内衬单层柱状、立方或扁平上皮，缺乏分裂象，周围绕以致密纤维基质，间质常纤维化并透明样变，扩张的胆管与胆道系统不相通。

（三）影像学表现

肝内胆管错构瘤在肝内常多发，遍布整个肝脏或其中一个至数个肝段，最多见者是弥漫分布于所有肝段。形态多样，呈菱形、圆形、椭圆形或不规则形，大小相仿，沿胆管树分布均匀。

CT平扫表现为肝内多发低密度小囊样病变，直径多小于15 mm；动态增强扫描无强化表现。MRI平扫T_1WI序列呈稍低或低信号，T_2WI序列呈稍高或高信号；重T_2WI序列随着回波时间延长，病灶信号逐渐增高，接近脑脊液信号；同、反相位比较，信号无明显变化；DWI序列随b值增高无明显弥散受限；动态增强扫描大部分无明显强化，部分因邻近肝实质受压或炎症细胞浸润可出现边缘薄环状强化，大病灶内可出现持续强化的壁结节。

MRCP可立体显示沿胆管树弥漫或局限分布的囊性高信号，大小、形态不一，沿着胆管走行与胆管不相通，呈“满天星”状外观。MRCP检查被认为是诊断该病的“金标准”。示例如图4-1-27所示。

（四）鉴别诊断

（1）肝脏单纯性囊肿：为肝脏最常见的良性占位性病变，可单发或多发，多呈类圆形，囊肿张力高，边缘光滑；其大小往往可变，病灶直径如果大于15 mm，BH的可能性降低；肝囊肿 T_1WI序列呈低信号，T_2WI序列呈高信号，合并出血时T_1WI序列呈高信号，并可见液-液平面，增强扫描无强化。二者不难鉴别。

（2）多囊肝：属于常染色体显性遗传疾病，也常合并多囊肾。典型征象为肝脏被多发大小不等的薄壁囊肿取代，囊肿边缘光滑，密度及信号均匀，可

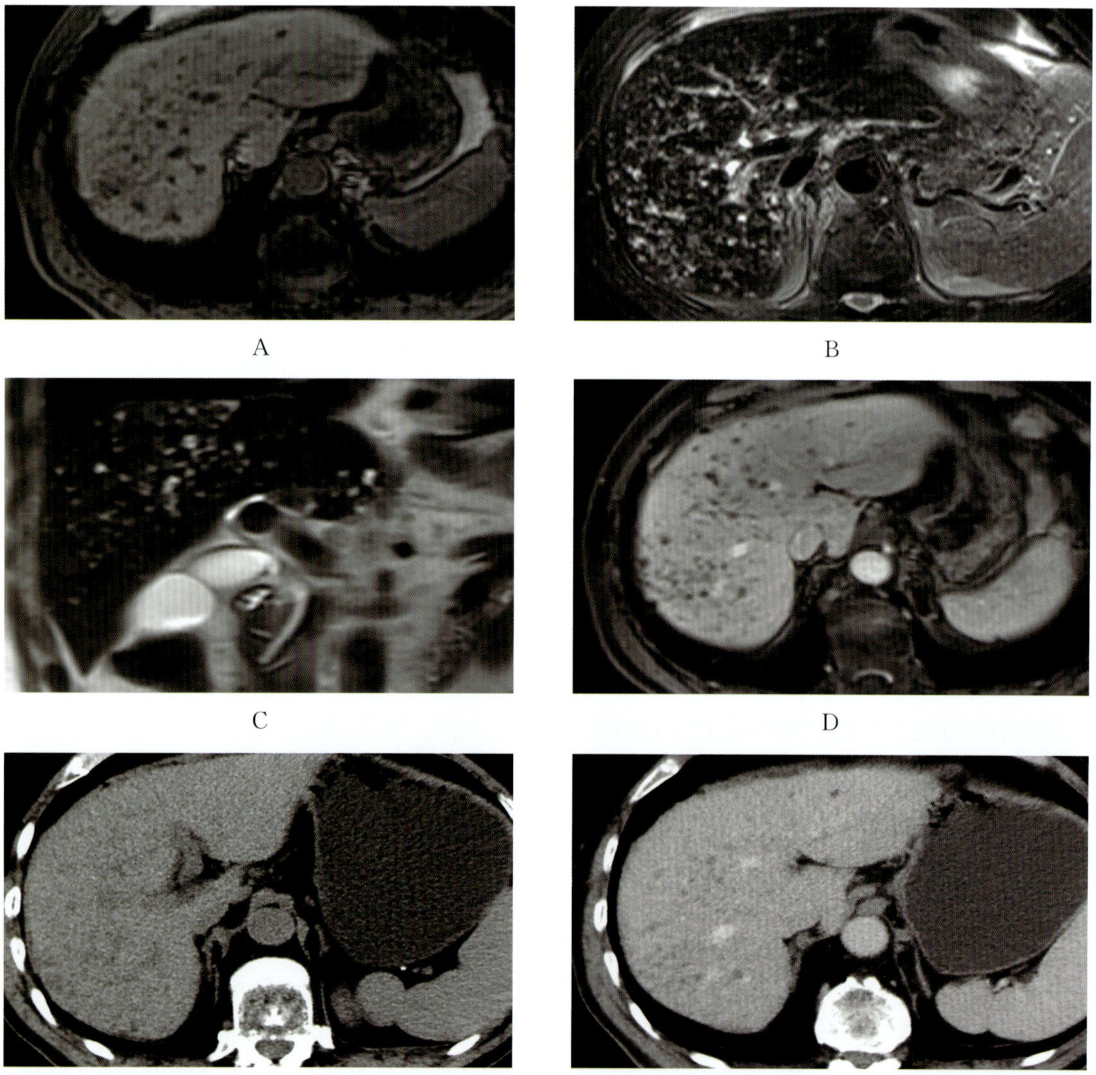

A B C D E F

图4-1-27　肝内胆管错构瘤MRI与CT表现

患者男性，72岁，肝内胆管错构瘤。T_1WI序列(A)示肝脏多发类圆形、不规则形小囊状长T1信号，部分病灶边缘欠光整，信号均匀；T_2WI序列(B)示病灶数目较多，显示清晰，呈均匀长T2信号；T_2WI冠状位(C)示肝内弥漫分布囊状信号，呈“满天星”状外观；MRI增强扫描门静脉期(D)示病灶大部无明显强化，部分病灶边缘见薄环状强化；上腹部CT平扫(E)示肝内多发小囊状低密度灶，部分形态欠规则，边界欠清晰；CT增强扫描动脉期(F)示病灶无明显强化，边界显示更为清晰。

见分隔，增强扫描无强化。

（3）Caroli病：又称先天性肝内胆管扩张症，属于先天性胆管囊肿中的Ⅴ型。肝内多发胆管扩张呈囊状，T_1WI序列呈低信号，T_2WI序列呈高信号，增强扫描无强化；MRCP可显示大小不等的囊状或梭形囊性病变与肝内胆管相通，这是诊断Caroli的特征性征象，部分扩张的胆管围绕门静脉小分支呈“中心点征”。

（4）多发囊性或坏死性肝转移瘤：常大小不一，肿瘤囊壁欠光整，可见结节状或乳头状增厚，增强后强化，且多有原发肿瘤病史。

（5）肝脓肿：多有高热等临床症状，病灶可呈单房或多房状，囊壁较厚，可见分隔，MRI呈明显的内低中高外低的环状信号特征，周围肝实质因炎症反应可出现一过性早期强化的异常灌注现象。

（6）肝包虫病：常有疫区生活史，实验室检查嗜酸性粒细胞增高，部分合并血清学抗体阳性；囊腔内常可见包虫头节，内、外囊分离呈特征性“双边征”，内囊完全分离漂浮于囊液中时可见“水上浮莲征”或“飘带征”，多伴有囊壁钙化。

（7）肝囊状海绵状血管瘤：主要由大小不等扩张的血窦构成，内容物为血液，常伴血栓机化及钙盐沉积，MRI典型表现为动态增强早期病灶边缘见明显结节状强化，随时间延迟呈渐进性强化向中央扩展。

（8）肝间叶性错构瘤：是一种少见的肝脏良性肿瘤，好发于2岁以下婴幼儿，成人罕见。病灶直径几厘米至数十厘米不等，主要表现为囊性伴分隔、囊实性或实性为主的肿块，其中以囊实性多见。增强扫描实性成分及间隔强化，但囊内容物不强化。组织学结构由不规则胆管、肝细胞、纤维黏液基质及少许星形细胞组成；而胆管错构瘤多为多发小囊，且组织学结构无肝细胞组成。

（9）胆管囊腺瘤或囊腺癌：占肝脏孤立性囊性病变的5%，好发于中年女性，可见分隔及壁结节，增强扫描囊壁及分隔可见强化，如出现明显强化的壁结节，常提示恶性变。

（五）诊断关键要点

（1）肝内胆管错构瘤是一种由胚胎发育过程中肝内胆管板向胆管的转化发生障碍、吸收不充分所导致的肝脏良性错构性病变。

（2）CT、MRI平扫肝脏多发微小囊性病灶，弥漫分布，直径多小于15 mm，大小相对均匀一致。

（3）MRI平扫呈长T1、长T2信号，“满天星”表现，随着回波时间的延长，小囊性病灶的T_2WI序列信号可进一步升高；MRCP与肝内胆管不相通。

（4）CT、MRI增强肝脏多发小囊性病灶无强化，大者可有壁结节。随访复查病灶无明显变化。

（尚　瑾　董江宁）

第二节　肝脏恶性肿瘤

一、肝细胞癌

（一）概述

原发性肝癌（primary hepatic carcinoma）是指来源于肝细胞或肝内胆管上皮细胞的恶性肿瘤，其中70%～90%为肝细胞癌（hepatocellular carcinoma，HCC），常简称肝癌；少数原发性肝癌为胆管细胞肝癌，新版分类命名为肝内胆管癌；还有更少数的原发性肝癌的肿瘤组织内既有肝细胞癌成分也有胆管细胞癌成分，则为混合性肝癌。本节重点介绍肝细胞癌。

在全球范围内，老年人、男性和亚洲人群仍然是肝癌风险最高的人群。虽然病毒性肝炎和过度饮酒仍然是HCC的主要危险因素，但由代谢因素（包括代谢综合征、肥胖和非酒精性脂肪肝疾病）引起的HCC患病率正在迅速增加。而在我国,肝癌高危人群主要包括:具有乙型肝炎病毒(hepatitis B virus,HBV)和/或丙型肝炎病毒(hepatitis C virus,HCV)感染、过度饮酒、非酒精性脂肪性肝炎、其他原因引起的肝硬化以及有肝癌家族史等人群,尤其是年龄超过40岁的男性。

肝细胞癌早期一般无症状,中晚期表现为肝区疼痛、消瘦乏力、黄疸、腹部包块,多数患者血中甲胎蛋白(alpha-fetoprotein,AFP)明显升高。借助于AFP和肝脏超声显像和进行肝癌早期筛查,由我国学者研发的适用于多种慢性肝病和各种族的肝癌风险评估模型aMAP评分(age-Male-AlBi-Platelets score),可以便捷地将肝病人群分为肝癌低风险(0~50分)组、中风险(50~60分)组和高风险(60~100分)组,各组肝癌的年发生率分别为0~0.2%、0.4%~1%和1.6%~4%,有助于确定肝癌的高危人群。建议高危人群至少每隔6个月进行1次检查。通过实现社区、医院一体化筛查新模式,做到应筛尽筛、应治早治。

2022年版原发性肝癌诊疗指南增加了证据评价与推荐意见分级、制订与评价系统(grading of recommendations,assessment,development and evaluation,GRADE)。GRADE是一种对系统综述和临床指南的证据进行分级以及对指南推荐强度进行评估的评价系统;该系统覆盖内容包括疾病的诊断、筛查、预防和治疗。其中肝癌筛查模型有:GALAD模型、ASAP模型、Doylestown模型和HES模型;其中GALAD可预测慢性肝病患者发展成为HCC的可能性,该GALAD模型是基于性别、年龄、甲胎蛋白(alpha-fetoprotein,AFP)、血清甲胎蛋白异质体(lens culinaris agglutinin-reactive fraction of AFP,AFP-L3)和异常凝血酶原(des-gamma carboxyprothrombin,DCP;protein induced by vitamin K absence/antagonist-Ⅱ,PIVKA-Ⅱ)构建的用于肝癌监测和诊断的模型。研究表明GALAD模型可用于各类肝病患者的肝癌早期诊断,具有较高的敏感性和特异性。

通常,一旦通过影像学检查发现肝脏实性结节,加上实验室检查AFP升高就要将肝癌的诊断考虑在内,尤其是肝硬化患者。由于并非所有肿瘤都具有经典的增强模式,因此美国放射学院(America College of Radiology,ACR)自2011年3月开始发布肝脏影像报告和数据系统(LI-RADS,LR),在2013年、2014年、2017年陆续更新,以帮助指导高危患者的肝细胞癌诊断,而无需组织活检。

随着磁共振新技术的不断进步和临床经验的积累,2018新版LI-RADS分类系统基于肿瘤大小、对比增强动力学、包膜外观和阈值生长,将结节分为以下几类:LR-1:绝对良性;LR-2:可能良性;LR-3:肝细胞癌的中等风险(置信风险12%~50%);LR-4:可能是肝细胞癌(47%~80%);LR-5:明确为肝细胞癌(93%~96%),LR-M:可能为恶性病变,但不明确为肝细胞癌。

1. 肝细胞特异性对比剂MRI扫描方案

如图4-2-1所示。

2. CT、MRI评估肝脏病变LI-RADS分类

具体分类如表4-2-1所示。

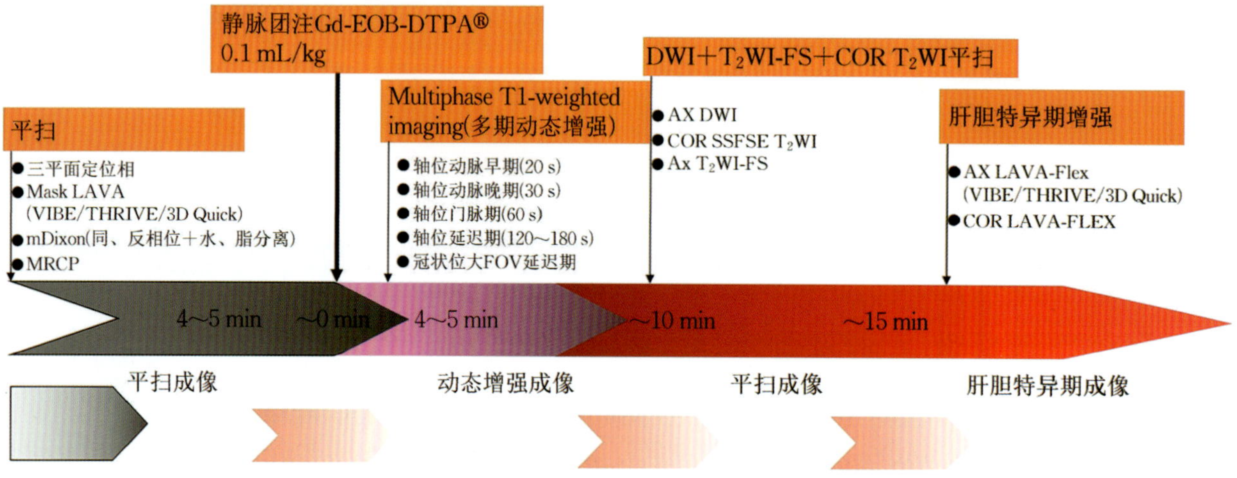

图4-2-1 肝细胞特异性对比剂MRI扫描方案

表4-2-1 CT、MRI评估肝脏病变LI-RADS分类

动脉期高强化(APHE)		无动脉期高强化		非环形动脉期高强化		
观察结果大小(mm)		<20	≥20	<10	10~19	≥20
主要征象的数目:	无	LR-3	LR-3	LR-3	LR-3	LR-4
·增强"假包膜" ·非边缘性"廓清"	1个	LR-3	LR-4	LR-4	LR-4/LR-5	LR-5
·增大(阈值增长)	≥2个	LR-4	LR-4	LR-4	LR-5	LR-5

注:LR-4/LR-5所在格中的分类由其他主要征象决定,若其他主要征象为强化"包膜",应归为LR-4;若其他主要征象为非周围廓清或阈值增长,应归为LR-5。

3. 2022版中国肝癌的分期方案简介

肝癌的分期对于治疗方案的选择、预后评估至关重要。国外有多种分期方案,如BCLC、TNM、JSH和APASL等。结合中国的具体国情及实践积累,依据患者体力活动状态(performance status,PS)、肝肿瘤及肝功能情况,建立了2022版中国肝癌的分期方案(China liver cancer staging,CNLC),包括:CNLC Ⅰa期、Ⅰb期、Ⅱa期、Ⅱb期、Ⅲa期、Ⅲb期、Ⅳ期。

CNLC Ⅰa期:PS 0~2分,肝功能Child-Pugh A/B级,单个肿瘤、直径≤5 cm,无影像学可见血管癌栓和肝外转移。

CNLC Ⅰb期:PS 0~2分,肝功能Child-Pugh A/B级,单个肿瘤、直径>5 cm,或2~3个肿瘤、最大直径≤3 cm,无影像学可见血管癌栓和肝外转移。

CNLC Ⅱa期:PS 0~2分,肝功能Child-Pugh A/B级,2~3个肿瘤、最大直径>3 cm,无影像学可见血管癌栓和肝外转移。

CNLC Ⅱb期:PS 0~2分,肝功能Child-Pugh A/B级,肿瘤数目≥4个、肿瘤直径不论,无影像学可见血管癌栓和肝外转移。

CNLC Ⅲa期:PS 0~2分,肝功能Child-Pugh A/B级,肿瘤情况不论、有影像学可见血管癌栓而无肝外转移。

CNLC Ⅲb期:PS 0~2分,肝功能Child-Pugh A/B级,肿瘤情况不论、有无影像学可见血管癌栓不论,有肝外转移。

CNLC Ⅳ期:PS 3~4分,或肝功能Child-Pugh C级,肿瘤情况不论、有无影像学可见血管癌栓不论,有无肝外转移不论。

(二)病理学表现

在中国,肝细胞癌发生多与慢性肝炎、肝硬化密切相关,是一个在肝硬化基础上的多阶段、多步骤、逐步恶变的复杂过程:肝硬化再生结节(regenerative nodule,RN)是第一步,经过低级别不典型增生结节(dysplastic nodule,DN),高级别不典型增生结节,然后发展为早期肝癌。在这一过程中,伴随着肝血窦毛细血管化和新生血管生成,结节中动脉供血逐渐增加,门脉供血逐渐减少。

(1)大体分型:肝细胞癌传统上可分为结节型、巨块型和弥漫型。原发性肝癌规范化病理诊断指南(2015)将肝癌大体分以下六型:① 单个肿瘤直径≤1.0 cm为微小肝癌;② 单个肿瘤直径>1.0 cm但≤3.0 cm为小肝癌;③ 单个肿瘤直径>3.0 cm但≤5 cm为中肝癌;④ 单个肿瘤直径>5.0 cm但≤10.0 cm为大肝癌;⑤ 单个肿瘤直径>10.0 cm为巨块型肝癌;⑥ 全肝散在分布小癌灶(类似肝硬化结节)为弥漫型肝癌。

目前我国小肝癌诊断标准是:单个癌结节最大直径≤3 cm;多个癌结节数目不超过2个,其最大直径总和≤3 cm。小肝癌体积小,多以单结节性、膨胀性生长为主,与周围肝组织的分界清楚或有包膜形成,具有生长较慢、恶性程度较低、发生转移的可能性小以及预后较好等特点。

(2)肝细胞癌组织学特点:以梁索状排列为主,癌细胞呈多边形,细胞质嗜酸性,细胞核圆形,梁索之间衬覆血窦,也可出现多种细胞学和组织学上的特殊类型,若出现假腺管结构可类似肝内胆管癌和转移性腺癌,需要注意鉴别。

(3)代表性免疫组化标志物:肝细胞抗原(Hep

Parl)示细胞质阳性,多克隆性癌胚抗原(pCEA)示细胞膜毛细胆管阳性,CD34示肝窦微血管弥漫性分布,磷脂酰肌醇蛋白-3(GPC-3)通常在肝癌的癌细胞胞质内表达。对于小病灶的肝活检组织病理学检查,应由经验丰富的病理学家实施和评估,可以进行GPC-3、热休克蛋白70(HSP)和谷氨酰胺合成酶(GS)染色,如3项中有2项阳性可以诊断为肝癌。

(4) 肝细胞癌分化采用国际上常用的Edmondson-Steiner四级(Ⅰ~Ⅳ)分级法或WHO推荐的高中低分化:① Ⅰ级为高分化,细胞无明显异型,细梁状;② Ⅱ级为中分化,细胞轻度异型,细梁或腺泡状(图4-2-2);③ Ⅲ级为低分化,细胞异型明显,瘤巨细胞;④ Ⅳ级为未分化或间变,高度异型,瘤巨细胞或怪异核。

(5) 与影像诊断有关的病理组织学特征:① 肝细胞癌由肝动脉供血,癌结节内可见动脉性肿瘤血管,肿瘤细胞间之血窦形成及动静脉瘘均很明显;② 门静脉、肝静脉内癌栓发生率高;③ 肿瘤与周围组织交界部可见富于血管集簇之结缔组织被膜形成。

(三) 影像学表现

目前临床广泛应用于肝细胞癌的检查方法包括US、CT和MRI,近年来,随着新一代3.0T高场强MRI新技术与软件的开发,多参数MRI技术在肝细胞癌诊断中具有很高的敏感性及特异性,能够较全面地显示HCC的病理特征及血供特点,明显优于CT或US检查,已经越来越多地应用于肝癌诊断、分期及疗效评估。

1. CT表现

CT平扫上绝大多数肿块呈稍低密度,也可为等密度或混合密度。较大肿瘤密度常不均匀,坏死、囊变及脂肪变性等呈低密度,合并出血为稍高密度。增强扫描上呈典型"快进快出"表现。肝动脉期肿瘤病灶强化显著,均匀或不均匀,肿瘤较大时可见供血血管影;门静脉期由于对比剂廓清较快,呈相对稍低密度;延迟期以稍低密度为主要表现,可见"包膜征"。门静脉癌栓形成表现为门静脉主干或分支内的充盈缺损影。

肝脏CT三期动态增强扫描属于可有效诊断肝脏的方法,其花费时间较短,可对肿瘤血流所发生的动力学变化具有良好的显示作用。与此同时,肝脏CT三期动态扫描属于一种可以检查肝细胞癌分化程度的方法。有研究就指出,肿瘤分化程度、组织学类型和肝细胞癌CT三期强化方式之间存在密不可分的联系,当肿瘤细胞分化完成后,其供血方式可分为三种,即肝动脉单独供血、门静脉单独供血和肝动脉与门静脉联合供血。与此同时,肿瘤细胞分化程度下降后肝动脉则为主要供血途径。肿瘤细胞呈高分化状态时,动脉不存在显著强化和门静脉期肿瘤实质强化,肝细胞癌低分化时,动脉可见显著强化且门静脉期强化程度降低。示例如图4-2-3所示。

2. MRI表现

MRI平扫肝细胞癌可以表现为肝脏单发结节、

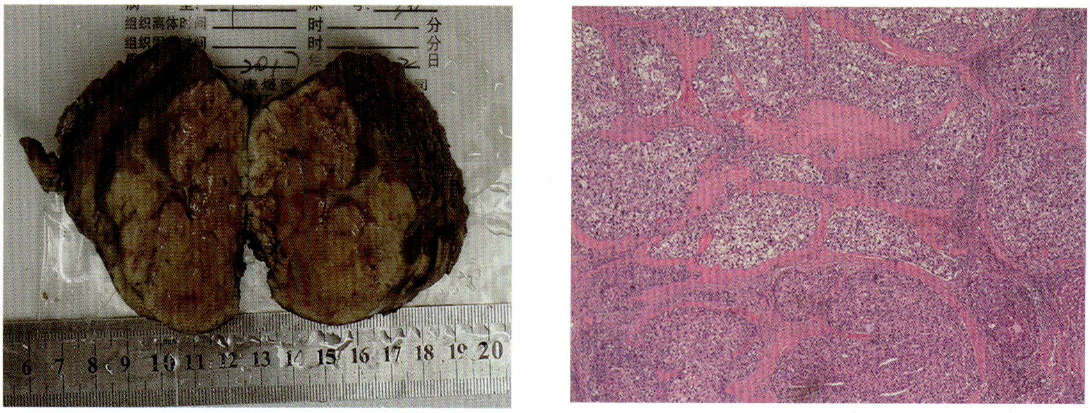

A　　B

图4-2-2　肝细胞癌病理学表现

患者男性,39岁,肝右叶肝细胞癌。大体病理(A):肿块大小7.2 cm×6.5 cm×5.5 cm;镜下表现(HE,×100)(B):见梁索状排列为主,癌细胞呈多边形,细胞质嗜酸性,细胞核圆形,梁索之间衬覆血窦。

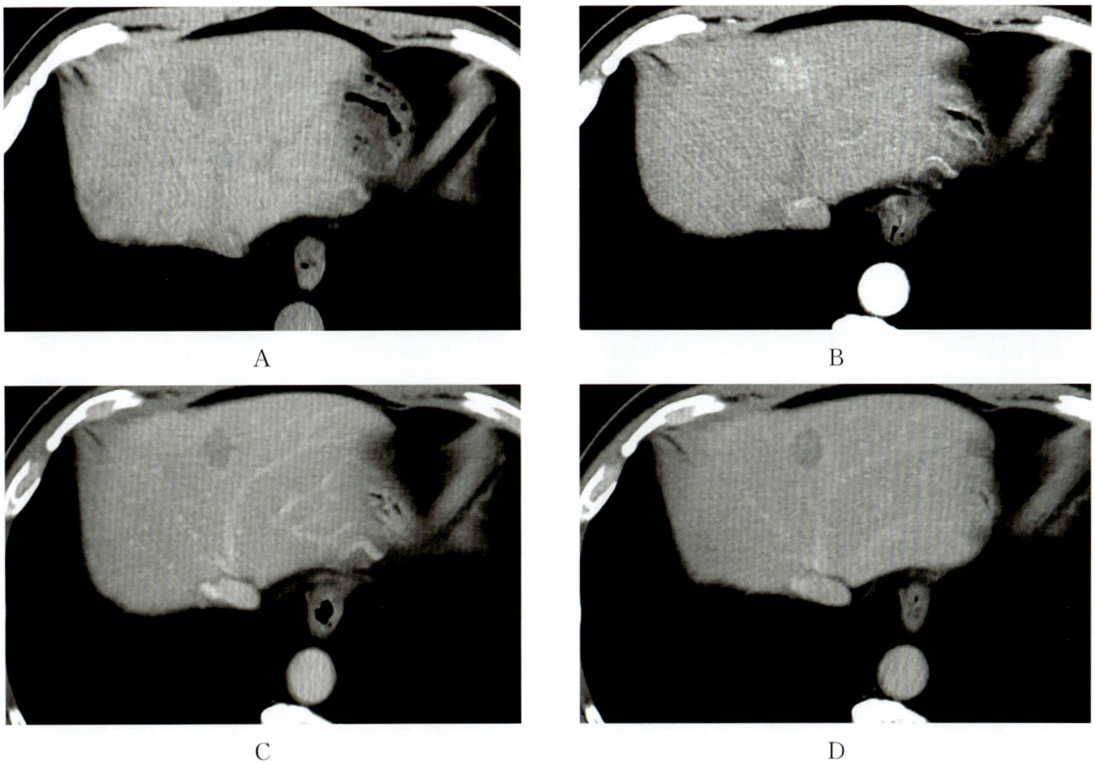

图 4-2-3 肝细胞癌 CT 表现

患者男性，66岁，肝左叶S4段肝细胞癌。CT平扫（A）示肝脏S4段可见一类圆形稍低密度灶；增强后动脉期（B）肿块实性成分可见较明显强化，静脉期及延迟期（C、D）肿块强化密度减退，动态三期增强表现为“快进快出”，包膜动脉期无强化，静脉期及延迟期表现为环形强化。

肿块或弥漫性结节，T_1WI序列上常表现为低或稍低信号，T_2WI序列上为高或稍高信号。由于脂肪变性、出血等原因，12%～50%的肝细胞癌在T_1WI序列表现为高信号；而由于糖原、蛋白、脂肪、铜及铁成分的比例不同，在T_2WI序列有超过30%的肝细胞癌表现为等信号。T_1WI上肝细胞癌包膜均表现为肿瘤周围线状低信号，而T_2WI序列包膜信号可表现为两种：包膜较薄表现为肿瘤周围完整或不完整环形低信号；包膜较厚时可呈双层环状改变（内层低信号，外层高信号，内层比外层薄）。

关于肝细胞癌的MRI诊断，还有以下几点特殊征象需要关注：① 扩散受限：在DWI及IVIM-DWI上肝癌病灶信号高于周围肝实质，同时在ADC图上表现为部分或全部低于周围肝实质信号，对于鉴别小肝癌与不典型增生结节有一定的价值。② 病灶内脂肪：是指相对于周围肝脏背景，病灶内出现了更多的脂肪聚集。这一征象在MRI上比CT更敏感，通过对比T_1WI同/反相位，可观察到反相位图像上出现信号衰减。肝癌病灶内脂肪变性多见于早期，因此出现此征象可能提示预后较好。另外，此征象在其他肝脏恶性肿瘤中较少见，因此可以作为肝癌与其他恶性肿瘤的鉴别点。但是与肝硬化背景下的其他结节相比，此征象并不特异性指向肝癌，尚需要与高级别不典型增生结节和部分低级别不典型增生结节鉴别。③ 轻-中度T_2WI序列高信号：是指在T_2WI序列上，病灶的信号高于周围正常肝实质，但是低于胆道系统或其他液体的信号，是肝癌典型次要征象之一，而再生结节和不典型增生结节在T_2WI序列上多为等或低信号，较少出现稍高信号。因此，在肝硬化背景下，T_2WI序列上轻-中度高信号的结节应高度怀疑为恶性病变。但是，此征象并非肝细胞癌的独有表现，如胆管细胞肝癌、转移瘤也可出现这种表现，因此特异性不高，很多良好分化或中分化的肝细胞癌可表现为T_2WI序列等信号或低信号。④ 病灶内无铁沉积：病理研究结果显示，良性的癌前结节常伴有选择性铁沉积，但结节癌变后则失去了摄取内源性铁的能力。肝硬化时常有铁沉积，在非胆汁性肝硬化中沉积的铁多以Fe^{3+}形式存在，铁可沉积于肝细胞内,也可沉积于网状内皮系统。肝硬化结节癌变后,肿瘤内组织铁以及可染色铁的数量常明显减少。在肝癌多步生成过程中,铁沉积减少可能是早期征象之一,表现为肝硬化背景下的局灶性乏铁区。磁敏感加权成像(susceptibility weighted imaging,SWI)能够准确显示肝硬化结节多步癌变中的铁沉积动态变化,良性结节因铁沉积表现为低信号,癌变结节表现为铁沉积背景中的局灶性乏铁区,呈相对高信号。迭代最小二乘法非对称采集水脂分离(iterative decomposition of water and fat with echo asymmetry and least-squares estimation,IDEAL)梯度回波成像序列可以定量测量肝硬化结节中的铁沉积,有助于与肝癌区分。⑤ 结节中的结节:不典型增生结节内部有时会出现局灶性的增生活跃灶形成亚结节,即"结中结",MRI表现为T_2WI序列低信号不典型增生结节中出现略高信号小结节。

MRI动态增强:

(1) 动脉期高强化(arterial phase hyper-enhancment):增强后动脉期肝细胞癌实性部分明显不均匀的非环状高强化,强化程度高于正常肝实质,另于病灶内及边缘可见多发扭曲供血动脉。

(2) 廓清表现(washing out appearance):门静脉期及延迟期肝癌病灶强化程度快速减退。

(3) 包膜表现(capsule appearance):肿瘤周围假包膜动脉期多无明显强化,静脉期及延迟期呈渐进性强化,这与包膜形成机制有关。当肿瘤血管生成较多、营养供应丰富,瘤细胞生长活跃并呈膨胀性生长压迫周围的正常肝组织,从而使肿瘤边界清楚。另外部分生长较慢的癌细胞对邻近肝组织的压迫也可导致纤维结缔组织增生。

(4) 增强后间接征象:门静脉或下腔静脉癌栓形成,肝门区或腹膜后淋巴结肿大,以及动-静脉瘘形成。

HCC肝细胞特异性对比剂钆塞酸二钠(Gd-EOB-DTPA)增强MRI表现:目前,细胞外间隙对比剂钆喷酸葡胺(Gd-DTPA)普遍用于肝脏疾病的诊断,但缺乏特异性,而Gd-EOB-DTPA为新型肝细胞特异性对比剂,既具有Gd-DTPA的特点,又能被肝细胞特异性摄取,具有靶向成像基础。其成像特点如下(图4-2-4):

(1) 动态三期增强:与普通细胞外间隙对比剂Gd-DTPA相似,对比剂主要分布于血管及组织间隙内,能够反应肝癌血供特点及病理组织学特点。

(2) 肝胆期(Gd-EOB-DTPA对比剂注射后约20 min):该期对比剂在EOB基团的作用下经特异有机阴离子转运系统从肝窦进入肝细胞,达到肝细胞的增强高峰。肝细胞癌由于不含有正常的肝细胞,所以在此期不摄取Gd-EOB-DTPA,表现为低信号,而肝局灶性结节增生是由于肝细胞过度反应性增生,所以在肝胆期仍具有摄取功能而表现为等高信号,有助于二者鉴别。

(四) 鉴别诊断

肝细胞癌主要应与肝脏富血供肿瘤或肿瘤样病变鉴别:

(1) 肝局灶性结节增生:① 肝局灶性结节增生多呈"快进慢出"的强化方式,且强化多较均匀,而肝细胞癌多呈"快进快出"的强化方式,强化多不均匀;② 肝局灶性结节性增生在肝胆特异期摄取Gd-EOB-DTPA呈高信号,而HCC廓清为低信号;③ 肝局灶性结节增生中央瘢痕在T_2WI序列为高信号且增强后延迟强化,肝细胞癌内多见片状不规则长T1、长T2信号坏死区,延迟后无强化;④ 肝细胞癌可见假包膜征,而肝局灶性结节增生无假包膜征;⑤ 肝局灶性结节增生及肝细胞癌均由肝动脉供血,但肝局灶性结节增生内供血动脉呈由中央向四周放射状,而肝细胞癌内血管迂曲不规则,常伴动-静脉瘘;⑥ 肝细胞癌可见门脉癌栓及淋巴结转移的恶性肿瘤征象,而肝局灶性结节增生无此征象;⑦ 肝细胞癌实性成分在DWI上高信号、ADC图低信号,表现为扩散受限,而FNH一般无扩散受限;⑧ 肝局灶性结节增生大多没有肝炎、肝硬化及AFP升高病史,而肝细胞癌患者多有肝炎、肝硬化史。

(2) 肝脏海绵状血管瘤:① 血管瘤在T_2WI序列上呈明显高信号,称为"灯泡征",而肝细胞癌于T_2WI序列上多为略高信号或高信号,低于血管瘤的信号;② 典型的血管瘤增强方式为"早出晚归",逐步充填式均匀强化,而肝细胞癌呈"快进快出"模式;③ 肝细胞癌常有假包膜形成,血管瘤无此征象。

(3) 肝腺瘤:肝腺瘤为肝内少见良性肿瘤,好发于中青年女性,可有口服避孕药史,有出血倾向,有时与肝细胞癌难以鉴别。肝腺瘤一般无肝硬化背景;因含有脂肪、坏死、出血和钙化成分而信号不均

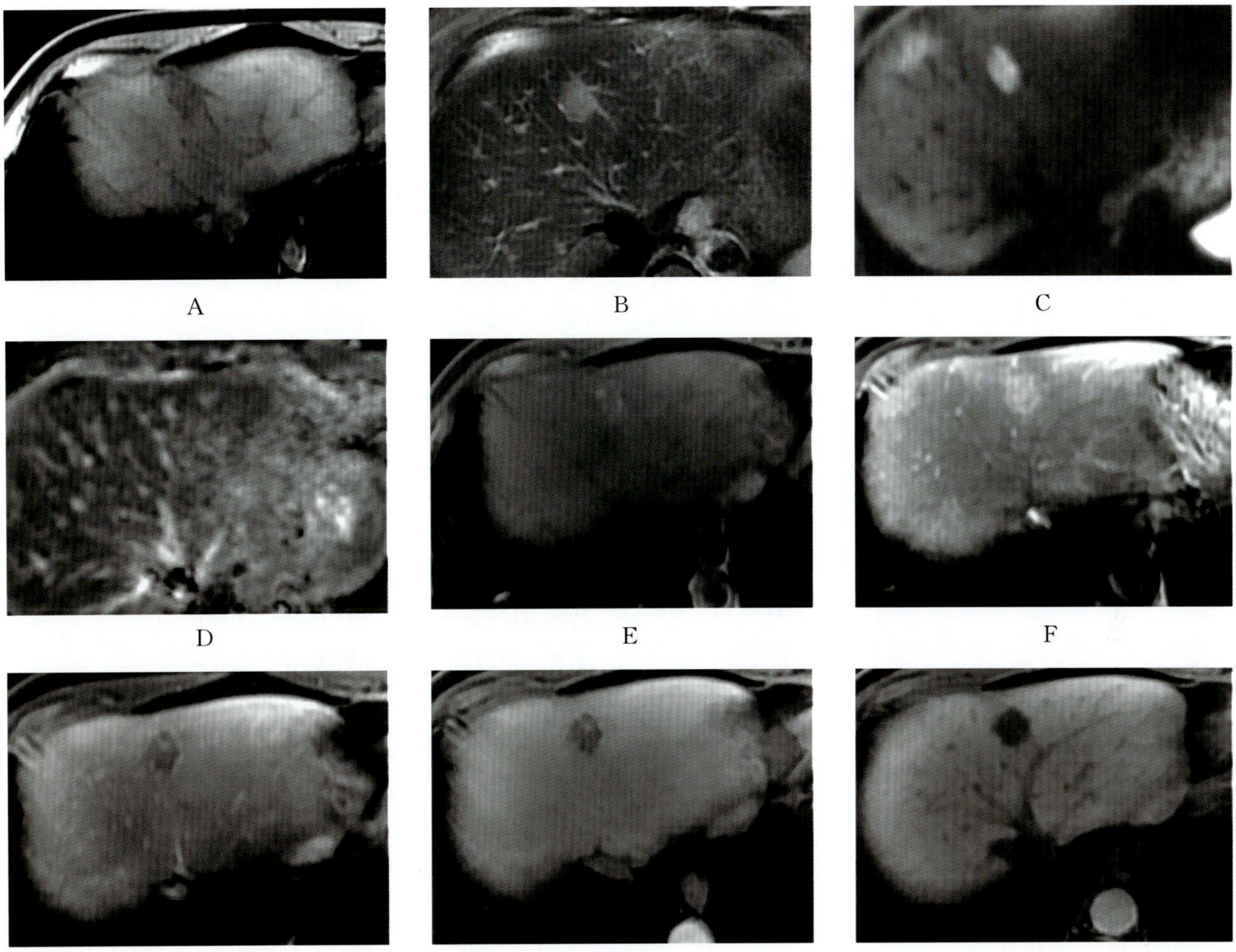

图4-2-4 肝细胞癌MRI表现

与图4-2-3为同一患者，肝左叶S4段肝细胞癌。肝脏S4段见一类圆形T_1WI序列(A)低序号、T_2WI序列(B)稍高信号，DWI(C)呈高信号，ADC图(D)肿块相对于周围肝硬化肝实质呈等信号；增强后(E～I)肿块实性成分表现为"快进快出"，包膜动脉期早期(F)无强化，静脉期及延迟期表现为环形渐进性强化；肝细胞期(I)肿块呈低信号。

匀；多表现为动脉期全瘤较均匀明显强化，门静脉期和延迟期可持续强化，而肝细胞癌多呈"快进快出"的强化方式，强化多不均匀；HNF-1α突变型肝腺瘤的脂肪变性在反相位图像上信号明显衰减，具有特征性；此外，肝腺瘤无动静脉瘘及门静脉癌栓形成。

(4) 少脂肪的肝脏血管平滑肌脂肪瘤：肝脏血管平滑肌脂肪瘤为肝内的少见肿瘤，富含血管、平滑肌及成熟脂肪组织，与肝细胞癌鉴别时应注意以下几点：① 肝细胞癌的强化方式为"快进快出"，门静脉期强化程度常低于周围正常肝实质；而肝脏血管平滑肌脂肪瘤强化方式多样，当为"快进慢出"或"持续性强化"时，门静脉期强化程度常高于周围正常肝实质，两者鉴别不难。但当肝脏血管平滑肌脂肪瘤也表现为"快进快出"强化时，与肝细胞癌较难鉴别，相对于肝细胞癌，肝脏血管平滑肌脂肪瘤更易见到"中心血管影"以及"早期引流静脉征"，具有一定特征性。② 肝细胞癌常见包膜，而肝脏血管平滑肌脂肪瘤多无包膜。③ 从组织学上看，肝脏血管平滑肌脂肪瘤的脂肪成分以成熟的脂肪细胞为主，在反相位图上脂肪信号明显衰减并有更低信号的勾边征，而肝细胞癌的脂肪成分是肝细胞的脂肪变性，在反相位上仅有信号衰减而无勾边征。④ 肝细胞癌多发生在肝炎和肝硬化的基础上，约80%的患者甲胎蛋白可升高，可与肝脏血管平滑肌脂肪瘤鉴别。

(5) 肝内胆管癌：肝内胆管癌好发于50～70岁，常与原发性硬化性胆管炎、血吸虫感染、慢性胆管炎及胆管结石、胆总管囊肿、Caroli's病、纤维囊性肝病等疾病合并存在，影像学表现主要由其生长方式和病理类型决定。其病理类型主要包括肿块型、管周浸润型及腔内生长型，而肝细胞癌主要需要与肿块型肝内胆管癌鉴别。① 肝内胆管癌以肝左叶好发，不规则或分叶状肿块，边界不清，无假包膜征；② 平扫 T_1WI 序列多呈低信号，T_2WI 序列呈高、稍高信号，典型者可在病灶中央看到片状稍低信号，病理上对应丰富的纤维组织；③ 肿块边缘厚薄不一，环形强化，强化特点为“快进慢出”，而中央区渐进性充填式强化；④ 常合并“肝包膜凹陷征”“胆管包绕征”，肿块远侧胆管扩张；⑤ 易侵犯、包埋门静脉，但不伴门脉癌栓。

(6) 富血供的肝转移瘤：转移瘤通常见于老年患者，有原发恶性肿瘤病史，通常多发，密度、信号不均匀，中心坏死，“牛眼征”；三期动态增强与HCC的表现不同；能谱CT等双能量CT的能谱曲线形态和斜率与原发肿瘤的相似并拟合。

(五) 诊断关键要点

(1) HCC多见于男性患者，病毒性肝炎和过度饮酒仍然是HCC的主要危险因素，实验室检查AFP、PIVKA-Ⅱ升高。

(2) MRI平扫肝细胞癌可以表现为肝脏单发结节、肿块或弥漫性结节；T_1WI序列上常表现为低或稍低信号，T_2WI序列上表现为中等高或稍高信号。

(3) DWI序列上病灶呈高信号，ADC图为低信号，ADC值较低。

(4) 动脉期高强化：MRI与CT增强动脉期肝细胞癌灶呈非环状明显强化，病灶内及边缘多发扭曲供血动脉，常伴有供血的肝动脉分支增粗。

(5) 流出征象：动脉期高强化的肝细胞癌灶在门脉期及延迟期强化密度快速减退，典型者表现为整个病灶廓清或非周边廓清。

(6) 包膜强化：肿瘤周围假包膜动脉期多无明显强化，静脉期及延迟期呈渐进性强化，呈光滑高强化环状假包膜征。

(7) 阈值增长：在前后两次影像学检查进行比较时，时间间隔在≤6个月时间内，HCC病灶的最大径增长≥50%。

(8) 肝细胞癌的MRI辅助征象还有以下几点需要关注：① 非强化的假包膜，在 T_2WI-FS序列呈低信号；② 结节中的结节：T_2WI-FS序列低信号的不典型增生结节内部出现高信号的亚结节，即“结中结”；③ “马赛克征”，主要见于>2 cm的病灶，在 T_1WI、T_2WI序列及增强扫描上表现为马赛克状不均匀信号；④ 病灶内脂肪变性，在反相位上肿块内变性的脂肪信号较同相位明显衰减；⑤ 动脉期病灶内及边缘可见多发扭曲供血动脉。

(9) 肝细胞癌由于不含正常肝细胞，Gd-EOB-DTPA增强肝胆特异期不摄取Gd-EOB-DTPA，在正常肝组织高强化的背景下表现为明显的低信号，有助于微小HCC病灶的检出。

(10) 直径<1.0 cm的HCC，结合动脉期高强化、DWI扩散受限联合Gd-EOB-DTPA增强后肝胆特异期的低信号结节，可提高小肝癌检出和诊断敏感性，并可与高级别不典型增生结节鉴别。

(11) 微血管侵犯(microvascular invasion, MVI)是评估肝癌复发风险和选择治疗方案的重要参考依据，IVIM-DWI、肝细胞特异性对比剂增强及影像组学技术有助于预测肝细胞癌MVI。

(邱　俊　董江宁)

二、肝内胆管癌

(一) 概述

肝内胆管癌(intrahepatic cholangiocarcinoma, ICC)是指发生于肝内二级及以上胆管分支上皮细胞的恶性肿瘤，既往称为肝内胆管细胞癌，为原发性肝癌的一种亚型。

本病发病率仅次于原发性肝细胞癌，占原发性肝癌的10%～15%。ICC发病率在世界范围内呈显著上升趋势，亚洲国家发病率显著高于欧美人群，在我国以珠江三角地区多发，好发于50～70岁，男女比例为3:2。

病因不清，ICC的发生可能与胆道系统长期慢性炎症和理化刺激因素有关，危险因素包括高龄、胆管结石、病毒性肝炎、肝硬化、原发性硬化性胆管炎、血吸虫感染、慢性胆管炎及胆管结石、先天性胆管发育异常等。肝内胆管细胞癌以肝左叶多见，这与左肝管细长且与肝总管间夹角为90°，容易导致肝左叶胆汁引流不畅形成结石，胆管长期受结石、炎症及胆汁中致癌物的刺激，容易发生癌变有关，长期合并胆管结石并发ICC的发病率为3%～10%。

ICC早期多无特殊临床症状，后期可出现乏力、腹痛、腹部不适、恶心、呕吐、黄疸等非特异性临床症状，经常在体检时或因肝功能异常行影像学检查发现。实验室检查常有CEA、CA19-9升高。

根治性手术切除是目前可能治愈ICC的唯一方式，非手术切除者3年生存率几乎为0%，根治性手术治疗5年生存率可达30%。但由于ICC发病隐匿，缺乏特异性临床表现，发现时多为中晚期，因肿瘤侵犯邻近血管、淋巴管形成卫星灶或远处转移而无法根治性切除。因此，早期诊断ICC对于提高疗效、改善患者预后具有重要的临床价值。

（二）病理学表现

ICC为另一种原发性肝癌的组织学亚型，95%以上为腺癌，可分为高、中、低分化，病理类型包括乳头状腺癌、管状腺癌、囊腺癌和一些少见亚型如鳞状细胞型、印戒细胞型、淋巴上皮型等，其中管状腺癌最常见。肝内胆管癌可与肝细胞癌混合存在，约占5%以下，较少见。

ICC根据病灶大体形态可分为三类：肿块型、管周浸润型和混合型（肿块型加管周浸润型），肿块型最常见（占79%～86%）。因以往分型中管内生长型ICC与胆管内乳头状肿瘤形态学类似，国际抗癌联盟不再将其归为ICC的一种生长方式，WHO分类将其归为胆管内乳头状肿瘤伴相关浸润癌。第5版《WHO消化系统肿瘤分类》根据肿瘤细胞形态、组织结构和免疫表型等特点，将ICC分为大胆管型和小胆管型。

大胆管型ICC：起源于肝内大胆管群的衬覆上皮或胆管周腺体，肿瘤靠近肝门，总体形态和生物学行为与肝门胆管癌类似，癌细胞呈柱状或立方形，中低分化，排列成大腺管或乳头状结构，有黏液分泌细胞或管腔内黏液，伴有明显的促结缔组织增生性间质，常出现汇管区、血管、淋巴管、神经侵犯和淋巴结转移。免疫组化标记：S-100P蛋白、MUC-5AC、MUC6和三叶因子1（TFF1）阳性，黏液染色阳性。

小胆管型ICC：起源于小叶间胆管或隔胆管，癌细胞呈低柱状或立方形，胞质稀少，多为中-高分化，缺乏黏液分泌细胞，癌组织多排列成密集且较规则的小腺管结构，肿瘤中央区常有明显的纤维间质，肿瘤周边无包膜，较少侵犯邻近汇管区、血管、淋巴管及神经。免疫组化标记：C反应蛋白（CRP）、N-cadherin和CD56阳性。示例如图4-2-5所示。

（三）影像学表现

1. 肿块型ICC

（1）主要征象：① 分叶或不规则形肿块，无包膜，

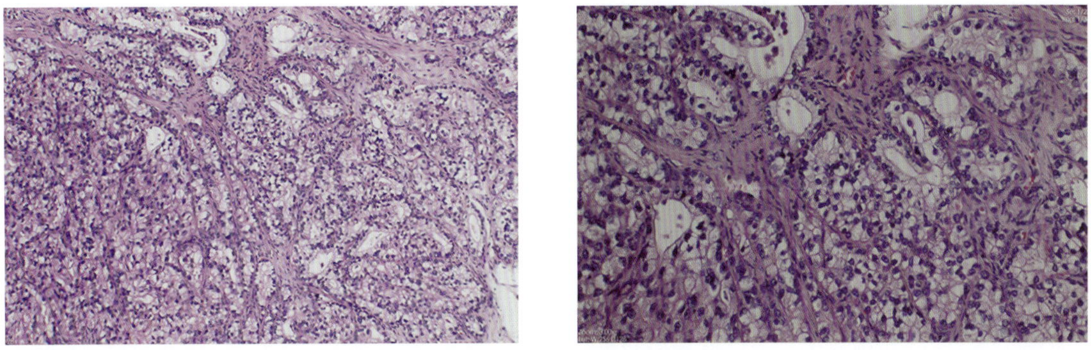

A　　　　B

图4-2-5　肝内胆管癌病理学表现

患者男性，65岁，肝内胆管癌（小胆管型、中低分化）。镜下所见（A. HE，×100；B. HE，×200）：癌细胞呈柱状、立方形，周围间质显著纤维化，癌细胞异型明显，核仁和核分裂象可见，脉管侵犯（+），神经侵犯（+）。免疫组化：CK7（+），CD56（局灶+），CK19（局灶弱+），MUC1（−），MUC-5AC（−），MUC6（−），Glypican-3（−），AFP（−），PAX-8（−），TTF-1（−），PSA（−），Syn（−），HepPar-1（−），IDH1（−），Ki-67（+，热点区约50%）。

边界不清，肝左叶好发。② CT平扫呈稍低密度影，部分病灶中心见多发蜂窝状低密度影形成“多囊征”；MRI平扫T_1WI序列呈低信号，T_2WI序列信号取决于肿瘤细胞密度、黏液坏死、纤维成分比例，以纤维成分为主者，T_2WI序列呈等或稍高信号；以黏液坏死为主者，T_2WI序列呈较高信号。③ DWI因病灶边缘肿瘤细胞丰富，水分子扩散受限呈高信号，而中心区以纤维成分为主无扩散受限呈低信号，即“靶环征”。④ 强化方式与肿瘤细胞比例与分布、血供、纤维组织及出血坏死等有关。典型强化方式为：动态增强早期边缘多呈轻中度、厚薄不一的环状强化，当肿瘤分化较差时，也可呈显著强化；中心区多无强化或“梳状”“分隔状”强化，静脉期和延迟期外周部分廓清而中心呈持续性充填式强化，其病理基础为病灶边缘肿瘤细胞丰富，而中心部位以纤维间质为主。⑤ 肝脏特异性对比剂(Gd-EOB-DTPA)增强时，肝胆期肿块边缘因富有肿瘤细胞缺乏正常肝细胞不摄取对比剂呈环状低信号，由于肿瘤中央区含有大量的纤维结缔组织或坏死组织，细胞外间隙广，对比剂容易滞留于细胞外间隙排出受阻，而表现为云雾状稍高信号，即“云雾征”或假摄取现象。

(2) 间接征象：①“肝包膜凹陷征”，其可能的病理基础为病灶内含有大量纤维组织牵拉邻近的肝包膜凹陷或肿块周围胆道梗阻引起局部胆汁淤积性肝硬化，继发性肝萎缩，该征象非肿块型ICC所特有，也可见于其他富含纤维组织的良恶性肿瘤，需注意甄别。②“胆管包绕征”，即肿块周边扩张的胆管经肿块旁时受挤压移位呈包绕状，并可伴有肝内胆管结石。③ 肿块周围常合并异常灌注，通常认为与门静脉受侵，肝动脉压力增高或肿瘤直接侵犯、周围炎性反应等有关。④ 易沿胆管系统和Glisson系统侵犯、转移形成卫星灶，呈多中心分布，门脉侵犯以狭窄、闭塞多见，通常不形成门脉癌栓。示例如图4-2-6、图4-2-7所示。

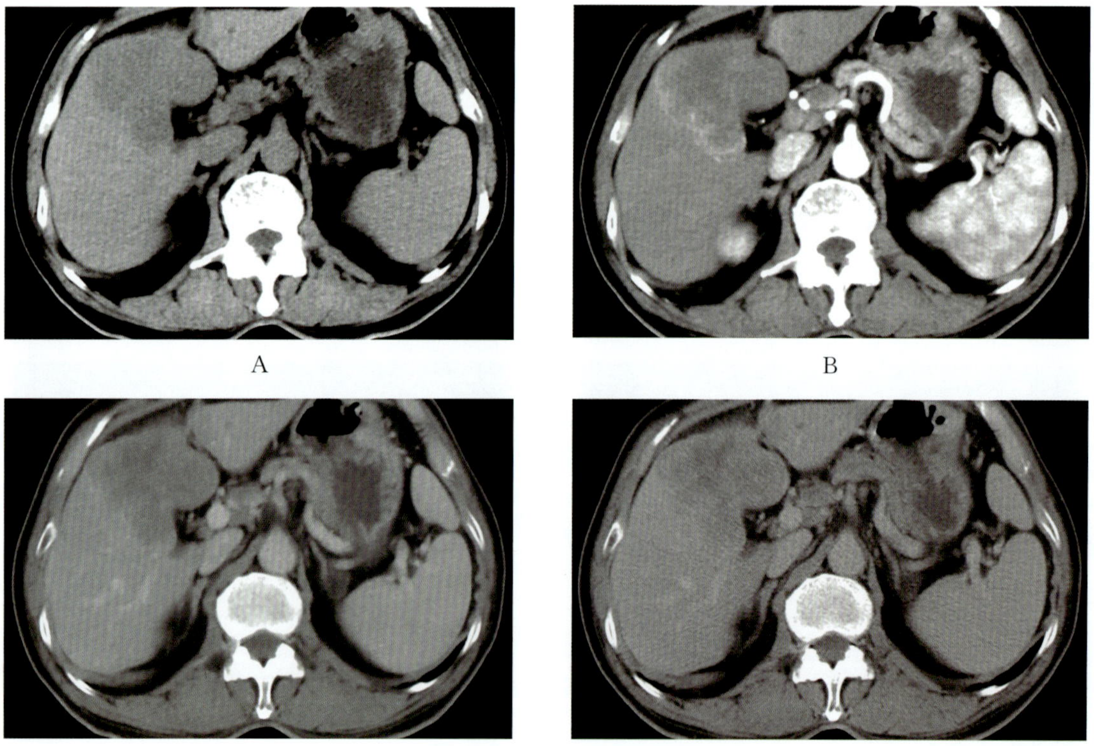

A　B　C　D

图4-2-6　肝内胆管癌CT表现

患者男性，65岁，肝左叶肿块型胆管癌。平扫(A)示肝左叶稍低密度分叶状肿块，边界不清，邻近肝实质萎缩、内陷。三期增强扫描(B~D)动脉期边缘见不规则环形明显强化，静脉期和延迟期强化减退，中心低密度影呈渐进性强化；肝门淋巴结肿大伴坏死。

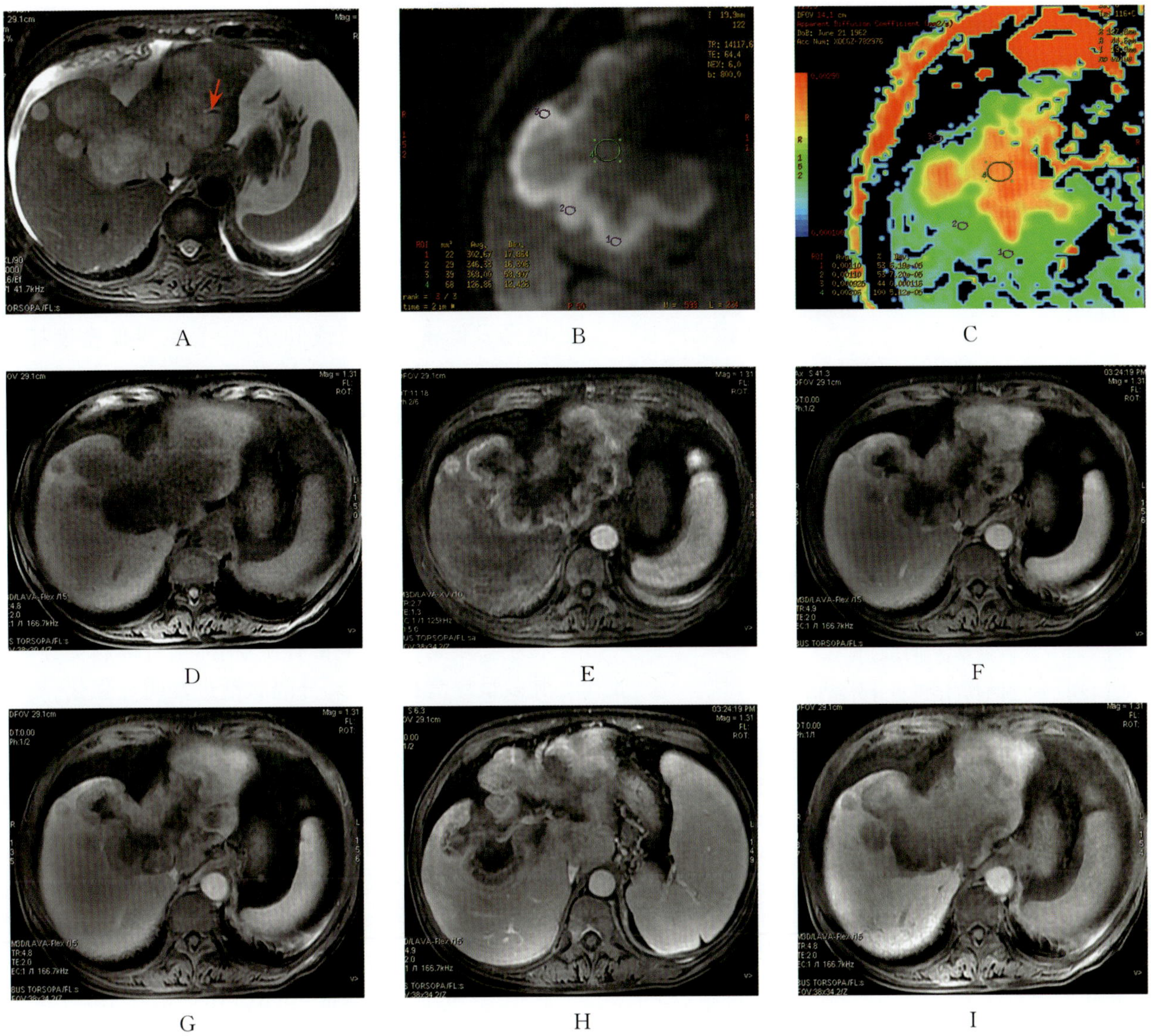

图4-2-7　肝内胆管癌MRI表现

患者女性，60岁，肝左叶肿块型肝内胆管癌。T_2WI抑脂序列(A)(频率饱和法)示肝左叶稍高信号分叶状肿块，无包膜，边界不清，邻近肝包膜显著凹陷，左侧缘见胆管包绕(红箭头)，右侧缘见类似信号子病灶。DWI序列(b=800 s/mm^2)肿块呈“靶环征”，即边缘呈高信号，中央呈低信号(B)，边缘区和中央区ADC值分别为(0.925～1.1)$\times10^{-3}$ mm^2/s、2.06$\times10^{-3}$ mm^2/s(C)。T1-LAVA-Flex平扫蒙片(D)呈稍低信号，Gd-EOB-DTPA三期增强扫描示肿块动脉期(E)边缘呈不规则花环状显著强化，门静脉期(F)、延迟3 min(G)缓慢减退，中央区动脉期至延迟期呈“梳状”持续性充填式强化；延迟期(H)肿块内可见受侵、狭窄的门脉分支，但未见癌栓形成；肝胆期(I)肿块边缘强化减退，呈低信号，中央区见云絮状稍高信号，即“云雾征”。

2. 管周浸润型ICC

① 多发生较大的肝内胆管分支，表现为沿胆管树分布的条形、分支状软组织影，其内有或无管腔显示，边界不清。② MRI平扫T_1WI序列呈稍低信号，T_2WI抑脂像呈稍高信号，肿块内纤维成分呈低信号；DWI呈轨道状高信号，因肿瘤含有丰富的纤维组织，增强后渐进性明显强化。③ MRCP表现为病变处胆管无显示或形成充盈缺损，上游胆管呈“软藤样”或“蟹足样”显著扩张，至病变处狭窄或截断。④ 容易沿胆管壁经Glissons鞘的神经和神经周围间隙向肝门方向浸润，包绕邻近血管、淋巴管，发生肝门淋巴结转移。⑤ 单纯的管周浸润型ICC

少见,常合并肿块型。

3. 混合型ICC

兼具肿块型和管周浸润型两者的影像学特点。

ICC的TNM分期,目前有美国癌症联合会(AJCC)、日本肝癌研究组(LCSGJ)、国际抗癌联盟(UICC)等分期,应用最广泛的为AJCC分期(表4-2-2)。

表4-2-2　AJCC第8版TNM分期(2016年)

分期系统	分期描述
T分期	
Tx期	原发肿瘤无法评估
Tis	原位癌(导管内癌)
T0期	无原发肿瘤的证据
T1期	T1a期:单个肿瘤≤5 cm,无血管侵犯 T1b期:单个肿瘤>5 cm,无血管侵犯
T2期	单个肿瘤浸润肝内血管或多发肿瘤有或无血管侵犯
T3期	肿瘤穿透脏层腹膜
T4期	肿瘤直接侵犯肝外结构
N分期	
Nx	区域性淋巴结无法评估
N0	无区域性淋巴结转移
N1	区域性淋巴结转移
M分期	
M0	无远处转移
M1	远处转移
0期	Tis,N0,M0
Ⅰ期	ⅠA期:T1a,N0,M0 ⅠB期:T1b,N0,M0
Ⅱ期	T2,N0,M0
Ⅲ期	ⅢA:T3,N0,M0 ⅢB:T4,N0,M0或任何T,N1,M0
Ⅳ期	任何T,任何N,M1

注:AJCC:美国癌症联合会。

(四)鉴别诊断

1. 肿块型ICC主要需与原发性肝细胞癌、肝转移瘤、肝脓肿和肝血管瘤鉴别

(1)肝细胞癌(hepatiocellular carcinoma,HCC):HCC通常有肝炎、肝硬化病史,伴AFP显著增高,增强时通常呈"快进快出"式强化,有假包膜,常引起门静脉癌栓。而ICC常在慢性胆道疾病基础上发生,肿块周围常伴有胆管扩张、胆管结石,增强扫描多呈渐进性延迟强化,边界不清,无假包膜,容易包埋、侵犯门脉系统但较少形成门静脉癌栓,且淋巴结转移较HCC更常见。

(2)肝转移瘤:肝转移瘤通常有原发恶性肿瘤病史,以消化系统恶性肿瘤最为常见,常表现为肝内多发低密度结节或肿块,中心见更低密度坏死区,增强扫描表现为边缘环形强化,中心坏死区无强化,与ICC中心区富含纤维成分而呈延迟强化不同,多数也不伴有胆管扩张,典型表现为"牛眼征"。富含纤维和胶原等间质成分的单发性肝转移癌与肿块型ICC影像学鉴别困难,需借助穿刺病理学检查。

(3)肝脓肿:肝脓肿常发生于肝右叶,而ICC以肝左叶多见,临床上常有血象、体温升高病史,肝脓肿多呈蜂窝状、环形、分隔状渐进性明显强化,周围可见片状异常灌注区,典型表现为"双环征""三环征",DWI序列肝脓肿壁呈低信号,脓液呈高信号,而ICC与之相反,呈边缘信号高、中心信号低的"靶环征",此外,肝脓肿通常也不伴有周围胆管扩张、肝包膜凹陷等征象。

(4)肝血管瘤:肝血管瘤形态相对规则,CT平扫与血管密度相似,磁共振T_2WI序列呈明显高信号,形成"亮泡征",DWI序列因T_2WI穿透效应呈高信号,但ADC值却无明显降低,增强动脉期边缘呈血管样强化,静脉期和延迟期向内充填式强化,被充填部分呈稍高密度/信号,且信号/密度相对均匀,通过这些典型特征,不难与ICC相鉴别。

2. 管周浸润型ICC需要与硬化性胆管炎鉴别

硬化性胆管炎的胆管壁呈均匀、向心性增厚(一般不超过5 mm),胆道梗阻为间断性、不全性,肝内扩张轻、肝外扩张重,增强扫描呈均匀渐进性明显强化,周围肝实质因炎性反应常出现片状异常灌注影;而前者胆管壁呈不规则偏心性增厚,且伴有外侵表现,可在周围肝实质形成子灶,且管腔狭窄及胆道梗阻程度更重。

（五）诊断关键要点

（1）肝内胆管癌好发于老年男性，多有长期慢性胆道疾病病史（常见为肝内胆管结石），CEA、CA19-9常升高。

（2）肿块型ICC诊断要点：

① 肝左叶好发，不规则或分叶状肿块，边界不清，无包膜。

② CT平扫呈低密度，部分病灶可见蜂窝状低密度影形成“多囊征”，MRI平扫T_1WI序列多呈低信号，T_2WI序列呈高、稍高信号。

③ DWI序列肿块呈外高、内低信号改变，ADC图与之相反，即“黑白靶环征”。

④ 增强扫描早期肿块多呈边缘轻、中度不规则环形强化，静脉期和延迟期呈向心性延迟强化，采用肝脏特异性对比剂（Gd-EOB-DTPA）扫描时肝胆期可见“云雾征”。

⑤ “肝包膜凹陷征”“胆管包绕征”对该病诊断具有重要的提示意义。

⑥ 容易侵犯、包埋门静脉致管腔狭窄、闭塞，通常不伴门脉癌栓。

（3）管周浸润型ICC诊断要点：

① 近肝门大胆管好发，病变处胆管壁呈不规则偏心性增厚，见沿胆管树分布的长条状或分支状软组织影，管腔狭窄或闭塞，远端胆管不对称性显著扩张。

② 病变段胆管壁毛糙，可侵犯周围肝实质形成播散性结节、肿块（混合型ICC），增强扫描通常呈渐进性明显强化。

③ 常伴肝门及腹膜后淋巴结转移。

（韦 超）

三、纤维板层型肝细胞癌

（一）概述

纤维板层型肝细胞癌（fibrolamellar hepatocellular carcinoma，FL-HCC）是一种少见类型的原发性肝细胞癌，主要病理特征是肿瘤细胞被厚薄不均的层状胶原纤维分割成大小不一的细胞巢或细胞条索。纤维板层型肝细胞癌占所有肝细胞癌的0.8%～16%。最早由Edmondson在1956年首次报道，国内外多为散发病例报告。欧美发病比例较高，而在东南亚和非洲南部地区极少见。

本病好发于5～35岁的年轻人，无性别及地域差别。纤维板层型肝癌的确切病因尚不清楚，流行病学认为其与肝硬化及HBV感染无相关性，血清学检查HBsAg多为阴性，AFP升高者仅为10%～15%。目前多数学者认为体细胞复发性染色体内融合基因DNAJB1-PRKACA是该肿瘤的发病机制。

纤维板层型肝细胞癌生长缓慢，临床表现多种多样，通常有疼痛，肝脏肿大，可触及右上腹部肿块和恶病质，高氨血症性脑病是文献报道中最常见的副肿瘤症状，这些症状通常出现在诊断前3～12个月，不常出现的症状和体征包括转移性疾病、发热、男性乳房发育不良和深静脉血栓形成，偶尔有患者出现腹腔积血、暴发性肝衰竭。

涉及本病的2018版肝脏病变LI-RADS影像学分类及2022版中国肝癌的分期方案见本节肝细胞癌相关内容。

（二）病理学表现

大体病理：纤维板层型肝细胞癌可以发生在肝脏的任何部位，可表现为单一的、大的孤立性结节或分叶状的结节，肿瘤边界相对清楚，通常无包膜。部分肿瘤因体积较大压迫周围正常组织形成假包膜。大体呈白色或黄褐色，边界清楚，质地偏软，肿瘤内可出现坏死、瘢痕和钙化。肿瘤周围肝脏组织无肝硬化表现。

镜下表现：胞浆异常丰富，颗粒状，呈嗜酸性，癌细胞较普通肝细胞大，呈多边形或类圆形，呈片状、巢状及假腺体状排列，核大，核分裂象少见，细胞内见胆汁淤积，胞质内可见苍白小体，是圆形双嗜性胞质内包涵体，胞质内也可见嗜酸性小体，也可以在细胞外出现,比苍白小球更致密。苍白小球和嗜酸性小球可以同时出现在同一个肿瘤中,但是一般不出现在同一个区域,不是特异性的改变。肿瘤细胞被厚薄不均的层状胶原纤维分割成大小不一的细胞巢或细胞条索。胞浆内含有α-甲胎蛋白的巨大溶菌酶,具有诊断意义。

免疫组化(immunohistochemistry,IHC):IHC检查可提示肝细胞和胆管细胞的双重分化。纤维板层型肝癌常常共表达CK7和CD68;另外,可不同程度表达上皮膜抗原(EMA)、Arg-1、HepPar-1、GPC3、多克隆癌胚抗原(pCEA)、CD10。特殊染色显示嗜酸性小体PAS阳性,Masson和网状纤维特殊染色显示板层状纤维组织将肿瘤细胞分隔呈条索样、巢团状。

(三)影像学表现

纤维板层型肝细胞癌大多为单发实性肿块,体积较大,边界清楚,部分存在边缘分叶状轮廓及假包膜,中心可见出血、坏死、钙化及星状瘢痕;肿瘤体积较大及分叶状改变可能与患者发病年龄轻、耐受力强、无肝硬化基础及肿瘤不均衡生长有关;而假包膜形成是由于肿瘤因体积较大压迫周围正常组织有轻微的纤维反应,因此肿块边界多较清晰。淋巴结转移常见。肝内胆管扩张及血管侵犯罕见。

有学者将FL-HCC的瘢痕分为以下三种类型:① 炎症型:瘢痕以细胞水肿、坏死和疏松结缔组织为特征,T_1WI序列呈低信号,T_2WI序列呈高信号;② 血管型:瘢痕以丰富的血管床穿插于结缔组织之间,信号特点与前者相同;③ 胶原纤维型:该型瘢痕内含大量的胶原纤维,T_1WI和T_2WI序列均呈低信号。故炎症型、胶原纤维型的瘢痕一般不强化,血管型瘢痕则有强化。纤维板层型肝细胞癌由大量层状纤维细胞分隔肿瘤细胞形成中央瘢痕,此类瘢痕应属于胶原纤维型,是纤维板层型肝细胞癌的特征性改变。

1. MRI表现

平扫T_1WI序列肿瘤呈低信号,低于正常肝实质信号,内见更低信号的星状瘢痕;T_2WI序列肿瘤呈不均匀较高信号,其中T_1WI序列显示的条状低信号区在T_2WI序列仍呈低信号改变,病理证实为胶原纤维型瘢痕。肿块DWI序列呈高信号,中心见低信号。MRI动态增强肿块通常呈明显不均匀强化,动脉期呈高信号,门静脉期呈低、等或高信号改变。

注射肝细胞特异性对比剂Gd-EOB-DTPA增强后,大多数(94%)纤维板层型肝细胞癌在动脉期显示出不均匀强化,不均匀强化的原因是富含血管的肿瘤细胞周围有厚薄不均的层状胶原纤维,以及肿瘤坏死和囊变的存在。纤维板层型肝癌在门静脉和延迟期的增强模式是不同的,相对于正常肝实质,在门静脉期,纤维板层型肝细胞癌呈等信号(约50%),也可能是相对高信号(36%)或相对低信号(14%);在延迟期,纤维板层型肝细胞癌可能是低信号、等或高信号;在肝胆期一般呈低信号,但部分肿瘤实性成分可摄取对比剂。纤维板层型肝细胞癌的中央瘢痕多无强化,但约25%的纤维板层型肝细胞癌患者可出现瘢痕延迟强化,这是由于富含纤维结缔组织的瘢痕区含有少量的血管床。纤维板层型肝细胞癌出血极少见。肿块周围邻近的肝包膜可凹陷,肿块周围肝组织无肝硬化表现。示例如图4-2-8所示。

2. CT表现

纤维板层型肝细胞癌病灶体积常较大,可有分叶,肿瘤周围可见包膜结构,因此边界多较清晰,囊变或坏死多见,坏死常表现为局灶性,出血并不常见。和正常肝实质相比,CT平扫主要表现为不均质性低密度影,CT增强的动脉期主要表现为不均质强化,静脉期肿瘤实质呈持续性强化。动脉期肿瘤的不均质强化主要与富血管性肿瘤细胞环绕乏血供的纤维束周围及与肿瘤的囊变或坏死有关。中央瘢痕向周围放射呈更低密度,50%的纤维板层型肝细胞癌中央瘢痕中可出现点状钙化,FL-HCC的中央瘢痕增强扫描多数无强化,少部分中央瘢痕延迟强化,延迟强化主要与瘢痕内血管数量及细胞或黏液组织成分增加而不是单纯的乏血供胶原纤维有关。此外,纤维板层型肝细胞癌淋巴结转移较多见。但肝内胆管扩张及血管侵犯罕见,所有肿瘤内均未见脂肪成分。

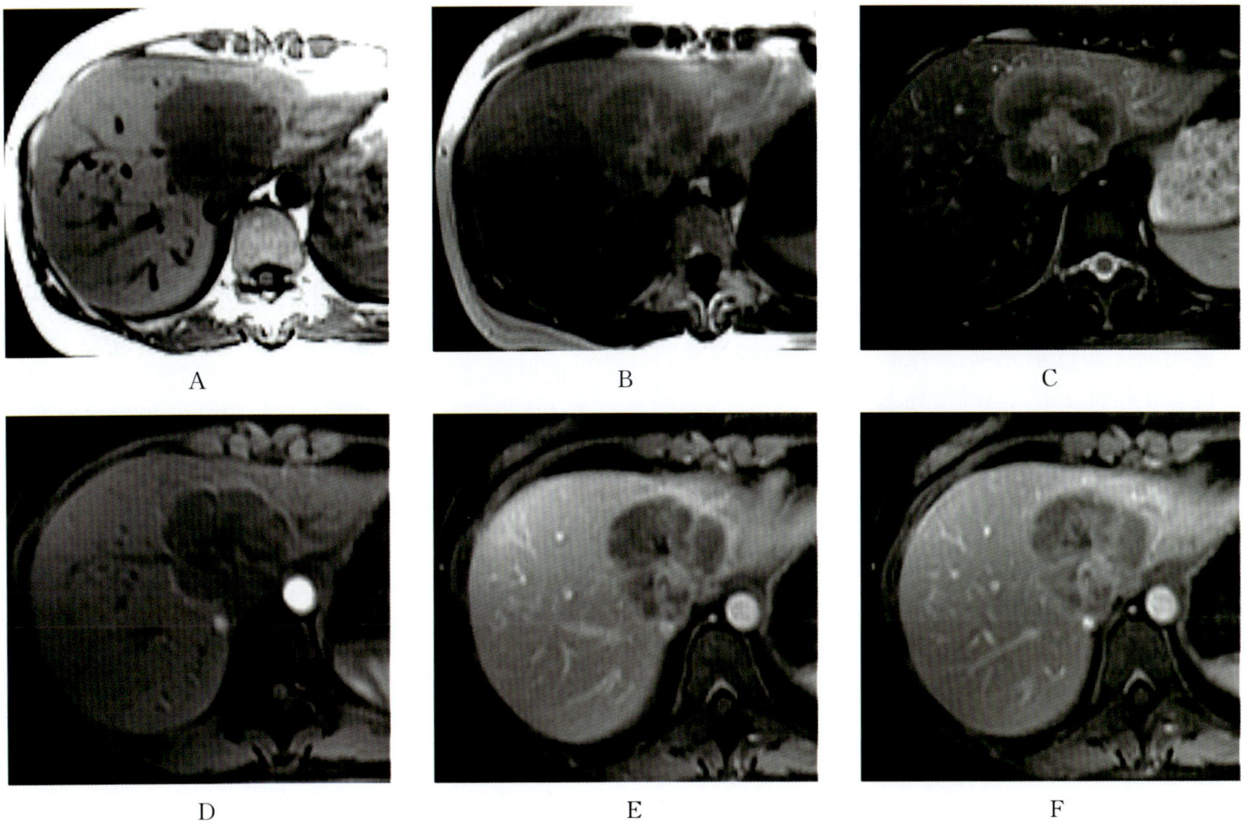

图4-2-8 纤维板层型肝细胞癌MRI表现

患者男性，35岁，肝左叶与尾状叶纤维板层型肝细胞癌。T_1WI序列（A）示肝脏右前叶及左内叶见团块状低信号影；T_2WI序列（B）及T_2WI脂肪抑制序列（C）呈稍高信号，中心星状纤维瘢痕、分隔及周边包膜呈更高信号；增强扫描动脉期（D）病变周边呈环形增强，内部可见斑片状强化影，门静脉期（E）病变分隔、纤维瘢痕及周围包膜持续强化，延迟期（F）中心纤维瘢痕及周边包膜强化更明显，显示更加清晰。（MRI图像由大连医科大学附属第一医院放射科唐乐梅医生提供）

（四）鉴别诊断

纤维板层型肝细胞癌主要与普通型肝细胞癌、肝局灶性结节增生、肝腺瘤和肝海绵状血管瘤等富血供肿瘤相鉴别。

（1）肝细胞癌：肝脏最常见的恶性肿瘤，好发于中老年人，与肝炎、肝硬化关系密切。增强检查普通型HCC呈典型“快进快出”强化特点；而纤维板层型肝癌动脉期呈不均匀强化，门静脉期及延迟期可呈高、等或低信号。普通型肝细胞癌少见瘢痕、纤维化及钙化成分，但可出现脂肪变性，如同/反相位肿块中发现脂肪变性，则普通型肝细胞癌可能性大。60%普通型肝细胞癌患者血清AFP升高，易侵犯门静脉及肝静脉形成癌栓。

（2）肝局灶性结节增生：好发于年轻女性，一般无慢性肝炎、肝硬化背景。病灶好发于肝包膜下，在T_1WI和T_2WI序列多呈等、稍高信号；中央瘢痕是其特征性病理改变，其内含丰富血管及胆管，但肝局灶性结节增生中央瘢痕占肿瘤整个体积小于纤维板层型肝癌。肝局灶性结节增生中央瘢痕在T_2WI序列为高信号，而纤维板层型肝癌瘢痕在T_2WI序列一般呈低信号。注射肝细胞特异性对比剂后，肝局灶性结节增生于肝胆期可摄取对比剂呈高或等信号，而纤维板层型肝癌多不摄取而呈低信号。肝局灶性结节增生钙化少见，而纤维板层型肝癌常见钙化。上述征象有助于二者的鉴别。

（3）肝腺瘤：肝脏常见良性肿瘤，好发于年轻生育期女性，常有口服避孕药史。常可见自发性出血，也可见脂肪成分，而钙化少见，有恶变倾向。肝腺瘤由于部分病灶内含有糖原和脂肪,或者病灶内出血等原因,在T_1WI上常呈等、稍高信号。增强后动脉期呈均匀明显强化,而纤维板层型肝癌信号不均匀。典型纤维板层型肝癌可见中心纤维瘢痕,而肝腺瘤一般没有。

(4) 肝海绵状血管瘤:肝脏最常见良性肿瘤,当血管瘤较大时可见中央瘢痕或坏死,但钙化少见。增强动脉期肿瘤边缘结节状明显强化,门静脉期及延迟期向中心逐渐充填,纤维板层型肝细胞癌没有这种强化特征。在T_2WI序列上,随着TE时间的延长,肝海绵状血管瘤信号增高,呈"灯泡征",与纤维板层型肝癌明显不同。

(五) 诊断关键要点

(1) 纤维板层型肝细胞癌多见于青少年,无性别差异,与肝硬化及HBV感染无相关性;AFP升高者仅为10%~15%。

(2) 纤维板层型肝细胞癌多为单发实性肿块,可有分叶,肿瘤周围可见包膜结构,囊变或坏死多见,坏死常表现为局灶性,出血不常见;所有肿瘤内均未见脂肪成分。

(3) 病灶在T_2WI序列上呈稍高信号,而瘢痕在T_1WI、T_2WI序列均呈低信号。

(4) 典型纤维板层型肝细胞癌MRI增强动脉期明显强化、门脉期呈持续强化而瘢痕无强化,为本病的特征性表现;少部分中央瘢痕延迟强化,延迟强化主要与瘢痕内血管数量及细胞或黏液组织成分增加而不是单纯的乏血供胶原纤维有关。Gd-EOB-DTPA增强后的肝胆期肿瘤多呈低信号,但部分肿瘤实性成分可摄取少量对比剂而呈高信号。

(5) CT平扫表现为不均质性低密度肿块影,中央瘢痕在CT平扫呈更低密度,50%的纤维板层型肝癌中央瘢痕中可出现点状钙化,中央瘢痕增强扫描多无强化。

(6) 邻近纤维板层型肝细胞癌病灶的肝包膜凹陷也是其特征性表现,纤维板层型肝癌淋巴结转移较多见,肝内胆管扩张及血管侵犯罕见。

(邱　俊　董江宁)

四、肝母细胞瘤

(一) 概述

肝母细胞瘤(hepatoblastoma,HB),是儿童最常见的肝脏恶性胚胎性肿瘤,主要由胚胎性上皮组织或伴有软骨、骨样和胚胎原始间叶组织构成。该病3岁以下者占85%~90%,其中1岁以内占60%,5岁以上发病率明显降低,极少见于成人。男女发病率为(1.2~3.6):1。

肝母细胞瘤病因及发病机制不明,早产儿、极低出生体重儿及某些先天性疾病患儿(如Beckwith-Wiedemann综合征、家族型腺瘤性息肉病、Edward综合征)患病的风险明显增高。同时与母体妊娠期不良外界因素等有关,如母亲年龄小于20岁及母亲孕时体重过高、吸烟、暴露在化学环境中。

目前认为,小儿在出生后6周内发现的肝脏肿瘤,其在胎儿期就早已发生和存在,出生后迅速增大。临床症状无特异性,相当一部分是家长在为患儿更衣或洗澡时偶然发现上腹部包块。一部分患儿面色苍白、食欲不振、体重减轻、体温异常和腹部疼痛,但无乙型肝炎病毒感染及肝硬化,90%~100%的患儿血清甲胎蛋白(AFP)明显增高,是临床上作为诊断和手术后随访的重要指标。晚期可出现黄疸、腹水。罕见情况下,肝母细胞瘤细胞异常分泌性激素、异位胰岛素可导致性早熟和低血糖,大约2.3%的病例可表现出性器官发育异常及性早熟。

(二) 病理学表现

瘤体通常较大,直径多超过5 cm,呈圆形、类圆形,部分边缘分叶。以单发结节样肿块多见,少数多发。约一半以上的肝母细胞瘤位于右叶,可跨叶或向肝外生长,肿块常与正常肝组织或韧带呈"蒂状"相连。肿块与肝组织边界光整伴纤维性假包膜,切面颜色各异,由似正常肝组织的灰棕色到棕色、绿色、灰白色不等,棕红色坏死、出血常见,质地软,有时呈胶冻状。混合性肝母细胞瘤较常见钙化,而上皮型钙化少见。

病理上肝母细胞瘤分为上皮型、上皮间叶组织混合型。上皮型依据肿瘤细胞由高到低分化程度又分为4个亚型:① 胎儿型:细胞分化较好,排列成束,类似胎儿肝细胞;② 胚胎型:细胞较小、排列不规则,分化较胎儿型差伴核分裂象;③ 巨小梁型:肿瘤细胞排列上显示出明显的粗梁结构,通常小梁厚度超过6层肿瘤细胞;④ 小细胞未分化型:可有胎儿和胚胎上皮细胞,也可混入少量间叶组织。临床多以胎儿型及胚胎型最为常见,上皮型各亚型间可过渡、移行。上皮间叶组织混合型是肝母细胞瘤在胎儿型和胚胎型中出现少量间叶成分,一般多为成熟的软骨和骨样组织,也偶见肌源性梭形细胞和类纤维肉瘤。不同的组织学亚型预后不同,以胎儿型、混合型预后相对较好。示例如图4-2-9所示。

(三)影像学表现

1. CT表现

CT平扫时肝母细胞瘤通常表现为低密度或混杂密度的单一肿块,少数为多结节,侵及整个肝脏的弥漫性病变较为罕见,具有"十多、一低、一少"的特点。"十多"即单发灶多、右叶多、外生多、假包膜多、出血多、坏死多、囊变多、钙化多、男性多及混合型多。"一低"即无论是CT平扫还是增强病灶密度始终低于正常肝脏实质,瘤内可见裂隙状更低密度影,称为"裂隙征"。"一少"即肝硬化少见,肿瘤周围肝组织多正常。文献报道,肝母细胞瘤的总钙化率为38%~50%,大部分钙化聚集一处,主要见于混合型肝母细胞瘤,病理上钙化与瘤内的骨样组织有关,此征象对肝母细胞瘤的诊断具有一定价值。CT增强扫描肿块强化不如正常肝实质,呈不均质强化,可见条状分隔,延迟期可见假包膜强化。示例如图4-2-10所示。

2. MRI表现

肝母细胞瘤信号特点与其组织学亚型和继发出血、囊变坏死及钙化、不同程度间叶组织分化有关。MRI平扫肝内圆形、椭圆形或分叶状实性肿块,T_1WI序列多呈低信号,T_2WI序列表现为混杂高信号,约半数病例在T_2WI序列上可显示完整包膜,呈环状低信号影,钙化灶始终呈低信号。由于肝母细胞瘤生长迅速,常于肿瘤边缘或中心常存在各种形态的出血、坏死、纤维瘢痕,因此T_1WI序列上于低信号中可见裂隙状更低信号,于T_2WI序列上显示更高信号影,且纤维瘢痕于MRI序列上显示为长T1短T2信号影。肝母细胞瘤高度恶性,细胞增生活跃、密集度高,细胞内外水分子扩散受限,DWI序列上表现为高信号,ADC值明显降低。MRI增强扫描肿瘤不

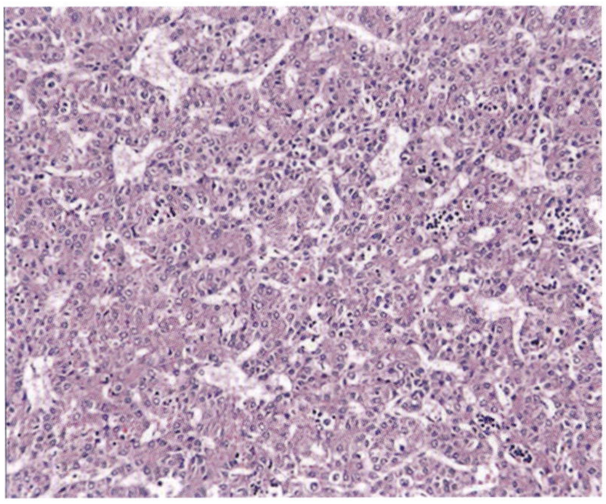

A

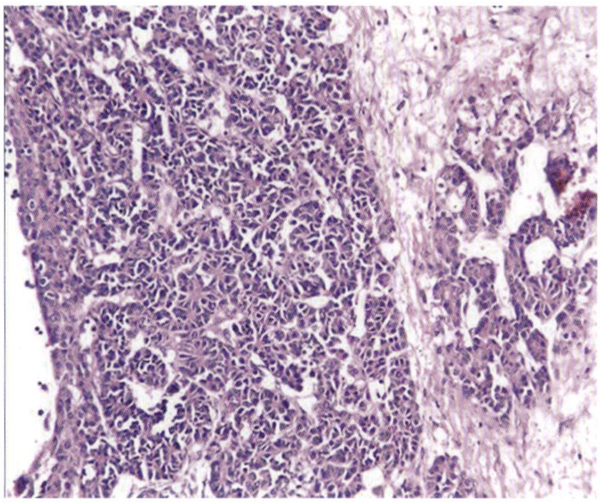

B

图4-2-9 肝母细胞瘤病理学表现

患者男性,14月,肝母细胞瘤。镜下表现:肿瘤由胎儿型及胚胎型上皮细胞组成,呈巢团状、索状、腺管状或假菊形团状排列(HE,×100)(A);部分区域出血、坏死,间质纤维组织增生明显,脉管内见瘤栓,浸润至周围肝脏组织内(HE,×200)(B)。

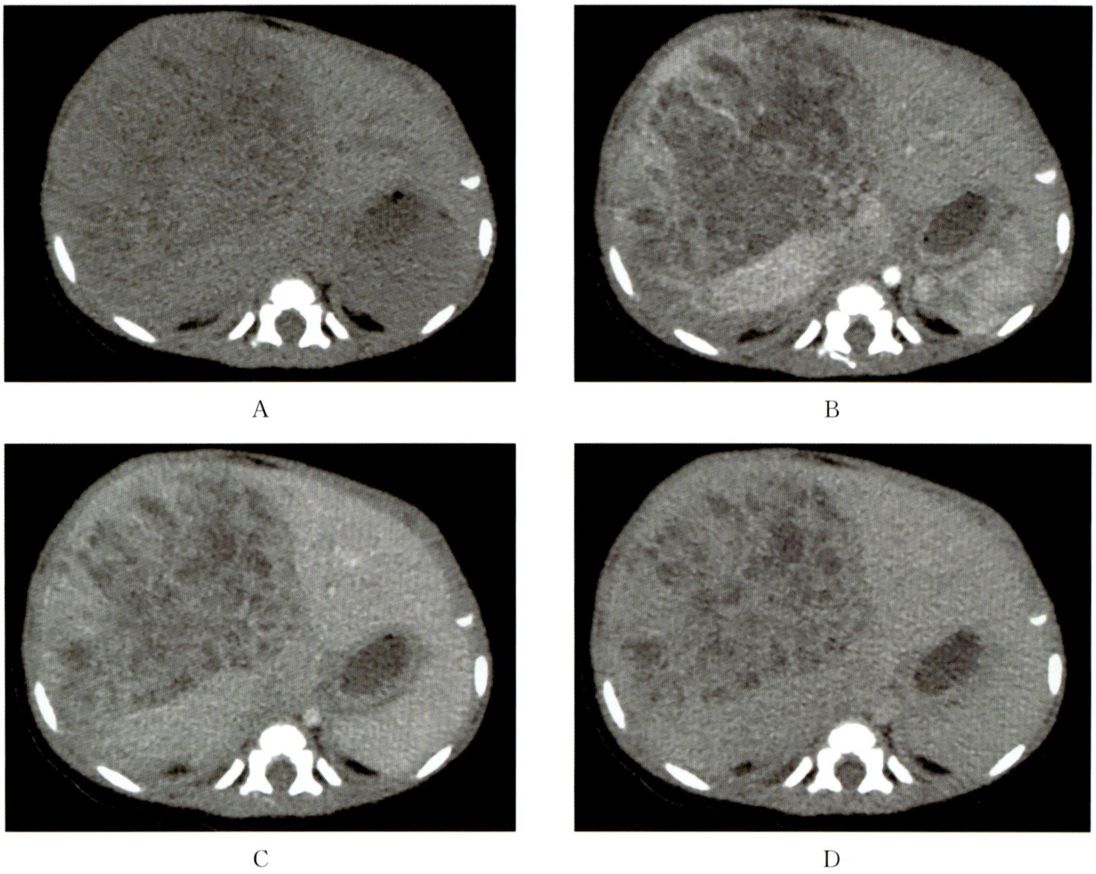

图4-2-10 肝母细胞瘤CT表现

患者女性,2个月,肝母细胞瘤。CT平扫(A)肝右叶见巨大低密度肿块,内可见多发小片状更低密度影,病灶边界不清。增强扫描动脉期(B)CT值为14~95 HU,门静脉期(C)及延迟期(D)强化稍减低,CT平扫及三期增强扫描肿块密度均低于正常肝实质。

均匀强化,强化程度始终低于正常肝实质,坏死、出血区及钙化不强化。肿瘤边界清晰,肝组织受压形成的假包膜延迟环状强化,邻近的肝静脉、门静脉受压推移。示例如图4-2-11所示。

(四)鉴别诊断

(1)肝细胞癌:肝细胞癌患者也伴有AFP水平升高,但发病多大于3岁,多与肝炎或肝硬化有关。HCC的CT、MRI增强动脉期表现为非环状富血供强化、门静脉期与延迟期廓清,呈典型的"快进快出"强化特征。肝细胞癌的门静脉侵犯较肝母细胞瘤多见,常形成门静脉癌栓,而肝母细胞瘤周围的血管常是受压性改变。

(2)婴儿型血管内皮瘤:多发生于小于半岁的婴儿,肿块较大,50%~60%的患者合并充血性心力衰竭、贫血、血小板减少(Kasabach-Merritt综合征),CT可见形态规则的颗粒状钙化,动态增强肿瘤早期边缘显著结节状、波浪状强化,延迟向心性填充伴范围扩大为特征性,血清AFP不高。

(3)间叶源性错构瘤:边缘清晰的多房分隔的囊实性肿块,呈"奶酪状",可见强化的分隔及实性成分,AFP阴性。

(4)未分化胚胎型肉瘤:好发于6~10岁,通常发生于肝右叶,CT常表现为较大的、界限清楚的、低密度为主的肿块,肿块可见软组织分隔,无钙化、AFP不升高,增强实性成分、分隔及包膜强化,以超声显示实性、而CT显示囊性的"矛盾"性影像学征象为其特征。

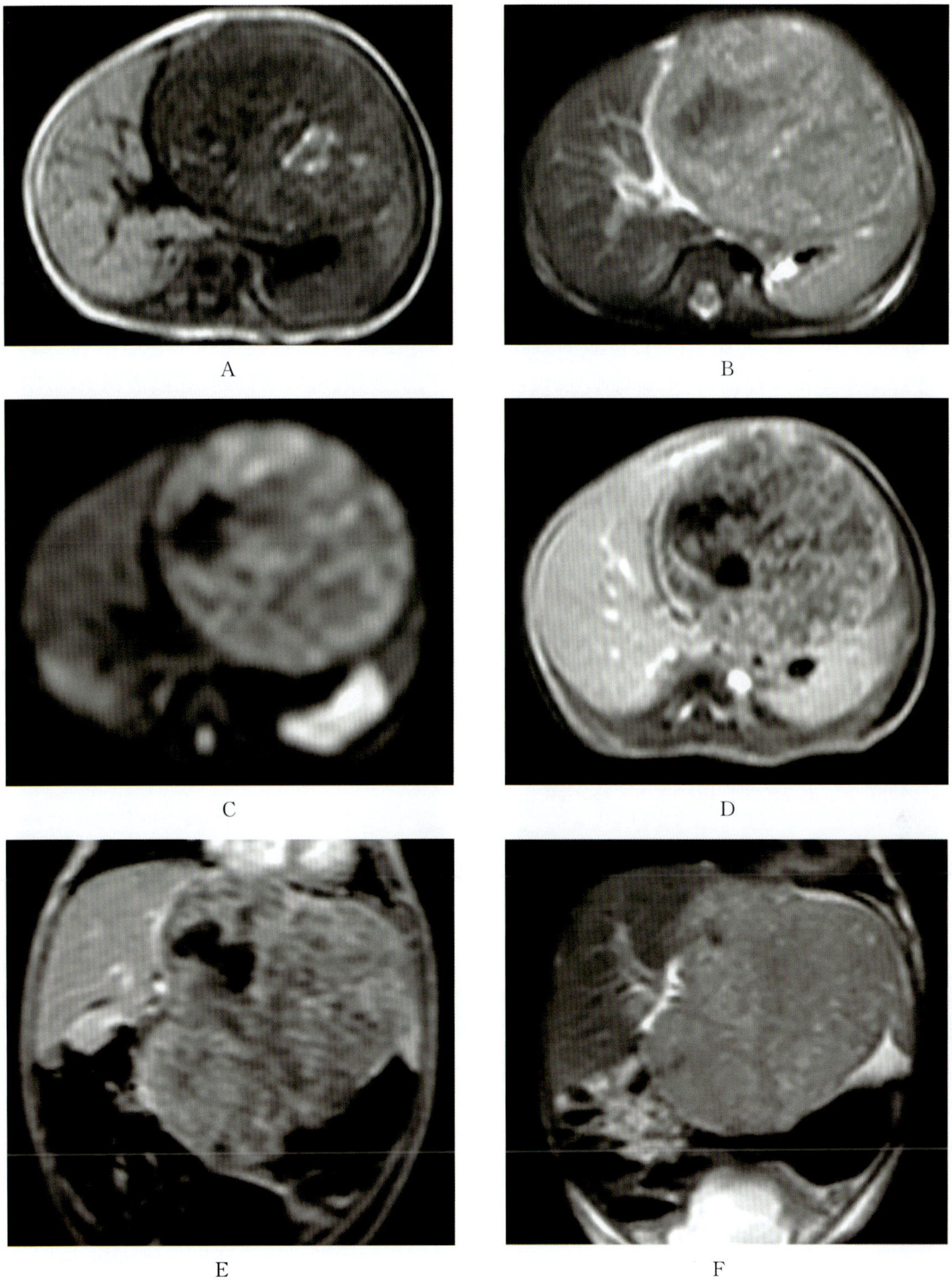

图 4-2-11 肝母细胞瘤 MRI 表现

与图 4-2-9 为同一患者，肝母细胞瘤。肝左叶见一边缘光整的类圆形肿块，T_1WI 序列(A)呈稍低信号，其内可见斑点状高信号出血灶，边缘可见环形低信号假包膜影，T_2WI 序列(B)呈稍高信号且信号不均，DWI 序列(C)呈稍高信号，并夹杂斑片状低信号；增强扫描(D、E)示肿块呈中等不均匀强化，强化程度低于肝脏，出血及坏死区无强化，假包膜环状强化，邻近血管受推移。冠状位 T_2WI 序列(F)示病灶部分突出于肝轮廓外。

(五) 诊断关键要点

(1) 肝母细胞瘤为小儿最常见肝脏恶性胚胎性肿瘤。临床多表现为上腹部包块、血清AFP升高。

(2) 肝母细胞瘤在CT上具有“十多、一低、一少”的特点。钙化、“裂隙征”、假包膜是其相对特征性的CT表现。

(3) MRI上肿块因成分复杂信号不均匀，呈混杂长T1、长T2信号；囊变、坏死区在T_2WI序列或T_2WI抑脂序列呈液性更高信号，出血则呈短T1信号。DWI肿块实性成分呈明显高信号，ADC值显著降低。

(4) CT、MRI增强肿瘤呈轻至中度不均匀性强化，强化程度始终低于肝实质，延迟期可见环形强化的假包膜。静脉结构受压推移但无侵犯，淋巴结肿大较少见。

(韦树华　薄　娟　董江宁)

五、肝脏上皮样血管内皮瘤

(一) 概述

肝脏上皮样血管内皮瘤(hepatic epithelioid hemangioendothelioma，HEHE)是一种极其罕见的血管内皮细胞来源的低度恶性肿瘤，有独特的组织学特征和融合基因，发病率不足1/100万，其恶性程度介于血管瘤与血管肉瘤之间。HEHE的临床表现可能存在很大差异，对于大部分患者而言，该病进展缓慢，而小部分患者在疾病的后期，可能会出现病情加速进展的现象。病因尚不明确，有学者认为与口服避孕药、妊娠和接受激素治疗有关。

HEHE好发于中年女性，发病高峰年龄为30～45岁，绝大多数患者乙肝表面抗原阴性，发现时无任何临床症状，AFP，CA19-9通常在正常范围之内，少数有CEA升高。由于肿瘤起源于血管内皮细胞，因此肿瘤细胞容易沿肝窦或肝静脉系统生长和迁移，从而出现肝脏甚至远隔脏器转移(肺、骨及软组织等)，进而造成绝大多数患者在首诊时被误诊为肝转移癌，甚至部分患者因此而接受了不恰当的治疗。目前确诊该病的主要方式是通过手术或穿刺活检进行病理学检查。

(二) 病理学表现

镜下表现：HEHE的组织学特征是上皮样肿瘤细胞，伴有玻璃样嗜酸性细胞质、低有丝分裂活性和轻度核异型性，胞浆呈淡色嗜酸性，偶见胞浆内腔，呈索状、短束状排列，黏液透明质基质内呈小梁状排列；肿瘤细胞沿原有的血管腔隙(肝窦、中央静脉、门静脉分支)生长，破坏肝小叶、肝板，部分肿瘤在血管腔内生长形成“息肉样”突出物。肿瘤组织含有丰富纤维成分，纤维收缩可牵拉邻近肝包膜。

免疫组化：上皮样血管内皮瘤表达内皮细胞分化标志物，包括CD31、CD34、podoplanin(D2-40)和ERG等，少数表达CK及PCNA。WWTR1-CAMTA1基因融合，是上皮样血管内皮瘤的特征性表现，在多达90%的病例中发现。

示例如图4-2-12所示。

(三) 影像学表现

HEHE在不同时期主要有以下两种不同表现形式：① 结节型：表现为各自独立的结节，边界清楚，多为早期表现；② 弥漫型：表现为结节增大、增多并呈融合趋势，多为晚期表现。具体影像学表现如下：

1. CT表现

CT平扫呈单发或多发类圆形低密度结节影，多位于肝包膜下区域，可见“包膜皱缩征”，病理上为肿瘤内纤维成分收缩致邻近肝包膜受牵拉凹陷；密度均匀/不均匀，不均匀者中心区域密度更低；增强扫描动脉期呈边缘环形强化，主要原因是肿瘤周边细胞生长活跃并具有血管结构；门静脉期及延迟期持续渐进性强化(特别是小于3 cm的结节)，主要原因是肿瘤内含纤维间质及少血管的纤维硬化区，对比剂进入和排泄缓慢。此外，“棒棒糖征”是HEHE较为特异性的CT增强表现，反映了其沿着起源血管侵及肝静脉或门静脉系统的分支，导致这些血

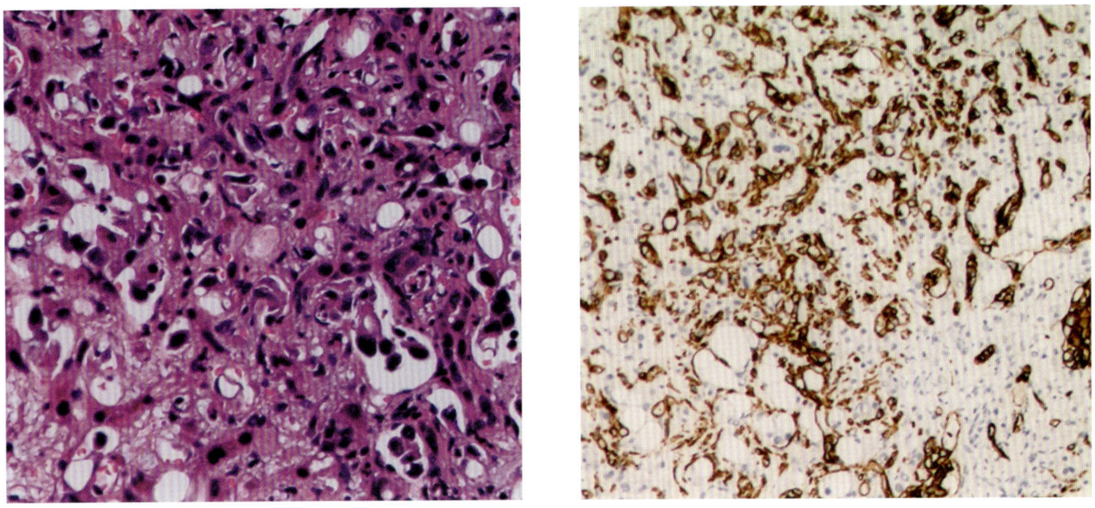

A　　B

图4-2-12 肝脏上皮样血管内皮瘤病理学表现

患者男性，32岁，肝脏上皮样血管内皮瘤。镜下表现（HE，×400）（A）：见瘤组织中心主要为增生纤维组织，有不同程度的黏液样变及透明样变，周边主要为上皮样细胞组成，呈“巢状”不规则排列；免疫标记（B）：CD34（＋），CD31（＋），FⅧ（＋），Vim（欠满意），CK7（＋），CK19（－），CK20（－），Villin（＋），MUC1（－），CDX-2（－），TTF-1（－），HepPar-1（－），CA19-9（－），GPC3（－），AFP（－）。

管管腔变窄或发生闭塞，从而终止于病灶边缘的特点。“棒棒糖征”主要包括两个结构：结节本身代表“棒棒糖”中的糖果部分，闭塞的静脉代表了“棒棒糖”中的长棒部分。

2. MRI表现

MRI平扫表现为混杂信号的环形结节，边缘呈稍长T1、稍长T2信号，代表了肿瘤的实性成分；中心呈短T1、长T2信号，代表了内部的凝固性坏死；DWI像肿瘤实性成分呈稍高或高信号；化学位移成像病变内未见明确脂肪/脂质成分。MRI增强表现为动脉期轻度不均匀强化或轻度环形强化，部分无明显强化，随着时间延迟呈“渐进性”和“向心性”持续强化，并出现“晕征”“靶环征”或“三环征”改变，并可见较为特征性的“棒棒糖征”，病理上中心无强化区反映了肿瘤的囊变、出血及凝固性坏死，中层渐进性强化区反映了肿瘤的富细胞区及黏液透明样纤维间质，外层差强化区反映了肿瘤细胞侵犯并闭塞肝窦、小静脉及其分支。钆塞酸二钠（Gd-EOB-DTPA）增强肝胆期病灶无摄取常呈较均匀的低信号，部分病灶可出现“核心模式”和“晕征”，前者表现为病灶中心出现低信号的“靶心”，后者表现为病灶中心高信号而外周低信号，可能由于肿瘤富含纤维成分引起Gd-EOB-DTPA滞留于肿瘤中心，与MRI平扫及中晚期增强的“晕征”不同。示例如图4-2-13所示。

（四）鉴别诊断

（1）肝转移瘤：多有明确的原发肿瘤病史，肝内病灶常多发，中心容易出现坏死。三期增强瘤体实性成分呈“环形”强化，中心坏死区不强化，典型转移瘤表现为“牛眼征”伴以厚壁环形强化的实性成分。肝转移瘤很少出现向心性强化，与HEHE不同。

（2）肝海绵状血管瘤：肝血管瘤在MRI平扫的T_1WI序列呈低信号，T_2WI序列呈高信号，呈典型的“灯泡征”，增强扫描呈血管样、充填式的强化方式，与肝脏上皮样血管内皮瘤轻度渐进性强化不同。少数含有大量纤维组织的血管瘤强化程度降低，与肝脏上皮样血管内皮瘤有一定的相似性，但后者常多发，且常伴有“靶环征”“棒棒糖征”及“包膜皱缩征”等征象，可有助于鉴别。

（3）肝血管肉瘤：恶性程度高，多见于老年男性，临床症状明显。多为较大、单发的侵袭性肿块，边界不清，密度/信号明显不均，DWI序列呈明显不均匀高信号，增强后呈明显“血管样”及“渐进性”强

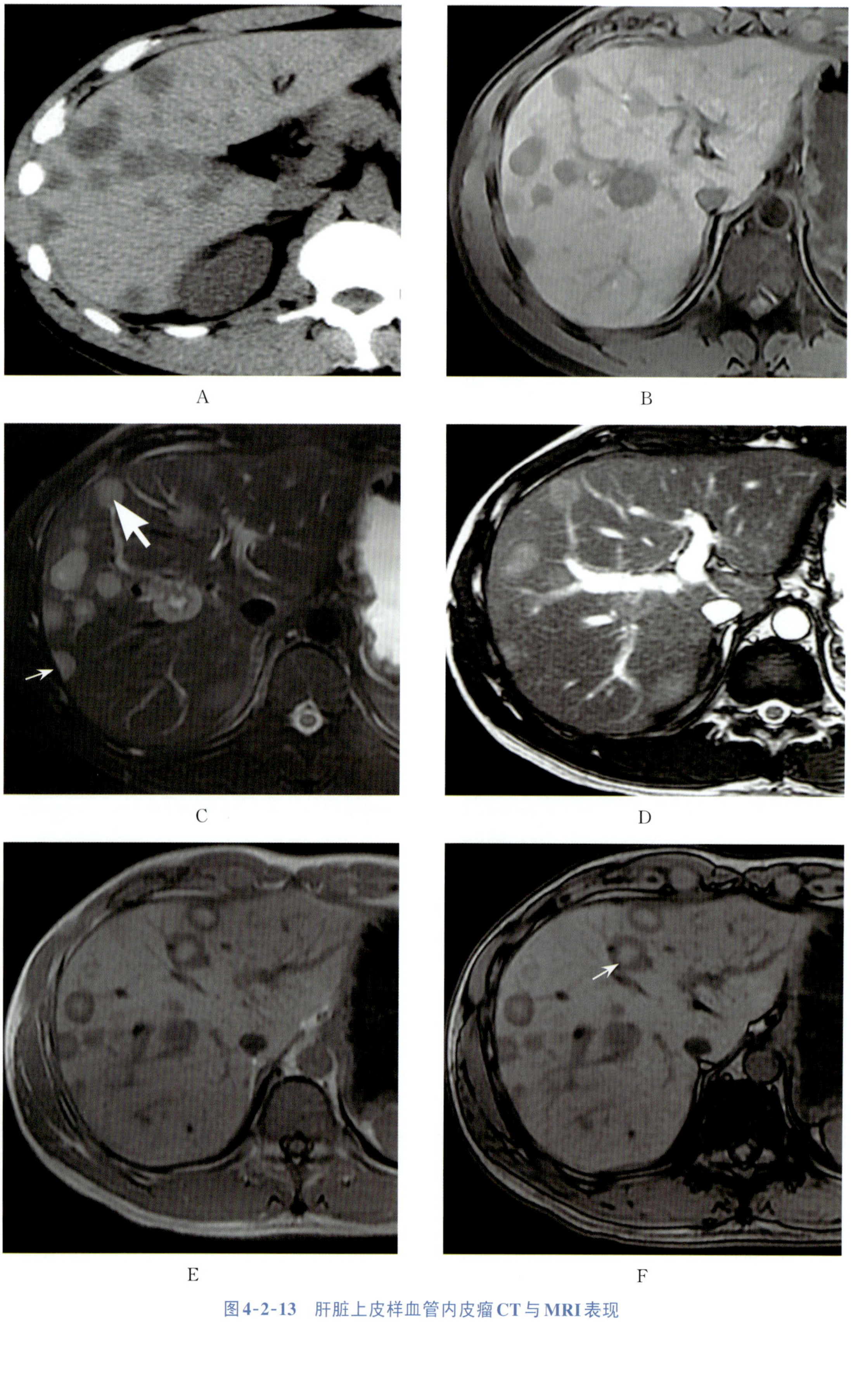

图4-2-13　肝脏上皮样血管内皮瘤CT与MRI表现

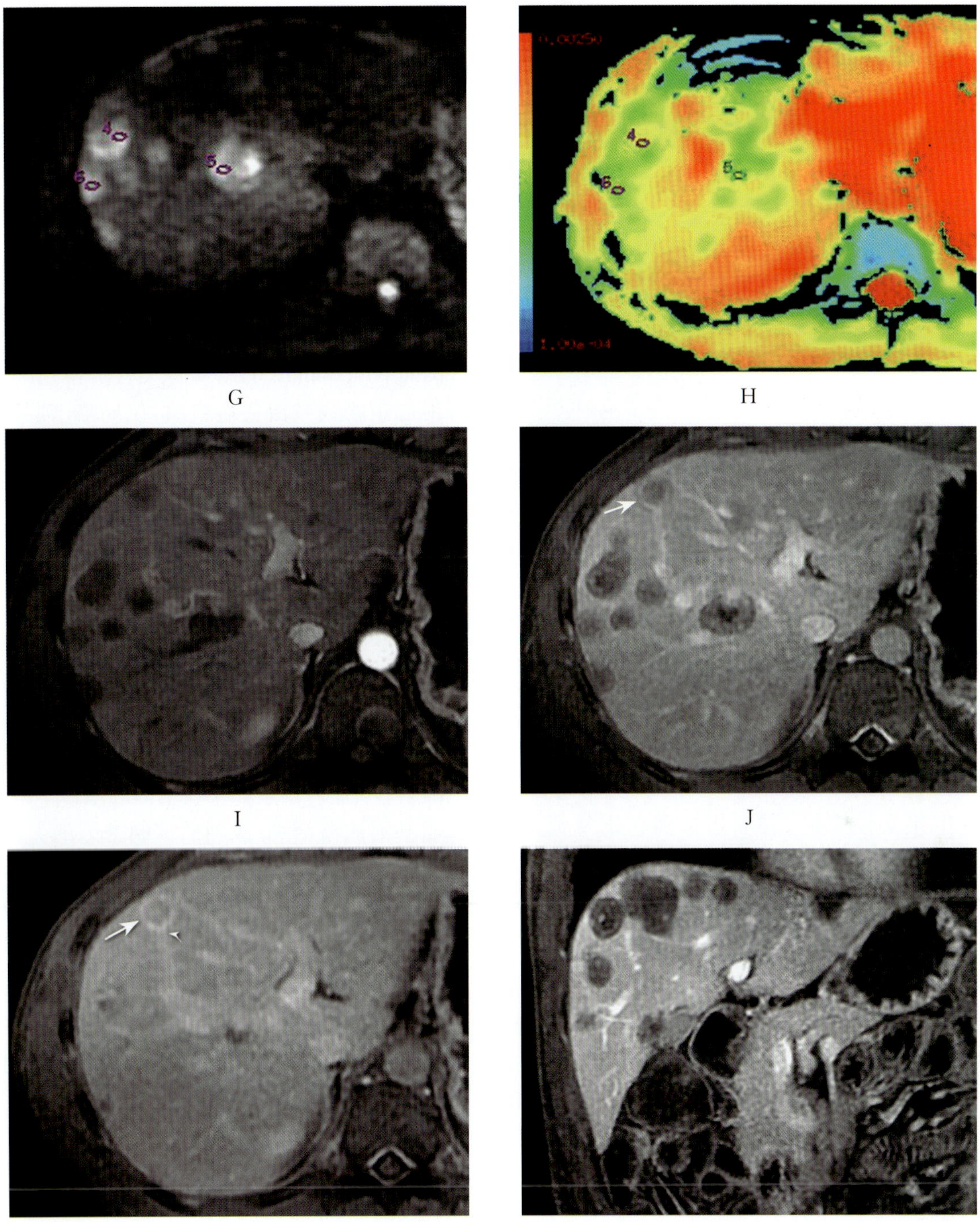

图4-2-13 肝脏上皮样血管内皮瘤CT与MRI表现（续）

与图4-2-11为同一患者。CT平扫（A）示肝内多发低密度结节，边界清晰；T_1WI序列（B）示病灶呈低信号影；T_2WI抑脂及FIESTA序列（C、D）示病灶呈稍高信号，可见“棒棒糖征”（箭头）及“包膜皱缩征”（箭头）；同、反相位序列（E、F）上述结节未见明显信号减低，提示无成熟脂肪或脂质成分，另可见病灶呈环形，中心为高信号，提示为凝固性坏死（箭头）；DWI序列（G）及ADC图（H），可见病灶边缘呈高信号，但其ADC值（ROI 4，5，6）轻度减低，提示为良性或低度恶性病变；T_1-LAVA-FLEX动态增强的动脉期（I）、门静脉期（J）、延迟期（K）及门静脉期冠状位重建（L），可见病灶呈轻度渐进性强化，可见“棒棒糖征”（细箭头）、“环征”（箭头）、“靶环征”（粗箭头）。（图片由江西省肿瘤医院影像科刘岚主任、胡利平老师提供）

化,可见肿瘤血管供血,易出现远处转移。

(4) 肝脓肿:临床常见高热、血象及炎性指标增高等表现。MRI表现为中心不强化区域扩散受限,代表脓液;成熟肝脓肿壁与周围水肿带形成"双环征"与"三环征";邻近肝实质灌注异常,代表炎性水肿区,与HEHE表现不同。

(5) 肝细胞癌伴肝内转移:患者常伴有肝硬化、AFP升高,增强动脉期肿块呈非环状明显强化,可见增粗的肝动脉供血,门静脉期及延迟期减退,呈"快进快出"模式;延迟期多数HCC可见环状强化的假包膜及门静脉癌栓等征象;HCC无延迟强化或"晕征""靶环征"或"三环征"等特点。

(6) 肝内胆管癌:临床上多伴有无痛性进行性黄疸等胆道梗阻症状,CA19-9常明显升高,肿块周围常见包膜皱缩、胆管扩张。增强扫描肿块型胆管细胞癌呈持续向心性强化、缓慢填充更为明显,与肝脏上皮样血管内皮瘤多发、"晕征"、"靶环征"及"棒棒糖征"等征象表现不同。

(五) 诊断关键要点

(1) 中年女性多见,肿瘤指标多在正常范围之内。

(2) 属于低度恶性肿瘤,生物学特征介于"血管瘤"及"血管肉瘤"之间,大部分患者病程缓慢,类似良性肿瘤的临床过程。

(3) 可单发或多发,以多发结节型最为常见,以外周肝包膜下分布为主,常见"包膜皱缩征";密度/信号不均,中心见囊变、出血、凝固性坏死。

(4) 增强扫描动脉期呈边缘环形强化,随着时间延长而呈渐进性强化,常见"晕征""靶环征"或"三环征"。

(5) 肿瘤易侵犯静脉从而导致静脉闭塞,常见"棒棒糖征"。

(6) 钆塞酸二钠(Gd-EOB-DTPA)增强肝胆期无对比剂摄取而呈低信号,部分可见"核心模式"和"晕征"。

(7) 可伴发肺、骨及软组织转移。

(王传彬　董江宁)

六、肝淋巴瘤

(一) 概述

肝淋巴瘤分为原发性肝淋巴瘤(primary hepatic lymphoma,PHL)和继发性肝淋巴瘤(secondary hepatic lymphoma,SHL)。原发性肝淋巴瘤起源于肝淋巴组织或残留造血组织,仅局限于肝脏,无外周淋巴结累及,无异常骨髓象和外周血象的淋巴瘤,占肝恶性肿瘤的0.1%,占结外淋巴瘤的0.4%;继发性肝淋巴瘤(即淋巴瘤浸润肝脏),相对多见,6%~9%霍奇金淋巴瘤及14%非霍奇金淋巴瘤可以浸润肝脏。

肝淋巴瘤的病因可能包括以下4种:① 乙型或丙型肝炎病毒、EB病毒感染,可引发肝淋巴组织的慢性增生;② 免疫缺陷或抑制可引发淋巴细胞(尤其是B细胞)的慢性多克隆增殖;③ 职业暴露和环境因素;④ 遗传因素如某些基因的遗传学改变可引起瘤基因的激活和/或肿瘤抑制基因的失活,造成淋巴细胞恶性增殖。

本病可发生于任何年龄,以中老年人多见,男女比例为(2~3):1。起病多隐匿,临床症状可有消化道症状(上腹部疼痛/不适、呕吐、食欲减退),和淋巴瘤B组症状(发热、盗汗、体重减轻)等。实验室检查LDH升高,肿瘤指标(AFP、CEA)为阴性,但无特异性实验室指标。肝脏淋巴瘤的治疗方案主要是化疗或化疗结合手术治疗。

(二) 病理学表现

淋巴瘤按病理组织学的不同,分为两大类:霍奇金淋巴瘤和非霍奇金淋巴瘤。大多数原发性肝淋巴瘤和血管内淋巴瘤属于非霍奇金淋巴瘤,继发性肝淋巴瘤则可见于两种类型。肉眼可见肝脏肿大,切面有或无散在结节或肿块。

镜下表现:可见正常的肝组织被弥漫性的肿瘤组织侵占取代,不同类型的淋巴瘤表现各异。例如：① 弥漫大B细胞淋巴瘤组织学形态变异大，基本表现仍为形态相对单一、体积较大的异型淋巴细胞弥漫浸润，也可类似中心母细胞、免疫母细胞、间变大细胞或浆母细胞，核圆形或卵圆形，染色质边集，有单个或多个核仁；② T细胞淋巴瘤主要由单形性中等大小的瘤细胞组成，瘤细胞胞浆淡嗜酸性，核圆形或轻度不规则、锯齿状，核仁小，核分裂象常见。

示例如图4-2-14所示。

（三）影像学表现

原发性肝脏淋巴瘤远较继发性肝淋巴瘤少见，但两者表现形态类似，根据病灶的分布和形态分为以下3种：① 单发型；② 多发结节型；③ 弥漫型。原发性肝淋巴瘤常为单发，无结外淋巴结肿大，而继发性淋巴瘤多发结节型多见，常伴结外淋巴结肿大和其他部位的原发病灶。

多模态影像学技术不仅可以检出肝脏淋巴瘤病灶，还可用于评估淋巴瘤的累及范围和疾病的分期。肝脏超声造影可实时观察病变特征，主要应用于初诊或监测预后。CT或MRI动态增强扫描能观察病变微血管状态、强化方式，提示其恶性程度和侵犯范围；PET/CT与PET-MRI用于判断疾病的分期。

肝淋巴瘤的CT和MRI表现如下：

1. CT表现

单发型通常表现为肝脏内孤立性的低密度结节或肿块影，大部分病灶边界清晰，密度均匀，增强扫描后动脉期肿瘤呈轻度强化，部分边缘可出现环形强化。"环形"强化的病理基础是病灶邻近实质内存在脉管炎。门静脉期强化程度轻度上升，延迟期强化程度稍减退，相对低于正常肝组织呈低密度。由于淋巴瘤不侵犯血管，病变增强后可见血管影穿行，血管无明显受压、狭窄，呈现"血管漂浮征"，此为淋巴瘤的特征表现之一。这种征象可能的病理基础是肝内小淋巴细胞主要沿着门静脉周围分布，而肝淋巴瘤主要沿着肝间质生长，这就让肿瘤生长而不用压迫血管或胆管。

多发结节型表现为多发结节，其CT表现与单发型类似。弥漫型更为罕见，表现为肝脏体积弥漫性增大，而影像学可无其他特异性改变。只有当这种浸润引起密度改变时才能被CT发现，在许多情况下，肝脏仅表现为肿大而无密度的改变。示例如图4-2-15所示。

2. MRI表现

由于淋巴瘤细胞密集度高、富含水分的间质成分少，因此单发或者多发结节型肝淋巴瘤表现为T_1WI序列呈稍低或等信号，T_2WI序列呈稍低或高信号、偶见低信号包膜，信号多均匀。当肿瘤发生

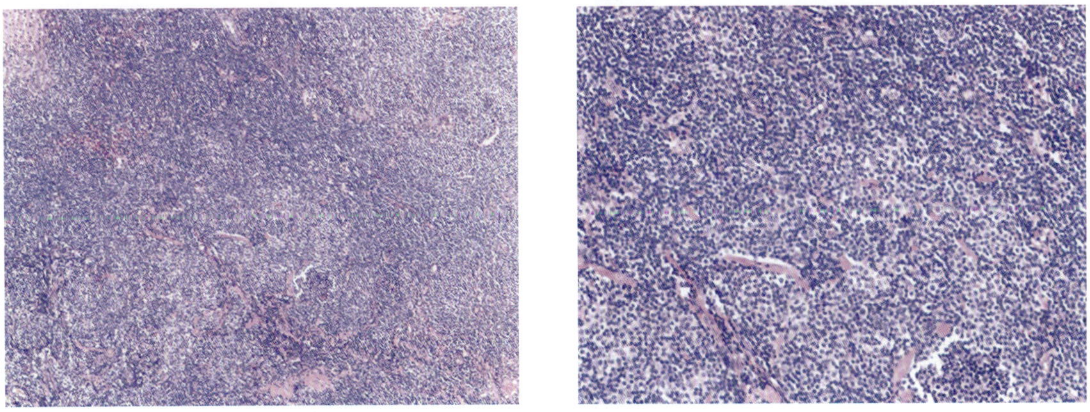

A B

图4-2-14 肝淋巴瘤病理学表现

患者男性，45岁，肝脏黏膜相关淋巴瘤。镜下见肿瘤由小至中等大B淋巴细胞组成，瘤细胞可呈中心细胞样、单核样B淋巴细胞样或小淋巴细胞样，其中夹杂数量不等的大B淋巴细胞。肿瘤的特征性改变为淋巴上皮病变和滤泡植入现象。

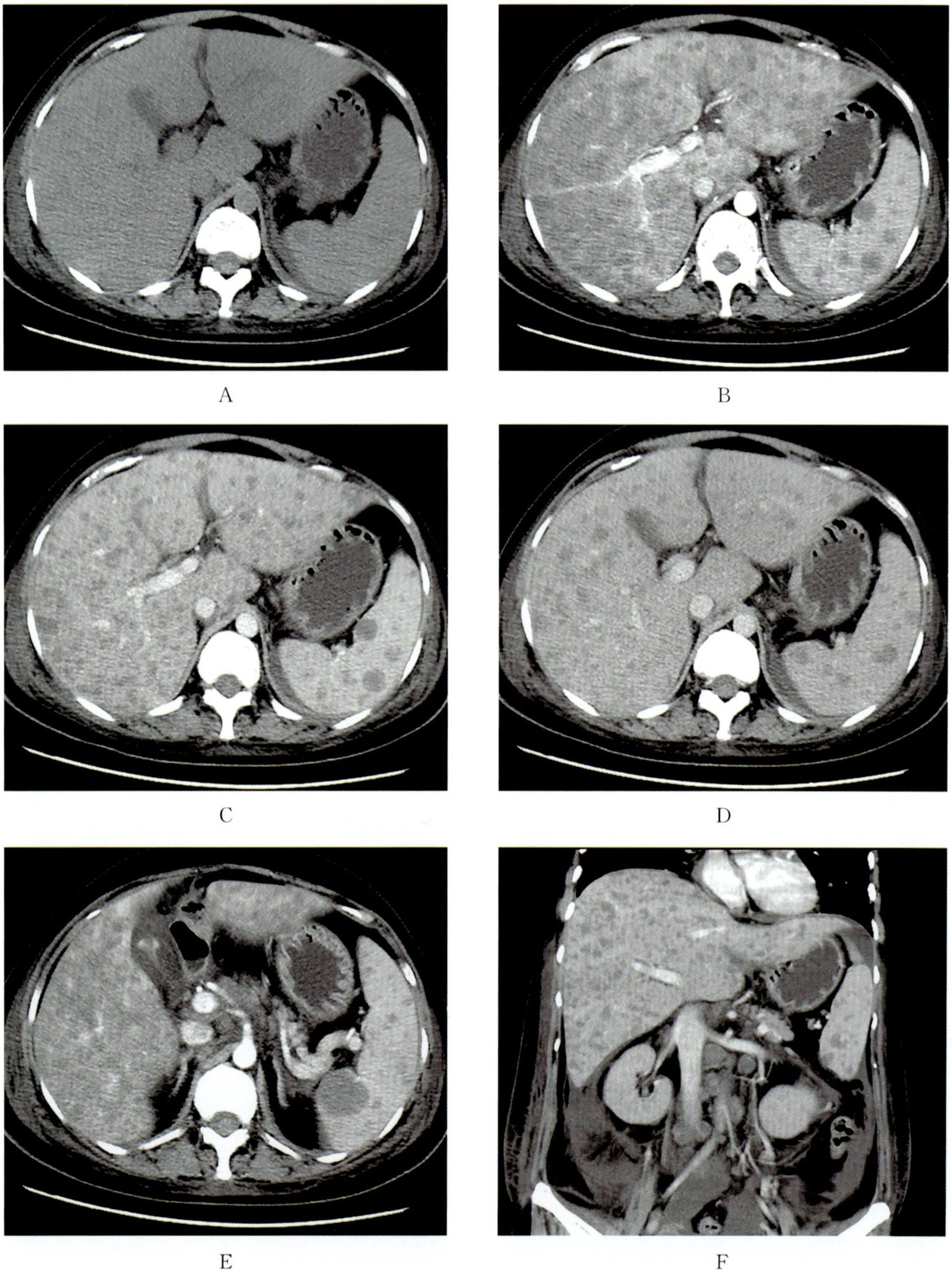

图4-2-15 继发性肝淋巴瘤(多发结节型)CT表现

患者女性,30岁,肝脏套细胞淋巴瘤,伴有全身浅表淋巴结肿大。CT平扫(A)在肝实质内见多个类圆形低密度灶,边界欠清;CT增强动脉期(B)在肝实质内见多发大小不等类圆形低密度灶,边界模糊,见肝动脉及门静脉分支在病灶内穿行,管腔无狭窄,呈"血管漂浮征";门静脉期及延迟期(C、D)肝实质内病灶呈渐进性强化;门静脉期横轴位(E)及冠状位(F)CT,表现为脾脏内见多发低密度结节,腹膜后见多发淋巴结肿大。

坏死、出血或纤维化时，信号可不均匀。发生坏死时，病灶中央内可出现点状或小片状坏死区，表现为 T_1WI 序列呈低信号，T_2WI 序列呈高信号，增强扫描后无明确强化；纤维化灶表现为 T_1WI 及 T_2WI 序列呈低信号，增强后呈延迟强化。而出血因不同时期，MRI 信号表现不同。DWI 序列上，病变扩散受限，呈明显高信号，ADC 值显著减低，有研究表明 ADC 值多小于 $0.839\times10^{-3}mm^2/s$。增强后肝淋巴瘤呈现乏血供肿瘤的特点，与 CT 类似，即大部分为均匀性的轻至中度强化。肿瘤不侵犯胆管及血管，出现特征性的“血管漂浮征”。采用肝细胞特异性对比剂(Gd-EOB-DTPA)动态增强时，在肝胆期，肝淋巴瘤呈现低信号，但是在低信号内见到斑点状的稍高信号，称“斑点状强化”，其病理基础是肝淋巴瘤内残留少量的肝细胞群，能够摄取肝细胞特异性对比剂。示例如图 4-2-16 所示。

肝弥漫型淋巴瘤，可能是肝脏血管内淋巴瘤，与淋巴细胞选择性生长于肝脏小或中血管腔内有关，传统上认为是弥漫大 B 细胞淋巴瘤的一种亚型，但也有部分报道显示其发生与 NK/T 细胞有关。肝脏血管内淋巴瘤除了表现为肝、脾肿大外，无其他特异征象，MRI 平扫不易发现病灶。注射 Gd-EOB-DTPA 增强门静脉期受累的区域呈不均匀强化，既反映肝脏血管内的病变，又反映病变引起血栓后造成的异常灌注。肝胆期由于病变缺乏正常肝组织，不能摄取对比剂，因此呈低信号改变，可更

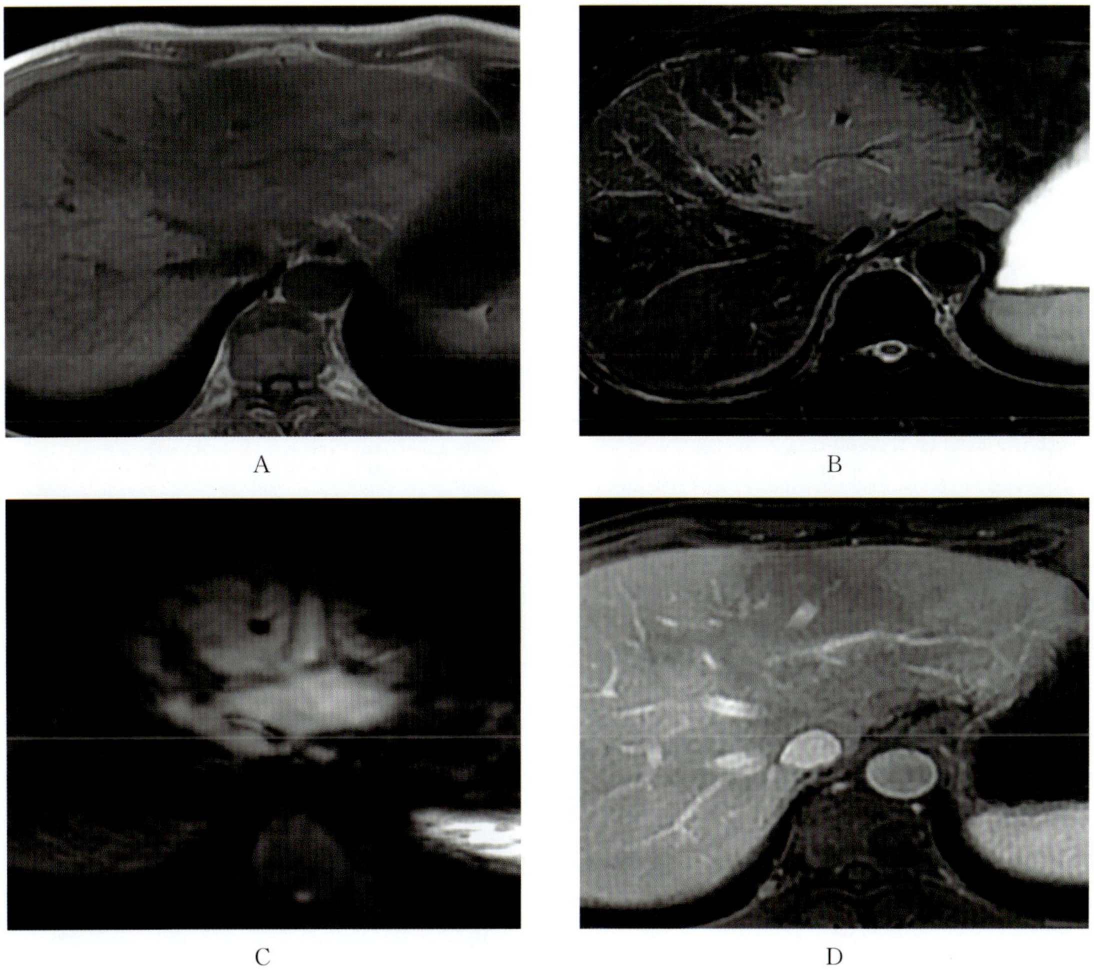

图 4-2-16 原发性肝淋巴瘤 MRI 表现

患者男性，51 岁，原发性肝淋巴瘤。T_1WI 序列(A)示肝左叶可见片状稍低信号；T_2WI 序列(B)呈稍高信号，病变向周围呈浸润生长；DWI 序列(C)呈明显高信号；增强扫描动脉期(D)病变呈轻度强化，内可见血管穿行，未见血管受侵变形征象。

敏感地显示微小病变。

体素内不相干运动扩散加权成像(intravoxel incoherent motion diffusion weighted imaging, IVIM-DWI)技术通过双指数模型的多b值扫描，提供组织内扩散和微循环血流灌注两方面的信息，并可提供定量化参数，不仅可用于肝淋巴瘤的诊断和鉴别，还对淋巴瘤治疗后早期疗效的评估具有一定意义。

(四)鉴别诊断

(1) 不均匀性脂肪肝：不均匀性脂肪肝在CT上表现为肝脏密度不均匀减低，增强后密度减低区强化程度仍偏低，但无局限异常强化或占位征象，且MR脂肪抑制及水脂分离技术有助于该病的诊断及鉴别诊断。

(2) 假性淋巴瘤：是一种罕见的肝脏良性肿瘤，单发多见，可伴发免疫系统疾病、病毒感染或其他部位的恶性肿瘤，病理上由增生的淋巴滤泡、淋巴细胞和其他炎性细胞组成，DCE-MRI不同时期环形强化，DWI上病灶周围汇管区线性高信号或沿门静脉邻近肝实质楔形水肿有助于鉴别诊断。

(3) 肝细胞癌：肝细胞肝癌血供多丰富，T_2WI序列信号较淋巴瘤稍低，增强早期呈明显不均匀强化，门静脉期减退，呈“快进快出”表现，典型病变可见包膜，与肝淋巴瘤容易鉴别。

(4) 肝内胆管癌：肝内胆管癌可伴肝叶萎缩、包膜凹陷、肝内胆管结石及管壁增厚等征象。增强扫描后呈肿瘤呈渐进性强化，对血管及胆管的侵犯，与肝淋巴瘤不同。

(5) 感染性病变：肝脏常见的感染性病变如肝脓肿以长T1、长T2信号为主，急性期常有水肿带包绕，吸收期病变周边可见脓肿壁形成，多房者伴低信号分隔，DWI示脓腔内稠厚的脓液扩散受限呈明显高信号、ADC图呈低信号，增强后脓肿壁或分隔呈轻中度强化，脓腔及周围水肿带强化不明显，病变周围可伴随肝脏实质灌注异常。实验室检查异常、诊断性抗感染治疗或穿刺活检有助于鉴别。

(6) 肝脏上皮样血管内皮瘤：增强后轻度边缘强化或周边环形强化，以门静脉期强化更明显，可见“棒棒糖征”，且病变多位于肝脏表面近包膜下，邻近包膜可出现“包膜皱缩征”。

(五)诊断关键要点

(1) 肝脏淋巴瘤分为原发性与继发性，任何年龄均可发病，以中老年男性多见。

(2) 临床表现可出现淋巴瘤B组症状(发热、盗汗、体重减轻)，实验室检查可见乳酸脱氢酶明显增高。

(3) CT、MRI表现为病灶边界清晰，密度/信号较均匀，增强扫描呈轻度或环形强化，表现为乏血供强化特点，在延迟期与周围正常的肝脏比较呈相对低密度/低信号。

(4) 肿块不侵犯血管或胆管，出现特征性“血管漂浮征”，具有诊断意义。

(5) ADC值显著减低，明显低于肝脏其他恶性肿瘤。

(6) 肝细胞特异性对比剂动态增强的肝胆期肝淋巴瘤呈低信号，肿瘤内部伴有“斑点状强化”，与瘤内残留的少量肝细胞群摄取对比剂有关，为其MRI表现特征之一。

(吴瑶媛)

七、肝脏血管肉瘤

(一)概述

原发性肝脏血管肉瘤(primary hepatic angiosarcoma, PHA)是一种罕见的由肝窦血管内皮细胞异型增生引起的间叶源性恶性肿瘤，发病率仅占肝脏原发肿瘤的0.5%~2%，但却是肝脏肉瘤的最常见类型。PHA最常发生于50~70岁的男性，其病因及发病机制尚不明确，通常认为PHA的发生与环境和职业毒物接触史有关，如长期接触二氧化钍、氯乙烯、砷剂等毒物，此外，与之相关的其他物质如环磷酰胺以及合成代谢类固醇已有报道，血色病、酒精性肝硬化也可能与之有关。然而也有一些文献报道的病例并无上述毒物接触史，发病原因不明。

本病无特异性的临床症状和体征，腹痛、发热、体重下降为常见症状，晚期可出现肝、脾肿大、腹水、黄疸等。随着病情进展，肝功能可出现不同程度损害，但无任何特异性指标。弥散性血管内凝血(disseminated intravascular coagulation，DIC)和血小板减少症被认为是PHA的两大特征性表现，这可能与肿瘤导致的局部凝血因子障碍和血细胞紊乱有关。患者肝炎病毒标志物和血清肿瘤标志物(AFP、CEA、CA19-9等)多为阴性。

PHA恶性程度极高，生长迅速，易引起出血、坏死、囊变，预后较差，中位生存期仅有6个月，肿瘤很早就会转移至肝外，肺、脾脏、骨骼是其最常见的转移部位。

因PHA肿瘤细胞的血管样结构极不成熟，再加上存在内源性凝血因子消耗，肿瘤内部极易出血，肝穿刺活检后可导致严重的腹腔出血，通常不主张穿刺活检取病理，因此影像学在肿瘤的术前诊断和鉴别诊断中具有重要作用。

（二）病理学表现

PHA按大体形态分为弥漫微小结节型、多结节型、单发肿块型和巨块、结节混合型4种类型。

大体病理：肿瘤质软、质中或质硬，多呈圆形、椭圆形，与周边肝组织分界较清楚，部分有明确的纤维包膜，切面呈不均匀灰红色、灰黄色或暗红色海绵状，部分呈鱼肉样改变，内部均有出血、坏死。

镜下表现：肿瘤细胞呈短梭形、圆形或多边形，核大深染，病理性核分裂象较常见，肿瘤细胞围绕血管腔隙紧密排列，分化较好者，肿瘤细胞排列规则，呈明显的腔隙状或窦状，瘤细胞衬于腔内面，异型性不明显，分化差者，管腔不明显，瘤细胞排列不规则，呈实性巢状排列或乳头状突向腔内，异型性明显，肿瘤内部常出现出血、坏死。本瘤的特征性图像是肿瘤细胞聚集成团，以“肉芽”或“乳头状”突入血管腔。

免疫组化：CD34、CD31、Ⅷ因子和Vim等指标阳性表达有助于诊断PHA。

（三）影像学表现

1. CT表现

肝内多发或单发类圆形、不规则形结节或肿块，平扫呈稍低密度，内可见高密度灶性出血，钙化少见，肿块大多数边界清楚，与正常肝实质分界截然，呈“刀切样”改变，该征象在较大肿块中相对常见，其病理基础为肿块周围肝窦受压扩张、水肿；少数可见“假包膜”，为肿瘤周围内层受压的小胆管、血管和外层增生的纤维组织构成。增强扫动脉期描肿瘤边缘见不规则斑片、结节状显著强化，门静脉期和延迟期持续向心性填充，或混杂有离心性强化，大多数病灶不会完全充填，且被充填的区域密度也不均匀，部分病例边缘可见滋养血管和异常灌注。

2. MRI表现

① T_1WI序列呈低信号，内可见局灶性、条形高信号；T_2WI序列呈混杂高信号，高信号通常为出血或坏死，可形成液-液平面，是肿瘤内出血特征性表现，低信号区则代表含纤维化、急性出血或含铁血黄素沉积。② 由于PHA为高度异质性的肿瘤，内部有出血、坏死、囊变及由肿瘤细胞形成的血管通道和海绵状间隙，其在DWI上表现呈混杂高信号，平均ADC值略高于其他肝脏恶性肿瘤，但同一病灶ADC值范围跨度较大，既有出血导致的低ADC区，也有囊变、坏死形成高ADC值区。③ 动脉期呈显著不均匀性强化，强化程度低于主动脉但高于肝实质，中心常见杂乱血管影；静脉期和延迟期呈由外向内呈“向心性”填充或由内向外的“离心性”填充，后一种强化模式与肝血管瘤相反，被称为“反血管瘤”式强化，具有一定特征性，两种强化模式可在同一病灶内同时出现；随着时间延迟，大病灶都会有不同程度填充，但大部分不会被完全填充，即使被填充区域信号也不均匀，可见灶性无强化区；小病灶早期为环形、中心点状强化，也与肝血管瘤不同，后期可被完全填充。肿瘤容易侵犯肝动脉和门静脉形成动静脉短路，表现为瘤周异常灌注或动脉期门脉早显，是肝血管肉瘤特征性增强表现之一。④ 肝细胞特异性对比剂(Gd-EOB-DTPA)，增强PHA肝胆期对比剂无摄取，呈低信号，部分病例

夹杂以正常肝实质可出现局灶性高信号。⑤ 容易发生肝外转移，最常见的转移部位为肺和脾脏，脾脏转移灶因信号和强化方式与肝脏病灶类似，有时很难确定原发肿瘤的部位是肝脏还是脾脏。示例如图4-2-17所示。

(四)鉴别诊断

(1) 肝海绵状血管瘤：PHA的密度/信号较为混杂，常合并出血、坏死，而海绵状血管瘤密度/信

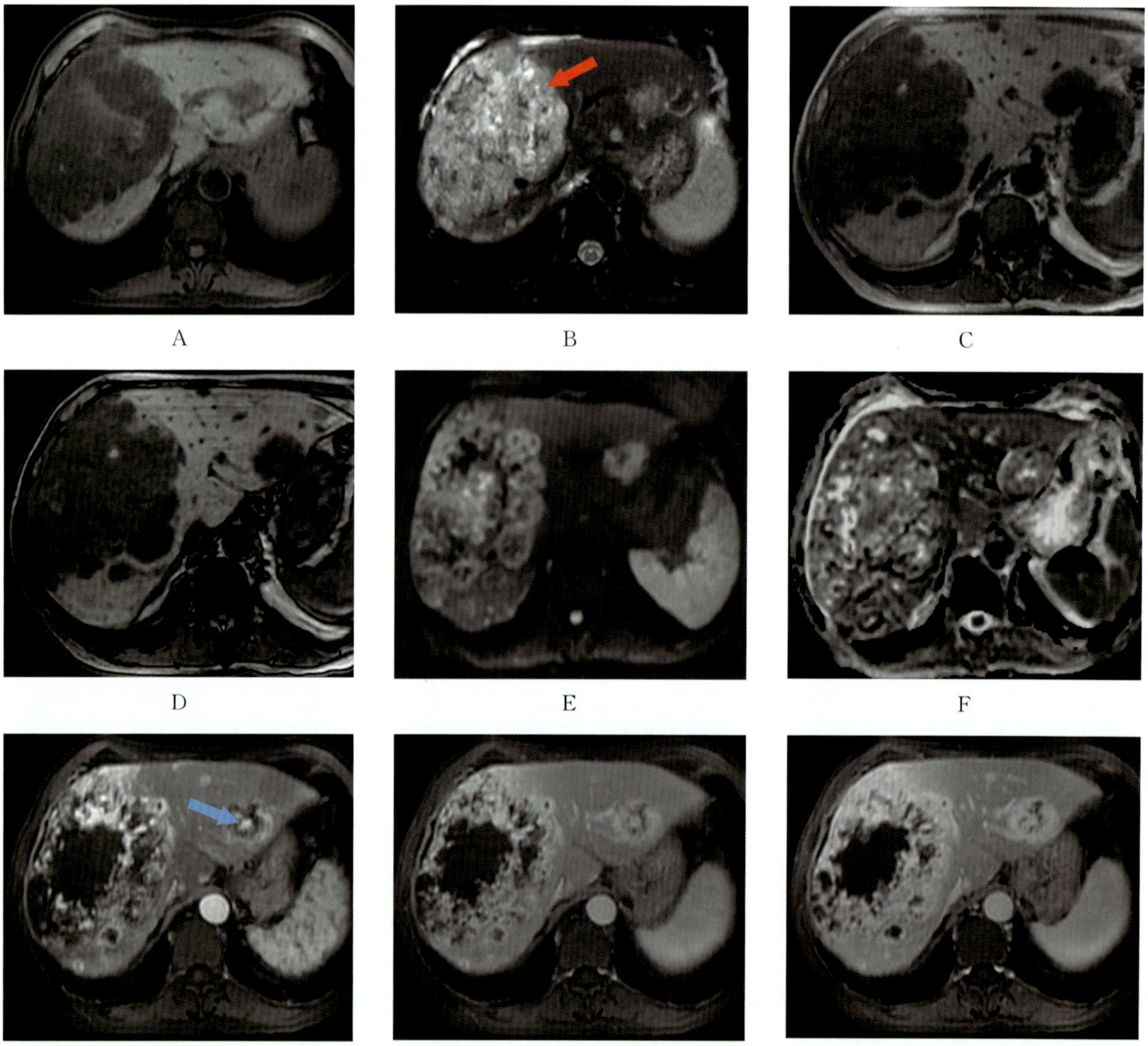

A B C D E F G H I

图4-2-17 肝脏血管肉瘤MRI表现

患者男性，57岁，肝脏血管肉瘤(巨块、结节混合型)。T_1WI序列(A)肝右叶肿块呈稍低信号，内见条片状、结节状高信号；T_2WI抑脂序列(B)呈混杂高信号，内见结节、条状高低混杂信号，局部边界尚清楚，内前缘呈刀切样改变(红箭头)；同反相位图(C、D)，反相位图上信号无明显衰减；DWI(b=800 s/mm^2)(E)上呈极其混杂高信号，内可见高、中、低三种信号成分；ADC图(F)可见低、稍低及高信号多种信号成分混杂；三维扰相梯度回波T_1WI三期增强扫描(G)示肝右叶肿块动脉期以边缘为主显著富血供强化，内见较多增粗、杂乱血管影，中心见片状坏死、无强化区；肝左叶结节除边缘环形强化外，中心可见岛状显著强化影(蓝箭头)，门静脉期(H)、延迟期3 min(I)，肿块仍持续性强化，逐步向低信号区充填，但始终未见完全填充，即使被填充区域也可见灶性低信号坏死区。(本例MRI图片由复旦大学附属中山医院放射科提供)

号相对均匀，增强扫描“反血管瘤样”强化方式在两者鉴别诊断中具有重要意义，PHA大都不会完全填充，被填充部分密度/信号也不均匀，不同于海绵状血管瘤均匀向心性强化方式。

(2) 肝上皮样血管内皮瘤(epithelioid hemangioendothelioma，EHE)：EHE生物学行为介于血管瘤和血管肉瘤之间，中年女性好发，典型者表现为肝外围分布的多发结节，增强呈轻度渐进性强化，常出现“晕环征”“靶环征”“棒棒糖征”是EHE的特征性表现，较容易与PHA区分，但病理学上不典型EHE的形态与PHA有重叠，在影像学上常难以区分。

(3) 肝富血供肝转移瘤：多灶性PHA需与富血供转移癌(如神经内分泌肿瘤)鉴别，但前者出血、坏死更为明显，增强扫描呈填充式显著强化，后者常表现不规则环形强化，静脉期和延迟期会有一定强化减退，两者影像学表现有所不同。

(4) 肝细胞癌(HCC)：较大的HCC中心也可有出血、坏死，但HCC通常有肝硬化病史，血清AFP增高，强化程度低于PHA，“快进、快出”为其特征性强化方式，很少出现PHA那样缓慢充填式强化；与HCC的假包膜渐进性强化表现不同，PHA的假包膜一般不会出现强化。

(5) 肿块型肝内胆管癌：肝内胆管癌患者多有长期慢性胆道疾病病史，血清CA19-9升高，以肝左叶好发，肿块边界不清，无包膜，常伴有“肝包膜皱缩征”和“胆管包绕征”，增强扫描动脉期肿块边缘呈厚薄不一轻度环形强化，静脉期和延迟期强化有所减退，而中央区呈延迟强化，而PHA肿瘤指标常为阴性，增强扫描呈边缘向内填充式显著强化，与PHA有所不同。

(五) 诊断关键要点

(1) 肝血管肉瘤好发于中老年男性，病情进展迅速，但无特异性血清肿瘤标志物。

(2) 肝内弥漫多发或单发类圆形、不规则形结节或肿块，边界清楚或模糊，较大肿块通常边界清楚，边缘可见“刀切征”“假包膜征”。

(3) 因肿瘤容易出血、囊变、坏死和纤维化，在CT平扫通常呈混杂稍低密度，磁共振T_1WI序列上多呈低信号伴灶性、不规则形高信号；T_2WI序列上呈以高信号为主的混杂信号。

(4) DWI上肿瘤信号极度混杂，平均ADC值略高于其他肝脏恶性肿瘤，同一病灶可包含高、中、低3种ADC值。

(5) 三期增强扫描呈血管瘤样和特征性反血管瘤样充填式强化，中心可见杂乱血管影，大病灶通常不会完全填充，被填充区域信号也不均匀，瘤周常出现动静脉瘘；较小病灶动脉早期呈环形、中心点状强化，可被完全填充。

(6) 容易出现肝外转移，最常转移器官是肺和脾脏。

(韦　超　董江宁)

八、肝脏癌肉瘤

(一) 概述

原发性肝脏癌肉瘤(primary hepatic carcinosarcoma，PHCS)是一种非常罕见的同时包含恶性上皮成分和间叶性肉瘤成分且两者之间无明显移行区的肝脏恶性肿瘤。其发病机制尚未明确，目前有4种观点：①“胚胎残留学说”：肿瘤来源于器官内残留的胚胎组织；②“碰撞学说”：两个相邻原发的癌与肉瘤在生长浸润中相遇；③“间质诱导学说”：癌成分刺激和诱导其间质成分异常增殖；④“全能干细胞学说”：具有多分化潜能的完全未分化细胞，形成肿瘤时含有不同胚层组织成分。

原发性肝脏癌肉瘤好发于中老年人，男性多于女性，临床症状缺乏特异性，多继发于慢性肝炎或肝硬化，以上腹部胀或痛等消化道症状为主，肿块较大时可于上腹部触及包块，较少伴腹水、脾肿大及黄疸等表现。实验室检查亦无特征性改变，约50%的肝脏癌肉瘤患者AFP增高，但CEA、CA19-9、CA125等肿瘤标志物大多正常，肝功能损害较轻。由于该肿瘤起病隐匿，临床及影像表现无特异性，早期诊断困难，确诊时常为晚期，且侵袭性强，患者预后极差。

(二)病理学表现

原发性肝脏癌肉瘤组织学结构同时包括癌和肉瘤成分,癌性成分包括肝细胞癌(强化特征)、胆管细胞癌和混合性肝癌等成分,其中以肝细胞肝癌多见;肉瘤包括骨肉瘤、软骨肉瘤、横纹肌肉瘤、未分化肉瘤及恶性纤维组织细胞瘤等。

大体病理:肿物切面多呈灰白色,少数呈淡黄色、暗红色,伴有坏死灶,周围可有纤维组织假包膜形成。

镜下表现:可见恶性上皮成分及恶性间叶成分,两者之间多相互独立,少数可相互移行,瘤细胞呈梭形或卵圆形,胞浆少,异型性显著,核分裂象易见,局灶可见瘤巨细胞、假腺样结构,大部分区域多角形卵圆核瘤细胞呈实性片巢状或假腺样排列,部分区域瘤细胞少胞浆形态幼稚的裸核样片中密集排列伴片状坏死。

免疫组化:肝细胞癌可表达CK(pan)、HepPar-1、GPC-3、甲胎蛋白等;胆管细胞癌表达CK、Cam5.2、CK7、CK19等;骨肉瘤通常会表达SATB2,软骨肉瘤表达S-100,平滑肌肉瘤表达SMA、Desmin、H-Caldesmon等,横纹肌肉瘤表达Myogenin、MyoD1等。

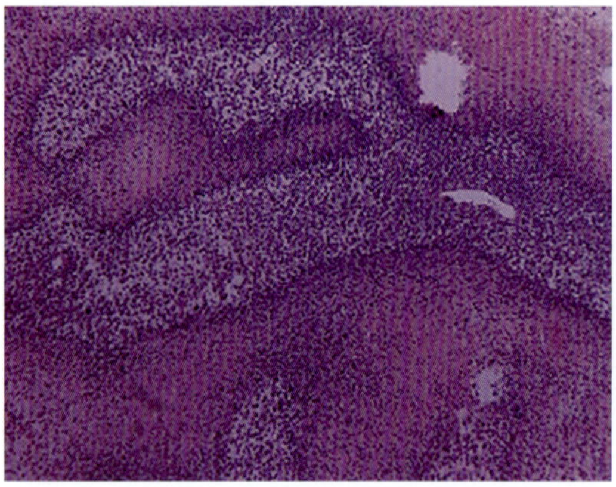

图4-2-18 肝脏癌肉瘤病理学表现

患者女性,51岁,肝脏左右叶交界区癌肉瘤。镜下表现(HE,×400):瘤体边界不清,见“地图样”坏死,局部囊性变,肿瘤细胞胞浆嗜酸,核异型明显,核分裂象可见。

(三)影像学表现

原发性肝脏癌肉瘤多为囊实性单发肿块,以囊性成分为主,肿块实性部分代表癌或分化差的肉瘤成分,多为索条状分隔或结节状散在分布,少部分呈“蜂窝状”。因其恶性程度高,生长速度快,病灶体积多较大,常跨肝段生长,具有外生性生长趋势,易侵及邻近器官,发生远处转移。并且其影像学特征与肿瘤内癌成分及肉瘤成分比例有关。

1. 超声表现

肝实质回声粗糙、不均匀,病灶呈团状稍强回声,边界欠清晰,形态欠规则,内可见片状低回声区。

2. CT表现

CT平扫病灶呈低密度或混杂密度肿块影,形态多不规则,周边少见假包膜,边界模糊,可直接侵犯周围组织,肿瘤的中心部分常见坏死囊变区。肿块内肉瘤成分为骨肉瘤或软骨肉瘤时可出现类似于骨皮质的致密钙化,周边部可出现脂肪变性,病灶周围可见子灶。动态增强扫描病灶呈轻、中度不均匀强化或为边缘向中心逐渐填充强化,门静脉期和延迟期肿瘤实质的密度比周围正常肝组织低。示例如图4-2-19所示。

3. MRI表现

MRI平扫肿瘤T_1WI序列多呈低信号,T_2WI序列呈以高信号为主的混杂信号,其内可见出血、囊变、坏死信号,合并陈旧性出血时可出现液液分层现象。肿瘤内实性成分T_1WI序列呈等或低信号,T_2WI序列呈稍高或高信号,DWI呈明显高信号,ADC图呈明显低信号。MRI动态增强表现多取决于肿瘤内的癌性成分。当癌性成分为肝细胞癌时,病灶呈典型的“快进快出”强化特征;癌性成分为胆管细胞癌时,则呈渐进性强化表现;癌性成分为高分化肝癌时,实性成分于增强早期明显强化,门静脉期及延迟期强化稍减退;如癌性成分为混合型肝癌,强化程度则取决于两者所占比例。肿瘤囊变、坏死区不强化,而瘤内另可见延迟强化的纤维索条状分隔可提示肿瘤内间质成分的存在。示例如图4-2-20所示。

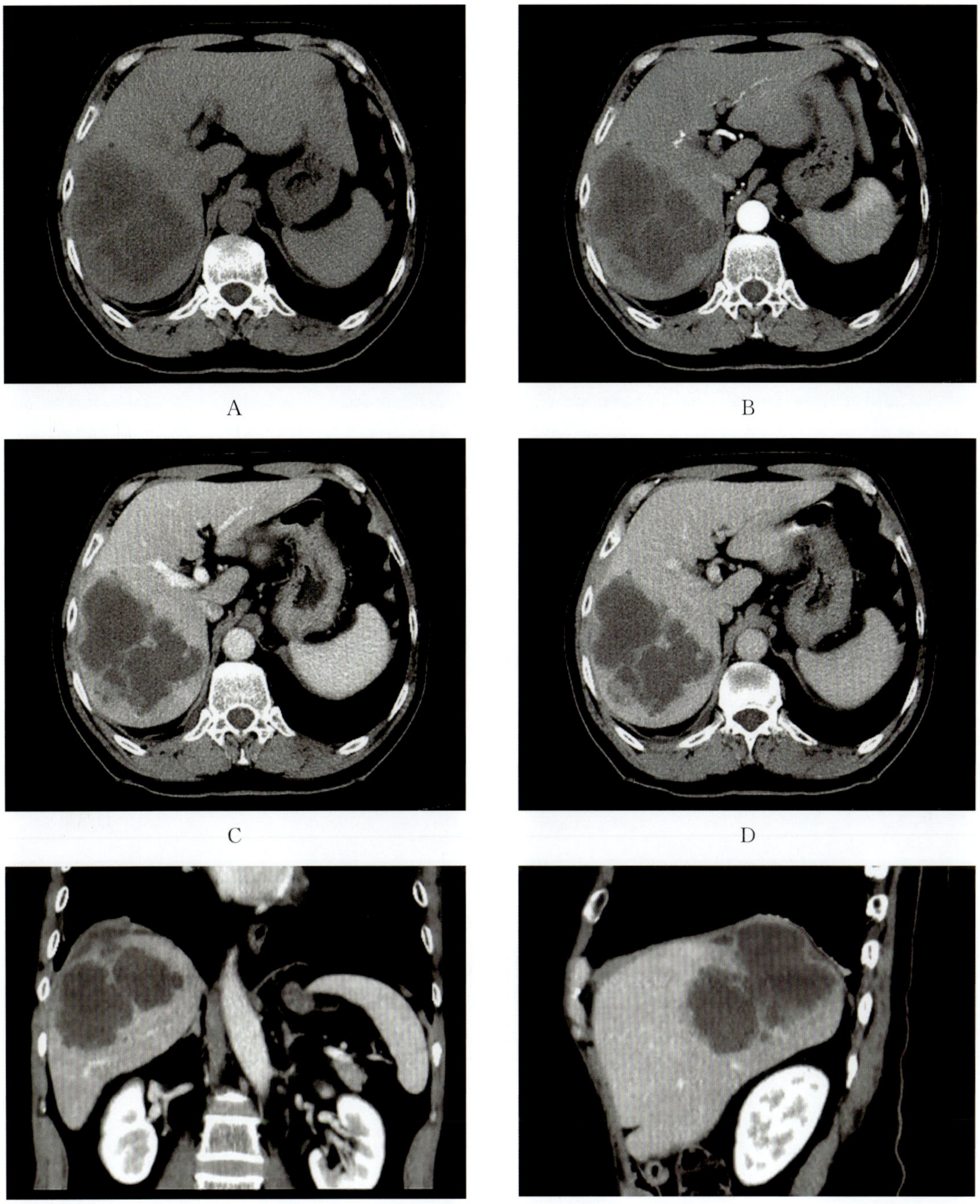

A　　B

C　　D

E　　F

图 4-2-19　肝脏癌肉瘤 CT 表现

患者男性，60岁，肝右叶癌肉瘤。CT平扫(A)在肝脏右叶见一巨大不规则肿块，密度不均匀，边缘呈分叶状；增强扫描(B~D，分别为动脉期、门静脉期和延迟期)肿块实性成分呈中等渐进性强化，内见大片囊变坏死无强化灶；冠状位及矢状位(E、F)显示肿块呈外生性生长，侵犯邻近肝脏包膜，局部肝包膜显示欠光整，相应肝周见弧形积液。

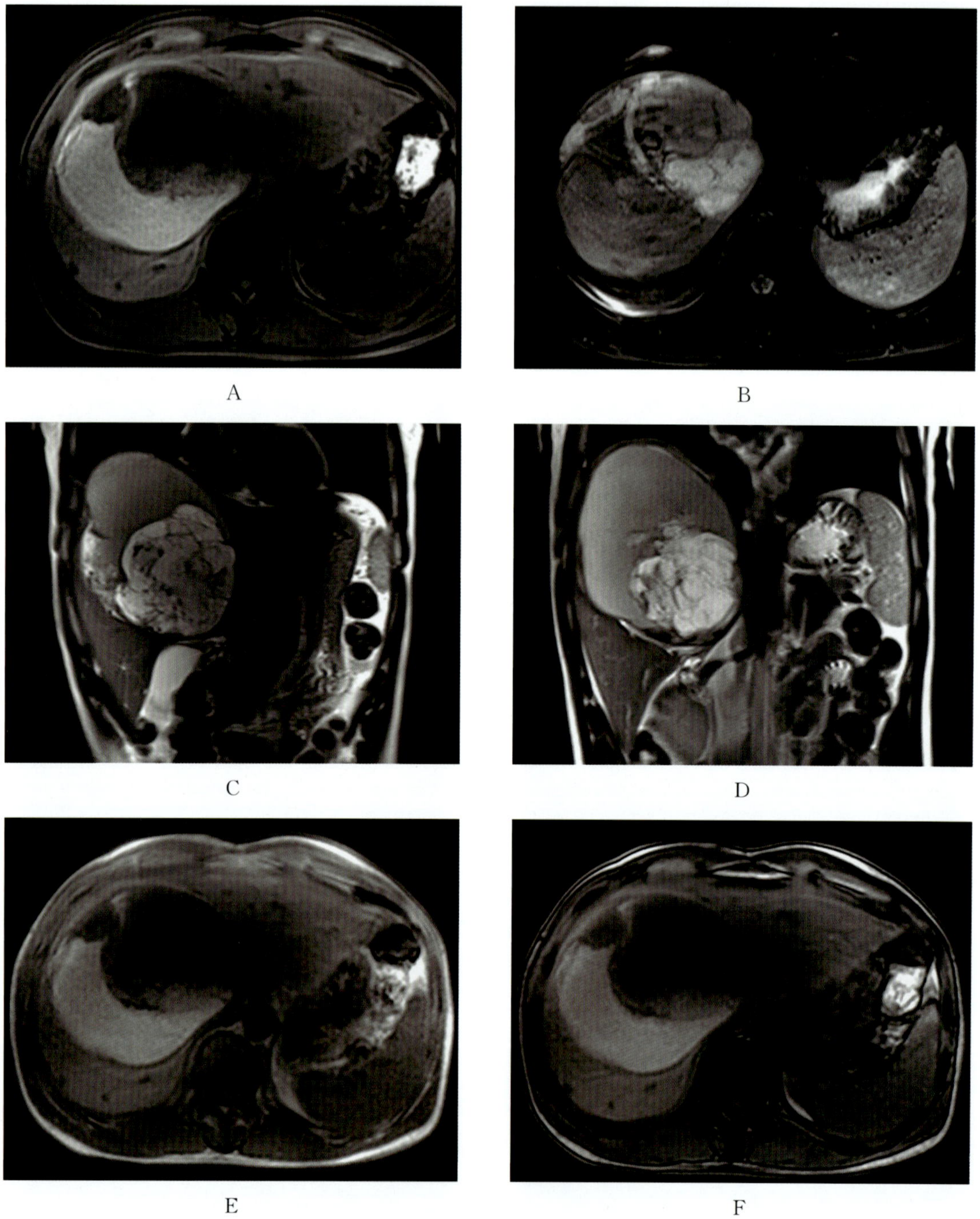

图4-2-20　肝脏癌肉瘤MRI表现

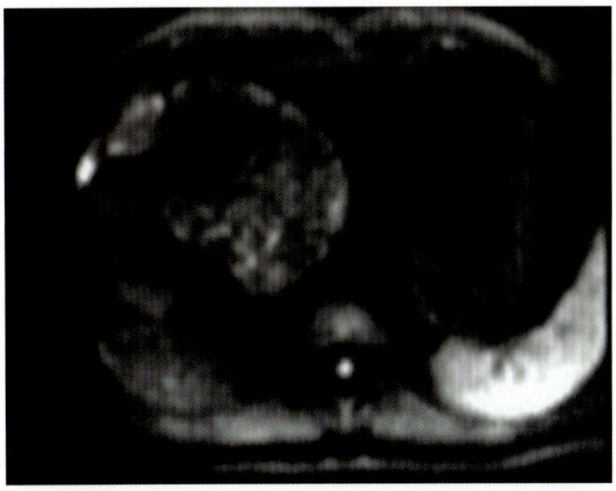

G

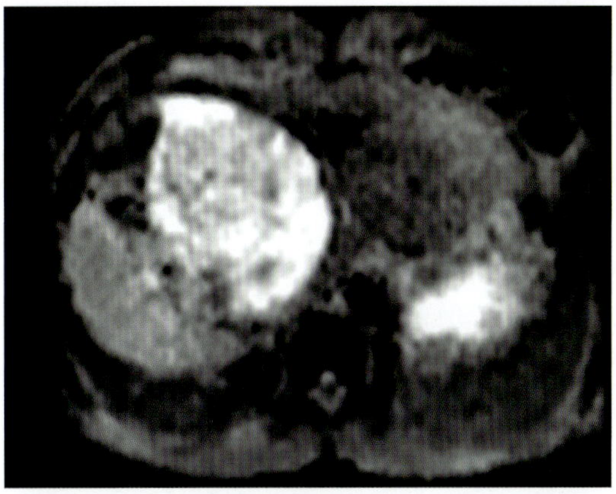

H

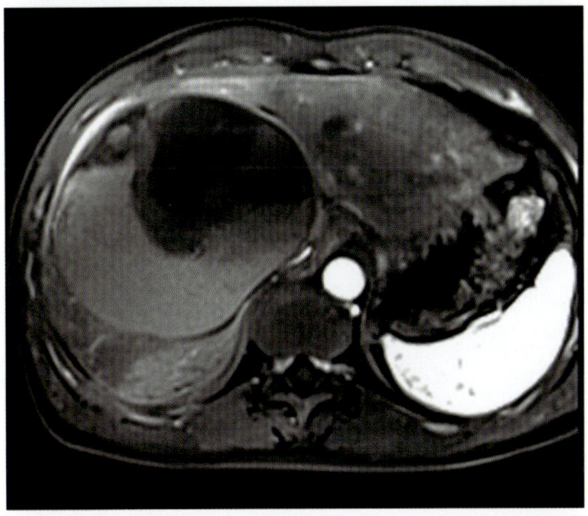

I

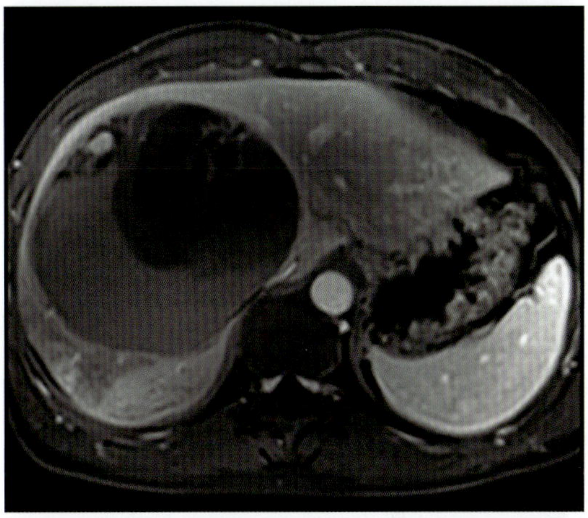

J

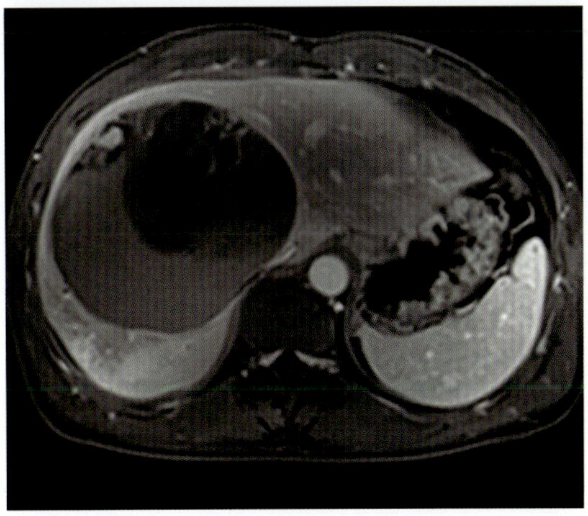

K

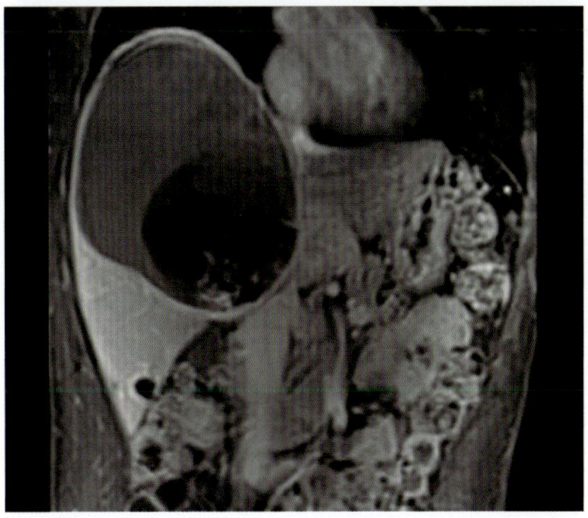

L

图4-2-20 肝脏癌肉瘤MRI表现(续)

与图4-2-18为同一患者，肝脏癌肉瘤。T_1WI序列(A)示肝脏左右叶交界区有一类圆形囊实性肿块，囊性成分呈低信号，边缘见结节状稍低信号软组织成分，病灶右后缘见条片状高信号提示病灶内出血，病灶边缘尚光整；横轴位及冠状位T_2WI序列(B～D)示囊变区呈高信号，实性成分呈稍高信号；T_1WI正反相位(E、F)示病灶信号无衰减，未见明显脂肪变性；DWI示病灶实性成分呈高信号，ADC图呈低信号(G、H)；动态增强扫描动脉期示病灶实性成分明显强化，门静脉期及延迟期强化减退，肿块左前份索条状分隔则呈渐进性持续强化(I～L)。

(四)鉴别诊断

(1)肝脏肉瘤样癌:包括肉瘤样肝细胞癌和肉瘤样胆管细胞癌,具有癌与肉瘤的双重特性,肿瘤体积较大,影像学特点类似于原发性肝脏癌肉瘤,但增强扫描病灶边缘与内部分隔大多持续强化,而原发性肝脏癌肉瘤的强化表现取决于肿瘤内的癌性成分,多为"快进快出"的强化方式。两者的鉴别主要依赖于免疫组化检查,原发性肝脏癌肉瘤不表达CK-pan,这是与肉瘤样癌相鉴别的重要依据。

(2)肝脏肉瘤:肝脏血管源性肉瘤有特征性的血管样强化,较易与原发性肝脏癌肉瘤鉴别,非血管源性肉瘤信号混杂,与原发性肝脏癌肉瘤鉴别较困难,但肉瘤出血更为多见。

(3)巨块型肝细胞癌:肝细胞肝癌多伴慢性乙型肝炎或肝硬化且AFP明显升高,CT平扫通常表现为类圆形或结节状稍低密度实性肿块,合并坏死或出血时表现为病灶内更低密度或高密度,可见"包膜征";病灶T_1WI序列多为稍低或等信号,T_2WI序列为稍高信号,DWI呈高信号。增强扫描动脉期肿块明显强化,门静脉期对比剂迅速廓清,延迟期肿块呈稍低密度,即典型的"快进快出"的强化方式。原发性肝癌肉瘤以囊性成分为主,多无包膜,CT及MRI平扫较难与肝细胞癌区分,但增强扫描动脉期呈轻、中度强化,门静脉期及延迟期可为渐进性强化表现。

(4)肝内胆管癌:CT平扫呈不均匀低密度肿块影,形态不规则,通常无包膜,边缘不清。MRI平扫T_1WI序列呈低信号,T_2WI序列呈不均匀高信号,DWI呈不规则环形稍高信号,病灶中心呈等低信号,相应的ADC图上病灶周边呈等低信号,中心呈高信号。CT及MRI动态增强扫描病灶均呈渐进性持续强化。病灶所在肝叶萎缩和邻近肝包膜皱缩,周围胆管扩张。而原发性肝脏癌肉瘤多为囊性成分,具有外生性生长趋势,侵犯肝包膜,DWI肿块呈明显高信号,相应ADC图呈明显低信号,增强扫描多为"快进快出"的强化方式,且病灶周围无胆管扩张。

(5)肝母细胞瘤:好发于5岁以下幼儿,多由幼稚的肝细胞组成,影像学多数表现为实性肿块,缺乏肉瘤成分,常于边缘或中心出现出血、坏死、纤维瘢痕,强化程度始终低于正常肝实质。通过影像学表现结合发病年龄,不难与原发性肝脏癌肉瘤鉴别。

(6)不典型肝脓肿:临床上多有高热、寒战、肝区叩击痛等症状,血象增高。CT平扫病灶呈多房或蜂窝状低密度区,MRI平扫T_1WI序列呈不均匀低信号,T_2WI序列呈不均匀高信号,DWI呈高信号。增强扫描病灶内分隔及脓肿壁均持续性强化,呈"花瓣征"或"簇状征"。

(7)肝脏转移瘤:原发性肝脏癌肉瘤要与以巨大肿块为主要表现的肝转移瘤相鉴别。后者多有原发肿瘤病史,常多发,CT平扫表现为肝实质内圆形或类圆形低密度肿块,其内可见钙化,增强扫描患者可出现典型的"牛眼征",即肿瘤中央无强化呈低密度,边缘强化呈较高密度,与正常肝组织交界处强化密度更高。瘤灶MRI平扫T_1WI序列呈稍低信号,T_2WI序列呈稍高信号,少数肿瘤中心在T_1WI序列上呈低信号,T_2WI序列呈高信号,即"亮环征"或"晕征"。

(五)诊断关键要点

(1)原发性肝脏癌肉瘤同时具有癌和肉瘤的特征,肿块体积大,易合并囊变和出血,肿块以囊性成分为主。

(2)CT平扫呈低密度或混杂密度肿块,形态不规则,边界不清晰,肿瘤内常有坏死囊变及出血。CT动态增强扫描病灶呈轻、中度不均匀强化或为边缘向中心逐渐填充强化,门静脉期及延迟期肿块密度稍减低。

(3)MRI平扫肿块巨大,信号明显不均匀,边界不清伴邻近结构受侵。肿瘤内实性部分呈"索条状"或"结节状"散在分布,少部分为"蜂窝状";肿块内实性成分DWI呈明显高信号、ADC图呈明显低信号。

(4)MRI动态增强实性成分和分隔动脉期明显不均匀强化,门静脉期及延迟期强化减退;纤维索条状分隔也可呈渐进性持续性强化;坏死成分不强化。

(5)肿块周围可伴子灶形成,常伴门静脉癌栓形成及周围结构侵犯、远处转移。

(魏龙宇　董江宁)

九、肝肉瘤样癌

(一) 概述

肝肉瘤样癌(sarcomatoid hepatocellular carcinoma,SHC)是肝脏原发恶性肿瘤中较为特殊且极为罕见的、具有癌与肉瘤样双相组织成分的高度恶性上皮性肿瘤。SHC病情进展快,预后极差,文献报道其平均生存期仅8.7个月。其发病原因并不十分明确,可能与乙型或丙型肝炎病毒感染、肝硬化、术前放化疗、反复介入手术治疗及长期慢性炎症刺激等促进了干细胞发生肉瘤样病变有关,其发病机制亦尚未完全阐明,目前多数学者倾向于认为肉瘤样成分可能来源于胆管细胞或肝细胞的间变或去分化。

SHC好发生于50岁以上中老年人,男性稍多于女性,临床表现缺乏特异性,主要包括右上腹疼痛、肝区肿大、腹胀不适、贫血等。血清AFP、CEA、CA125、CA19-9等肿瘤标志物水平多正常,少数病例可轻度升高。由于其恶性程度极高,生长速度快,因此被发现时其肿瘤体积往往较传统肝细胞肝癌更大、肿瘤坏死更明显、分期更晚且分级更高、淋巴结阳性率更高。

(二) 病理学表现

镜下表现:肿瘤细胞核大、染色深、异型性明显,伴大片坏死及血管内癌栓形成;同时可见癌及肉瘤两种成分,既不是单纯的肉瘤,也不是单纯的肝癌,是SHC的典型病理特征,且两者之间有一定的移行现象。一般情况下肉瘤样成分占大部分(>50%)。

在电镜下,癌细胞可见中间丝蛋白,细胞内基质少。肉瘤样成分具有明显上皮细胞超微结构,如桥粒连接、胞质中的张力微丝及前黑色素颗粒,可清晰显示两种成分的中间形态,是肉瘤样癌区别于真正癌肉瘤的关键。

免疫组化:肉瘤样成分的标志物(波形蛋白)及肿瘤上皮细胞性的标志物(CK、EMA等)表达阳性是SHC的确诊参考依据,同时Ki-67指数呈明显高表达,但CK、EMA呈阴性表达时并不可作为排除SHC的依据;另外中间性的角蛋白标志物(如CK8、CK19等)也可呈阳性表现。

示例如图4-2-21所示。

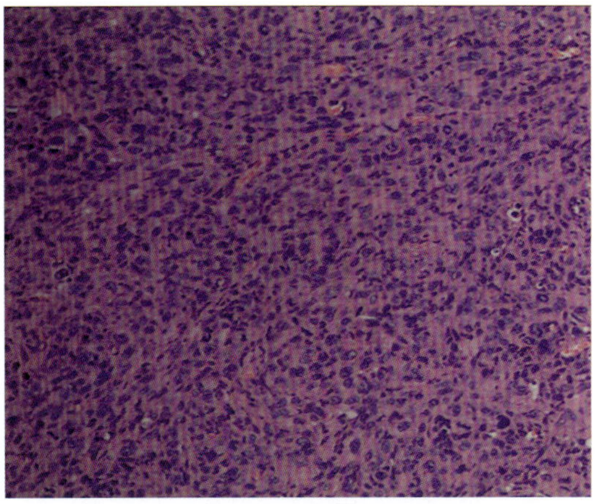

图4-2-21 肝肉瘤样癌病理学表现

患者男性,63岁,肝肉瘤样癌。镜下表现:肿瘤伴显著坏死,可见癌成分及肉瘤样成分,其中肉瘤样成分表现为上皮细胞特征(HE,×400)。

(三) 影像学表现

1. CT表现

SHC生长迅速,一般情况下病灶体积常较大,呈巨块型或团块状,边界常较清晰,这可能与肿瘤生长迅速而于周边形成“假包膜”有关;CT平扫呈不均匀低密度肿块,相对于一般肝细胞癌,SHC囊性成分明显增加,实性成分明显减少,呈“缺血性”肿瘤表现。CT增强扫描SHC具有肉瘤和癌的双重影像特征,主要取决于肉瘤样成分的占比:

(1) 肉瘤样成分:动脉期肿瘤边缘及其内条状分隔轻中度强化,门静脉期及延迟期呈中重度持续强化,强化范围扩大,呈“蜂窝状”及“厚壁状”改变,主要与肿瘤周围及分隔多为生长活跃的肿瘤细胞和纤维间质,而肿瘤内部多为大片状坏死组织有关。

(2) 肝细胞癌成分:动脉期明显强化并可见肝动脉供血,门静脉期及延迟期强化程度快速减退,呈“快进快出”强化模式,并可见延迟强化的“假包膜征”。

2. MRI表现

MRI平扫表现为体积较大的混杂信号肿块，边界较清，中心常见明显囊变坏死，T_1WI序列呈不均匀低信号，中心见更低信号，有时可见高信号的出血信号，T_2WI序列呈不均匀高信号，中心见更高信号，DWI序列肿瘤实性成分呈明显高信号，ADC值明显减低。MRI多期增强后肿瘤强化模式与上述CT增强特征一致，主要表现为动脉期肿瘤边缘及其内条状分隔轻中度强化，门静脉期及延迟期呈中重度持续强化，代表肉瘤样成分；局部区域于增强后动脉期明显强化，门静脉期及延迟期减退呈低信号，代表肝细胞癌成分。

示例如图4-2-22所示。

(四)鉴别诊断

(1)肝细胞癌：患者常伴有肝硬化、AFP升高，增强动脉期肿块呈非环状明显强化，可见增粗的肝动脉供血，门静脉期及延迟期减退，呈“快进快出”模式；延迟期多数HCC可见环状强化的“假包膜征”；HCC无延迟强化或有“蜂窝征”等特点。

(2)肝内胆管癌：临床上多伴有无痛性进行性黄疸等胆道梗阻症状，CA19-9常明显升高，肿块周围常见包膜皱缩、胆管扩张。增强扫描肿块型胆管细胞癌呈持续向心性强化、缓慢填充更为明显，囊变坏死不及肝肉瘤样癌，中心无或轻微分隔样强化。

(3)肝脏囊腺癌：呈囊性肿块，内可见纤维分隔和壁结节，增强后壁结节强化明显，而肝肉瘤样癌无明显壁结节。

(4)肝转移瘤：有原发肿瘤病史，肝内病灶常多发，强化方式与原发肿瘤相似，典型转移瘤表现为中心“靶环征”伴以厚壁环形强化的实性成分，与SHC明显不同。

(5)肝脓肿：临床常见高热、血象及炎性指标增高等表现。MRI表现为中心不强化区域扩散受限，代表脓液；成熟肝脓肿壁与周围水肿带形成“双环征”与“三环征”；邻近肝实质灌注异常，代表炎性水肿区，与肝肉瘤样癌表现不同。

(五)诊断关键要点

(1)肝肉瘤样癌中老年多见，肿瘤指标多在正常范围之内，少数病人肿瘤指标可轻度升高。

(2)肝内单发体积较大的肿块，坏死成分多，也易合并囊变和出血。

(3)CT平扫呈不均匀的低密度肿块，MRI平扫T_1WI序列呈不均匀低信号，T_2WI序列信号混杂，以稍高及高信号为主，可伴有低信号纤维成分和出血信号，DWI肿块实性成分呈高信号、ADC值明显减低。

(4)CT、MRI增强动脉期肿瘤边缘及其内分隔轻至中度强化，门静脉期及延迟期呈中、重度持续强化。

(5)肉瘤样癌的肝细胞癌成分表现为“快进快出”和“假包膜征”等HCC特征；肉瘤样成分表现为明显的不均匀强化及延迟强化。

(王传彬)

十、肝脏转移瘤

(一)概述

肝转移瘤(hepatic metastasis)是肝脏最常见的恶性肿瘤，据估计约40%的癌症患者死亡时会发生肝脏转移。因肝脏具有肝动脉和门静脉双重血供，血流量异常丰富，其转移瘤发生率高，人体各部位的恶性肿瘤均可经门静脉、肝动脉及淋巴结等途径转移到肝脏，临床症状除原发恶性肿瘤症状外，还有肝肿大、肝区疼痛、贫血、消瘦、黄疸及腹水等。肝转移瘤常见的原发肿瘤为胃癌、结直肠癌、胰腺癌、胆囊癌、乳腺癌、肺癌和神经内分泌肿瘤，消化道的原发肿瘤主要经门静脉转移到肝，其他系统的恶性肿瘤可经肝动脉、淋巴管或直接侵犯转移至肝脏。

肝脏特殊的双重血供导致多种原发肿瘤均可转移至肝脏，转移至肝右叶的多于左叶的。肝转移

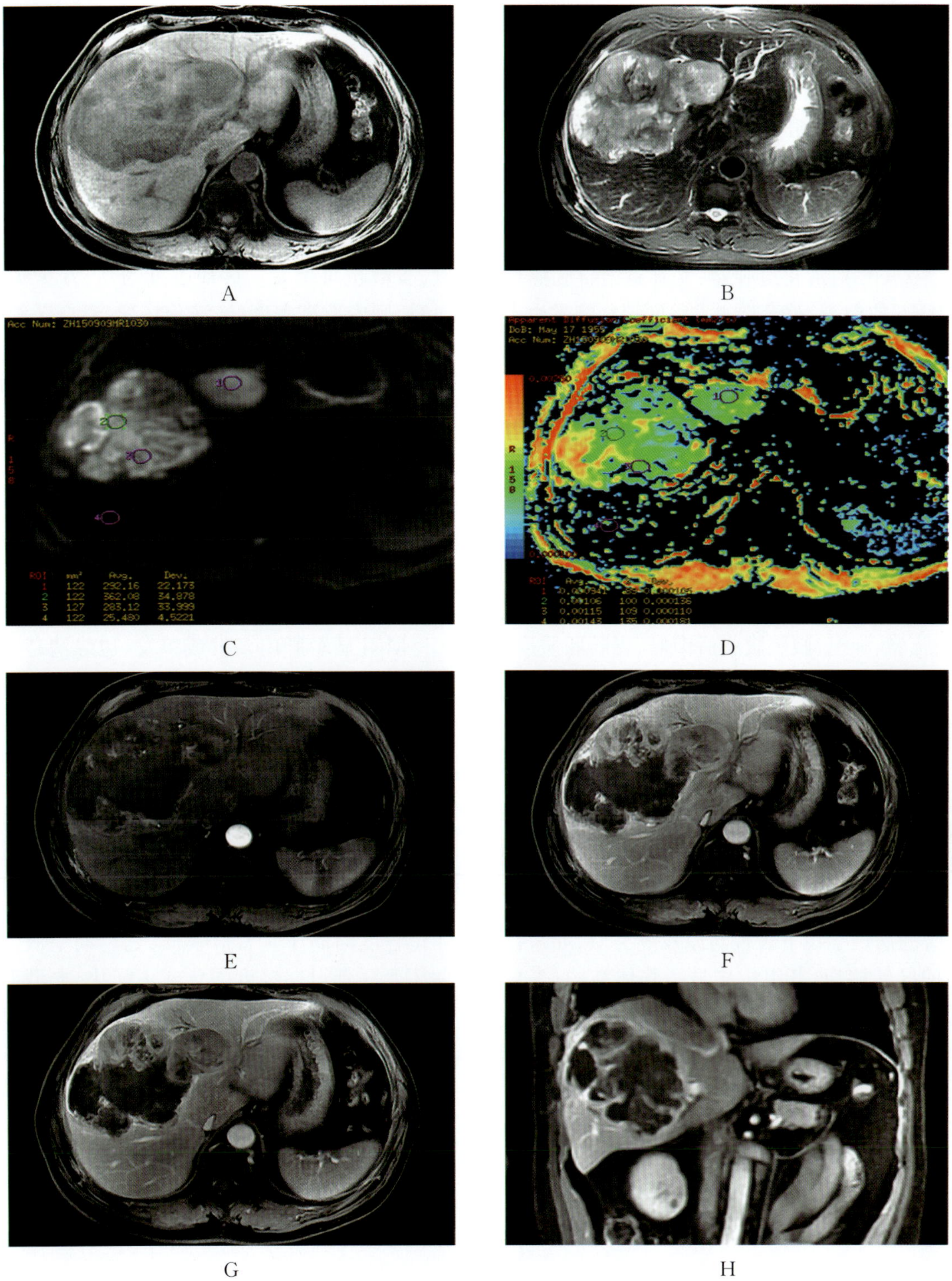

图 4-2-22 肝肉瘤样癌MRI表现

与图4-2-21为同一患者，肝肉瘤样癌。T_1WI序列(A)示肝内巨大的不均匀的低信号肿块；T_2WI序列(B)肿块呈不均匀高信号，内见更高信号坏死区；DWI序列(C)示肿块实性成分明显扩散受限呈高信号；ADC图(D)呈低信号示ADC值减低；动态增强(E~G，分别为动脉期、门静脉期和延迟期)示病灶左侧缘局部结节呈“快进快出”的强化模式，余成分呈渐进性强化；门静脉期(H)冠状位增强序列示病灶内分隔渐进性强化，呈“蜂窝状”改变，边缘见“假包膜”。

的主要途径有:① 经门静脉转移,如消化道恶性肿瘤转移;② 经肝动脉转移,如肺癌肝转移;③ 经淋巴道转移;④ 邻近器官恶性肿瘤直接侵犯。

血清学检查:① 肝脏酶谱:部分患者血清胆红素、碱性磷酸酶、乳酸脱氢酶、γ-GT等可以有升高。凝血酶异常和白蛋白降低提示广泛性肝转移。AFP有无升高对肝转移癌的鉴别诊断具有一定参考价值。② CEA:消化道肿瘤,尤其是结直肠癌患者血清CEA的检测,对于监测术后肝转移的发生十分重要。

(二)病理学表现

肝转移瘤以食管、胃、小肠、结直肠癌等消化道肿瘤转移至肝脏而最为常见,胰腺癌,胆囊、胆管癌也易于发生肝转移。卵巢癌、宫颈癌、子宫内膜癌及乳腺癌发生肝转移并不少见。肾细胞癌、尿路上皮癌、膀胱癌、肺癌、腹腔腹膜后肉瘤、胃肠间质瘤、恶性黑色素瘤等所有能发生血行转移的恶性肿瘤都可以转移至肝脏。

肝转移瘤典型病理学表现为肝内多个不规则形结节或肿块,甚至弥漫分布至全肝,大小自数毫米到数厘米不等,也可形成巨大的转移性肿块。癌结节外观呈灰白色,质地较硬,与周围肝组织有明显分界。转移的结节中央区常因乏血供而坏死。肝转移瘤的病理学镜下表现与原发癌类似,如来自胃腺癌的肝转移瘤,其组织中显示腺体结构;来自黑色素瘤的肝转移瘤,肝转移瘤结节呈煤黑色;出现钙化的肝转移瘤,常来源于大肠癌、胃癌、卵巢癌及胰腺癌等。

(三)影像学表现

1. CT表现

平扫肝内圆形或类圆形的低密度病灶,常为多发,少数也可单发。肿块密度均匀,发生钙化或出血时,则内有高密度灶,液化坏死、囊变区则呈水样密度。液化坏死即使在很小的肿瘤也可发生,这与肝细胞癌不同。对比增强扫描动脉期呈不规则边缘强化,门静脉期可出现整个瘤灶均匀或不均匀强化,平衡期强化消退。肿瘤中央呈无增强的低密度灶,边缘强化呈较高密度,与正常肝组织交界处强化密度更高,构成肝转移性肿瘤典型的征象——"牛眼征"。示例如图4-2-24所示。

2. MRI表现

MRI显示肝内多发或单发、边缘清楚的瘤灶。T_1WI序列常表现均匀的稍低信号,T_2WI序列则呈稍高信号。少数肿瘤中心在T_2WI序列上呈高信号,T_1WI序列呈低信号,称为"靶环征"。当瘤内出血或含蛋白、黏液、黑色素、脂质等,T_1WI序列也可表现出不同程度高信号。DWI上,肝转移瘤实性成分呈明显高信号,ADC图呈低信号。MRI增强扫描,肝转移瘤为动脉期边缘晕环形或结节样强化,强化程度略高于正常肝实质,延迟期呈低信号,中央坏死区延迟期轻度强化或不强化,典型者呈"牛眼征",是转移瘤特征性MRI表现。肝转移瘤一般

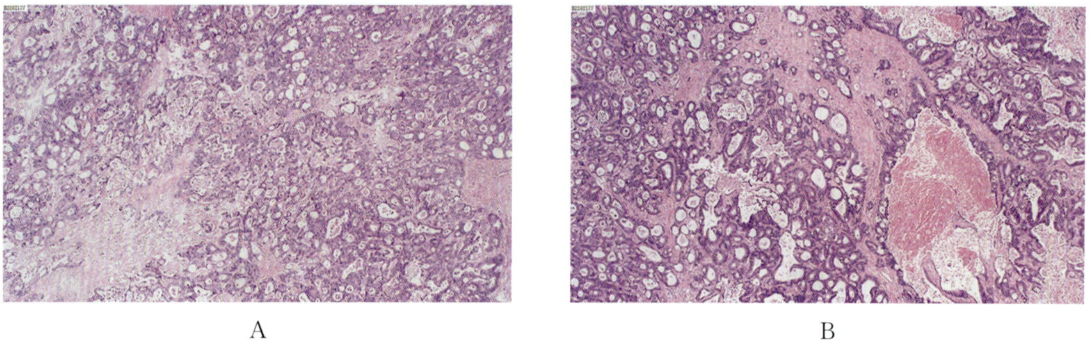

A　　B

图4-2-23　肝转移瘤病理学表现

患者男性,59岁,结肠癌肝转移。肝左叶转移性腺癌,镜下表现(A. HE,×40;B. HE,×100):癌细胞分化中等,癌巢大多呈腺样结构。免疫组化(IHC22-17946):CK7(−),CK19(+),CK20(+),CDX-2(+),Villin(+),SATB2(+),CA19-9(+),Ki-67(+,约70%)。

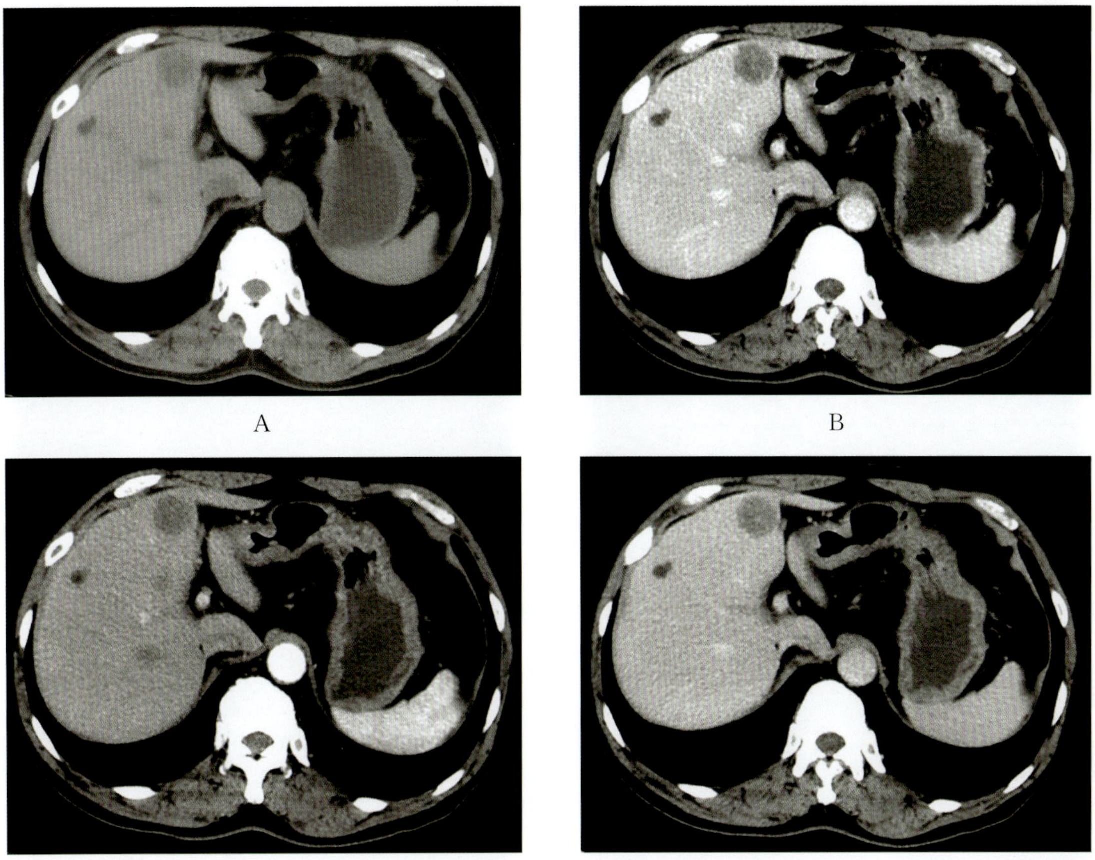

图4-2-24 肝转移瘤CT表现

与图4-2-23为同一患者，结肠癌肝转移。CT平扫(A)肝左叶结节呈稍低密度影，边界欠清，增强扫描动脉期(B)、门静脉期(C)及延迟期(D)病灶边缘呈轻度环形强化。

不摄取肝细胞特异性对比剂——钆塞酸二钠(GD-EOB-DTPA)，因此注射此类对比剂后，肝胆特异期肝转移瘤的病灶不摄取特异性对比剂而呈低信号，有助于微小肝转移灶的检出和治疗后的疗效评估。示例如图4-2-25所示。

(四) 鉴别诊断

(1) 肝细胞癌：肝细胞癌多有肝硬化背景，血清AFP增高，因肝细胞肝癌主要为肝动脉供血，增强动脉期病灶呈非环状的明显强化，门静脉期或延迟期对比剂廓清，呈“快进快出”的特征；HCC常有延迟强化的假包膜。肝转移瘤典型者表现为“牛眼征”，实性成分延迟强化，无“假包膜征”。另外HCC易发生门静脉癌栓、结中结征象、“马赛克征”与结节内脂质变性等辅助征象，与肝转移瘤不同。

(2) 肝脓肿：肝脓肿临床上常有血象、体温升高病史。影像上表现为蜂窝状、环形、分隔状渐进性明显强化，周围可见水肿带和异常灌注区，典型表现为“三环征”或“双环征”，DWI肝脓肿壁呈等低信号，而脓液呈高信号，ADC图上脓液呈低信号。脓肿壁强化程度较肝转移的边缘强化更明显，且DWI脓液显著高信号有助于两者相鉴别。

(3) 肝血管瘤：T_2WI序列呈明显高信号且富血供的肝转移瘤必须与血管瘤相鉴别。血管瘤信号相对均匀，T_2WI序列信号更高更透亮呈“灯泡征”，表现为动脉期周边结节状显著强化，或“血管样”强化，随着时间的延长逐渐向中心扩展甚至全部充填。而富血供肝转移动脉期明显强化，门静脉期开始下降或门静脉期达峰值后至延迟期强化程度减退，与血管瘤持续性强化不同。

(4) 肝内胆管癌：肝内胆管癌患者多有长期慢

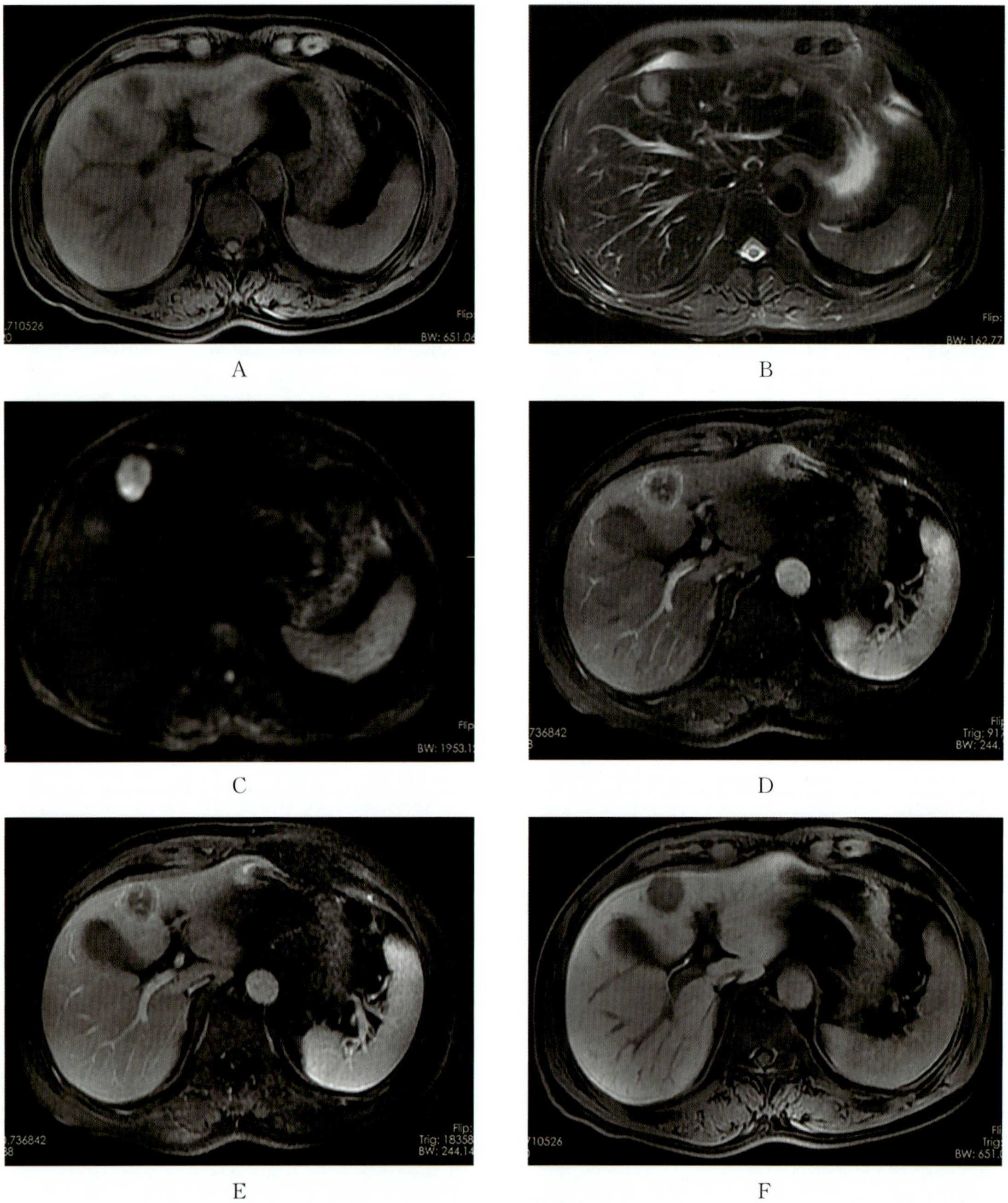

图4-2-25　肝左叶转移瘤MRI表现

与图4-2-23为同一患者,结肠癌肝转移。肝左叶结节,T_1WI序列(A)上呈不均匀稍低信号,T_2WI序列(B)上呈稍高信号。DWI序列(C)呈明显高信号。增强扫描图像(D~F),动脉期及门静脉期病灶边缘不规则强化,中央见坏死无强化的低号区,呈环形强化;肝胆特异期(F)病灶不吸收造影剂呈低信号。

性胆道疾病病史，血清CA19-9升高。肝内胆管癌呈周围强化向中央进展、延迟强化、包膜皱缩征及周围“蟹足”样扩张胆管，与肝转移瘤不同。

(5) 肝局灶性结节增生：当肝转移瘤中央坏死不明显时还需要与肝局灶性结节增生鉴别。典型肝局灶性结节增生T_2WI序列呈略高信号，T_1WI序列呈略低信号，病灶中央可有星芒状瘢痕，中央瘢痕在T_2WI序列为高信号，增强早期病灶明显强化、中央瘢痕无强化，增强后期大多数病灶为等高信号，中央瘢痕延迟强化，肝胆期可摄取对比剂呈高或等信号。肝转移瘤中央坏死区，且始终无强化，肝胆期不摄取对比剂呈低信号，可与之鉴别。

(6) 肝上皮样血管内皮瘤：上皮样血管内皮瘤生物学行为介于血管瘤和血管肉瘤之间，中年女性好发，典型者表现为肝内多发结节，以肝外周多见，具有侵袭性，全身症状无特异性。典型影像学特征是多发、外周分布为主，增强呈轻度渐进性强化，可见“包膜皱缩征”“晕征”“靶环征”“棒棒糖征”，多发结节易融合及渐进性强化。其中“棒棒糖征”具有特异性，“棒棒糖征”中糖果代表肿瘤实体，长棍由闭塞静脉构成，此征象较少出现于转移性肿瘤或其他原发恶性肿瘤。

(五) 诊断关键要点

(1) 有原发恶性肿瘤或者有转移瘤的病史。

(2) 肝内单发或多发结节和肿块，呈稍低密度或稍长T1、稍长T2信号，中心坏死区在T_2WI序列呈更高信号；增强扫描表现为边缘厚壁环形强化，中心坏死区无强化，典型表现为“牛眼征”。

(3) DWI序列上肿瘤的实性成分扩散受限呈高信号，ADC值低。

(4) 肝转移瘤可表现为单发富血供强化结节，需结合多参数MRI的信号特点及双能量CT的能谱曲线确定与原发灶的同源关系，从而与其他肝脏肿瘤进行鉴别。

(5) 肝细胞特异性对比剂增强后的肝胆期，能够更早期显示肝内微小转移灶、更准确地评估转移灶的数量，有助于恶性肿瘤的准确分期和疗效评估。

（赵 娜 董江宁）

十一、肝脏骨外尤因肉瘤

(一) 概述

骨外尤因肉瘤(extraosseous Ewing's sarcoma，EES)是一种发生于软组织的小圆形细胞组成的恶性肿瘤。2020年WHO将其单独归类为骨和软组织的未分化的小圆细胞肉瘤，不再与骨外原始神经外胚层肿瘤并列。EES属于高级别恶性肿瘤，生长迅速，远处转移频繁，最常转移部位为肺和骨，90%侵犯邻近部位，预后较差。

骨外尤因肉瘤(EES)是尤因肉瘤肿瘤家族(ESFT)的一员。ESFT包括各种类型的病变，如EES、骨尤因肉瘤(SES)、外周原始神经外胚层肿瘤(pPNET)和Askin肿瘤。ESFT成员具有相同的形态学特征、超微结构、免疫表型、细胞遗传学和肿瘤基因表达。

EES自1969年由Tefft等首先报道，临床少见，发病率极低，约占全身软组织肉瘤的1%，一般好发于青少年，发病年龄为16～20岁，男性稍多。肿瘤多位于躯干，尤以脊柱两侧和腹膜后多见，也可见于骨盆，约1/3病例发生于四肢，少数文献报道可见于肺、肾脏、胰腺、肝脏、前列腺、睾丸或女性生殖系统。EES临床表现无特异性，通常表现为局部软组织肿块及逐步加重的疼痛。本节主要介绍罕见的肝脏骨外尤因肉瘤。

(二) 病理学表现

大体病理：肝右叶巨大肿块，大小17.2 cm×11.7 cm，呈实体性结节状及分叶状，部分伴完整包膜，体积较大；切面呈黄褐色、黄色，边缘光整，多伴出血或坏死、液化；质地硬，肿瘤累及肝被膜，周围肝组织硬化。

镜下所见：EES肿瘤细胞形态、大小一致，呈小圆形、卵圆形或小梭形细胞，细胞核仁小、胞浆少，胞质稀疏，细胞核分裂象可见，瘤细胞排列紧密，弥

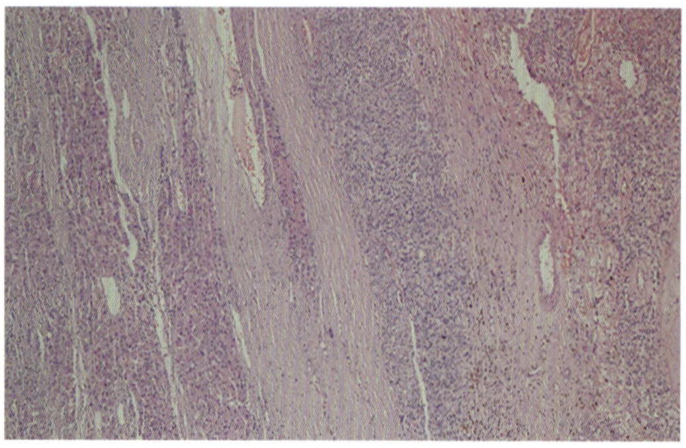

A

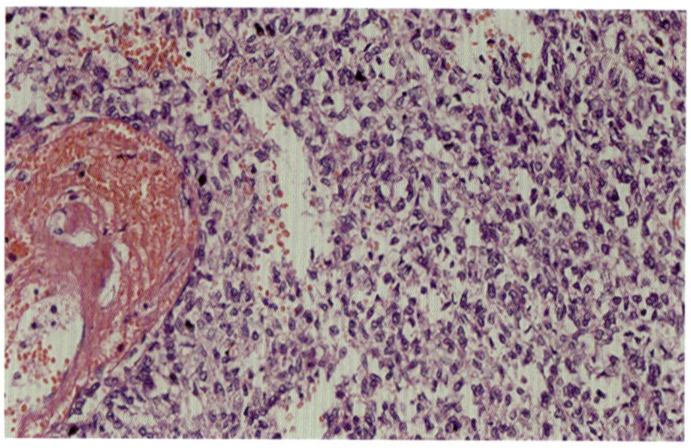

B

图4-2-26　肝脏骨外尤因肉瘤病理学表现

患者男性,42岁,肝脏骨外尤因肉瘤。镜下表现(A. HE×40;B. HE,×400):肿瘤细胞呈弥漫片状或略呈分叶状排列,瘤细胞间为纤维间隔及大片状坏死,瘤细胞中等大小,分化幼稚,胞界不清,核呈圆形、多角形,染色质呈空泡状,可见小核仁,核沟较明显,核分裂象可见,间质疏松,富含薄壁小血管。免疫组化(C):肿瘤细胞Vim(+)、CD117(+)、DOG-1(-)、S-100(-)、Ki-67(20%+)、FLI-1(+)、CD99(+)、NSE(-)。

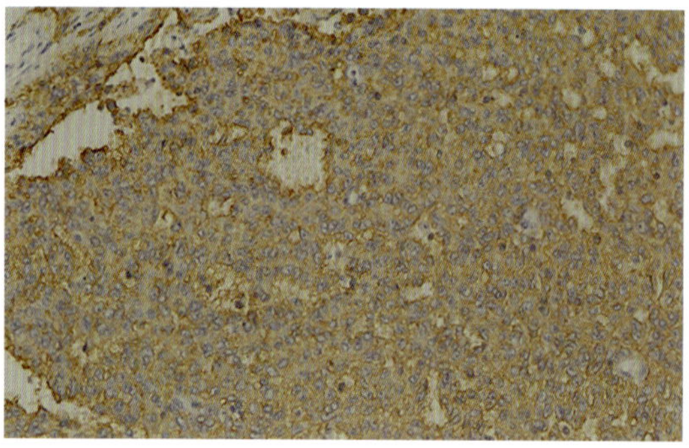

C

漫分布呈片状或不规则分叶状,可形成Homer-Wright菊花团样结构(肿瘤细胞围绕血管排列形成)。

免疫组化:免疫组织化学表型具有向神经分化的特征性表达,以CD99、NSE、FLI-1和Syn高表达为诊断的相对特异性指标,部分患者S-100、CgA也可表达阳性,但缺乏特异性,Ashraf研究显示联合CD99和FLI-1高表达是确诊该病较为特异且敏感的免疫指标,在90%的病例中,EES都有一个特异性的11:22染色体易位,包括22号染色体上的EWS和11号染色体上的FLI-1的融合。该嵌合基因产物可通过FISH或逆转录聚合酶链反应检测。

(三)影像学表现

1. 超声表现

肝内低或极低回声肿块,多为实性,形态不规则,呈扁圆形及圆形,内部回声紊乱,分布不均;对周围组织可有侵犯,可累及周围软组织及骨性结构;内部血流信号分布,血管走行不规则,多呈低速低阻动脉血流。

2. CT表现

EES表现为肝脏体积较大的分叶状软组织密度肿块,平均直径约(11.8±3.8)cm;肿瘤边界不清,密度不均,常伴坏死囊变,钙化少见;肝脏三期增强表现为轻中度渐进性不均匀强化,早期(动脉期)强化不明显,门静脉期和延迟期逐渐强化。部分EES可伴假包膜,呈轻度延迟强化。常合并肝门及腹膜后淋巴结转移。

3. MRI表现

EES常表现为肝脏巨大肿块,在T_1WI序列呈等信号,肿瘤信号略比肌肉信号低,在T_2WI序列呈高信号,脂肪抑制序列呈明显高信号,可伴分隔,增强呈不均匀强化,但无"快进快出"的强化表现,也不表现为快进慢出的充填式强化。由于肝EES为小圆细胞肿瘤,细胞密度高、细胞外间隙小,水分子扩散运动受限,故DWI、IVIM-DWI为高信号,ADC值和真扩散系数D值低,肿瘤侵犯肝内血管,还可见肿块对邻近结构和骨质的侵犯及破坏。

(四)鉴别诊断

(1)肝细胞癌:肝细胞肝癌常伴肝硬化背景与

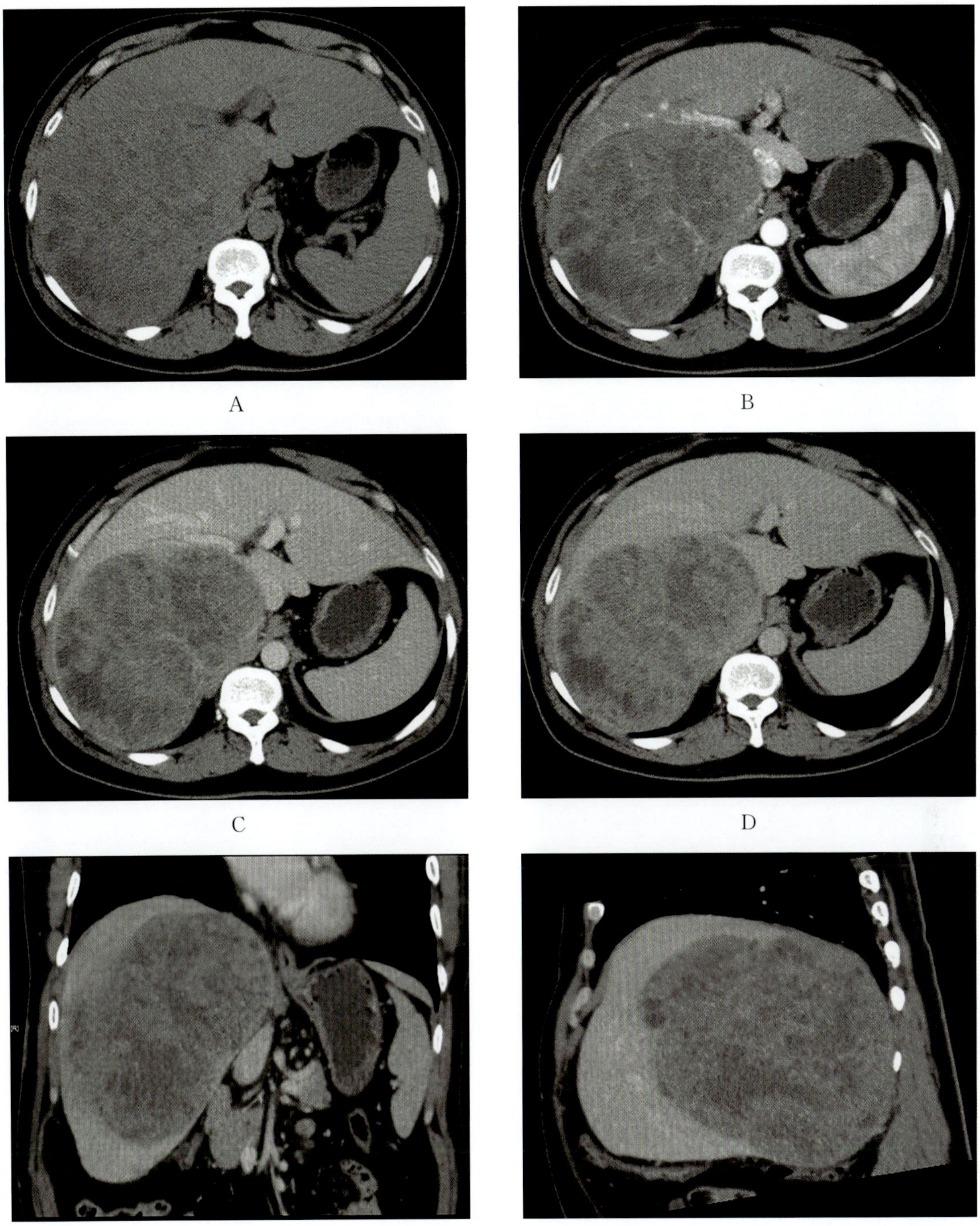

A B C D E F

图4-2-27 肝脏骨外尤因肉瘤CT表现

与图4-2-26为同一患者，肝脏骨外尤因肉瘤。CT平扫(A)于肝脏S6、S7段见团块状巨大软组织肿块，边界清楚，伴无规则分布的多发囊变坏死区，内未见钙化，边缘见低密度的假包膜。增强动脉期、门静脉期和延迟期(B~D)，肿瘤实性部分呈渐进性强化，动脉期肿瘤内见弧线样肿瘤血管(B)，门静脉期可见门静脉右支受压前移，但无癌栓(C)；CT增强延迟期(D)，肿块边缘可见弧线状状强化的假包膜征。冠状面和矢状位面重建图像(E、F)，示肿块边缘轻度分叶改变，周围结构受压、推移。

血清甲胎蛋白水平升高;典型强化模式为“快进快出”式强化,伴延迟强化的假包膜,晚期常常突破包膜,在肝内转移出现新发的结节状子灶,门静脉癌栓常见。

(2) 肝脏肉瘤样癌:好发于中老年男性,多呈膨胀性生长,囊实性肿块伴轻度分叶、分隔,强化依据上皮、间叶成分比例不同呈现不同强化模式;特征性表现为囊变区不规整、偏一侧或位于外周边缘。

(3) 成人型肝母细胞瘤:好发于肝右叶,无肝硬化背景,甲胎蛋白明显升高,肿块常呈囊实性伴假包膜、钙化,实性成分渐进性强化,但低于肝实质。

(4) 肝脏间叶组织起源的肉瘤:种类繁多,包括血管肉瘤、纤维肉瘤及高级别多形未分化肉瘤等,影像学表现与EES相似,鉴别较困难,需结合病理及免疫组化表型鉴别。

(5) 肝转移瘤:一般为多发病灶,大小、分布趋于均匀,边界清楚或不清楚,大多数病灶早期强化不明显,增强中期表现为周边环形强化,中央多出现无增强的坏死区,形成典型的“牛眼征”。结合原发瘤病史,不难鉴别。

(五) 诊断关键要点

(1) 肝脏骨外尤因肉瘤是一种极为罕见的软组织恶性小圆细胞性肿瘤,好发于青少年男性。

(2) CT平扫肝脏实质内体积巨大的轻度分叶状实性肿块,边界清楚,肿瘤呈等及稍低密度,略低于邻近的肝实质,内常伴坏死、囊变。CT增强呈轻中度渐进性不均匀强化,无肝细胞癌的快进快出的强化特征;CT增强的延迟期可见弧线状强化的“假包膜征”。

(3) MRI平扫在T_1WI序列呈等信号,肿瘤信号略比肌肉信号低,在T_2WI序列呈高信号,T_2WI脂肪抑制序列呈明显高信号,可伴分隔,增强呈不均匀强化。T_2WI结合MRI增强更清楚地显示肝脏EES的“假包膜征”。在同/反相位像上肿块内无脂质信号。

(4) DWI及ADC值:由于肝EES为小圆细胞肿瘤,细胞密度高,ADC值明显降低为其相对特征。

(沈　亚　王雅琴　董江宁)

参考文献

[1] Shimizu T, Yoshioka M, Kaneya Y, et al. Management of simple hepatic cyst[J]. J Nippon Med Sch, 2022,89(1):2-8.

[2] Lantinga M A, Gevers T J, Drenth J P. Evaluation of hepatic cystic lesions[J]. World J Gastroenterol, 2013,19(23):3543-3554.

[3] Boyum J H, Sheedy S P, Graham R P, et al. Hepatic mucinous cystic neoplasm versus simple biliary cyst: Assessment of distinguishing imaging features using CT and MRI[J]. AJR Am J Roentgenol, 2021,216(2):403-411.

[4] Oda E, Beppu T, Kinoshita K, et al. Hepatic xanthogranuloma that originated from a liver cyst and mimicked a malignant tumor[J]. In Vivo, 2020,34(4):2067-2071.

[5] 朱文莉,李宝新,张穿洋,等.肝包虫病与肝囊肿CT表现比较[J].实用肝脏病杂志,2021,24(4):577-580.

[6] 王晓雷,郝文超,刘志军,等.肝包虫病误诊为肝囊肿原因分析及文献复习[J].临床误诊误治,2017,30(2):4-6.

[7] 林莹,李大创,李鹏.磁共振平扫T2加权成像序列图像的纹理特征在肝囊肿与肝血管瘤鉴别诊断中的价值[J].中国临床医生杂志,2022,50(6):690-693.

[8] Kothadia J P, Kreitman K, Shah J M. Polycystic liver disease [M]. Treasure Island (FL): StatPearls Publishing, 2019.

[9] Suwabe T, Chamberlain A M, Killian J M, et al. Epidemiology of autosomal-dominant polycystic liver disease in Olmsted county[J]. JHEP Rep, 2020,2(6):100166.

[10] Akoh J A. Current management of autosomal dominant polycystic kidney disease[J]. World J Nephrol, 2015,4(4):468-479.

[11] Porath B, Gainullin VG, Cornec-Le G E, et al. Mutations in GANAB, encoding the glucosidase Ⅱα subunit, cause autosomal-dominant polycystic kidney and liver disease[J]. Am J Hum Genet, 2016,98(6):1193-1207.

[12] 靳松,崔凯,孙自强,等.多囊肝临床研究进展[J].国

际外科学杂志,2013,40(4):264-267.

[13] 彭培立,齐峰,韩怀忠,等.Caroli病的影像学表现[J].胃肠病学和肝病学杂志,2013,22(11):1151-1153.

[14] Yang Z Z, Li Y, Liu J, et at.Giant biliary cystadenoma complicated with polycystic liver: A case report[J]. World J Gastroenterol, 2013,19(37):6310-6314.

[15] Gigot J F, Jadoul P, Que F, et al. Adult polycystic liver disease: Is fenestration the most adequate operation for long-tem management? [J]. Ann Surg, 1997,225(3):286-294.

[16] 王芹芹,熊伍军.多囊肝的病因、诊断及治疗的研究进展[J].同济大学学报,2015,36(2):129-132.

[17] 王焕军,彭洋,张繁,等.常染色体显性多囊肾病相关精道梗阻所致男性不育的MRI特征[J].中华放射学杂志,2019,53(2):115-120.

[18] 王秀清,马燕君,詹晋莉.微泡性多囊肝影像学检查表现比较[J].实用肝脏病杂志,2020,23(1):114-117.

[19] 张泽宇,黄云,王志明.多囊肝的临床诊疗进展[J].中国普通外科杂志,2020,29(1):104-114.

[20] 国际肝胆胰协会中国分会肝血管瘤专业委员会.肝血管瘤诊断和治疗多学科专家共识(2019版)[J].中华消化外科杂志,2019,18(8):705-710.

[21] Abdel Wahab M, EI Nakeeb A, Ali MA, et al. Surgical management of giant hepatic hemangioma: Single center's experience with 144 patients [J]. J Gastrointest Surg, 2018,22(5):849-858.

[22] 吕杨,季玲.肝血管瘤超声、CT和MRI影像学特征及诊断价值比较[J].磁共振成像,2020,11(8):672-674.

[23] 韩铮,刘爱连,刘泽群,等.DWI不同指数模型在肝细胞癌及肝血管瘤鉴别诊断中的应用价值[J].磁共振成像,2017,8(7):519-525.

[24] 林伟鸿,何渊彬,李凯,等.婴儿多发型和弥漫型肝血管瘤临床特征比较与新亚型探索[J].中华小儿外科杂志,2020,41(11):977-981.

[25] 游丽萍,郑超,张景豪,等.不典型肝脏多发性海绵状血管瘤误诊为肝癌1例报告[J].临床肝胆病杂志,2019,35(9):2040-2041.

[26] 盛若凡,姚秀忠,饶圣祥,等.动态增强扫描结合弥散成像对磁共振成像表现不典型肝小血管瘤的诊断价值[J].中华肝胆外科杂志,2013,19(02):88-92.

[27] Dane B, Shanbhogue K, Menias C O, et al. The humbling hemangioma: Uncommon CT and MRI imaging features and mimickers of hepatic hemangiomas [J]. Clin Imaging, 2021,74:55-63.

[28] Jia C, Liu G, Wang X, et al. Hepatic sclerosed hemangioma and sclerosing cavernous hemangioma: A radiological study [J]. Jpn J Radiol, 2021, 39(11): 1059-1068.

[29] Liu G, Chen H, Fang F, et al. Firework optimization algorithm-based diagnosis of hepatocellular carcinoma and hepatic cavernous hemangioma using MRI images [J]. Contrast Media Mol Imaging, 2021, 2021: 3970529.

[30] Liu Z, Yi L, Chen J, et al. Comparison of the clinical and MRI features of patients with hepatic hemangioma, epithelioid hemangioendothelioma, or angiosarcoma[J]. BMC Med Imaging, 2020,20:1-9.

[31] Mamone G, Di Piazza A, Carollo V, et al. Imaging of hepatic hemangioma: From A to Z[J]. Abdom Radiol (NY). 2020,45(3):672-691.

[32] Kim Y R, Lee J E, Jung M J. Atypical hepatic hemangioma with fluid-fluid level on CT and MRI: Emphasis on added value of contrast-enhanced ultrasound findings [J]. J Belg Soc Radiol, 2022, 106(1):56.

[33] Ba-Ssalamah A, Antunes C, Feier D, et al. Morphologic and molecular features of hepatocellular adenoma with gadoxetic acid-enhanced MR imaging [J]. Radiology, 2015,277(1):104-13.

[34] 汪禾青,饶圣祥,曾蒙苏.肝腺瘤病理亚型与MRI诊断的研究进展[J].中华放射学杂志,2016,(8):714-717.

[35] 彭霏端,焦俊,段庆红.肝细胞腺瘤CT与MRI的诊断价值[J].实用放射学杂志,2017,33(8):1375-1377,1381.

[36] 吴加满,黄晓辉,项剑瑜.肝细胞腺瘤磁共振成像影像特征分析[J].中华肝胆外科杂志,2020,26(07):535-538.

[37] 王鹏雁,邵汇琳,班新超,等.基于免疫组化的肝细胞腺瘤分型及临床病理学分析[J].中华肝胆外科杂志,2019,25(7):509-512.

[38] 徐林,刘红,吴泽华,等.肝细胞腺瘤的临床特点及诊治[J].中华普通外科杂志,2021,36(10):746-749.

[39] Renzulli M, Clemente A, Tovoli F, et al. Hepatocellular adenoma: An unsolved diagnostic enigma [J]. World J Gastroenterol, 2019,25(20):2442-2449.

[40] Bise S, Frulio N, Hocquelet A, et al. New MRI features improve subtype classification of hepatocellular adenoma[J]. Eur Radiol, 2019,29(5):2436-2447.

[41] Bilreiro C, Soler J C, Ayuso J R, et al. Diagnostic value of morphological enhancement patterns in the hepatobiliary phase of gadoxetic acid-enhanced MRI to distinguish focal nodular hyperplasia from hepatocellular adenoma[J]. Radiol Med, 2021, 126(11): 1379-1387.

[42] Calame P, Tyrode G, Weil Verhoeven D, et al. Clinical characteristics and outcomes of patients with hepatic angiomyolipoma: A literature review [J]. World J Gastroenterol, 2021, 27(19): 2299-2311.

[43] Klompenhouwer A J, Dwarkasing R S, Doukas M, et al. Hepatic angiomyolipoma: an international multicenter analysis on diagnosis, management and outcome [J]. HPB (Oxford). 2020, 22(4): 622-629.

[44] Miyazaki Y, Kokudo T, Takahashi A, et al. Hepatic angiomyolipoma detected using computed tomography [J]. ANZ J Surg, 2019, 89(4): E168-E169.

[45] Huang Z, Zhou P, Li S, et al. Hepatic angiomyolipoma: clinical features and imaging findings of quantitative contrast-enhanced ultrasound perfusion analysis and magnetic resonance imaging [J]. J Ultrasound Med, 2020, 39(11): 2111-2122.

[46] 孟俊,曾艳妮,刘良进,等.肝脏血管平滑肌脂肪瘤的CT和MRI表现分析[J].医学影像学杂志,2022,32(6):1059-1063.

[47] 吴刚,蔡永斌,商国强,等.肝脏血管平滑肌脂肪瘤MSCT、MR检查征象及临床病理特点分析[J].中国CT和MRI杂志,2021,19(12):103-105.

[48] 陈晓丹,熊美连,林娜,等.肝细胞特异性MRI对比剂Gd-BOPTA在肝脏血管平滑肌脂肪瘤与高分化肝细胞癌鉴别诊断中的价值[J].临床放射学杂志,2020,39(10):2002-2007.

[49] 黄东方,祁付珍,宋研,等.肝脏血管平滑肌脂肪瘤的诊治[J].中华普通外科杂志,2019(4):364-365.

[50] 程维蓉,许培霞,杨惠菁.肝脏血管平滑肌脂肪瘤CT影像学表现与病理类型关系探讨[J].肝脏,2020,25(6):595-597.

[51] 魏佳璐,沈进,何波,等.肝脏血管平滑肌脂肪瘤的CT及MRI表现[J].中国医学影像技术,2018,34(S1):30-33.

[52] Itazaki Y, Einama T, Konno F, et al. IgG4-related hepatic inflammatory pseudotumor mimicking cholangiolocellular carcinoma[J]. Clin J Gastroenterol, 2021, 14(6): 1733-1739.

[53] Venkataraman S, Semelka R C, Braga L, et al. Inflammatory myofibroblastic tumor of the hepatobiliary system: report of MR imaging appearance in four patients[J]. Radiology, 2003, 227(3): 758-763.

[54] See T C, Davies S E, Appleton D S, et al. CT and angiographic features of hepatic inflammatory myofibroblastic tumour [J]. Clin Radiol, 2005, 60 (6): 718-722.

[55] 刘百敬,刘胜明,张长军,等.肝脏炎性假瘤的超声造影表现[J].医学理论与实践,2016,29(1):101-102.

[56] 冯莉,常青,牛丽娟.肝脏炎性肌纤维母细胞瘤一例及文献复习[J].中华医学超声杂志(电子版),2019,16(6):476-480.

[57] 刘晓伟,王婷婷,温辉,等.肝脏炎性肌纤维母细胞瘤病理特点及CT、MRI影像征象分析[J].中国CT和MRI杂志,2022(2):84-86.

[58] 林达,相世峰,冯国飞,等.肝脏炎性肌纤维母细胞瘤的CT、MRI表现及病理特征[J].中华肝胆外科杂志,2017,23(8):591-596.

[59] 李焕萍,沈勤,夏秋媛,等.肺外炎性肌纤维母细胞瘤的临床病理分析[J].中华病理学杂志,2014,43(6):370-374.

[60] 陈优,何来昌,谭永明,等.肺外炎性肌纤维母细胞瘤影像学表现(附5例报告)[J].中国临床医学影像杂志,2019,30(11):823-825.

[61] 陈亚男,杨智明,王甜,等.炎性肌纤维母细胞瘤的影像及病理对照分析[J].放射学实践,2018,33(3):294-298.

[62] 毛晓楠,卢再鸣,郭启勇.肝脏炎性肌纤维母细胞瘤的影像表现[J].中国医学影像技术,2017,33(4):554-557.

[63] 侯登峰,卜献民,苏洋,等.肝胆胰系统炎性肌纤维母细胞瘤三例报告[J].中华医学杂志,2017,97(42):3334-3337.

[64] 孙海涛,刘锴,王艳秋,等.腹部炎性肌纤维母细胞瘤以病理为基础的影像学特征[J].放射学实践,2017,32(2):162-166.

[65] 张见增,胡海东,王巍巍,等.肝脏炎性假瘤"厚壁圆环中心点"征CT与MR表现[J].临床放射学杂志,2017,36(9):1368-1372.

[66] Filips A, Maurer M H, Montani M, et al. Inflammatory myofibroblastic tumor of the liver: A case report and review of literature[J]. World J Hepatol, 2020, 12(4): 170-183.

[67] Watanabe J, Yamada S, Sasaguri Y, et al. A surgical case of inflammatory myofibroblastic tumor of the

liver: Potentially characteristic gross features[J]. Clin Med Insights Oncol, 2019,13:1179554919829498.

[68] Liu X F, He B M, Ou-Yang X H, et al. Different imaging findings of inflammatory myofibroblastic tumor of the liver[J]. World J Gastroenterol, 2012, 18(40): 5821-5825.

[69] Myers L, Ahn J. Focal nodular hyperplasia and hepatic adenoma: Evaluation and management [J]. Clin Liver Dis, 2020,24(3):389-403.

[70] Nie P, Yang G, Guo J, et al. A CT-based radiomics nomogram for differentiation of focal nodular hyperplasia from hepatocellular carcinoma in the non-cirrhotic liver[J]. Cancer Imaging, 2020,20(1):20.

[71] Kim Y Y, Kim M J, Kim E H, et al. Hepatocellular carcinoma versus other hepatic malignancy in cirrhosis: Performance of LI-RADS version 2018[J]. Radiology, 2019,291:72-80.

[72] Nguyen B N, Fléjou J F, Terris B, et al. Focal nodular hyperplasia of the liver: A comprehensive pathologic study of 305 lesions and recognition of new histologic forms[J]. Am J Surg Pathol, 1999,23(12): 1441-1454.

[73] 王桂菊,岳会珠,许丽.肝局灶性结节增生的病理诊断与鉴别诊断[J].中国实用医药,2016,11(28):62-63.

[74] Yoneda N, Matsui O, Kitao A, et al. Hepatocyte transporter expression in FNH and FNH-like nodule: Correlation with signal intensity on gadoxetic acid enhanced magnetic resonance images [J]. Jpn J Radiol, 2012,30(6):499-508.

[75] Goodwin M D, Dobson J E, Sirlin C B, et al. Diagnostic challenges and pitfalls in MR imaging with hepatocyte-specific contrast agents [J]. Radiographics, 2011,31(6):1547-1568.

[76] 蒋月明.肝局灶性结节增生的CT及MRI表现及诊断[J].医药前沿,2022,12(25):70-73.

[77] 王成,刘承利,孔亚林,等.四例不典型肝局灶性结节增生的影像学特点[J].肝胆胰外科杂志,2021,33(11):666-671.

[78] 杨西可,范辉.肝局灶性结节增生的影像诊断及误诊分析[J].实用医学影像杂志,2020,21(4):384-386.

[79] 郭辉,马贺骥,田川.肝局灶性结节增生的CT与MRI表现对比分析[J].锦州医科大学学报,2020,41(2): 53-56.

[80] Fujiwara H, Sekine S, Onaya H, et al. Ring-like enhancement of focal nodular hyperplasia with hepatobiliary-phase Gd-EOB-DTPA-enhanced magnetic resonance imaging: radiological-pathological correlation[J]. Jpn J Radiol, 2011,29(10):739-43.

[81] 王影,肖晓娟,卢宝兰,等.Gd-EOB-DTPA对肝局灶性结节增生的诊断价值探讨[J].中山大学学报(医学科学版),2015,36(2):269-274,293.

[82] Vanhooymissen I J S M L, Thomeer M G, Braun L M M, et al. Intrapatient comparison of the hepatobiliary phase of Gd-BOPTA and Gd-EOB-DTPA in the differentiation of hepatocellular adenoma from focal nodular hyperplasia[J]. J Magn Reson Imaging, 2019,49(3):700-710.

[83] Gan LU, Chang R, Jin H, et al. Typical CT and MRI signs of hepatic epithelioid hemangioendothelioma [J]. Oncol Lett, 2016,11(3):1699-1706.

[84] Zhang S, Yang P P, Huang Y C, et al. Hepatic perivascular epithelioid cell tumor: Clinicopathological analysis of 26 cases with emphasis on disease management and prognosis[J]. World J Gastroenterol, 2021, 27(35):5967-5977.

[85] Nie P, Wu J, Wang H, et al. Primary hepatic perivascular epithelioid cell tumors: Imaging findings with histopathological correlation[J]. Cancer Imaging, 2019,19(1):32.

[86] 黄晓华,张智弘,范钦和,等.肝脏伴上皮样分化的血管周细胞肿瘤临床病理分析[J].中华病理学杂志,2015(8):605-607.

[87] 赵闽宁,梁文,施豪波,等.肝脏血管周上皮样细胞瘤影像学诊断及分析[J].实用放射学杂志,2020,36(10):1605-1607,1614.

[88] 赵秀丽,胡儒华,王平怀,等.肝脏血管周上皮样细胞瘤的CT和MRI表现[J].中国医学影像学杂志,2016,24(8):669-673.

[89] 李淑英,方松华.肝脏血管周上皮样细胞瘤2例[J].医学影像学杂志,2007,17(8):1009-1010.

[90] 彭滔,鲁号锋,邓黎,等.弥漫性肝内胆管错构瘤一例[J].中国临床案例成果数据库,2022,4(1):E00816-E00816.

[91] 朱艳艳,孙英姿,杨丽,等.肝内胆管错构瘤的影像学诊断[J].医学影像学杂志,2020,30(12):2254-2257.

[92] 陈军,刘芳.肝内胆管错构瘤的超声图像特征分析[J].临床超声医学杂志,2022,24(4):34-306.

[93] 曹其伟,张亚洲,孙青.肝脏间叶性错构瘤临床病理特征分析[J].诊断病理学杂志,2022,29(6):533-536,541.

[94] Peng T, Lu H, Deng L, et al. Diffuse intrahepatic bile duct hamartomas[J]. Am J Gastroenterol, 2022, 117(4):530.

[95] Taguchi T, Kohsaki T. "Starry Sky" appearance from multiple biliary hamartomas[J]. N Engl J Med, 2020, 382(16):e33.

[96] Boraschi P, Scalise P, Tarantini G, et al. MR imaging features of multiple biliary hamartomas (Von Meyenburg Complex): A pictorial review and differential diagnosis [J]. J Med Imaging Radiat Oncol, 2021, 65(3):323-330.

[97] 国家卫生健康委办公厅.原发性肝癌诊疗指南(2022年版)[J].中华外科杂志,2022,60(4):273-309.

[98] 金保,杜顺达,毛一雷,等.《原发性肝癌诊疗指南(2022年版)》更新要点解读[J].协和医学杂志,2022,13(5):789-795.

[99] Zhang C H, Cheng Y, Zhang S, et al. Changing epidemiology of hepatocellular carcinoma in Asia[J]. Liver Int, 2022,42(8):2029-2041.

[100] Zhang B H, Yang B H, Tang Z Y. Randomized controlled trial of screening for hepatocellular carcinoma [J]. J Cancer Res Clin Oncol, 2004, 130(7):417-22.

[101] Fan R, Papatheodoridis G, Sun J, et al. aMAP risk score predicts hepatocellular carcinoma development in patients with chronic hepatitis [J]. J Hepatol, 2020,73(6):1368-1378.

[102] Kim Y Y, Kim M J, Kim E H, et al. Hepatocellular carcinoma versus other hepatic malignancy in cirrhosis: Performance of LI-RADS version 2018[J]. Radiology, 2019,291(1):72-80.

[103] Vogel A, Meyer T, Sapisochin G, et al. Hepatocellular carcinoma [J]. Lancet, 2022, 400 (10360): 1345-1362.

[104] Chernyak V, Fowler K J, Kamaya A, et al. Liver imaging reporting and data system (LI-RADS) version 2018: Imaging of hepatocellular carcinoma in at-risk patients[J]. Radiology, 2018,289(3):816-830.

[105] 丛文铭.肝胆肿瘤外科病理学[M].北京:人民卫生出版社,2015:276-320.

[106] 许玲,王龙胜,郑穗生.原发性肝细胞肝癌血供特点的CT表现与病理对照研究[J].安徽医学,2014(2):160-163.

[107] Zeng M S, Ye H Y, Guo L, et al. Gd-EOB-DTPA-enhanced magnetic resonance imaging for focal liver lesions in Chinese patients: A multicenter, openlabel, phase Ⅲ study [J]. Hepatobiliary Pancreat Dis Int, 2013,12(6):607-16.

[108] Cho E S, Choi J Y. MRI features of hepatocellular carcinoma related to biologic behavior [J]. Korean J Radiol, 2015,16(3):449-464.

[109] Wang W, Yang C, Zhu K, et al.Recurrence after curative resection of hepatitis B virus - related hepatocellular carcinoma: Diagnostic algorithms on gadoxetic acid-enhanced magnetic resonance imaging [J]. Liver Transpl, 2020,26(6):751-763.

[110] Rao S X, Wang J, Wang J, et al.Chinese consensus on the clinical application of hepatobiliary magnetic resonance imaging contrast agent: Gadoxetic acid disodium[J]. J Dig Dis, 2019,20(2):54-61.

[111] Xu X, Zhang H L, Liu Q P, et al.Radiomic analysis of contrast-enhanced CT predicts microvascular invasion and outcome in hepatocellular carcinoma[J]. J Hepatol, 2019,70(6):1133-1144.

[112] 代尚军,李林强,刘连新.肝细胞癌新辅助治疗策略的研究进展[J].中华肝胆外科杂志,2021,27(12):947-950.

[113] 《肝内胆管癌病理诊断专家共识(2022版)》编写专家委员会.肝内胆管癌病理诊断专家共识(2022版)[J].中华病理学杂志,2022,51(9):819-827.

[114] 裴新龙,苏静,刘剑羽,等.肝内肿块型胆管细胞癌CT强化模式及其病理基础[J].中国医学影像学杂志,2014,22(6):431-436.

[115] Chung Y E, Kim M J, Park Y N, et al. Varying appearances of cholangiocarcinoma: Radiologic-pathologic correlation [J]. Radiographics, 2009, 29(3): 683-700.

[116] 陈枫,赵大伟,文硕,等.肝内肿块型胆管癌的CT、MRI动态增强表现以及与病理分化程度的关系[J].中华放射学杂志,2015,49(11):843-847.

[117] 邢飞,张学琴,缪小芬,等.钆塞酸二钠增强MRI对无胆管扩张的肿块型肝内胆管癌与不典型肝细胞癌的鉴别诊断价值[J].临床放射学杂志,2021,40(11):2139-2143.

[118] 孙典学,李文华,姜传武,等.肝内胆管细胞癌CT分型及临床意义[J].中国医学影像技术,2009,(2):257-259.

[119] Lee A J, Chun Y S. Intrahepatic cholangiocarcinoma: the AJCC/UICC 8th edition updates[J]. Chin Clin Oncol, 2018,7(5):52.

[120] Huang B, Wu L, Lu X Y, et al. Small intrahepatic cholangiocarcinoma and hepatocellular carcinoma in cirrhotic livers may share similar enhancement patterns at multiphase dynamic MR imaging [J]. Radiology, 2016,281(1):150-157.

[121] Teo T, Chawla A. The cloud sign of mass-forming intrahepatic cholangiocarcinoma [J]. Abdom Radiol (NY), 2020,45(1):237-238.

[122] Choi S H, Lee S S, Kim S Y, et al. Intrahepatic cholangiocarcinoma in patients with cirrhosis: Differentiation from hepatocellular carcinoma by using gadoxetic acid-enhanced MR imaging and dynamic CT[J]. Radiology, 2017,282(3):771-781.

[123] Saleh M, Virarkar M, Bura V, et al. Intrahepatic cholangiocarcinoma: Pathogenesis, current staging, and radiological findings[J]. Abdom Radiol (NY), 2020,45(11):3662-3680.

[124] Edmondson H A. Differential diagnosis of tumors and tumor-like lesions of liver in infancy and childhood [J]. AMA J Dis Child, 1956,91(2):168-186.

[125] Palm V, Sheng R, Mayer P, et al. Imaging features of fibrolamellar hepatocellular carcinoma in gadoxetic acid-enhanced MRI [J]. Cancer Imaging, 2018, 18(1):9.

[126] Lemekhova A, Hornuss D, Polychronidis G, et al. Clinical features and surgical outcomes of fibrolamellar hepatocellular carcinoma: Retrospective analysis of a single-center experience [J]. World J Surg Oncol, 2020,18(1):93.

[127] Ganeshan D, Szklaruk J, Kundra V, et al. Imaging features of fibrolamellar hepatocellular carcinoma[J]. AJR Am J Roentgenol, 2014,202(3):544-52.

[128] Dong Y, Wang W P, Mao F, et al. Imaging features of fibrolamellar hepatocellular carcinoma with contrast-enhanced ultrasound [J]. Ultraschall Med, 2021, 42(3):306-313.

[129] 王少春,张晓红,陈东风.纤维板层型肝细胞癌临床诊断学特征分析并文献复习[J].中华诊断学电子杂志,2013,1(1):45-47.

[130] 龙卫国,吴建农.纤维板层型肝细胞癌的临床及病理研究进展[J].临床与实验病理学杂志,2011,27(7):751-754.

[131] 刘晓梅,孙英杰,刘秀民,等.纤维板层型肝癌三例磁共振成像表现及文献复习[J].实用医学影像杂志,2015,16(3):229-231.

[132] 姚平竺,汤玲俐,卢黎.不同肝脏肿瘤性病变中央瘢痕的CT与MRI表现分析[J].基层医学论坛,2021,25(1):105-106.

[133] 罗江,徐勤,杨琛,等.肝脏不同肿瘤性病变中央瘢痕的CT及MRI表现与研究价值[J].医学影像学杂志,2019,29(12):2063-2067.

[134] 杨斌,张东宁,孙象军.儿童纤维板层型肝细胞癌1例及文献复习[J].泰山医学院学报,2021,42(3):232-233.

[135] 许东,王耀东,何其舟,等.肝脏少见类型原发性肝癌的MSCT表现和病理基础[J].实用放射学杂志,2016,32(8):1473-1474.

[136] 邵立伟,李小龙,刘鹏,等.纤维板层型肝细胞癌5例临床病理分析[J].诊断病理学杂志,2021,28(10):853-857,860.

[137] 赵余祥,胡明哲,许京轩,等.成人肝母细胞瘤的临床影像学特征分析[J].中华普通外科杂志,2018,33(11):899-903.

[138] 王宏伟,林爱军,丁长伟.小儿肝母细胞瘤的CT、MRI诊断及其临床应用价值[J].中国医学影像学杂志,2008,16(1):17-19.

[139] 于啸,张欣贤,辛涛,等.CT及磁共振成像在儿童肝母细胞瘤诊治中的应用进展[J].实用放射学杂志,2020,36(6):988-991.

[140] 马菲,刘畅畅,张欣贤.儿童肝母细胞瘤CT征象与穿刺活检诊断一致性分析[J].中国CT和MRI杂志,2022,20(8):112-114.

[141] 李钱程.儿童肝母细胞瘤的CT诊断中表现及误诊分析[J].中国CT和MRI杂志,2020,18(11):107-108,176.

[142] 郭振,胡晓萌,朱笑年.CT、MRI诊断小儿肝母细胞瘤临床比较[J].现代医用影像学,2017,26(6):1667-1668.

[143] Jiang Y, Sun J, Xia Y, et al. Preoperative assessment for event-free survival with hepatoblastoma in pediatric patients by developing a CT-based radiomics model[J]. Front Oncol, 2021,11:644994.

[144] Baheti A D, Luana Stanescu A, Li N, et al. Contrast-enhanced CT features of hepatoblastoma: Can we predict histopathology?[J]. Clin Imaging, 2017,44:33-37.

[145] Kim P H, Hwang J, Yoon H M, et al. Outcome of staging chest CT and identification of factors associated with lung metastasis in children withhepatoblastoma[J]. Eur Radiol, 2021,31(12):

8850-8857.
[146] Sodhi K S. Diffusion-weighted MRI in children with hepatoblastoma[J]. Indian J Pediatr, 2022,89(10): 961.
[147] 陈龙,陈雀芦,陈上超,等.五例肝上皮样血管内皮瘤的CT/MRI表现及文献复习[J].肝胆胰外科杂志,2021,33(11):672-676.
[148] Kou K, Chen Y G, Zhou J P, et al. Hepatic epithelioid hemangioendothelioma: Update on diagnosis and therapy[J]. World J Clin Cases, 2020, 8(18):3978-3987.
[149] 苏杰,黄斌,吴晨霞,等.肝上皮样血管内皮瘤临床病理分析和预后探讨[J].诊断病理学杂志,2021,28(7):536-540.
[150] 汪辉,李俏琦,林乐德,等.35例上皮样血管内皮瘤的临床表现及预后影响因素分析[J].四川大学学报(医学版),2021,52(4):716-720.
[151] Xu P, Li J. Hepatic epithelioid hemangioendothelioma diagnosed by Gd-EOB-DTPA-enhanced MR[J]. J Gastrointest Surg, 2021,25(7):1916.
[152] 李长波,王斌杰,肖新广,等.肝脏上皮样血管内皮瘤的钆塞酸二钠增强MRI表现[J].临床放射学杂志,2021,40(4):722-726.
[153] Mamone G, Miraglia R. The "Target sign" and the "lollipop sign" in hepatic epithelioid hemangioendothelioma[J]. Abdom Radiol (NY), 2019, 44(4): 1617-1620.
[154] Johnson L, Ford R, Johnson PA. Hepatic epithelioid hemangioendothelioma discovered incidentally on computerized tomography[J]. Kans J Med, 2021,14: 259-260.
[155] 苏怀盈.肝上皮样血管内皮瘤影像学对比分析[J].中外医学研究,2020,18(32):68-71.
[156] 陈芳,毛丹丹,吴海,等.肝上皮样血管内皮瘤的MRI表现特征分析[J].中华肝胆外科杂志,2020,26(5):356-359.
[157] Hyodo R, Takehara Y, Nishida A, et al. "Speckled Enhancement" on Gd-EOB-DTPA enhanced MR imaging of primary hepatic mucosa-associated lymphoid tissue lymphoma[J]. Magn Reson Med Sci, 2021, 22(3):273-281.
[158] 管彬,钟唐力,刘启榆,等.原发性肝脏淋巴瘤的CT、MRI表现及病理分析[J].中国CT和MRI杂志,2018,16(2):1-3,30.
[159] 曾英,马强,赵连花,等.血管内大B细胞性淋巴瘤3例临床病理观察[J].诊断病理学杂志,2017,24(8):581-585.
[160] 王莹.CT诊断肝脏继发性淋巴瘤的临床应用意义及CT表现分析[J].中国医药指南,2016,14(29):45-46.
[161] 荣雪飞,蔡剑鸣,董景辉,等.11例原发性肝脏淋巴瘤CT及MRI影像表现[J].肝脏,2021,26(3):296-298.
[162] 冯结映,胡海菁,黄飚,等.原发性肝淋巴瘤CT及MRI的影像学表现[J].中国临床医学影像杂志,2020,31(9):671-674.
[163] 高茹茹,柯晓艾,刘显旺,等.肝原发性黏膜相关淋巴组织结外边缘区B细胞淋巴瘤合并慢性乙型病毒性肝炎1例[J].中国医学影像技术,2021,37(5):800-800.
[164] Mesquita L, Finotello R, Ferreira A, et al. Comparison between computed tomographic and ultrasonographic findings of the liver and spleen in dogs with confirmed hepatic or splenic lymphoma involvement[J]. Vet Rec, 2022,190(2):e780.
[165] 方艺,施新,周国锋,徐进,等.肝假性淋巴瘤的MRI征象分析[J].中国临床医学,2022,29(4):659-663.
[166] 丁建辉,彭卫军,周良平,等.肝脏淋巴瘤CT和MRI表现[J].中国医学计算机成像杂志,2008(5):409-414.
[167] Colagrande S, Calistri L, Grazzini G, et al. MRI features of primary hepatic lymphoma [J]. Abdom Radiol (NY), 2018,43(8):2277-2287.
[168] Ippolito D, Porta M, Maino C, et al. Diagnostic approach in hepatic lymphoma: radiological imaging findings and literature review[J]. J Cancer Res Clin Oncol, 2020,146(6):1545-1558.
[169] Haudhary P, Bhadana U, Singh R A K, et al. Primary hepatic angiosarcoma[J]. Eur J Surg Oncol, 2015,41(8):1137-1143.
[170] 荣雪飞,刘树红,董景辉,等.肝脏血管肉瘤CT及MRI影像表现[J].肝脏,2022,27(8):884-886.
[171] 李妍卓,蔡权宇,贾宁阳,等.原发性肝血管肉瘤的MRI影像学表现及病理分析[J].中国医学计算机成像杂志,2015,21(2):118-123.
[172] 宋承汝,程敬亮,张勇,等.肝脏血管肉瘤的影像学表现及临床病理分析[J].中国医学影像学杂志,2021,29(7):703-708.
[173] Pickhardt P J, Kitchin D, Lubner M G, et al. Primaryhepatic angiosarcoma: multi-institutional com-

prehensive cancer centre review ofmultiphasic CT and MR imaging in 35 patients [J]. Eur Radiol, 2015, 25(2): 315-22.

[174] 李若坤,曾蒙苏,强金伟,等.原发性肝脏血管肉瘤的MRI表现与病理对照研究[J].中国医学计算机成像杂志,2011,17(5):420-424.

[175] 李俊,陈瑞莹,张家雄,等.肝脏血管肉瘤的CT表现及鉴别诊断[J].临床放射学杂志,2018,37(6):968-971

[176] Bruegel M, Muenzel D, Waldt S, et al. Hepatic angiosarcoma: cross - sectional imaging findings in seven patients with emphasis on dynamic contrast - enhanced and diffusion - weighted MRI [J]. Abdom Imaging, 2013, 38(4): 745-54.

[177] Haashi M, Kawana S, Sekino H, et al. Contrast uptake in primary hepatic angiosarcoma on gadolinium-ethoxybenzyl - diethylenetriamine pentaacetic acid - enhanced magnetic resonanceimaging in the hepatobiliary phase [J]. World J Hepatol, 2018, 10(1): 166-171.

[178] 陆力坚,黄璐.肝脏原发性癌肉瘤的CT征象[J].中华全科医学,2020,18(2):277-281.

[179] 徐海,卢起林,王代忠,等.肝脏原发性癌肉瘤6例诊疗特点分析[J].肝脏,2022,27(3):361-363,384.

[180] 张静漪,罗燕.肝脏原发性癌肉瘤超声造影及术中超声表现1例[J].临床超声医学杂志,2020,22(11):833,837.

[181] 于微,张成斌,马雁.肝脏原发癌肉瘤1例报告[J].临床肝胆病杂志,2021,37(12):2890-2892.

[182] 郑学超,霍明月,裴超帅,等.肝癌肉瘤合并肝细胞癌、胆管细胞癌一例[J].磁共振成像,2022,13(7):131-132.

[183] Li J, Liang P, Zhang D, et al. Primary carcinosarcoma of the liver: imaging features and clinical findings in six cases and a review of the literature [J]. Cancer Imaging, 2018, 18(1): 7.

[184] Bin F, Chen Z, Liu P, et al. The clinicopathological and imaging characteristics of primary hepatic carcinosarcoma and a review of the literature [J]. J Hepatocell Carcinoma, 2020, 7: 169-180.

[185] Shi D, Ma L, Zhao D, et al. Imaging and clinical features of primary hepatic sarcomatous carcinoma [J]. Cancer Imaging, 2018, 18(1): 36.

[186] Liang Z, Han J, Tuo H, et al. Rare primary hepatic carcinosarcoma composed of hepatocellular carcinoma, cholangiocarcinoma, and sarcoma: a case report [J]. J Int Med Res, 2021, 49(10): 3000605211050539.

[187] Morisue R, Kojima M, Suzuki T, et al. Sarcomatoid hepatocellular carcinoma is distinct from ordinary hepatocellular carcinoma: Clinicopathologic, transcriptomic and immunologic analyses [J]. Int J Cancer, 2021, 149(3): 546-560.

[188] 王奇航,郭勇邦.肝细胞癌、肝脏肉瘤样癌临床表现、磁共振特征比较分析[J].肝脏,2022,27(9):983-985,998.

[189] 翟晓力,王立侠,李雪.肝脏肉瘤样癌影像及病理表现分析[J].CT理论与应用研究,2022,31(3):409-416.

[190] 李日,郭怀斌,梁泽,等.肝癌肉瘤合并肝细胞癌1例报告[J].临床肝胆病杂志,2021,37(9):2180-2182.

[191] Zhang H, Chai S, Chen L, et al. MRI Features of hepatic sarcomatoid carcinoma different from hepatocellular carcinoma and intrahepatic cholangiocarcinoma[J]. Front Oncol, 2021, 11: 611738.

[192] 姜佳琦,董景辉,刘渊,等.肝肉瘤样癌的影像表现及临床病理分析[J].肝脏,2022,27(7):773-777.

[193] 余捷,林达,胡明哲,等.16例原发性肝肉瘤样癌CT与MRI表现特点分析[J].中华肝胆外科杂志,2020(3):183-186.

[194] 尚培中,李永庆,李兴杰.肝肉瘤样癌的诊断与治疗[J].中华普通外科学文献(电子版),2016,10(5):378-380.

[195] Zhang C, Feng S, Tu Z, et al. Sarcomatoid hepatocellular carcinoma: From clinical features to cancer genome[J]. Cancer Med, 2021, 10(18): 6227-6238.

[196] Lv T R, Hu H J, Regmi P, et al. Sarcomatoid hepatocellular carcinoma versus conventional hepatocellular carcinoma: A systematic review and meta-analysis [J]. J Cancer Res Clin Oncol, 2022, 148(7): 1685-1696.

[197] 张盼盼,田燕,马密密,等.磁共振增强成像联合DWI在不典型肝脓肿及肝脏转移瘤诊断中的应用[J].磁共振成像,2020,11(10):867-871.

[198] 王屹.结直肠癌肝转移瘤影像诊断[J].中华肝胆外科杂志,2020,26(7):500-502.

[199] Xu J, Zheng Y, Wang X, et al. Correlation between dual-energy and perfusion CT in patients with focal liver lesions using third - generation dual-source CT scanner [J]. Zhongguo Yi Xue Ke Xue Yuan Xue

Bao, 2017,39(1):74-79.

[200] 崔自强,王行雁,蒋斌,等.比较不同MRI序列和增强CT对结直肠癌肝转移瘤的检出价值[J].中华肝胆外科杂志,2022,28(8):662-666.

[201] 孙晓霞,张桂成,马宇,等.双源CT双能量扫描在鉴别肝脏血管瘤与富血供肝转移瘤中的应用价值[J].现代消化及介入诊疗,2020,25(11):1528-1531.

[202] Choi S H, Kim S Y, Park S H, et al. Diagnostic performance of CT, gadoxetate disodium-enhanced MRI, and PET/CT for the diagnosis of colorectal liver metastasis: systematic review and meta-analysis [J]. J Magn Reson Imaging, 2018, 47 (5): 1237-1250.

[203] Ratajczak P, Serafin Z, Sławińska A, et al. Improved-imaging of colorectal liver metastases using single-source, fast kVp-switching, dual-energy CT: Preliminary results[J]. Pol J Radiol, 2018,83:643-649.

[204] 王静,陈波,郑建军,等.经肝动脉、门静脉肝转移瘤分布及血供特点的比较研究[J].临床放射学杂志,2017,36(12):1816-1820.

[205] Bridge J A. WHO classification of soft tissue and bone tumours [M]. Lyon: IARC Press, 2020: 322-325.

[206] Ashraf M J, Beigomi L, Azarpira N, et al. The small round blue cell tumors of the sinonasal area: Histological and immunohistochemical findings [J]. Iran Red Crescent Med, 2013,15(6):455-461.

[207] 沈亚,王雅琴,田晓凰,等.肝脏骨外尤因肉瘤CT表现一例[J].中华放射学杂志,2021,55(8):877-878.

[208] Chen Z, Jiao Y, Liu Z, et al. Extraskeletal Ewing's sarcoma: Outcomes and CT features of endoceliac lesions [J]. Transl Cancer Res, 2021, 10 (8): 4065-4075.

[209] Das S, Aggarwal G, Gupta S, et al. Primary renal Ewing's sarcoma in an adult: An enigma[J]. Innov Surg Sci, 2021,6(1):20200022.

[210] 熊震,阳光辉,史海广,等.胸腔原发骨外尤文肉瘤二例[J].中华肺部疾病杂志,2019,12(1):121-123.

[211] Kang M S, Yoon H K, Choi J B, et al. Extraskeletal Ewing's sarcoma of the hard palate[J]. J Korean Med Sci, 2005,20(4):687-690.

[212] 郑琪,侯宇川.肾门尤文肉瘤1例报道并文献复习[J].重庆医学,2020,49(3):515-516.

[213] 冯瑶杰,瞿姣,袁欣,等.鼻腔骨外尤因肉瘤1例[J].中国医学影像技术,2020,36(1):150-151.

[214] 贺亚琼,姚景江,刘建滨,等.肝肉瘤样癌病理与影像学表现[J].中华放射学杂志,2014,48(11):956-958.

[215] 李英丽,庄雄杰,吴秀蓉,等.成人肝母细胞瘤CT表现[J].临床放射学杂志,2015,34(7):1090-1092.

[216] 孙友胜,孙雨菡,盛剑,等.骨外尤文肉瘤的超声诊断价值[J].医学影像学杂志,2020,30(2):340-341.

CHAPTER FIVE

第五章

胰　腺

第一节　胰腺良性肿瘤

一、胰腺囊肿

(一) 概述

胰腺囊肿(pancreatic cyst)是由多种原因引起的胰腺囊性病变。根据病因和病理学表现,将胰腺囊肿分为真性囊肿与假性囊肿两类。胰腺真性囊肿发生于胰腺内,主要包括先天性囊肿、潴留性囊肿、淋巴上皮样囊肿、异位副脾表皮样囊肿及其他一些罕见囊肿等。胰腺假性囊肿是指在胰腺内或胰腺周围的异常体液存留形成的囊腔,根据囊肿形成的病因,将假性胰腺囊肿分为:① 炎症后假性囊肿:见于急性胰腺炎和慢性胰腺炎;② 外伤后假性囊肿:见于钝性外伤、穿透性外伤或手术外伤;③ 肿瘤所致假性囊肿;④ 寄生虫性假性囊肿:蛔虫或包囊虫引起。真、假性囊肿的主要区别在于囊肿是否起源于胰腺组织,镜下是否有被覆上皮细胞。

胰腺真性囊肿在临床上比较少见,约占胰腺囊肿的10%。按囊肿的数目分为单发和多发真性胰腺囊肿,以多发真性囊肿常见,好发于2岁以下儿童,偶见于成人,常以腹部包块就诊,可以有胃、十二指肠受压或胆管梗阻的临床表现;通常不伴有其他先天畸形。胰腺多发囊肿常合并有囊性纤维化病,或称为胰腺纤维化囊性病,它是一种全身性的遗传性疾病,患者常伴有其他先天畸形,且常常同时合并肾脏、肝脏、肺或中枢神经系统的多发囊肿。

胰腺假性囊肿更为多见,占全部胰腺囊肿的80%以上,常见于中年男性,体积大,20%~30%有上腹外伤史或急性胰腺炎病史。临床表现常见上腹隐痛、饱胀、恶心呕吐,囊肿增大时可有压迫症状:便秘、黄疸、腹水、下肢浮肿等,囊肿破裂入腹腔时,有急性腹膜炎表现;破入消化道可形成内瘘,并出现反复高热、腹痛,甚至上消化道出血。多数患者在上腹部可扪及圆形囊状光滑的包块,合并感染时可有压痛。

(二) 病理学表现

1. 胰腺真性囊肿

发生于胰腺组织内,囊壁内层由腺管或腺泡上皮细胞组成。先天性囊肿是由先天性胰腺导管发育异常所致,常合并肝、肾等器官多发囊肿;潴留性囊肿多因胰管受压、结石、炎性狭窄等致胰管梗阻,远端胰管或腺泡发生囊性扩张、胰液潴留形成。胰腺淋巴上皮样囊肿起源于胰腺周围淋巴结的上皮残留,其组织学上囊壁和分隔均由2层结构组成,包括鳞状上皮所覆盖的内层和淋巴组织构成的外层,可见生发中心或管状结构,囊内容物为角蛋白样物质、豆腐渣样物质及黏稠液体。胰腺异位副脾表皮样囊肿可能是副脾迷入胰腺尾部,其内的胰腺导管上皮发生变异或副脾内异位的外胚层和内胚层细胞鳞状上皮化生所致,其组织学上囊壁由鳞状上皮细胞覆盖,囊内含有浆液性物质。示例如图5-1-1所示。

2. 胰腺假性囊肿

囊内容物为胰液或血液外渗或胰腺组织坏死崩解物等聚积形成,呈草黄色、棕色或暗红色,囊内淀粉酶含量高。囊壁由肉芽组织和纤维结缔组织构成,内面无上皮衬覆。

(三) 影像学表现

1. 先天性胰腺真性囊肿

病灶可单发或同时伴发肝、肾多囊性病,囊内无分隔及软组织结节,CT平扫病灶呈圆形或类圆

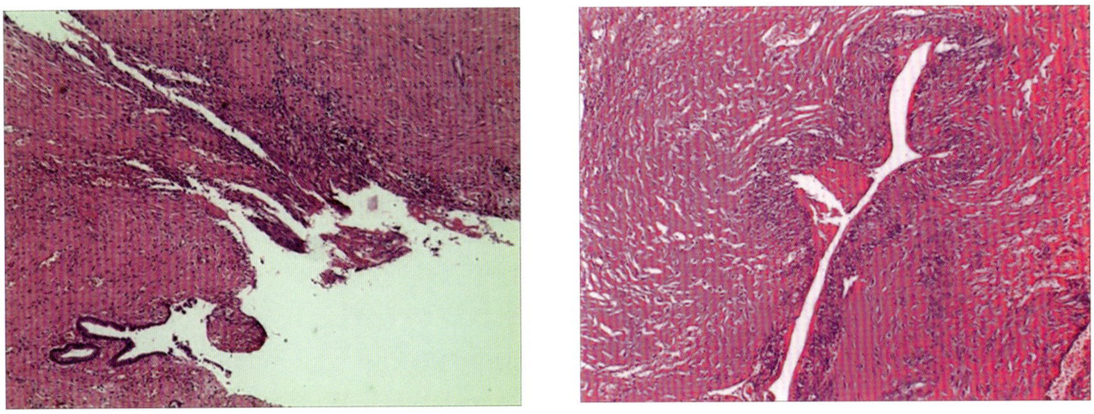

A　　　　　　　　B

图 5-1-1　胰腺真性囊肿的病理学表现

患者男性，40 岁，胰腺体部真性囊肿。镜下表现（A. HE，×100；B. HE，×200）：可见出血，局灶可见单层上皮被覆；囊肿周胰腺组织可见导管扩张，导管周慢性炎细胞浸润，纤维组织增生。

形水样密度肿块，CT 值一般在 0～20 HU，壁薄光滑，边界清晰，动态增强扫描病灶无强化，有时可较清楚地显示囊肿的薄壁。MRI 表现为不与主胰管相通的囊性病变，囊壁薄且光滑，囊内容物 T_1WI 序列呈低信号，T_2WI 序列呈高信号，信号均匀，部分囊内含浆液、黏液或因感染出血而信号混杂，增强扫描后囊壁无强化。若合并视网膜血管瘤、小脑血管母细胞瘤和肾先天性囊肿则称为视网膜中枢神经系统血管瘤病（Von Hippel-Lindau disease，VHL）。示例如图 5-1-2 所示。

2. 胰腺潴留性囊肿

潴留性囊肿位于被阻塞的胰腺导管远端，且与

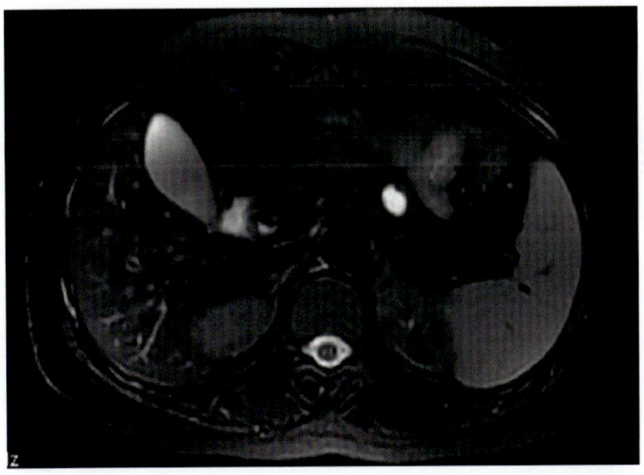

A

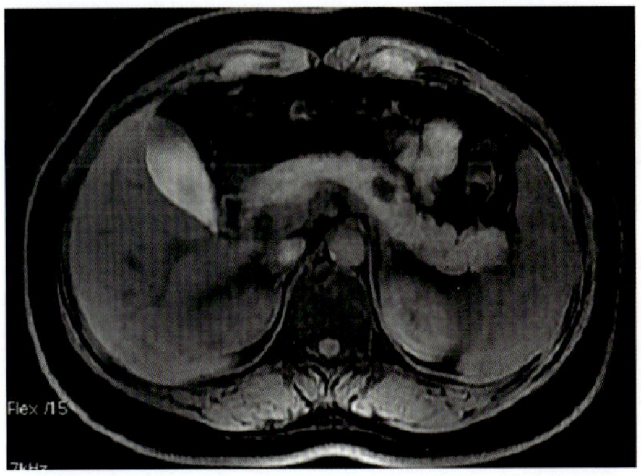

B

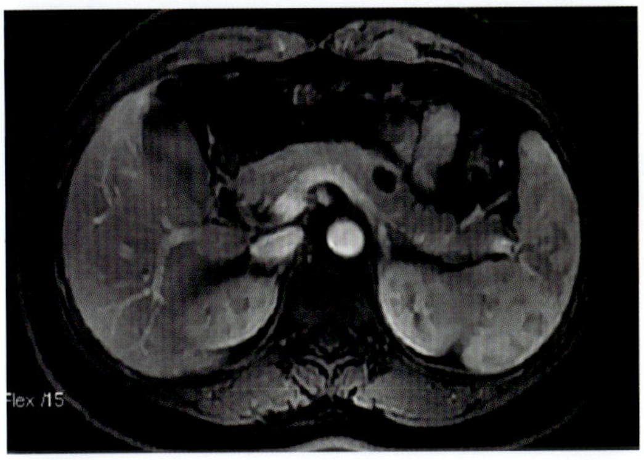

C

图 5-1-2　先天性胰腺真性囊肿 MRI 表现

患者女性，32 岁，胰腺体部先天性真性囊肿。T_2WI 脂肪抑制序列（A）示胰腺体部见类圆形明显高信号；T_1WI 序列（B）示病变呈低信号，轮廓规整，边界清楚；增强扫描（C）未见明显强化。

导管相连,大多数直径仅为1~3 cm,CT平扫病灶为类圆形水样密度肿块,密度均匀,边界清晰,囊壁多为薄壁亦可为厚壁,有时病灶内可见细线条样分隔。MRI平扫病灶T_1WI序列呈低信号,T_2WI序列呈高信号,信号均匀。CT及MRI增强囊肿周围纤维组织可强化。

3. 胰腺淋巴上皮样囊肿

可发生于胰腺任何部位,大小不等,CT平扫病灶呈圆形或类圆形略高于液性密度的肿块,边界清晰,囊壁及分隔薄而均匀,可伴有钙化,未见壁结节,增强扫描囊壁及分隔轻度强化,与周围组织分界清晰。MRI平扫病灶T_1WI序列为低信号,T_2WI序列为高信号,边界清晰,呈囊状或"葡萄状"改变,增强扫描同CT所见。病灶向胰腺轮廓外突出生长是本病的特征性表现。

4. 胰腺异位副脾表皮样囊肿

是发生于胰腺尾部单房或多房的囊实性肿块,以囊性成分为主,CT平扫病灶呈圆形或椭圆形低密度肿块,偶伴有薄壁分隔或边缘微小钙化。MRI平扫T_1WI序列多呈低信号,也可为等或稍高信号,T_2WI序列呈高信号,部分囊壁T_1WI、T_2WI序列信号与脾脏相似。CT及MRI增强扫描囊壁及分隔强化,部分患者实性成分强化程度与脾脏相似,囊内容物无强化。

5. 胰腺假性囊肿

多发生于胰腺体尾部或胰周,单发或多发,CT平扫病灶呈圆形或类圆形水样低密度肿块,密度多均匀,也可不均匀并有坏死碎屑,边缘光滑锐利,当有出血和炎性渗出时病灶密度增加,囊壁厚薄不均,可见分隔,一般无壁结节和实性成分。MRI平扫病灶T_1WI序列呈低信号,T_2WI序列呈高信号,信号均匀。囊内有坏死碎屑时,信号不均匀。若囊内有蛋白、出血,T_1WI、T_2WI序列均表现高信号。约50%的患者MRCP显示假性囊肿显影并与胰管相通。CT及MRI增强扫描囊腔内容物无强化,囊壁有不同程度强化。胰腺假性囊肿常伴随胰腺实质萎缩、钙化,胰周脂肪间隙消失,胰管扩张及胰周筋膜部分增厚。示例如图5-1-3所示。

(四)鉴别诊断

胰腺囊肿应与胰腺微囊型浆液性囊腺瘤、胰腺黏液性囊性肿瘤和胰腺实性假乳头状瘤相鉴别。

(1) 胰腺微囊型浆液性囊腺瘤:好发于中老年女性,临床一般无症状,仅少数表现为腹部不适、疼痛。CT平扫病灶呈类圆形或分叶状囊性肿块,边界清晰,囊壁厚薄不均,囊内见纤维分隔,病灶中央可见纤维瘢痕和星芒状钙化灶,中心星芒状钙化是该病特征性表现。增强扫描分隔及整个囊壁不同程度强化,呈蜂窝状,中央瘢痕呈延迟强化。MRI平扫病灶T_1WI序列多呈低信号,囊液浓度较高时也可为略高信号,T_2WI序列呈高信号,中央瘢痕及钙化T_1WI、T_2WI序列均呈低信号。增强扫描同CT所见。胰腺囊肿常见于中年男性,多有胰腺炎病史,有腹痛、腹胀等症状,且胰腺真性囊肿及假性囊肿一般无中央瘢痕和星芒状钙化灶。

(2) 胰腺黏液性囊性肿瘤:包括黏液性囊腺瘤和囊腺癌,前者常有恶变倾向。多见于40~60岁女性,胰体尾部多见,可由单囊或几个大囊组成。CT平扫显示病灶呈类圆形或分叶状水样低密度肿块,边界尚清,囊内有线状或弧状菲薄分隔,囊壁厚薄不均,可伴有壳状或不规则钙化,内壁可见不规则乳头状结节突入腔内,动态增强后囊壁、分隔及壁结节均有不同程度的强化。MRI平扫病灶T_1WI序列呈低或等信号,T_2WI序列呈高信号。多囊者有纤维分隔,可有乳头样或脑回样突起,壁结节T_1WI序列呈等或略低信号,T_2WI序列呈等或略高信号。增强扫描囊壁及实性部分呈中度至明显强化。胰腺囊肿多见于中老年男性,真性囊肿及假性囊肿均无壁结节且形态常在短期内有所变化,而黏液性囊性肿瘤有壁结节且生长缓慢,短期内变化不明显。

(3) 胰腺实性假性乳头状瘤:好发于青年女性,以体尾部多见,呈膨胀性生长,胰管多不扩张。CT平扫病灶呈囊实混合性肿块,密度不均,包膜厚且完整,边界清晰,肿块边缘可见小片状或小结节状钙化灶,肿块内出血时呈边界不清的略高密度影。肿块T_1WI序列呈低信号,出血区域呈片状高信号,肿块T_2WI及T_2WI脂肪抑制序列呈混杂中高信号,有时可见液-液平面。CT及MRI动态增强扫描实性假乳头成分呈渐进性延迟强化,略低于正常胰腺组织,包膜强化明显,强化的实性成分漂浮在无强化的囊性成分中呈"浮云征"。胰腺囊肿以假性囊肿多见,好发于中年男性,囊壁及分隔呈不同程度强化,常伴有胰管扩张,囊肿与胰管相通,胰腺实质

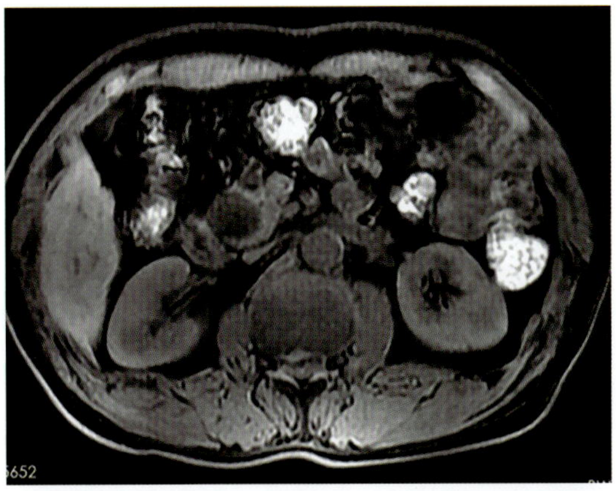
A

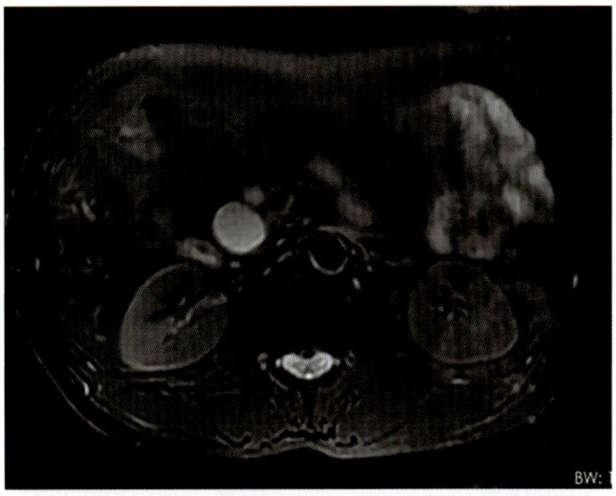
B

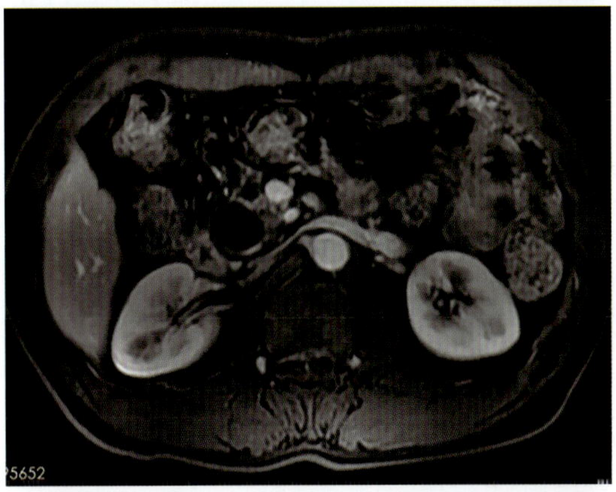
C

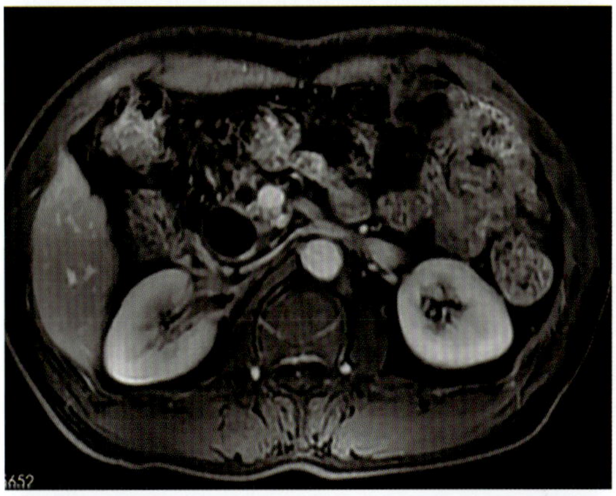
D

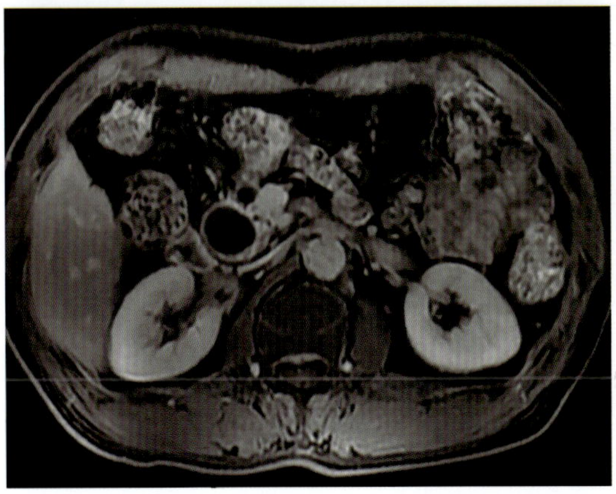
E

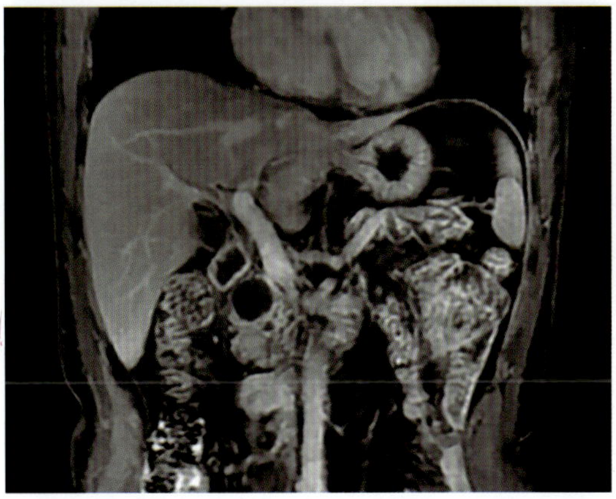
F

图 5-1-3 胰腺假性囊肿 MRI 表现

患者男性，55岁，胰头部假性胰腺囊肿，患有胰腺炎反复发作病史。T_1WI序列（A）和T_2WI脂肪抑制序列（B），示胰头见类圆形长T1、长T2信号影；增强扫描动脉期（C）、门静脉期（D）、延迟期（E）及冠状位重建（F）示病灶边缘呈环形渐进性强化，内容物无强化，提示假性囊肿形成可能。

萎缩、钙化。有囊壁和分隔的胰腺真性囊肿,增强扫描表现为无强化或轻度强化。

(五)诊断关键要点

(1) 先天性胰腺真性囊肿:CT平扫病灶呈类圆形水样密度肿块,MRI平扫病灶T_1WI序列呈低信号,T_2WI序列呈高信号,且囊腔不与主胰管相通。囊壁薄而光滑,囊内无壁结节及分隔。CT及MRI增强扫描后囊壁及囊液均无强化。常合并肝、肾多发囊肿。

(2) 潴留性胰腺囊肿:CT平扫病灶为单房水样密度肿块,密度均匀,边界清晰,MRI平扫病灶T_1WI序列呈低信号,T_2WI序列呈高信号。囊腔可与主胰管相通,囊壁较单纯性囊肿稍厚,囊内无分隔,MRI及CT增强扫描囊壁无强化。常合并囊肿近端胰管梗阻,包括结石、胰腺或十二指肠乳头肿块等。

(3) 胰腺淋巴上皮样囊肿:病灶体积较大,CT平扫病灶呈圆形或类圆形略高于液性密度的肿块,边界清晰,囊壁及分隔薄而均匀,可伴有钙化。MRI平扫囊性病灶T_1WI序列为低信号,T_2WI序列为高信号,呈"葡萄状"。CT及MRI增强扫描囊壁及分隔轻度强化。病灶向胰腺轮廓外突出生长是本病的特征性表现。

(4) 胰腺异位副脾表皮样囊肿:常发生于胰腺尾部,为单房或多房的囊性或囊实性病变。CT平扫病灶呈圆形或椭圆形低密度肿块,偶伴有薄壁分隔或边缘微小钙化。MRI平扫T_1WI序列呈低信号,T_2WI序列呈高信号,部分囊壁T_1WI、T_2WI序列信号与脾脏相似。CT及MRI增强扫描囊壁及分隔强化,囊腔内实性成分强化程度与脾脏相同。

(5) 胰腺假性囊肿:多发生于胰腺体尾部及胰周。CT平扫病灶呈圆形或类圆形水样低密度肿块,密度多均匀,边缘光滑锐利,囊壁厚薄不均,可见分隔,无壁结节和实性成分。MRI平扫病灶T_1WI序列呈低信号,T_2WI序列呈高信号,信号均匀。囊内有坏死碎屑时,病灶密度或信号不均匀。MRCP示囊肿可与胰管相通。CT及MRI增强扫描囊腔内容物无强化,囊壁及分隔有不同程度强化。常伴随胰腺实质萎缩、钙化,胰周脂肪间隙消失,胰管内结石及扩张等。

(魏龙宇　董江宁)

二、胰腺浆液性囊腺瘤

(一)概述

胰腺浆液性囊性肿瘤(serous cystic neoplasm, SCN),为一种胰腺囊性上皮性肿瘤,内壁为富含糖原的导管型上皮,产生类似于血清的液体,由众多小囊构成的胰腺外分泌腺肿瘤;绝大部分为良性的浆液性囊腺瘤(serous cystadenoma),极罕见的为浆液性囊腺癌(serous cystadenocarcinoma),约占胰腺外分泌腺肿瘤的1%~2%,占胰腺所有囊性肿瘤的32%~39%。胰腺浆液性囊腺瘤的病因尚不清楚,其来源可能有以下几方面:① 由异位的消化道始基细胞或十二指肠畸变的Brunner腺侵入;② 起源于腺管的腺泡细胞;③ 起源于胰管上皮;④ 残留的胎生组织。

胰腺浆液性囊腺瘤好发于老年女性,因其好发于60~70岁老年女性,被称为"祖母瘤"或"奶奶瘤"。胰腺浆液性囊腺瘤生长缓慢,一般病史较长,有报道称最长可达30年。早期多数患者常无临床症状,多为偶然发现;如有症状,可能出现上腹痛、触及肿块或体重减轻等。较大病变可引起主胰管受压移位等占位效应,并出现胆总管扩张、急性胰腺炎、黄疸和肝功能改变等。

(二)病理学表现

大体病理:胰腺浆液性囊腺瘤多为单个体积较大的类圆形囊实性肿瘤,切面呈海绵状,大体切面分为微囊型、巨囊性和实性,部分肿瘤中央可见星形瘢痕。

镜下表现:胰腺浆液性囊腺瘤组织病理上瘤体与周围胰腺组织分界清晰,可见纤维假包膜,由众多小囊构成,囊腔之间可见粗细不等的小梁状玻璃样变的纤维组织分隔,微囊之间残存少量胰岛细胞和胰腺腺泡结构。囊内含清亮蛋白性质的液体,囊内壁衬以单层立方或扁平上皮。上皮细胞胞质透亮，核位于中心，圆形、卵圆形，核无异型性。部分上皮细胞凸入囊腔形成无纤维血管轴心。实性浆液性囊腺瘤由相同的肿瘤细胞排列并形成实性肿块。示例如图5-1-4所示。

免疫组化：肿瘤细胞上皮标记阳性，如EMA、CK7、CK8、CK18、CK19；CEA、Syn、p53及CgA均为阴性。

（三）影像学表现

1. CT表现

胰腺浆液性囊腺瘤好发于胰头及胰颈部，表现为边界清楚的分叶状肿瘤。依据囊的形态，浆液性囊腺瘤可分为微囊型、寡囊型及实性型。

（1）微囊型浆液性囊腺瘤：为浆液性囊腺瘤的典型表现，由多个小囊（常大于6个）组成，囊腔直径均小于2 cm。CT平扫示中央纤维瘢痕和纤维间隔使病变呈"蜂窝状"或"海绵状"，有时可见条状不规则钙化或特征性日光放射状钙化，囊内含低密度液体；CT增强囊壁及分隔呈轻中度或显著强化，中央纤维瘢痕呈延迟强化，囊内容物无强化。

（2）寡囊型浆液性囊腺瘤：寡囊型浆液性囊腺瘤，也称巨囊性浆液性囊腺瘤或大囊性浆液性囊腺瘤。通常包括两种类型：① 单囊型，肿块由一个囊组成，无分隔；病灶大多为内生性生长，少数病例为外生性生长；内部密度均匀，钙化少见；病灶形态不规则，可呈类似花边状且可具有较薄及细小分隔，动态增强扫描分隔轻度强化。② 非单囊型，肿块由一个主囊和数个卫星小囊组成，各囊之间可见细小分隔，肿块内缺乏中央瘢痕。部分肿块内囊性成分或纤维分隔可延伸至邻近正常胰腺组织内，与周围正常胰腺组织分界不清，边缘显示欠佳，但无壁结节形成，增强后囊壁及分隔轻度强化。

（3）实性型浆液性囊腺瘤：是非常少见的胰腺浆液性囊腺瘤，CT平扫表现为稍低密度实性肿块，增强扫描病灶表现为富血供的实性肿瘤，主胰管常不扩张。

2. MRI表现

胰腺浆液性囊腺瘤好发于胰头及胰颈部，生长较缓慢，病灶较大。

（1）微囊型浆液性囊腺瘤：表现为体积较大的类圆形或不规则形囊性肿块，肿块边缘常呈分叶状，肿块与周围组织分界清；囊内容物为清亮的含蛋白液体，T_1WI序列呈低信号，T_2WI序列呈高信号，约30%的病灶中心可见星芒状中央瘢痕，中央瘢痕是由肿块内的纤维分隔融合而成的，可钙化，但MRI在显示瘢痕组织钙化方面存在明显不足。由于子囊较多，肿块囊壁及分隔常较光整，无壁结节或软组织肿块，分隔内有较丰富的血管成分，故MRI增强后囊壁及分隔可强化，而肿块内囊性成分则无强化，中央瘢痕呈明显延迟强化，强化程度可高于正常胰腺。

（2）寡囊型浆液性囊腺瘤：呈典型单囊或多囊改变，囊性灶较浆液性微囊腺瘤大，病灶均与周围

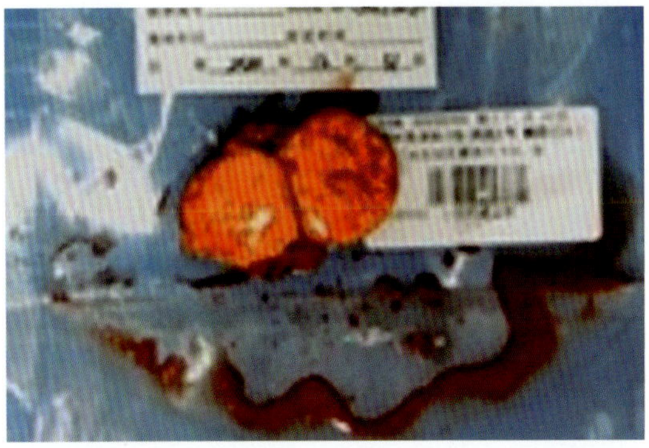

A

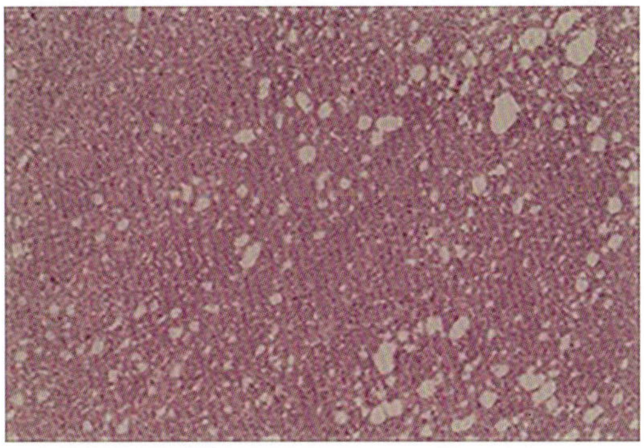

B

图5-1-4 胰腺浆液性囊腺瘤（微囊型）的病理学表现

患者女性，65岁，胰腺浆液性囊腺瘤（微囊型）。大体病理（A）：（胰头肿瘤）囊性包块，大小为1.5 cm×0.8 cm×0.3 cm，切面呈蜂窝状，内含清亮液体。镜下表现（HE，×100）（B）：其内皮由单层扁平细胞或立方细胞组成，囊液清亮。免疫组化：CK7（+），MUC6（+），Inhibin α（+），GLUT-1（+），p40（−），Syn（−），CgA（−），Ki-67（+，1%）。

胰腺分界清,边缘显示光整。囊腔内容物的信号及与胰胆管关系等特征均与浆液性微囊腺瘤大致相仿。病灶囊腔与胰管无沟通征象,邻近胆总管常无明显受压及梗阻现象。

(3) 实性型浆液性囊腺瘤:在CT扫描常误判为实性肿瘤,但在MRI的T_2WI序列上因肿瘤内富含浆液成分而呈典型液性高信号,特别是重T_2WI序列在液体高信号的衬托下,部分肿瘤可显示中央瘢痕样结构和较粗大的纤维分隔。

(四) 鉴别诊断

(1) 胰腺黏液性囊腺瘤:多见于40~50岁的女性,被称为“妈妈瘤”。胰腺黏液性囊腺瘤多呈大的单一囊性病变,囊内可见分隔;胰腺浆液性囊腺瘤呈多发小囊性改变;胰腺黏液性囊腺瘤囊壁不均匀增厚,壁结节明显,而胰腺浆液性囊腺瘤囊壁薄而光滑,壁结节少见;胰腺黏液性囊腺瘤CT、MRI增

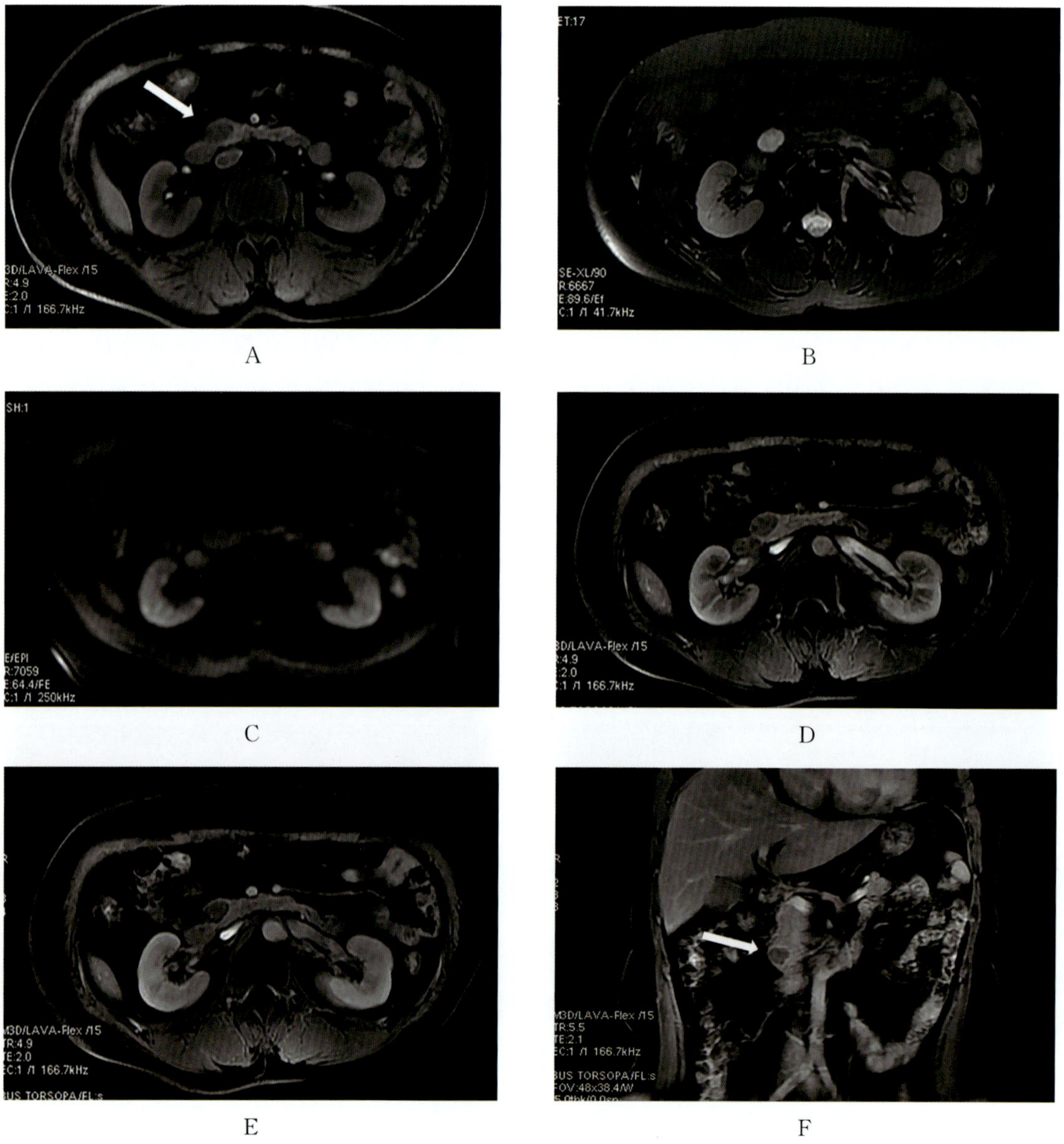

图5-1-5 胰腺浆液性囊腺瘤(微囊型)的MRI表现

与图5-1-4为同一患者,胰腺浆液性囊腺瘤。横轴位T_1WI脂肪抑制序列(A)及T_2WI-FS序列(B),示胰腺头部见类圆形长T1、长T2信号;DWI序列(C)呈等低信号,边界尚清楚,增强扫描(D~F)示病灶呈中度渐进性强化。

强扫描实性部分及壁结节明显强化，胰腺浆液性囊腺瘤囊壁及分隔轻度强化。近几年研究发现可以通过术前MRI和CT的影像组学特征来鉴别胰腺浆液性囊腺瘤和黏液性囊腺瘤。

（2）胰腺导管内黏液性乳头状瘤（intraductal papillary mucinous neoplasm，IPMN）：好发于中老年男性，又称“爷爷瘤”，病变多位于胰头及钩突，囊与胰管相通，主胰管型表现为胰管弥漫性或阶段性扩张，分支胰管型的囊腔与扩张的胰管相通，薄层动态增强可见导管壁上乳头状肿物突入管腔。与IPMN不同，浆液性囊腺瘤不与主胰管相通，可有钙化，钙化多位于病灶中心，且多位于胰头。

（3）胰腺假性囊肿：常发生在有胰腺炎、胰腺外伤史患者或与胰腺肿瘤性胰管梗阻相关，多发生于胰腺体尾部或胰周，单发或多发，囊内容物常呈长T1、长T2信号，当囊内并发感染或出血时，其MRI表现为高信号或不均匀信号。囊内一般无壁结节和实性成分。囊壁厚薄不均，增强扫描轻度至明显强化。常伴随胰腺实质萎缩、钙化，胰管内结石，胰管扩张及胰周筋膜部分增厚。

（五）诊断关键要点

（1）胰腺浆液性囊腺瘤好发于胰头，常呈多囊性病变，老年女性多见，又称“奶奶瘤”。

（2）胰腺浆液性囊腺瘤分为微囊型、寡囊型及实性型，以微囊型最为常见、最具有影像学特征性，该型的囊腔数目大于6个，囊腔直径均小于2 cm。

（3）CT表现为胰腺的囊性低密度分叶状肿块，其囊壁和间隔纤细，无壁结节，并可见星芒状中央瘢痕及钙化，具有一定的特征性，CT增强后肿瘤的囊壁及间隔轻度强化，中央瘢痕呈明显延迟强化。

（4）MRI表现为胰腺含多个小囊的分叶状肿块，囊液在T_1WI序列呈低信号、T_2WI-FS序列呈高信号，囊腔不与主胰管相通；当囊液稠厚或伴有出血时，T_1WI序列可呈稍高或高信号。囊之间有多个纤维分隔，囊性肿块内还可见到星芒状中央瘢痕，在T_2WI-FS序列呈明显低信号；MRI多期增强显示肿块内的纤维分隔和中央瘢痕延迟强化。胰腺实性浆液性囊腺瘤在增强动脉期、门脉期和延迟期则明显强化。

（蒋雪艳　董江宁）

三、胰腺黏液性囊腺瘤

（一）概述

胰腺黏液性囊腺瘤（pancreatic mucinous cystadenoma）好发于中年女性，是由胰腺囊腺瘤组织分泌黏液而形成囊实性肿块的上皮性肿瘤。本病在临床上较少见，病理学分类上应属良性肿瘤，但本病常有恶变的可能，实际上是潜在的恶性肿瘤。病因尚不明确，有文献认为可能是未成熟内胚层基质的雌性激素刺激或初级卵黄细胞植入胰腺所致。

胰腺黏液性囊腺瘤占胰腺肿瘤性囊性病变的29%，多见于40～50岁的女性，被称为“妈妈瘤”，最常位于胰腺的体部和尾部区域。胰腺黏液性囊腺瘤表现为腹痛、黄疸、体重下降或各种胃肠道症状等。肿瘤常很大，直径2～30 cm，为单囊或几个大囊组成，囊内充满黏液。小的肿瘤（1～3 cm）多为良性，肿瘤直径超过5 cm要考虑恶性的可能，超过8 cm则多为恶性。

（二）病理学表现

大体病理：肿瘤表面光整，可见纤维假包膜，切面多为大的单房性或多房性囊肿，囊腔直径大于2 cm，囊内充满黏液，也可见出血和坏死组织。囊壁结节明显和有钙化者，多为恶性。

镜下表现：囊壁内皮由高柱状细胞组成，瘤细胞内含有丰富黏液，但无糖原存在，其外层为致密的卵巢型间质。恶性者，除见核分裂和核变异外，可见肿瘤细胞侵犯假包膜和周围组织等。示例如图5-1-6所示。

（三）影像学表现

1. CT表现

CT平扫示肿瘤呈圆形、卵圆形或分叶状肿块，边缘光滑，境界清楚，囊内容物呈液性密度。肿瘤

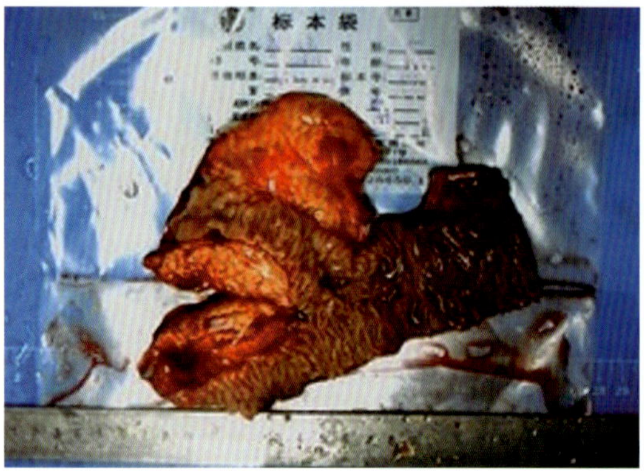

A

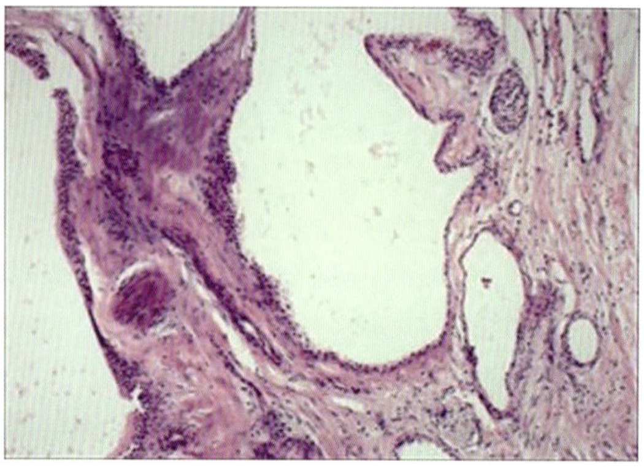

B

图 5-1-6　胰腺黏液性囊腺瘤病理学表现

患者女性,44 岁,胰腺黏液性囊腺瘤。大体病理(A):胰腺切面可见多个囊腔,范围为 2.5 cm×2 cm×1.5 cm。镜下表现(B):囊壁由高柱状细胞构成,周围胰腺小叶结构清晰。

可为大单囊,也可由几个大囊组成,囊壁厚薄不均,囊内有线样菲薄分隔。囊壁有时可见壳状或不规则钙化,有时可见乳头状结节突入腔内。增强扫描可见囊壁、分隔及壁结节强化。若出现以下征象:肿瘤直径>8 cm、囊壁厚>3 mm且不规则、囊内出现实性软组织肿块、囊内分隔和囊壁结节或乳头状突起明显强化、囊壁边缘“蛋壳样”钙化、囊内间隔不规则且囊腔>1 cm、主胰管囊性扩张、侵犯周围组织器官或肝转移,则高度提示肿瘤恶变的可能。示例如图 5-1-7 所示。

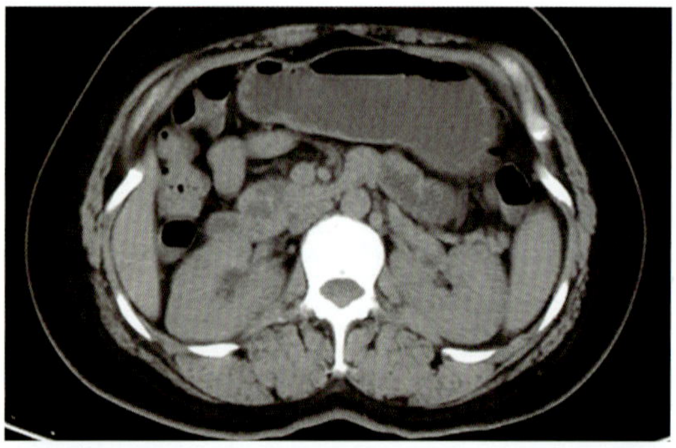

A

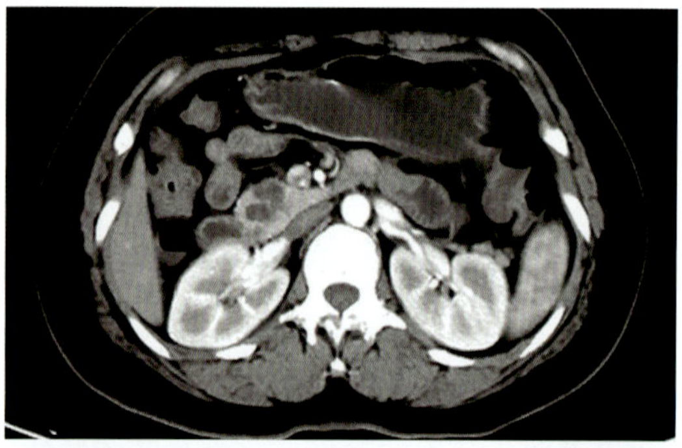

B

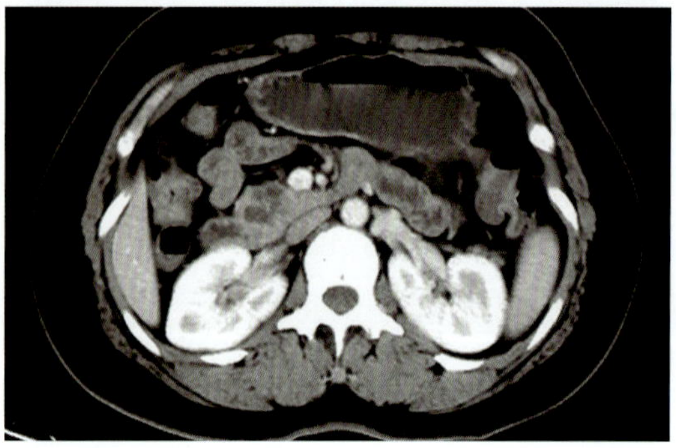

C

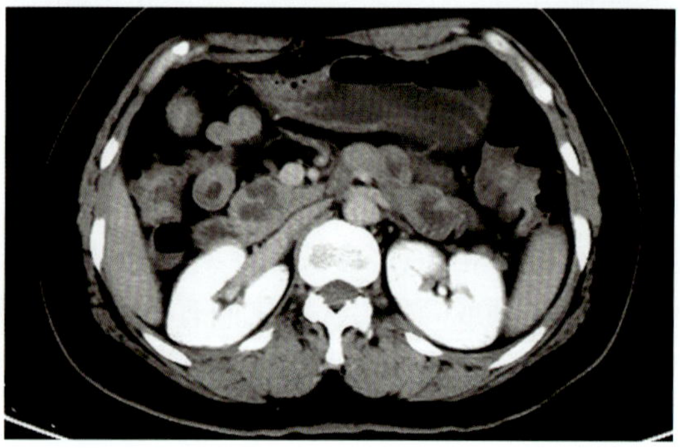

D

图 5-1-7　胰腺黏液性囊腺瘤的 CT 表现

与图 5-1-6 为同一患者,胰腺黏液性囊腺瘤。CT 平扫(A)示胰腺头部钩突区见分叶状低密度影,呈多房状、内见厚薄不均分隔影,并可见少许模糊钙化影;增强后(B~D)示囊壁及分隔呈不均匀强化。

2. MRI表现

胰腺黏液性囊腺瘤MRI形成学表现为囊实性肿块；囊腔MRI信号随囊腔内容物成分而变化，典型病例T_1WI序列呈低信号，T_2WI序列呈高信号，但囊液中含有大量黏蛋白或合并囊内出血时，T_1WI呈高信号。当囊液黏稠、囊液内含有大量黏液、蛋白质及血液等DWI呈不均匀的高信号。MRI增强扫描示囊壁、分隔及乳头状突起明显强化。钙化少见，如有则表现为“蛋壳样”。当MRI显示瘤壁结节或间隔增厚等征象则强烈提示恶变。示例如图5-1-8所示。

（四）鉴别诊断

（1）胰腺浆液性囊腺瘤（serous cystic neoplasms，SCN）：50～70岁中老年女性多见，又称“奶奶瘤”，好发于胰头颈部，中心纤维瘢痕和纤维分隔

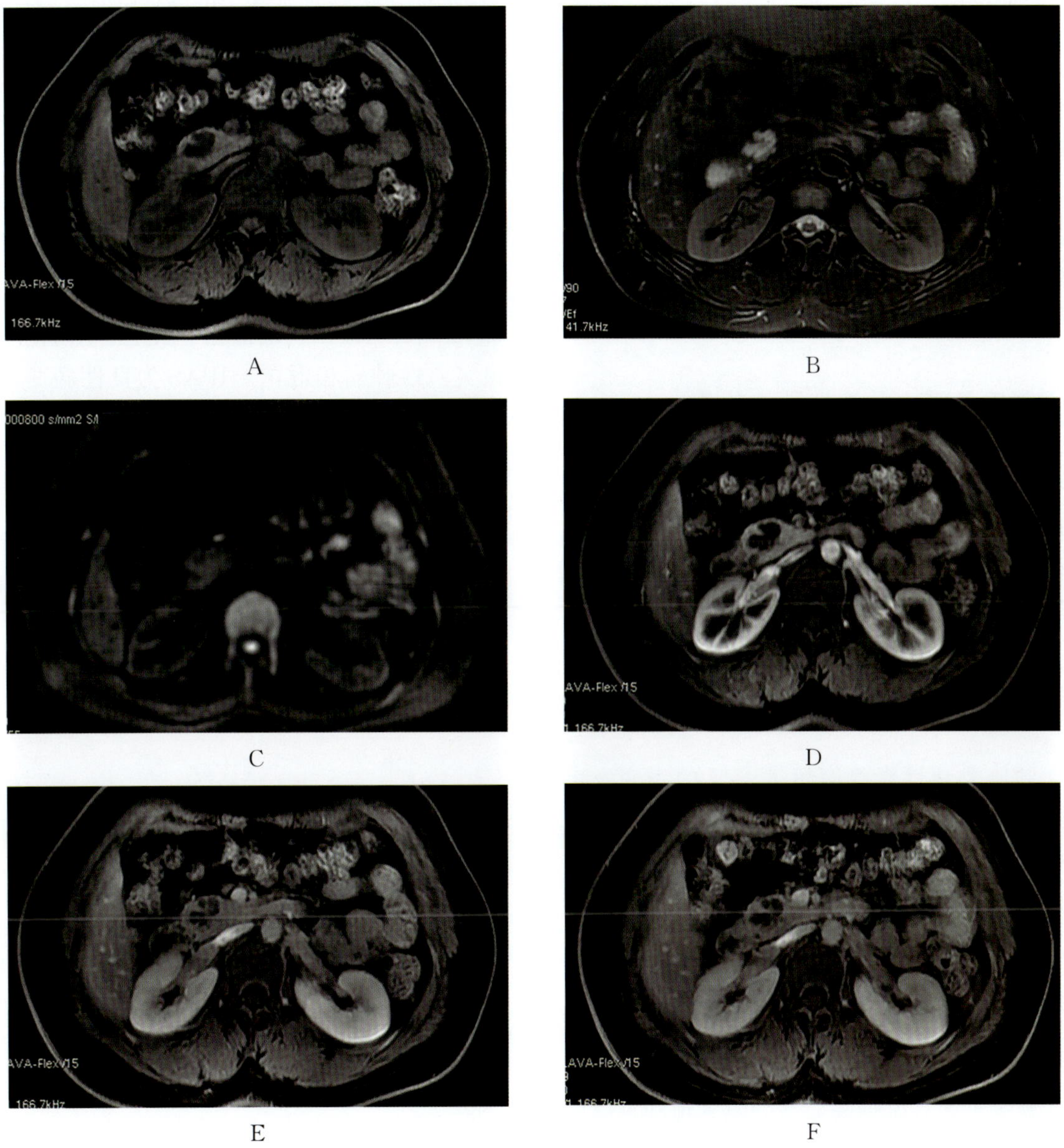

图5-1-8 胰腺黏液性囊腺瘤的MRI表现

与图5-1-6为同一患者，胰腺黏液性囊腺瘤。胰头钩突多房囊性肿块呈分叶状，部分边界欠光整；T_1WI序列(A)呈低信号，T_2WI序列(B)呈高信号；DWI序列(b=800 s/mm^2，C)未见明显异常高信号；增强后(D～F)囊壁及分隔呈不均匀强化。

使肿瘤呈“蜂窝状”,囊内含低密度液体。中心纤维瘢痕和纤维分隔有时可见条状不规则钙化或特征性日光放射状钙化,则高度提示为浆液性囊腺瘤。增强后病灶的“蜂窝状”结构更加清晰。近几年研究发现可以通过术前对MRI和CT检查的影像组学特征来鉴别胰腺浆液性囊腺瘤和黏液性囊腺瘤。

(2) 胰腺假性囊肿(pancreatic pseudocyst):假性囊肿常继发于胰腺炎,有胰腺炎病史,影像学表现为囊壁薄而均匀,无壁结节。增强扫描囊壁光滑锐利,囊内液体无强化,无分隔。

(3) 胰腺实性假乳头状瘤(囊变为主型)(solid pseudopapillary neoplasms, SPN):2019年WHO胰腺肿瘤分类中归为低度恶性胰腺肿瘤,常见于年轻女性,又称“女儿瘤”。肿瘤呈囊实性,可有出血、钙化,密度/信号混杂。实性假乳头结构CT平扫呈低密度,增强后呈轻度至中度渐进性延迟强化,这种CT平扫的低密度区渐进性延迟强化为本病的影像学特点。

(4) 胰腺导管内黏液性乳头状瘤(intraductal papillary mucinous neoplasms, IPMN):好发于中老年男性,又称“爷爷瘤”,病变多位于胰头及钩突,囊与胰管相通,主胰管型表现为胰管弥漫性或阶段性扩张,分支胰管型的囊腔与扩张的胰管相通,薄层动态增强可见显示导管壁上乳头状肿物突入管腔。

(五) 诊断关键要点

(1) 胰腺黏液性囊腺瘤超过95%的病变发生于胰腺体尾部。

(2) CT、MRI表现为多房或单房囊性肿物。

(3) 病变与胰腺导管不相通,约15%的肿瘤可伴有钙化,钙化多位于周边。

(4) 根据囊内液体的出血或蛋白成分含量的多少,T_1WI、T_2WI抑脂像表现为低到高信号,不同信号可分布于同一肿瘤的不同囊内。

(5) 黏液性囊性肿瘤囊壁及间隔不规则且厚度不均,囊性病变内部见实性软组织肿块,囊壁增厚、间隔及壁结节明显强化,提示恶变可能。

(蒋雪艳　董江宁)

四、胰腺异位副脾

(一) 概述

副脾是正常的脾组织异位于脾脏之外,由胚胎第5周时位于胃背系膜中的脾芽融合失败所致。副脾是脾比较常见的先天变异,据尸检报道称,副脾的发生率为10%～30%,最常见的发生部位是脾门周围,其次是胰尾部,另外还可见于大网膜、脾韧带、肠系膜、小肠壁、女性附件、男性阴囊等部位,甚至有发生于胸腔的报道。

胰腺异位副脾是指胰腺内异位的脾组织,包括脾组织植入和胰腺异位副脾(intrapancreatic accessory spleen, IPAS),最常见于胰尾部,临床上易与胰腺实质性肿瘤相混淆。IPAS为良性病变,临床罕见,患者一般无临床症状,常因体检时偶然发现,各项肿瘤指标均无异常。

IPAS一般无明显临床症状且通常无需特殊治疗,因此,掌握IPAS的影像学特征及与其他疾病的鉴别要点,有助于在术前正确地诊断胰尾副脾,从而可避免不必要的有创检查或手术治疗。

(二) 病理学表现

大体病理:IPAS多呈暗红色,周围一般有纤维组织构成的包膜与邻近的胰腺组织相隔,此纤维包膜宽窄不一,有些IPAS周围的纤维囊比较薄且不完整,甚至缺如。

镜下表现:在组织学上IPAS与正常脾脏结构相似,也含有红髓及白髓,红髓由脾索和脾血窦组成,动脉周围淋巴鞘、淋巴小结和边缘区构成白髓。与正常脾脏相比,IPAS的间质成分较为丰富,内含一些胰腺腺泡、胰岛及细小导管;某些区域,IPAS与邻近胰腺组织的界限较薄或模糊,部分与胰腺组织混生,甚至可在IPAS中心见到胰腺组织。

（三）影像学表现

1. 超声表现

IPAS一般体积较小，超声一般不能发现。较大者超声显示胰尾均质稍低回声病灶。彩色多普勒超声能发现病灶血供丰富，能见到类似进入脾门的血管，这是诊断胰腺内副脾的特征性表现。

2. CT表现

① 发生部位：IPAS多位于胰尾，以胰腺背侧生长为主，可能和脾脏的原始干细胞起源的环境和位置有关；② 大小、形态和密度：IPAS为实性结构的软组织结节或肿块，直径多小于3 cm，呈圆形或类圆形，边界清晰，多数为单发，当有血液系统疾病或其他疾病时如白血病、淋巴瘤、血小板减少等，胰腺内副脾的体积会相应增大；③ CT平扫密度特征：CT平扫时病灶比胰腺的密度稍高；④ 动态增强特征：诊断IPAS至关重要的征象是动态增强特征，IPAS的动态强化模式与脾脏基本一致，因为血流通过红髓与白髓的速率不一致，导致IPAS动脉期强化不均匀或花斑状强化。

3. MRI表现

IPAS平扫序列信号大多与脾脏一致，在三维扰相梯度回波T_1WI序列，其信号低于胰腺实质；T_2WI序列其信号略高于胰腺实质；DWI序列上呈均匀性高信号，尤其在高b值DWI上，其信号强度与脾脏相近，IPAS的ADC值与脾脏的相近，两者的比值接近1，具有一定特征，有助于本病的诊断。三期动态增强扫描与主脾同步强化且强化程度与脾脏基本一致，动脉期可见花斑样强化，门脉期及延迟期呈均匀性明显强化，强化程度高于周围胰腺组织而与脾相似。示例如图5-1-9所示。

超顺磁性氧化铁（SPIO）对比剂在MRI增强时敏感性高，SPIO进入体内后易被网状内皮细胞识别并吞，而肝窦及脾脏均富含网状内皮细胞，故SPIO易聚集于肝、脾内，致肝、脾的T2弛豫时间显著缩短和信号丢失，T_2WI序列上信号明显下降，且IPAS的信号下降程度与脾脏相似。

（四）鉴别诊断

（1）胰腺神经内分泌肿瘤（pancreatic neuroendocrine neoplasm）：功能性胰腺神经内分泌肿瘤因产生某种激素而表现为相应的临床症候群，其肿瘤发现时体积亦较小，常早期出现明显均匀强化，影像学表现与IPAS表现相似。把握IPAS与主脾的信号/密度相似、ADC值相似、强化程度相似这三个特点，再结合临床表现不难鉴别。非功能性胰腺神经内分泌肿瘤多无症状，可因肿瘤较大产生压迫症状而就诊，肿瘤体积较大，信号/密度欠均匀，常伴有囊变、坏死，与信号均匀、体积通常较小的IPAS易于区分。

（2）胰腺异位嗜铬细胞瘤（ectopic pheochromocytoma of the pancreas），表现为信号均匀、边缘光整的类圆形肿块影，直径为2～4 cm，增强扫描明显强化，对周围结构无侵犯，与IPAS难以鉴别。但临床表现为波动性高血压和高代谢症候群，有些病例当触及肿块部位时便可诱发血压骤然升高。临床上生化诊断指标为血、尿儿茶酚胺水平，即通过测定血中儿茶酚胺及其在尿内的代谢产物是否升高来诊断本病，可与IPAS相鉴别。

（3）富血供转移瘤（pancreatic metastasis with abundant blood supply），常见于胰腺转移性肾透明细胞癌，在动脉期及门脉期，肾癌胰腺转移病灶强化明显，显示最清楚，在延迟期病灶趋于等密度或信号，结合原发肿瘤病史大多可与IPAS鉴别。

（五）诊断关键要点

（1）IPAS是一种罕见的良性病变，患者一般无临床症状，各项肿瘤指标均无异常。

（2）IPAS位于胰腺尾部尖端或非常接近胰腺尾部尖端处，多数情况下，IPAS一部分被周围胰腺组织包绕，一部分位于胰腺表面，且多凸向胰腺背侧。

（3）IPAS多为单发的圆形或卵圆形、边界清晰的实性结节或肿块，CT平扫胰尾副脾的密度较周围胰腺组织的密度稍高，MRI多序列的信号与邻近的主脾脏一致，DWI序列上呈均匀性高信号有一定特征性，其ADC值与脾脏相近，两者比值接近1。

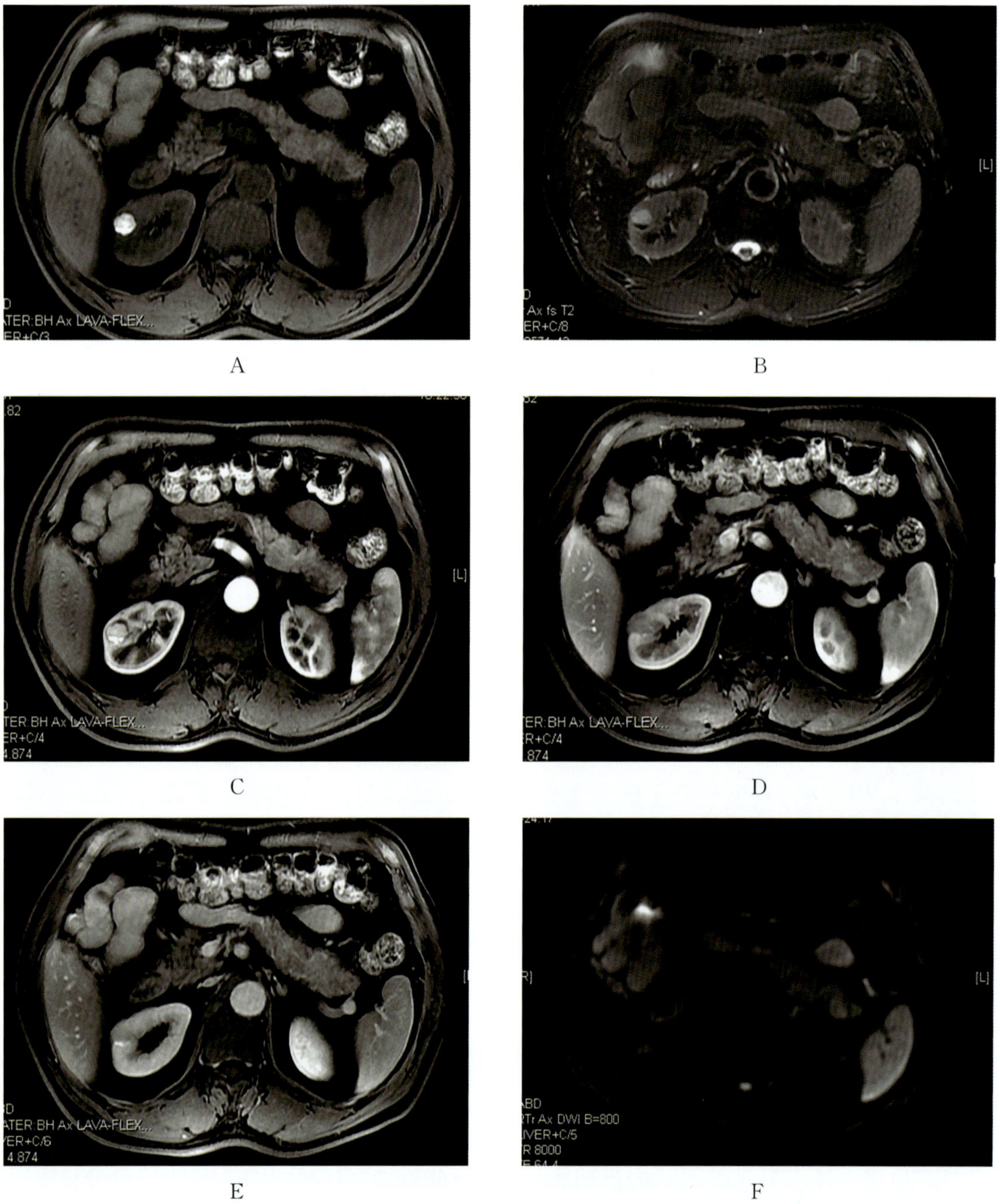

图5-1-9 胰腺异位副脾MRI表现

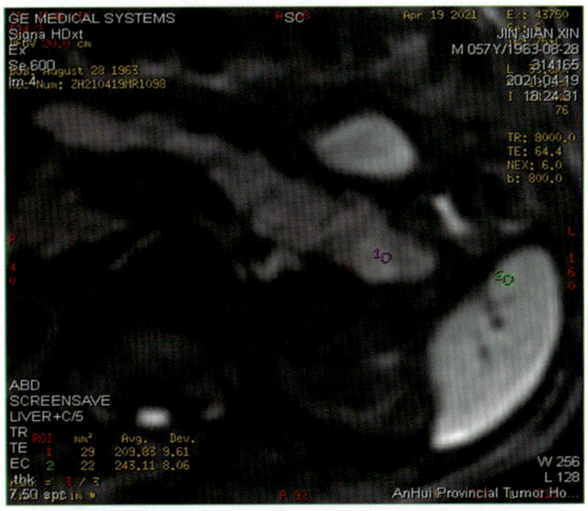
G

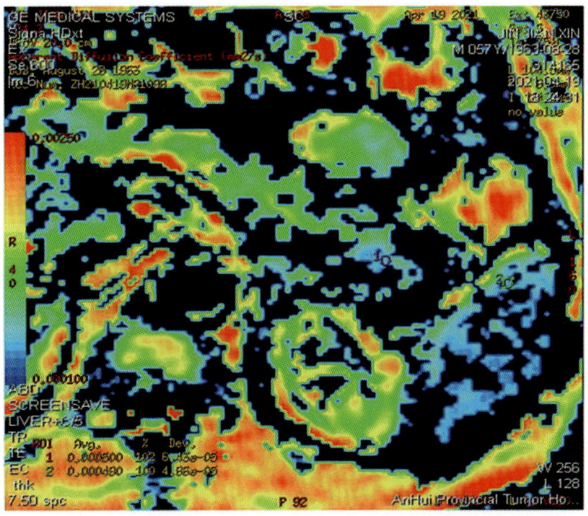
H

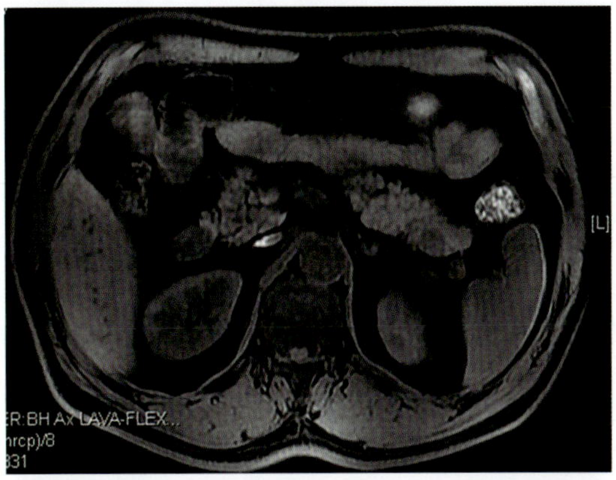
I

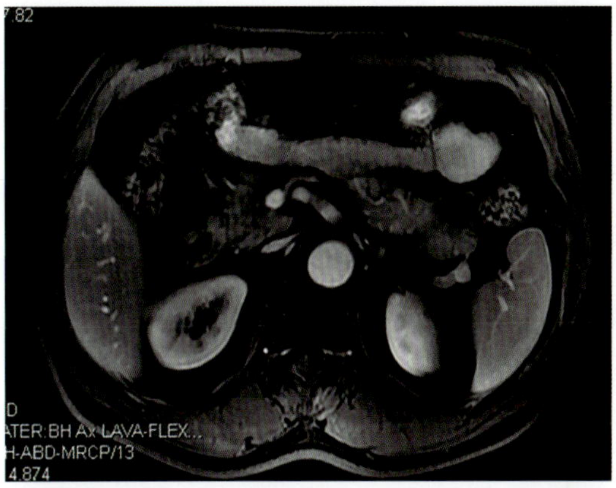
J

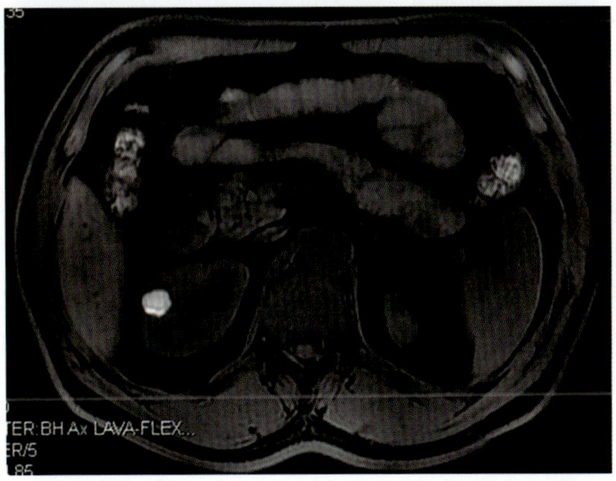
K

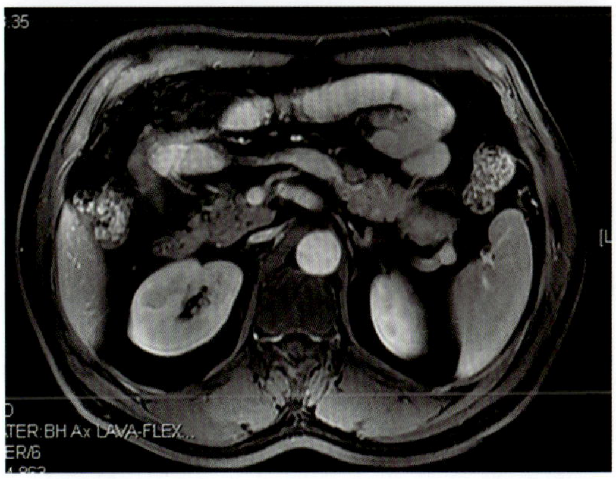
L

图 5-1-9　胰腺异位副脾 MRI 表现（续）

患者男性，55 岁，胰腺尾部异位副脾。2021-04-01 MRI 平扫示胰腺尾部背侧结节，边界较清楚，T_1WI 序列（A）信号低于胰腺实质，T_2WI-FS 序列（B）信号稍高于胰腺实质；MRI 增强（C～E）强化方式与强化程度均与脾脏类似，动脉期（C）呈花斑样强化，门静脉期、延迟期持续强化，强化程度高于邻近胰腺组织而与邻近的脾相似（D、E）；DWI 序列（F）呈稍高信号，信号与脾脏相似，测其 ADC 值（G、H）为 0.500×10^{-3} mm^2/s（b=800 s/mm^2），同层面脾脏 ADC 值为 0.490×10^{-3} mm^2/s（b=800 s/mm^2），二者的 ADC 值相近；与 2018-12-02（I、J）、2017-07-22（K、L）MRI 对比：T_1WI 平扫（I、K）、增强扫描延迟期（J、L）病灶的 MRI 表现与 2021-04-01 MRI 片无变化。

(4) IPAS的动态强化模式与脾脏基本一致,因为血流通过红髓与白髓的速率不一致,导致IPAS动脉期强化不均匀或花斑状强化。若诊断存在疑问,可进一步行超顺磁性氧化铁增强MRI扫描,T_2WI序列信号明显下降,且IPAS的信号下降程度与脾脏相似是其特征性表现。

(薄 娟 董江宁)

第二节 胰腺恶性肿瘤

一、胰腺导管腺癌

(一) 概述

胰腺导管腺癌(pancreatic duct adenocarcinoma,PDAC)是指起源于胰腺导管细胞的上皮源性恶性肿瘤,简称胰腺癌。胰腺癌起病隐匿、进展快速、预后极差,发病率约为11/100000,占所有胰腺恶性肿瘤90%以上,发病高峰年龄为70~80岁,男性发病率略高,男女比约1.1:1。

胰腺癌是一种恶性程度高、致死率高的消化系统肿瘤,是癌症相关死亡的第四大原因,5年生存率仅约9%。胰腺癌多发生在胰头部,占60%~70%,胰体部占5%~15%,胰尾部占10%~15%,全胰腺弥漫性浸润生长的胰腺癌占5%~15%。血清CA19-9是目前PDAC敏感性最高的标志物,但仍然有约30%的PDAC患者不伴有血清CA19-9水平的升高,因此影像学检查是诊断本病的关键。

胰腺癌最常见的临床表现为腹痛、体重减轻、厌食和虚弱等,早期可无明显症状,所以患者常常因肿瘤局部进展或远处转移等原因来就诊。胰腺癌确诊时仅20%的患者有手术切除的可能性,但即使可以手术切除,中位生存时间也仅为25个月左右,多因肿瘤复发或转移而导致死亡。因此胰腺癌的早期影像学诊断及手术可切除性评估对于患者的预后尤为重要。

(二) 病理学表现

大体病理:胰腺癌表现为质地硬、边界不清的实性肿块,肿瘤内部坏死及导管梗阻所引起的潴留性囊肿比较少见。由于胰腺癌起源于胰腺导管,往往会引起胰管阻塞,并继发远端胰管扩张、慢性胰腺炎及胰腺实质萎缩。如果发生于胰头,则胆总管受累变窄,继发胆系梗阻性扩张。大部分胰腺癌形成明确的管状腺样结构,浸润的部分可显示明显的促结缔组织间质反应。

镜下表现:肿瘤主要表现为由异型细胞形成不规则、有时是不完整的管状或腺样结构,伴有丰富的纤维间质。① 高分化导管腺癌:主要由分化好的导管样结构构成,内衬高柱状上皮细胞、有的为黏液样上皮,有的具有丰富的嗜酸性胞质。腺管常常不规则,分枝状,上皮呈假复层,癌细胞核极向消失。② 中分化导管腺癌:由不同分化程度的导管样结构组成,有的与高分化腺癌相似,有的可出现实性癌巢。③ 低分化导管腺癌:仅见少许不规则腺腔样结构,大部分为实性癌巢。细胞异型性很大,可从未分化的小细胞到瘤巨细胞,甚至多核瘤巨细胞,有时可见到梭形肿瘤细胞。在有腺腔样分化的区域,可有少量黏液。肿瘤的间质含有丰富的Ⅰ和Ⅳ型胶原以及纤连蛋白。示例如图5-2-1所示。

免疫组化:胰腺癌大多数表达CK7,CK8,CK18,CK19,CA19-9,CEA和B72.3阳性,CK20约25%阳性,约60%的MUC1、MUC3、MUC4和MUC-5AC阳性。90%的KRAS癌基因第12密码子有点突变,95%的p16失活,50%的Tp53突变/

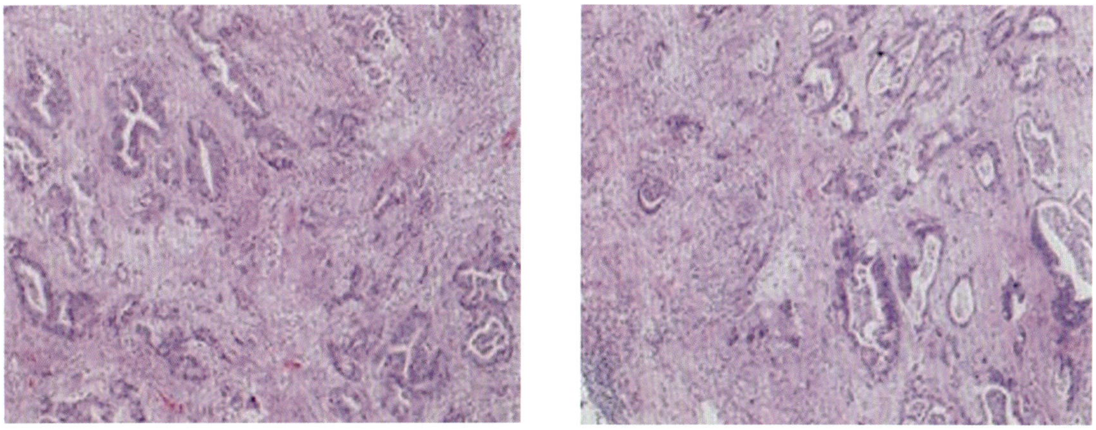

A　　B

图5-2-1 胰腺导管腺癌病理学表现

患者男性，50岁，胰腺头部中-低分化腺癌。大体病理：(胰十二指肠)十二指肠近端连小部分胃组织，大小为5.0 cm×3.0 cm×1.8 cm，距胃切缘3.5 cm。十二指肠浆膜面附部分胰腺组织，大小为9.0 cm×6.0 cm×3.0 cm，局部已剖开，胰头切面见一灰白肿块，大小为3.5 cm×2.5 cm×2.2 cm。镜下表现(HE，×100)(A、B)：癌组织累及胰腺实质，未侵及十二指肠黏膜。

异常积聚，50%的DPC4失活。

(三) 影像学表现

1. CT表现

(1) 常规CT表现：通常PDAC肿块在CT上表现为低或等密度，可呈分叶状。肿瘤较大，其内发生液化坏死时在CT上表现为更低密度区。增强后呈乏血供表现，增强后动脉期(尤其是动脉晚期)表现为相对低密度，随着增强时间的延迟肿瘤整体表现为逐渐强化。间接征象包括胰管扩张、胆总管扩张，二者同时扩张呈“双管征”，肿瘤侵犯胰周血管和/或周围脏器，淋巴结、肝脏和腹膜转移。

(2) 双能量CT表现：早期小胰腺癌主要表现为胰腺轮廓和密度的改变，双能量CT的最佳单能量图像有助于小胰腺癌的检出。研究发现胰腺癌CT能谱成像双期增强定量参数具有一定特征，胰腺癌动脉晚期单能量CT值、有效原子序数、碘(水)基值低于门静脉期，且在双期均低于相应胰腺实质，差异在低能量段更明显，选择合适能量段结合能谱多参数成像可以提高胰腺癌CT的密度分辨率，或可提高一些表现为等密度、体积较小胰腺癌的检出率。示例如图5-2-2所示。

2. MRI表现

(1) 直接征象：① 平扫：大多数PDAC病灶在T_1WI序列呈低或等信号，T_2WI序列呈稍高信号，局部黏液分泌区在T_2WI序列上表现为高信号。② 增强：正常胰腺组织在动脉期明显强化，肿瘤组织轻度强化或不强化而呈低信号，从而更清楚地勾画出肿瘤的边界；门脉期和延迟期肿块多表现缓慢渐进性强化；部分胰腺癌(胰头癌多见)边缘可见到薄环强化。肿瘤实质部分DWI序列呈明显高信号，ADC值明显降低。示例如图5-2-3所示。

(2) 间接征象：包括胰胆管扩张、胰周血管受侵、胰周脏器受累、胰腺继发潴留性囊肿以及淋巴结、远处脏器和腹膜转移。

① 胰胆管扩张：位于胰头部的肿块，常引起胰胆管同时扩张，出现典型的“双管征”；位于胰体尾部的肿块常引起上游胰管的扩张。扩张的主胰管可表现为均匀扩张、串珠样扩张和不规则扩张。胆总管扩张表现为“软藤样”扩张。位于钩突较下方或胰尾脾门附近的肿块可以无胰胆管扩张的表现。MR多方位成像能提供各种断面图像从而充分显示胰胆管的变化。MRCP能三维显示胰胆管变化，准确显示梗阻部位，但对于早期梗阻不一定显示。梗阻性黄疸发生2周后，85%以上的胆管出现上述改变。

② 胰周血管受侵：表现为血管包埋、血管形态

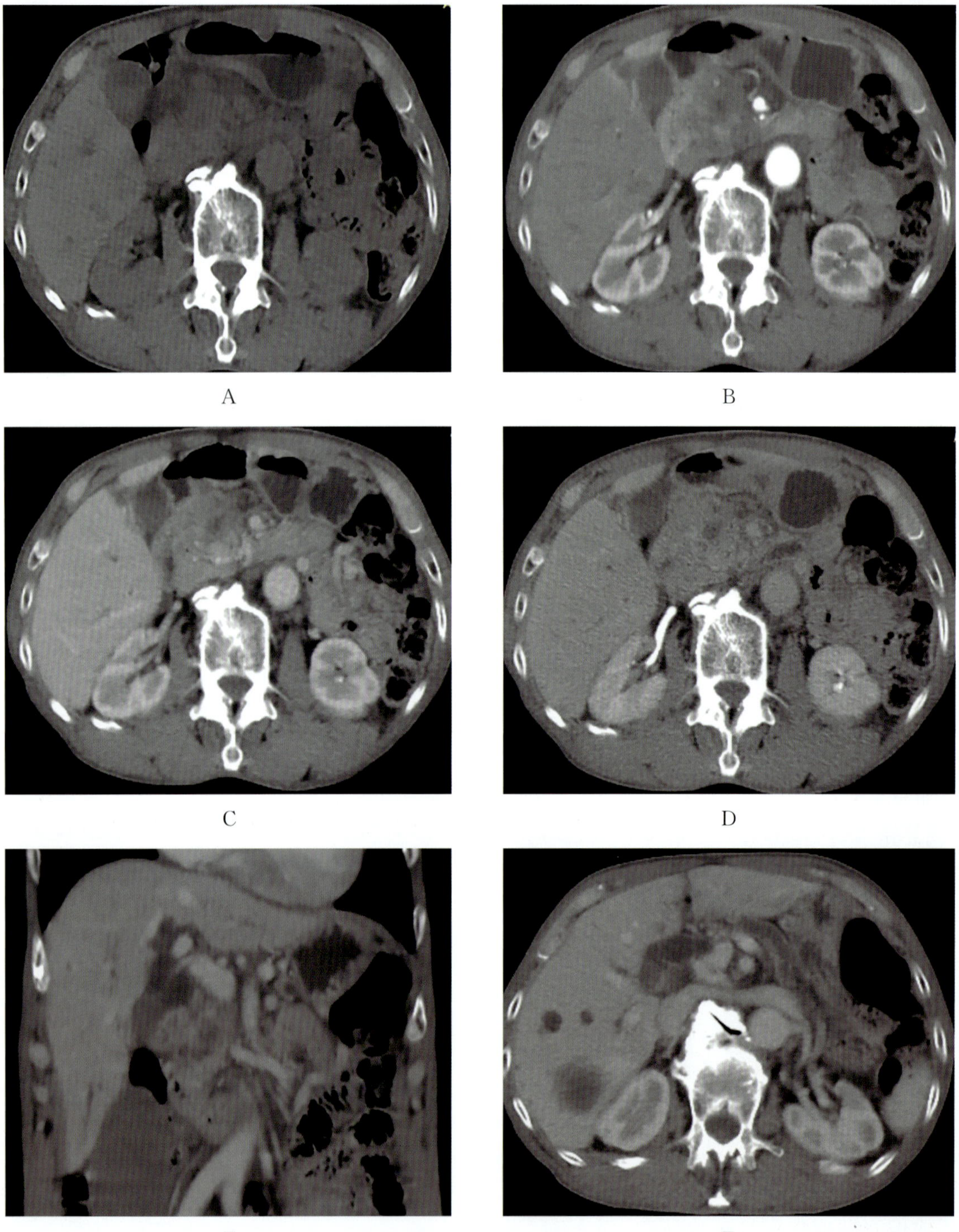

图 5-2-2　胰腺癌 CT 表现

患者男性,62岁,胰腺癌(胰头癌)。CT平扫(A)示胰头体积增大,见不规则、边界不清的不均质稍低密度肿块影;增强扫描(B~D):动脉期(B)表现为相对低密度,随着增强时间的延迟,门静脉期(C)、延迟期(D)示肿瘤整体表现为轻中度、渐进性不均匀强化,内见小灶性更低密度坏死区(E);肿块累及胆总管及胰管,轴位(F)示胰管、胆总管同时扩张呈“双管征”。

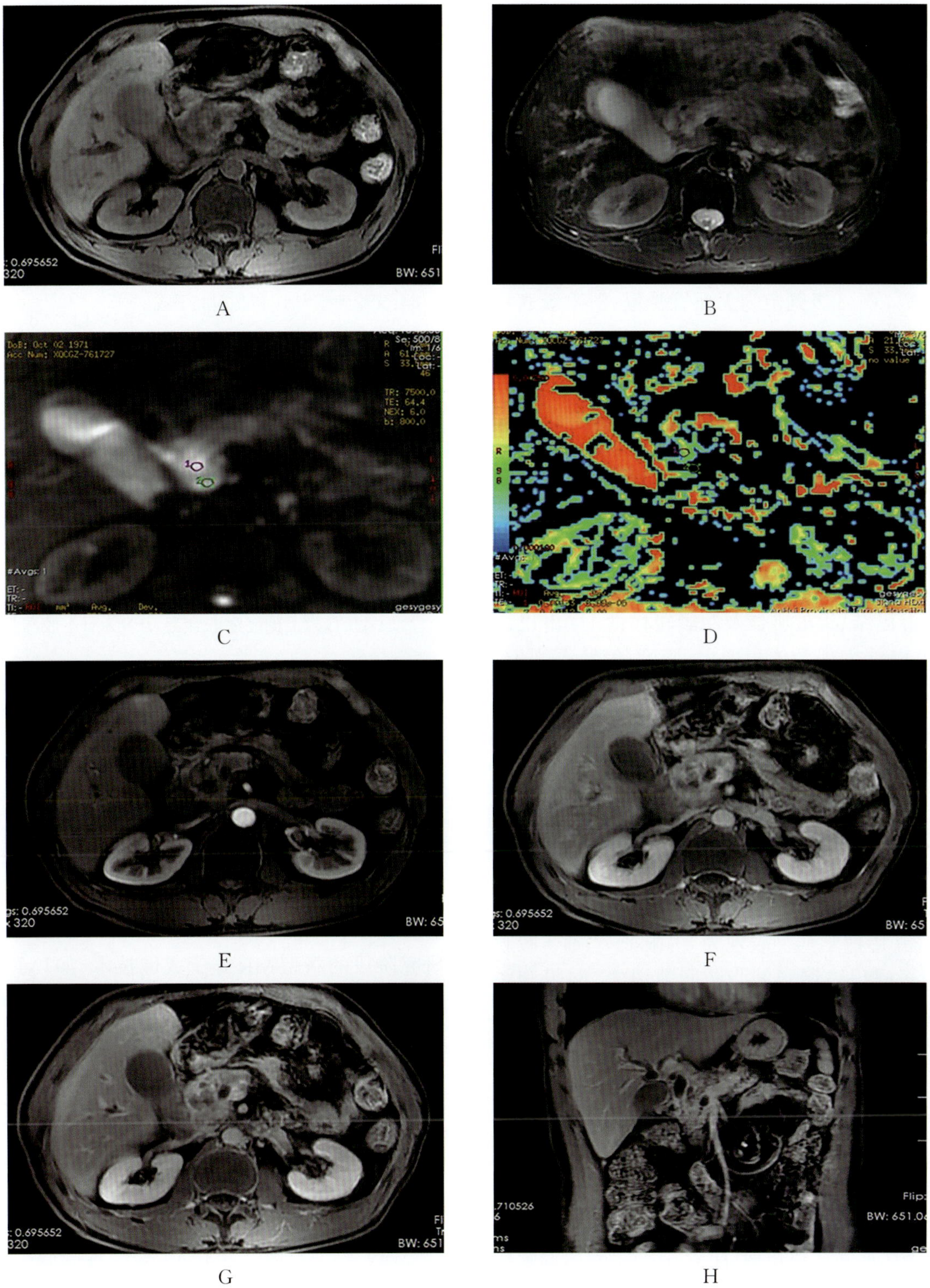

图 5-2-3　胰腺癌 MRI 表现

与图 5-2-1 为同一患者，胰腺头部中-低分化腺癌。T_1WI(A)和 T_2WI 脂肪抑制序列(B)示胰头体积稍增大，见不规则、边界不清的稍长 T1 稍长 T2 信号肿块影；DWI 序列(C)示肿块呈不均匀稍高信号；ADC 图(D)示病变的 ADC 值约为 1.12×10^{-3} mm^2/s；增强扫描动脉期(E)、门静脉期(F)、延迟期(G)，示肿块呈轻中度、渐进性不均匀强化，病灶累及胆总管胰腺段，局部管腔狭窄、管壁增厚；冠状位延迟期(H)示胆总管下段阻塞、截断。

变化(变细、毛糙)、血管走行异常(僵硬、拉直、移位)、管腔狭窄或栓塞、代偿性的静脉侧支循环建立等。血管受累最常见为肠系膜上动脉、肠系膜上静脉。血管的侵犯以肿瘤与血管壁的接触面多少进行分级评判:0级,血管周围见脂肪组织或正常胰腺组织;1级,血管被肿瘤组织包绕接触面小于50%;2级,血管被肿瘤组织包绕接触面大于50%;3级,血管被包埋、闭塞、未显示或其内见充盈缺损,伴周围侧支形成。0~1级判定为无血管受侵,2~3级表示血管有侵犯。

③ 胰周脏器受累:胰腺周围脂肪间隙模糊或呈网状改变提示癌性淋巴管炎或炎性反应,进一步发展为与邻近脏器之间脂肪层的消失,侵犯邻近脏器,易侵犯十二指肠、胃窦厚壁、结肠及大网膜。

④ 胰腺继发假性囊肿或潴留性囊肿:若肿块并发渗出性胰腺炎,可导致假性囊肿,胰管阻塞、胰液潴留导致潴留性囊肿,表现为液性信号,无强化。

⑤ 淋巴结、远处脏器及腹膜转移:(ⅰ)淋巴结转移:淋巴结表现为体积增大,密度/信号不均匀,强化不均匀,内部有坏死、融合,边缘模糊等特征时高度提示淋巴结转移。胰腺癌约50%沿肝动脉、肠系膜上动脉、腹腔动脉的右侧、腹主动脉和下腔静脉之间的淋巴结转移;胰头钩突癌约65%发生肠系膜上动脉周围淋巴结转移,胰腺体、尾部癌较易发生脾动脉和腹腔干动脉周围以及腹主动脉两侧的淋巴结转移。(ⅱ)肝转移:肝脏为PDAC最常转移的脏器,影像学典型表现为"牛眼征"。(ⅲ)腹膜种植转移:腹膜、网膜的脂肪间隙消失,网膜和系膜粟粒样结节,腹膜不均匀增厚以及少量腹水形成。

3. 胰腺癌的不可切除标准

参照国内外胰腺癌的MRI诊断及分期标准(表5-1-1),确定胰腺癌不可切除标准为:① 胰周重要血管受侵,包括腹腔动脉干及其分支、门静脉主干及其属支、肠系膜上动脉及静脉、下腔静脉及腹主动脉等的半环形及环形包埋、闭塞、中断;② 邻近脏器或组织广泛受累(但胃、十二指肠、结肠、脾等单个可切除脏器的受累可与胰腺癌一并切除的除外);③ 肝脏或远处器官的转移;④ 腹膜、肠系膜、网膜受累以及腹膜后肿大淋巴结(已融合成团)压迫、侵犯附近大血管。

表5-1-1 AJCC胰腺癌分期标准(第八版)及JPS第七版胰腺癌分期系统

AJCC胰腺癌分期标准(第八版)	JPS第七版胰腺癌分期系统
原发肿瘤(T)	
T1:肿瘤最大径≤2 cm	ⅠA:T1、N0、M0
T2:肿瘤最大径>2 cm且≤4 cm	ⅠB:T2、N0、M0
T3:肿瘤最大径>4 cm	ⅡA:T3、N0、M0
T4:无论肿瘤大小,侵犯腹腔干或肠系膜上动脉或肝总动脉	ⅡB:T1~T3、N1、M0
局部淋巴结(N)	Ⅲ:① 任何T、N2、M0
N0:无区域淋巴结转移	② T4、任何N、M0
N1:区域淋巴结转移1~3枚	Ⅳ:任何T、任何N、M1
N2:区域淋巴结转移≥4枚	
远处转移(M)	
M0:无远处转移	
M1:有远处转移	

注:AJCC为美国癌症联合会,JPS为日本胰腺学会。

4. 功能与分子影像

灌注加权成像(perfusion weighted imaging, PWI)可显示肿瘤组织毛细血管水平的血流灌注情况,体素内不相干运动弥散加权成像(intravoxel incoherent motion diffusion weighted imaging, IVIM-DWI)可将肿瘤组织内水分子的真实弥散情况与微循环血流灌注区分开来,以上两种成像手段对胰腺癌的鉴别诊断起到重要作用。而现今还处在实验研究阶段的新型MR分子成像技术,如LyP-1靶向性磁共振-荧光双模态分子探针对胰腺癌的免疫荧光显像,及超顺磁性纳米氧化铁颗粒(SPION)靶向标记胰腺癌细胞(BxPC-3)的MR分子成像,有望于不久的将来应用于临床。

(四) 鉴别诊断

(1) 肿块型慢性胰腺炎:是慢性胰腺炎的一种特殊类型。慢性肿块性胰腺炎肿块外形光滑,一般无明显分叶,密度/信号不均匀,有时内见钙化,可伴有坏死、假性囊肿及周围渗出改变,但不侵犯邻近脏器及胰周血管。慢性肿块性胰腺炎肿块大多为渐进性均匀强化,动脉期呈稍低密度或稍低信号，门脉期接近等密度或等信号、少数稍高密度或稍高信号。胆总管与胰管多穿通慢性肿块性胰腺炎病灶，常表现“导管穿行征”，远端主胰管呈串珠状扩张，有时伴有胰管内钙化；胆总管下段呈逐渐变细的“鸟嘴状”改变。而胰腺癌常轻度不均匀强化，动脉期与门脉期均呈相对低密度或低信号。胰腺癌主胰管多呈平滑扩张并在肿块处截断，同时扩张的胆总管亦于肿块处呈突然截断。另外慢性肿块性胰腺炎肾前筋膜增厚较胰腺癌更常见。

(2) 胰腺淋巴瘤：病灶多质软且体积较大，形态不规则，呈弥漫生长，密度或信号均匀，与正常胰腺组织分界不清，T_1WI序列呈低信号，T_2WI序列呈等或高信号，DWI序列呈明显高信号，肿瘤ADC值明显低于周围正常胰腺组织，增强扫描呈轻中度渐进性强化，强化均匀，坏死及钙化少见，胰管、胆管无明显扩张或仅轻度扩张，可包绕周围血管但无明显受侵、狭窄及栓塞改变，典型者可见“血管漂浮征”，胰腺体尾部无明显萎缩，可伴有全身多个区域淋巴结受累，结合临床、实验室检查可明确诊断。

(3) 转移瘤：胰腺的转移性肿瘤常表现为胰腺的局限性结节或肿块，CT平扫多成等密度或稍低密度，T_1WI序列呈稍低信号，T_2WI序列呈稍高信号，原发于肾癌、未分化或侵袭性肿瘤的胰腺转移瘤，CT与MRI增强呈明显“富血供”强化的特点。原发于肺癌和结直肠癌的胰腺转移瘤病灶则表现出了乏血供特征，部分病灶呈环状强化，类似肝脏转移瘤的“牛眼征”。胰腺转移瘤很少引起胰腺导管阻塞，并且有原发恶性肿瘤病史。

(4) 自身免疫性胰腺炎：自身免疫性胰腺炎(autoimmune pancreatitis，AIP)是一种少见的胰腺慢性炎性病变。可为局灶型或弥漫型，特征性表现为腊肠样外观，无钙化，胰周可有包膜样环状影，系炎症、周围液体或胰周组织纤维化所致。增强扫描呈渐进性较均匀强化，可见胰管穿通征。AIP可累及胆管，表现为节段性狭窄和肝内胆管扩张。

(五) 诊断关键要点

(1) 胰腺癌多发生在胰头部，常见的临床表现为腹痛、体重减轻、厌食和虚弱等，CA19-9升高可帮助诊断。

(2) 胰腺癌CT平扫呈等或低密度肿块，增强扫描呈乏血供、渐进性强化，肿块内见坏死和肿块对邻近血管等结构的侵犯。胰腺癌动脉晚期单能量CT值、有效原子序数、碘(水)基值低于门静脉期，且在双期均低于相应胰腺实质，差异在低能量段更明显。

(3) 早期小胰腺癌CT主要表现为胰腺轮廓和密度的改变，双能量CT的最佳单能量图像可以提高体积较小的早期胰腺癌的检出率。影像组学技术有望增强对胰腺癌早期病变的识别能力，并且能通过客观、定量的方式计算高危个体的发病风险。

(4) 胰腺癌MRI平扫T_1WI序列呈低或等信号、T_2WI序列呈稍高信号，多期增强后肿瘤呈乏血供表现，增强后动脉期(尤其是动脉晚期)为相对低信号，随着增强时间的延迟(门脉期或延迟期)肿瘤整体表现为逐渐强化。肿块实性成分DWI序列呈明显高信号、ADC图呈低信号。小FOV高清DWI可以提高小胰腺癌的检出率。

(5) 胰腺癌的间接征象如下：胰管扩张，胆总管扩张或二者同时扩张呈“双管征”，肿瘤侵犯胰周血管和/或周围脏器，淋巴结、肝脏和腹膜转移。

(贾好东　蒋雪艳　董江宁)

二、胰腺腺泡细胞癌

(一) 概述

胰腺腺泡细胞癌(pancreatic acinar cell carcinoma，PACC)是一种罕见的、起源于胰腺腺泡细胞和终末分支胰管的胰腺恶性外分泌肿瘤。众所周知，胰腺导管上皮细胞(4%)、腺泡细胞(82%)及胰岛细胞(14%)三种细胞组成胰腺组织。尽管腺泡细胞构成胰腺实质的绝大部分，但PACC却只占所有胰腺肿瘤的1%～2%。PACC的发病机制及临床特点尚不明确，有研究表明其发生与胰腺腺泡细胞在致癌因素刺激下发生基因突变有关。

PACC主要见于老年患者，好发于50～70岁，仅有15%见于儿童;男性多于女性,男女发病比例约为2:1;多为单发,胰头多见,也可发生于胰腺其他部位。大多数PACC患者的临床表现无特征性,多因肿块占位效应或周围及远处转移导致相应的临床症状,包括体重减轻、腹痛、恶心呕吐、黑便、乏力、厌食、腹泻等;黄疸相对少见,除非肿瘤位于胰头部且明显压迫或浸润胆管。另外,PACC可引起高脂血症,高脂血症可导致弥漫性皮下结节和多关节病变。研究发现AFP升高是PACC与其他胰腺肿瘤相鉴别的特征性表现。

(二) 病理学表现

1. 大体表现

肿瘤常单发,可发生于胰头部及胰腺任何部位,胰头部多见。通常体积较大,呈分叶状,与周围胰腺组织分界清楚,部分肿瘤可见纤维包膜,切面肉色至黄色,质地软,部分肿瘤可见出血、坏死及囊变。

2. 镜下表现

PACC往往排列成小的腺泡结构和实性结构,亦可见腺样和小梁状结构,间质成分较少。分化良好的肿瘤细胞具有腺泡细胞特征,细胞呈圆形,大小中等,细胞质丰富,胞浆富含嗜酸性颗粒,细胞核均匀一致,核分裂象少见;分化较差的肿瘤细胞多呈实性和小梁状,细胞排列成片状结构和线状结构,细胞较小,胞浆缺乏嗜酸性颗粒,细胞核分裂象不均匀。示例如图5-2-4所示。

3. 免疫组化

细胞角蛋白AE1/AE3、抗胰蛋白酶α1-AT及抗糜蛋白酶α1-ACT等表达阳性。

(三) 影像学表现

1. CT表现

PACC多发生于胰腺体、尾部,体积往往较大,直径7.6~10.0 cm,生长较缓慢,多突出于胰腺轮廓外,可以表现为实性或囊实性肿块,肿块边界欠清楚,肿块内常见斑片状及裂隙状坏死结构。CT平扫示实性成分呈等或较低密度,囊性成分呈低密度;CT增强扫描示病灶呈轻至中度渐进性强化,实性部分强化程度高于胰腺导管腺癌,弱于正常胰腺组织强化,呈现相对乏血供特征,囊性部分常位于病灶中央,无明显强化;有完整或不完整的包膜,包膜均明显强化。病灶内出血及钙化较为少见,坏死区与非坏死区交替存在,形成裂隙状、漩涡状改变。少数可呈富血供表现。示例如图5-2-5所示。

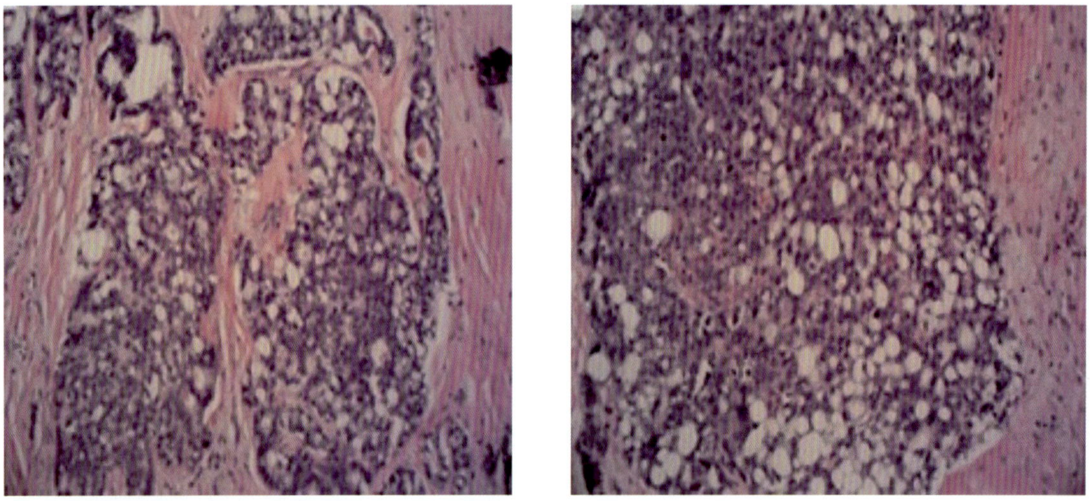

A　　　　B

图5-2-4　胰腺腺泡细胞癌的病理学表现

患者男性,66岁,胰腺尾部腺泡细胞癌。肉眼可见胰腺尾部一大小为2 cm×1.8 cm×1.5 cm肿块,切面灰白质硬。镜下表现(HE,×100)(A、B):细胞胞质丰富,间质较少,纤维间质分隔呈腺泡状结构,伴坏死。免疫组化:CK8/18(+),CK7(+),CK19(+),AACT(+),MUC1(+),MUC2(−),CD56(−),CgA(−),Syn(−),β-Catenin(膜+),E-cadherin(+),CD10(−),Ki-67(+,约50%)。

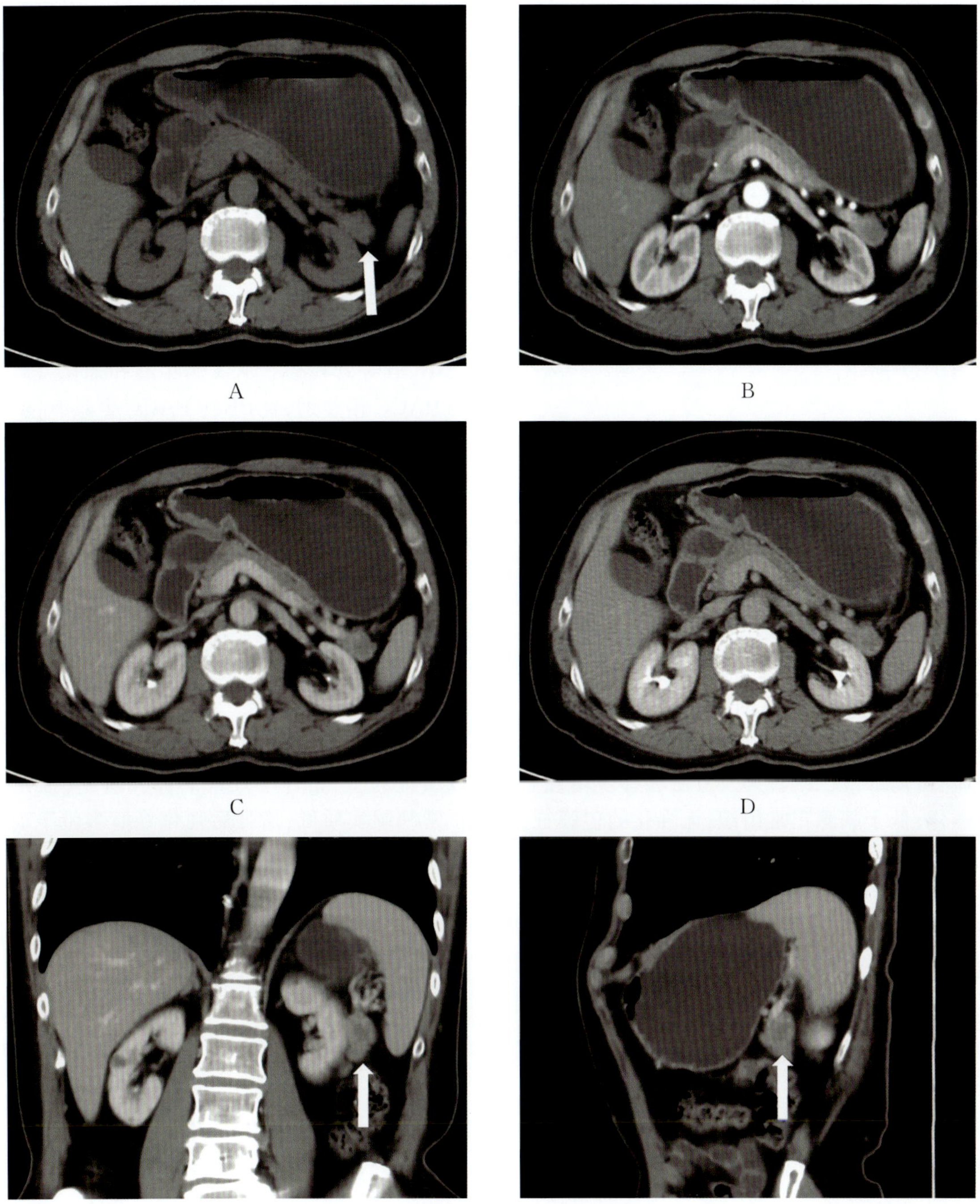

A B C D E F

图5-2-5 胰腺腺泡细胞癌的CT表现

与图5-2-4为同一患者，胰腺尾部腺泡细胞癌。CT平扫(A)示胰腺尾部类圆形稍低密度影(白箭头)，边界欠清；增强后(B～D，分别为动脉期、门静脉期和延迟期)示轻至中度渐进性强化，实性部分强化程度弱于正常胰腺组织强化。冠、矢状面重建图像(E、F)示胰腺尾部软组织肿块，增强扫描中度不均匀强化。

2. MRI表现

MRI平扫可呈混杂信号的胰腺肿块，T_1WI序列呈等、低信号，实性部分在T_2WI序列呈等、高信号，斑片状囊性高信号灶可见于病灶中心，DWI序列呈高信号，扩散受限，研究发现PACC的中位ADC值约为1.061×10^{-3} mm^2/s。增强后的强化方式与CT强化方式类似，呈乏血供肿瘤的强化表现，少数为富血供表现。PACC在MRI信号混杂，表现与其出血、坏死、囊变等相关，坏死区与非坏死区交替存在，形成裂隙状、漩涡状改变；T_2WI序列对“裂隙状”、“漩涡状”改变显示较CT更明显。示例如图5-2-6所示。

(四)鉴别诊断

(1) 胰腺导管腺癌(pancreatic ductal adenocarcinoma，PDAC)：是最常见的胰腺原发性恶性肿瘤，起源于导管上皮细胞，占80%～90%，肿瘤体积相对较小，平均最大径为2～3 cm，边缘模糊，典型影像表现为乏血供肿块，多位于胰头区，PDAC相对于PACC生长速度较快，早期即可发生胰管、胆管扩张。病变较大时常见囊变、坏死及侵犯周围组织结构和血管，局部淋巴结转移及肝脏转移。增强后呈轻度强化，低于胰腺正常组织，无强化的包膜征。鉴别点为PACC往往体积较大，边界相对清晰，强化峰值出现较PDAC早，有完整或不完整线样强化的包膜。

(2) 胰腺神经内分泌肿瘤(pancreatic neuroendocrine tumor，PNET)：胰腺神经内分泌肿瘤分为功能性与无功能性两种。功能性PNET体积较小，多呈实性，囊变坏死少见，强化方式为“快进快出”，动脉期常强化显著；无功能性PNET通常体积较大，边界不清，可发生囊变，常伴斑块状钙化，增强扫描典型特征为动脉期肿瘤明显强化并高于正常胰腺，远处转移及周围淋巴结肿大少见。从CT、MRI的强化方式上不难与PACC相鉴别。

(3) 胰腺实性假乳头状瘤(pancreatic solid pseudopapillary neoplasm，PSPN)：常见于年轻女性，又称“女儿瘤”，平均年龄约28.5岁。肿块边界清楚，有包膜，常发囊变及出血，周边可出现钙化，可发生于胰腺任何部位；实性假乳头成分在平扫呈低密度，动脉期实性假乳头成分轻度强化，门脉期则呈明显强化，为其特征；病变很少累及胰管及胆管，因此较少出现胰管、胆管扩张表现，MRCP可以清晰显示胰胆管，有助于鉴别。发病年龄和性别的特点也具有鉴别意义。

(4) 胰腺母细胞瘤(pancreatoblastoma，PB)：是胰腺极为罕见的恶性上皮性肿瘤，起源于多潜能分化的原始干细胞，通常发生在婴儿和儿童。PB在CT与MRI平扫的表现为边界清楚的囊实性肿块，内见分隔、无定形或斑片状及线状钙化；增强扫描为富血供强化，实性部分呈明显强化，晚期可见淋巴结、肝等处转移。从发病年龄和强化方式上不难与PACC相鉴别，且PB比PACC更具有侵袭性，常伴有肝转移瘤。

(五)诊断关键要点

(1) PACC是一种少见的胰腺恶性外分泌肿瘤，起源于胰腺腺泡细胞和终末分支胰管，好发于老年人，男性较为多见。部分PACC可引起高脂血症与AFP升高。

(2) CT表现为胰腺内类圆形肿块，边界清楚，以实性为主，常伴小灶性的坏死囊变，强化程度较正常胰腺实质低，增强后强化峰值多位于动脉期或门静脉期。PACC可有完整或不完整的包膜。

(3) MRI表现为胰腺内混杂信号肿块，形态规则，边界尚清，肿块体积可以较大；T_1WI序列呈等、低信号，实性部分在T_2WI序列呈等、高信号，DWI序列呈高信号，扩散受限，研究发现PACC的中位ADC值约为1.061×10^{-3} mm^2/s。三期增强扫描呈中度不均匀强化，对周围血管与神经的侵犯不及导管腺癌。

(4) PACC可伴有胰管扩张，但继发胰管扩张的比例低于胰腺导管腺癌，胰管是否扩张与病变位置及主胰管浸润或压迫情况有关。

(5) 通过多排螺旋CT影像特征评估肿瘤大小、胆管扩张、淋巴结转移、远侧胰腺实质萎缩和血管侵犯对鉴别PACC和PDAC有一定价值。

(蒋雪艳　董江宁)

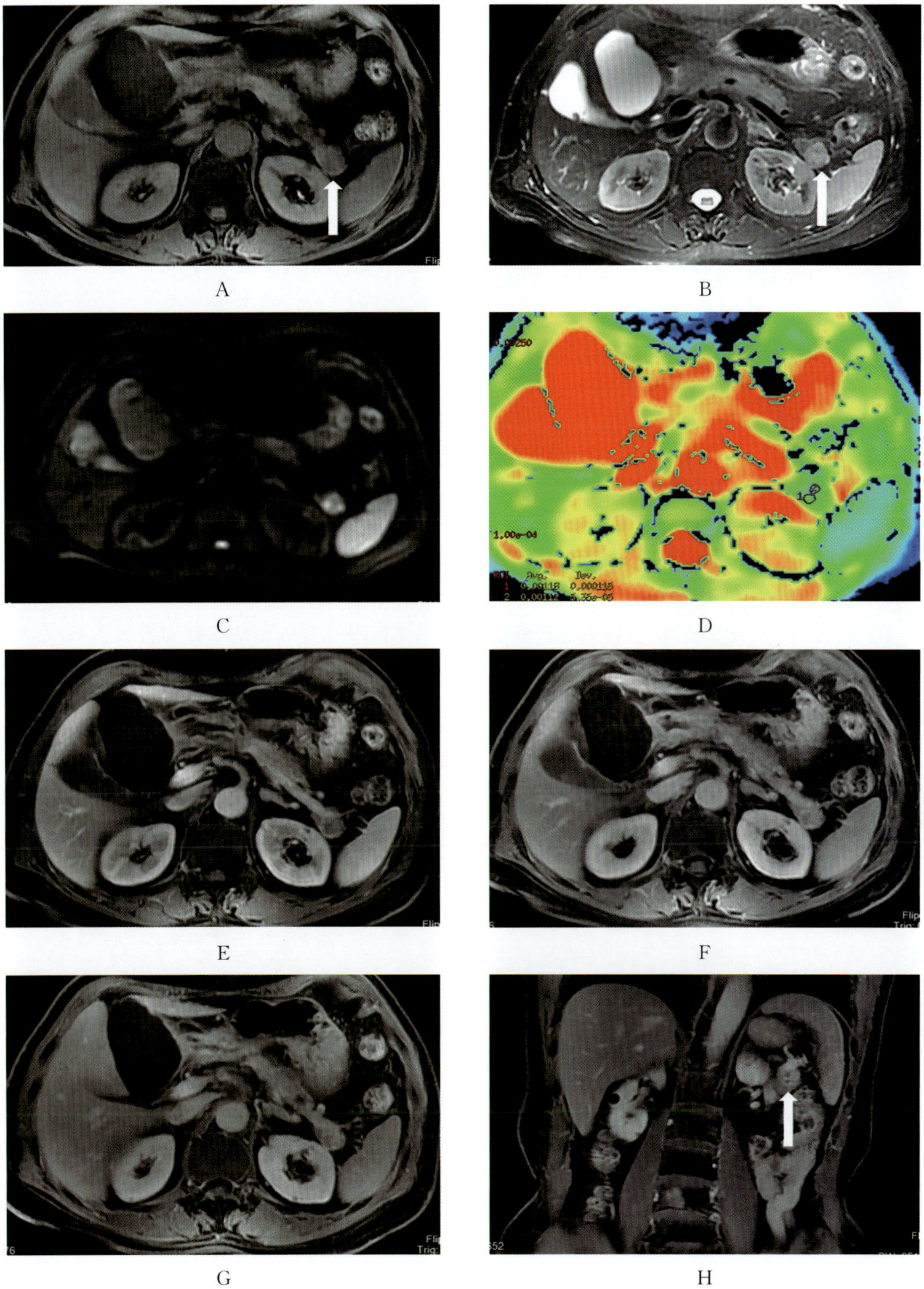

图 5-2-6　胰腺腺泡细胞癌的 MRI 表现

与图 5-2-4 为同一患者，胰腺尾部腺泡细胞癌。胰腺尾部类圆形软组织结节影，T_1WI 序列（A）呈等、低信号，T_2WI 序列（B）呈高信号，DWI 序列（C）呈高信号，ADC 值为 1.18×10^{-3} mm^2/s（D）。横断面增强扫描及冠状面重建（E～H，分别为动脉期、门静脉期和延迟期）示动脉期花斑状不均匀强化，门静脉期及延迟期强化范围扩大，有不完整的包膜强化。

三、胰腺导管内乳头状黏液性肿瘤

(一)概述

胰腺导管内乳头状黏液性肿瘤(intraductal papillary mucinous neoplasm,IPMN)是起源于胰腺主胰管或(和)分支胰管的上皮细胞、分泌黏液的一种交界性并具有恶性潜能的胰腺导管上皮源性肿瘤,也是一种相对少见的上皮来源的肿瘤。1982年由日本内镜专家Ohhashi等首先报道,在1996年,WHO将本病正式命名为胰腺导管内乳头状黏液性肿瘤,成为一种特殊的胰腺囊性肿瘤疾病。

胰腺导管内乳头状黏液性肿瘤主要发生于50岁以上的老年人,男女比例大约为3:2,发病高峰年龄为60~70岁,故称为“爷爷瘤”。多数患者起病隐匿,无明显的临床症状,少数表现为反复发作的上腹部疼痛、血糖升高、脂肪泻、消瘦、黄疸等。研究发现,致癌基因中*GANS*基因及*K-ras*基因突变在诊断IPMN具有较高的特异度和敏感度。

按照胰腺导管内乳头状黏液性肿瘤累及胰腺的不同部位分为三型:① 主胰管型导管内乳头状黏液性肿瘤(main duct-IPMN,MD-IPMN),瘤灶位于主胰管内,伴有主胰管局限或弥漫性扩张,直径超过4 mm;② 分支型导管内乳头状黏液性肿瘤(branch duct-IPMN,BD-IPMN),瘤灶呈簇状囊实性结节,并与主胰管相通;③ 混合型导管内乳头状黏液性肿瘤(mixed type-IPMN,MIT-IPMN),瘤灶同时累及主胰管和分支胰管。

(二)病理学表现

胰腺导管内乳头状黏液性肿瘤来源于胰腺导管上皮细胞,扩张的导管衬覆高柱状黏液性上皮,部分区域由立方或柱状上皮细胞围绕纤维血管形成乳头结构,呈乳头状生长,由于分泌过多的黏液,引起主胰管和(或)分支胰管进行性扩张或囊变。胰腺导管内分泌黏蛋白的上皮细胞出现乳头状增生是IPMN的基本病理改变。

根据结构和细胞异型增生的程度,非浸润性胰腺导管内乳头状黏液性肿瘤可分为轻度、中度及重度异型增生。轻度异型增生表现为被覆单层上皮细胞,细胞核小,极向一致,核分裂罕见;中度异型增生表现为细胞核增大、拥挤、复层化,极向消失,形成有纤维轴心的乳头;重度异型增生表现为上皮细胞极向消失、多形性,细胞核复层,染色质增粗,形成不规则分支,或形成筛状结构,核分裂象多见。示例如图5-2-7所示。

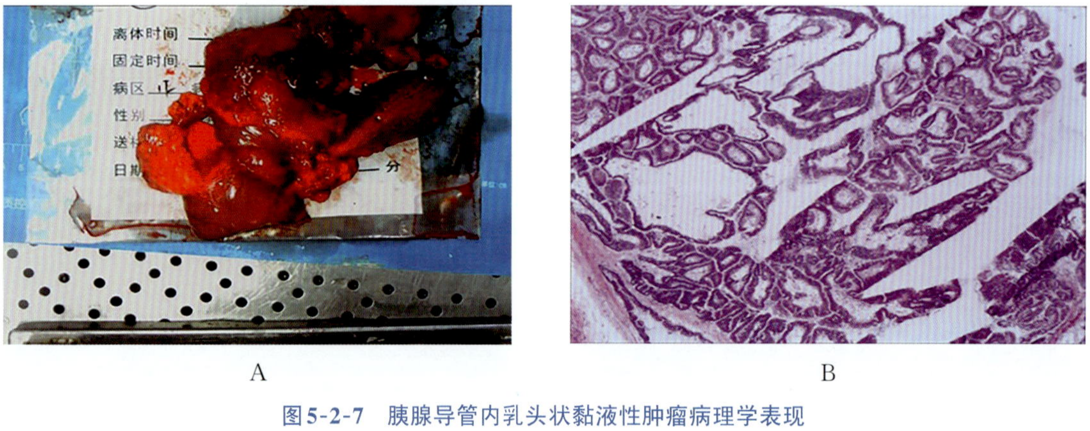

A　　B

图5-2-7　胰腺导管内乳头状黏液性肿瘤病理学表现

患者男性,67岁,胰头部混合型胰腺导管内乳头状黏液性肿瘤。大体病理(A):胰腺肿块与十二指肠长20 cm,横径2 cm,上连部分胃组织,大小为5 cm×5 cm×2 cm,附部分胰腺,大小为7 cm×6 cm×3 cm,切面胰管明显扩张,见灰白乳头样肿物,有黏液感,大小为3 cm×2 cm×1.5 cm。镜下表现(B):上皮呈乳头状生长(HE,×400)。免疫组化:CK7(+),CK19(+),CK20(−),CDX-2(−),MUC1(+),MUC2(−),MUC4(−),MUC-5AC(+),CA19-9(部分+),PR(−),Ki-67(+,约10%)。

（三）影像学表现

胰腺导管内乳头状黏液性肿瘤因其不同的病理学分型而具有不同的影像学表现。

1. CT表现

① 主胰管型IPMN：胰腺任何部位均可发病，以胰腺体部和尾部居多，胰头少见。CT表现为主胰管扩张，管腔内黏液栓造成管腔内密度不均匀性增高，管壁上可见等密度壁结节，壁结节呈轻中度强化。② 分支型IPMN：胰头和钩突部多见，分支胰管扩张。CT表现为单房或多房，有分隔，单房病灶呈分叶状改变，多房病灶呈葡萄状改变，并通过囊颈或管道与主胰管互通。如囊内出现壁结节，则呈囊实性病变，增强扫描分隔及壁结节轻中度强化，病灶常与主胰管相通，一般主胰管不扩张。③ 混合型IPMN：最常见，CT上表现为胰腺钩突部分支胰管扩张合并主胰管扩张，也可表现为体尾部分支胰管和主胰管扩张的组合。

2. MRI表现

① 主胰管型IPMN：主胰管表现为局限性或弥漫性扩张，扩张管径大于5 mm，胰管壁上可见乳头状和(或)扁平状软组织突起，常合并胰腺实质萎缩。MRI上导管内乳头状黏液性肿瘤分泌的液体黏稠，扩张的主胰管内积液，所以其内信号稍欠均匀。扩张的胰管内可见壁结节，T_2WI序列呈稍低信号，增强扫描壁结节可见轻中度强化。MRCP显示主胰管扩张，扩张的胰管内见壁结节造成的充盈缺损，代表肿瘤结节或凝结的黏液。② 分支型IPMN：沿分支胰管走行的多房囊性病灶，边缘清楚，病灶内常可见短T_2WI信号分隔影，邻近的主胰管多伴有扩张，囊性病灶内可见管状或蚯蚓状影，DWI实性成分呈高信号，ADC值稍低，提示肿瘤实性成分存在轻度弥散受限。MRI三期增强扫描肿瘤的囊壁、分隔和壁结节可见强化。MRCP可清楚显示导管内乳头状黏液性肿瘤原发病变与扩张胰管的关系，直接显示胰管与病变相通也是分支型导管内乳头状黏液性肿瘤的诊断要点。③ 混合型IPMN：最常见，同时具有分支型导管内乳头状黏液性肿瘤和主胰管型导管内乳头状黏液性肿瘤两种影像学表现，病变范围相对较广，表现为主胰管合并1支或多支分支胰管扩张。此型常具有恶变倾向，当出现弥漫性或多中心起源，实性结节大于10 mm、主胰管管径大于10 mm、壁内钙化以及合并糖尿病时，则提示肿瘤为恶性或潜在恶性。示例如图5-2-8所示。

（四）鉴别诊断

(1) 胰腺黏液性囊腺瘤：与分支型导管内乳头状黏液性肿瘤鉴别困难，都表现为囊性病变伴分隔和壁结节，主要鉴别点是囊性病变是否与主胰管相通；此外，胰腺黏液性囊性瘤常见于中年女性，肿块常突出于胰腺表面生长，主胰管不扩张，且肿瘤不与主胰管相通，虽然可见壁结节，但肿块边缘可见包膜。扩张形成的囊性病灶是否与主胰管相通是鉴别胰腺导管内乳头状黏液性肿瘤与胰腺黏液性囊腺瘤的关键点。

(2) 胰腺假性囊肿：多有胰腺炎或胰腺外伤相关病史，为单房圆形或卵圆形液体密度灶，囊壁厚薄不均。囊壁可强化，而囊内实质成分不强化。囊内液体密度/信号不均匀，MRI的T_1WI图上可见到特征性的出血信号。胰腺假性囊肿多数不与胰管相通，若与胰管相通，假性囊肿的大小可变化。

(3) 慢性胰腺炎：胰腺导管内乳头状黏液性肿瘤和慢性胰腺炎两者均表现为主胰管的扩张和胰腺实质的萎缩，有时鉴别有一定的困难。慢性胰腺炎导致的胰管扩张多呈串珠状，形态不规则，并且胰管及胰腺实质多有钙化灶，有胰腺炎的病史；而胰腺导管内乳头状黏液性肿瘤胰管多呈现连续扩张、有张力，很少有钙化。

(4) 胰腺导管腺癌继发胰管扩张：胰腺导管腺癌好发于胰头，呈浸润性生长，边界不清，具有嗜血管和神经生长的特点，甚少发生囊变、坏死。其继发胰管扩张是由于肿块较大时阻塞胰管继而引起胰管与胆总管梗阻性扩张，MRCP呈“双管征”表现，同时远端胰腺实质萎缩。胰腺导管腺癌继发胰管扩张为乏血供恶性肿瘤，DWI弥散受限明显，增强扫描呈轻度渐进性强化。导管内乳头状黏液性肿瘤为导管上皮细胞分泌大量黏液导致胰管明显扩张，且伴有分隔的囊性肿块边界清楚，可与之鉴别。

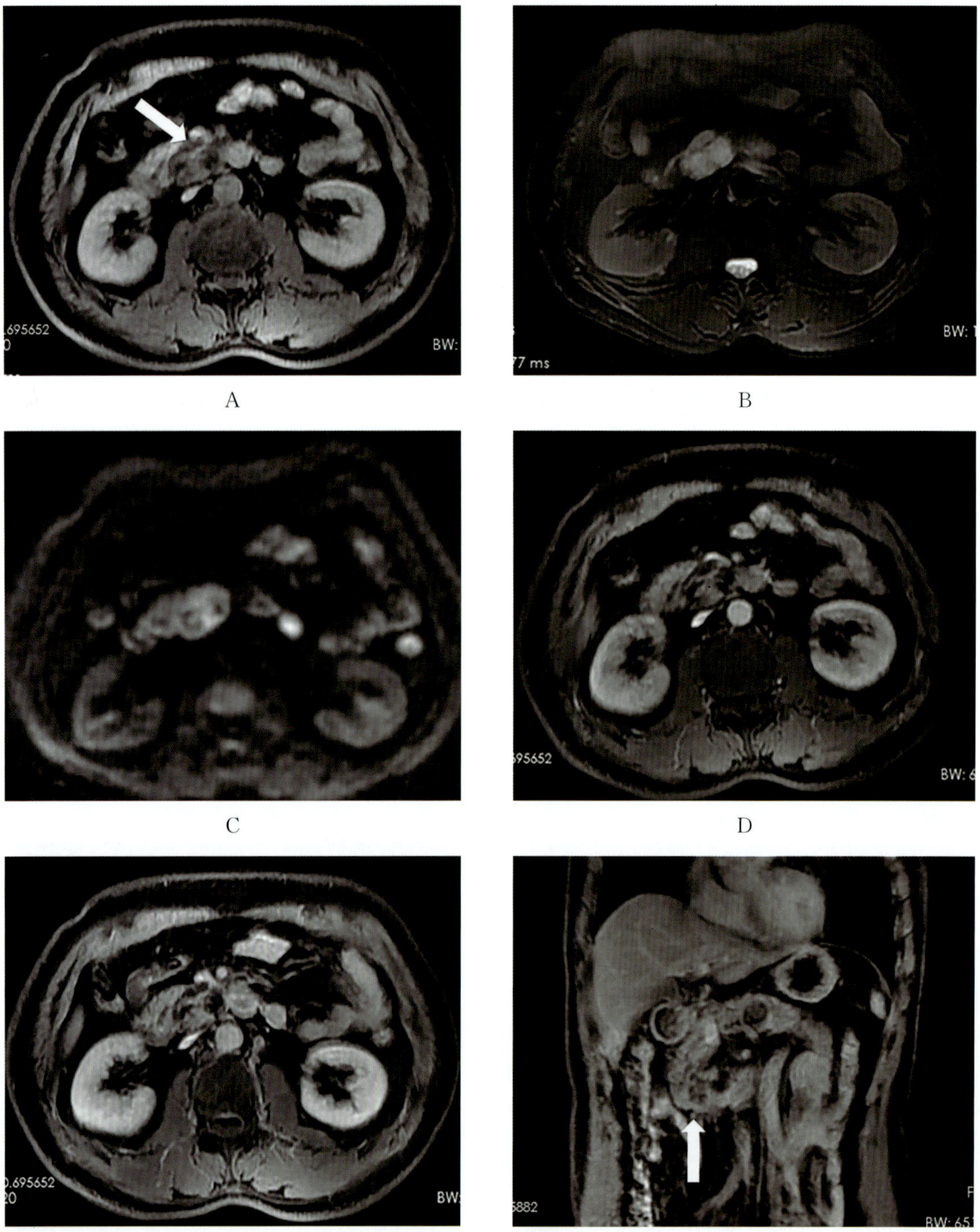

图5-2-8　胰腺导管内乳头状黏液性肿瘤MRI表现

与图5-2-7为同一患者，胰头部混合型胰腺导管内乳头状黏液性肿瘤。胰腺钩突区多房囊性异常信号病灶，T_1WI序列(A)呈混杂稍长信号影，T_2WI序列(B)呈高信号，内见低信号分隔和壁结节，DWI序列(C)其后壁的结节呈高信号。横断面增强扫描动脉期(D)、门静脉期(E)及冠状位延迟增强(F)示病灶内的分隔和壁结节呈轻、中度渐进性强化。其中冠状位延迟增强图还显示胰腺体尾部另一个IPMN病灶呈类圆形囊性肿块，与主胰管相通。

（五）诊断关键要点

（1）胰腺导管内乳头状黏液性肿瘤与胰管相通，肿瘤的上下游胰管扩张。

（2）主胰管型IPMN表现为主胰管弥漫性或节段性扩张，Vater壶腹突向十二指肠乳头，主胰管内可有无定形钙化，周围胰腺可萎缩；分支型IPMN通常显示为囊性病变，多位于钩突，主胰管不扩张，可伴钙化；混合型IPMN包括主胰管型和分支型IPMN特征。

（3）扩张的胰管内出现壁结节是导管内乳头状黏液性肿瘤的特征性表现之一，壁结节在MRCP上表现为扩张的主胰管边缘可见结节状的低信号，多期增强表现为轻中度渐进性强化。

（4）当肿瘤直径≥30 mm、壁结节直径≥5 mm、主胰管扩张≥7 mm、胆总管出现梗阻、CA19-9升高时，提示可能恶性。

（蒋雪艳　董江宁）

四、胰腺神经内分泌肿瘤

（一）概述

胰腺神经内分泌肿瘤（pancreatic neuroendocrine tumors，pNETs）是起源于胰腺肽能神经元和神经内分泌细胞，具有特征性神经内分泌分化且表达神经内分泌标志物的恶性肿瘤。pNETs相对少见，占所有胰腺肿瘤的1%～2%。绝大多数pNETs位于胰腺实质，位于胰管内的pNETs极其罕见。

从组织病理学角度，按照2019年第5版WHO消化系统肿瘤分类标准，依据肿瘤细胞的核分裂象和增殖指数，将pNETs分为神经内分泌瘤（neuroendocrine tumor，NET）、神经内分泌癌（neuroendocrine carcinoma，NEC）及混合性神经内分泌-非神经内分泌肿瘤（mixed neuroendocrine-non-neuroendocrine tumor，MiNET）。其中，NET从低到高又分为三个级别：G1、G2和G3级，NEC为分化差的肿瘤，属于G3级别。从临床角度，根据患者是否出现由肿瘤激素分泌导致的相应症状，将pNETs分为功能性和无功能性两类，以无功能性pNETs多见，约占60%。根据患者的肿瘤家族史及肿瘤的遗传学特点，将pNETs分为散发性和遗传相关性两类。依据影像学内部结构不同，将pNETs分为实性成分为主型、囊性成分为主型以及囊实性混合型，本节主要讨论实性成分为主型胰腺神经内分泌肿瘤。下一小节介绍纯囊性胰腺神经内分泌肿瘤。

pNETs可发生于任何年龄，多见于成年人，发病率无明显性别差异，单发多见，多发常与遗传综合征相关。pNETs好发于胰腺尾部，约占60%。功能性pNETs多见于胰腺头部和胰腺尾部，无功能性pNETs多见于胰腺尾部。功能性pNETs可因分泌不同激素而引发不同症状，根据其组织来源可进一步分类，包括胰岛素瘤、胃泌素瘤、血管活性肠肽素瘤、胰高血糖素瘤、生长抑素瘤等，其中，胰岛素瘤临床表现主要为血清胰岛素升高及低血糖综合征（Whipple三联症），Whipple三联症为：① 饥饿或运动后发生低血糖症状；② 发作时血糖<2.8 mmol/L；③ 注射葡萄糖后立即缓解。另外，由于患者对低血糖耐受，多表现为疲乏无力、精神异常，甚至出现谵妄、惊厥、昏迷等。胃泌素瘤多表现为多发消化性溃疡的病变。而无功能性pNETs一般无临床症状，当肿瘤较大时，可出现腹痛和相应组织器官受压症状，后期因肿瘤生长、胰周浸润及远处转移而出现消瘦、黄疸等症状。

（二）病理学表现

1. 大体病理

G1与G2级肿瘤体积较小，通常为结节状，与周围界限较清楚，切面实性，呈灰白、灰红色，质地中等或较软；G3级肿瘤体积较大，常与周围组织界限不清并侵犯邻近结构，切面可见出血、坏死。

2. 镜下表现

（1）pNETs G1级：肿瘤组织与周围胰腺组织分界清楚，肿瘤细胞由大小形态较一致的小圆细胞构成，呈梁索状、带状或脑回状生长，有“器官样”排列特点，染色质呈细颗粒状，核质比例小，核分裂象少见，在肿瘤细胞巢外周有丰富的小血管和多少不等的纤维结缔组织围绕。

(2) pNETs G2级：镜下特点介于G1、G3级别之间，肿瘤细胞排列方式多样，有梁索状、假菊形团状、脑回状、腺泡状、实体性等，偶见核分裂象。

(3) pNETs G3级：肿瘤细胞大小不一，呈实体性生长，核质比例大，核大而深染或呈空泡状，核仁明显，核分裂象多见。

(4) 超微结构特点：电镜下均能观察到核心致密的神经内分泌颗粒。

示例如图5-2-9所示。

3. 免疫组化

肿瘤细胞表达NSE、CgA、Syn及CD56。Ki-67增殖指数：G1级肿瘤，≤2%；G2级肿瘤，3%~20%；G3级肿瘤，>20%。

(三) 影像学表现

本节主要介绍胰腺实性或以实性成分为主的神经内分泌肿瘤的影像学表现。纯囊性pNETs影像学表现在下一章节介绍。

1. CT表现

pNETs典型表现为类圆形实性结节或肿块，在CT平扫时呈等或稍高密度，边界清楚，可见包膜，有时可突出胰腺边缘生长。其中，对于较小的瘤体，如功能性pNETs，密度较均匀，多呈实性，边界清晰，较少伴有囊变、坏死及钙化，常不伴有胰胆管扩张；对于较大的瘤体，如无功能性pNETs，密度多不均匀，多呈膨胀性和外生性生长，常压迫或推移周围邻近的组织和血管，而非直接侵犯，常伴有钙化、囊变及坏死，呈"蜂窝状"或"车轮状"改变。

CT增强扫描时，对于较小的瘤体，多呈均匀强化；瘤体过大，强化常不均匀，周边实性成分强化显著，中心坏死区不强化。绝大多数的实性pNETs为富血供肿瘤，动脉期和门静脉呈显著强化，强化程度高于正常胰腺组织，在动脉早期与正常胰腺实质间的对比最佳，延迟期持续强化。少数实性pNETs的肿瘤间质以纤维组织为主时，表现为乏血供肿瘤，动脉期呈轻度强化，在动脉晚期(即胰腺实质期)与正常胰腺实质间的对比最佳，门静脉期和延迟期进一步强化，强化程度接近或稍低于胰腺实质。另外，当瘤体合并出血或瘤体较大时，会导致囊变，甚至表现为囊性病灶，在增强扫描的动脉期病灶边缘呈明显环形强化。少数肿瘤恶性程度较高时，可向胰腺周围组织侵犯，导致胰周脂肪组织消失、淋巴结转移及邻近器官转移等，肝脏是最常见的转移部位，强化程度与原发灶类似。

双能量CT的能谱曲线或能量曲线(spectral HU curve)等技术有助于明确原发灶与转移灶之间的同源关系，并可帮助鉴别胰尾pNETs与胰尾副脾。

示例如图5-2-10、图5-2-11所示。

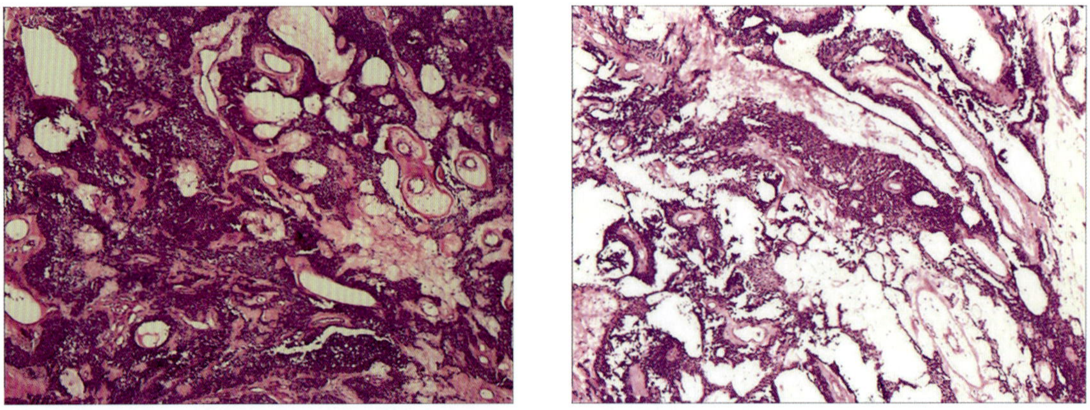

A　　　　B

图5-2-9　胰腺神经内分泌肿瘤病理学表现

患者男性，65岁，胰腺体尾部pNETs G2级。大体病理：切面灰白黄质硬，黏液感，大小为8 cm×7 cm×4 cm。镜下表现(HE，×200)(A)：G2级，肿瘤组织分界清楚，瘤细胞排列呈实性巢状，细胞质中等，嗜酸性，核圆形，居中，核仁不明显，核分裂象不明显；免疫组化(Vim，×200)(B)：CK(+)，CgA(+)，β-Catenin(膜+)，CD10(+)，AACT(+)，P504S(+)，E-cadherin(+)，PR(+)，Vim(−)，CD99(−)，CD34(−)，Ki-67(+，约15%)；淋巴结：CK(pan)(−)。

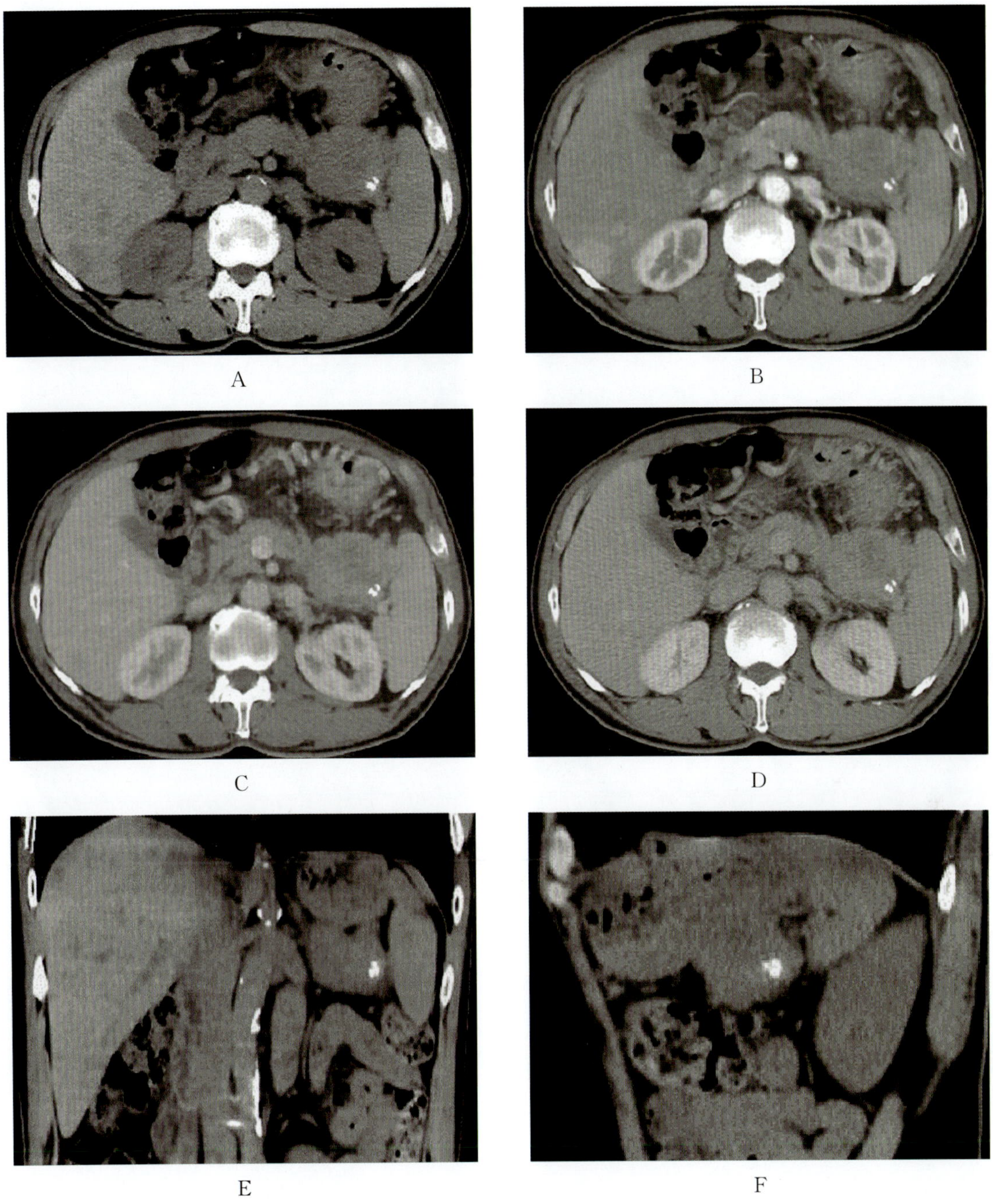

图 5-2-10 胰腺神经内分泌肿瘤 CT 表现

与图 5-2-9 为同一患者，胰腺体尾部 pNETs G2 级。CT 平扫(A)示胰腺体尾部见类圆形软组织肿块影，边界欠清，大小约为 5.4 cm×4.5 cm，其内见小灶性坏死区及结节状钙化影；增强扫描动脉期(B)、门静脉期(C)及延迟期(D)示病灶呈轻度不均匀强化，其内见片状无强化坏死区，肿块与邻近胃壁及脾脏分界不清，脾门区及胃底周围见迂曲扩张的血管影。冠状位(E)和矢状位(F)重建图像：肿块位于胰腺尾部，CT 平扫呈等密度，肿块左侧缘可见粗大钙化。

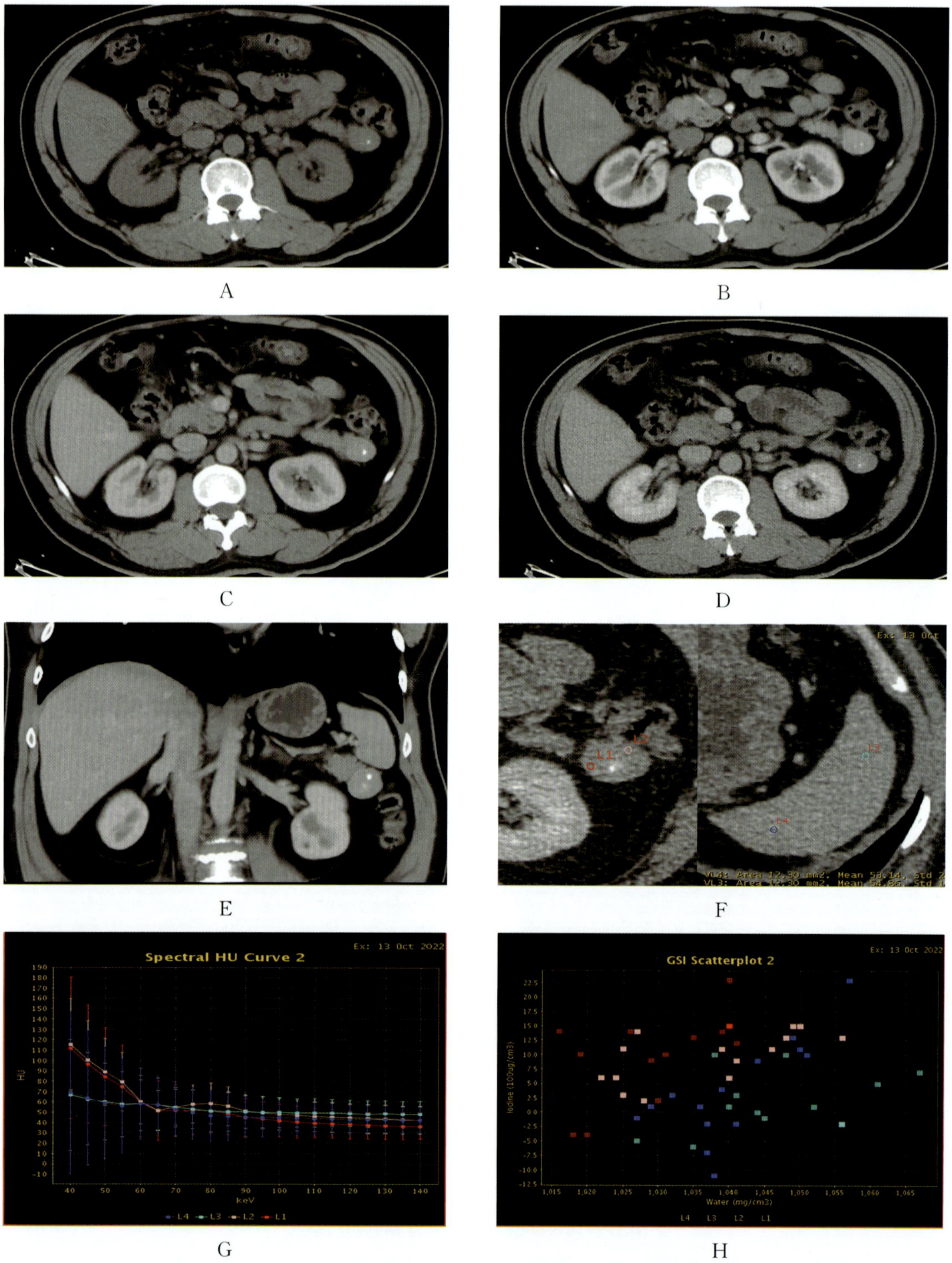

图5-2-11 胰尾神经内分泌肿瘤双能量CT表现

患者男性,40岁,胰腺尾部pNETs G2级。CT平扫(A)示胰腺尾部见类圆形软组织密度肿块影,边界清晰,大小约为2.8 cm×2.5 cm,肿块内见小结节状钙化影,局部向外突出于胰尾轮廓之外;增强扫描动脉期(B)示病灶明显强化,门静脉期(C)及延迟期(D)示病灶强化程度减退;门静脉期冠状位(E)重建图像;感兴趣区(F)1、2测量胰尾肿瘤实质,感兴趣区3、4测量脾脏实质;病灶(G)(ROI-1、2)与正常脾脏实质(H)(ROI-3、4)的能量曲线(spectral HU curve)不拟合且形态不一致,散点图的走向及分布趋势也不一致,提示胰尾的类圆形富血供强化的病灶与脾组织不同源,有助于同胰尾副脾鉴别。

2. MRI表现

实性pNETs大小不一，可为圆形、类圆形或不规则形。MRI对于实性pNETs有较高的诊断价值，尤其是T_1WI脂肪抑制技术，正常胰腺组织因富含蛋白质，在T_1WI序列呈高信号，而肿瘤缺乏蛋白成分且含水量高，在T_1WI呈低信号，在脂肪抑制图像上对比更为显著，有利于体积较小的肿瘤的检出。

实性pNETs通常与胰腺实质及周围组织关系显示清晰，在T_1WI序列呈等、低信号，T_2WI序列呈稍高或高信号，肿瘤内有胶原和纤维成分时，在T_2WI序列呈低信号。肿瘤体积较大时信号不均，可能与瘤体增大，出现囊变、坏死有关。肿瘤在DWI序列呈明显高信号，ADC图呈低信号，ADC值减低。有研究指出，实性pNETs的Ki-67标记指数和ADC值呈负相关，表明DWI和ADC值有助于评估肿瘤分级及预后。

实性pNETs大多数为富血供肿瘤，小肿瘤一般均匀强化，大肿瘤由于存在囊变、坏死、纤维化、钙化等，强化常不均匀。MRI增强动脉期肿瘤信号高于正常胰腺组织，呈均匀、环形或不均匀强化，并随时间延长，在门静脉期和平衡期仍呈持续性强化；少数肿瘤内含有较多的胶原纤维，为乏血供肿瘤，增强扫描呈渐进性强化，在动脉期呈轻度强化，门静脉期和延迟期强化程度进一步增强。另外，G1和G2级肿瘤的强化方式以动脉期和门静脉期均明显强化为主，而G3级肿瘤以动脉期轻度至较明显强化，门静脉期和延迟期进一步强化为主。示例如图5-2-12所示。

（四）鉴别诊断

(1) 胰腺实性假乳头状瘤(solid pseudopapillary tumor of pancreas，SPTP)：一种低度恶性的胰腺外分泌肿瘤，好发于20～30岁的年轻女性，又称为“女儿瘤”，最常见于胰腺尾部，其次为胰腺头部。肿瘤多位于胰腺边缘呈外生性生长，与胰腺边缘交界处形成“抱球征”或“杯口征”。CT平扫时，肿瘤多为单房或多房的囊实性肿块，边缘清楚，90%病变有完整包膜，瘤体内囊实性成分混杂分布，其中，以实性成分为主的肿瘤，囊性成分散在地不均匀分布在病变内部或包膜下，呈“串珠样”；以囊性成分为主或囊实结构比例相仿的肿瘤，实质部分呈附壁结节或“浮云征”。另外，瘤内易合并出血，呈边界不清的片状略高密度影，且多伴有钙化，以肿瘤边缘多见，呈点状或斑片状，有时可见沿病灶包膜呈蛋壳状分布，病灶实性部分亦可出现钙化。CT增强扫描肿瘤的实性成分呈渐进性强化，动脉期轻度强化，门静脉期和延迟期强化更显著，但强化程度低于胰腺实质，囊性成分不强化，包膜在动脉早期明显强化，门静脉期和延迟期强化程度高于胰腺组织。而无功能性pNENs的强化程度明显高于SPTP，并且瘤体较大时常伴有囊变、出血及钙化，但无壁结节，有助于鉴别。

(2) 胰腺内副脾(intrapancreatic accessory spleen，IPAS)：副脾是指存在于脾脏之外，与脾脏结构相似的、功能相同先天性异位脾组织，最常见异位于脾门，其次为胰腺尾部。IPAS常局限于胰腺轮廓之内，病灶信号与同层面脾脏信号相近，内部信号均匀，囊变少见，MRI增强扫描的强化方式与脾脏类似，动脉期呈“花斑样”改变，门静脉期及延迟期呈均匀强化。而pNETs常突出于胰腺轮廓外生长，病灶在T_2WI及DWI序列信号均高于脾脏信号，内部信号欠均，多期增强扫描显示为前后较一致的强化方式，病灶边缘可见假包膜，有助于鉴别。

(3) 胰腺浆液性囊腺瘤(serous cystic neoplasm，SCN)：pNETs伴囊变时需要与SCN相鉴别。SCN是一种胰腺外分泌的良性肿瘤，以中老年女性多见，又称为“祖母瘤”，多见于胰腺头颈部，以单发多见。SCN在病理上可分为微囊型、寡囊型、混合型及实性型，并以微囊型多见。CT平扫中，肿瘤常表现为类圆形或轻度分叶状的多房性囊性肿块，肿块密度从水样到肌肉样密度不等，单个囊直径常小于2 cm，边缘光滑，囊壁薄，有或无纤维包膜，内部可见多发小囊状改变，呈“囊叠囊”蜂窝状切面，约30%的病灶中心可见星芒状瘢痕，部分中心瘢痕可见条片状不规则或特征性星芒状钙化，此征象有助于同pNETs鉴别。CT增强扫描时，SCN的包膜及分隔呈轻度强化，中心瘢痕呈明显延迟强化，强化程度可高于正常胰腺，但多数病变动脉期的强化程度明显弱于pNETs，有助于鉴别。此外，

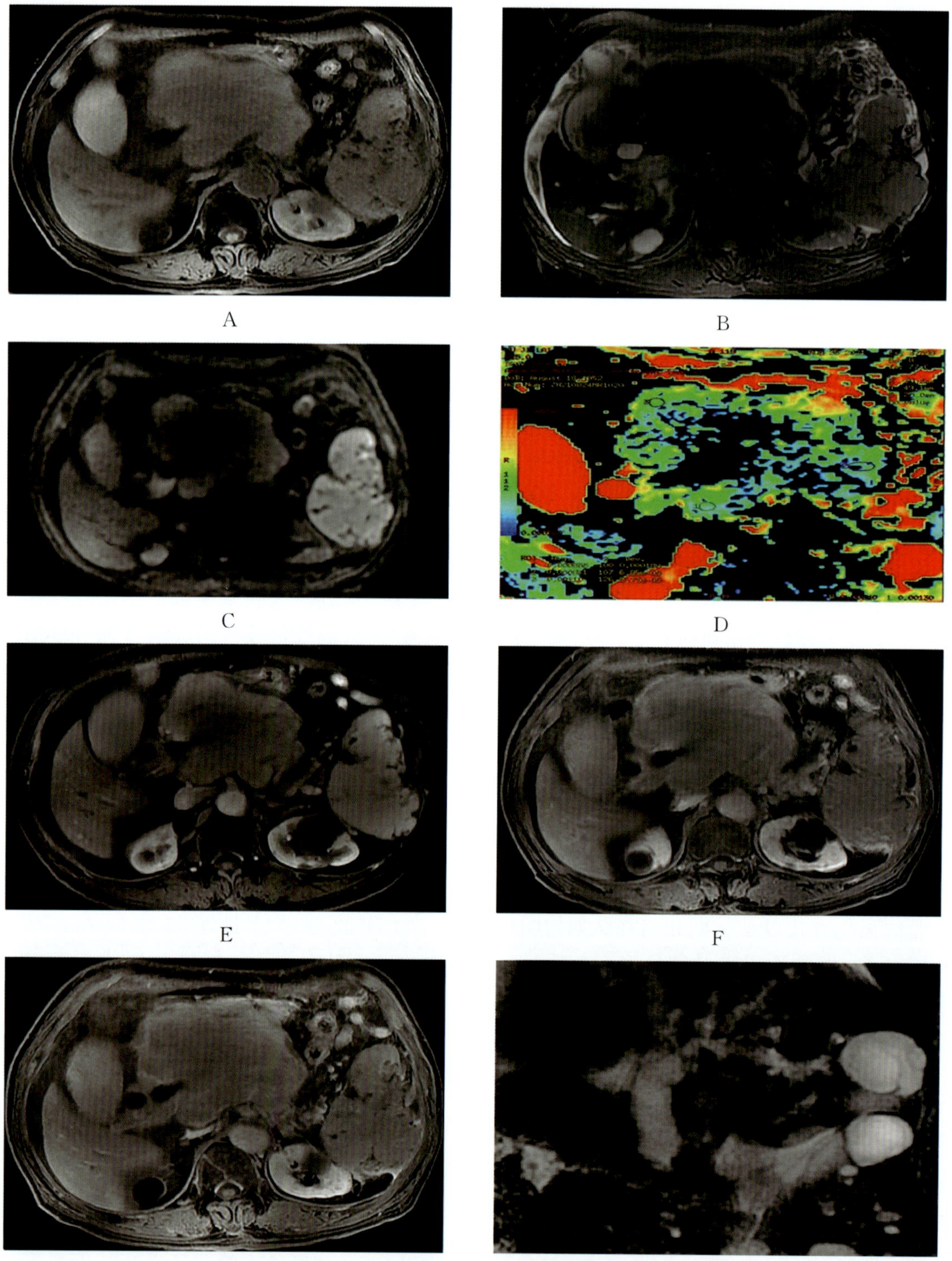

A　B　C　D　E　F　G　H

图5-2-12　胰腺神经内分泌肿瘤MRI表现

患者男性，69岁，胰腺头颈部及钩突pNETs，G2级。T_1WI序列(A)和T_2WI脂肪抑制序列(B)示胰头区见一巨大软组织信号肿块影，呈等T1、等及稍长T2信号，边界欠清，呈分叶状；DWI序列(C)示病灶呈明显高信号，ADC伪彩图(D)测ADC值约为0.865×10^{-3} mm^2/s，提示弥散受限；增强扫描动脉期(E)、门静脉期(F)及延迟期(G)示病灶呈明显的均匀强化，肿块内无坏死囊变区；胰腺体尾部无明显萎缩，胰管也无扩张。肿块包绕门脉主干及胆总管下段；MRCP(H)示肝内外胆管明显扩张，而胰管无扩张。

SCN常与胰管不相通，偶尔因压迫主胰管导致扩张。

(4) 胰腺导管腺癌(pancreatic ductal adenocarcinoma，PDAC)：起源于胰腺导管细胞的恶性上皮源性肿瘤，以老年男性多见，伴有CA19-9明显升高。肿瘤常呈浸润性生长，边缘常不光整，信号多不均匀，MRI平扫时，肿瘤在T_1WI序列的信号较正常胰腺组织信号低，呈低或稍低信号，在T_2WI及T_2WI脂肪抑制序列上呈等或稍高信号，可伴有囊变、坏死。肿瘤实质部分在DWI序列呈高信号，ADC值降低。MRI增强扫描动脉期，正常胰腺组织明显强化，而肿瘤呈轻度强化，从而更清楚勾画出肿瘤的边界，门静脉期和延迟期肿瘤多表现为渐进性强化，部分PDAC边缘可见薄环强化。PDAC相对正常胰腺组织为乏血供肿瘤，需要与乏血供pNETs进行鉴别。乏血供pNETs动脉期强化仍高于PDAC，且多数乏血供pNETs病灶在门静脉期和延迟期强化程度明显高于PDAC。PDAC常阻塞胰管而使肿瘤远侧的胰管扩张，表现为胰体中部偏前的管状低密度带；胰头癌还容易引起胆胰管明显的梗阻扩张。乏血供pNETs病灶边缘相对规则，胰周浸润及血管侵犯相对较少；PDAC发生肝脏转移时，一般表现为乏血供的低强化，常出现坏死而呈“靶环征”，而乏血供pNETs的肝脏转移的强化特点是动脉期明显强化，有助于区分。

(5) 胰腺转移瘤(pancreatic metastases，PM)：胰腺转移瘤的原发肿瘤最常见于肾癌，其次为乳腺癌、肺癌、大肠癌和黑色素瘤，好发于50～70岁，PM分为单发结节型、多发型及弥漫型，以单发结节型多见。PM的影像表现取决于原发肿瘤的影像学特征，常表现为胰腺的局限性肿块，边界欠光整，T_1WI序列呈稍低信号，T_2WI序列呈稍高信号，较大者可出现中心坏死。MRI增强扫描呈轻度环形强化，强化方式有助于鉴别，很少引起胰腺导管阻塞。另外，肾癌来源的PM增强扫描具有一定特征性，动脉早期明显强化，门静脉期和延迟期强化程度降低，但密度仍高于正常胰腺实质，结合原发恶性肿瘤病史，有助于同pNETs鉴别。

(五) 诊断关键要点

(1) pNETs可见于任何年龄，发病率无明显性别差异，功能性pNETs临床症状明显，如胰岛素瘤典型的Whipple三联征。肿瘤免疫组化表达NSE、CgA、Syn及CD56。

(2) CT、MRI平扫主要表现为胰腺实性结节或肿块，瘤体较小时(如功能性pNETs)，密度/信号均匀，瘤体较大时(如无功能性pNETs)，密度/信号不均匀，可伴有钙化、囊变及坏死。

(3) 绝大多数pNETs为富血供肿瘤，CT、MRI增强扫描动脉期和门静脉期显著强化，延迟期持续强化。少数实性pNETs的肿瘤间质以胶原纤维为主时，为乏血供肿瘤，增强扫描动脉期轻度强化，门静脉期和延迟期进一步强化。

(4) pNETs细胞密度较高，故在DWI上呈明显高信号，ADC图呈明显低信号、ADC值明显减低。

(5) pNETs较少引起胰胆管扩张，但当病灶位于胰腺头部时，MRCP可显示肿瘤所在的胰腺段的胰管与胆总管狭窄，上游的胆管扩张。

(6) 对于怀疑本病，常规MRI阴性或难以确诊的患者，尤其病灶小于2 cm者，改用薄层高分辨MRI增强和小FOV的DWI可以提高其检出率。

(7) 双能量CT的能谱曲线或能量曲线(spectral HU curve)等技术有助于明确pNETs原发灶与转移灶之间的同源关系，并可帮助鉴别胰尾pNETs与胰尾副脾。

(付宝月 董江宁)

五、纯囊性胰腺神经内分泌肿瘤

(一) 概述

胰腺神经内分泌肿瘤(pancreatic neuroendocrine tumors，pNETs)是起源于胰腺多能神经内分泌干细胞的一类恶性肿瘤，占胰腺原发肿瘤的1%～

2%,属于胃肠胰神经内分泌肿瘤之一。pNETs高峰年龄是40～60岁,儿童罕见,无性别差异。

pNETs依据内部结构不同可分为:① 实性成分为主型;② 囊性成分为主型;③ 囊实性混合型。文献报道pNETs囊变坏死率约10%,pNETs可表现为囊实性肿块。纯囊性神经内分泌肿瘤(pure cystic pancreatic neuroendocrine tumors, PC - pNETs)罕见,可单独出现,也可与Von Hippel-Lindau、NF-1和Wermer综合征有关。

PC-pNETs多数无异常激素分泌的临床症状,影像学也极易与其他胰腺囊性肿瘤混淆,术前准确诊断较为困难。关于PC-pNETs囊变病理机制存在争议,有报道认为肿瘤在生长过程中内部出现液化、梗死是囊变形成的主因,肿瘤的变性伴随周围纤维包膜形成,进一步减少或阻断了肿瘤血供,导致肿瘤内部缺血和坏死。另有研究认为肿瘤囊变是由于出血引起,肿瘤内部为存储较好的清亮或草绿色液体,而不是坏死的碎片组织,这可以解释小肿瘤亦发生囊变的原因。总体而言,PC-pNETs瘤体比典型的实性pNETs更大,分级更低,分期更低,区域淋巴结转移发生率罕见。本节主要讨论胰腺纯囊性神经内分泌肿瘤。

(二)病理学表现

大体病理:通常表现为充满浆液的单房囊性肿瘤,也可呈血性囊内容物的多房病变。

镜下表现:可观察到肿瘤组织呈弥漫片状、巢团状分布,肿瘤细胞圆形、卵圆形,间质可见透明变性、血湖形成或出血。低级别pNETs(G1、G2)组织学多由相对一致的立方细胞组成,胞质嗜酸性,细颗粒状,核圆形或卵圆形,位于中心,常有显著的核仁,核分裂象罕见;可见缎带样、脑回状和腺体结构在内的小梁状结构,以及实性髓样结构。高级别pNETs(NEC G3)肿瘤包括小细胞癌和大细胞神经内分泌癌,细胞明显多形性,呈较大实性片状排列,核质比明显增高,核深染,坏死常见。

免疫组化:Syn、CgA、CD56、NSE为阳性染色,这是特异性较高的神经内分泌标志物,对该病的诊断有很高的价值。示例如图5-2-13所示。

(三)影像学表现

1. USG

超声声像图主要表现为边界清楚的圆形、类圆

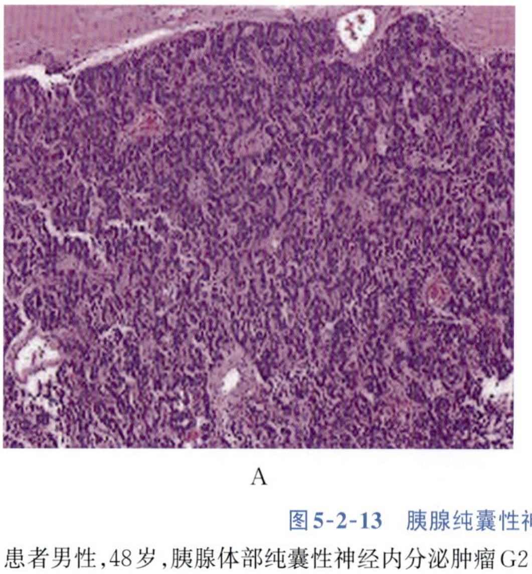

A

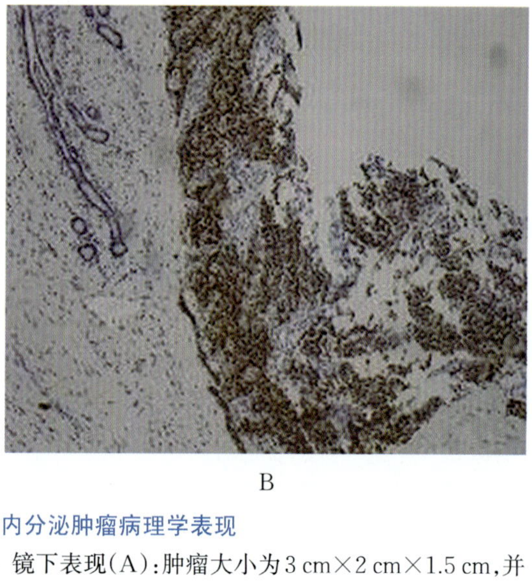

B

图5-2-13 胰腺纯囊性神经内分泌肿瘤病理学表现

患者男性,48岁,胰腺体部纯囊性神经内分泌肿瘤G2级。镜下表现(A):肿瘤大小为3 cm×2 cm×1.5 cm,并多个胰腺导管扩张,肿瘤未累及脾脏,胰腺断端切缘未见肿瘤组织;胰周淋巴结(0/7)枚均未见肿瘤转移。免疫组化:肿瘤细胞显示CgA(1+),CD56(3+),Synaptophysin(3+),CD99(膜3+),PR(3+),Vim(3+),CD10(-),p53(-),CK(pan)(3+),CK7(-),CK19(局灶3+),CDX2(-),CD34(血管+),β-Catenin(3+),Ki-67(+,5%～7%);CgA标记结果(B)。

形或不规则形低回声实质团块，较大病灶内可出现囊变或坏死，少数可出现主胰管轻度扩张，彩色多普勒血流成像（color doppler flow imaging，CDFI）有时可以测及病灶内的彩色血流信号。超声造影（contrast-enhanced ultrasound，CEUS）典型表现包括动脉期病灶呈整体高增强或等增强，静脉期及延迟期多数病灶呈等增强，较大病灶内可出现囊性变或坏死。

2. CT表现

CT平扫纯囊性胰腺神经内分泌肿瘤为低或稍低密度肿块，囊变区CT值多小于30 HU，可见等密度肿瘤壁、分隔，偶见壁结节，PC-pNETs实质成分存在于环形肿瘤壁上，囊内可有纤维间隔成分，部分呈“囊中囊”改变。CT强化明显的病灶镜下肿瘤间质血管丰富，强化不明显者镜下则可见间质纤维成分。示例如图5-2-14所示。

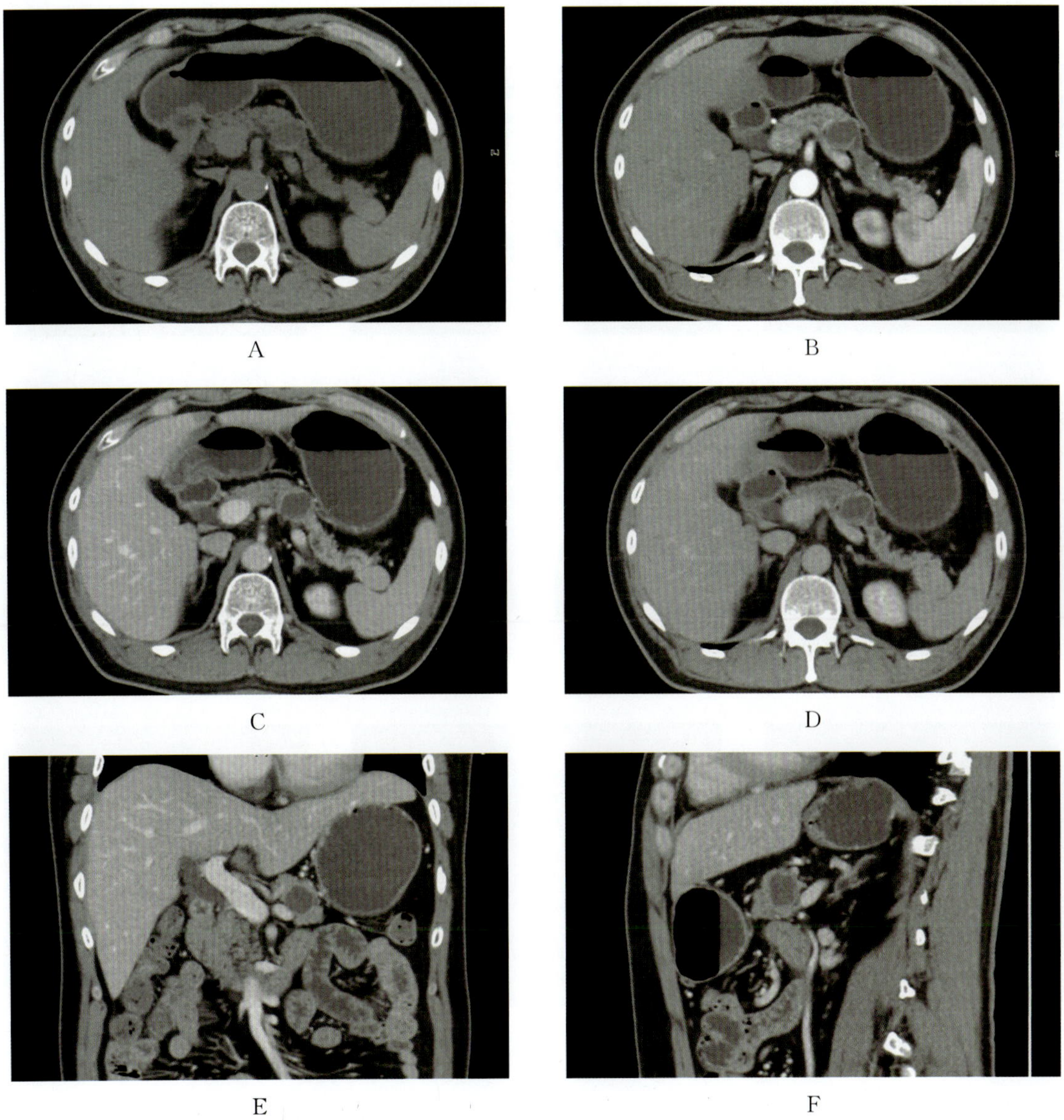

图5-2-14　胰腺纯囊性神经内分泌肿瘤CT表现

与图5-2-13为同一患者，胰腺体部纯囊性神经内分泌肿瘤。CT平扫（A）于胰腺体部见类圆形囊性低密度肿块，大小为3.0 cm×2.0 cm×1.5 cm，边界尚清，内未见明确钙化，远端主胰管扩张伴胰尾部萎缩；增强动、门静脉期和延迟期（B～D），瘤壁呈明显环形强化，病灶内未见明确强化壁结节及实性成分；静脉期期冠状位和矢状位重建图像（E、F），病变段胰管受压，远端胰管扩张。

3. MRI表现

纯囊性胰腺神经内分泌肿瘤在T_1WI序列呈不均匀低信号，当囊内伴出血时呈短T1信号，并可见液-液分层，T_2WI序列呈高信号，囊变坏死区为明显高信号，包膜为环形等信号或略高信号，DWI与周围正常胰腺组织相比具有较高的表观扩散系数(ADC)值，随着肿瘤级别的增高，肿瘤的ADC值反而下降。增强后动脉期呈环形强化，或肿瘤实性成分呈边缘结节样富血供强化，囊性部分无强化，病灶内部分隔少见；静脉期，PC-pNETs囊壁的强化仍高于正常胰腺实质。示例如图5-2-15所示。

(四)鉴别诊断

(1)胰腺导管腺癌：胰腺导管腺癌继发囊变坏死时需要与PC-pNETs相鉴别。胰腺癌中老年男性居多，好发于胰头(60%～70%)，乏血供肿瘤，增强各期强化均低于胰腺，无包膜，常侵犯胆总管下端，

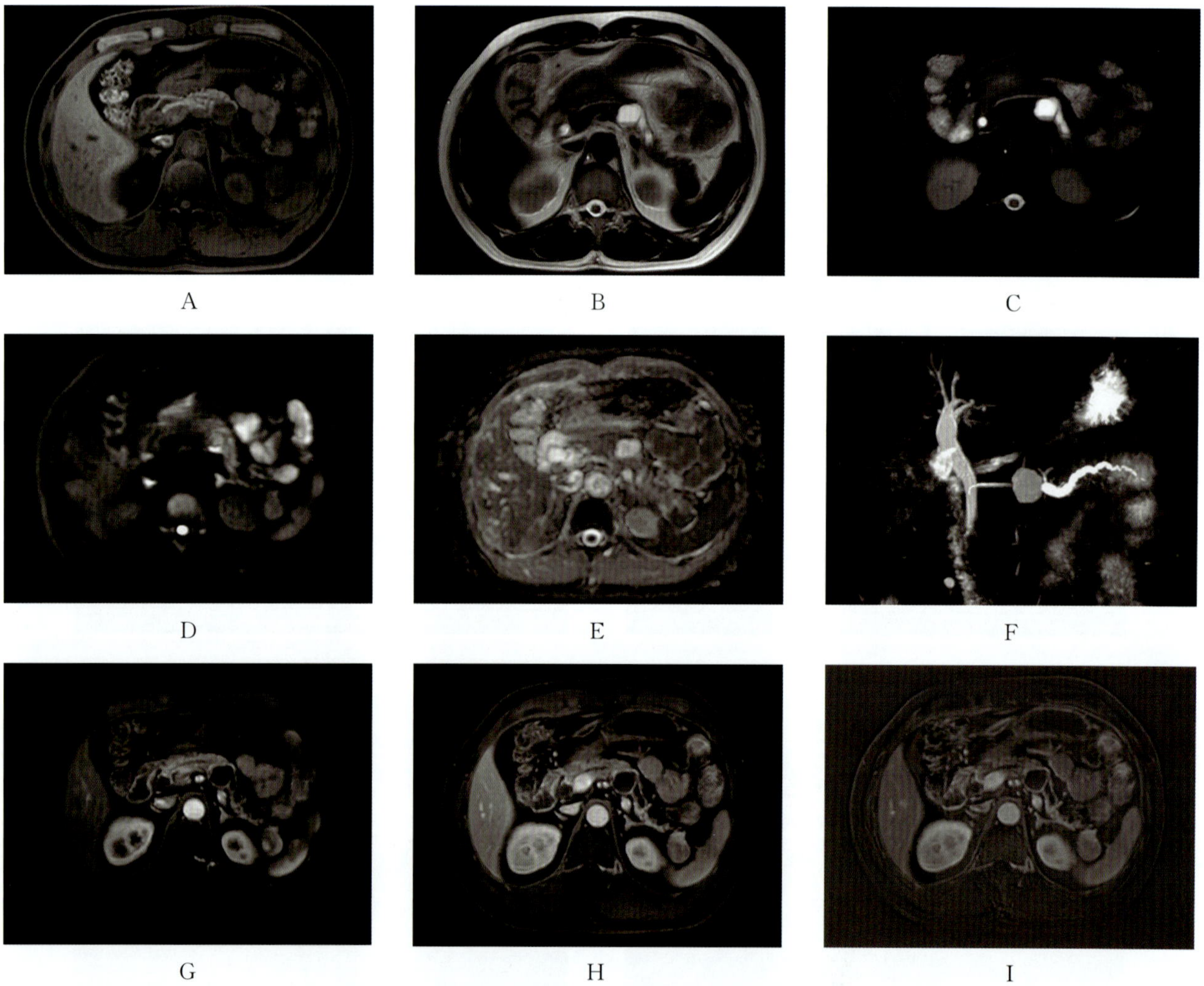

图5-2-15 胰腺纯囊性神经内分泌肿瘤MRI表现

与图5-2-13为同一患者，胰腺体部囊性神经内分泌肿瘤。T_1WI、T_2WI及T_2WI-FS序列(A～C)于胰腺体部见类圆形长T1、长T2信号为主囊性病灶，病灶后缘见片状短T1、短T2信号，并见液-液分层，远端主胰管扩张伴胰尾部萎缩；MRCP(F)：示病灶与远端胰管无明确相通，病变段胰管受压，远端胰管扩张。DWI序列(D，b=800 s/mm^2)PC-pNETs瘤壁为低信号、瘤体的囊性成分呈稍高信号、病灶后缘小片状更高信号出血影，ADC图(E)瘤壁也呈低信号，囊液为稍高信号，出血灶在ADC图呈低信号。增强动脉期、门静脉期(G、H)，动脉期呈明显环形强化，可见完整包膜，延迟期减影(I)示病灶囊壁呈环形强化，增强显示远端的胰体尾部胰管腊肠样扩张。

导致胆总管及胰管明显扩张，引发梗阻性黄疸，易侵犯周围血管，发生胰周及后腹膜淋巴结转移。而PC-pNETs较少造成胰胆管扩张，很少侵犯血管。

(2) 胰腺囊腺瘤：主要分浆液性囊腺瘤(serous cystic neoplasms，SCN)和黏液性囊腺瘤(mucinous cystic neoplasms，MCN)，中老年女性多见，常位于胰体尾。CT、MRI见肿瘤密度和信号接近于水，可见钙化或出血成分。浆液性囊腺瘤常呈蜂窝状、分房状改变，黏液性囊腺瘤肿瘤囊壁厚薄不均，内可见壁结节，增强后囊壁及分隔强化，与PC-pNETs不易鉴别，但胰腺囊腺瘤增强后其强化程度低于PC-pNETs，增强后肿瘤边缘明显强化，且PC-pNETs分隔少见。

(3) 胰腺实性假乳头状瘤(solid pseudopapillary neoplasms，SPN)：好发于年轻女性，多为囊实性肿块，有完整包膜，可见钙化，易出血，增强后动脉期实质部分中等强化，门静脉期呈渐进性强化；部分病灶囊实性相间分布，可见特征性的“浮云征”强化。而PC-pNETs钙化较SPN少见，动脉期明显强化，可作鉴别诊断。

(4) 胰腺导管内乳头状黏液性肿瘤(intraductal papillary mucinous neoplasms，IPMN)：好发于老年男性，病变呈分叶状，通常由单个或多个囊性病灶组成，可伴有主胰管或分支胰管扩张，有厚的分隔及壁结节为其特征性表现，MRCP可清晰地显示病变与胰管相通可作鉴别诊断。

(五) 诊断关键要点

(1) PC-pNETs多位于胰腺体尾部，好发于中年人。

(2) 瘤体形态多为圆形或类圆形，边缘光滑，与周围胰腺实质分界清楚，常有完整的环形瘤壁，约13%的PC-pNETs可见钙化，偶见分隔及壁结节。

(3) PC-pNETs多具有周边囊壁高强化的特点，强化峰值多位于动脉期，如于囊内发现富血供强化结节，亦有提示意义。

(4) PC-pNETs一般不引起胰管及胆管系统扩张，少数可引起病变上游的胰管扩张。

(5) PC-pNETs瘤体与邻近胰腺实质分界清晰，典型者呈“咬饼征”，即正常胰腺实质陷入肿瘤内部囊变区域，提示肿瘤对周围胰腺组织无侵犯，为肿瘤分化好、侵袭性低的影像学表现特征。

（张　南　王雅琴　董江宁）

六、胰腺实性假乳头状瘤

(一) 概述

胰腺实性假乳头状瘤(solid-pseudopapillary tumor，SPT，或solid-pseudopapillary neoplasm，SPN，或solid-pseudopapillary tumor of pancreas，SPTP)是一种少见的胰腺低度恶性肿瘤，病理形态学上由较为一致的肿瘤细胞形成实性及假乳头状结构，常伴出血、囊变，不同程度地表达上皮间质及内分泌成分。关于胰腺实性假乳头状瘤的起源目前尚不清楚，但有两种观点：① 起源于多能性胰腺细胞；② 来源于胚胎时期与胰腺基连接的生殖脊卵巢原基相关细胞。随着电镜和免疫组织化学研究的深入，发现SPT的肿瘤细胞具有内分泌与外分泌细胞的双重特征。

2019年WHO胰腺肿瘤分类中归为低度恶性胰腺肿瘤，又称“女儿瘤”，好发于20～30岁的女性患者，平均年龄约28.5岁。男女发病之比约1∶10。胰腺实性假乳头状瘤患者多无症状，有症状者包括缓慢增大的腹部肿块，伴或不伴腹痛，可有腹部不适，呕吐及类似胃肠炎的症状，黄疸罕见，肿瘤破裂可有急性腹痛，无相关内分泌功能综合征。胰腺实性假乳头状瘤没有相关肿瘤标志物，实验室生化检查指标均在正常范围。

(二) 病理学表现

胰腺实性假乳头状瘤可发生于胰腺的任何部位，最常见于胰腺尾部，其次为头部，少部分可发生于胰腺外，包括肠系膜、网膜、腹膜后或肝脏。

大体病理：胰腺实性假乳头状瘤肿瘤通常较大，常为单发圆形或卵圆形，常见出血与坏死。肿瘤质地较软,常有包膜或纤维组织分割,多呈囊实性混合性肿块,肿瘤切面呈非均质表现,由灰黄及灰红色实性区域和暗红色区域组成。

镜下表现:瘤体主要由实性区、假乳头区以及囊性结构组成。实性区为巢状排列的肿瘤细胞,周围为纤细的血管形成间隔,分裂象与真性坏死少见;假乳头区的肿瘤细胞围绕纤维血管束呈放射状排列,构成特征性的假乳头状或玫瑰花样结构;囊性部分为肿瘤细胞缺血退行性改变所致,表现为坏死、液化、囊性变及陈旧性出血灶,仅在囊壁边缘残留少量肿瘤组织。示例如图5-2-16所示。

(三)影像学表现

胰腺实性假乳头状瘤表现为边界清楚的类圆形实性或囊实性肿块,包膜完整,具有一定程度的外生性,邻近组织及器官常有受压移位。

1. CT表现

肿瘤密度多不均匀,实性部分及高密度出血常常漂浮在低密度囊性区,或分布在包膜下形成附壁结节,即实性部分位于边缘呈附壁结节,或囊性实性部分相间分布,表现为“浮云征”。包膜及实性部分可出现片状及弧形钙化。增强动脉期SPT的实性部分及包膜强化,门脉期、平衡期和延迟期呈渐进性强化,强化程度均低于正常胰腺实质,囊性及出血区不强化。SPT的实性假乳头结构在CT平扫时呈低或稍低密度,SPT的包膜呈稍高密度,为其CT平扫的特征之一;CT增强后假乳头结构的低密度区渐进性强化,平扫的高密度出血成分不强化而呈相对低密度为其特征之二。示例如图5-2-17所示。

2. MRI表现

胰腺实性假乳头状瘤常合并出血、坏死及囊变,在T_1WI及T_2WI序列多呈不均质高低混杂信号。肿瘤实性成分T_1WI序列为等或低信号,T_2WI为等或高信号;因肿瘤细胞排列紧密、水分子扩散受限,DWI上多表现为高信号,ADC图呈低信号、ADC值偏低;SPT的包膜在T_1WI、T_2WI序列均呈低信号;坏死、囊变区表现为T_1WI序列低信号、T_2WI序列高信号;出血及组织坏死物可形成重力方向的液-液平面。多期MRI增强肿瘤的假乳头结构强化方式与CT相似,呈渐进性延迟强化,强化程度低于胰腺;出血和囊变成分不强化。当CT和MRI上显示肿瘤偏心性分叶状生长、局部包膜不完整或侵犯周围结构,发生肝脏转移、腹膜后淋巴结转移时,则提示胰腺恶性实性假乳头状瘤。示例如图5-2-18所示。

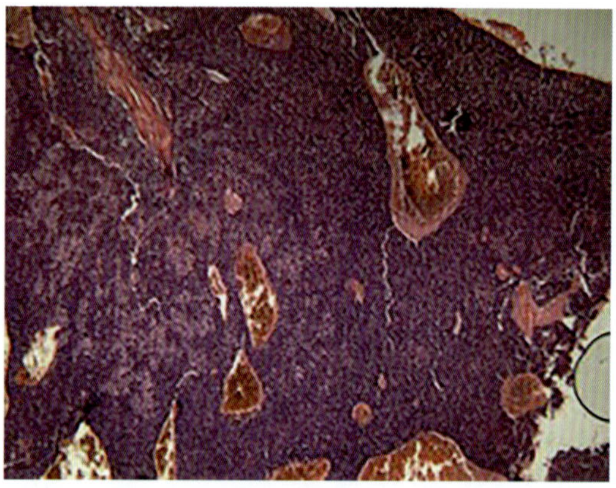

A

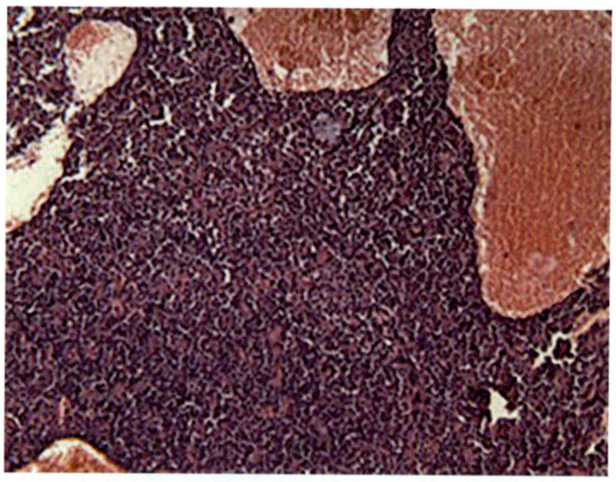

B

图5-2-16 胰腺实性假乳头状瘤病理学表现

患者女性,31岁,胰腺体尾部实性假乳头状肿瘤。大体病理:(胰体尾)胰腺大小为8.5 cm×4 cm×2 cm,距断端切缘0.5 cm见一囊性肿物大小为2.2 cm×2 cm×1.2 cm,切面灰红灰黄伴出血,边界尚清。镜下表现(A、B):肿瘤细胞围绕血管形成假乳头状排列,瘤细胞较一致,排列疏松,间隙内充满大量红细胞。免疫组化:CK(+),Vim(+),β-Catenin(+,核),PR(+),CD10(+),AACT(+),Syn(+),CD56(−),CgA(−),E-Cadherin(−),CD117(−),EMA(−),CD99(−),Ki-67(+,约3%)。

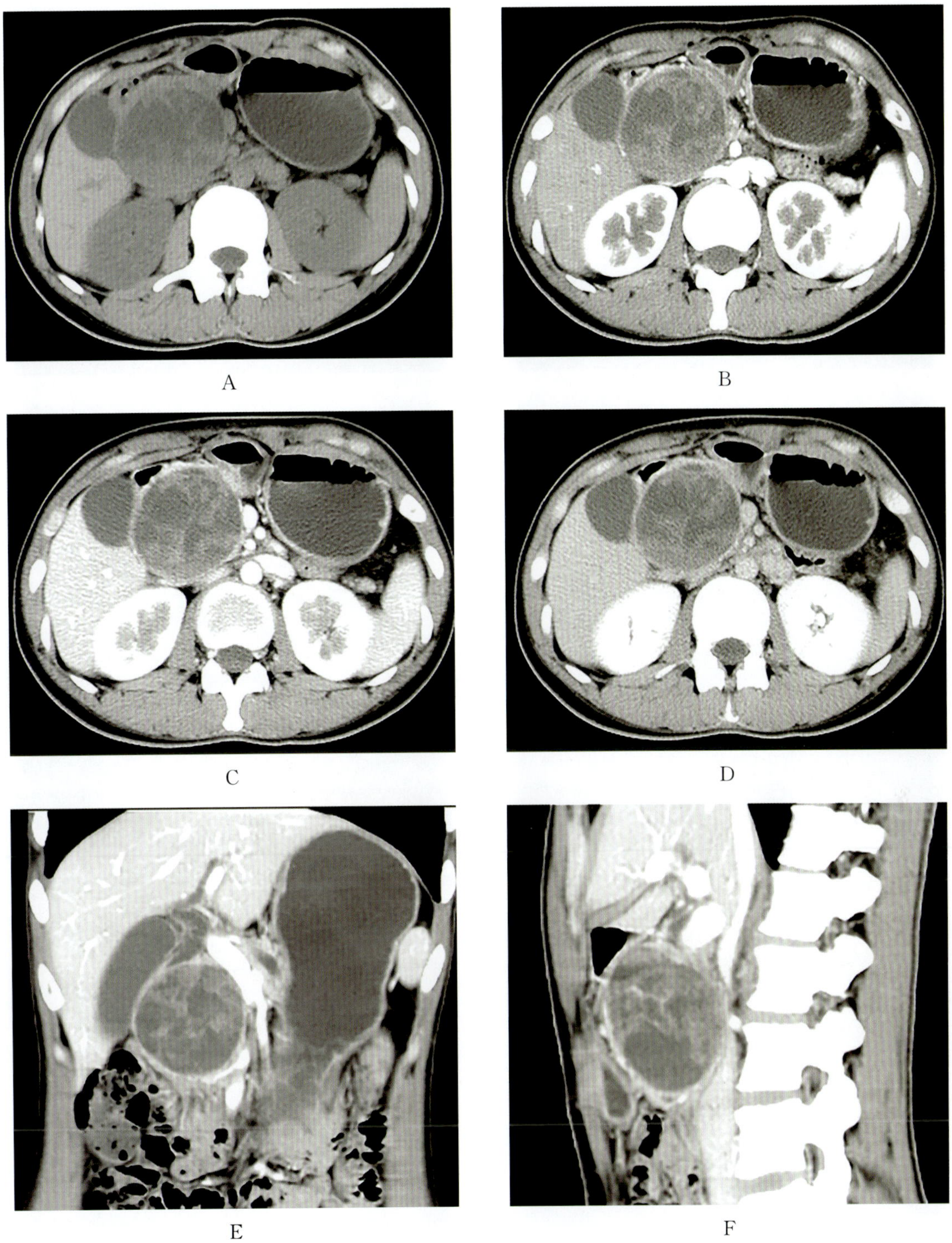

图5-2-17 胰腺实性假乳头状瘤CT表现

患者女性，21岁，胰腺实性假乳头状瘤。CT平扫(A)示胰头处一囊实性肿块，呈类圆形，包膜完整，邻近组织及器官受压改变，肿块密度不均匀，实性部分漂浮在低密度囊性区及分布在包膜下，形成"浮云征"及附壁结节。增强扫描：动脉期(B)肿块的实性部分及包膜强化，门静脉期(C)、延迟期(D)示肿瘤实性部分表现为轻中度、渐进性强化，强化程度均低于正常胰腺实质，囊性区不强化。

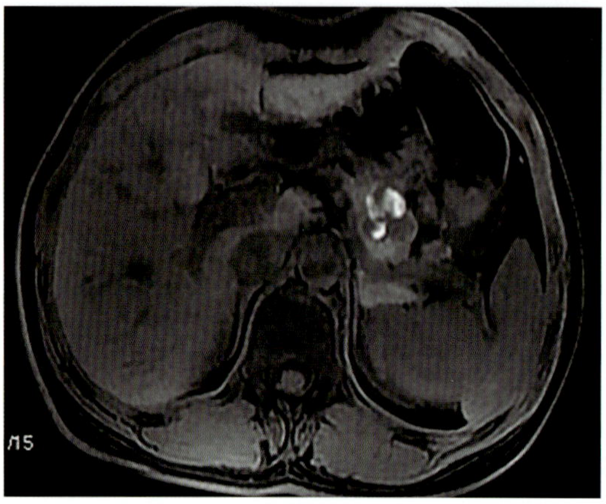

A

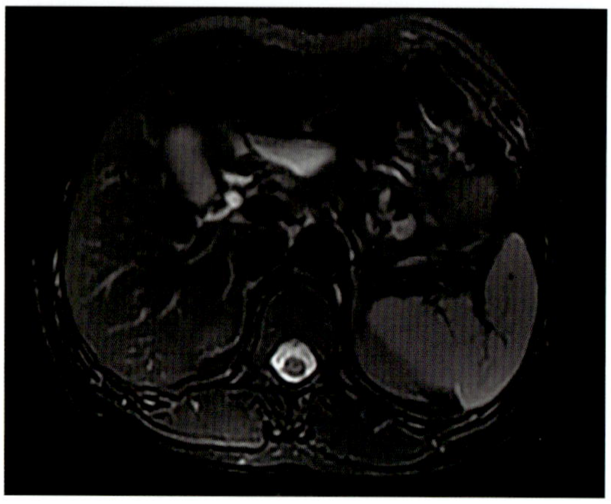

B

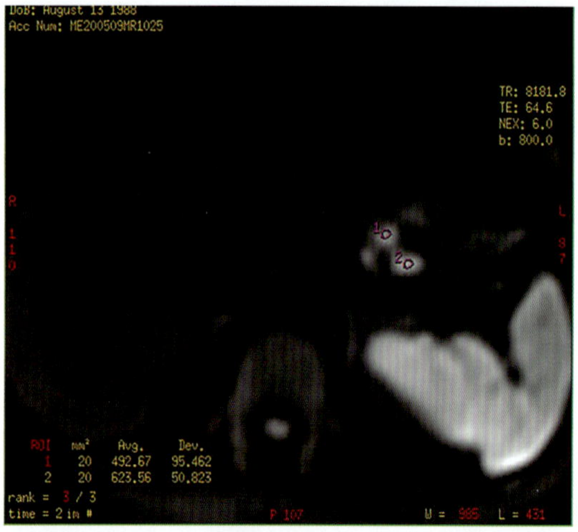

C

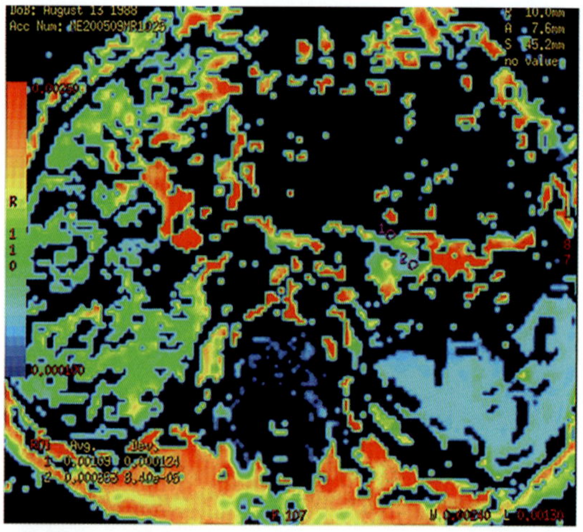

D

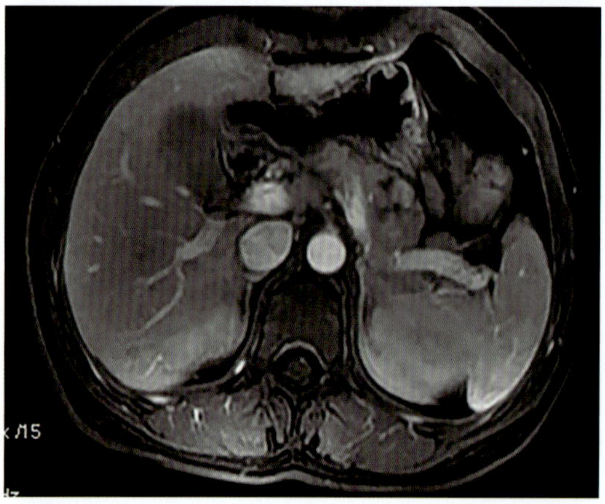

E

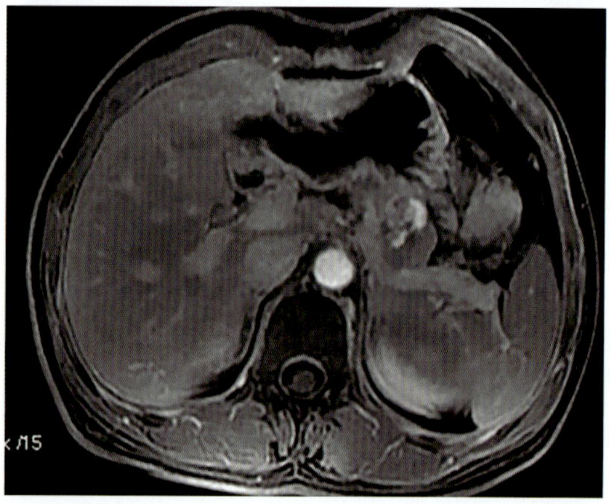

F

图5-2-18　胰腺实性假乳头状瘤MRI表现

与图5-2-16为同一患者，胰腺体尾部实性假乳头状瘤。T_1WI脂肪抑制序列(A)及T_2WI脂肪抑制序列(B)示胰体尾处一囊实性肿块，边缘略呈轻度分叶状改变，肿块主体呈长T1、稍长T2信号伴散在结节样短T1、短T2信号，提示出血；DWI序列(C)呈散在高信号，测得ADC值(D)约为1.09×10^{-3} mm²/s；增强扫描动脉期(E)及门静脉期(F)呈轻度渐进性强化，内见不规则分隔，远端胰腺实质未见萎缩。

（四）鉴别诊断

（1）胰腺癌：胰腺癌（胰腺导管腺癌）和胰腺实性假乳头状瘤均为乏血供肿瘤，但胰腺癌好发于中老年人，患者临床症状比较明显，并且因为肿瘤恶性程度高，一般发现时伴周围的组织器官浸润侵犯，甚至转移；若发生在胰头部，可出现胰管及胆管扩张，表现为“双管征”；就实验室指标而言，胰腺癌患者的CEA及CA19-9可显著增高。SPT假乳头结构增强表现具有一定的特征性，结合患者发病年龄不难鉴别。

（2）胰腺黏液性囊腺瘤：好发于年龄相对较大的女性，俗称“母亲瘤”，在增强扫描时其囊性成分不强化，囊壁及分隔强化，大多数是良性肿瘤，但囊壁不均匀增厚、实性成分不均匀强化、壁结节或分隔钙化等均提示肿瘤可能恶变。而胰腺实性假乳头状瘤好发于年轻女性，增强扫描时囊性成分可以有强化，即表现为典型的“浮云征”。

（3）有钙化出血的胰腺假性囊肿：伴有出血钙化的胰腺假性囊肿通常有明确的病史，如腹部外伤史或既往胰腺炎等，假性囊肿的壁较光整，其内成分较单一，二者一般鉴别较为容易。但当病史不明确并且伴有感染、出血时，囊壁较厚且强化较明显，此时二者难以鉴别。

（4）无功能性胰腺神经内分泌肿瘤：胰腺实性假乳头状瘤与胰腺神经内分泌肿瘤在病变发生部位、大小上无明显差异，均可表现为实性及囊实性，并且均可含有钙化。但胰腺神经内分泌肿瘤男性略多见，钙化一般位于病变内部，是富血供肿瘤，增强扫描动脉期强化程度最高，并且高于周围胰腺组织，门脉期及延迟期强化程度减弱，而胰腺实性假乳头状瘤为相对乏血供肿瘤，呈延迟强化，其强化程度一般低于正常胰腺组织，钙化一般位于包膜，好发于青年女性。

（五）诊断关键要点

（1）SPT由较为一致的肿瘤细胞形成实性及假乳头状肿瘤，常伴有出血、囊变，不同程度表达上皮间质及内分泌成分，其肿瘤细胞具有内分泌与外分泌细胞的双重特征，好发于年轻女性。

（2）肿瘤多见于胰腺尾部，其次为胰头区。瘤体常大于3 cm，瘤内出血、瘤周钙化，实性成分渐进性强化。

（3）CT特征：① SPT“浮云征”主要定义为SPT肿瘤内部囊性成分中可见漂泊的实性成分，而实性高密度成分可为出血（血凝块）或假乳头状结构；② SPT的实性假乳头结构在CT平扫时呈低或稍低密度，SPT的包膜呈稍高密度；③ CT增强后假乳头结构的低密度区渐进性强化而出血成分反而不强化呈相对低密度。

（4）MRI特征：① SPT肿瘤偏心分叶状生长、常合并出血、坏死及囊变，在T_1WI及T_2WI序列多呈不均质高低混杂信号。② 因肿瘤细胞排列紧密、水分子扩散受限，DWI上多表现为高信号、ADC值偏低。③ SPT的包膜在T_1WI、T_2WI序列均呈低信号；坏死、囊变区表现为T_1WI序列低信号、T_2WI序列高信号；出血及组织坏死物可形成重力方向的液-液平面。④ 多期MRI增强肿瘤的假乳头结构强化方式与CT上相似，呈渐进性延迟强化，强化程度低于胰腺；出血和囊变成分不强化。

（蒋雪艳　尚　瑾　董江宁）

七、胰腺转移瘤

（一）概述

胰腺转移瘤是指胰腺外器官和组织的原发癌经血液循环、淋巴管等途径转移至胰腺的恶性肿瘤。在胰腺所有恶性肿瘤中，胰腺转移瘤少见，占2%～5%，好发于中老年人，无明显性别差异。随着癌症患者生存时间的延长，胰腺转移瘤有逐年增多的趋势。国内文献报道胰腺转移瘤常见的原发肿瘤有肺癌、肾细胞癌、结直肠癌、胃癌、乳腺癌、卵巢癌等。国外文献显示胰腺转移瘤绝大多数是肾细胞癌（70.5%），其次是乳腺癌（6.8%）、肺癌（5.9%）、大肠癌（5.5%）和黑色素瘤（2.7%）。

50%~83%的胰腺转移瘤患者无明显症状,部分可出现腹部不适、消瘦及消化道出血等。胰腺转移瘤一般不造成胰管扩张,除非转移瘤浸润到胰导管上皮细胞或位于胰头的病灶压迫可引起胆总管及胰管扩张。部分患者CEA、CA125及CA19-9可升高,但无特异性。该病相对罕见,且影像学表现有时与胰腺原发肿瘤类似,临床易误诊。

(二)病理学表现

原发肿瘤不同,胰腺转移瘤的病理表现也不同。下面以原发胆囊癌的胰腺转移瘤病理表现为例(图5-2-19)介绍胰腺转移瘤的病理学表现。

大体病理:肿瘤组织为囊壁样,表面欠光滑,内壁粗糙,部分区域呈灰红色。

镜下表现:镜下可见肿瘤与胰腺组织分界清晰,有假包膜。肿瘤细胞呈管状及筛状,细胞中度异型性,核分裂象可见,部分肿瘤细胞复层化、呈乳头状生长伴腺腔形成,肿瘤组织呈浸润性生长,局部可见出血。

(三)影像学表现

胰腺转移瘤分为单结节型(最多见)、多发型、弥漫型。胰腺转移瘤可发生于胰腺的任何部位,胰腺头、颈、体、尾部无显著差异。虽然胰腺转移癌与胰腺癌影像学均表现为胰腺肿块,但二者的影像学表现具有不同点。胰腺转移瘤具有以下三个特点:胰管扩张少见,胰周侵犯少见,原发瘤富血供转移瘤就富血供、原发瘤乏血供转移瘤也乏血供。

1. CT表现

(1)密度和形态:病灶直径大多小于4 cm,多表现为类圆形和不规则形结节灶,呈等密度或稍低密度,平扫常难以发现病灶,较大的病灶内可见更低密度的囊变坏死区,少数肿瘤可见斑点钙化灶。骨肉瘤及食管鳞癌等可出现囊性胰腺转移瘤,与肿瘤易发生坏死有关。

(2)强化特征:增强扫描病灶边界较平扫清楚,轮廓较光整,与周围正常胰腺组织分界清晰锐利,并可见假包膜。原发于肾细胞癌的胰腺转移瘤动脉期病灶实性部分明显强化,强化幅度高于正常胰腺组织,门静脉期强化减退,但仍为相对高强化,呈"富血供"特点。一些未分化或侵袭性高的肿瘤也具有明显强化的特征。而原发于肺癌和结直肠癌的胰腺转移瘤病灶则表现为乏血供特征,病灶强化幅度多低于正常胰腺,呈环状强化,可类似肝脏转移瘤的"牛眼征"。小病灶的胰腺转移瘤可呈均匀强化。

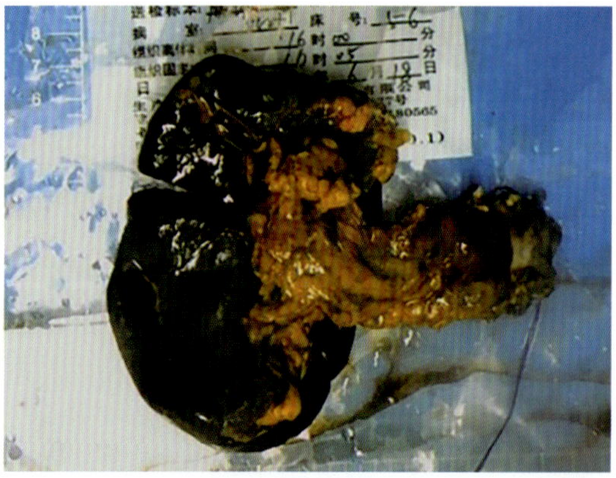

A

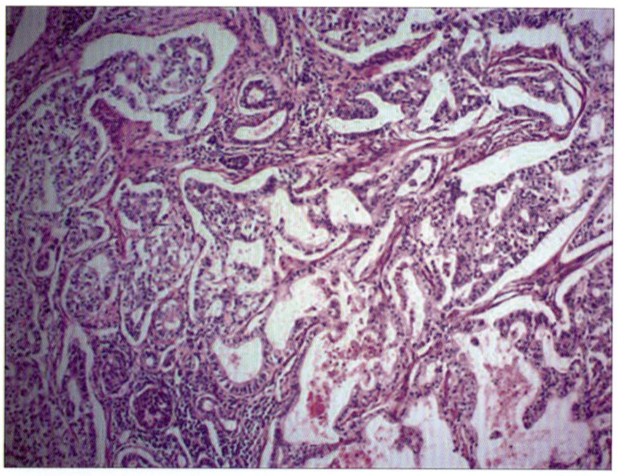

B

图5-2-19 胆囊癌胰腺转移的病理学表现

患者女性,45岁,胆囊癌胰腺转移瘤。大体病理(A):(胰体尾+脾)部分胰腺组织,大小为7.5 cm×3.5 cm×2.5 cm,紧贴断端切缘见一肿块,大小为5.5 cm×2.5 cm×1.6 cm,胰腺上连脾脏一枚,脾脏做书页状切开,未见特殊。镜下表现(HE,×200)(B):肿瘤细胞呈管状及筛状,细胞中度异型性,核分裂象可见。免疫组化:CK 7(+),CK 19(+),MUC1(+),CA19-9(-),CEA(+),CK20(-),CDX-2(-),D2-40(淋巴管+),CD31(血管+),Ki-67(+,40%)。

(3) 继发征象：胰头部转移瘤可引起胆总管、胰管轻度扩张。胰腺转移瘤被发现时多伴有一个或多个其他部位脏器转移，转移部位包括肺、肝、骨、胸壁、腹膜后淋巴结等。示例如图5-2-20所示。

2. MRI表现

(1) 平扫：病灶T_1WI序列呈低信号，T_2WI序列呈稍高与高信号，反相位信号无衰减。

(2) DWI序列呈高信号、ADC值降低，表现为恶性肿瘤特征。

(3) 增强：原发于肾细胞癌的胰腺转移瘤病灶呈"富血供"特点，各期信号均高于正常胰腺。一些原发肿瘤为未分化或高度侵袭性恶性肿瘤转移到胰腺时，也具有明显强化的特征。乏血供的胰腺转移瘤强化幅度低于正常胰腺，多呈轻度环状强化，可类似肝脏转移瘤的"牛眼征"。胰腺小转移瘤多呈均匀强化。MRCP显示胆胰管扩张少见，胆胰管扩张的概率明显低于胰腺癌。示例如图5-2-21所示。

(四) 鉴别诊断

(1) 胰腺癌：乏血供的胰腺转移瘤需与胰腺癌鉴别。① 胰腺癌单发多见，体积较大，好发于胰头并造成胰管及胆总管明显扩张(双管征)。胰腺转移瘤一般体积较小，边界清楚，一般无胆管及胰管扩张，位于胰头的转移瘤压迫可引起胆总管及胰管轻度扩张。MRCP有助于二者的鉴别。② 胰腺癌CT平扫呈等或稍低密度类圆形、分叶状肿块，与正常胰腺组织分界不清；MRI在T_1WI序列呈低信号，T_2WI序列呈稍高或混杂信号，T_2WI抑脂序列有利于区检出胰腺内的小肿块，DWI序列呈明显高信号。③ CT、MRI三期增强胰腺癌的肿块为乏血供，与正常胰腺比较呈低强化，尤其在动脉期正常胰腺组织明显强化，而癌组织为低强化。胰腺转移瘤多数为富血供强化。④ 胰腺癌具有血管性浸润和嗜

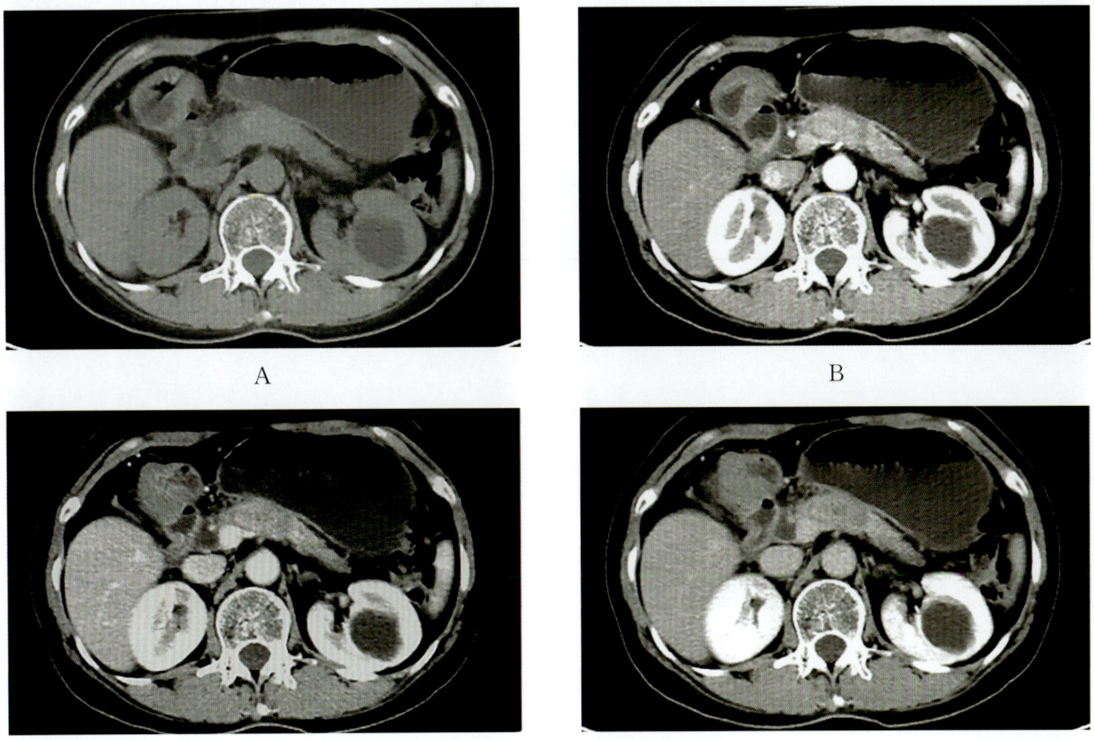

A B C D

图5-2-20 胆囊癌胰腺转移瘤CT表现

与图5-2-19为同一患者，胆囊癌胰腺转移瘤(单结节型)。CT平扫(A)：胰颈部椭圆形等低密度结节(CT值50.1 HU)，大小约3.2 cm×1.7 cm；动脉期(B)：肿块呈轻度不均匀强化(CT值71.3 HU)，强化幅度低于正常胰腺；门静脉期(C)：肿块边界较平扫明显清楚，强化程度未见减退(CT值71.2 HU)；延迟期(D)：肿块强化程度稍减退(CT值67.9 HU)，强化程度始终低于正常胰腺组织。

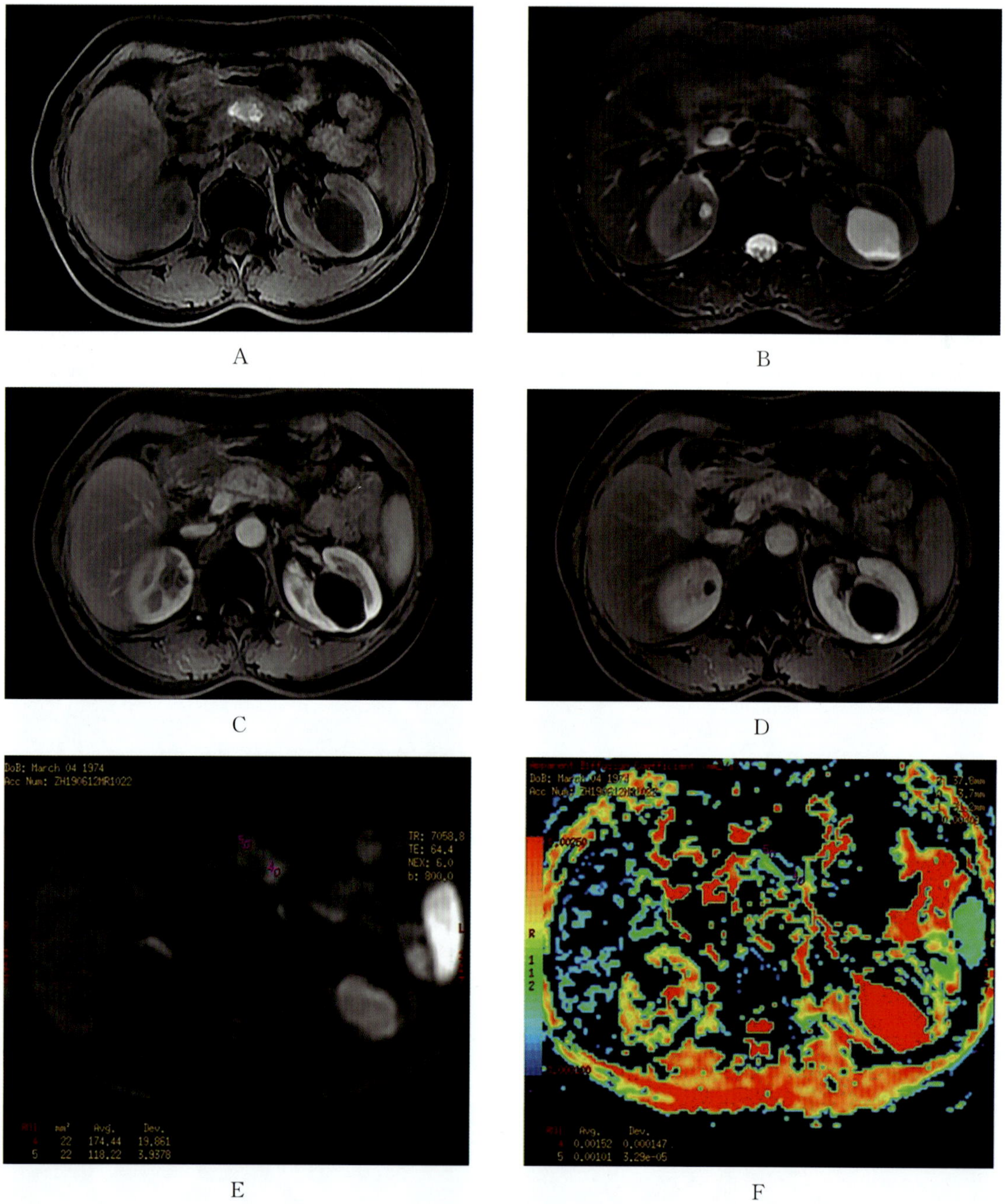

图5-2-21　胆囊癌胰腺转移瘤MRI表现

与图5-2-19为同一患者,胆囊癌胰腺转移瘤(单结节型)。横轴位梯度回波 T_1WI 序列(A):胰腺颈部及体部椭圆形不均匀信号结节,内见斑片状高信号(出血);横轴位 T_2WI 抑脂序列(B):信号不均匀;横轴位增强动脉期、静脉期(C、D):肿块边界较平扫明显清楚,整体呈轻度不均匀性强化;DWI序列(b=800 s/mm^2)(E):肿块在DWI序列上呈稍高信号;ADC伪彩图(F):ADC值为 1.01×10^{-3} mm^2/s。

神经生长的特性，常侵犯邻近血管，导致狭窄及栓塞。胰腺转移瘤则很少侵犯周围结构。

(2) 胰腺神经内分泌肿瘤：富血供的胰腺转移瘤需与胰腺神经内分泌肿瘤鉴别。胰腺神经内分泌肿瘤多无胰腺外原发肿瘤病史，较小的肿瘤多有相关激素分泌过高的突出临床症状和实验室检查异常，非功能性胰腺神经内分泌肿瘤临床早期无特殊症状，发现时体积较大，外形不规则而边界较清楚，增强动脉期明显强化，延迟期下降，易囊变坏死，出现钙化有助于诊断。

(3) 胰腺淋巴瘤：肿块多质软且体积较大，形态不规则，呈弥漫生长，密度/信号均匀；DWI呈明显高信号、ADC值显著降低；CT、MRI增强多呈轻度较均匀强化，典型者可见“血管漂浮征”，并见腹膜后肿大淋巴结。胰腺转移瘤多体积较小，增强多为边缘轻度强化，极少见肿瘤血管穿行。

(五) 诊断关键要点

(1) 胰腺转移瘤少见，好发于老年人，随着恶性肿瘤患者生存期的延长，发病率逐年增加。

(2) 分为单结节型(最多见)、多发型和弥漫型。病灶直径大多小于4 cm，较大者可呈分叶状。

(3) 胰腺转移瘤CT平扫多呈等密度或稍低密度，T_1WI序列呈低信号，T_2WI序列呈不均匀稍高信号，DWI序列呈高信号，反相位信号无明显衰减。原发于肾癌、未分化或侵袭性肿瘤的胰腺转移瘤，CT与MRI增强呈明显“富血供”强化的特点。原发于肺癌和结直肠癌的胰腺转移瘤病灶则表现出了乏血供特征，部分病灶呈环状强化，类似肝脏转移瘤的“牛眼征”。

(4) 胰腺转移瘤较少造成胰胆管扩张，很少侵犯周围结构，其强化程度与原发瘤相似。

(贾好东　董江宁)

参考文献

[1] Farrell J J. Pancreatic cysts and guidelines[J].Dig Dis Sci, 2017,62(7):1827-1839.

[2] Meagher T, Armuss A. Pancreatic cysts[J].J Insur Med, 2016,46(2):60-65.

[3] 谭炜，伍开明，冯灵美，等.慢性胰腺炎合并胰腺复杂假性囊肿[J].中华消化杂志，2022,42(6):411-414.

[4] 黎殿德.腹腔镜外科手术治疗胰腺假性囊肿的临床效果[J].中国现代药物应用，2020,14(14):91-92.

[5] 方旭，边云，邵成伟，等.Von Hippel-Lindau综合征腹部病变的影像学表现[J].临床放射学杂志，2019,38(10):1877-1881.

[6] Warnock W T, Khoshnam N, Bird K M, et al. Congenital cyst of the pancreas: A case report and review of literature[J].Fetal Pediatr Pathol, 2016,35(4):265-271.

[7] 周英，周存升.胰腺囊性病变的影像学诊断[J].医学影像学杂志，2005(4):326-328.

[8] 于文越，秦晔.CT、MRI对胰腺囊性病变的鉴别诊断价值分析[J].中国CT和MRI杂志，2022,20(3):86-88.

[9] 王鑫，方旭，边云，等.胰腺浆液性囊性肿瘤伴胰管扩张患者的影像学误诊情况分析[J].中华肝胆外科杂志，2022,28(7):510-514.

[10] 鲁学婷，方杰，李之豪，等.胰腺及胰周囊性病变的影像学鉴别诊断[J].中国医学影像学杂志，2019,27(5):367-370,373.

[11] 彭泰松，唐光健，许志高，等.胰腺囊性病变的影像表现与临床特点(上)[J].国际医学放射学杂志，2020,43(4):468-473.

[12] Newman R, Heller S L. Patient-friendly summary of the ACR appropriateness criteria: Pancreatic cyst[J]. J Am Coll Radiol, 2022,19(3):e13.

[13] Jais B, Rebours V, Malleo G, et al. Serous cystic neoplasm of the pancreas: A multinational study of 2622 patients under the auspices of the International Association of Pancreatology and European Pancreatic Club (European Study Group on Cystic Tumors of the Pancreas)[J]. Gut, 2016,65(2):305-312.

[14] Manfredi R, Ventriglia A, Mantovani W, et al. Mucinous cystic neoplasms and serous cystadenomas arising in the body-tail of the pancreas: MR imaging characterization[J]. Eur Radiol, 2015,25(4):940-949.

[15] 叶枫，张红梅，赵心明.胰腺囊性肿瘤的影像诊断思路[J].中华放射学杂志，2020,54(7):723-726.

[16] 梁文杰，田吴炜，王聿必琢，等.基于CT检查影像组学在术前鉴别诊断胰腺浆液性囊腺瘤和黏液性囊

腺瘤中的临床价值[J].中华消化外科杂志,2021,20(5):555-563.

[17] Wu Y H A, Samuels J M, Harnke B, et al. Multifocal/diffuse pancreatic serous cystic neoplasms: Systematic review with a new case[J]. Pancreatology, 2020, 20(5):902-909.

[18] 田锋,孙孝伟,贾丛伟,等.胰腺浆液性微囊腺瘤的不典型临床影像特点[J].中华肝胆外科杂志,2021,27(2):124-127.

[19] Bojanapu S, Kasi A. Pancreatic mucinous cystadenoma[M]. Treasure Island (FL): StatPearls Publishing, 2021.

[20] 王波涛,何蕾,刘刚,等.磁共振成像纹理特征分析在胰腺浆液性囊腺瘤及黏液性囊腺瘤鉴别诊断中的价值[J].中国医学科学院学报,2018,40(2):187-193.

[21] 梁文杰,田昊炜,王聿必琢,等.基于CT检查影像组学在术前鉴别诊断胰腺浆液性囊腺瘤和黏液性囊腺瘤中的临床价值[J].中华消化外科杂志,2021,20(5):555-563.

[22] Yang J, Guo X, Zhang H, et al. Differential diagnosis of pancreatic serous cystadenoma and mucinous cystadenoma: Utility of textural features in combination with morphological characteristics[J]. BMC Cancer, 2019,19(1):1223.

[23] 许志高,唐光健,彭泰松,等.胰腺囊性病变的影像表现与临床特点(中)[J].国际医学放射学杂志,2020,43(5):596-602.

[24] Nagtegaal I D, Odze R D, Klimstra D, et al. The 2019 WHO classification of tumours of the digestive system[J]. Histopathology, 2020,76(2):182-188.

[25] 唐月阳,夏天,刘俊,等.胰腺浆液性囊腺瘤9例临床病理分析[J].西南医科大学学报,2019,42(2):143-147.

[26] 胡曙东,王亚非,林晓珠,等.胰腺异位副脾的MDCT特征[J].中华胰腺病杂志,2013,13(2):107-109.

[27] 韩雪,时高峰,申青,等.胰腺异位副脾1例[J].中国临床医学影像杂志,2020,31(4):300-302.

[28] Spencer L A, Spizamy D L, Williams T R. Imaging features of intrapancreatie accessory spleen[J]. Br J Radiol, 2010,83:668-673.

[29] 韩铮,舒锦尔,吕光宏,等.胰腺内异位副脾CT及MRI表现[J].中国医学影像学杂志,2020,28(3):223-226.

[30] 赵旭,周志强,项鹍,等.胰腺内异位副脾的CT诊断(附2例报道)[J].放射学实践,2013,28(10):1046-1048.

[31] Radojkovic M, Radojkovic D, Premovic N. Intrapancreatic accessory spleen[J]. Med Clin (Barc), 2021, 157(3):153-154.

[32] Vincent A, Herman J, Schulick R, et al. Pancreatic cancer[J]. Lancet, 2011,378(9791):607-620.

[33] Goral V. Pancreatic cancer: Pathogenesis and diagnosis [J]. Asian Pac J Cancer Prev, 2015,16(14):5619-5624.

[34] 胰腺癌诊疗指南(2022年版)[J].临床肝胆病杂志,2022,38(5):1006-1030.

[35] Tempero M A. NCCN guidelines updates: pancreatic cancer[J]. J Natl Compr Canc Netw, 2019,17(5):603-605.

[36] 李政晓,李昇霖,孙嘉晨,等.胰腺癌胰周血管侵犯的影像学进展[J].中国医学物理学杂志,2022,39(9):1114-1118.

[37] 陈钰莹,黄小华,刘念,等.影像组学在胰腺癌中的临床研究进展[J].磁共振成像,2021,12(8):108-110.

[38] 何铭,吴爱兰,韩萍,等.自身免疫性胰腺炎与胰腺癌的鉴别诊断[J].放射性实践,2017,32(6):598-601.

[39] Lee E S, Lee J M. Imaging diagnosis of pancreatic cancer: A state-of-the-art review[J]. World J Gastroenterol, 2014,20(24):7864-7877.

[40] 靳莉娟,陈殿森,谢卫东.能谱CT图像纹理分析预测胰腺癌患者腹腔镜胰十二指肠切除术后复发的可行性研究[J].中国实用医刊,2022,49(6):78-81.

[41] 李斌,陆风旗,陈昉铭,等.基于第8版AJCC胰腺癌TNM分期的CT、MRI检查比较[J].中华肝胆外科杂志,2020,26(9):661-665.

[42] 中华医学会外科学分会胰腺外科学组.中国胰腺癌诊治指南(2021)[J].中华外科杂志,2021,59(7):561-577.

[43] 俞亦奇,黄华,张太平.胰腺癌的早期诊断[J].中华胰腺病杂志,2022,22(1):14-21.

[44] Zhang L, Sanagapalli S, Stoita A. Challenges in diagnosis of pancreatic cancer[J]. World J Gastroenterol, 2018,24(19):2047-2060.

[45] Chu L C, Goggins M G, Fishman E K. Diagnosis and detection of pancreatic cancer[J]. Cancer J, 2017, 23(6):333-342.

[46] Ebrahimian S, Singh R, Netaji A, et al. Characterization of benign and malignant pancreatic lesions with DECT quantitative metrics and radiomics[J]. Acad Radiol, 2022,29(5):705-713.

[47] Kulkarni N M, Mannelli L, Zins M, et al. White paper on pancreatic ductal adenocarcinoma from society of abdominal radiology's disease-focused panel for pancreatic ductal adenocarcinoma: Part Ⅱ, update on imaging techniques and screening of pancreatic cancer in high-risk individuals [J]. Abdom Radiol (NY), 2020,45(3):729-742.

[48] An C, Li D, Li S, et al. Deep learning radiomics of dual-energy computed tomography for predicting lymph node metastases of pancreatic ductal adenocarcinoma[J]. Eur J Nucl Med Mol Imaging, 2022,49(4):1187-1199.

[49] Mustafa S, Hruban R H, Ali S Z. Acinar cell carcinoma of the pancreas: A clinicopathologic and cytomorphologic review [J]. J Am Soc Cytopathol, 2020, 9(6):586-595.

[50] Ordóñez N G, Mackay B. Acinar cell carcinoma of the pancreas[J]. Ultrastruct Pathol, 2000,24(4):227-241.

[51] Xing-Mao Z, Hong-Juan Z, Qing L, et al. Pancreatic acinar cell carcinoma-case report and literature review [J]. BMC Cancer, 2018,18(1):1083.

[52] Jornet D, Soyer P, Terris B, et al. MR imaging features of pancreatic acinar cell carcinoma[J]. Diagn Interv Imaging, 2019,100(7-8):427-435.

[53] 李琪,赵海燕,李娜,等.基于多排螺旋CT影像特征的胰腺腺泡细胞癌与胰腺导管腺癌的鉴别诊断[J].中华胰腺病杂志,2021,21(6):461-466.

[54] 戴懿,邓灵波,连纯,等.胰腺腺泡细胞癌12例的影像及临床、病理特征分析[J].临床放射学杂志,2021,40(2):271-276.

[55] 赵凯,张岚.胰腺腺泡细胞癌的MRI表现[J].临床放射学杂志,2020,39(2):326-330.

[56] 叶露,李之珺,李绪斌,等.胰腺腺泡细胞癌的CT及MRI表现[J].国际医学放射学杂志,2021,44(6):721-727.

[57] Tatli S, Mortele K J, Levy A D, et al. CT and MRI features of pure acinar cell carcinoma of the pancreas in adults [J]. AJR Am J Roentgenol, 2005, 184(2):511-519.

[58] Geramizadeh B, Marzban M, Shojazadeh A, et al. Intraductal papillary mucinous neoplasm of the pancreas: Cytomorphology, imaging, molecular profile, and prognosis[J]. Cytopathology, 2021,32(4):397-406.

[59] Paolino G, Esposito I, Hong S M, et al. Intraductal tubulopapillary neoplasm (ITPN) of the pancreas: A distinct entity among pancreatic tumors[J]. Histopathology, 2022,81(3):297-309.

[60] 陈雀芦,陈宇,胡文超,等.胰腺导管内乳头状黏液性肿瘤的影像学表现[J].肝胆胰外科杂志,2018,30(3):227-230.

[61] 孙勤学,陈振东,赵亦军,等.胰腺导管内乳头状黏液性肿瘤恶变的影像表现[J].临床放射学杂志,2020,39(1):81-85.

[62] 阮啟超,张捷,卓丽华.不同分型胰腺导管内乳头状黏液性肿瘤的影像学表现及鉴别诊断[J].肝胆外科杂志,2021,29(5):365-368.

[63] Ogawa T, Horaguchi J, Fujita N, et al. Diffusion-weighted magnetic resonance imaging for evaluating the histological degree of malignancy in patients with intraductal papillary mucinous neoplasm[J]. J Hepatobiliary Pancreat Sci, 2014,21(11):801-808.

[64] Hecht E M, Khatri G, Morgan D, et al. Intraductal papillary mucinous neoplasm (IPMN) of the pancreas: recommendations for standardized imaging and reporting from the society of abdominal radiology IPMN disease focused panel[J]. Abdom Radiol (NY), 2021,46(4):1586-1606.

[65] Tsumura A, Hirono S, Kawai M, et al. Surgical indication for intraductal papillary mucinous neoplasm without mural nodule ≥5 mm[J]. Surgery, 2021, 169(2):388-395.

[66] Bezzi C, Mapelli P, Presotto L, et al. Radiomics in pancreatic neuroendocrine tumors: methodological issues and clinical significance[J]. Eur J Nucl Med Mol Imaging, 2021,48(12):4002-4015.

[67] Lee L, Ito T, Jensen R T. Imaging of pancreatic neuroendocrine tumors: recent advances, current status, and controversies [J]. Expert Rev Anticancer Ther, 2018,18(8):837-860.

[68] 吴文铭,陈洁,白春梅,等.中国胰腺神经内分泌肿瘤诊疗指南(2020)[J].中华外科杂志,2021,59(06):401-421.

[69] 王明亮,纪元,谢艳红,等.胰腺神经内分泌肿瘤的MRI征象及与病理分级的对照研究[J].中华放射学杂志,2017,51(2):136-140.

[70] Canellas R, Lo G, Bhowmik S, et al. Pancreatic neuroendocrine tumor: Correlations between MRI features, tumor biology, and clinical outcome after surgery [J]. J Magn Reson Imaging, 2018, 47(2):425-432.

[71] Bian Y, Li J, Jiang H, et al. Tumor size on microscopy, CT, and MRI assessments versus pathologic gross specimen analysis of pancreatic neuroendocrine tumors[J]. AJR Am J Roentgenol, 2021, 217(1):107-116.
[72] 缪飞,林晓珠.胰腺神经内分泌肿瘤影像学分级再认识[J].中华医学杂志,2022,102(14):988-991.
[73] 敖炜群,杨光钊,王健,等.非典型胰腺神经内分泌肿瘤的影像学特征[J].中华胰腺病杂志,2020,20(6):458-461.
[74] 付岩宁,常瑞萍,金鑫,等.乏血供胰腺神经内分泌肿瘤的CT影像表现及鉴别诊断[J].检验医学与临床,2016,13(z2):66-68.
[75] 卢明智,王铁功,邵成伟,等.胰腺内副脾与G1级神经内分泌肿瘤的MRI鉴别诊断[J].中华胰腺病杂志,2020,20(4):289-294.
[76] 裴新龙,苏静,刘剑羽,等.胰腺非高强化神经内分泌肿瘤与导管腺癌的MRI鉴别诊断[J].中华放射学杂志,2019,53(11):992-997.
[77] Diehl D L, Blansfield J, Li J. Cystic pancreatic neuroendocrine tumor [J]. Gastrointest Endosc, 2010, 71(6):1064-1065.
[78] Sagami R, Nishikiori H, Ikuyama S, et al. Rupture of small cystic pancreatic neuroendocrine tumor with many microtumors[J]. World J Gastroenterol, 2017, 23(37):6911-6919.
[79] Kumar T, Gupta B, Das P, et al. The rare case of a cystic pancreatic neuroendocrine tumor [J]. Autops Case Rep, 2020, 10(3):e2020171.
[80] Shinozaki H, Sasakura Y, Shinozaki S, et al. Cystic pancreatic neuroendocrine tumor in a patient with neurofibromatosis type 1[J]. Case Rep Gastroenterol, 2021, 15(1):108-114.
[81] Noda K, Kuroki T, Yamashita M, et al. Nondegenerated cystic neuroendocrine tumor of the pancreas: A case report[J]. Surg Case Rep, 2020, 6(1):154.
[82] 敖炜群,王健,杨光钊,等.纯囊性胰腺神经内分泌肿瘤八例的CT、MRI影像学特征分析[J].中华胰腺病杂志,2019,19(3):216-218.
[83] 敖炜群,杨光钊,王健,等.非典型胰腺神经内分泌肿瘤的影像学特征[J].中华胰腺病杂志,2020,20(6):458-461.
[84] 敖炜群,胡金文,曾蒙苏,等.高分化胰腺神经内分泌肿瘤的CT表现及与病理对照分析[J].中国医学计算机成像杂志,2015,21(2):139-144.
[85] 敖炜群,王培军,杨光钊,等.囊实性胰腺神经内分泌肿瘤的CT和MRI表现与病理分级对照[J].医学影像学杂志,2016,26(5):843-847.
[86] 徐学勤,缪飞,林晓珠,等.胰腺神经内分泌肿瘤影像学特征与病理分级的关系[J].诊断学理论与实践,2014,13(5):481-486.
[87] 叶正武,金中高.胰腺不同级别神经内分泌肿瘤的CT、MRI特征分析[J].医学影像学杂志,2014(12):2225-2228.
[88] 云飞,罗宴吉,冯仕庭,等.胰腺神经内分泌肿瘤的CT和MRI表现[J].中国介入影像与治疗学,2017,14(3):159-163.
[89] Omiyale A O. Solid pseudopapillary neoplasm of the pancreas[J]. World J Hepatol, 2021, 13(8):896-903.
[90] Ventriglia A, Manfredi R, Mehrabi S, et al. MRI features of solid pseudopapillary neoplasm of the pancreas [J]. Abdom Imaging, 2014, 39(6):1213-1220.
[91] 彭小燕,柴建华,邓学华.胰腺实性假乳头状瘤的CT及磁共振征象与临床病理对照分析[J].现代医用影像学,2022,31(8):1473-1475,1483.
[92] 郭晓妍,郭凌飞.多模态MRI特征在胰腺实性假乳头状瘤诊断中的进展[J].医学影像学杂志,2021,31(12):2141-2144.
[93] 刘芳,朱蒙蒙,王铁功,等.胰腺实性假乳头状瘤与无功能性神经内分泌肿瘤磁共振成像预测模型的建立[J].中华胰腺病杂志,2021,21(6):418-425.
[94] Li D L, Li H S, Xu Y K, et al. Solid pseudopapillary tumor of the pancreas: Clinical features and imaging findings[J]. Clin Imaging, 2018, 48:113-121.
[95] Iglesias-Garcia J, de la Iglesia-Garcia D, Olmos-Martinez J M, et al. Differential diagnosis of solid pancreatic masses [J]. Minerva Gastroenterol Dietol, 2020, 66(1):70-81.
[96] Tsitouridis I, Diamantopoulou A, Michaelides M, et al. Pancreatic metastases: CT and MRI findings [J]. Diagn Interv Radiol, 2010, 16(1):45-51.
[97] Sweeney A D, Fisher W E, Wu M F, et al. Value of pancreatic resection for cancer metastatic to the pancreas[J]. J Surg Res. 2010, 160(2):268-276.
[98] 丁陆,王明亮,纪元,等.胰腺转移瘤的CT及MRI特征分析[J].中华普通外科杂志,2021,36(7):539-540.
[99] 李建生,陈浩,马金良,等.肾透明细胞癌胰腺转移一例[J].肝胆胰外科杂志,2012,24(2):163-164.
[100] 丁陆,姚家美,王明亮,等.胰腺转移性肾透明细胞癌

九例的CT及MRI影像学特征[J].中华胰腺病杂志,2019,19(5):364-366.
[101] Ballarin R, Spaggiari M, Cautero N, et al. Pancreatic metastases from renal cell carcinoma: the state of the art[J]. World J Gastroenterol, 2011, 17(43): 4747-56.
[102] 马小龙,王海峰,蒋慧,等.肾透明细胞癌胰腺转移瘤的影像特征[J].中华放射学杂志,2018,52(3):188-191.
[103] 苗永兴,陈忠达,于骞,等.胰腺转移癌:CT表现及临床分析[J].肝胆胰外科杂志,2014,26(3):218-221.
[104] 王光宪,邓小琴,文利,等.胰腺转移瘤的临床及CT表现[J].中华胰腺病杂志,2013,13(1):5-8.
[105] 杜晓峰,马周鹏,林观生,等.胰腺转移瘤的CT诊断[J].中国中西医结合影像学杂志,2018,16(1):69-71.
[106] Tsitouridis I, Diamantopoulou A, Michaelides M, et al. Pancreatic metastases: CT and MRI findings[J]. Diagn Interv Radiol, 2010,16(1):45-51.
[107] 刘灵灵,缪飞,王宇峰.胰腺转移瘤的CT特点[J].中国医学计算机成像杂志,2014,20(6):504-506.
[108] 张国勋,吴芬,宋佳成,等.相对廓清率对肾癌胰腺转移瘤与富血供胰腺神经内分泌肿瘤的鉴别诊断[J].中华老年多器官疾病杂志,2021,20(3):161-165.
[109] 李敏,时高峰,秦洪涛.多排螺旋CT对胰腺转移瘤的诊断价值[J].实用医学影像杂志,2019,20(1):74-75.
[110] 闫圆圆,黄勇,李文武.胰腺转移瘤的MDCT诊断[J].临床放射学杂志,2012,31(2):204-207.

CHAPTER SIX

第六章

胆囊

第一节　胆囊良性肿瘤

一、胆囊息肉

(一)概述

胆囊息肉(polypoid lesions of the gallbladder, PLG),也称胆囊息肉样病变,是指突向胆囊腔内一组息肉样隆起型病变的总称,包括胆固醇性息肉、炎症性息肉、腺瘤样增生、腺瘤性息肉等多种病变。胆囊息肉人群患病率高,在我国胆囊息肉的患病率为6.9%,在发达国家可达9.96%。

胆囊息肉样病变中发病率最高的一类病变是胆固醇性息肉,占胆囊息肉样病变的40%~70%及以上,它是胆囊胆固醇沉积的一种表现形式,其病变特征是胆囊黏膜固有层内有大量泡沫细胞堆积,可发生于胆囊的任何部位,表现为多发,细蒂,直径一般小于10 mm,恶变率低。另一类较为常见的非肿瘤性息肉是炎性息肉,为胆囊黏膜下增生的纤维结缔组织伴有淋巴细胞及单核细胞浸润,表面被覆增生的上皮所形成的突向腔内的赘生物,可以带蒂,由于慢性炎症本身是潜在的致癌因素,有发生癌变的可能,但并不多见(发生率<5%)。胆囊腺瘤性息肉一般单发,占胆囊息肉性病变的2.8%~5%,可恶变,恶变率达19.3%~58.8%。

多数胆囊息肉的症状与慢性胆囊炎相似,主要表现为右上腹部轻度不适,少数患者会有恶心、呕吐、上腹不适等表现,部分患者会有胆道出血、胆囊炎、黄疸等症状。有些息肉甚至可以脱落,随胆汁排出。但是绝大部分胆囊息肉患者并无症状,因此常常会造成患者病情延误。

一般认为,胆囊息肉是胆囊癌的诱发因素。具有恶变倾向的胆囊息肉有以下特征:① 直径≥10 mm;② 合并胆囊结石、胆囊炎;③ 单发息肉或无蒂息肉,息肉生长速度快(生长速度>3 mm/6个月);④ 腺瘤样息肉。

(二)病理学表现

胆囊胆固醇息肉表现为附着于胆囊黏膜、带蒂、小的黄色分叶状息肉样突出物,表面被覆正常的胆道上皮,其下为脂质泡沫状细胞(图6-1-1)。

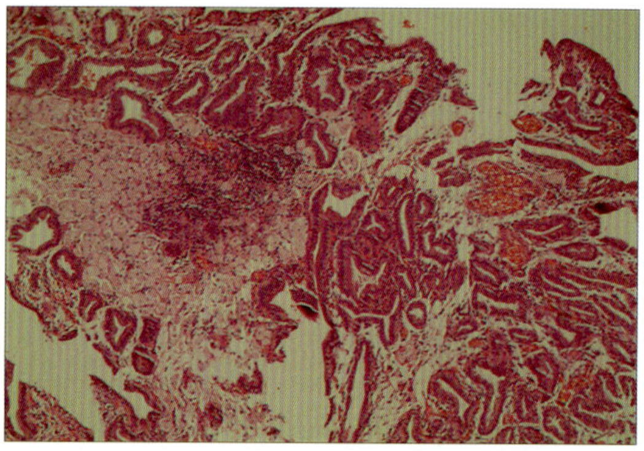

图6-1-1　胆囊胆固醇息肉病理学表现

患者男性,63岁,胆囊胆固醇息肉。镜下表现(HE,×200):胆囊黏膜上皮部分区域萎缩、消失,部分区域增生而突起,黏膜上皮含大量泡沫细胞,部分腺体伸入肌层,形成罗-阿窦(伴发胆囊腺肌症),胆囊壁可见少量淋巴细胞及浆细胞浸润,浆膜面血管扩张、充血。

胆囊炎性息肉是胆囊黏膜受炎症刺激后形成的病变,以淋巴样息肉、肉芽组织息肉和黄色肉芽肿性息肉等多种组织病变形态存在。其组成成分主要包括毛细血管、成纤维细胞及慢性炎症细胞。

胆囊腺瘤为腺上皮形成的境界清楚的胆囊良性肿瘤,多单发,突向腔内,可有蒂或窄基底与胆囊壁相连,分为管状、乳头状及管状乳头状腺瘤。管状腺瘤由类似幽门腺的腺体构成,表现为紧密排列的短管状腺体，部分腺体呈囊状扩张，上皮呈单层柱状或立方状；乳头状腺瘤特征为树枝状结缔组织核心被覆着高柱状上皮细胞。

（三）影像学表现

1. CT表现

（1）CT平扫胆囊息肉样病变常表现为胆囊腔内的乳头状、结节状或团块状的略高密度或高密度突起，部分病变因与胆汁密度接近而显示不清，有些小息肉也可因部分容积效应而不被显示。如果胆囊息肉的边界模糊、体积较大、呈菜花状同时伴胆囊壁增厚、周围淋巴结肿大，这类病变平扫即可诊断为恶性。

（2）CT增强后胆囊息肉可见强化，与胆汁对比，病变显示更清晰，表现为突向胆囊腔的异常强化密度小结节影，贴囊壁或通过蒂与囊壁相连。良性胆囊息肉动脉期一般强化不明显，少数呈轻度强化，强化较均匀，门脉期及延迟期呈轻至中度强化，囊壁一般呈均匀线状强化。恶性胆囊息肉动脉期大多呈明显强化，较大的病灶强化密度可不均匀，门脉期及延迟期持续强化。

2. MRI表现

（1）胆固醇息肉：多位于胆囊体部，以多发常见，窄基，常伴有细蒂。病灶位于胆囊一侧壁，呈反重力作用方向分布（悬空征）。胆固醇息肉成分主要为胆固醇酯，在T_1WI序列呈高信号、T_2WI序列呈等或高信号。由于胆固醇息肉平均直径小于6 mm，MRI序列层厚为5 mm及6 mm，所以因容积效应及患者的配合度问题，半数的病灶不能在所有序列中均显示，故胆固醇息肉诊断时需多序列观察，同时将扫描层厚改为3 mm可有效提高显示率。

（2）胆囊炎性息肉：炎性息肉多表现为无蒂的广基底结节，息肉周围胆囊壁有明显炎症，T_1WI序列呈等或稍低信号，T_2WI序列呈等或稍高信号。其发病率远低于胆固醇息肉，单纯依靠影像学有时难以鉴别二者。

（3）胆囊腺瘤性息肉：多位于胆囊体部，单发多见，直径>10 mm，T_2WI序列等高信号，广基底为主，增强扫描早期强化明显，延迟期强化有减退。其中单发、直径>10 mm、T_2WI序列等高信号为其相对特征性表现，T_2WI序列高信号可能与腺体增生、腺管扩张、含液增多有关。

示例如图6-1-2所示。

3. MRI新技术鉴别良恶性胆囊息肉的价值

多数国内外学者采用单*b*值DWI对胆囊病变影像特点进行研究，少数学者采用IVIM-DWI进行研究。研究证实恶性胆囊息肉样病变的DWI信号往往高于良性息肉病变，但ADC值也高，其高信号可能是由于T2穿透效应所致，因此，仅依靠DWI信号强度的主观视觉评判来鉴别两者还远远不够。研究发现恶性胆囊息肉样病变的ADC值低于良性者，当取ADC阈值为1.5×10^{-3} mm²/s时，其诊断敏感度、特异度和准确度分别为92%、100%和96%。IVIM-DWI技术能够区分病灶的真正的扩散

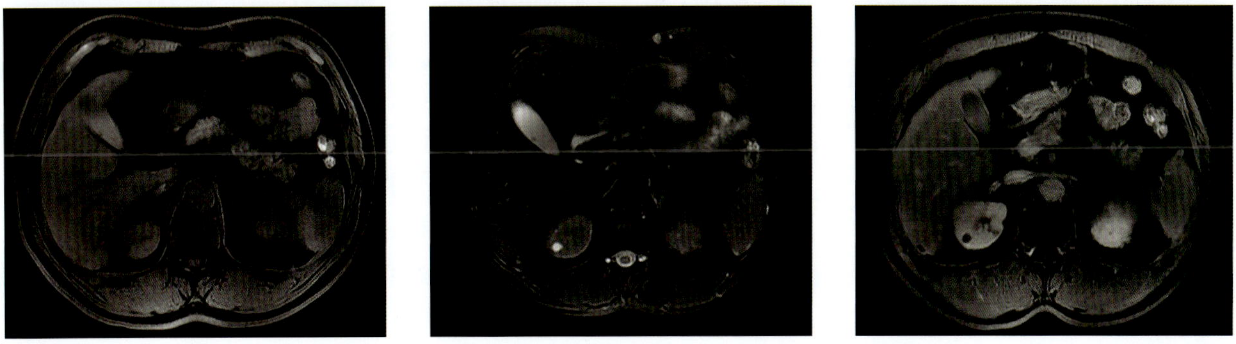

A　　B　　C

图6-1-2　胆囊胆固醇息肉MRI表现

患者女性，58岁，胆囊胆固醇息肉。胆囊体乳头状结节突向腔内生长，长径6 mm，信号均匀，病灶位于胆囊一侧壁，呈反重力作用方向分布，定义为悬空征（箭头），压脂三维扰相梯度回波T_1WI序列（A）呈等低信号，T_2WI-FS序列（B）与胆汁的信号相比呈低信号；增强扫描延迟期（C）结节呈轻度强化，胆囊壁稍厚。

受限和微循环灌注的信息,较单b值的DWI能更好地鉴别良、恶性胆囊息肉样病变。

(四)鉴别诊断

(1) 早期胆囊癌(乳头型和结节型):当胆囊息肉样病变直径≥10 mm、合并胆囊结石、胆囊炎时应怀疑有恶变可能。位于胆囊颈部息肉样病变,即使直径小于10 mm,也应高度怀疑恶性可能。若病灶附着处胆囊壁局限性增厚,密度/信号不均匀,动态增强扫描呈明显均匀或不均匀持续性强化,则胆囊癌可能性大。而胆囊息肉样病变一般呈轻中度强化,延迟期强化程度减退。

(2) 胆囊腺肌症:局限型胆囊腺肌症局限性增厚的胆囊壁病灶内多个筛孔状胆汁样高信号,类似筛孔样,呈"筛孔征"表现;弥漫型和节段型胆囊腺肌症可见胆囊囊壁可见多个小憩室与胆囊腔相通,呈"珍珠项链征"。

(3) 胆囊结石:胆囊结石的CT表现与其化学成分密切相关,其CT值与胆固醇含量呈负相关,与胆红素和钙含量呈正相关。因此CT平扫可表现为高密度结石(均匀或不均匀)、略高密度结石、等密度结石、低密度结石、环状结石。胆囊结石MRI表现为T_2WI序列呈低信号,无"悬空征";而胆囊胆固醇息肉T_2WI序列以等信号为主,可见"悬空征"。

(五)诊断关键要点

(1) 胆固醇息肉常发生在胆囊体部,多发、窄蒂、乳头状,直径多小于10 mm,胆囊壁无增厚,位置不随体位改变移动,可合并胆石症;T_1WI序列呈高信号、T_1WI脂肪抑制序列呈低信号,在T_2WI-FS序列呈等低信号,并可见"悬空征"。

(2) 炎性息肉一般为广基底,无蒂结构,周围胆囊壁增厚。

(3) 胆囊腺瘤性息肉多位于胆囊体部,单发多见,直径大于10 mm,T_2WI序列呈等高信号,广基底;一般早期强化明显,延迟期强化有减退。其中单发、T_2WI序列呈等高信号、直径>10 mm为其相对特征性表现。

(贾好东 董江宁)

二、胆囊腺肌症

(一)概述

胆囊腺肌症(adenomyomatosis of gallbladder)是一种以腺体和肌层增生为主的良性胆囊疾病,以胆囊黏膜过度增生、肌层肥厚、上皮组织下陷形成罗-阿窦(Rokitansky-Aschoff sinus,RAS)为特征。

胆囊腺肌症在1960年由Jutras和Levesque首先发现并命名。病因尚不明确,可能与慢性胆囊炎、胆囊结石及胆囊内压增高有关。

胆囊腺肌症并不少见,在胆囊切除标本中发生率为5%~8.7%。好发年龄为50~60岁,女性多见。25%~75%合并胆囊结石。临床症状和体征与慢性胆囊炎、胆囊结石等病变相似,多表现为右上腹隐痛或不适,部分有食欲减退、恶心呕吐等表现。虽然腺肌症不被认为是癌前病变,但文献报道称节段型胆囊腺肌症恶变率达6.4%,因此若术前影像学检查不能可靠地排除胆囊癌或者疑有癌变者,有必要行胆囊手术切除。

(二)病理学表现

目前认为胆囊腺肌症是一种退变性疾病。病理上胆囊腺肌症分为三种类型:① 局限型:最常见的类型,通常以胆囊壁局灶性增厚为主要特征,胆囊底部最常见(图6-1-3);② 节段型:胆囊体部较常见,在胆囊体中间的腰部呈环形胆囊壁增厚,形成沙漏样结构;③ 弥漫型:少见,以整个胆囊壁弥漫性增厚为主要特征,胆囊腔狭窄。如果胆囊腺肌症表现为只累及胆囊底部的单发结节息肉样突向胆囊腔,又名胆囊腺肌瘤。尽管RAS是胆囊腺肌症的特征性病理学表现,在慢性胆囊炎中也可见到RAS,但远没有在胆囊腺肌症中常见。

胆囊腺肌症的组织病理学表现为胆囊黏膜萎缩、肌层增生,黏膜上皮向胆囊壁内凹陷形成胆囊壁内憩室,即RAS,胆汁可在RAS内淤积或经过慢

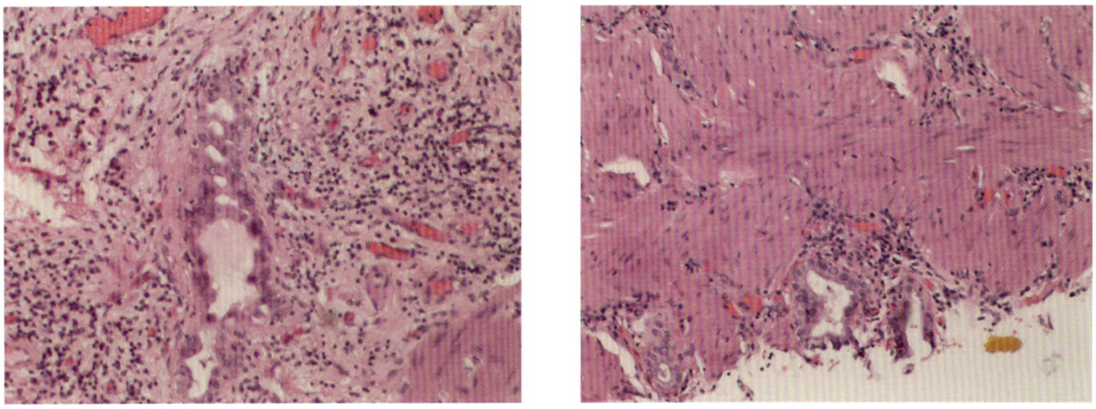

A B

图6-1-3 局灶型胆囊腺肌症病理学表现

患者男性，40岁，局限型胆囊腺肌症。胆囊黏膜上皮细胞和平滑肌细胞过度增生（A. HE×200）；胆囊表层黏膜上皮过度增生、向深部分支状陷入到增厚的胆囊壁肌层内，形成罗-阿窦（B. HE，×200）

性炎症形成结石。镜下可见胆囊上皮增殖和肌层增生，伴随上皮内陷和RAS扩张。

（三）影像学表现

1. CT表现

胆囊壁呈弥漫性、节段性或局限性增厚，胆囊壁内见多发小憩室，可与胆囊腔相通。① 节段型：胆囊节段性壁增厚，壁内多发小憩室样突出，胆囊腔呈节段性狭窄。如发生在胆囊颈部，则胆囊呈葫芦状或哑铃状变形。远端囊腔内可伴有小结石。② 局灶型：胆囊底部部分胆囊壁增厚，壁内有小憩室样突出。底部中心常可见脐样凹陷，呈乳头状或小帽状。③ 弥漫型：胆囊壁增厚欠均匀，囊腔内面轮廓不整，壁内见多个RAS，部分与囊腔相通。CT增强扫描特点：动脉期病变区域的黏膜层及黏膜下层明显强化，门脉期和延迟期强化逐渐向肌层、浆膜层延展，各型增厚的壁内可见小囊状低密度无强化区，即RAS；多期增强扫描＋薄层重建结合MPR图像可更直观地显示RAS的特征，可提高其诊断准确率。

2. MRI表现

MRI较超声、CT具有更高的软组织分辨率及多参数、多方位成像等优势。MRI基本征象包括胆囊壁局限性、节段性或弥漫性增厚，增厚的胆囊壁病灶中可见“珍珠项链征”“筛孔征”。

在T_2WI、T_2WI-FS序列，尤其是T_2WI-FS序列，RAS表现为增厚的胆囊壁及壁内点状或小囊状为高信号，此为典型的MRI表现。当RAS因胆汁成分的不同在T_2WI序列中显示为等信号时，T_2WI-FS序列显得尤为重要，因周围结构信号被抑制，可显示为高信号。胆囊壁RAS与胆囊腔相通并充盈胆汁，在T_2WI-FS和MRCP序列呈点状、结节状高信号，沿胆囊壁黏膜弧线状排列，类似一串珍珠项链，构成“珍珠项链征”。MRCP可见局限型胆囊腺肌症局限性增厚的胆囊壁病灶内多个筛孔状胆汁样高信号，类似筛孔样，故名“筛孔征”，该征与“珍珠项链征”是RAS的特征性表现。MRCP还可以进一步显示胆囊结石、慢性胆囊炎和胆总管结石等伴随征象。MRI增强扫描可见增厚的胆囊壁网格状、渐进性强化。同时，肝脏与胆囊底病灶界面清晰、DWI无扩散受限可提示病灶的良性生物学行为。示例如图6-1-4所示。

（四）鉴别诊断

（1）慢性胆囊炎：胆囊壁轻度增厚（>3 mm），增厚的胆囊壁密度较高，壁可有钙化，如果增厚的胆囊壁完全钙化则为瓷样胆囊，无“珍珠项链征”等RAS征象。

（2）黄色肉芽肿性胆囊炎：典型者MRI同反相位与抑脂序列在胆囊壁内见脂质成分；三期增强后

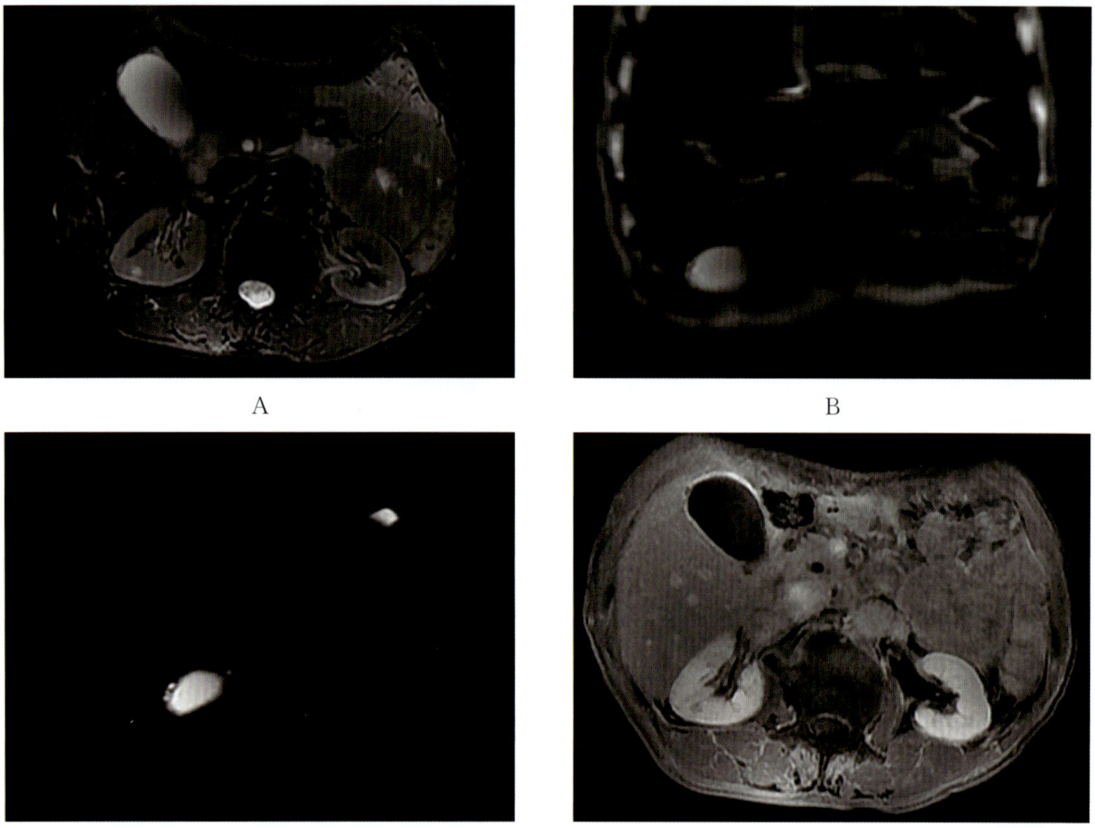

图6-1-4 胆囊腺肌症MRI表现

患者男性,52岁,胆囊底部胆囊腺肌症。T_2WI-FS序列(A、B)示胆囊底壁局限性增厚,内见小点状高信号罗-阿窦;MRCP(C)显示胆囊底壁可见多个小点状高信号罗-阿窦,形成"筛孔征"。增强后(D)局限增厚的胆囊底壁强化,内见点状不强化的罗-阿窦。

胆囊壁呈分层状强化,表现为"夹心饼干征",即增厚的胆囊壁内、外环强化,中间层不强化。无RAS相关影像学征象,胆囊腔内面光滑、胆囊外壁与肝脏之间分界清楚。

(3) 胆囊癌:胆囊腺肌症通常表现为胆囊壁局限性肿块或弥漫性增厚,因此需要与胆囊癌进行鉴别。胆囊癌常表现为胆囊壁不规则增厚及肿块,常侵犯肝脏形成与肝脏无分界的肿块,或发生肝内转移,晚期周围淋巴结肿大。肿块DWI序列呈高信号、ADC值低,无"珍珠项链征"和"筛孔征"。

(五) 诊断关键要点

(1) 胆囊腺肌症是一种以腺体和肌层增生为主,并以胆囊黏膜过度增生、肌层肥厚、上皮组织下陷形成罗-阿窦为特征的胆囊良性病变。

(2) 胆囊腺肌症分为弥漫型、节段型与局限型。局限型表现为胆囊底部局限性增厚如帽状或三角形,称为"小帽征";节段型表现为胆囊壁中部(体、颈)节段性增厚,胆囊腔局限型狭窄;弥漫型表现为胆囊壁的弥漫性增厚。薄层CT与MRI增强后病灶明显强化,内见多个细小的不强化的筛孔样结构。

(3) T_2WI-FS和MRCP序列的"珍珠项链征"(弥漫型和节段型)、"筛孔征"(局限型)是胆囊腺肌症在MRI上较特征性的征象,反映了胆囊壁增厚和RAS形成的病理学改变,是诊断胆囊腺肌症的依据。

(贾好东　董江宁)

三、嗜酸细胞性胆囊炎

（一）概述

嗜酸细胞性胆囊炎（eosinophilic cholecystitis，EC）又称嗜酸性粒细胞性胆囊炎、嗜酸性胆囊炎，是一种胆囊壁的黏膜及肌层有大量嗜酸性粒细胞浸润的慢性透壁性炎症，是一种少见的胆囊疾病。

本病于1949年被首次报道，发病率约占胆囊炎性病变的0.25%～6.4%，发病年龄25～64岁，以女性为主，占72.7%，男性占27.3%。

EC的病因学、发病机制目前尚不十分清楚，绝大多数学者认为其属于变态免疫反应性炎症，与哮喘、过敏、自身免疫性疾病、寄生虫和胆道感染、嗜酸粒细胞增多综合征（hypereosinophilic syndrome，HES）、嗜酸粒细胞性胃肠炎（eosinophilic gastroenteritis，EG）以及胆囊结石等因素相关。相关研究显示，HES除累及胃肠道外，也可侵犯全身多个器官（脑、心、肺、肝、胆）等；Caesar等认为EC潜在的发病机制与嗜酸性粒细胞在胆囊局部介导的炎性反应和免疫反应有关；当抗原物质在胆囊壁内形成抗原抗体复合物时，抗原与IgE结合，激活肥大细胞合成和分泌大量趋化因子白细胞介素-5，其可激活嗜酸性粒细胞伴其大量聚集，进一步合成和释放血小板激活因子、白三烯等血管活性物质，引起胆囊壁局部炎症反应、黏膜广泛充血水肿、肌层变性坏死及纤维化改变等，也可透壁式浸润至浆膜层。

临床常表现右上腹阵发性绞痛伴肌张力增高、肩背部痛、墨菲氏征阳性，偶有发热、恶心、食欲不佳等症状。EC与急性胆囊炎表现鉴别困难，但两者组织病理、治疗方式却截然不同，EC需激素或手术治疗，而后者需抗感染、抑酸等治疗。研究显示多数EC患者外周血嗜酸性粒细胞增高对诊断具有提示价值。

（二）病理学表现

大体病理：嗜酸细胞性胆囊炎表现为胆囊体积轻度增大，胆囊壁局限性或弥漫性增厚。增厚的胆囊壁黏膜及肌层大量嗜酸性粒细胞和少量的淋巴细胞浸润，呈慢性透壁性炎症，常伴有肌层变性及坏死、纤维组织增生及纤维化，以胆囊黏膜内90%以上被成熟的嗜酸性粒细胞浸润为特征。切开增大的胆囊，胆囊壁弥漫性增厚且僵硬，黏膜面粗糙不整，切面呈暗红色。

镜下表现：胆囊黏膜及肌层大量嗜酸性粒细胞、少量淋巴细胞、浆细胞、中性粒细胞浸润伴纤维组织增生及肉芽肿形成。

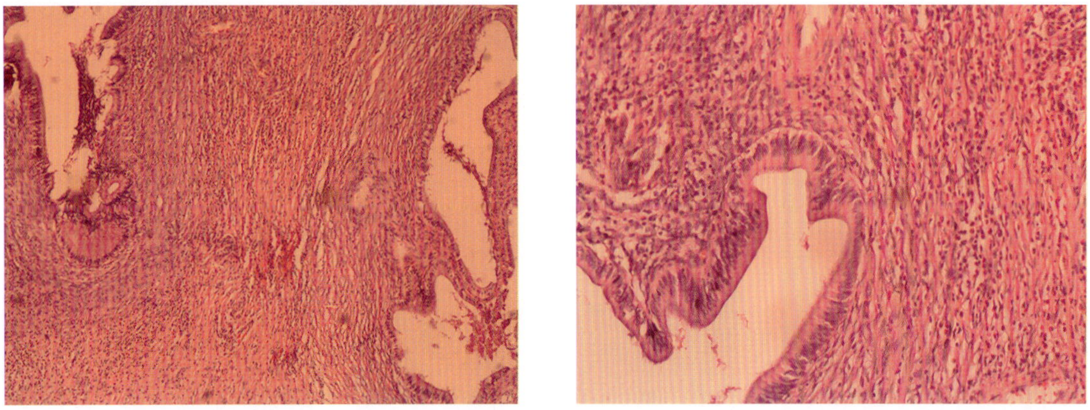

A　　　　B

图6-1-5 嗜酸细胞性胆囊炎病理学表现

患者女性，32岁，嗜酸细胞性胆囊炎。胆囊病理图片（A. HE，×40；B. HE，×100）提示胆囊壁增厚，全层嗜酸性粒细胞浸润，以黏膜及固有层、肌层明显，其中以肌层浸润最明显；肝脏第12组淋巴结呈反应性增生改变。

(三)影像学表现

1. 超声表现

EC的超声影像表现与急慢性胆囊炎相似,表现为胆囊大小正常或不同程度增大,囊壁局限性或弥漫性增厚,尤其肝胆界面处,胆囊外壁轮廓模糊不清、胆囊壁增厚为本病超声显像的主要特点,与胆囊壁内肉芽肿、坏死伴纤维组织增生有关;CDFI囊壁周围及内部见少许点状、短杆状血流频谱信号,胆汁稠厚淤积伴回声不均匀,囊内无血流信号(图6-1-6)。

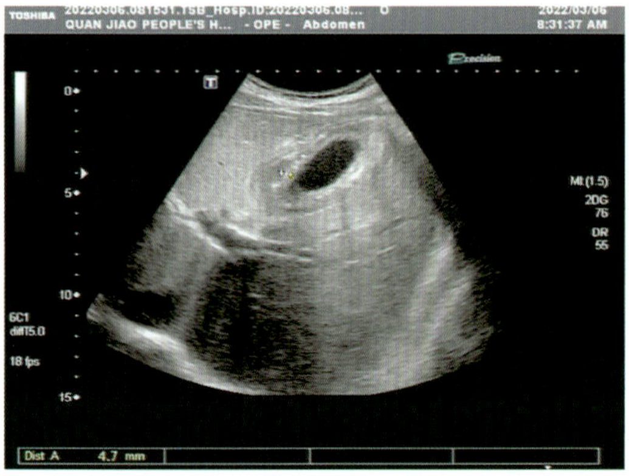

图6-1-6 嗜酸细胞性胆囊炎超声表现

与图6-1-5为同一患者,嗜酸细胞性胆囊炎。超声图像提示胆囊形态稍增大,囊壁明显增厚,最厚处约12.0 mm,壁内见多枚强光团后伴"彗尾征",最大约5.0 mm,囊内未见异常回声。

2. CT表现

胆囊大小可正常或增大,囊壁可局限性或弥漫性不均匀性增厚,呈软组织密度影,以胆囊底部、体部多见,局限性增厚局部可呈宽基底凸向腔内肿块,CT平扫病变呈等或低密度,CT增强扫描病灶呈中等血供渐进性强化,少部分腔内面及浆膜面欠光整,浆膜外脂肪界面模糊,囊壁内灶性坏死相对少见(图6-1-7)。

3. MRI表现

依据病理学特点及浸润范围,将EC影像学分为肿块型、局限型、弥漫型。增厚的胆囊壁在T_1WI序列呈等低信号,T_2WI或T_2WI抑脂序列呈等及稍低信号,此征象与EC的囊壁内大量组织细胞浸润及纤维增殖增生、纤维化有关。少部分的胆囊壁病变合并T_1WI序列低信与、T_2WI序列高信号坏死区;DWI序列呈高信号,ADC图呈低信号,与组织细胞增多和纤维增生明显合并淋巴细胞、浆细胞浸润式时组织密实,水分子扩散运动受限有关;增强扫描呈延迟渐进性强化模式,坏死区无强化(图6-1-8)。

(四)鉴别诊断

(1)胆囊炎(cholecystitis):急慢性期胆囊炎常临床起病较急,实验室炎性指标常增高,囊内多伴结石;胆囊壁增厚伴水肿无僵硬,呈长T1、长T2信号或T_2WI中等高信号,胆囊窝多伴渗出,DWI扩散受限不明显,增强早期黏膜强化明显,邻近肝实质反应性一过性强化。慢性胆囊炎呈胆囊萎缩伴壁钙化、囊壁均匀强化,通常无外周血嗜酸性粒细胞增高等。

(2)弥漫性胆囊腺肌症(gallbladder adenomyo-

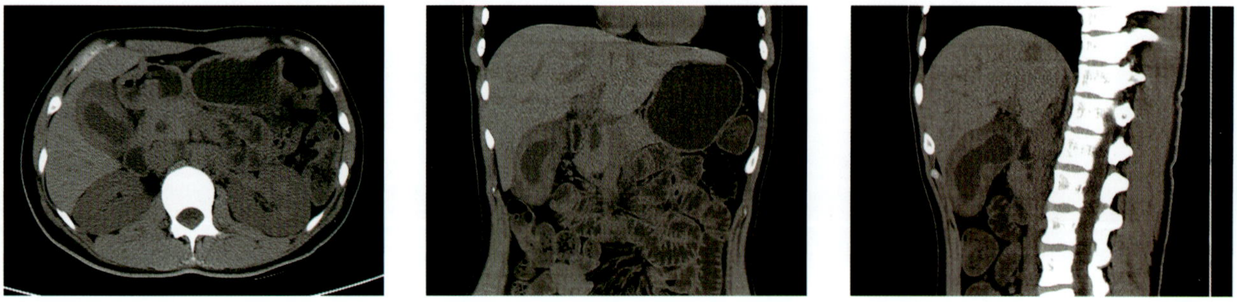

A　　B　　C

图6-1-7 嗜酸细胞性胆囊炎CT表现

与图6-1-5为同一患者,嗜酸细胞性胆囊炎。A~C分别为CT平扫的轴位、冠状位、矢状位图。胆囊稍增大,囊壁弥漫性均匀性增厚,呈等及稍低密度,腔内面光滑,浆膜面也光整,肝胆界面清楚。

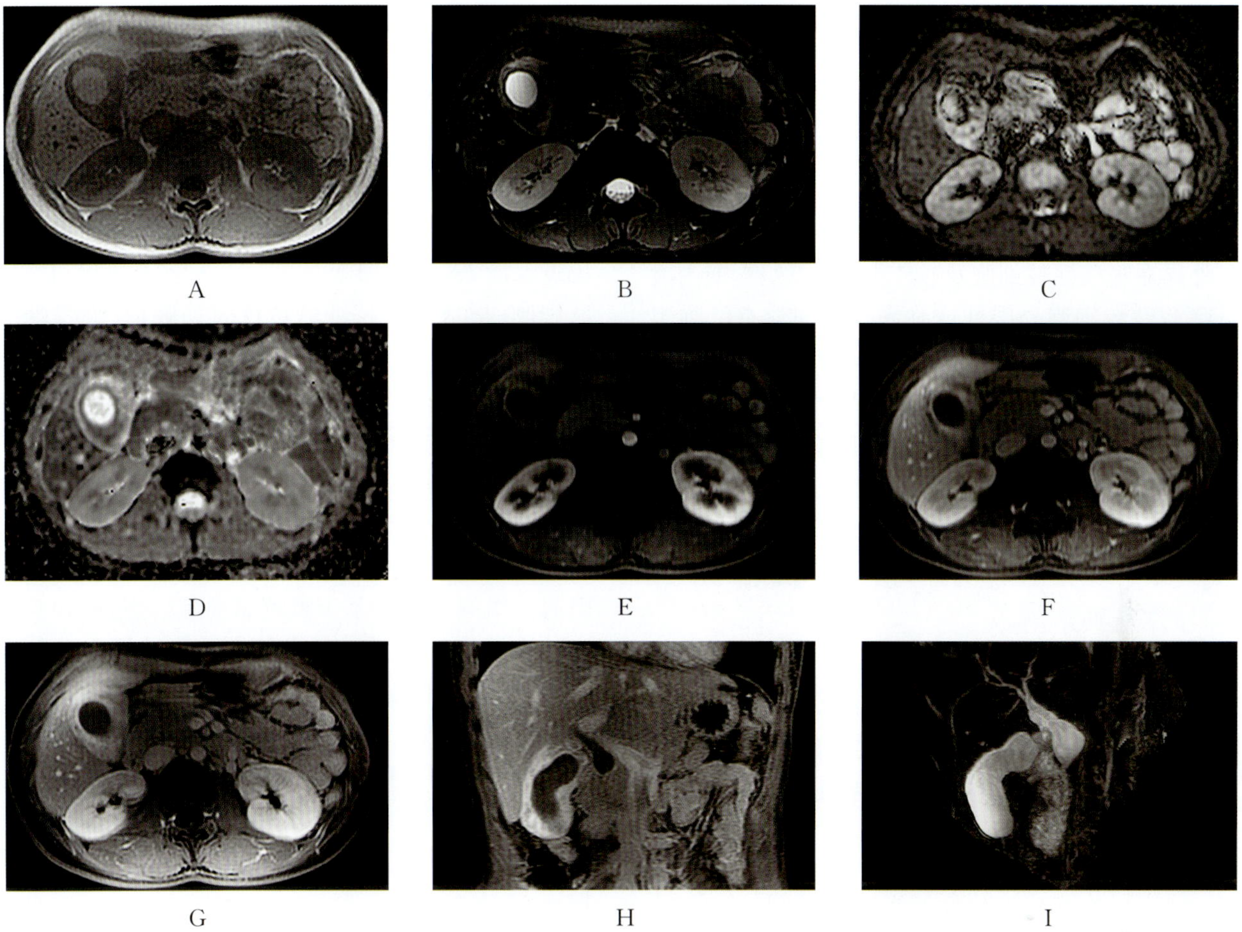

图6-1-8 嗜酸细胞性胆囊炎MRI表现

与图6-1-5为同一患者，嗜酸细胞性胆囊炎。平扫轴位T_1WI序列(A)，胆囊壁环状增厚呈等、稍低信号，胆汁淤积呈中等高信号；轴位T_2WI抑脂序列(B)，胆囊壁呈等、稍低信号；b=1000 s/mm^{2}的DWI成像(C)，增厚的胆囊壁呈高信号；ADC图(D)，胆囊壁低信号；增强动脉期(E)，早期黏膜明显强化，囊壁肌层轻度不均性强化；增强静脉期(F)示胆囊壁持续强化、范围扩大；横轴位增强延迟期(G)，胆囊壁呈持续透壁性强化；增强延迟冠状位图(H)，胆囊壁明显增厚，内外膜面尚光滑，进一步延迟强化；2D-MRCP(I)示胆囊腔轻度扩大，胆总管扩张。

sis，GBA)：多发于中老年，常合并胆囊炎和胆囊结石，以局限于胆囊底部多见，弥漫性腺肌症表现为胆囊腔缩小，腔内外面光整伴肝胆界面清晰；囊壁不均性增厚，壁内见小囊状或不规则“小帽状”或“珍珠项链征”，T_2WI高信号的“罗-阿窦”(RAS)具有相对特征。

(3) 黄色肉芽肿性胆囊炎(xanthogranulomatous cholecystitis，XGC)：胆囊壁不均匀增厚伴胆石症多见，DWI囊壁扩散不受限，壁内可见单发或多发CT低密度及T_2WI高信号伴环状强化结节，结节中心坏死无强化；因XGC中含脂质及泡沫细胞，反相位呈局限性或结节周围信号衰减；动脉期黏膜层及浆膜层强化明显，肌层不均性强化较弱，呈“夹心饼干征”；大部分XGC因胆汁渗透到肌层内，其黏膜面多光整连续；部分因肉芽肿周围浸润呈肝胆界面不清晰伴强化，少数可合并CA19-9增高。

(4) 胆囊癌(gallbladder carcinoma，GBC)：胆囊壁局限型、肿块型或弥漫型增厚伴壁僵硬，T_1WI序列呈低信号，T_2WI或抑脂序列呈不均匀高信号，浆膜外及胆囊窝无渗出；DWI扩散受限伴ADC值明显减低；同反相位信号无衰减，增强动脉期黏膜面破坏伴壁不均性持续强化，胆囊腔内面不规则；胆囊壁肿块易侵犯邻近的肝脏，常伴肝脏与肝门、腹膜后淋巴结转移；其他包括CEA、CA125瘤标增高，肝胆界面侵犯、肝门区淋巴结转移及继发胆道梗阻等。

(五)诊断关键要点

(1) 嗜酸细胞性胆囊炎多见中年女性，多数患者外周血嗜酸性粒细胞及IgE升高。以胆囊壁内大量嗜酸性粒细胞局限性或弥漫性浸润伴有纤维组织增生为特征。

(2) 影像学以胆囊壁局限性增厚、局部肿块及弥漫性增厚为主要表现。增厚的胆囊壁在CT上呈等、低密度(与肝脏相比)。

(3) EC在T_1WI序列呈等、低信号，因组织细胞、纤维组织增生，T_2WI序列呈等、稍低信号具有相对的特征性。

(4) 嗜酸细胞性胆囊炎因大量嗜酸性粒细胞浸润和纤维化，在DWI序列呈中高信号，ADC图呈低信号，ADC值降低，表现为轻中度的扩散受限。

(5) 嗜酸细胞性胆囊炎CT与MRI三期增强呈轻中等渐进性透壁式强化。

(肖正文　韦树华　董江宁)

四、黄色肉芽肿性胆囊炎

(一)概述

黄色肉芽肿性胆囊炎(xanthogranulomatous cholecystitis，XGC)是一种以胆囊慢性炎症为基础、伴有以富含脂质泡沫状组织细胞为特征的黄色肉芽肿形成和重度增生性纤维化的特殊类型的胆囊炎性病变。该病发病率较低，占胆囊炎性病变的0.7%~12.3%；病变为良性但具有侵袭性，男女均可发病，发病年龄多数在50~60岁。临床表现无特异性，与慢性胆囊炎、胆石症及胆囊癌相似。往往有急性发作史，包括腹痛、梗阻性黄疸、恶心、呕吐、Murphy征阳性，个别病例可触及右上腹包块。实验室检查可有白细胞及中性粒细胞不同程度的升高，肿瘤标志物(如CA19-9)亦可见轻度升高。

本病的发病机制尚不明确，多数学者认为与胆囊急慢性炎症和胆汁淤积等综合因素诱发的迟缓性变态反应有关，胆系结石嵌顿或者胆汁淤积导致胆囊壁内的罗-阿窦破裂，富含脂类的胆汁渗透入胆囊壁内，降解为胆固醇和脂质作为抗原引发细胞免疫反应，被组织细胞吞噬后成为泡沫细胞和多核巨细胞，形成具有特征的黄色肉芽肿，并继发纤维组织大量增生。

(二)病理学表现

黄色肉芽肿性胆囊炎的病理特征是胆囊壁出现灰黄色结节或条纹，主要由富含脂质的巨噬细胞引起。组织学诊断基于黄色瘤细胞(含脂质和胆色素的泡沫组织细胞)、巨大的多核组织细胞和急性或慢性炎症细胞形式的弥漫性或局限性壁改变。免疫组化显示这些组织细胞CD68阳性。微脓肿也倾向于在胆囊壁形成，最后是炎症反应愈合后的纤维性反应和瘢痕形成。胆囊浆膜破裂和炎症反应扩散会导致邻近肝脏、十二指肠和横结肠的粘连。

(三)影像学表现

1. CT表现

① 胆囊壁增厚：胆囊壁局限性、弥漫性增厚，以弥漫性增厚多见。② 胆囊壁结节：增厚的胆囊壁内显示低密度结节，增强后无强化，以门脉期显示最佳。低密度结节代表黄色肉芽肿，脓肿或坏死。③ 胆囊壁强化特点及黏膜线是否连续：黄色肉芽肿性胆囊炎增厚的胆囊壁呈“三明治”样强化特点，即胆囊壁的浆膜层、黏膜层强化，中间的肌层不强化，而且胆囊黏膜线多连续，部分黏膜线不连续者可能是因为炎症进展，其黏膜层出现溃疡，导致部分黏膜剥脱，增强检查时显示黏膜线中断。

2. MRI表现

① 胆囊结石：由于黄色肉芽肿性胆囊炎合并胆囊结石的比例高达85%~100%，MRI检查发现胆囊结石的敏感性、特异性和准确性均高于CT检查。

胆囊结石在MRI表现为T_1WI序列呈等或高信号，T_2WI为低信号“充盈缺损”。② 胆囊壁增厚：胆囊壁呈弥漫性或局限性增厚，究其原因是慢性炎症反复发作引起的纤维化导致的胆囊壁增厚，在DWI序列上呈稍高信号，但信号强度要低于胆囊癌（明显高信号）。③ 胆囊壁内结节：在增厚的胆囊壁内，因泡沫细胞伴纤维组织增生而形成的黄色肉芽肿结节在T_1WI序列呈低信号，在T_2WI序列呈高信号，增强扫描时不强化。由于泡沫细胞吞噬胆固醇、磷脂等而富含脂质成分，故多数黄色肉芽肿在T_1WI平扫反相位图像上信号较同相位降低，T_2WI脂肪抑制序列呈低信号。但不是所有壁内结节均是黄色肉芽肿，脓肿或坏死也可表现为壁内异常信号结节影。④ 胆囊壁MRI强化特征：急性期黄色肉芽肿性胆囊炎时大量胆汁渗入胆囊壁肌层，增强扫描时黏膜层与浆膜层强化明显，而水肿的肌层不强化，形成特征性的“夹心饼干”或“三明治”征。⑤ 黏膜线是否连续：黄色肉芽肿性胆囊炎病变主要在肌层，并不侵犯黏膜层，黏膜线连续且内壁光滑，仅少数病例黏膜线中断。⑥ 累及胆囊周围组织：黄色肉芽肿性胆囊炎容易累及胆囊周围组织，包括周围脂肪间隙，邻近肝实质、十二指肠及结肠肝曲、胃窦、前腹壁腹膜等结构。邻近肝实质受累表现为炎性细胞浸润及少量纤维化，在T_2WI图像上呈高信号，动脉期可见一过性高信号，门脉期及延迟期则信号无异常。部分患者胆囊窝旁肝实质可出现小脓肿，增强后表现为环形强化的低信号灶。示例如图6-1-9、图6-1-10所示。

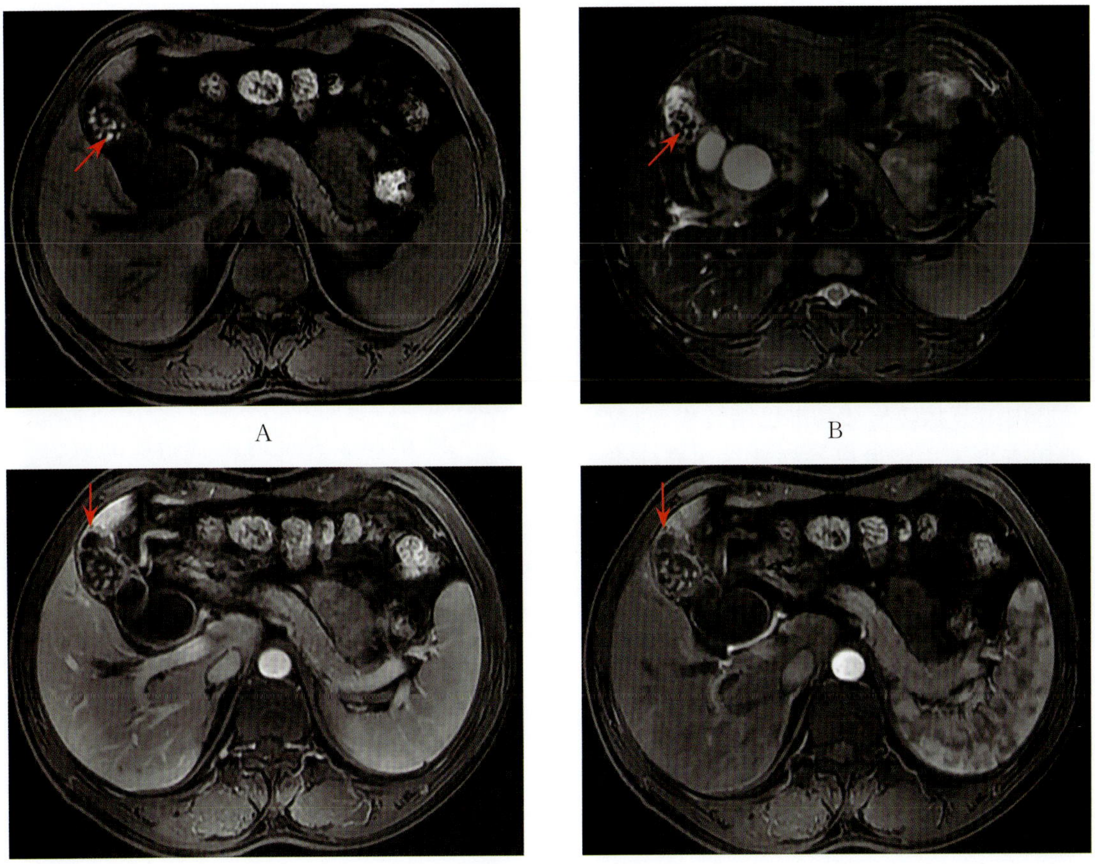
A B C D

图6-1-9 黄色肉芽肿性胆囊炎伴结石的MRI表现

患者男性，52岁，黄色肉芽肿性胆囊炎伴多发胆囊结石。T_1WI序列（A）示胆囊壁增厚，局部呈分层样改变，并可见胆囊内多发高信号结石影（细长箭头）；T_2WI-FS序列（B）示结石呈低信号结节样影（细长箭头）；增强后动脉期及门脉期（C、D）示胆囊壁黏膜线完整、连续，囊壁呈分层“夹心饼干”样强化，囊壁内见结节样无强化影（短箭头）。

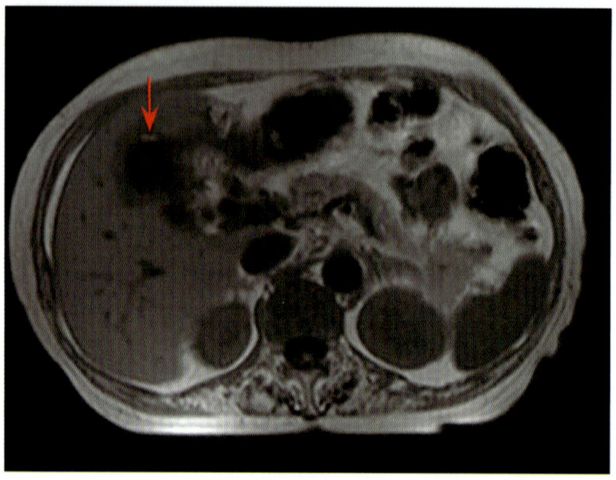

A

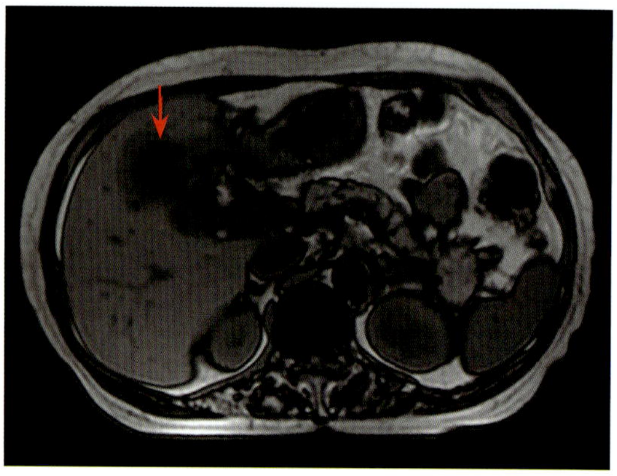

B

图6-1-10 黄色肉芽肿性胆囊炎伴局部脂肪沉积的MRI表现

患者女性,61岁,黄色肉芽肿性胆囊炎伴局部脂肪沉积。T_1WI同相位(A)示胆囊壁增厚,局部呈分层样改变,并可见胆囊壁内短T1信号影(箭头);T_1WI反相位(B)较同相位其局部信号降低,提示增厚胆囊壁内的结节含有脂质成分。

(四)鉴别诊断

(1)厚壁型胆囊癌:厚壁型胆囊癌胆囊壁局限性或弥漫性增厚,内壁较为僵硬,凹凸不平,腔内黏膜线中断不连续,胆囊腔变形或缩小,而黄色肉芽肿性胆囊炎的胆囊壁一般呈较均匀的增厚,增强扫描胆囊壁强化不明显、呈“夹心饼干征”,黏膜线连续且内壁光滑,往往周围炎症强化更明显。胆囊癌容易并发肝内结节状转移灶和淋巴结转移,而黄色肉芽肿性胆囊炎不出现淋巴结转移。胆囊癌患者的胆管梗阻征象更常见,且容易直接侵犯肝脏。

(2)胆囊腺肌症、胆囊良性息肉样病变:胆囊腺肌症的囊壁内见小囊样罗-阿窦结构,特征性表现为“珍珠项链征”;胆囊良性息肉是腔内小结节,其基底窄、边缘光整、轻中度强化。

(五)诊断关键要点

(1)黄色肉芽肿性胆囊炎合并胆囊结石的比例高达85%~100%。

(2)增厚的胆囊壁呈“三明治”或“夹心饼干”样强化,即胆囊壁的浆膜层、黏膜层强化,中间的水肿肌层不强化。

(3)黄色肉芽肿性胆囊炎胆囊内壁黏膜线多数完整,这与胆囊癌黏膜线破坏中断不同。

(4)增厚胆囊壁内见含脂质的黄色肉芽肿结节,在脂肪抑制序列或反相位图像上可见局部信号减低区。含有较多纤维组织的黄色肉芽肿结节在T_1WI序列呈等、低信号,T_2WI序列呈等及稍高信号,DWI序列信号不高,无强化。

(5)邻近肝实质表现为炎性细胞浸润,在T_2WI图像上呈高信号,动脉期可见一过性强化。

(贾好东　董江宁)

第二节 胆囊恶性肿瘤

一、胆囊癌

（一）概述

胆囊癌(gallbladder cancer，GBCA)是指发生于胆囊(包括胆囊底部、体部、颈部以及胆囊管)上皮的恶性肿瘤，多发生在胆囊底部，其次为体部和颈部。我国胆囊癌发病率为(1.00～1.30)/10万，位列消化道肿瘤发病率第6位。胆囊癌预后较差，病程进展迅速，患者5年总生存率仅为10%～23%。其主要原因是因胆囊癌无特异性临床症状与体征，早期难以发现，可早期通过周围浸润、神经血管转移、淋巴结转移等多种方式扩散，并且缺乏有效的综合治疗手段，对放化疗不敏感，预后极差，而且当患者以右上腹疼痛就诊时，病变往往已处于晚期。

胆囊癌大多见于56～75岁，女性为男性的1.77倍。其危险因素为遗传易感性、胆结石、异常胆总管胰管吻合等。80%以上的胆囊癌患者胆囊中可见到结石，表现为结石包埋在肿瘤内，胆石通过胆囊黏膜的机械性刺激、细菌感染、胆汁中的毒素等因素诱发胆囊黏膜癌变。亦有研究证实胆囊癌发生与原发性硬化性胆管炎、家族性腺瘤样息肉病有关。

（二）病理学表现

根据WHO 2010年版胆囊癌病理学分型，胆囊癌绝大多数为腺癌，约占90%，其中60%为硬性腺癌、25%为乳头状腺癌、15%为黏液腺癌；其余为未分化癌占6%、鳞癌占3%、混合瘤或棘皮瘤占1%；其他还包括腺神经内分泌来源肿瘤及间叶组织来源肿瘤等。

大体病理：胆囊癌呈浸润性的灰白色肿块，可导致整个胆囊弥漫性增厚和僵硬。胆囊可扩张或萎缩。胆囊乳头状癌常有蒂相连，呈息肉样或菜花样外观；黏液样癌和印戒细胞癌切面呈黏液样或胶冻样。

镜下表现：最常见的是胆管型高-中分化浸润性腺癌。镜下示肿瘤由长短不一的管状腺体组成，衬覆立方或高柱状细胞，表面类似胆道上皮。细胞和腺腔中常有黏液，偶尔可见细胞外黏液钙化。约1/3高分化腺癌有局部肠化，可见杯状细胞和内分泌细胞。腺癌中可见破骨细胞样巨细胞，或局灶呈筛状或血管肉瘤样生长方式，可有细胞滋养层或合体滋养层细胞。较肝外胆管腺癌，胆囊腺癌分化更差，纤维增生不明显。示例如图6-2-1所示。

免疫组化：胆囊癌角蛋白免疫组织化学染色呈强阳性。在胆囊腺癌发现的其他标志物有EMA、癌胚抗原和甲胎蛋白，部分病例CDX-2呈阳性，但通常不如在结直肠癌中表达强而广泛。另外，一些胆囊腺癌可能出现不同程度的神经内分泌标志物阳性。大多数胆囊腺癌CEA、MUCI、MUC2、p53和CK7免疫组化染色阳性。肠型腺癌两种亚型均表达CDX2、MUC2、CEA和CK20。

（三）影像学表现

胆囊癌多发生在胆囊底部，80%为浸润性生长。75%的胆囊癌直接侵犯周围脏器，发生频率依次为肝、胆管、胰腺、胃、十二指肠、网膜和结肠。60%有淋巴结转移，约15%有远处转移。

1. CT表现

典型的胆囊癌CT征象有厚壁型、腔内型和肿块型，最常见的类型为肿块型。① 肿块型胆囊癌：最常见，CT平扫发现胆囊窝肿块呈低密度，增强后肿块呈明显不均匀强化，强化时间长，延迟期仍持

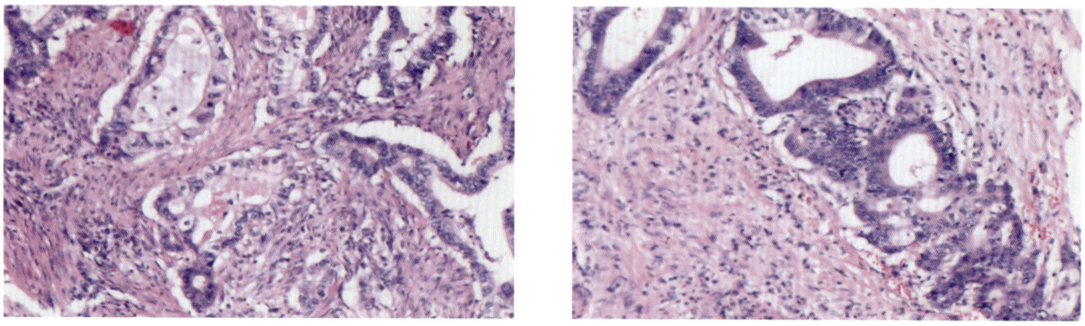

A　　　　B

图 6-2-1　胆囊癌的病理图

患者男性,50岁,胆囊中低分化腺癌。大体病理:(胆囊及部分肝脏)胆囊一枚,大小为12 cm×5 cm×3 cm,黏膜粗糙,壁厚0.1～1 cm,胆囊壁局灶增厚,切面灰白质韧,上附部分肝脏,大小为6 cm×4 cm×2 cm。(腹膜后肿瘤)灰白灰黄碎组织一堆,大小为7 cm×7 cm×5 cm,切面灰白质韧。镜下表现(A、B):光镜下示胆囊癌肿瘤组织由大小不一的管状腺体组成,衬覆立方或高柱状细胞,细胞和腺腔中可见黏液,腺体结构异型,浸润肌层;细胞异型明显,核仁、核分裂象多见(HE,×200)。免疫组化:Syn(－),CgA(－),CEA(部分＋),CK7(＋),p40(－),Ki-67(＋80%)。

续强化。② 腔内结节型胆囊癌:主要发生在基底贴胆囊壁的腔内,增强后明显强化。③ 厚壁型胆囊癌:壁厚型主要表现为胆囊壁局限性或弥散性不规则增厚。CT表现为胆囊壁出现弥漫性不规则增厚,增强扫描后出现不规则强化。胆囊癌间接征象:① 邻近器官受侵,包括肝脏、十二指肠和邻近组织的侵袭,CT扫描显示胆囊床周围肝实质呈片状不规则低密度病灶,增强后呈不均匀强化,十二指肠壁受侵增厚,并与胆囊壁融合。② 肝转移:单个或多个圆形的低密度,增强呈环形强化。③ 淋巴结转移:在胆管周围、肠系膜根部、肝门、胰头周围可见异常肿大的淋巴结。④ 胆管扩张:肿块生长直接压迫胆管,或肿瘤经胆道播散,以及转移的淋巴结压迫胆管。示例如图6-2-2所示。

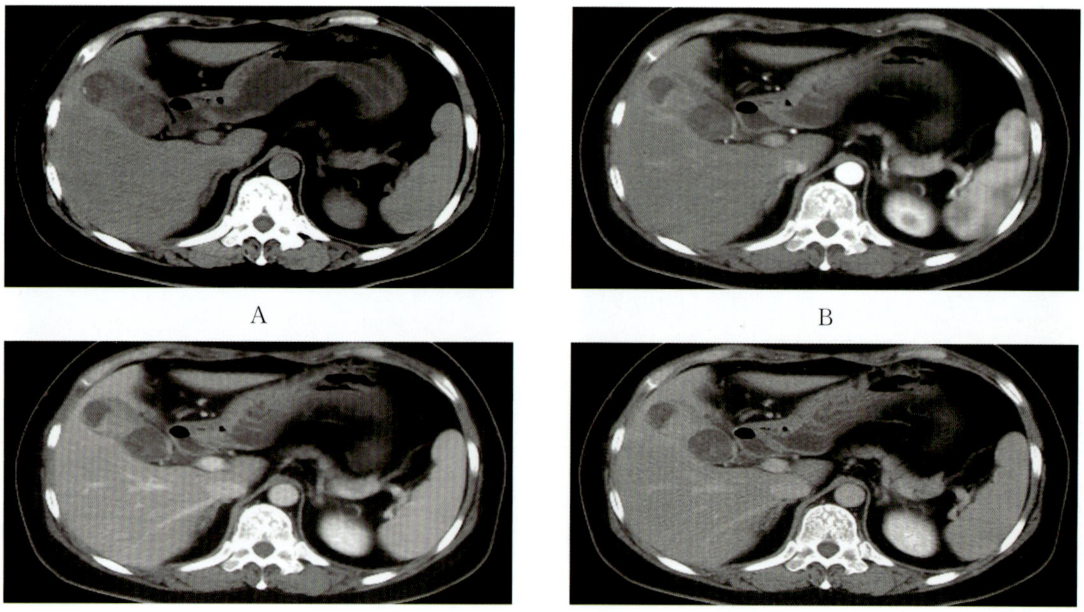

A　　　　B

C　　　　D

图 6-2-2　肿块型胆囊癌的CT表现

患者女性,43岁,胆囊中低分化腺癌。CT平扫(A)示胆囊下壁不均匀明显增厚伴软组织肿块形成,大小约3.6 cm×3.3 cm×3.4 cm。多期增强扫描(B～D,分别为动脉期、门静脉期和延迟期)示肿块呈轻中度不均匀强化,静脉期及延迟期持续强化。

2. MRI表现

① 肿块型胆囊癌：最常见，占40%～70%，表现为胆囊腔内或胆囊窝充满实性不均匀软组织肿块影，T_1WI序列呈低或稍低信号，T_2WI序列呈高或稍高信号，DWI序列为高信号、ADC值低，增强后明显不均匀性强化，强化持续时间较长，延迟期仍可见强化。MRCP上可见肿块样充盈缺损。② 厚壁型胆囊癌：胆囊壁不规则局限或弥漫性增厚，内壁较为僵硬，凹凸不平，黏膜常有中断、破坏，胆囊腔变形或缩小，增厚胆囊壁T_1WI序列呈低或稍低信号，T_2WI序列呈稍高信号，DWI序列呈高信号、ADC图为低信号。增强后增厚的胆囊壁呈明显不均匀强化。③ 腔内结节型胆囊癌：表现为胆囊壁乳头状或菜花状肿物突向囊腔，单发或多发，呈长T1、稍长或长T2改变，增强扫描明显强化。④ 瘤外征象：侵犯胆管可见胆管扩张，晚期常伴有肝、十二指肠、胃窦等转移的征象。示例如图6-2-3所示。

（四）鉴别诊断

（1）肝细胞癌侵犯胆囊：发生于胆囊床周围肝实质的肝细胞肝癌常伴有肝炎、肝硬化的病史，增强后呈“快进快出”的特点，可有“包膜征”，易形成门静脉癌栓，AFP升高，而胆囊癌增强扫描以早期强化和持续强化为特点，并且病灶容易侵犯胆管导致胆系梗阻及胆管扩张。

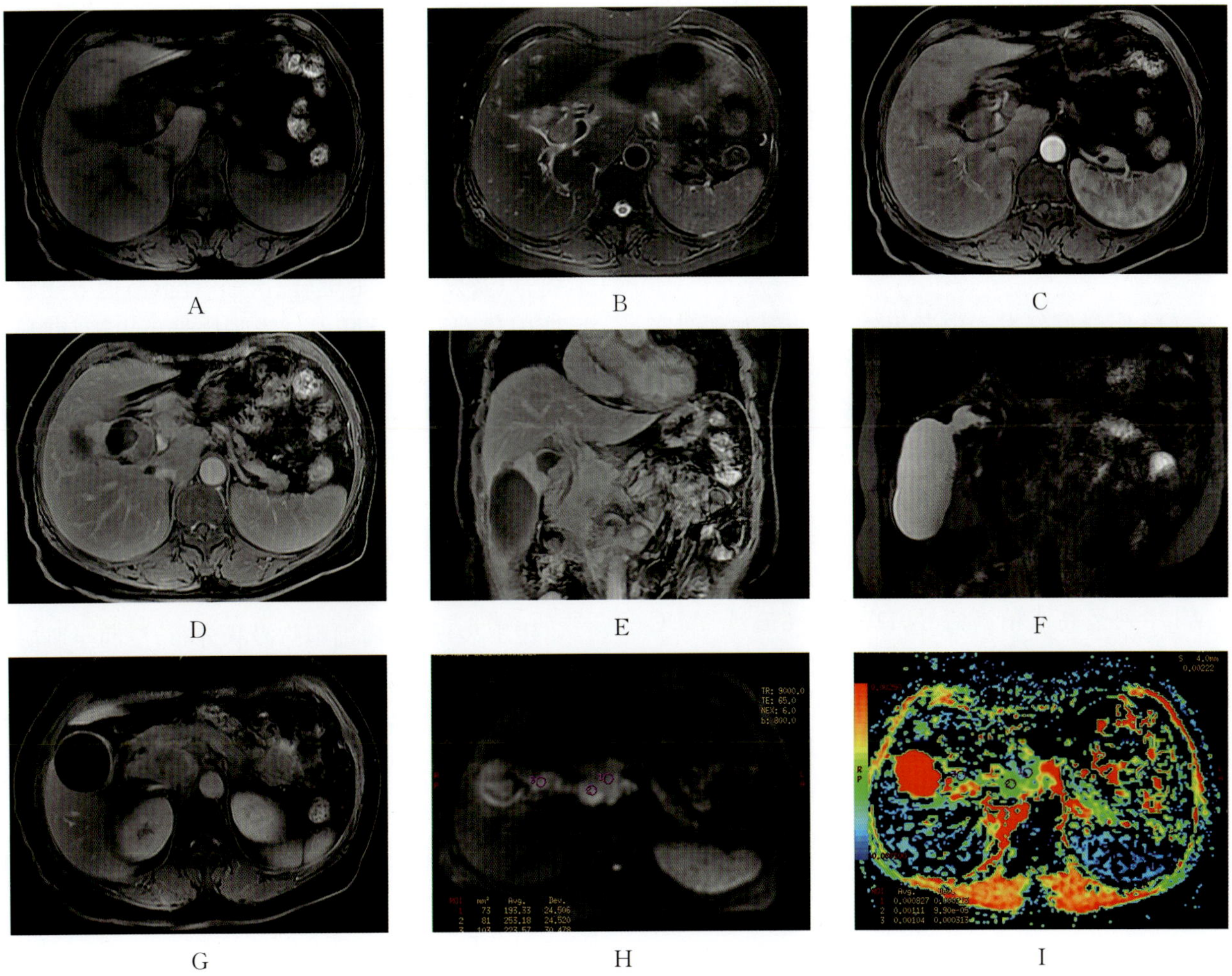

图6-2-3　肿块型胆囊癌的MRI表现

患者男性，50岁，肿块型胆囊癌。T_1WI序列(A)示胆囊区软组织肿块呈等低信号，T_2WI序列(B)呈等高信号；增强动脉期轻度强化(C)，门静脉期(D)及延迟期(E)持续强化，强化时间长。MRCP(F)显示胆囊颈、体部充盈缺损；腹膜后肿大淋巴结(G)，明显不均匀强化；胆囊区肿块DWI序列(H)呈明显高信号；ADC值为1.04×10^{-3} mm²/s(I)。

(2) 黄色肉芽肿性胆囊炎:需与厚壁型胆囊癌鉴别。黄色肉芽肿性胆囊炎的胆囊壁一般呈较均匀的增厚,增强扫描胆囊壁强化不明显、呈"夹心饼干征",黏膜线连续且内壁光滑,往往周围炎症强化更明显。而厚壁型胆囊癌胆囊壁局限性或弥漫性增厚,内壁较为僵硬,凹凸不平,腔内黏膜线中断不连续,胆囊腔变形或缩小,增强扫描增厚的胆囊壁明显不均匀强化。

(3) 慢性胆囊炎:主要与厚壁型胆囊癌鉴别,前者胆囊壁一般均匀性增厚,增厚的程度较胆囊癌轻。

(4) 胆囊息肉:需与腔内结节型胆囊癌鉴别。胆囊良性息肉的结节多较小(直径小于1 cm),其基底窄、边缘光整、强化程度低于癌结节;胆囊癌的癌结节的基底较宽、与正常胆囊壁间的移行带较厚、结节表面欠规则,增强后持续性强化。

(5) 瓷化胆囊:主要表现为胆囊缩小,含有大量边缘钙化的结石,中心为胆汁,具有特征性。

(五) 诊断关键要点

(1) 胆囊癌好发于中老年女性,肿瘤发现时多为中晚期,75%的胆囊癌直接侵犯周围脏器,60%有淋巴结转移,约15%有远处转移。

(2) 胆囊癌影像学表现分为厚壁型、腔内结节型和肿块型,肿块型胆囊癌最常见。CT表现为胆囊壁增厚伴腔内外肿块,多期增强呈渐进性强化。

(3) 胆囊癌病灶在T_1WI序列呈低或稍低信号,T_2WI序列呈高或稍高信号,DWI为高信号、ADC图为低信号。MRI动态增强以早期强化和延迟持续强化为特点,增强后可更加清晰地显示不规则增厚的胆囊壁、胆囊区结节或肿块。MRI还可清晰显示侵犯邻近肝脏的征象和肝内转移病灶。

(4) MRCP能够显示胆囊癌对胆管系统的侵犯并显示胆道梗阻的部位及长度,MRI常规序列联合MRCP对胆囊癌具有较高诊断价值。

(贾好东　董江宁)

二、胆囊淋巴瘤

(一) 概述

胆囊淋巴瘤(gallbladder lymphoma, GL)是起源于胆囊上皮细胞淋巴组织的恶性肿瘤,属于淋巴结外恶性淋巴瘤。本病在结外淋巴瘤中较为罕见,占胆囊恶性肿瘤的0.1%~0.2%。GL分为原发性胆囊淋巴瘤(primary gallbladder lymphoma, PGL)和继发性胆囊淋巴瘤(secondary gallbladder lymphoma, SGL),GL绝大多数为非霍奇金淋巴瘤,以弥漫大B细胞淋巴瘤(diffuse large B-cell lymphoma, DLBCL)最为常见。

GL发病年龄多在60岁以上,女性多见,临床表现缺乏特异性,大多类似于胆囊炎的症状,早期症状多为右上腹部不适,可伴有阵发性疼痛和右肩放射痛,以及发热、恶心呕吐、厌油、食欲减退等症状,后期因浸润肝脏及肝十二指肠韧带可出现梗阻性黄疸症状。

(二) 病理学表现

大体病理:胆囊黏膜尚光滑,黏膜及黏膜下组织呈灰白色,质韧,胆囊管黏膜呈天鹅绒样。

镜下表现:肿瘤细胞弥漫状分布,浸润至肌层,部分肿瘤细胞浸润血管壁,肿瘤细胞体积中等大小且形态多样,核呈圆形或不规则形,部分核偏位、部分核呈马蹄形或肾形,染色质粗糙,核大、深染,核旁见嗜碱性核仁,核分裂象易见。

免疫组化:B细胞淋巴瘤均表达CD20和CD79α,EMA呈弱阳性;T细胞淋巴瘤均表达CD3和CD45RO。示例如图6-2-4所示。

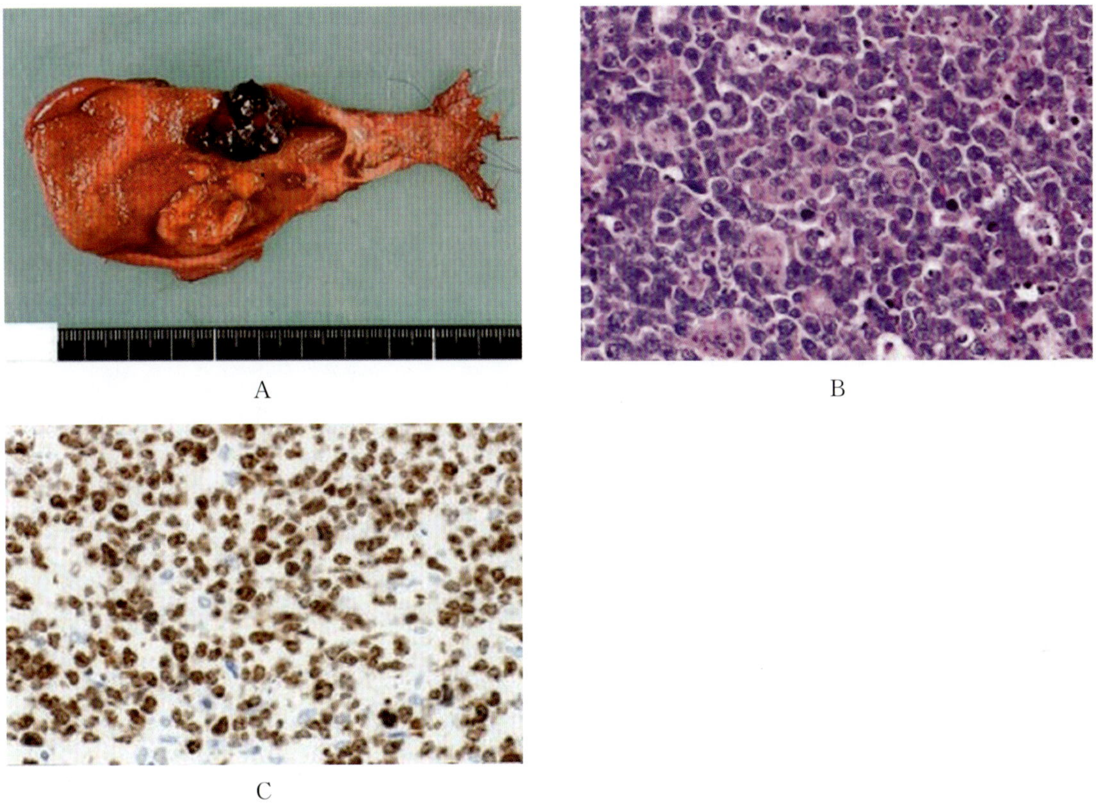

图6-2-4 胆囊淋巴瘤病理学表现

患者男性,83岁,胆囊体部及颈部Burkitt淋巴瘤。大体病理(A):胆囊体部及颈部两个隆起型肿物,切面灰白,质韧,有出血,大小分别为2.7 cm×2.0 cm和2.0 cm×1.8 cm;镜下表现(HE,×200)(B):肿瘤组织弥漫性分布,细胞质中等,核大、深染,核分裂象易见;免疫组化(C):CD10(+)、Bcl-6(+)、Bcl-2(−)、c-Myc(+)、Ki-67(>80%)。(图像引自:Hosoda K, Shimizu A, Kubota K, et al. Gallbladder Burkitt's lymphoma mimicking gallbladder cancer: A case report[J].World J Gastroenterol,2022,28(6):675-682.)

(三)影像学表现

1. CT表现

CT平扫时胆囊壁局限性或弥漫性增厚,或胆囊局部形成软组织肿块。其中,高级别淋巴瘤如DLBCL常表现为胆囊壁不均匀增厚,或在胆囊内局部形成软组织肿块,而低级别淋巴瘤如黏膜相关淋巴组织淋巴瘤或滤泡性淋巴瘤,大多表现为胆囊壁增厚。CT增强扫描时,增厚的胆囊壁呈轻、中度均匀强化,胆囊壁黏膜线完整。示例如图6-2-5所示。

2. MRI表现

GL在MRI上的影像学表现与CT类似,胆囊壁局限性或弥漫性增厚,或胆囊局部形成软组织肿块,T_1WI序列呈等、低信号,T_2WI序列呈中等或稍高信号,DWI序列呈异常高信号,ADC值明显低。MRI增强扫描呈轻到中度强化,强化的信号较均匀。示例如图6-2-6所示。

(四)鉴别诊断

(1) 胆囊癌(gallbladder carcinoma,GC):起源于胆囊上皮的恶性肿瘤,好发于胆囊底部,多伴有胆囊结石,并常包埋于肿瘤内。肿块型GC表现为正常胆囊结构消失,胆囊区见软组织肿块形成,在T_1WI序列呈等、低信号,T_2WI序列呈稍高信号,DWI序列呈高信号,增强扫描动脉期呈明显不均匀强化,门静脉期及延迟期持续强化,肿块较大时可出现坏死,侵犯邻近组织时,可出现肝内边界不清

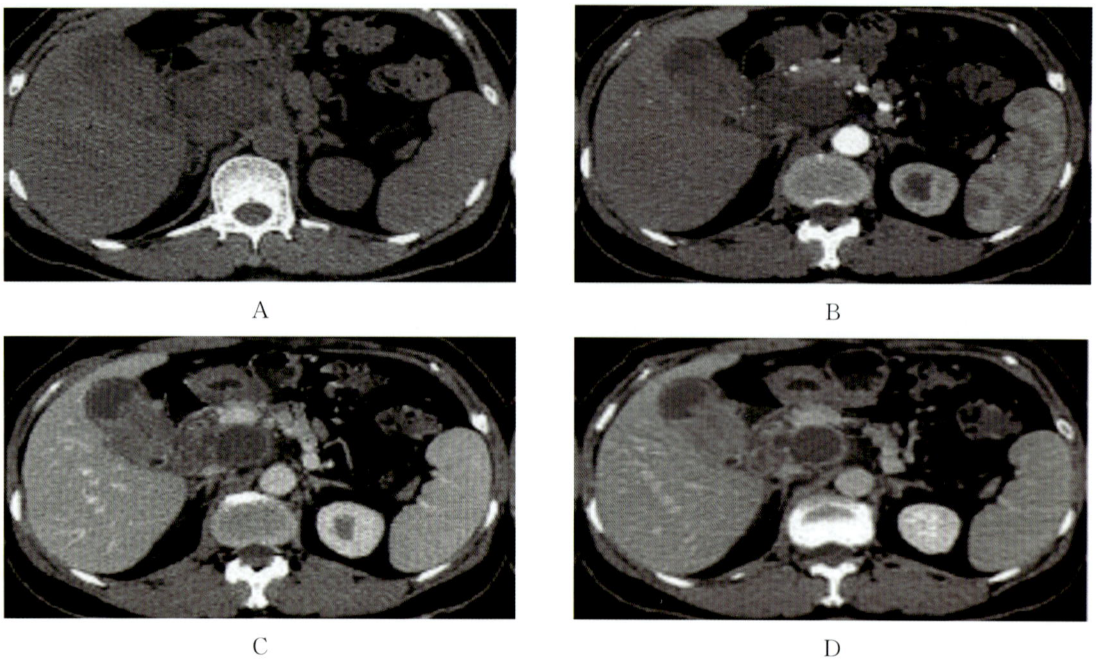

图 6-2-5　胆囊淋巴瘤 CT 表现

患者女性,48岁,胆囊弥漫大B细胞淋巴瘤。CT平扫(A)示胆囊腔内见不规则软组织肿块影,呈等密度,边界欠清,大小约4.7 cm×3.4 cm,其内见坏死区;增强扫描动脉期(B)、门静脉期(C)及延迟期(D)示病灶在动脉期呈中度强化,门静脉期和延迟期强化程度进一步增加,部分病灶内见低密度坏死区。(该组图像引自:Xu L, Yu, X, Chen Y, et al. Malignant lymphoma diagnosed as gallbladder carcinoma on ^{18}F-FDG PET/CT[J].Clin Nucl Med,2022,47(2):e142-e143.)

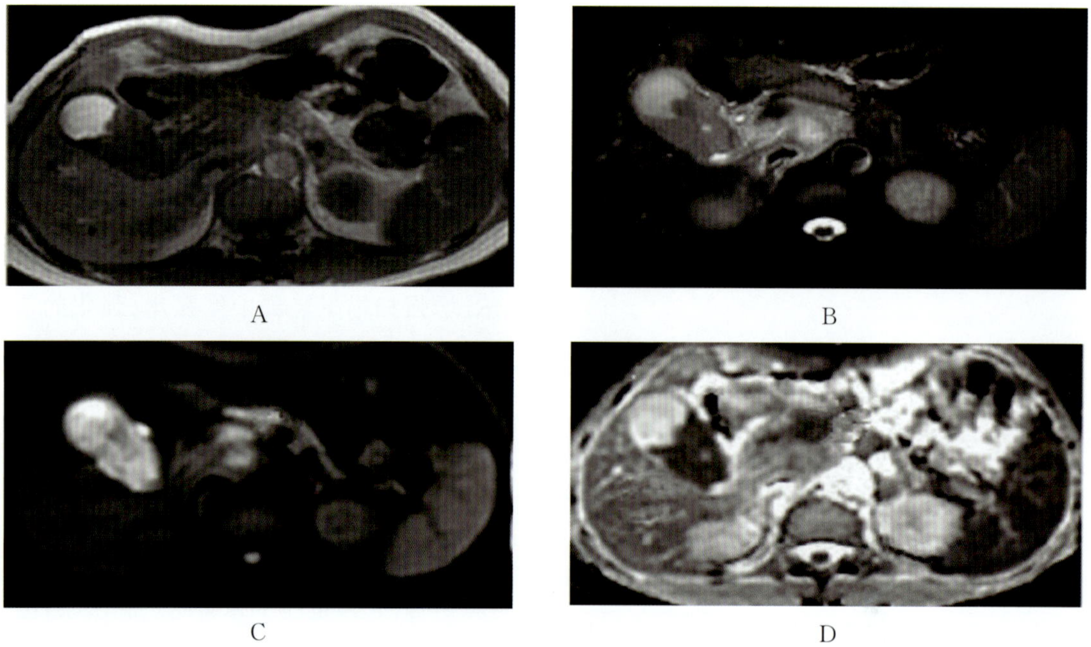

图 6-2-6　胆囊淋巴瘤 MRI 表现

与图6-2-5为同一患者。T_1WI序列(A)和T_2WI脂肪抑制序列(B)示胆囊腔内不规则软组织信号肿块影,T_1WI序列呈低信号、T_2WI-FS序列呈稍高信号,边界欠清,部分病灶内见坏死,在T_2WI脂肪抑制序列呈低信号;DWI序列(C)示病灶呈明显高信号,提示弥散受限;ADC图(D)示病灶呈明显低信号。(该组图像引自:Xu L, Yu, X, Chen Y, et al. Malignant lymphoma diagnosed as gallbladder carcinoma on ^{18}F-FDG PET/CT[J]. Clin Nucl Med,2022,47(2):e142-e143.)

的低密度区，强化特点有助于同GL鉴别。厚壁型GC表现为胆囊壁局限性或弥漫性不规则增厚，胆囊壁僵硬，CT增强扫描增厚的胆囊壁多呈明显不均匀强化，黏膜线不连续，易侵犯周围肝组织，可见胆管受压、扩张及周围淋巴结肿大，而GL的胆囊壁黏膜线常为完整的，而且胆囊GL扩散受限更明显、ADC值更低，有助于区分。

(2) 胆囊腺肌症(gallbladder adenomyomatosis, GA)：又称为胆囊腺肌增生症，是以黏膜上皮过度增生、肌层肥厚为特点的囊壁内憩室样变。GA分为局限型、节段型及弥漫型，CT平扫时，胆囊体积缩小，胆囊壁局限性或弥漫性增厚，受累的胆囊壁内有小囊样间隙，即罗-阿窦(RAS)，在T_2WI上呈“珍珠项链征”，以胆囊底部多见，胆囊壁体、颈部也可受累。增强扫描胆囊壁明显强化，延迟期强化范围扩大，胆囊壁间可见多发筛孔状无强化的RAS腔，呈“花环状”，有助于同GL鉴别。局限性胆囊腺肌症呈“沙漏征”“小帽征”外形。

(3) 黄色肉芽肿性胆囊炎(xanthogranulomatous cholecystitis, XGC)：是慢性胆囊炎的特殊类型，以胆囊壁内形成胆汁样肉芽肿、伴有重度增生性纤维化及大量泡沫样细胞为特征，90%以上伴有胆囊结石。CT平扫时，胆囊轮廓毛糙，胆囊壁局限性或弥漫性增厚，以胆囊底部为著，增厚的胆囊壁内可见低密度结节。CT增强扫描时，弥漫性增厚的胆囊壁动脉期呈“夹心饼干征”或“三明治征”强化，即胆囊的浆膜层、黏膜层强化，而中间肌层无强化，门静脉期持续强化，可见多发的低密度结节，胆囊内壁黏膜线多较完整，而GL常表现为增厚的胆囊壁轻、中度均匀强化。另外，XGC增厚胆囊壁内的含脂质的黄色肉芽肿结节，在T_1WI同相位序列呈高信号，反相位呈低信号，含纤维成分较多时，在T_1WI序列呈等、低信号，T_2WI序列呈高信号，DWI序列呈等低信号，增强扫描无强化。

(五) 诊断关键要点

(1) 胆囊淋巴瘤好发于中老年女性，临床表现不典型，影像学是检出和诊断本病的重要手段。

(2) CT、MRI主要表现为胆囊壁局限或弥漫性增厚，密度/信号均匀，增强扫描呈轻中度渐进性强化，胆囊壁黏膜完整为其重要特点。

(3) 在DWI序列上呈明显高信号，ADC图呈明显低信号、ADC值显著降低是本病的又一特点。

(付宝月 董江宁)

参考文献

[1] Patkar S, Chaturvedi A, Goel M, et al. Role of positron emission tomography-contrast enhanced computed tomography in locally advanced gallbladder cancer [J]. J Hepatobiliary Pancreat Sci, 2020, 27 (4): 164-170.

[2] Choi Y S, Do J H, Seo S W, et al. Prevalence and risk factors of gallbladder polypoid lesions in a healthy population [J]. Yonsei Med J, 2016, 57 (6): 1370-1375.

[3] 陈涛，王坚．胆囊息肉影像学诊断新进展[J]．中华肝胆外科杂志，2019，25(5)：394-397.

[4] 徐晶晶，宋彬，张蓓．胆囊胆固醇息肉的MRI表现[J]．医学影像学杂志，2012，22(7)：1137-1139.

[5] Kitazume Y, Taura S, Nakaminato S, et al. Diffusion-weighted magnetic resonance imaging to differentiate malignant from benign gallbladder disorders[J]. Eur J Radiol, 2016, 85(4): 864-873.

[6] 田春江，勾振恒，吕剑，等.MRI在胆囊良性与恶性病变鉴别诊断中的应用分析[J]．中华肝胆外科杂志，2020，26(7)：543-546.

[7] 杨明，刘宁，王星.CT增强扫描对胆囊息肉样病变的综合诊断价值分析[J]．肝胆外科杂志，2020，28(3)：204-207.

[8] Zhang K, Song W, Li D, et al. The Association between polymorphism of CARD8 rs2043211 and susceptibility to arteriosclerosis obliterans in Chinese Han male population[J]. Cell Physiol Biochem, 2017, 41(1): 173-180.

[9] Golse N, Lewin M, Rode A, et al. Gallbladder adenomyomatosis: Diagnosis and management [J]. J Visc Surg, 2017, 154(5): 345-353.

[10] Hammad A Y, Miura J T, Turaga K K, et al. A literature review of radiological findings to guide the diagnosis of gallbladder adenomyomatosis [J]. HPB

(Oxford), 2016,18(2):129-135.
[11] Lee K F, Hung E H Y, Leung H H W, et al. A narrative review of gallbladder adenomyomatosis: what we need to know[J]. Ann Transl Med, 2020,8(23): 1600.
[12] 朱蒙蒙,牛磊,徐峰,等.胆囊腺肌瘤病的MRI诊断[J].实用放射学杂志,2012,28(8):1478-1480.
[13] Haradome H, Ichikawa T, Sou H, et al. The pearl necklace sign: an imaging sign of adenomyomatosis of the gallbladder at MR cholangiopancreatography[J]. Radiology, 2003,227(1):80-88.
[14] Bang S H, Lee J Y, Woo H, et al. Differentiating between adenomyomatosis and gallbladder cancer: revisiting a comparative study of high - resolution ultrasound, multidetector CT, and MR imaging[J]. Korean J Radiol, 2014,15(2):226-234.
[15] 白娅娅,姚玮艳.嗜酸性粒细胞性胃肠炎的诊断和治疗研究进展[J].上海交通大学学报(医学版),2020,40(8):1152-1156.
[16] Caesar J, Jordan M, Hills M.Case report: a rare case of eosinophilic cholecystitis presenting after talcpleurodesis for recurrent pneumothorax[J]. Respir Med Case Rep, 2017,20:16-18.
[17] 王凌,李职跃.嗜酸性胆囊炎的临床病理和CT及MRI分析[J].实用放射学杂志,2018,34(8):1393-1401.
[18] 刘盼.嗜酸细胞性胆囊炎的临床、影像学表现及误诊分析[J].中国中西医结合影像学杂志,2019,17(6):627-629.
[19] 段前深,丁丹卉,张志礼,等.MRI与CT诊断胆囊腺肌增生症的临床价值分析[J].医学影像学杂志,2021,31(1):63-67.
[20] 宋从浩,马刚,刘哲,等.黄色肉芽肿性胆囊炎与胆囊癌的临床对比分析[J].中国医科大学学报,2020,49(11):1026-1030.
[21] Lee Y, Yu J, Doumouras A G, et al. Enhanced recovery after surgery (ERAS) versus standard recovery for elective gastric cancer surgery: A meta-analysis of randomized controlled trials [J]. Surg Oncol, 2020,32:75-87.
[22] 张春院.螺旋CT在厚壁型胆囊癌与黄色肉芽肿性胆囊炎鉴别诊断中的应用价值[J].临床医学,2021,41(6):83-86.
[23] Khan S, Hassan M J, Jairajpuri Z S, et al. Clinicopathological study of eosinophilic cholecystitis: Five year single institution experience [J]. J Clin Diagn Res, 2017,11(8):EC20-EC23.
[24] Garzón G L N, Jaramillo B L E, Valero H J J, et al. Eosinophilic cholecystitis in children: Caseseries[J]. J Pediatr Surg, 2021,56(3):550-552.
[25] Makimoto S, Takami T, Hatano K, et al. Xanthogranulomatous cholecystitis: A review of 31 patients [J]. Surg Endosc, 2021,35(7):3874-3880.
[26] Singh V P, Rajesh S, Bihari C, et al. Xanthogranulomatous cholecystitis: What every radiologist should know[J]. World J Radiol, 2016,8(2):183-191.
[27] Sureka B, Singh V P, Rajesh S R, et al. Computed tomography (CT) and magnetic resonance (MR) findings in xanthogranulomatous cholecystitis: Retrospective analysis of pathologically proven 30 cases-tertiary care experience[J]. Pol J Radiol, 2017,82:327-332.
[28] 张源,鲁雪红,艾尔肯,等.黄色肉芽肿性胆囊炎的影像诊断与鉴别[J].中国医学计算机成像杂志,2020,26(2):145-148.
[29] Zhao F, Lu P X, Yan S X, et al. CT and MR features of xanthogranulomatous cholecystitis: An analysis of consecutive 49 cases[J]. Eur J Radiol, 2013,82(8):1391-1397.
[30] Shuto R, Kiyosue H, Komatsu E, et al. CT and MR imaging findings of xanthogranulomatous cholecystitis: Correlation with pathologic findings[J]. Eur J Radiol, 2004,14(3):440-446.
[31] 董璐,张坤,沈文.黄色肉芽肿性胆囊炎的特征性影像表现及文献复习[J].国际医学放射学杂志,2018,41(3):337-340.
[32] Truant S, Chater C, Pruvot F R. Greatly enlarged thickened gallbladder. Diagnosis: Xanthogranulomatous cholecystitis (XGC)[J]. JAMA Surg, 2015,150(3):267-268.
[33] 宋从浩,马刚,刘哲,等.黄色肉芽肿性胆囊炎与胆囊癌的临床对比分析[J].中国医科大学学报,2020,49(11):1026-1029,1034.
[34] Zhou Q M, Liu C X, Zhou J P, et al. Machine learning - based radiological features and diagnostic predictive model of xanthogranulomatous cholecystitis [J]. Front Oncol, 2022,12:792077.
[35] Ono A, Tanoue S, Yamada Y, et al. Primary malignant lymphoma of the gallbladder: A case report and literature review [J]. Br J Radiol, 2009, 82 (973): e15-19.

[36] 盛忠峰，胡骁，谈震，等．原发性胆囊非霍奇金淋巴瘤一例[J]．临床外科杂志，2018，26(3)：240.

[37] 冯潇，徐中海，史倩芸，等．胆囊ALK阴性间变性大细胞淋巴瘤1例[J]．临床与实验病理学杂志，2016，32(4)：474-475.

[38] 黄静静，董丽华，刘静，等．原发胆囊滤泡淋巴瘤1例并文献复习[J]．白血病·淋巴瘤，2022，31(4)：237-239.

[38] Batur A, Odev K. Primary lymphoma of the gallbladder accompanied by cirrhosis: CT and MRI findings [J].BMJ Case Rep, 2014,2014:bcr2013203101.

[39] 朱聪聪，杨青，王绍华，等．原发性胆囊非霍奇金淋巴瘤1例[J]．中国医学影像技术，2017，33(12)：1918.

[40] 薛阳，黄文才，陈子龙，等．基于MSCT征象的逐步判别分析模型鉴别诊断良、恶性胆囊壁增厚[J]．华南国防医学杂志，2018，32(7)：481-485.

[41] Chatterjee A, Lopes Vendrami C, Nikolaidis P, et al. Uncommon intraluminal tumors of the gallbladder and biliary tract: Spectrum of imaging appearances [J]. Radiographics, 2019,39(2):388-412.

[42] Xu L, Yu X, Chen Y, et al. Malignant lymphoma diagnosed as gallbladder carcinoma on ^{18}F-FDG PET/CT[J]. Clin Nucl Med, 2022,47(2):e142-e143.

[43] Cocco G, Delli Pizzi A, Basilico R, et al. Imaging of gallbladder metastasis[J]. Insights Imaging, 2021, 12(1):100.

[44] Hosoda K, Shimizu A, Kubota K, et al. Gallbladder Burkitt's lymphoma mimicking gallbladder cancer: A case report[J].World J Gastroenterol, 2022,28(6): 675-682.

CHAPTER SEVEN

第七章

胆　道

第一节　胆道良性肿瘤

一、先天性胆管囊肿

(一) 概述

先天性胆管囊肿,又称为先天性胆管囊状扩张症,是一种可发生于肝内、肝外的“节段性”孤立或多发的胆管囊状扩张状态。由Voter于1723年首次报道,其发病原因错综复杂,主要包括以下几个学说:① 胆总管薄弱和远端梗阻学说;② 胰、胆管合流异常学说;③ 肝憩室发生远端异位学说。

先天性胆管囊肿以女性多见,男女比例为1:(3~4),60%~80%的患者在儿童期发病,约20%的患者因症状较轻,至成人后才被诊断。临床主要症状为“腹痛、腹部包块和黄疸”三联征,部分或完全胆管或胰管阻塞可引起胆汁淤滞、胆管炎、急慢性胆囊炎或胰腺炎,严重时可以出现胆管坏死、穿孔并继发腹膜炎症状。随着年龄的增长,本病形成胆道肿瘤的风险亦逐步增加,因此从某种意义上来说,先天性胆管扩张症也是一种癌前病变,诊断一旦确立,应尽早手术切除病灶,并重建胆汁引流通道。

根据胆管扩张的形态、部位和范围,Todani将先天性胆管扩张症分为以下五型:① Ⅰ型,称为狭义的胆总管囊肿,最常见,占80%~90%,又分为Ⅰa型(囊状型)、Ⅰb型(节段型)和Ⅰc型(梭状型);② Ⅱ型:胆总管憩室;③ Ⅲ型:局限在十二指肠壁内段的囊状扩张;④ Ⅳ型:肝内、外多发胆管扩张,又分为Ⅳa型(肝内外多发胆管囊肿)和Ⅳb型(肝外胆管多发囊肿);⑤ Ⅴ型:单发或多发肝内胆管扩张,又称Caroli病,目前被认为是一种独立的病变,根据临床表现分为单纯型和复杂型,单纯型表现为肝内胆管呈多发性囊性扩张,常伴肝内胆管结石;复杂型又称Caroli综合征(Caroli's syndrome,CS),其特征是在单纯型Caroli病的基础上合并先天性肝纤维化和/或多囊肾病。

Todani分型(图7-1-1)尽管简单明了,但不能反映本病的临床特点及病理改变,有一定的局限性。

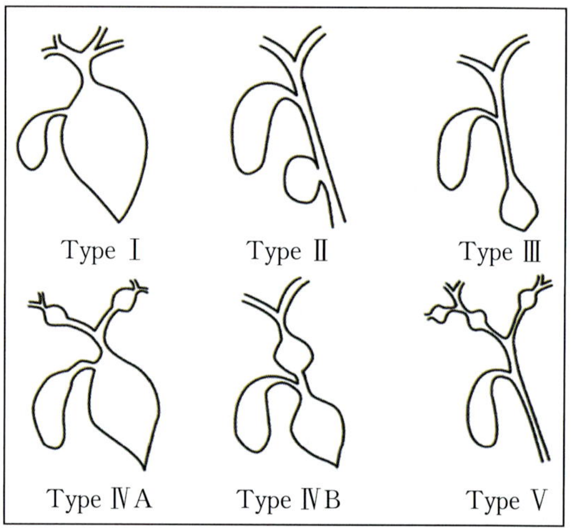

图7-1-1　先天性胆管扩张症Todani分型示意图

(引自Todani T, Watanabe Y, Narusue M, et al. Congenital bile duct cysts: Classification, operative procedures, and review of thirty-seven cases including cancer arising from choledochal cyst[J]. Am J Surg, 1977, 134(2): 263-269.)

先天性胆管囊肿无特异性和敏感性的血清学指标,且临床症状多为伴随症状,因此诊断多以影像学检查为主,主要包括超声、CT、MRI、ERCP等。超声能够重复检查和动态观察,是先天性胆管扩张症的首选检查,尤其对新生儿是唯一的检查方法,但不能显示微细及整体结构,极易受肠道气体干扰及操作者操作经验的影响,可出现定位不准或误诊,对胆管囊肿的分类及手术指导无较大临床意义。CT可清晰地显示囊肿的部位、形态、大小和类型，但对婴幼儿而言辐射较大，且常需注射对比剂。ERCP虽是胆管疾病诊断的金标准，但属有创性检查，不适于重复使用，仅用于不能明确诊断患者的最终确诊以及胆管疾病的治疗。MRCP采用重T2加权技术使胆汁和胰液等含水的结构呈明显高信号，不需要任何对比剂就能够无创、清晰、完整地显示整个胰胆管系统，且能够多方位、多角度全面观察囊肿的大小、部位、分布、与胆管树的关系以及胆管有无狭窄，已替代了ERCP的诊断功能。

（二）病理学表现

胆管病理改变：早期胆管梗阻及炎症反应较轻，因而胆管壁结构接近正常；后期因胆道梗阻而继发的胆汁淤积及继发感染均逐渐加重，导致胆管管壁增厚。病理表现为黏膜上皮组织消失，被过度增生的结缔组织取代，表面可伴有溃疡、胆色素结石及沉淀物，当炎症反复发作时可致管壁水肿，病理可见其表面血管增多、炎性细胞浸润明显。

肝脏病理变化：由于长期胆道梗阻，引起胆汁淤积和反复感染可导致肝功能受损，进而导致肝硬化，且肝功能受损越重、症状越早、时间越长，则越易形成肝硬化。有研究认为即使肉眼看到正常的肝组织，亦有明显的肝脏病理改变，肝组织活检均显示不同程度的胆管增生、胆汁淤积、肝实质损伤、炎性细胞浸润、汇管区间质纤维组织明显增生。

胰腺病理变化：先天性胆管扩张症合并胰胆合流异常所致胰胆双向反流可引发胰腺炎，急性期病理表现为胰腺充血、水肿，胰腺内炎性细胞浸润，严重者可出现红褐色坏死灶，邻近肠系膜或大网膜出现大量灰白色皂化点；慢性期表现为质地变硬、苍白、纤维结缔组织增生，以及胰管扩张及蛋白栓形成等。

（三）影像学表现

CT具有较好的密度分辨率和空间分辨率，CT可清晰地显示囊肿的部位、形态、大小和类型。MRCP能够显示扩张胆管的部位、形态及数量。各分型表现分别如下。

（1）Ⅰ型：囊肿型，表现为从胆总管起始部到胰腺后的胆总管呈囊状、梭形或节段性扩张，左、右肝管正常，胆囊管一般汇入囊肿内，囊肿CT平扫呈低密度灶，MRI呈长T1、长T2囊性信号影，增强后无强化。

（2）Ⅱ型：憩室型，少见（占2%），呈憩室状从一侧突至胆总管壁外，中、小憩室多见，呈长T1、长T2囊性信号影，有的憩室颈部狭窄。常合并结石、胰腺炎及梗阻性黄疸。

（3）Ⅲ型：膨出型（占1.4%～5%），为胆总管十二指肠内段囊性扩张，或称为胆总管口的囊性脱垂、Vater壶腹囊肿，此型罕见，可突入十二指肠腔内。

（4）Ⅳ型（占19%），Ⅳa型：表现为肝内、外胆管多发囊性扩张；Ⅳb型：表现为肝外胆管多发扩张。

（5）Ⅴ型（Caroli病）：肝内多发囊状低密度腔，与扩张的胆管相通。囊腔内可有小点状高密度影，增强扫描小点状影显著强化，称“中心点征”。观察有无结石、肝硬化及门脉高压有助于单纯型与复杂型的区分。

合并结石时，表现为扩张的胆管内可见短T2信号“充盈缺损”，根据结石的成分不同，可于T_1WI序列呈低、等及高信号；合并胆汁浓缩或淤积时，在T_2WI序列可以表现为混杂信号。

继发癌变时，可于扩张的胆管内见软组织结节或肿块影，呈长T1、稍长T2信号影，DWI序列呈高信号，增强后肿块强化，可伴有恶性胆道梗阻，呈“软藤样”改变。

合并胆汁淤积性肝硬化时，表现为肝脏体积变小，肝叶比例失调，肝裂增宽，肝缘圆隆或皱缩，边缘凹凸不平，以及脾大、腹水、门静脉高压。示例如图7-1-2所示。

（四）鉴别诊断

（1）肝囊肿：胆管囊肿与胆管相通，外围有较大的囊，而肝囊肿与胆管不相通。

（2）梗阻型肝内胆管扩张：扩张的胆管近肝门部扩张较明显，并逐渐向外围连续性变细，无阶段性扩张的特点，有明确的梗阻点，可见梗阻性病变（肿瘤或结石）影像表现。

（3）原发性硬化性胆管炎：肝内外胆管呈不规则节段性狭窄与扩张，可呈串珠状，扩张程度轻，无囊状扩张。

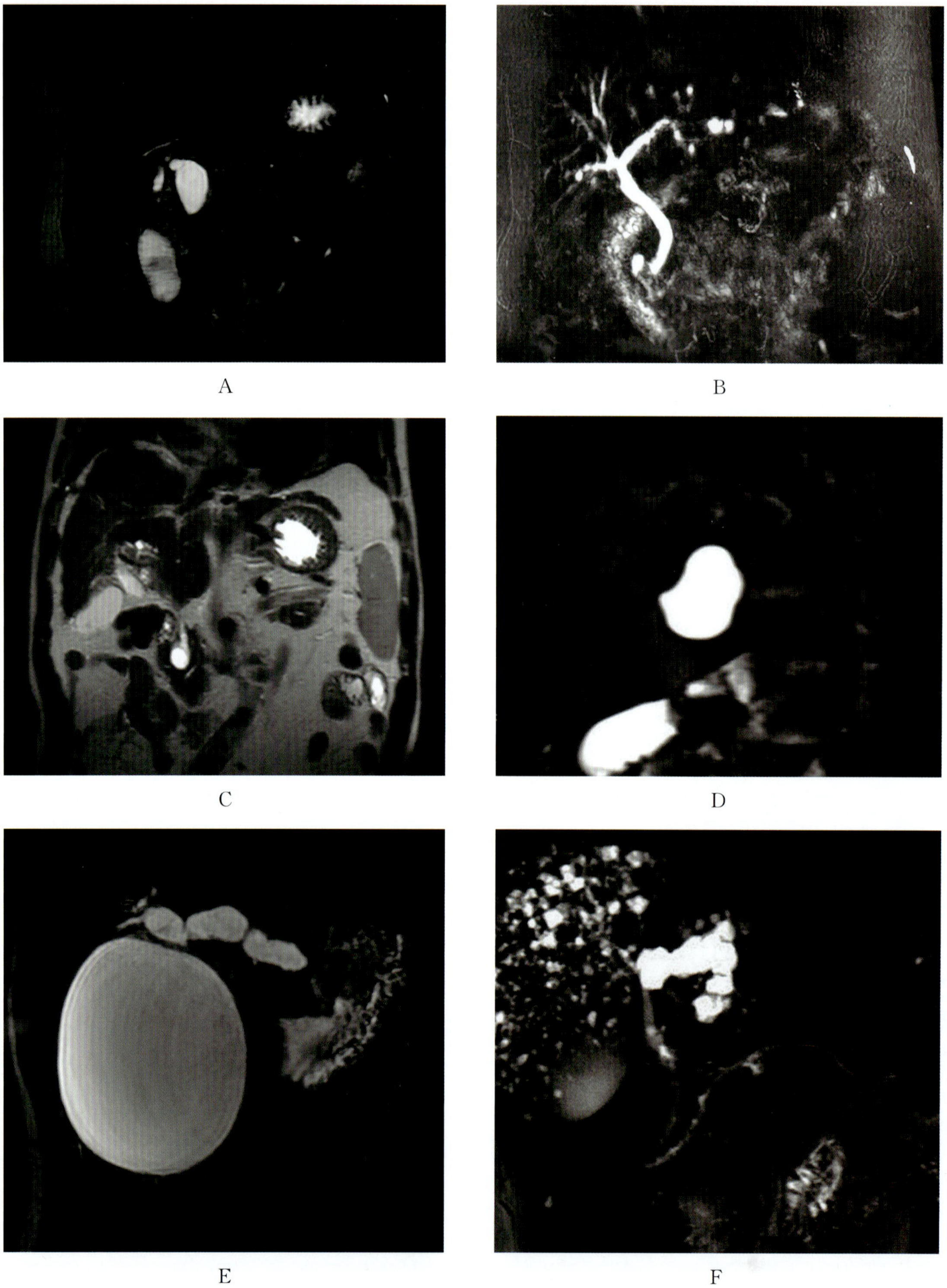

图7-1-2　先天性胆管囊肿MRI及MRCP表现

先天性胆管囊肿，Ⅰ型(A)，示囊状及梭形扩张，胆囊管汇入囊肿内；Ⅱ型(胆总管憩室)(B、C)，示胆总管下段见一囊状突起，以宽颈与胆总管相通；Ⅲ型(D)，于胆总管末端、十二指肠壁内段见一囊状信号影，胆道无扩张；Ⅳ型(E)，示左、右肝胆管扩张、胆总管显著的囊状扩张；Ⅴ型(F)，示肝内多发囊状扩张胆管影，与胆管相通，大小不等，肝外胆管无扩张。

(五)诊断关键要点

(1) 多见于10岁以下儿童或婴幼儿,女性多见。

(2) 临床主要症状为“腹痛、腹部包块和黄疸”三联征。

(3) 影像学主要表现为肝内、外胆管扩张呈球状、梭状及憩室状,单发或多发,大小不等,CT呈囊性低密度,MRI呈长T1、长T2信号影,无强化,MRCP示囊肿与胆道相通。

(4) Caroli病特征性影像表现为:肝内多发囊状低密度腔,与胆管相通。囊腔内可有小点状高密度影,增强扫描小点状影显著强化,称“中心点征”。

(5) 可以合并结石、癌变及肝硬化。

(贾好东 董江宁)

二、Caroli病

(一)概述

Caroli病(Caroli's disease,CD,卡罗利病),也称先天性肝内胆管扩张、胆管交通性海绵状扩张症,是一种罕见的隐性遗传性疾病,肝内大胆管非梗阻性、交通性囊状或梭状扩张为特征性表现,也即Todani Ⅴ型胆管囊肿。本病分为两型:Ⅰ型为单纯型,表现为肝内胆管呈多发性囊性扩张,常伴肝内胆管结石;Ⅱ型为复杂型,又称Caroli综合征,其特征是在Ⅰ型Caroli病的基础上合并先天性肝纤维化和/或多囊肾病。

Caroli病的发病机制并不明确,目前较为公认的假说为肝内大胆管发生胆管板畸形。胆管板畸形指胆管板再塑出现部分或完全停滞,使门管区存在大量胚胎样胆管结构。未发育成熟的胆管可发生非特异性炎性坏死,导致胆管出现进行性、破坏性病变。Caroli病还可伴随显性遗传性多囊肾病、髓质海绵肾、髓质囊性病变等。

本病可在任何年龄出现症状,80%以上的患者在30岁以前发病,与胆汁淤滞有关,如腹痛、发热、寒战,并发胆管炎时肝功能异常,合并门脉周围纤维化时出现肝功能衰竭、门静脉高压和脾大、静脉曲张、胃肠道出血等。本病普通人群患病率为百万分之一,但却是胆管癌的癌前病变,其癌变率为7%~14%,比肝内胆管结石导致胆管癌的发病率还高。Caroli病按病变范围分为单侧型和双侧型,前者局限于一个或半个肝叶,后者累及两侧肝叶。Caroli病预后不良,反复发作的结石、胆管炎、局部胆管梗阻可导致肝脓肿与败血症,最终需行肝移植。

(二)病理学表现

Caroli病特征性的病理学表现为囊性扩张的胆管内有纤维组织和血管构成的息肉样突起及条索状结构。纤维化程度越轻,胆管板畸形、细胆管胆栓及界面炎程度越轻,未见细胆管内粉红色物质;纤维化程度越重,胆管板畸形、细胆管胆栓及汇管区炎症越重。Caroli病多为局限性,表现为肝内胆管节段性囊状扩张,与肝内胆管树的剩余部分相交通,胆管周围可见淋巴细胞、浆细胞为主的混合性炎性细胞浸润。Caroli综合征可见肝内胆管扩张和增生,伴程度不一的汇管区及门静脉周围纤维化。免疫组化表现为CK7、CK19、MUC1、MUC2等阳性。

(三)影像学表现

1. CT表现

典型病例可见肝内多发囊状或柱状低密度影,可呈分支样扩张,且与胆管相通,肝外胆管及胆囊一般不受累。典型征象有:①“中心点征”:囊状扩张的胆管内见小圆点状软组织密度影,增强后明显强化,可在偏侧,是扩张的胆管包绕点状门脉断面。②“蝌蚪征”或“彗尾征”:囊状扩张的胆管与细小的胆管相通,形似蝌蚪或彗星尾状。

2. MRI表现

肝内胆管表现为典型的长T1、长T2液体信号的多发小囊状、梭形扩张。MRCP示小囊状、梭形扩张的小胆管与正常胆管信号一致,沿胆管走行、簇状分布,呈珊瑚状改变,悬挂在胆道树上,形成“树上挂果征”或“悬挂征”。三维MRCP图像在重建多方位旋转时可发现扩张小胆管均与正常粗细的胆管相通,呈吹泡状改变,形成“彗尾征”或“蝌蚪征”。一支胆管上出现多发节段性扩张,其扩张胆管之间以狭颈(正常或相对正常胆管)相连,呈“串珠征”。Caroli病的囊性病灶包绕伴行门静脉分支或走行于Glisson鞘中的肝动脉分支,偶尔可见流空效应,T_2WI序列表现为明显高信号中心见点状低信号影;T_1WI增强后门静脉分支或肝动脉分支强化,在低信号胆汁中心出现点状高信号的强化血管,称“中心点征”(central dot sign),为其典型征象。肝细胞特异性造影剂增强后可见对比剂排泌进入胆管,故可显示囊肿病灶与胆管交通。示例如图7-1-3所示。

合并胆管结石时,扩张的胆管内可见明显低信号结石影;合并胆管炎时其胆管壁增厚伴强化;合并胆管癌时则可见软组织结节或/和肿块,伴胆管壁不规则增厚、管腔狭窄,狭窄的胆管边缘不规则或呈突然截断,DWI扩散受限且呈异常延迟强化。

(四)鉴别诊断

(1)胆管错构瘤:表现为肝内多发囊性病灶,可融合,病灶呈圆形、多角形,增强扫描无强化。如果病变主要为纤维基质,则T_1WI和T_2WI信号均低,增强后呈环形强化,其内容物无强化。MRCP表现肝内多发小囊状高信号,大小、形态不一,沿胆管走行,但不与胆管相通。

(2)多囊肝:是一种常染色体显性遗传性疾病,病灶大小不等,有融合趋势,有张力呈圆形或类圆形,CT、MRI平扫表现为肝内弥漫大小不一的水样低密度影,边缘光滑清楚,CT、MRI增强后无强化。MRCP上不与胆管相通,胆管不扩张,无“中心点征”。常合并多囊肾、胰、脾等,晚期囊肿间肝组织纤维化和胆管增生,引起肝硬化。

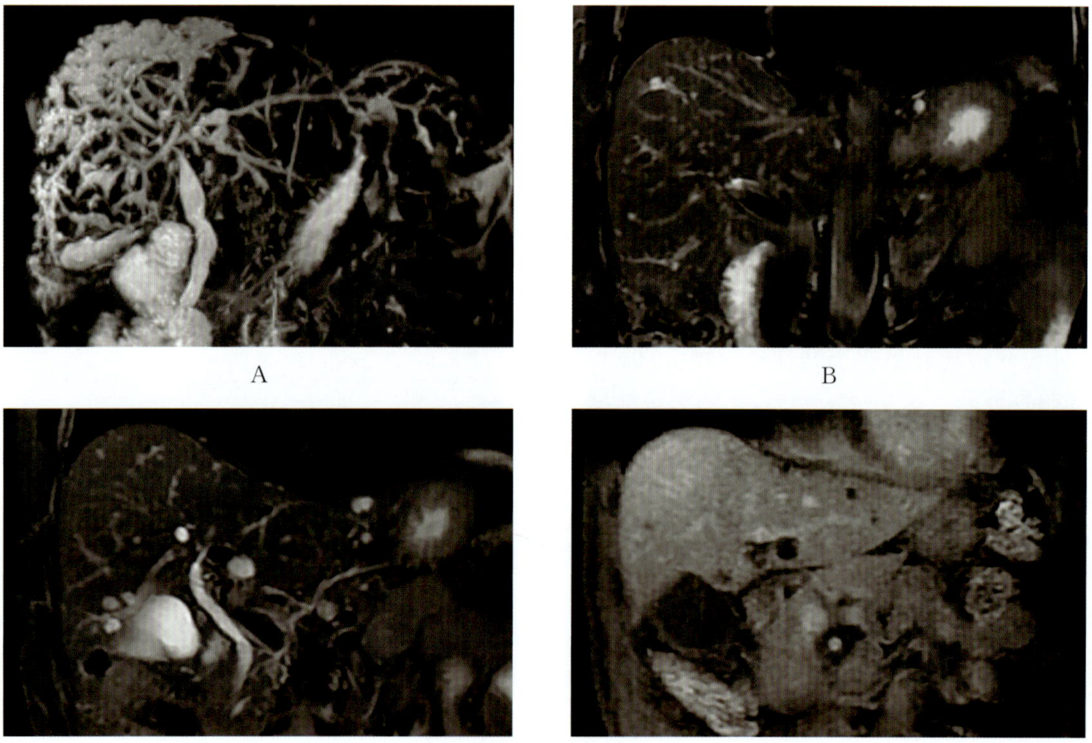

图7-1-3 Caroli病MRI表现

患者女性,37岁,Caroli病。MRCP(A)显示肝内多个小囊肿与胆管相通,呈“树上挂果征”;冠状位T_2WI脂肪抑制序列(B)示多个囊状病灶与胆管相通,形成“蝌蚪征”;冠状位T_2WI脂肪抑制序列(C)示胆管多节段扩张呈“串珠征”;冠状位增强门脉期(D)示扩张胆管内见点状强化影,即“中心点征”。

(3) 胆管囊腺瘤：病变多位于左叶，边界清楚，多有分叶，表现为肝内囊性低密度病变，单发多囊为主。囊壁及间隔较厚，增强扫描囊壁及间隔强化。多数病例不伴肝内外胆管扩张。

(4) 复发性化脓性胆管炎：临床上与Caroli病有近似之处，多合并结石，左半肝胆管更易受累，胆管扩张典型者为梭形，而Caroli病则多为囊状。

(5) 胆管周围囊肿：见于慢性肝病，为胆管周围腺体扩张，见于肝门到门静脉第3～4级分支周围，大小从数毫米到10 mm，也有较大囊肿的报道；多发者可形似胆管扩张，但囊肿邻近的胆管正常。

（五）诊断关键要点

(1) 肝内多发大小不等沿胆管分布的囊性病灶，呈圆形、三角形、梭形等，大多病灶直径为2.0～5.0 mm。CT表现为肝内多发囊状或柱状低密度影，可呈分支样扩张，且与胆管相通。MRI肝细胞特异性对比剂增强及MRCP显示肝内囊性病变与胆管交通即可确立Caroli病或Caroli综合征的诊断。

(2) Caroli病的特征性表现为“彗尾征”“蝌蚪征”“串珠征”“中心点征”“悬挂征”。

(3) 部分可合并胆管结石、胆管炎及胆管癌；Caroli综合征可伴发肝硬化、门静脉高压、脾大、腹水等相关表现，还可伴发肾脏囊性病变。

（贾好东　阚　宏　董江宁）

三、胆管腺瘤

（一）概述

胆管腺瘤(bile duct adenoma，BDA)是一种来源于胆管上皮的极为罕见的良性肿瘤，根据发病位置的不同，分为肝内胆管腺瘤和肝外胆管腺瘤。该病病因尚不明确，目前认为多由胆管结石、先天性胆管扩张症等慢性胆道疾病引起胆汁淤积、反复感染及胰液长期刺激，导致胆管周围炎症、胆管上皮增生和不典型增生所致。

肝外胆管腺瘤分为以下三个亚型：① 绒毛(乳头)状腺瘤；② 管状腺瘤；③ 绒毛管状腺瘤。其中胆管绒毛状腺瘤最多见，该型具有恶变倾向，被视为癌前病变，目前认为肝外胆管腺瘤发展到腺癌是经历增生—腺瘤—腺癌的过程，且绒毛状腺瘤成分越多，恶变概率越高。

肝内胆管腺瘤为肝内起源于胆管上皮的良性肿瘤。

胆管腺瘤发病年龄多在20～70岁，且男女发病率无明显差异，主要临床表现为胆管占位导致胆汁排泄障碍，出现右上腹疼痛、黄疸、发热、腹胀、体重下降等症状。胆管腺瘤患者临床症状多不明显，临床及影像相关报道少，误诊率高。

（二）病理学表现

大体病理：① 肝内胆管腺瘤的瘤体呈灰白色，常位于肝被膜下，多为单发，少数为多发性结节，病变界限清楚，无包膜。② 肝外胆管腺瘤表现为肝外胆管或胆囊乳头状隆起肿物，粉红，质软，伴有不典型增生。

镜下表现：① 肝内胆管腺瘤：增生的小胆管上皮细胞分化良好，无明显的异型性，罕见核分裂。腺瘤内淋巴组织大量增生，伴淋巴滤泡的形成。无包膜，但境界尚清晰，无明显浸润性生长。周围可见小胆管密集增生，伴大量慢性炎症细胞浸润。中央区小胆管被增生纤维组织分隔，挤压成裂隙状。② 肝外胆管腺瘤：腺瘤细胞大而不规则，核膜厚，常染色质丰富，核仁明显。围绕在细长的纤维血管茎周围的柱状上皮细胞增生，乳头轴心为纤维结缔组织，被覆立方或柱状上皮，腺上皮胞浆有黏液，可有非典型增生。腺上皮腺瘤样增生，呈管状排列，局部核多形性明显，极性丧失，明显核分裂象，提示局灶癌变。

（三）影像学表现

1. 超声表现

(1) 肝内胆管腺瘤：一般表现为靠近肝脏表面的高回声结节，病灶周边有时可见低回声区环绕。

(2) 肝外胆管腺瘤：扩张的胆管内可见类圆形软组织团块，后方无声影，团块通常位于胆管内或

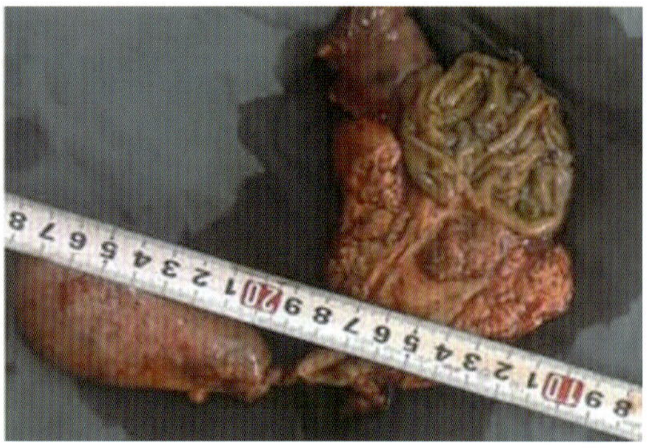

A

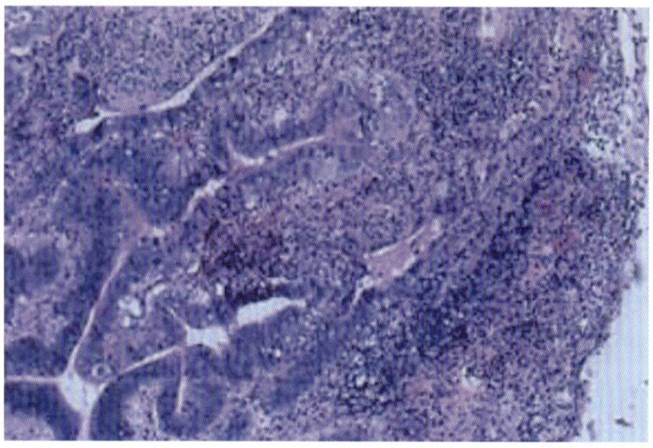

B

图7-1-4 肝外胆管腺瘤病理学表现

患者女性,40岁,肝外胆管腺瘤。大体病理(A):胆总管末端隆起乳头状肿物,大小为2.5 cm×1.8 cm,粉红、质软;镜下表现(HE,×100)(B):可见腺上皮腺瘤样增生,呈管状排列,局部核多形性明显,极性丧失,明显核分裂象,提示局灶癌变。(引自:曹意,戴朝六.肝外胆管腺瘤一例报道及文献回顾[J].中华肝胆外科杂志,2018,24(12):854-855.)

胆管壁,有时带有一个可见的蒂或柄,但更常见的是一个无蒂(广基)的结构,胆管壁回声清晰,病灶边界清晰,无浸润征象。

2. CT表现

(1)肝内胆管腺瘤:CT平扫表现为靠近肝脏表面的类圆形低密度肿块影,边缘清晰,无假包膜,偶可见钙化。动态增强扫描,当病灶较小时多表现为动脉期结节状强化,门脉期及延迟期持续强化;当病灶大于20 mm时,动脉期病灶明显不均匀强化,门脉期病灶持续强化,少部分病灶门脉期稍有减退,周围可见晕环样高密度。示例如图7-1-5所示。

(2)肝外胆管腺瘤:CT平扫显示扩张的胆管内等、低密度软组织肿块影或胆管壁节段性增厚,增厚的胆管壁外缘光滑清楚,无肝叶萎缩及门静脉侵犯和局部淋巴结转移。CT增强扫描可显示病灶呈渐进性强化。

3. MRI表现

(1)肝内胆管腺瘤:病灶T_1WI序列多呈等或稍低信号,T_2WI序列呈稍高或高信号,边界清楚或模糊,DWI序列呈高信号。动态增强与CT增强表现一致,当病灶较小时多表现为动脉期结节状强化,门脉期和延迟期继续强化;当病灶大于20 mm时,动脉期病灶强化欠均匀,部分病灶门脉期减退,周围可见晕环样高信号,部分病灶门脉期仍持续强

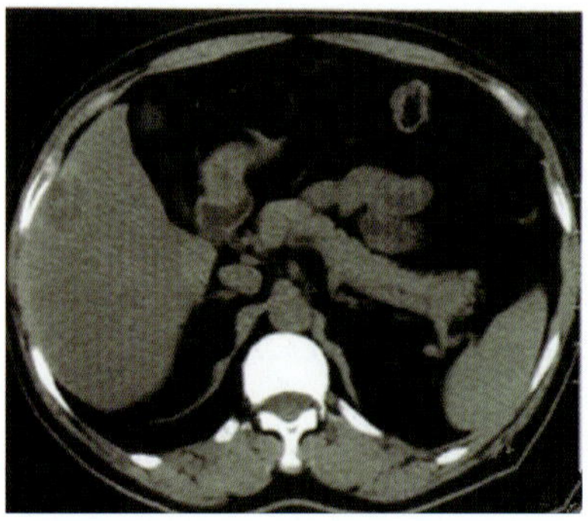

A

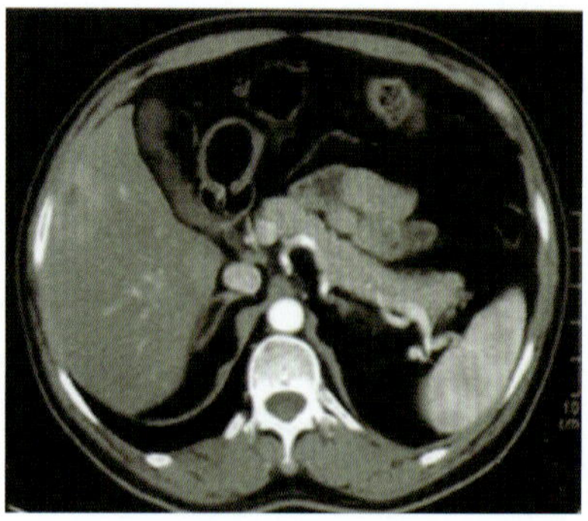

B

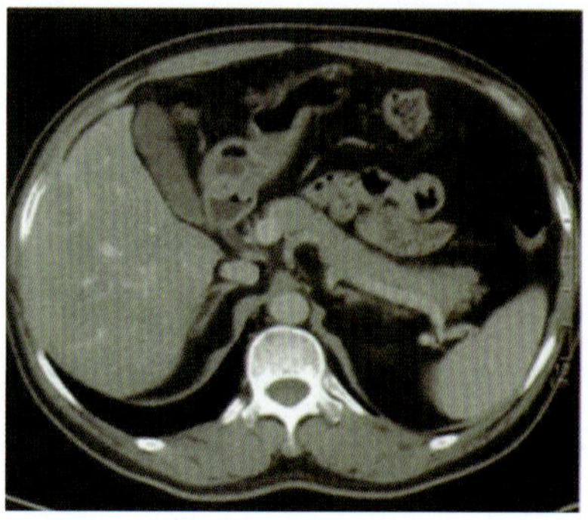

C

图7-1-5 肝内胆管腺瘤CT表现

患者男性,59岁,肝内胆管腺瘤。CT平扫(A)肝右前叶下段被膜下见一类圆形稍低密度结节;CT增强扫描动脉期(B),病灶明显强化;增强扫描静脉期(C),病灶强化快速减退,周边见环形稍高密度。(引自:刘光俊,杨新官,龙梅,等.肝内胆管腺瘤的CT、MRI表现特征[J].临床放射学杂志,2017,36(12):1903-1906.)

化，但延迟期强化减退，病灶中心见小斑片状延迟强化区。示例如图7-1-6所示。

（2）肝外胆管腺瘤：MRI平扫病灶多呈偏心膨胀性生长，边界稍毛糙，病灶T_1WI序列呈等或低信号，T_2WI序列呈稍高或高信号，可伴裂隙样改变，DWI序列多呈高信号，增强扫描病灶多呈轻中度持续性强化。MRCP示梗阻端充盈缺损，呈杯口状改变，梗阻端以上胆管扩张程度相对较轻，扩张的管壁光滑、无明显增厚。病变基底部胆管壁局限性增厚，提示腺瘤局部恶变。

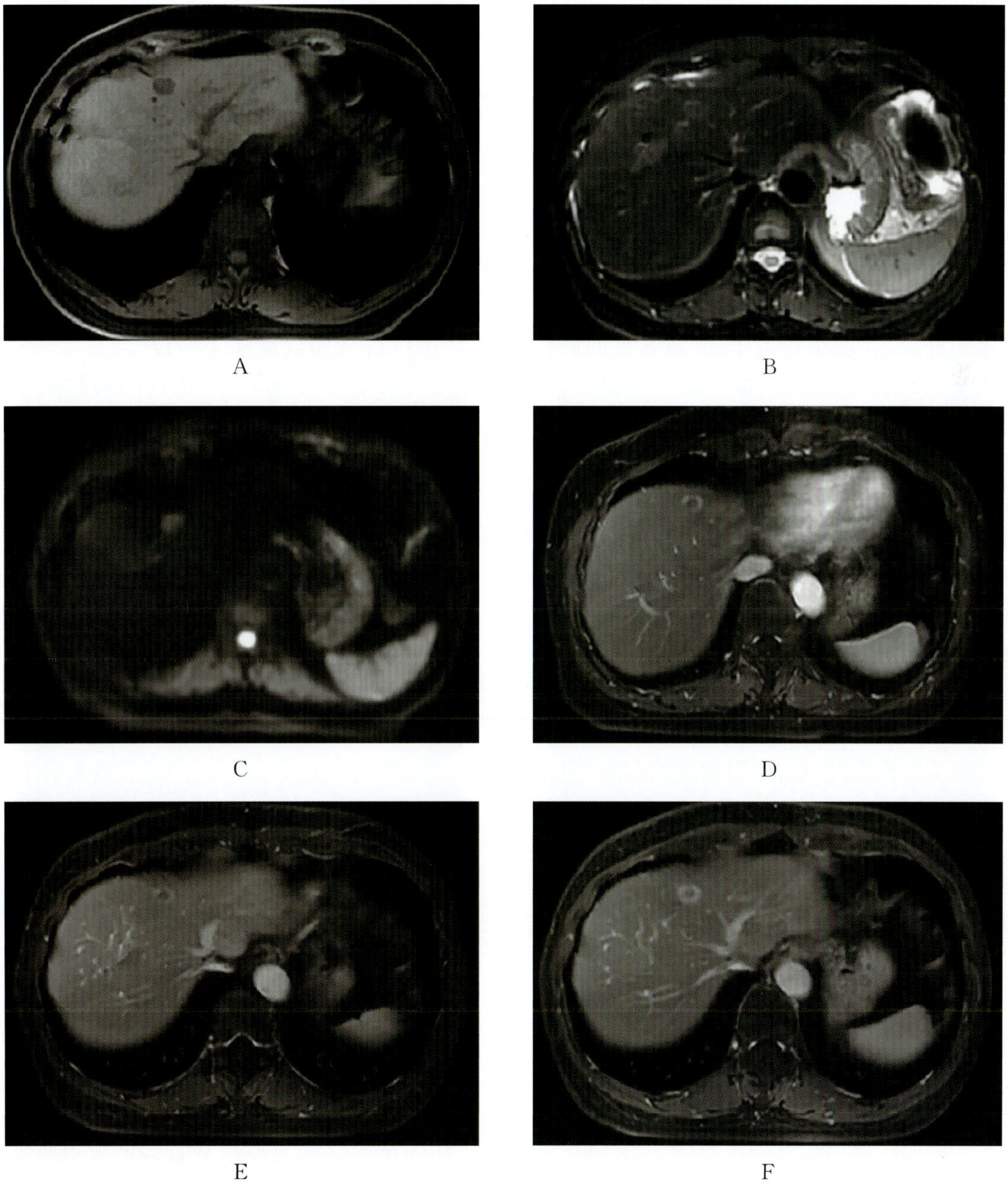

图7-1-6 肝内胆管腺瘤MRI表现

患者女性，63岁，肝内胆管腺瘤。MRI平扫肝左内叶被膜下见一14 mm的类圆形结节，病灶T_1WI序列（A）呈低信号，T_2WI序列（B）呈稍高信号，边界清晰；DWI序列（C）病灶呈高信号；增强扫描动脉期（D）病灶呈明显环状强化，门脉期（E）和延迟期（F）持续强化。（引自：Qin J，Zhou G，Sheng X，et al. Imaging features of intrahepatic bile duct adenoma in MRI[J]. Transl Cancer Res，2020，9(3)：1861-1866.）

(四)鉴别诊断

(1) 肝细胞癌：肝内胆管腺瘤需要与肝细胞癌鉴别。肝细胞癌CT平扫绝大多数肝细胞癌呈稍低密度，也可为等密度或混合密度。肿瘤较大时密度常不均匀，坏死、囊变及脂肪变性等呈低密度，合并出血为稍高密度。增强扫描呈典型的"快进快出"表现，并见"假包膜征"。肝内胆管腺瘤CT平扫多为低密度，边界清晰，无假包膜。MRI及CT增强扫描，病灶多呈持续性强化表现，周围可见晕环样高信号或高密度影。

(2) 肝内胆管癌：肝内胆管腺瘤需要与肝内胆管癌鉴别。肝内胆管癌CT、MRI主要表现为肝内延迟强化的肿块，周围胆管扩张，肿块邻近的肝包膜皱缩，DWI肿块实性成分扩散受限。依据这4个特征就可以肝内胆管腺瘤进行鉴别。

(3) 肝细胞腺瘤：肝内胆管腺瘤还需要与肝细胞腺瘤鉴别。后者常见于青年女性，常合并脂肪变性、出血、囊变，多有包膜，而BDA一般无这些表现，体积较小，发生于被膜下，有助于鉴别。

(4) 胆管癌：肝外胆管腺瘤需要与肝门部胆管癌及胆总管癌鉴别。肝门部胆管及胆总管癌常呈浸润性生长，CT平扫胆管壁不规则增厚伴腔内结节，远侧的胆管明显而广泛的梗阻扩张。MRI平扫胆管癌呈长T1、长T2信号，梗阻端骤然截断，呈鼠尾状或不规则狭窄，梗阻端以上胆管扩张明显呈"软藤征"。CT、MRI多期增强后胆管癌灶缓慢持续性强化，肝门部等处淋巴结肿大提示淋巴结转移。肝外胆管腺瘤始终位于胆管内，病变局限于某一段胆管或沿着胆管弥漫生长，无门静脉侵犯和局部淋巴结转移，梗阻端以上胆管扩张程度轻，梗阻端呈杯口状改变，管壁光滑，无明显增厚。

(五)诊断关键要点

(1) 胆管腺瘤分为肝内胆管腺瘤和肝外胆管腺瘤。

(2) 肝内胆管腺瘤CT平扫呈低密度肿块，CT动态增强扫描肝内胆管腺瘤结节状强化，门脉期及延迟期持续强化；病灶周围可见晕环样高密度影。

(3) 肝内胆管腺瘤 T_1WI 序列呈低信号、T_2WI 序列呈高信号；MRI三期增强的动脉期结节状强化，门静脉期和延迟期呈结节状延迟强化。

(4) 肝外胆管腺瘤CT、MRI表现为胆管扩张，管腔内低密度肿块影或管壁节段性增厚，管壁外缘清楚，增强扫描病灶渐进性强化。

(5) MRCP示肝外胆管腺瘤呈杯口状改变，梗阻端以上胆管扩张程度相对较轻，管壁光滑、无增厚。

(6) 当病变内出现出血、囊变坏死信号，邻近胆管肌层甚至周围器官侵犯时，考虑胆管腺瘤恶变可能。

(魏龙宇　董江宁)

第二节　胆管恶性肿瘤

一、胆管内乳头状黏液性肿瘤

(一)概述

胆管内乳头状黏液性肿瘤(intraductal papillary mucinous neoplasm of the bile duct，IPMN-B)是一类罕见的胆道上皮来源肿瘤，以胆管内乳头状或绒毛状肿物伴大量黏液分泌及胆管扩张为特征。最早在2000年有学者描述了数例分泌大量黏液的胆管内肿物，其临床表现、影像学特征及病理表现与胰腺导管内乳头状黏液性肿瘤相似；2008年IPMN-B的概念首次被提出，2010年WHO将其归类为一种具有独特临床病理特征的实体肿瘤。

胆管内乳头状黏液性肿瘤好发于中老年人，无明显性别差异，部分患者发病初期可完全无症状或仅有腹部胀痛、消化不良等非特异性症状。待瘤体增大或分泌黏液增多时可出现上腹部剧痛、发热、寒战及黄疸等。本病发病率极低，其发病机制尚不明确，大多认为其与胆管结石反复感染、化脓性胆管炎、肝吸虫、异位胰腺胆道系统异常等慢性病引起的胆汁淤积，以及长期胰液慢性刺激引起的胆管周围炎和胆管周围上皮增生或不典型增生有关。也有学者认为，*K-ras*基因突变及*p*53基因表达的异常是导致IPMN-B发病的关键机制。

（二）病理学表现

IPMN-B来源于肝内、外胆管上皮细胞，主要在胆管内生长，可见乳头状结构，乳头中央有纤细的纤维血管轴心，表现为良性至恶性浸润等不同性质的组织学特性。大体病理上瘤体通常局限于胆管内，表现为乳头状、水螅状或胆管壁的锯齿状突起，也有部分病例无明显瘤体，肿瘤侵犯胆管外肝实质少见。肿瘤的病理特征是被覆上皮能够产生黏液，同时可表现为不同程度的异型性，甚至进展为浸润性癌。根据异型性的程度以及有无浸润性癌成分，可分为IPMN-B伴低或中级别上皮内肿瘤，伴高级别上皮内肿瘤或伴相关的浸润性癌，其恶变率为64%～89%，伴有癌变患者预后明显不佳。IPMN-B的特征是分泌黏液，大量的黏液在胆管内积聚导致胆管梗阻，并使胆管广泛扩张或局限性动脉瘤样扩张。

根据分化和浸润程度不同，IPMN-B在病理上可分为：① 乳头状腺瘤；② 乳头状瘤病；③ 乳头状腺癌；④ 侵袭性乳头状腺癌等。不同分化程度的肿瘤组织常合并存在。

镜下表现：胆管内可见分泌黏液的异常胆管上皮，并见多发乳头状突起。示例如图7-2-1所示。

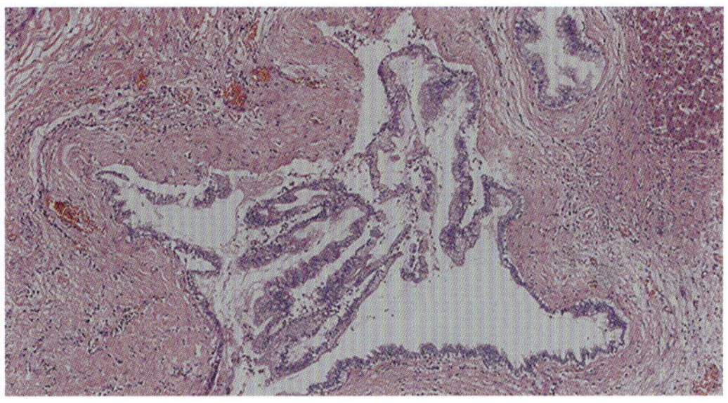

图7-2-1　胆管内乳头状黏液性肿瘤病理学表现

患者男性，47岁，胆管内乳头状黏液性肿瘤。镜下表现（HE，×100）：胆管内可见分泌黏液的异常胆管上皮细胞，并见多发乳头状突起。

（三）影像学表现

1. CT表现

IPMN-B的特征是分泌黏液，黏液密度类似水样密度，大量黏液在胆管内积聚导致胆管梗阻，并使胆管广泛扩张或局限性动脉瘤样扩张。因此胆管扩张（100%）、胆管腔内占位性病变（55%）和囊状扩张的胆管是IPMN-B术前影像学检查最常见的典型表现。CT平扫病灶呈珊瑚状、结节状及丘样低密度灶，但是难以与胆管内结石相鉴别。增强CT可以提高IPMN-B的诊断准确率，表现为扩张的胆管内实性结节或肿块呈轻中度强化，侵袭性IPMN-B的实性成分可呈明显强化，胆管内黏液不强化。

2. MRI表现

根据胆管内乳头状黏液性肿瘤的MRI表现可分为以下四种类型。

（1）典型IPMN-B：表现为肿瘤沿胆管壁生长，肿瘤上下胆管可见广泛性扩张。"软藤样"扩张的胆管腔内可见瘤灶，呈稍长T1、稍长T2信号，以T_2WI序列在胆管内液体高信号背景下显示清晰，呈"漂浮状"改变。DWI序列示瘤灶呈稍高信号，增强扫描示病灶内实性成分呈轻-中度强化。病灶邻近两端的胆管均见明显扩张，这是因为IPMN-B可分泌大量黏稠的黏液并在胆管内积聚，不仅引起病灶近端胆管扩张，也可引起病灶远端胆管和非肿瘤所在叶段胆管广泛扩张。这与其他占位性病变仅引起病灶远端胆管扩张不同。

（2）囊性IPMN-B：扩张的胆管呈局限性，或称为动脉瘤样胆管扩张，可见扩张的胆管存在单发或多发的瘤灶。乳头状结节呈长T1、稍长T2信号，DWI序列呈稍高信号，增强扫描呈轻中度强化。

（3）无肿物型IPMN-B：胆管呈广泛性明显扩张而不伴有胆管壁肿物，胆管壁光滑，扩张胆管周围肝实质明显萎缩。胆管内乳头状黏液性肿瘤分泌的液体黏稠，其内信号欠均匀，多呈长T1、长T2信号，DWI序列呈等低信号，增强扫描无异常强化的肿瘤组织。

(4) 侵袭性IPMN-B：表现为病灶所在节段胆管扩张，肿瘤不仅向内突入胆管腔呈锯齿状或乳头状改变，也可以向外突破胆管壁侵犯周围肝实质，胆管壁欠光整，病灶呈稍长T1、等T2信号，DWI序列呈高信号，增强扫描可见明显强化。① 胆管内实性结节(85%的患者具有此特征)；② 肿瘤直径≥2.5 cm；③ 多发病变(40.8%)；④ 胆管壁增厚；⑤ 邻近器官侵犯。如满足3个以上特征，其敏感性可达到84.9%，特异性达到82.4%。

示例如图7-2-2所示。

3. MRCP表现

(1) 病变段及邻近胆管充满胆汁及黏液成分而呈高信号，部分区域可因黏液浓稠不均匀而成混杂信号。

(2) 具有瘤灶的病变段肝内胆管内可见“充盈缺损”或“漂浮征”。

(3) 病变段肝内胆管可呈均匀扩张或动脉瘤样扩张，但病灶处胆管扩张较上游健侧未受累胆管扩张更明显，表现为不对称性扩张，此为该病MRCP最具特征性的表现，主要由于病变侧胆管内黏液积聚达一定程度后逐渐充填至健侧为受累胆管。

(四) 鉴别诊断

(1) 肝脏黏液性囊腺瘤：也表现为肝内含黏液的囊性肿块，需与囊性IPMN-B相鉴别。肝脏黏液

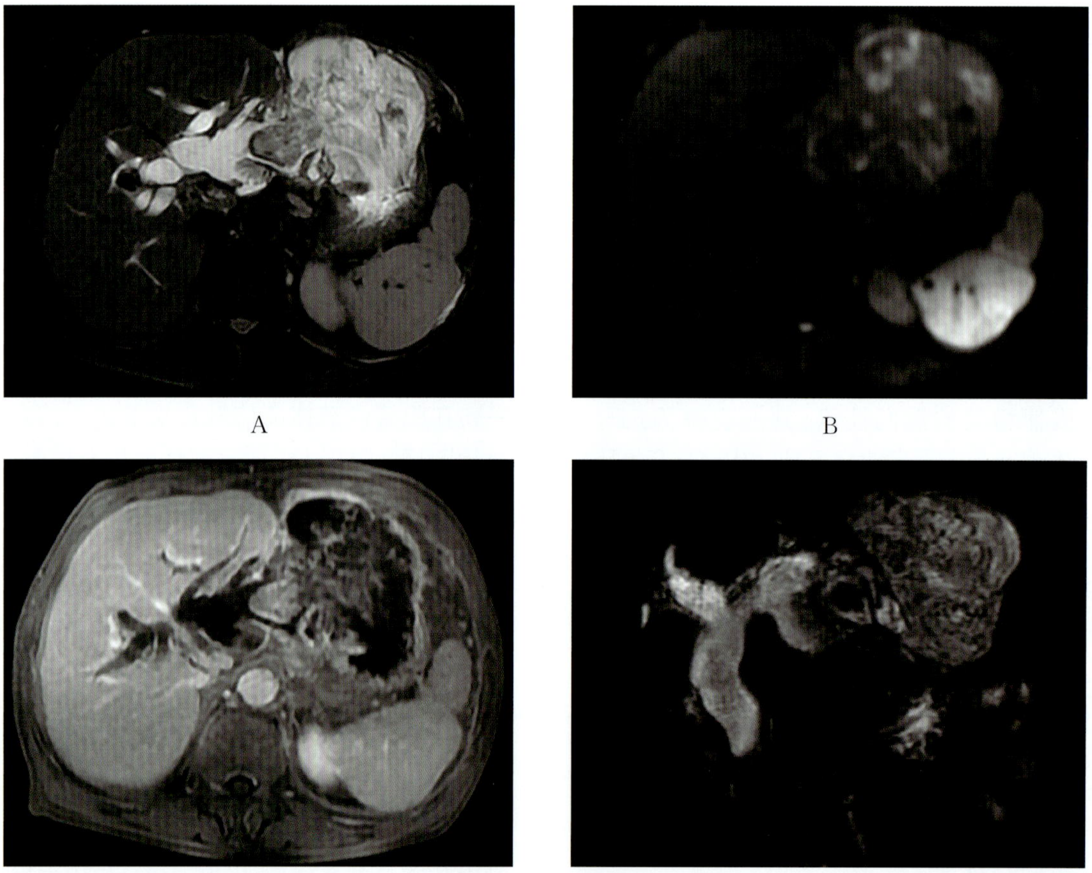

A　　B

C　　D

图7-2-2　胆管内乳头状黏液性肿瘤MRI表现

患者男性，76岁，肝左叶胆管内乳头状黏液性肿瘤。T_2WI序列(A)示肝左叶胆管及胆总管明显扩张，肝左外叶肝内胆管呈动脉瘤样扩张，其内可见乳头状结节，呈等信号；DWI序列(B)示结节边缘及内部局部呈稍高信号；增强扫描(C)示结节呈轻-中度强化；3D-MRCP(D)示肝内、外胆管均见扩张，以左侧肝内胆管为明显。(该病例图片由浙江省金华市中心医院舒锦尔主任提供)

性囊腺瘤表现为肝内分叶状或类圆形囊性肿块，其内可有大小不等的分房，分隔粗细较均匀，部分囊壁较厚，可见壁结节或乳头样突起，CT、MRI增强后壁结节、分隔强化，部分囊壁可见钙化。肝脏黏液性囊腺瘤囊腔不与胆管相通，一般无胆管扩张；而囊性IPMN-B与胆管相通，且胆管明显扩张，这是二者的主要鉴别点。

（2）先天性胆管（囊状）扩张症：影像学主要表现为肝内、外胆管扩张呈球状、梭状及憩室状，单发或多发，大小不等，CT呈囊性低密度，MRI呈长T1、长T2信号影，无强化。MRCP示囊肿与胆道相通，这与IPMN-B相似，但IPMN-B内实性成分增强扫描呈轻-中度强化。

（3）胆管结石：当表现为胆管壁增厚或不规则时，需与胆管结石鉴别。IPMN-B增强表现为乳头状实性成分强化，而胆管结石则无强化表现，而且胆管结石在T_2WI与MRCP上表现为特征性低信号充盈缺损。两者均可引起胆管扩张，但由于IPMN-B有大量黏液的分泌和积聚，其所致的胆管扩张更加广泛、明显。

（4）胆管癌：需与侵袭性IPMN-B相鉴别。胆管癌主要表现为肿块型、管周浸润型、管内生长型及混合型，边界不清，无包膜，可呈浸润性生长，增强呈延迟强化特点。其与IPMN-B均可见上游胆管扩张，但下游胆管扩张、全胆管扩张为后者所特有。

（五）诊断关键要点

（1）IPMN-B好发于中老年人，无明显性别差异。实验室检查中，CA19-9及总胆红素可升高。

（2）IPMN-B在CT平扫病灶呈珊瑚状、丘样低密度结节灶，CT增强后实性结节或肿块呈轻中度强化。

（3）IPMN-B由于肿瘤分泌大量黏液，MRI多序列平扫与MRCP表现为与梗阻因素不相称的胆管扩张，并可伴有瘤体远端的胆管扩张，典型的MRI表现为胆管内强化的肿瘤伴远近两端的胆管明显扩张。

（4）典型的影像学三联征为胆管内大量黏液（黏胆症）、胆管扩张及胆管壁肿物。

（贾好东　李翠平　董江宁）

二、胆管癌

（一）概述

胆管癌（cholangiocarcinoma）主要指肝外胆管癌，包括起源自左、右肝管至胆总管下端胆管上皮的恶性肿瘤，按其发生部位分为近段胆管癌和远段胆管癌。近段胆管癌又称肝门部胆管癌（klatskin瘤），位于左、右肝管至胆总管胆囊开口处；远段胆管癌位于胆总管胆囊开口处至壶腹部。

肝门部胆管癌最为常见（占50%～60%）。根据Bismuth分型，肝门部胆管癌分为以下四型：Ⅰ型，肿瘤位于肝总管，未侵犯汇合部；Ⅱ型，肿瘤侵犯肝总管及左、右肝管汇合部；Ⅲ型，肿瘤侵犯肝总管及左、右肝管汇合部并已侵犯右肝管（Ⅲa）或左肝管（Ⅲb）；Ⅳ型，肿瘤侵犯肝总管及左、右肝管汇合部并同时侵犯左、右肝管。

本病好发于中老年男性，70～80岁为发病高峰，男女比例为3∶2。具体发病率尚不明确，中国是胆管癌高发地区，约占全球胆管癌患者的55%。

普遍认为乙型病毒性肝炎（乙肝）、丙型病毒性肝炎（丙肝）、肝硬化、原发性硬化性胆管炎、肝吸虫感染或胆管结石等疾病引发的胆管慢性炎症状态是诱发胆管癌的重要危险因素。其他可能的胆管癌危险因素还包括：胆胰管畸形、胆总管囊肿、二氧化钍、人类免疫缺陷病毒、胆肠引流术、环境或职业毒素暴露、糖尿病、肥胖等。目前已证实接触印刷使用的二氯丙烷、放射性造影剂二氧化钍等与胆管癌有关。

胆管癌临床症状、体征与胆道梗阻有关，常表现为进行性无痛性黄疸、逐渐加深，大便灰白，可伴有厌食、乏力、贫血。半数患者伴皮肤瘙痒和体重减轻。胆管癌临床症状还取决于其发生部位，远段胆管癌者通常可触及肿大的胆囊，而肝门胆管癌不可触及。实验室检查中血清总胆红素（TBIL）、直接胆红素（DBIL）、碱性磷酸酶（ALP）和γ-谷氨酰胺转移酶（γ-GT）可显著升高，转氨酶（ALT）一般轻度增高,部分患者CEA、CA19-9升高。

胆管癌早期症状不典型,就诊时多为中晚期,术前进行精确的诊断可以有效缩短诊疗时间、降低治疗难度,还可以节省术中探查时间,有利于提升手术效率,减少风险发生的可能性,改善患者预后。

(二)病理学表现

胆管癌以胆总管最好发,占33%~40%;其次为肝总管,占30%~32%;肝总管分叉处占20%;胆囊管占4%。

1. 病理组织学分型

95%的胆管癌为腺癌,此外还有些少见亚型,如鳞癌、腺鳞癌、黏液癌、印戒细胞癌、透明细胞癌、未分化癌、淋巴上皮样癌、黏液表皮样癌、癌肉瘤等。根据大体形态分为弥漫浸润型、结节型、硬化型和乳头状型4种类型。日本肝癌协会根据大体形态将胆管癌分为肿块型、管周浸润型和腔内生长型,这种分类方法更容易描述肝外胆管癌特征且方便鉴别诊断,临床和影像最为常用。

2. 病理学分级

按照消化系统肿瘤WHO分类(第4版)分级法,对肿瘤进行病理分级,分级标准如下:① Ⅰ 级(高分化):伴或不伴微乳头结构,成片的立方或柱状上皮细胞呈蜂窝样外观,细胞核圆或偏向一侧,染色质细腻,核仁小至不明显,胞质丰富,花边状或空泡状;② Ⅱ 级(中分化):由中度变形的融合成筛状的腺管和(或)条索状结构组成;③ Ⅲ 级(低分化):变形的腺管或条索状结构具有显著的细胞多形性,可见深染的胞质和明显的细胞界限等鳞状上皮的特征。

3. 免疫组化

肿瘤阳性表达CK7/CK19、硫酸黏蛋白,部分表达膜上皮抗原、CEA、CK20。

示例如图7-2-3所示。

(三)影像学表现

1. CT表现

CT主要用于肿瘤的分期诊断,能正确判断肿瘤的发生部位、上段胆管的扩张、血管、邻近组织的浸润程度和淋巴结转移等,CT还能够很好地描述胆道恶性肿瘤的并发症如胆管炎和胆管脓肿,已被视作胆管癌术前必检项目。不同部位的胆管癌CT表现:

(1) 肝门部胆管癌:肝门部形态不规则,边缘模糊软组织影,密度不均,扩张胆总管中断、变形,梗阻末端有软组织肿块,管壁增厚,且不均匀,管腔变窄,腔内或伴结节状软组织影。

(2) 肝外胆管癌:平扫肿瘤病变近侧胆管扩张,病变胆管内见肿块样充盈缺损,或管壁偏心性增厚,增强后动脉期肿块未见明显强化,延迟期呈中

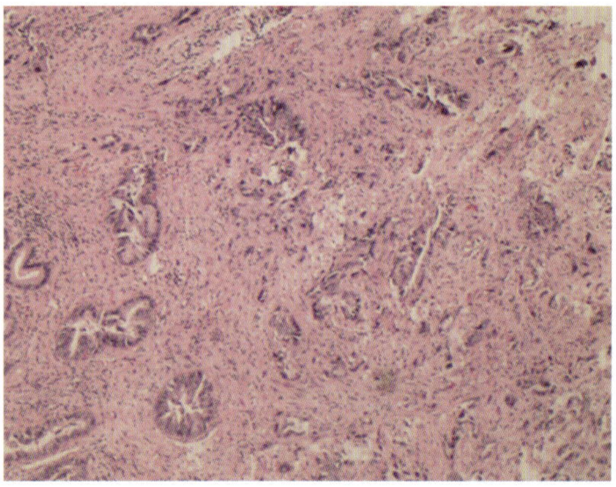

A

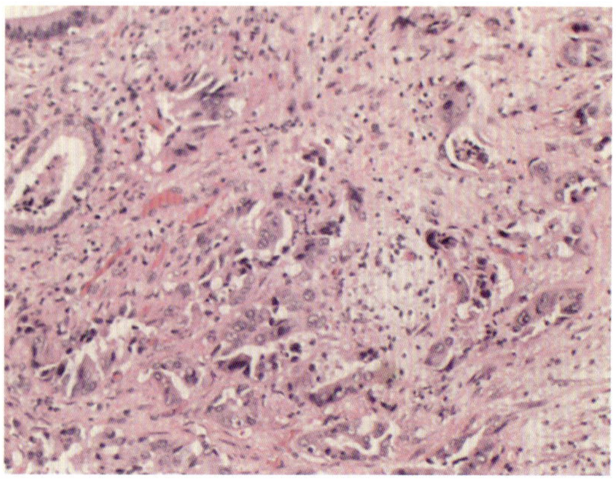

B

图7-2-3 胆管腺癌病理学表现

患者男性,67岁,肝门部胆管腺癌,Ⅱ~Ⅲ级。肉眼所见:肝总管内见灰白肿块,环绕管壁全周。镜下表现(HE,×100)(A、B):癌细胞呈索条状排列,部分区域呈腺管状,间质纤维化,核仁明显,核分裂象易见。

等强化，肝内胆管常表现弥漫性“软藤样”扩张，狭窄段以下胆管正常，无胰管扩张。

（3）肝内胆管癌：平扫表现肝内低密度不均匀肿块，增强后延迟期出现强化，可见远端肝内胆管局限性扩张。

MSCT快速薄层扫描技术采集的数据可以进行CT血管成像，以了解肝动脉及门静脉系统受累的情况，结合多平面重组（MPR）、曲面重组（CPR）、表面遮盖法（SSD）及最大密度投影（MIP）等多种后处理技术，获得高质量的三维图像，相比二维图像更直观、更精确，可全面、立体地显示肿瘤与周围组织结构的解剖关系。示例如图7-2-4所示。

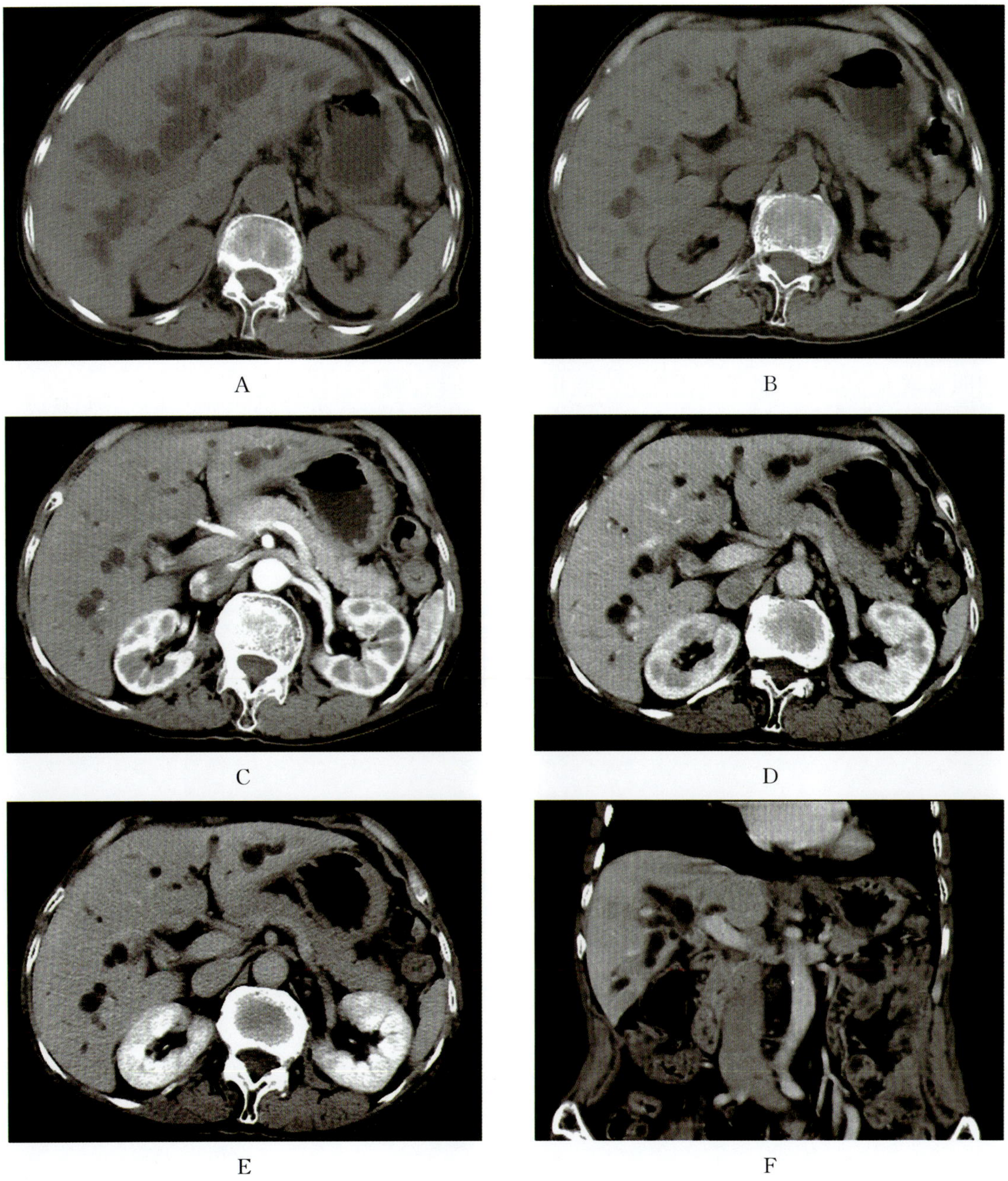

图7-2-4 肝门部胆管癌CT表现

患者女性，43岁，肝门部胆管癌。CT平扫示：肝内多发胆管呈“软藤样”扩张（A），肝门部肝总管见一稍低密度结节（B），平扫显示欠清。三期增强扫描显示结节较平扫显示明显清晰，动脉期（C）明显强化，门静脉期（D）及延迟期（E）强化程度稍减退。静脉期冠状位（F）清楚显示肝门部肝总管强化结节，结节上段胆管明显梗阻扩张。

2. MRI表现

MRI软组织分辨率高,多序列、多平面成像可充分显示肿瘤范围和周围侵犯情况、胆道梗阻部位、程度及形态等重要信息,是胆管癌诊断和分期评价重要方法。根据MRI表现分为:管周浸润型胆管癌、肿块型胆管癌及腔内生长型胆管癌。

(1) 管周浸润型胆管癌:主要沿胆管壁的长轴浸润性生长,并向肝门部侵犯,呈树枝状或长条状,管壁向心性增厚、管腔狭窄。由于周围胆管继发扩张,常合并肝内胆管结石。当管壁纤维、结缔组织增生显著时,管腔也可表现为渐进性狭窄。受累胆管壁的癌灶平扫T_1WI及T_2WI多呈等信号;DWI序列呈环形、结节状高信号,ADC值低。MRCP显示病变段胆管中断或狭窄,肝门胆管癌常表现为"肝门空虚征",狭窄近段的胆管则显著扩张,肝内胆管呈"软藤样"扩张,胆囊管及其以下胆总管受累时,胆囊体积明显增大。增强扫描呈缓慢渐进性强化,延迟期达峰值,达峰值时间与肿瘤间质内纤维间质增生程度有关,通常在对比剂注射后3~15 min;也有少量病例富血供,表现为动脉期明显强化,横轴位上可见"环形征""点征"。管周浸润型胆管癌常伴门腔间隙和肝门淋巴结转移。示例如图7-2-5所示。

(2) 肿块型胆管癌:与肝内胆管癌相比,肝外胆管癌肿块相对较小,附壁式生长,可突破浆膜向管壁外侵犯,发生在左、右肝管时MRI表现类似肝内胆管癌。T_1WI及T_2WI信号与肝内肿块型胆管癌相同,T_1WI序列呈等、低信号,T_2WI信号各异,与肿块内肿瘤细胞、纤维组织、坏死和黏液蛋白含量及比例有关,多呈稍高信号。DWI序列呈高信号,ADC值减低。MRCP显示病变段胆管腔偏心性狭窄或闭塞,见不规则"充盈缺损",近端胆管腔显著梗阻扩张,通常伴有肝内胆管扩张。动态增强扫描多呈缓慢渐进性强化。

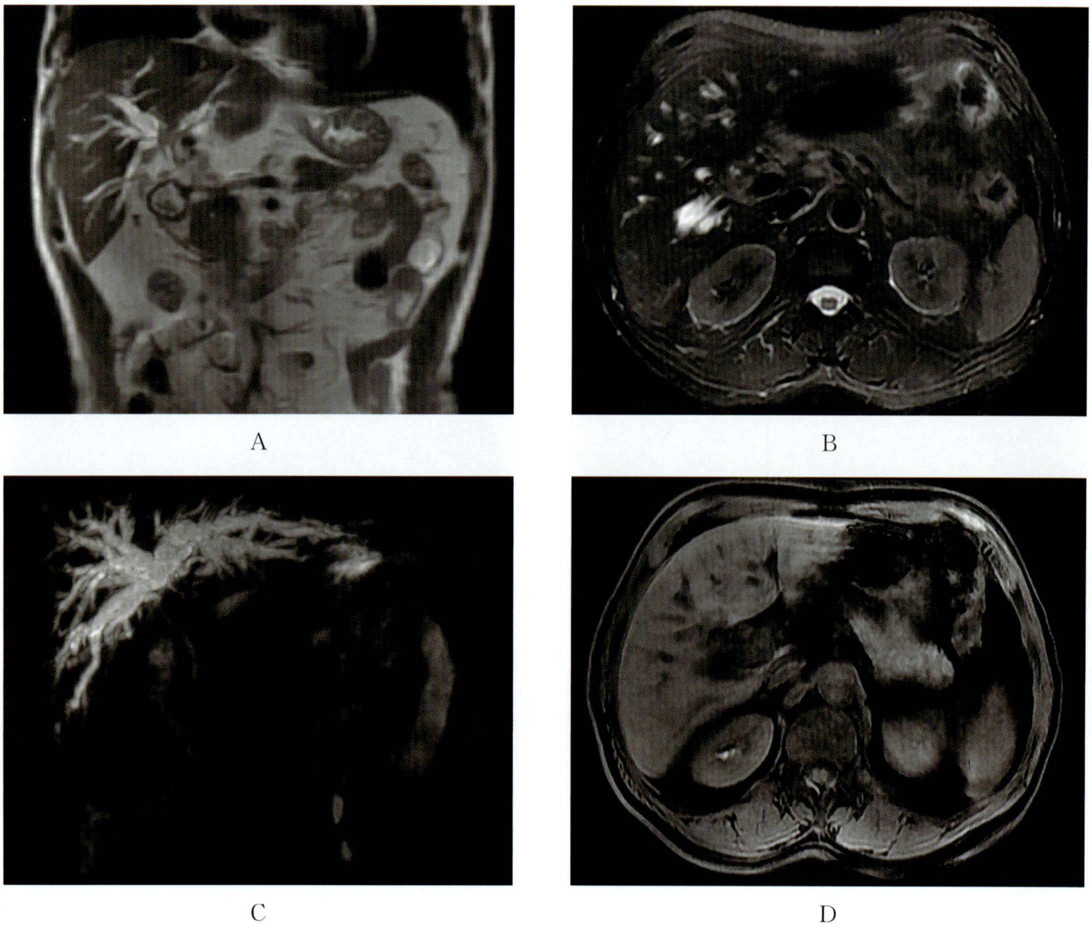

图7-2-5 肝门部胆管癌(管周浸润型)(Bismuth分型Ⅳ型)MRI表现

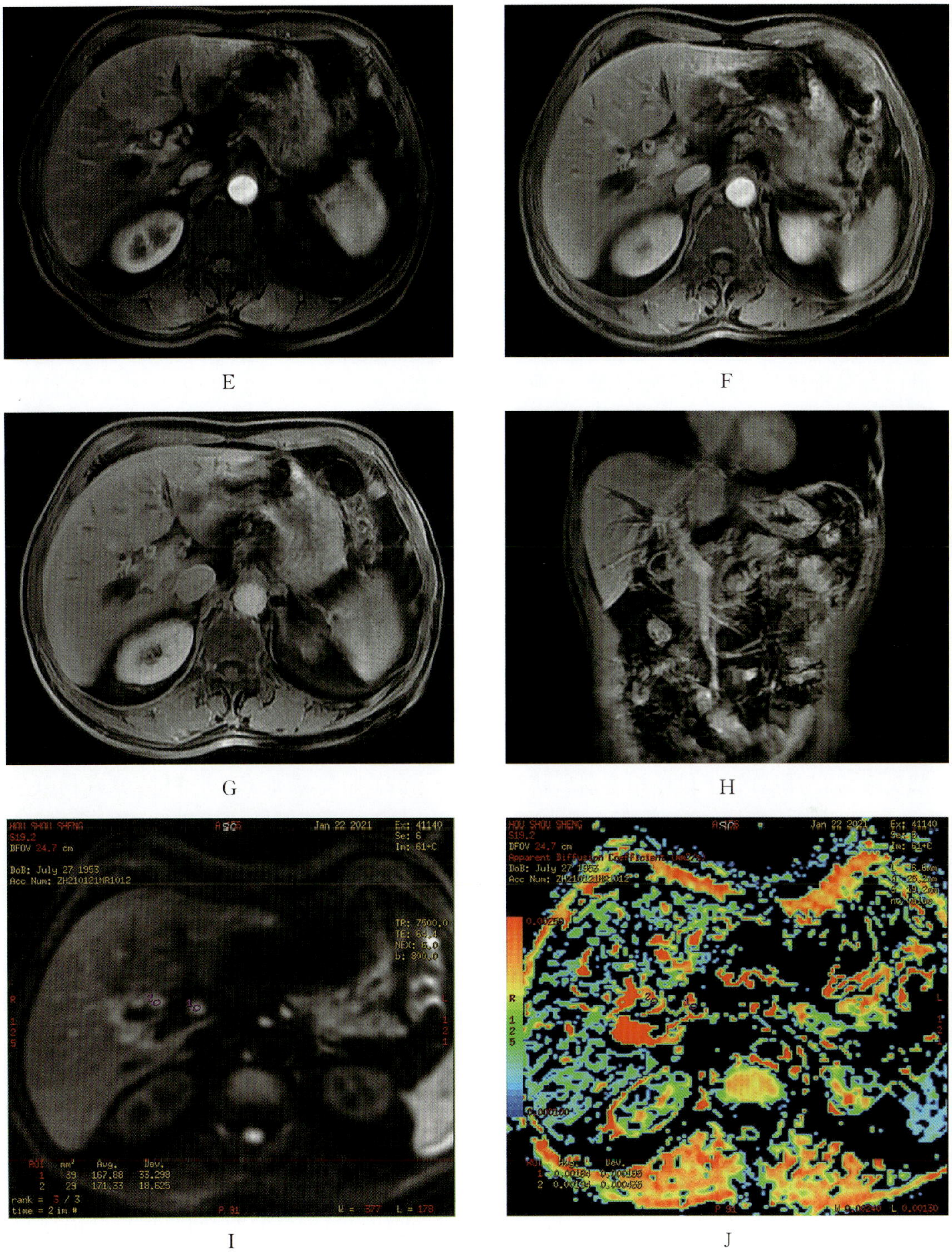

图 7-2-5 肝门部胆管癌（管周浸润型）（Bismuth 分型Ⅳ型）MRI 表现（续）

患者男性，71岁，肝门部胆管癌。冠状位 T_2WI 序列（A）及横轴位 T_2WI 脂肪抑制序列（B），示胆总管及左、右肝管起始部管壁弥漫性增厚，管腔狭窄、闭塞，病变呈等 T2 信号；2D-MRCP（C）示肝内胆管呈“软藤样”显著扩张，肝门胆管空虚、截断，病变累及胆管范围显示清楚；MRI 平扫（增强前蒙片）（D）示病灶呈稍低信号。MRI 动态增强动脉期（E）病变呈结节状明显强化，门静脉期（F）和延迟期 3 min（G）仍持续性强化；冠状位延迟期（H）清晰显示肿块累及胆总管及左、右肝管起始部，门脉分支部分被包绕；DWI 序列（I）及 ADC 图（J）示病变呈结节状高信号，ADC 值约为 1.14×10^{-3} mm^2/s。

(3) 腔内生长型胆管癌:胆管腔内乳头状、无蒂结节状肿块,信号与肿块型胆管癌相似。MRCP对病变检出率明显高于其他序列,表现为结节状、乳头状局限性“充盈缺损”,狭窄近段胆管显著扩张,可呈囊状或囊腺瘤样扩张,部分此型胆管癌常分泌黏液阻塞壶腹部,狭窄远段胆管也会显著扩张。腔内生长型胆管癌易因胆道梗阻,胆汁淤积或肿瘤脱落刺激形成胆管结石。癌灶常沿胆管内壁浅表生长,可因肿瘤脱落形成多个转移灶,很少伴管壁外侵犯。

(4) 肝门部胆管癌及远段胆管癌分期:分别采用不同的AJCC的TNM分期系统,该分期系统为病理分期,依据胆管癌预后不良因素,包括肿瘤局部侵犯范围、对血管的侵犯情况、区域性淋巴结转移等;肝门胆管癌还进一步采用Bismuth分型进行胆管侵犯范围评估。胆管癌一旦确诊,须行胸部CT、腹盆腔MRI进行可切除性评估,排除局部进展期癌和远处转移。示例如图7-2-6所示。

(四) 鉴别诊断

(1) 胰头癌:需与胆总管下段癌相鉴别。胰头癌常累及胆总管、胰管引起胆、胰管扩张表现为“双管征”,而胆总管下段癌胰管完整,无扩张;此外胰头癌为乏血供肿瘤,动、静脉期均强化不明显;胆总管下段癌呈中度延迟强化特点,两者不同。当远端胆管癌的肿块较大时与胰头癌鉴别困难,近年来开展的CT能谱新技术和磁共振IVIM-DWI、DCE-MRI增强及纹理分析技术具有更高的鉴别诊断价值。

(2) 原发性硬化性胆管炎(primary sclerosing cholangitis,PSC):原发性硬化性胆管炎与胆管癌主要鉴别点为原发性硬化性胆管炎管壁向心性均匀增厚,狭窄与扩张共存,呈串珠状,狭窄段较短,常为肝内外胆管弥漫性受累,除了胆管表现外,还常合并肝硬化和尾状叶肥大;而胆管癌胆管壁通常呈不规则增厚,管腔突然截断或狭窄,狭窄段较长(22~23 mm及以上)。但原发性硬化性胆管炎为胆管癌的高危因素,常导致胆管癌发生,当短期内胆管出现显著扩张或狭窄,需进一步检查,排除局部发生癌变。

(3) IgG-4相关性胆管炎:胆管狭窄与常见胆管炎性狭窄类似,近半数患者合并系统性全身疾病(如自身免疫性胰腺炎,腹膜后纤维化和间质性肾炎等),实验室检查血清IgG-4水平升高,激素治疗有效,与胆管癌不难鉴别。

(4) 门静脉性胆道病:指胆道周围门静脉小静脉曲张压迫胆道或胆道缺血引起邻近胆管不规则狭窄,类似胆管癌或硬化性胆管炎,MRCP联合对比增强MRI发现胆管周围曲张侧枝静脉丛和胆管壁外压性改变是与胆管癌鉴别的关键所在。

(5) 胆管周围淋巴结转移癌:常有胆管外恶性肿瘤病史,胆管周围常发现结节呈融合状,增强后与原发肿瘤强化类似,一般无延迟强化,胆管壁也是外压性、受侵性改变,易与胆管癌相鉴别。

(五) 诊断关键要点

(1) 胆管癌基本的影像学表现为胆管壁不规则增厚(≥2 mm)、腔内或腔内外生长肿块和上游胆管的梗阻扩张,常伴CA19-9升高。

(2) 胆管癌灶CT平扫呈等或稍低密度,在T_1WI序列呈等信号,T_2WI/T_2WI-FS序列呈等、稍高信号,DWI序列呈高信号、ADC值减低。CT与MRI动态增强扫描呈轻、中度缓慢渐进性强化。

(3) 病变处胆管突然狭窄、截断,MRCP见腔内“充盈缺损”或管腔完全不能显示,梗阻层面不同,胆管扩张的范围亦有所不同,胆道梗阻较重时肝内胆管扩张常呈“软藤样”。

(4) 肝脏特异性对比剂肝胆期胆道成像可作为MRCP重要补充,有利于小病灶检出和判断胆道是否为完全性梗阻。

(5) MRI及MRCP能更好地对肝门部胆管癌(Klatskin瘤)进行分型,同时评估肝门部及门腔间隙有无淋巴结转移,为治疗方案的选择提供客观依据。

(贾好东　董江宁)

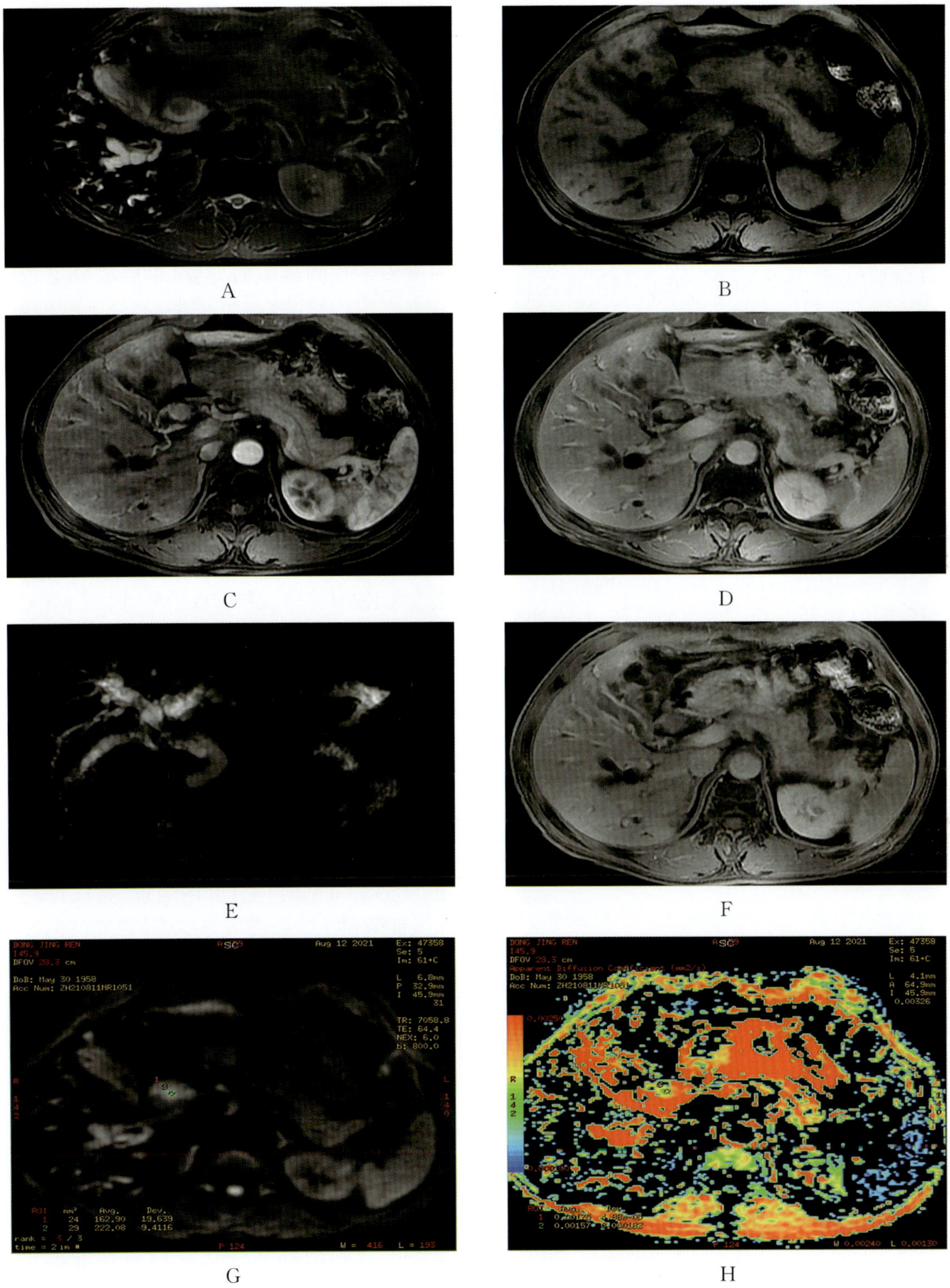

图 7-2-6 远段胆管癌(结节型)MRI表现

患者女性,63岁,远段胆管癌。横断位 T_2WI抑脂序列(A)示胆总管上段见附壁生长等信号结节,中心管腔狭窄呈线状;LAVA-Flex序列的平扫蒙片(B)示病灶呈稍低信号;三期增强扫描(C～E,分别为动脉期、门静脉期和延迟期)呈轻度渐进性强化;2D-MRCP(F)示胆总管上段呈杯口状截断,其远侧见不规则“充盈缺损”,肝总管及肝内胆管呈不规则明显扩张,但胰管无扩张。DWI序列(G)及ADC图(H)示病变呈结节状稍高信号,ADC值为(1.17～1.25)$\times 10^{-3}$ mm^2/s。

三、壶腹周围癌

(一) 概述

壶腹部是胆管、胰管和十二指肠的汇聚区，解剖结构与胆胰液分泌调节功能均较为复杂，是胆总管、胰管与十二指肠乳头周围肿瘤的好发部位。壶腹周围癌是指Vater壶腹周围2 cm范围以内的恶性肿瘤。按照解剖结构划分包括胰头癌、狭义的壶腹癌、十二指肠乳头癌及胆总管下段癌，其中胰头癌占比最高。壶腹周围癌是一种少见的恶性肿瘤，约占胃肠道恶性肿瘤的0.5%。目前病因尚不明确，可能与饮食、饮酒、胆道结石或慢性炎症等因素有关。

壶腹周围癌好发于40~70岁的男性，具有相似的临床症状：① 阻塞性黄疸：壶腹周围癌黄疸发生较早，且呈进行性加重，多伴有皮肤瘙痒及皮肤黄染；② 腹痛：多以中上腹痛为首发症状，可放射至肩部，常于进食后、夜间加重；③ 消化道症状：因肠道缺乏胆汁和胰液，引起消化道吸收功能下降，出现消化不良、腹泻、体重下降等症状，晚期可出现黑便和贫血；④ 寒战、发热：常因胆汁淤积致胆道感染或邻近部位炎症，患者可出现短暂性高热伴畏寒，但体温多在38.5 ℃以下；⑤ 腹部包块：部分患者可由于胆汁淤积和胆管梗阻，导致肝脏、胆囊肿大。由于临床症状无特异性，不易发现，诊断困难，多数壶腹部癌患者确诊时已为晚期，临床治疗难度较高，预后差。

(二) 病理学表现

大体病理：① 壶腹内型：壶腹周围癌可生长在壶腹内，在壶腹部形成圆形隆起，十二指肠黏膜面光滑；② 壶腹周型：壶腹区隆起，伴有溃疡形成，或有菜花状肿物形成；③ 混合型：胰头、壶腹区有广泛浸润。

镜下表现：壶腹周围癌病理组织类型分为腺癌、乳头状癌和黏液癌，其中腺癌最多见，约占97%。腺癌根据组织学特点目前分为三型：① 肠型腺癌：肠型壶腹部腺癌的形态特点类似结肠腺癌。肿瘤组织呈管状、筛孔状分布，腺样结构排列紧密，间质纤维组织反应相对较少；肿瘤细胞假复层排列，细胞呈柱状，核拉长呈卵圆形或杆状；可见杯状细胞、潘氏细胞及“脏型”坏死。② 胆胰型腺癌：胆胰型壶腹部腺癌的形态特点类似胰腺导管腺癌。肿瘤由不规则形态的导管(单层或分支)及丰富的纤维组织构成，管腔可扩张；部分肿瘤细胞可以形成复杂的乳头状、微乳头状或小簇状结构；肿瘤细胞异型性明显，核呈圆形且分裂象更多。③ 管状腺癌：当壶腹部腺癌形态介于肠型腺癌与胰胆管型腺癌之间或难以明确时。

免疫组化：CEA、CA19-9及CK19在肠型和胆胰型中均可表达。胆胰型腺癌定义为MUC1(+)、CK7(+)、CDX2(-)和MUC2(-)；肠型腺癌定义为CK20(+)，或CDX2(+)，或MUC2(+)、MUC1(-)。

示例如图7-2-7所示。

(三) 影像学表现

1. 超声表现

壶腹区不规则实质性低回声肿块，直径多不超过3.0 cm，可同时伴有肝内胆管、胆总管、主胰管扩张及胆囊肿大。

2. CT表现

壶腹周围癌共同的继发CT征象为胆总管、胰管明显扩张，即“双管征”。壶腹部不同起源部位的癌征象如下：

(1) 胰头癌：CT平扫胰头部肿块，密度接近正常胰腺组织，轮廓不清，有时仅见胰腺轮廓改变。增强扫描动脉期肿块强化程度低于正常胰腺组织，表现为均匀或不均匀的低密度病灶，边缘呈规则或不规则的环状强化。门脉期肿块仍为低密度，且边缘不清。部分患者伴有胰头周围及腹膜后淋巴结肿大，增大的淋巴结不均匀强化，包膜毛糙。

(2) 胆总管下段癌：胆总管远段管腔内可见类圆形结节影，管壁不均匀增厚，增强扫描病灶呈结节状明显强化，门脉期强化较动脉期明显。胆总管

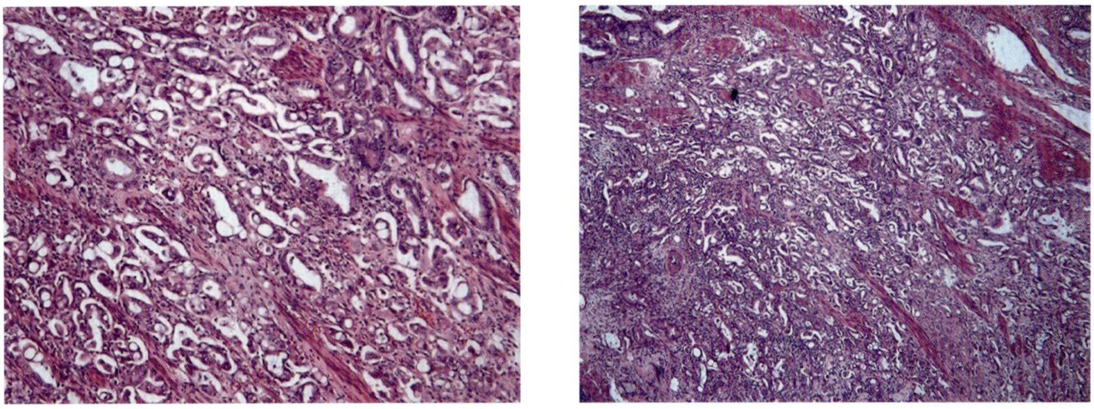

A　　B

图7-2-7　壶腹周围癌病理学表现

患者男性，73岁，壶腹部浸润性中分化腺癌，癌组织侵及十二指肠黏膜下层，黏膜上皮增生伴腺肌症，部分黏膜腺体腺瘤样增生伴低级别上皮内瘤变。镜下表现(HE，×100)(A、B)：肿瘤内纤维组织丰富，导管形态不规则呈扩张状态，肿瘤细胞异型性明显，形成微乳头状、小簇状结构，部分细胞核圆。

梗阻扩张，肝内胆管扩张呈“软藤样”，同时胆囊增大。

(3) 壶腹癌：壶腹区低密度肿块，增强扫描不均匀强化，中央坏死区不强化。继发征象为胆胰管同时梗阻扩张。

(4) 十二指肠乳头癌：十二指肠壁不规则增厚，乳头处低密度结节或肿块，三期增强扫描动脉期肿块轻度强化，门脉期明显强化，延迟期可以持续强化或有廓清而密度减低。十二指肠乳头癌体积较大时可见坏死，肿块如侵及十二指肠降段肠壁，导致上游十二指肠梗阻扩张。

示例如图7-2-8所示。

3. MRI表现

(1) 胰头癌：肿块T_1WI序列呈稍低信号，三维梯度回波T_1WI脂肪抑制序列呈明显低信号，T_2WI序列呈等或稍高信号，肿块内若有出血坏死则表现为高低不等的混杂信号。MRI三期增强扫描肿块信号均低于正常胰腺组织。由于胰头癌灶同时侵犯胰头内的胆总管和胰管，故MRCP显示胆总管和胰管同时截断，扩张的近段胆总管及胰管与相对正常的远段胆总管及胰管呈“四管征”。

(2) 胆总管下段癌：胆总管远段腔内结节T_1WI序列呈等或稍低信号，T_2WI序列呈等或稍高信号，增强扫描动脉期及门脉期均出现明显强化，管壁不规则增厚，横断面上增厚管壁呈环状。MRCP显示扩张的胆总管末端近十二指肠处突然截断现象，胰管多不扩张，扩张的近段胆总管与远段胆总管及胰管呈“三管征”。同时可见胆囊增大。

(3) 壶腹癌(狭义)：MRI平扫肿块边界欠清，T_1WI序列呈稍低信号，T_2WI序列呈等或高信号，DWI序列呈高信号，增强扫描肿块有均匀或不均匀强化，强化程度高于十二指肠壁。MRCP显示“双管征”，有时扩张的胆胰管突出引起的十二指肠大乳头突出是壶腹癌的唯一征象。

(4) 十二指肠乳头癌：十二指肠乳头状结节突入腔内，结节T_1WI序列呈稍低信号，T_2WI序列呈等或稍高信号。MCRP显示十二指肠腔内结节样充盈缺损，明显扩张聚拢的胆总管与胰管呈“双管征”，胆总管全程扩张。

示例如图7-2-9所示。

(四) 鉴别诊断

(1) 肿块型慢性胰头炎：呈波动性、间歇性黄疸和腹痛，CT平扫肿块表面光滑且无明显分叶，大多可见钙化，增强扫描肿块均匀强化，MRCP示胆总管轻度扩张，肝内胆管无扩张，胰管多呈串珠样扩张。以胰头癌为表现的壶腹周围癌肿块外形不规则，边界不清；DWI病灶扩散受限、ADC值低，而胰头炎性肿块则无扩散受限；增强扫描胰头癌肿块呈

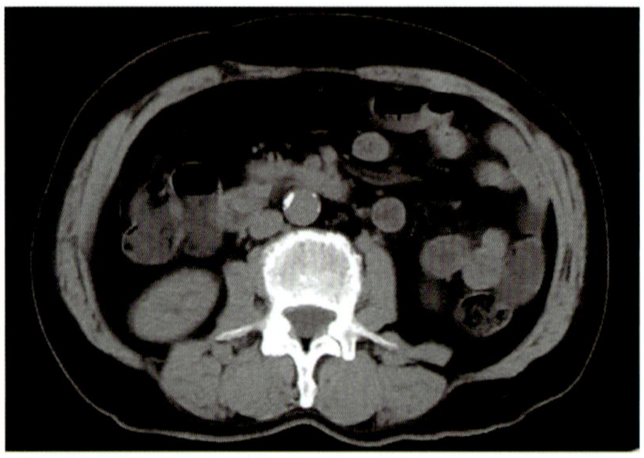

A

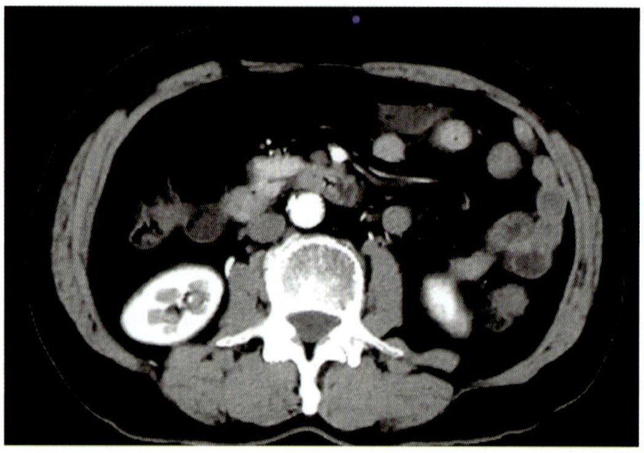

B

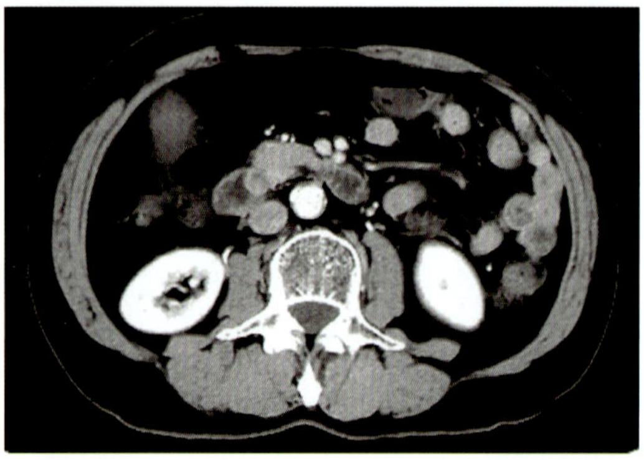

C

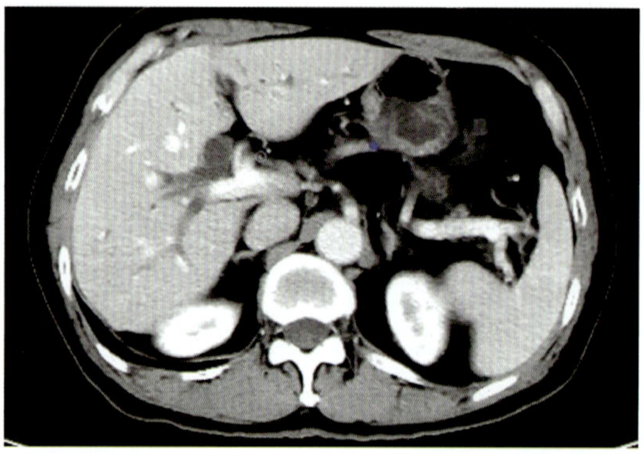

D

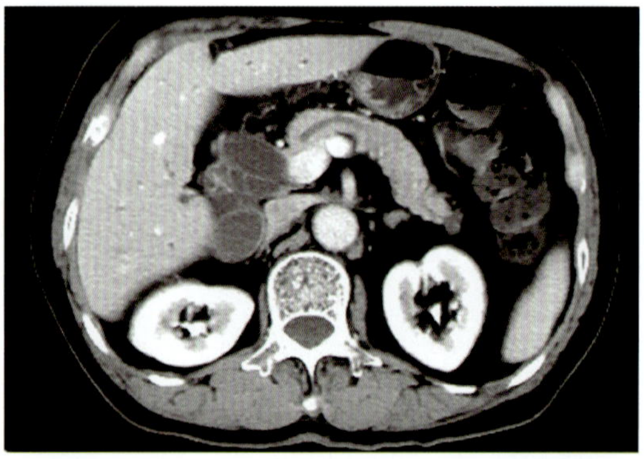

E

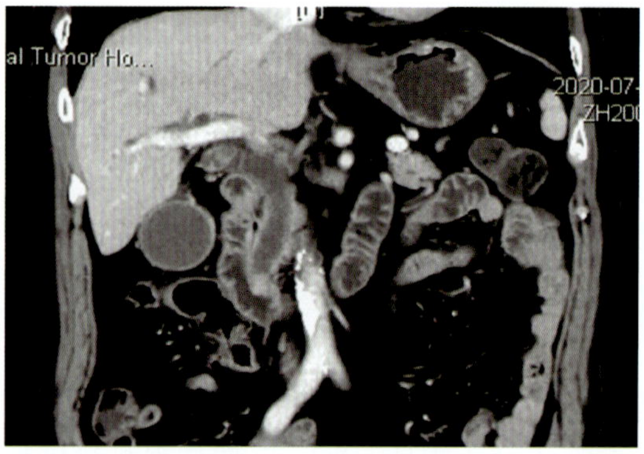

F

图7-2-8　壶腹周围癌CT表现

与图7-2-7为同一患者，壶腹部浸润性中分化腺癌。CT平扫壶腹部(A)见类圆形软组织结节；增强扫描后动脉期(B、C)见结节轻度不均匀强化，门脉期明显强化，呈渐进性强化表现；肝内胆管明显扩张(D)；胆总管明显扩张，胰管轻度扩张，呈“双管征”(E)；冠状位(F)示强化的病灶位于胆总管下端壶腹区。

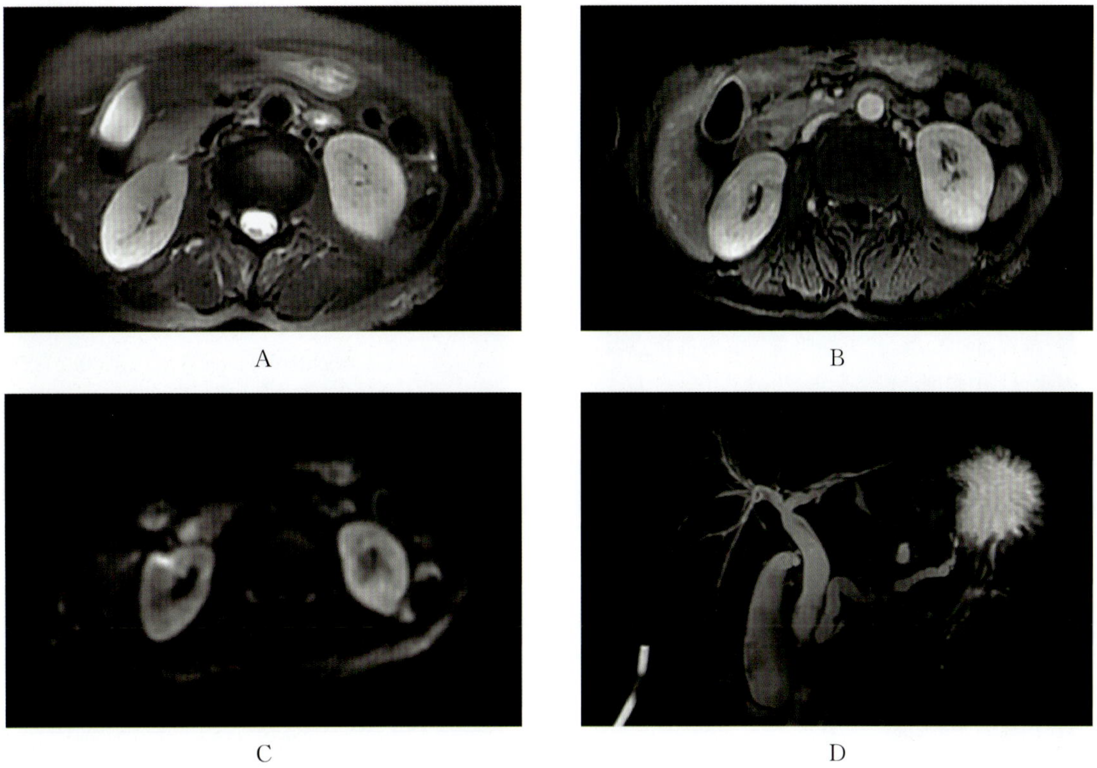

图7-2-9 壶腹周围癌MRI表现

患者女性，64岁，壶腹周围腺癌。十二指肠壶腹部（A）见不规则软组织信号影，边界模糊；增强扫描（B）病灶呈中度强化；DWI序列（C）病灶呈高信号；MRCP（D）示肝内外胆管扩张，胆总管、胰管明显扩张呈"双管征"，扩张的胆总管行至十二指肠壶腹部突然截断。

不均匀强化，与周围胰腺相比呈相对低密度；MRCP显示胆胰管重度梗阻，"双管征""四管征"。

(2) 胆总管下段胆管癌：胆总管下段癌CT、MRI表现为胆管壁增厚、结节及管腔狭窄，增强后病灶强化，其位置高于壶腹癌，上游的胆管梗阻扩张，远端的胆总管萎陷，无双管征。而壶腹癌常见"双管征"。

(3) 十二指肠乳头周围的间质瘤：多见于40岁以上中老年人，CT平扫病灶以等密度为主，多为分叶状，边界清晰，其内可见中央坏死或气液平，CT增强扫描病灶不均匀强化，相邻肠壁无受累；MRI平扫病灶T_1WI序列呈不均匀低信号，T_2WI序列呈混杂高或稍高信号，DWI序列病灶扩散受限呈高信号，T_1WI、T_2WI序列示肿块实性部分以周边分布为主，动态增强后动脉期肿块实性部分明显强化，肿块内常有肿瘤血管影，门脉期及延迟期均持续强化，包膜呈中度延迟强化。

（五）诊断关键要点

(1) 壶腹周围癌好发于中老年男性；出现梗阻性黄疸、腹痛、体重减轻等症状。

(2) CT与MRI可提供准确的定位诊断信息，包括清楚地显示胰头部、十二指肠乳头、壶腹部、胆总管下段以及Vater壶腹周围2 cm以内区域的小肿块。

(3) CT平扫壶腹周围形态规则或不规则低密度肿块；CT增强肿块轻中度强化，其中胰头癌强化程度低于正常胰腺组织。

(4) 壶腹周围癌在T_1WI序列呈等信号或稍低信号，T_2WI序列呈等信号或稍高信号，DWI序列呈高信号；MRI多期增强肿块轻中度渐进性强化；MRCP能清晰显示肝内外胆管、胆总管、胰管的扩张全貌，出现典型的"截断征""软藤征""双管征""三管征"和"四管征"具有更高的诊断价值。

（魏龙宇　董江宁）

参考文献

[1] Lewis V A, Adam S Z, Nikolaidis P, et al. Imaging of choledochal cysts [J]. Abdom Imaging, 2015, 40(6):1567-1580.

[2] 肖静,杨洋,向义,等.先天性胆总管囊肿的特点及危险因素[J].中华围产医学杂志,2020,23(1):8-17.

[3] Wu H, Tian J, Li H, et al. Accuracy of magnetic resonance imaging in prenatal diagnosis of choledochal cysts: A single-center retrospective analysis[J]. Int J Clin Pract, 2022,2022:3268797.

[4] Todani T, Watanabe Y, Narusue M, et al. Congenital bile duct cysts: Classification, operative procedures, and review of thirty-seven cases including cancer arising from choledochal cyst [J]. Am J Surg, 1977,134(2):263-269.

[5] 张金山,刁美,李龙.先天性胆总管囊肿病因及病理研究进展[J].临床小儿外科杂志,2017,10(6):447-450.

[6] Quintana A, Sathyanarayana S A. Type Ⅵ choledochal cyst: An unusual case of a bile duct anomaly[J]. Am Surg, 2018,84(3):462-465.

[7] Li P, Zhu L, Wang X, et al. imaging Diagnosis of type 3 choledochal cyst: A case report[J]. Chin Med Sci J, 2018,33(3):194-203.

[8] 戴攀.MRI对先天性胆管囊肿及其并发症的诊断价值[J].放射学实践,2012,27(8):971-974.

[9] Akanni D W M M, N'zi K P, Savi de Tové K M, et al. Contribution of imaging in the diagnosis of cholangiocarcinoma in choledochal cyst[J]. Case Rep Radiol, 2018,2018:8346232.

[10] Miyamoto S, Ishii Y, Serikawa M, et al. A case of Caroli's disease associated with intrahepatic cholangiocarcinoma [J]. Nihon Shokakibyo Gakkai Zasshi, 2022,119(7):674-682.

[11] Zhang D Y, Ji Z F, Shen X Z, et al. Caroli's disease: a report of 14 patients and review of the literature[J]. J Dig Dis, 2012,13(8):491-495.

[12] 施文,黄晓明,王凤丹,等.Caroli综合征患者18例的临床诊治特点分析[J].中华消化杂志,2022,42(1):25-29.

[13] Lewin M, Desterke C, Guettier C, et al. Diffuse versus localized caroli disease: A comparative MRCP study [J]. AJR Am J Roentgenol, 2021, 216(6): 1530-1538.

[14] Lefere M, Thijs M, De Hertogh G, et al. Caroli disease: Review of eight cases with emphasis on magnetic resonance imaging features [J]. Eur J Gastroenterol Hepatol, 2011,23(7):578-585.

[15] Perricone G, Vanzulli A. Education and imaging. Hepatology: "Central dot sign" of Caroli syndrome [J]. J Gastroenterol Hepatol, 2015,30(2):234.

[16] 肖玉妹,彭婷婷,刘映霞.病理证实的症状、影像不典型的Caroli病1例[J].中华肝脏病杂志,2021,29(2):172-174.

[17] 李娟,刘立伟,罗娟,等.Caroli病或Caroli综合征患者21例临床病理特征分析[J].中华医学杂志,2020,100(38):3005-3009.

[18] Zhang K, Song W, Li D, et al. The Association between polymorphism of CARD8 rs2043211 and susceptibility to arteriosclerosis obliterans in Chinese han male population[J]. Cell Physiol Biochem, 2017, 41(1):173-180.

[19] 龙梅,张辉阳.肝内胆管腺瘤的影像与病理学分析[J].华夏医学,2018,31(1):88-90.

[20] 刘光俊,杨新官,龙梅,等.肝内胆管腺瘤的CT、MRI表现特征[J].临床放射学杂志,2017,36(12):1903-1906.

[21] 温馨如,毕建钢,鲍世韵,等.胆管腺瘤一例[J].磁共振成像,2022,13(8):114-115.

[22] 陈雅乐,黄梦月,刘静静,等.肝外胆管腺瘤及腺瘤局部恶变的影像学特点[J].河南医学研究,2022,31(10):1794-1798.

[23] 曹意,戴朝六.肝外胆管腺瘤一例报道及文献回顾[J].中华肝胆外科杂志,2018,24(12):854-855.

[24] Tatsumi R, Ichihara S, Suii H, et al. Bile duct adenoma: imaging features and radiologic-pathologic correlation[J]. Jpn J Radiol, 2020,38(6):561-571.

[25] Qin J, Zhou G, Sheng X, et al. Imaging features of intrahepatic bile duct adenoma in MRI [J]. Transl Cancer Res, 2020,9(3):1861-1866.

[26] Han S Y, Kim D U, Nam H S, et al. Comparison of the malignant predictors in intrahepatic and extrahepatic intraductal papillary meoplasm of the bile duct[J]. J Clin Med, 2022,11(7):1985.

[26] Nakanuma Y, Uesaka K, Kakuda Y, et al. Intraductal papillary neoplasm of bile duct: updated clinicopatho-

logical characteristics and molecular and genetic alterations[J]. J Clin Med, 2020,9(12):3991.

[27] Sánchez Rodríguez E, Caminoa Lizarralde A, Foruny Olcina J R, et al. Intraductal papillary mucinous neoplasm of the biliary tract: A lesion of the bile duct lumen[J]. Rev Esp Enferm Dig, 2019, 111(10): 796-797.

[28] Sakai Y, Ohtsuka M, Sugiyama H, et al. Current status of diagnosis and therapy for intraductal papillary neoplasm of the bile duct[J]. World J Gastroenterol, 2021,27(15):1569-1577.

[29] 辛奇,赵鹏程,于小源,等.胆管导管内乳头状黏液性肿瘤的临床病理特征和预后[J].中华肿瘤杂志,2020,42(10):891-896.

[30] Lee S, Kim M J, Kim S, et al. Intraductal papillary neoplasm of the bile duct: Assessment of invasive carcinoma and long-term outcomes using MRI[J]. J Hepatol, 2019,70(4):692-699.

[31] Liu Y, Zhong X, Yan L, et al. Diagnostic performance of CT and MRI in distinguishing intraductal papillary neoplasm of the bile duct from cholangiocarcinoma with intraductal papillary growth[J]. Eur Radiol, 2015,25(7):1967-1974.

[32] Aslam A, Wasnik A P, Shi J, et al. Intraductal papillary neoplasm of the bile duct (IPNB): CT and MRI appearance with radiology-pathology correlation [J]. Clin Imaging, 2020,66:10-17.

[33] 应世红,赵艺蕾,滕晓东,等.胆管导管内乳头状黏液性肿瘤的影像表现和形态分型[J].中华放射学杂志,2015,49(1):42-46.

[34] 胡亮,舒锦尔,吕光宏,等.肝内胆管内乳头状黏液性肿瘤影像表现[J].实用放射学杂志,2019,35(4):671-673.

[35] Yoon H J, Kim Y K, Jang K T, et al. Intraductal papillary neoplasm of the bile ducts: Description of MRI and added value of diffusion-weighted MRI[J]. Abdom Imaging, 2013,38(5):1082-1890.

[36] Park H J, Kim S Y, Kim H J, et al. Intraductal papillary neoplasm of the bile duct: Clinical, imaging, and pathologic features[J]. AJR Am J Roentgenol, 2018,211(1):67-75.

[37] 吴琛,冯蕾,丁雨虹,等.肝脏黏液性囊性肿瘤与囊肿型肝内胆管乳头状肿瘤CT及MRI表现[J].中国医学影像技术,2019,35(8):1356-1360.

[38] Zhou C, Lu X, Wang Y, et al. Histopathological components correlated with MRI features and prognosis in combined hepatocellular carcinoma-cholangiocarcinoma[J]. Eur Radiol, 2022, 32(10): 6702-6711.

[39] Sabaté-Llobera A, Gràcia-Sánchez L, Reynés-Llompart G, et al. Differences on metabolic behavior between intra and extrahepatic cholangiocarcinomas at 18F-FDG-PET/CT: Prognostic implication of metabolic parameters and tumor markers[J]. Clin Transl Oncol, 2019,21(3):324-333.

[40] D'Antuono F, De Luca S, Mainenti P P, et al. Comparison between multidetector CT and high-field 3T MR imaging in diagnostic and tumour extension evaluation of patients with cholangiocarcinoma[J]. J Gastrointest Cancer, 2020,51(2):534-544.

[41] Zhang H, Chai S, Chen L, et al. MRI features of hepatic sarcomatoid carcinoma different from hepatocellular carcinoma and intrahepatic cholangiocarcinoma[J]. Front Oncol, 2021,11:611738.

[42] Xing L H, Zhuo L Y, Wang J N, et al. Values of MRI imaging presentations in the hepatobiliary phase, DWI and T_2WI sequences in predicting pathological grades of intrahepatic mass-forming cholangiocarcinoma[J]. Front Oncol, 2022,12:867702.

[43] Chiow S M, Khoo H W, Low J K, et al. Imaging mimickers of cholangiocarcinoma: A pictorial review [J]. Abdom Radiol (NY), 2022,47(3):981-997.

[44] 刘晖,王军平,闫建峰,等.CT联合MRI检查对肝门部胆管癌的诊断价值分析[J].中国CT和MRI杂志,2021,19(7):112-113,117.

[45] Kang Y, Lee J M, Kim S H, et al. Intrahepatic mass-forming cholangiocarcinoma: Enhancement patterns on gadoxetic acid-enhanced MR images[J]. Radiology, 2012,264(3):751-760.

[46] Kim T H, Kim H, Joo I, et al. Combined hepatocellular-cholangiocarcinoma: Changes in the 2019 World Health Organization histological classification system and potential impact on imaging-based diagnosis[J]. Korean J Radiol, 2020,21(10):1115-1125.

[47] 李绍林,张雪林,陈燕萍,等.肝内周围型胆管细胞癌CT和MRI诊断及病理基础研究[J].中华放射学杂志,2004,38(10):1072-1074.

[48] Haradome H, Unno T, Morisaka H, et al. Gadoxetic acid disodium-enhanced MR imaging of cholangiolocellular carcinoma of the liver: imaging characteristics and

histopathological correlations[J]. Eur Radiol, 2017,27(11):4461-4471.

[49] 韦荣强,邵成浩.壶腹部癌的诊断和治疗[J].肝胆胰外科杂志,2017,29(3):184-187.

[50] 李蕾,袁菲,王朝夫,等.101例壶腹部腺癌临床病理及预后因素分析[J].诊断学理论与实践,2022,21(3):355-361.

[51] 许辉,蔡赞欢.乏特氏壶腹癌的多层螺旋CT诊断[J].上海医学影像,2011,20(1):24-26.

[52] 刘浩,李源.多层螺旋CT诊断乏特氏壶腹癌的效果及影像学表现[J].医疗装备,2018,31(10):44-45.

[53] 祝琼洁,何健,黎琪,等.肠型与胰胆管型壶腹周围癌磁共振征象的对比观察[J].中华医学杂志,2022,102(18):1351-1358.

[54] Tang Y, Zheng Y, Chen X, et al. Identifying periampullary regions in MRI images using deep learning[J]. Front Oncol, 2021,11:674579.

[55] Kim J H, Kim M J, Chung J J, et al. Differential diagnosis of periampullary carcinomas at MR imaging[J]. Radiographics, 2002,22(6):1335-1352.

[56] 张吉林,吴铭,夏佳伟.胰头部肿块型慢性胰腺炎与胰头癌的影像鉴别诊断[J].江西医药,2017,52(10):1083-1084,1088.

[57] Nagtegaal I D, Odze R D, Klimstra D, et al. The 2019 WHO classification of tumours of the digestive system[J]. Histopathology, 2020,76(2):182-188.

[58] Ang D C, Shia J, Tang L H, et al. The utility of immunohistochemistry in subtyping adenocarcinoma of the ampulla of vater[J]. Am J Surg Pathol, 2014, 38(10):1371-1379.

[59] Clark A I, Dawkins A A, Nair R T. "Inverted Figure 3" sign of periampullary carcinoma[J]. Abdom Radiol (NY), 2018,43(8):2542-2543.

[60] Chen X P, Liu J, Zhou J, et al. Combination of CEUS and MRI for the diagnosis of periampullary space-occupying lesions: A retrospective analysis[J]. BMC Med Imaging, 2019,19(1):77.

CHAPTER EIGHT

第八章

脾　脏

第一节 脾脏良性肿瘤

一、脾囊肿

(一) 概述

脾囊肿(splenic cysts)是一种在临床中少见的脾内囊性、薄壁性、良性占位病变。一般人群中发病率仅为0.07%,常在影像学检查时偶然发现。根据囊壁内有无上皮细胞分为真性脾囊肿(原发性脾囊肿)和假性脾囊肿(继发性脾囊肿)。假性脾囊肿通常在外伤后发生;真性脾囊肿分为寄生虫性脾囊肿和非寄生虫性脾囊肿,非寄生虫性脾囊肿包括先天性(表皮样、皮样、单纯性)脾囊肿和肿瘤性(血管瘤、淋巴管瘤)脾囊肿。

脾囊肿多见于20~50岁,男女之比约为2:3,无论是真性脾囊肿还是假性脾囊肿都以女性多见。

脾囊肿的临床表现缺乏特异性,小的囊肿一般无临床症状。囊肿较大时,常有刺激及压迫周围脏器症状,以左上腹隐痛不适多见,如压迫胃肠道,可有腹胀或消化不良等症状。当囊肿位于脾上极,刺激膈肌致使膈肌上移,从而压迫心脏可出现呼吸困难以及心动过速等不适症状。

(二) 病理学表现

真性、非寄生虫性(表皮)囊肿与假性囊肿不同,镜下囊肿壁内衬上皮细胞,可能与以下病因有关:① 脾被膜破裂后腹膜内陷;② 腹膜间皮细胞陷入脾沟;③ 正常淋巴管扩大。

寄生虫性(棘球蚴)脾囊肿组织学显示3层结构:① 包囊外部为受压和纤维化的脾组织;② 内囊为生发层;③ 外囊为半透明的间叶状薄膜。囊肿成熟的特征为内囊凹陷周围形成子囊,活动性或非活动性囊肿边缘均常见钙化。

(三) 影像学表现

1. CT表现

真性脾囊肿和假性脾囊肿均为薄壁、单房、水样密度的圆形占位,增强检查无强化,两种囊肿均可见壁小梁形成或周围分隔,但假性脾囊肿更多见到囊壁边缘的钙化。两种囊肿继发囊内出血,或者假性脾囊肿的血肿吸收,均可导致囊内碎片或高密度组织。示例如图8-1-1所示。

2. MRI表现

脾囊肿在T_1WI序列呈稍低信号或低信号,T_2WI序列呈高信号,边缘清晰,如果囊内含有丰富的蛋白质或出血,T_1WI序列可呈现部分或全部高信号,T_2WI序列呈混杂高信号。脾囊肿的囊液及囊壁DWI均呈低信号,增强扫描无强化。表皮样囊肿可有分隔,囊壁偶有钙化。寄生虫性囊肿罕见,囊壁多有明显钙化。示例如图8-1-2所示。

(四) 鉴别诊断

(1) 脾脓肿:单发或多发,脓肿壁较厚,呈环形强化,周围见水肿带,典型者可见液-气平面。脓腔DWI序列呈高信号,ADC值较低。临床常有高热、寒战等症状及白细胞增高。

(2) 囊性脾转移瘤:脾脏转移瘤多伴有肝脏、腹膜后、腹腔淋巴结的转移,一般为多发病灶,囊壁较厚且不规则,增强呈厚壁环形强化,而中心坏死区不强化,呈“牛眼征”或“靶环征”,DWI囊壁及实性成分扩散受限呈高信号。

(3) 脾淋巴管瘤:脾脏淋巴管瘤的影像学特征

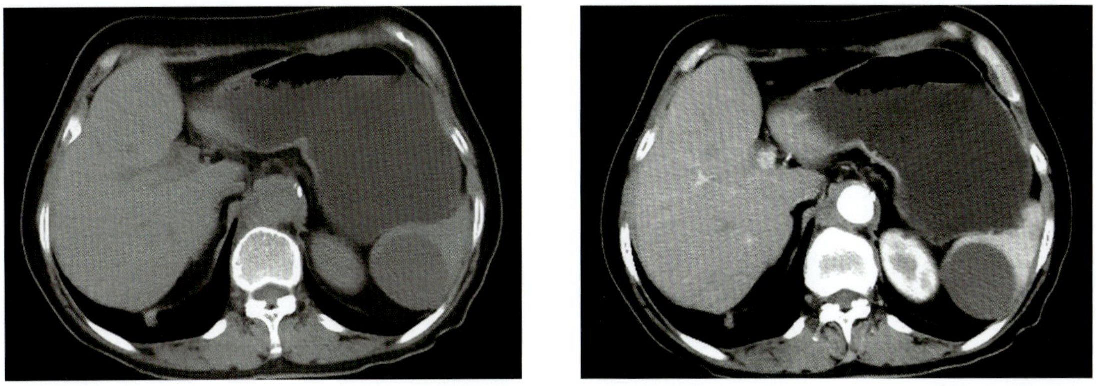

A B

图8-1-1 脾囊肿CT表现

患者女性，54岁，脾囊肿。平扫(A)示脾下极一类圆形囊性低密度灶，边界清楚，测囊液CT值为10 HU。增强扫描(B)病灶无强化。

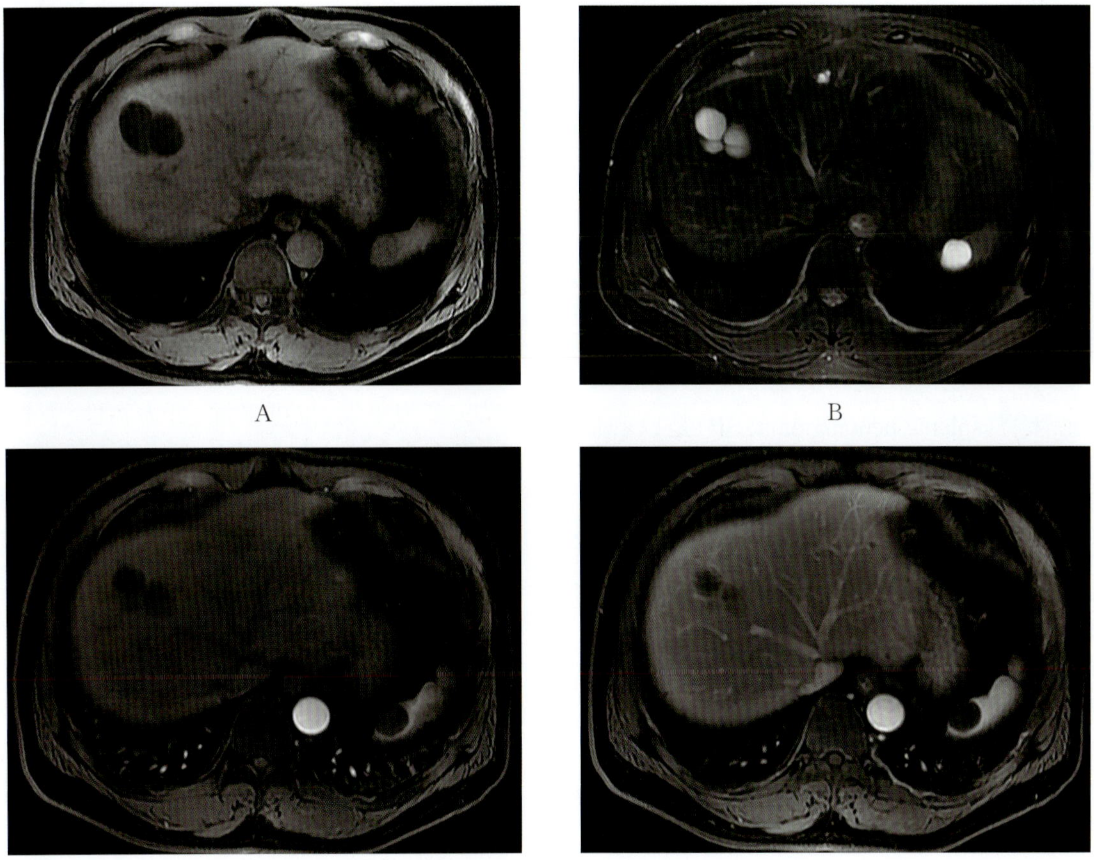

A B C D

图8-1-2 脾囊肿MRI表现

患者男性，50岁，脾囊肿。T_1WI序列(A)可见脾内类圆形稍低信号结节影，直径约2.2 cm，边缘清晰；T_2WI序列(B)示病变呈明显高信号；多期增强扫描(C、D，分别为动脉期和门静脉期)，病变无强化。

为脾内水样低密度和T_1WI序列呈低信号、T_2WI序列呈高亮信号的单发多房囊性肿块，钙化少见，并发出血可见分层液面；增强扫描为囊内间隔及囊壁轻-中度强化，少数实性肿块为渐进性强化。

(五) 诊断关键要点

(1) 脾囊肿分为真性囊肿和假性囊肿，一般无特殊临床表现。

(2) 脾内圆形、类圆形薄壁占位病灶，CT平扫为水样低密度；T_1WI序列呈低信号、T_2WI序列呈高信号，与肝囊肿信号相似；囊壁菲薄，边缘清晰。

(3) DWI序列囊壁、囊液均呈低信号，呈现良性病变特征。

(4) CT、MRI三期增强扫描囊壁和内容物均无强化。

(贾好东　董江宁)

二、脾血管瘤

(一) 概述

脾血管瘤(splenic hemangioma，SP)是以脾脏血管组织胚胎发育异常为特征、起源于窦状上皮细胞的一种错构样的血管源性肿瘤。它可见于脾脏任何位置，以脾下极多见，尸检报道其发病率为0.02%～0.16%。其发病机制目前尚不十分清楚，大体可分为结节型和弥漫型。脾血管瘤多数患者无症状，往往于体检时发现，个别可有肿瘤挤压导致的腹痛、腹胀等不适，亦可有脾功能亢进导致的贫血等表现。脾血管瘤生长缓慢，但2%～10%有自发破裂倾向，可造成腹腔内大出血，甚至危及生命。影像学检查不仅可以检出病变、做出诊断，而且有助于观察有无破裂出血等并发症。

(二) 病理学表现

大体病理：脾血管瘤表现为脾内蓝红色、海绵状结节。脾内小血管瘤，包括毛细血管型和海绵状血管瘤倾向为实性结节，而大的海绵状血管瘤可出现血栓形成、梗死、纤维和坏死引起的假性囊性退变。钙质沉积可出现在肿块的纤维化区或瘤内囊性腔隙的周围。

镜下表现：脾血管瘤组织病理学表现为无包膜的血管增生、单层内皮细胞被覆和血液充填，这些充填血液的腔隙被细纤维间隔或脾髓组织分隔。脾脏血管瘤的血管腔隙大小不等，范围从毛细血管到最常见的海绵状。弥漫性血管瘤病的肿瘤性血管管道可取代整个脾脏。

免疫组化：血管瘤内皮细胞CD31(+)、CD34(+)、CD8(−)，这一点与脾脏错构瘤有别，错构瘤的CD8(+)。

极少数脾血管瘤可伴发髓外造血。脾血管瘤也可作为全身血管瘤病或一般性血管畸形病变的一部分，如Klippel-Trenaunay-Weber综合征(皮肤脊髓血管瘤)。基因检测发现脾血管瘤细胞*TBL1XR1*和*HMGA1*基因融合，t(3;6)(q26;p21)。

示例如图8-1-3所示。

(三) 影像学表现

1. CT表现

CT平扫表现为脾内边缘清晰的低密度结节或肿块，多为单发，也可多发，可为实性、囊性或囊实性，但大多数为实性肿块。大的脾血管瘤中央有瘢痕形成，表现为更低密度区；瘤内有出血时则呈高密度；脾血管瘤内钙化则表现为散在的点状、星芒状钙化点或者肿瘤边缘线样钙化。CT增强多数在增强早期显示病灶周边结节状强化，延迟扫描对比剂逐渐向中心充填，增强范围扩大，最后病灶呈等密度，偶尔可见病变中心始终不被对比剂充填而呈低密度区，与血管瘤内血栓形成或囊变有关；少数脾血管瘤在增强早期整个病灶可呈均匀强化，延迟期大多呈等密度。示例如图8-1-4所示。

2. MRI表现

(1) 平扫：脾血管瘤在T_1WI序列呈低或等信号，T_2WI或T_2WI抑脂序列呈高信号或似肝脏血管瘤呈“灯泡征”，也有少数呈短T2信号，这可能与血管瘤内纤维组织硬化有关。大的脾血管瘤由于病

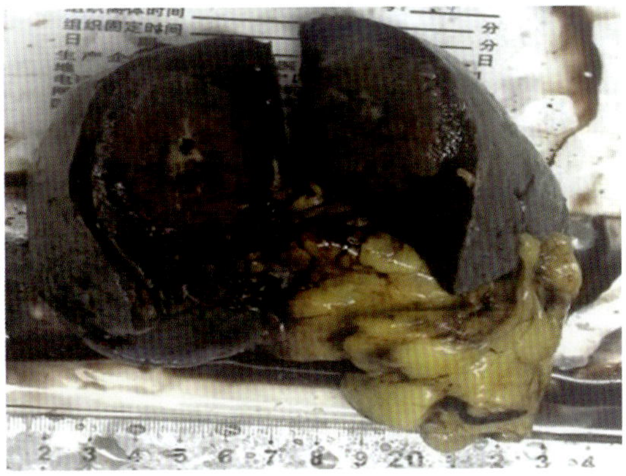

A

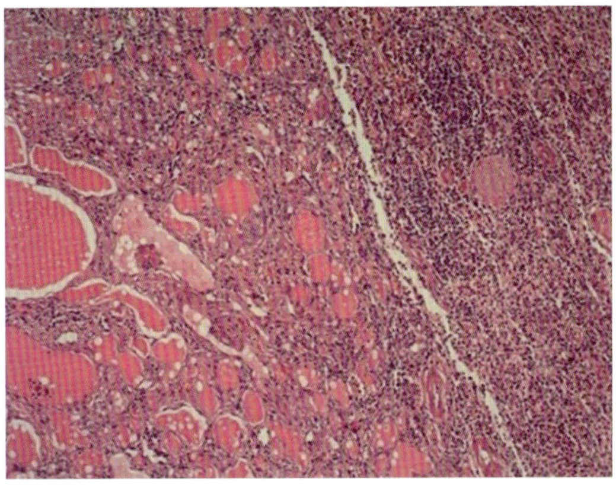

B

图8-1-3　脾血管瘤病理学表现

患者女性，42岁，脾血管瘤。大体病理（A）：脾脏一枚，大小为13 cm×12 cm×7 cm，上附部分脂肪组织，切面可见灰红肿块，大小为5 cm×5 cm×5 cm，肿块切面灰白灰红质韧，病灶中央区可见瘢痕样结构；镜下表现（HE，×100）（B）：脾血管瘤；免疫组化：CK(pan)(－)，CD31(＋)，CD34(＋)，D2-40(－)，Ki-67(＋，约2%)。

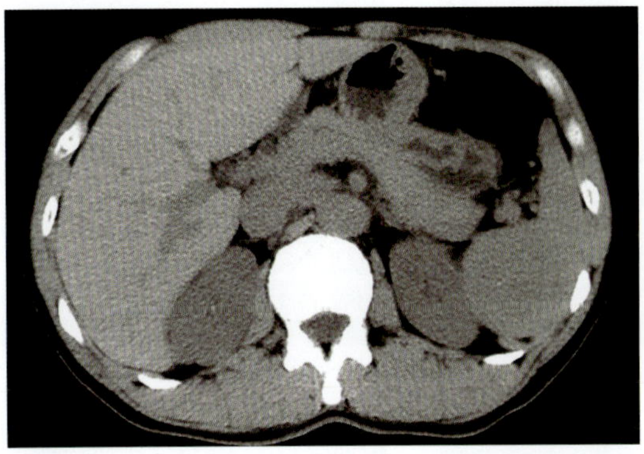

A

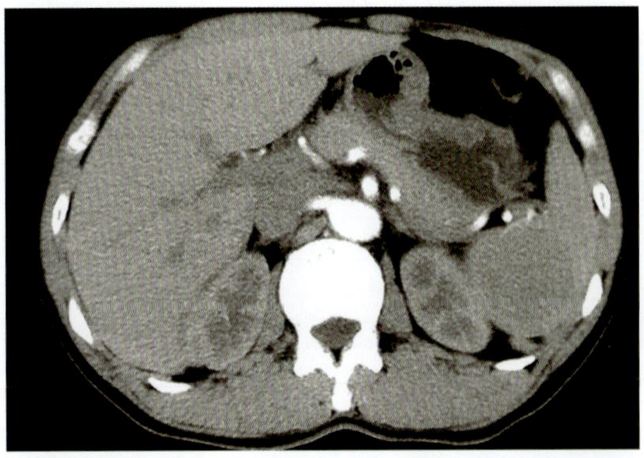

B

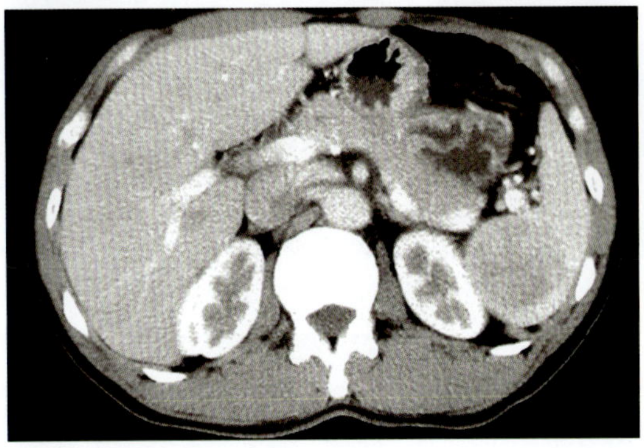

C

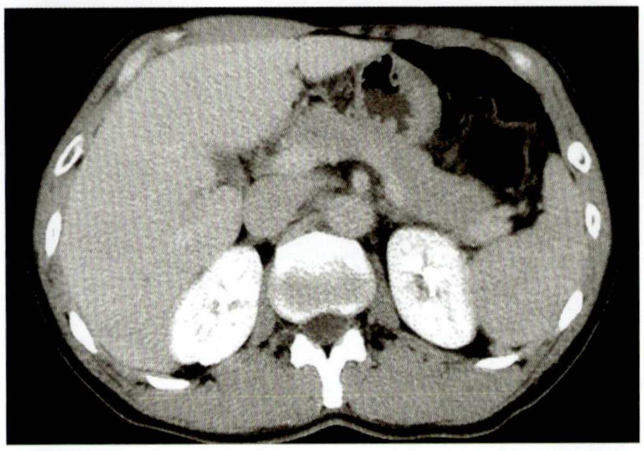

D

图8-1-4　脾血管瘤CT表现

患者男性，48岁，脾血管瘤。CT平扫（A）示脾脏下极类圆形稍低密度肿块，边界清楚，密度欠均匀。多期增强后（B~D，分别为动脉期、门静脉期和延迟期）呈渐进性充填式强化，延迟3 min（D）与周围脾脏密度一致血管受推挤向周边移位。

灶内出血或梗死血栓形成等，MRI信号混杂。儿童脾血管瘤无硬化及血栓时也可表现为T_2WI低信号。

(2) DWI：脾血管瘤DWI序列呈低、稍高或等信号，ADC值无减低，无扩散受限表现。

(3) 增强：脾血管瘤MRI动态增强扫描表现可呈3种强化模式：① 动脉期病灶呈边缘明显强化，静脉期及延迟期呈点状、分隔样或斑片状渐进性向心性强化；② 病灶较小时，尤其是小于1.5 cm，可呈快速均匀明显强化；③ 向心性边缘强化，中央纤维瘢痕持续强化。尽管渐进性向心性充填式强化模式是肝脏与脾血管瘤共有的特点，但脾血管瘤较少表现为早期边缘结节样明显强化，此与肝脏血管瘤不同。多发或较大血管瘤延迟期仍有未强化区域，这可能与海绵状血管瘤内出血、坏死、血栓形成有关。示例如图8-1-5所示。

(四) 鉴别诊断

脾血管瘤影像学表现虽有一定特点，但与其他脾脏病灶在影像表现上仍存在诸多重叠，需要与以下脾脏病变相鉴别：

(1) 脾硬化性血管瘤样结节性转化(splenic sclerosing angiomatoid nodular tansformation，SANT)：是一种罕见的脾脏良性非肿瘤性血管增生性病变。临床表现多无特异性，少数可伴有血液学异常(如血小板减少、全血细胞减少和贫血)和脾肿大等。SANT的CT及MRI多表现为单发实性肿块，偶可多发，形态多为圆形或类圆形，边界多清晰，边缘可呈浅分叶状。CT平扫密度低于脾实质，偶可见钙化、出血。MRI表现病灶周边以等T1或

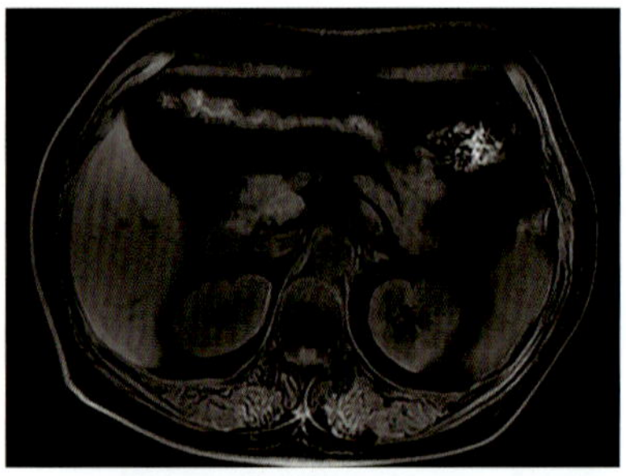
A

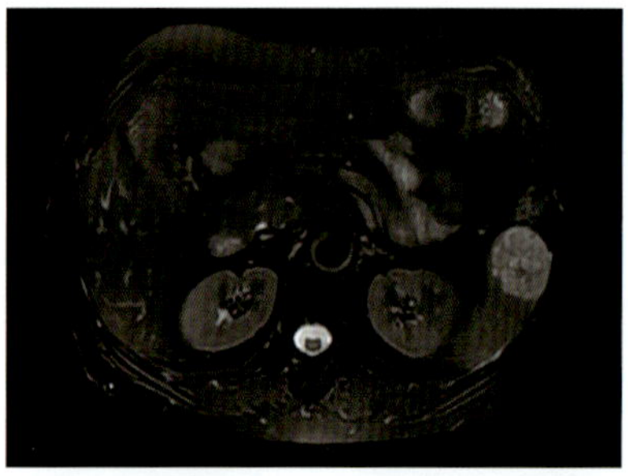
B

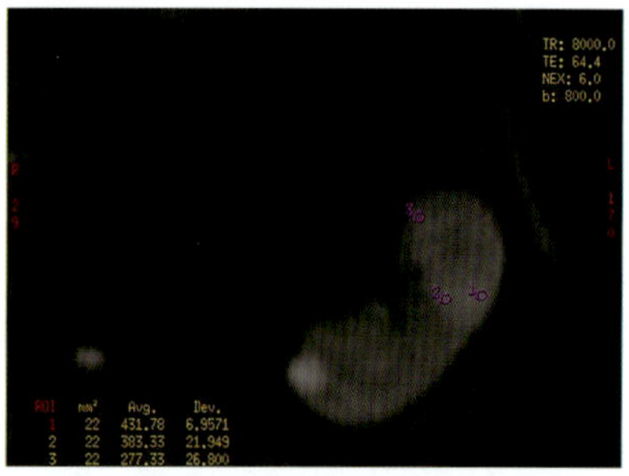
C

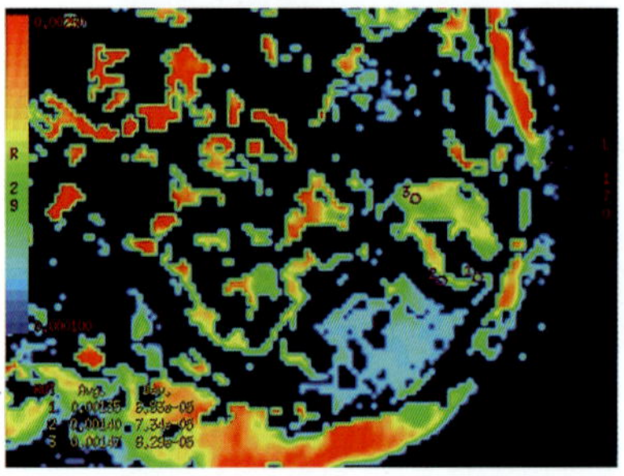
D

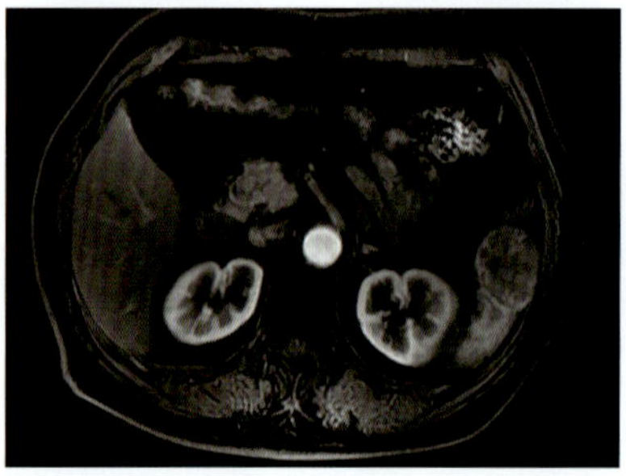
E

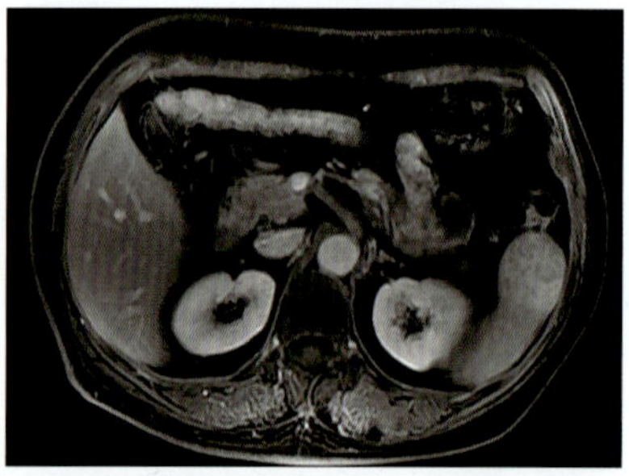
F

图8-1-5 脾血管瘤MRI表现

患者女性，67岁，脾血管瘤。T_1WI序列(A)示脾脏内可见一类圆形稍低信号肿块；T_2WI脂肪抑制序列(B)示病变呈明显高信号，类似“灯泡征”，边界清楚，病灶内见裂隙样短T2信号；DWI序列(C)示病灶内见斑片状不均匀稍高信号，大部分呈等信号，中央区呈低信号；ADC图(D)示病灶ADC值为(1.35～1.47)×10^{-3} mm^2/s；三期增强分别为动脉期(E)、门静脉期(F)及延迟期(G)，病灶呈渐进性明显强化，尤其边缘及分隔强化最为明显，强化程度略高于脾脏实质，延迟期病灶中央区仍可见无强化低信号影。

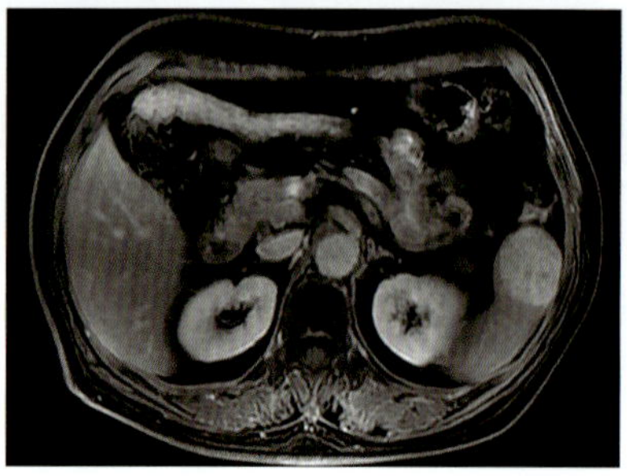
G

稍长T1、长T2信号为主，中间可见星芒状混杂信号；DWI序列呈等或略高信号，中间呈低信号。与反相位相比，病灶在同相位上显示局灶性信号减低或病灶内的T_2WI低信号，可能与病灶内含铁血黄素沉积和纤维瘢痕组织有关。SANT强化方式主要有2种：① 动脉期病灶边缘轻度强化，门脉期及延迟期持续不均匀或均匀渐进强化，但强化仍稍低于脾脏。② 动脉期病灶边缘开始明显强化，呈现渐进性向心性填充的"车辐状"强化，MRI表现更加明显，是SANT的一个典型征象，反映了SANT的病理特点，即中央胶原纤维及同心圆纤维分隔的多发血管瘤样结节。

（2）窦岸细胞血管瘤（littoral cell angioma，LCA）：LCA起源于脾血窦网状内皮细胞系统的窦岸细胞，虽是一种良性肿瘤，但有潜在恶性可能。LCA表现为类圆形弥漫分布的结节，偶有单发病灶。MRI平扫T_1WI序列病灶表现为低、等信号，T_2WI序列更清晰显示病灶，以高信号为主，病灶内可见斑点状低信号。主要是因为病灶细胞有噬红细胞的作用，可吞噬含铁血黄素，导致病灶内铁质沉着，出现了顺磁性效应，使得T_2WI序列上出现局灶性的信号减低，典型者呈"雀斑征"改变。LCA在DWI序列上多为高信号，而海绵状血管瘤多为低信号。这可能与两种病灶的组织结构不同有关。病理组织上窦岸细胞血管瘤血管腔隙内可见由纤维成分和内皮样细胞组成的乳头状实性结构，DWI扩散受限而呈高信号；而脾血管瘤血管腔隙间的间隔为纤维组织成分，壁薄，扩散不受限，DWI序列呈低信号。增强扫描呈不均匀轻、中度强化，且呈逐渐强化的趋势，但始终低于脾脏密度/信号。

（3）脾脏错构瘤：脾脏错构瘤是由红髓为主的正常脾组织成分异常错构而成，即由不规则排列的扭曲血管腔隙及混杂其间的主要成分为红髓的索条状结构组成，少数以白髓为主，较罕见。脾脏错构瘤多为单发，少数多发，病灶大小不等，伴有脂肪组织及钙化是典型影像学征象，但极少见。CT平扫常表现为等或稍低密度。MRI信号多与正常脾脏相近或T_2WI序列信号略偏低，主要是因为在正常脾脏成分内夹杂较多纤维组织，在T_2WI和DWI序列均呈偏低信号；其间可见条片状呈高信号扩张血管或血窦结构，可呈长T2信号，病灶内存在短T1、长T2脂质信号成分更有助于诊断。脾脏错构瘤红髓型及混合型富含脾窦，为富血供，动态增强扫描表现为动脉期不均匀斑片状轻度强化或明显强化、门静脉期及延迟期持续强化，强化程度接近或稍高于脾脏；白髓型富含淋巴组织，为乏血供，动态增强扫描强化轻微；纤维型富含纤维组织，动态增强扫描表现为延迟性强化。少数病灶因完全囊变或钙化而增强扫描无强化。

（4）脾淋巴管瘤：是脾脏较常见的良性肿瘤，病理上依淋巴管的大小可分为三型：① 毛细血管状淋巴管瘤：由密集细小的淋巴管构成；② 海绵状淋巴管瘤：由扩张呈窦状的较大淋巴管构成；③ 囊性淋巴管瘤：由大的淋巴管腔隙构成。这3种中以囊性淋巴管瘤最为常见。影像表现依据病灶内血管和淋巴管构成比例不同而有别，以血管为主强化明显，以淋巴管为主强化不明显；血管淋巴管构成相仿时呈中等强化。脾毛细血管型淋巴管瘤与脾毛细血管型血管瘤鉴别困难，但同属于良性脾脏脉管源性肿瘤。

（5）脾炎性肌纤维母细胞瘤：是一种由分化的肌纤维母细胞性梭形细胞组成并常伴大量浆细胞和（或）淋巴细胞的交界性、具有恶性潜能的间叶源性肿瘤，组织上无脾脏血窦样结构。影像表现多为单发，界清，可见包膜及钙化，密度或信号不均匀，动脉期轻度强化，门脉期及延迟期呈轻或中度不均匀强化，中央区可见纤维性瘢痕，但动脉期病灶缺乏边缘结节样强化，这一点可与脾血管瘤相鉴别。

（6）脾淋巴瘤：脾脏原发淋巴瘤少见，大多为淋巴瘤脾脏浸润，影像学表现为脾体积明显增大，CT平扫表现为脾内多发等或稍高密度病灶，可见点片状坏死区，少见钙化，边界欠清；MRI平扫T_2WI序列呈等、稍高信号，而血管瘤呈明显高信号；脾淋巴瘤DWI扩散明显受限、ADC值减低，而血管瘤无扩散受限；CT、MRI增强后呈轻度均匀强化，瘤内见"血管漂浮征"。

（7）脾血管肉瘤：是脾血窦向内皮细胞分化的间叶细胞来源的恶性肿瘤，其发病率占脾脏恶性肿瘤的第二位，预后较差。影像上主要表现为脾不同程度增大常伴脾内多发结节、肿块，肿瘤密度或信号混杂，常伴坏死、囊变、出血。三期增强肿块明显不均匀强化，对脾脏包膜、周围结构侵犯及淋巴结和远处转移,并可继发腹水。但脾血管瘤一般边界清楚,无周围结构侵犯。

(五) 诊断关键要点

(1) 脾血管瘤影像学表现为单发结节型和多发弥漫型,可位于脾脏任何部位,脾下极稍多见,可伴或不伴脾脏体积增大。

(2) 病灶一般较小,生长缓慢,信号均匀,边界清楚,呈稍长T1、长T2信号,大多数T_2WI序列信号较高,呈"灯泡征"。病灶较大时中心区可见裂隙样纤维瘢痕结构,在T_2WI序列上瘢痕呈低信号。

(3) 脾血管瘤DWI序列多数呈等低信号为主,部分病灶因T2穿透效应为高信号,但ADC值也高。DWI扩散不受限,呈现良性肿瘤特征。

(4) 脾血管瘤CT、MRI动态增强扫描呈三种强化模式:① 持续性快速均匀强化;② 早期边缘强化,逐渐向中心充填,延迟期均匀强化;③ 向心性边缘强化,中央纤维瘢痕持续强化。

(贾好东　董江宁)

三、脾脏窦岸细胞血管瘤

(一) 概述

脾脏窦岸细胞血管瘤(littoral cell angioma, LCA)又名衬细胞血管瘤,是一种仅发生在脾脏的良性中间型血管瘤。肿瘤细胞起源于脾红髓的窦岸细胞,故称之为窦岸细胞血管瘤。本病临床罕见,国内外以个案报道为主。LCA发病年龄广泛,中位年龄约50岁,男女发病率无明显差异,其发病原因目前尚不清楚,有研究提出其与自身免疫异常相关的疾病(如Crohn病)、代谢性疾病(如Gaucher病)有关,也有报道指出约33%患者并发其他脏器的恶性肿瘤,提示本病其可能与恶性肿瘤、感染及免疫系统异常相关。

LCA患者无典型临床症状,常于体检或其他检查时偶然发现脾脏占位。部分患者可出现腹痛、乏力及脾功能亢进(如贫血、血小板减少、脾大)等症状。治疗上多采用脾脏切除术,预后良好,术后罕见复发转移。

(二) 病理学表现

大体病理:脾脏大多存在不同程度的增大,LCA常为多发结节,大小不等。病灶切面呈灰红色,质软呈海绵状,结节间脾脏组织无异常。

镜下表现:肿瘤组织由大小不等的血管腔隙组成,血管腔有不同程度的扩张,也可形成乳头状突起突向管腔,管腔或乳头状突起被覆单层立方或柱状上皮,细胞核呈圆形、卵圆形,胞质丰富、粉染,无异型性,细胞体积较小,呈锯齿状,部分细胞胞质可见含铁血黄素颗粒。

免疫组化:肿瘤细胞表达血管内皮细胞和组织细胞的双重标记,如CD34、CD31、FⅧAg等内皮细胞标志物阳性,以及如CD68、Lysozyme、CD163等组织细胞标志物阳性。示例如图8-1-6所示。

(三) 影像学表现

1. 超声表现

二维超声检查无特异性,病灶高、低回声不等,边界不清,CDFI病灶内部可见点条状血流信号。超声造影后显示病灶边界清晰,动脉期呈边缘增强,内部低增强,实质期病灶呈持续增强,稍低于周围正常脾脏实质。呈现"快进慢出"的强化模式。

2. CT表现

平扫脾脏增大,脾脏内见多发大小不等的稍低密度结节影,无包膜及钙化,病灶边界欠清,相邻病灶之间可呈融合改变。病灶大部分密度均匀,较大的病灶可见囊变、出血。病灶可局部外突出于脾脏轮廓之外。增强扫描动脉期呈轻至中度强化,边缘较平扫清晰、锐利,门静脉期及延迟期病灶呈渐进性持续强化,延迟期与正常脾脏相比呈等或稍低密度影。示例如图8-1-7所示。

3. MRI表现

LCA病灶T_1WI序列呈低信号影,T_2WI序列为呈高、低混杂信号。肿瘤细胞内因常见含铁血黄素沉着、铁质沉积,出现T_2WI高信号背景中低信号结

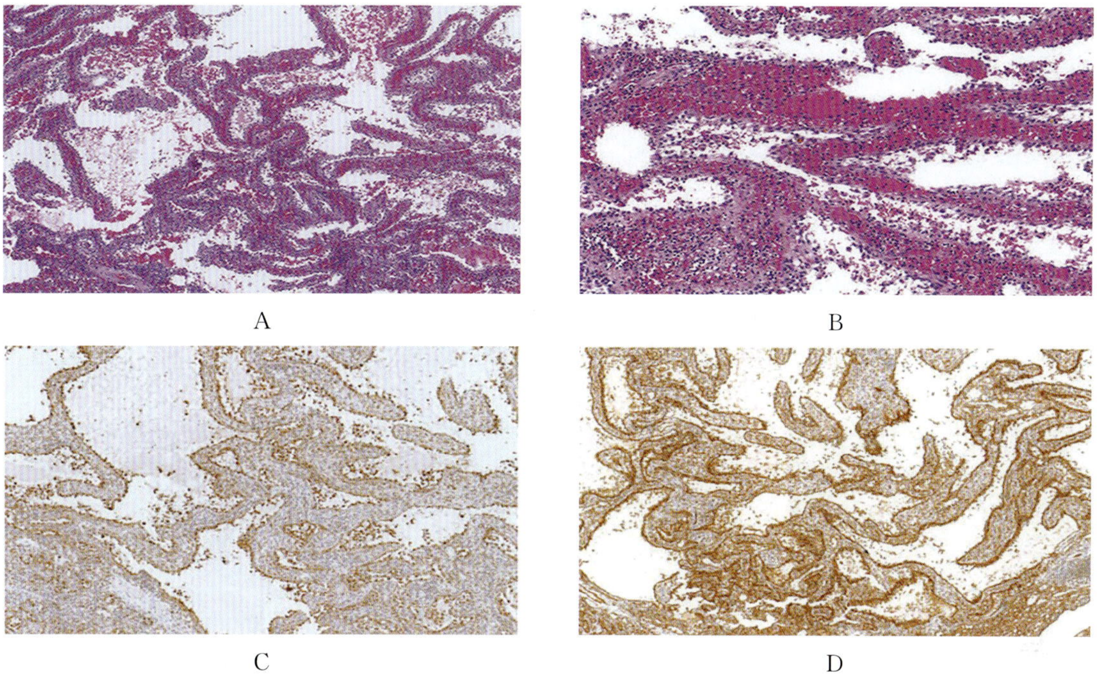

图8-1-6　脾脏窦岸细胞血管瘤病理学表现

患者女性，45岁，脾脏窦岸细胞血管瘤。镜下表现：肿瘤由大小不等的血管腔隙组成，管壁可形成乳头状突起突向管腔（HE，×40）（A）；管腔或乳头状突起被覆单层立方、柱状上皮，部分细胞胞质可见含铁血黄素颗粒（HE，×100）（B）。免疫组化：肿瘤细胞CD68呈弥漫阳性（EnVision两步法染色）（C），CD31呈弥漫强阳性（EnVision两步法染色）（D）。

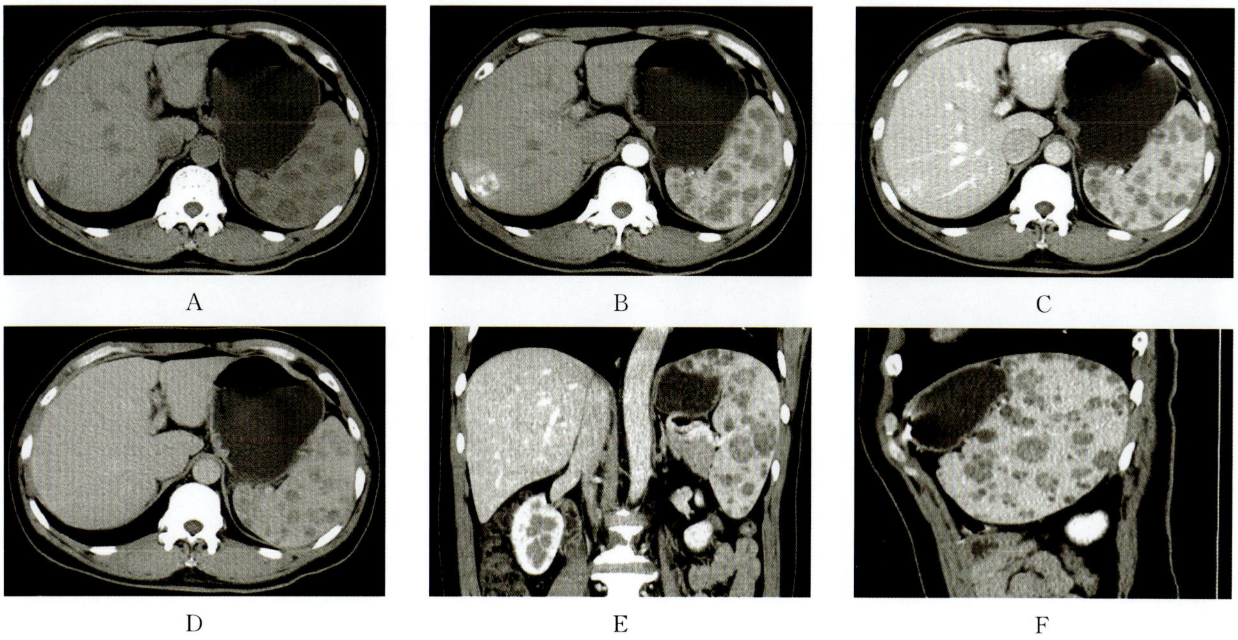

图8-1-7　脾脏窦岸细胞血管瘤CT表现

患者男性，51岁，脾脏窦岸细胞血管瘤。CT平扫（A）示脾脏肿大，内见多发大小不等的结节状低密度影，部分病灶边界不清。同层面肝脏S7段见类圆形稍低密度影。CT增强动脉期、门静脉期及延迟期（B～D）：脾脏病灶呈渐进性持续强化，延迟期病灶显示范围较平扫明显缩小。同层面肝脏S7段血管瘤动脉期呈边缘明显结节样强化，门脉期及延迟期持续强化较肝脏呈等密度影。脾脏病灶静脉期冠状位及矢状位MPR重建（E、F）：脾内病灶强化不均，较大病灶内见小岛样强化区和无强化的小囊变区。

节,称为“雀斑征”,是LCA特征性表现。病灶内部出血可导致T_1WI序列信号增高及T_2WI序列信号减低。在DWI序列呈高信号,ADC图也呈高信号,提示病灶内无水分子扩散受限,DWI高信号与T2穿透效应有关。MRI多期增强后病灶与CT的强化方式相仿,早期边缘强化,后呈渐进性持续强化,即“填湖样”强化,但不能完全充填,这与海绵状血管瘤的强化方式不同。部分病灶中心可见小岛状延迟强化。示例如图8-1-8所示。

(四)鉴别诊断

(1)脾脏海绵状血管瘤:是脾脏最常见的良性肿瘤,病灶密度及信号均匀,病灶内偶见点片状钙化影;T_2WI为明显的高信号,与肝脏海绵状血管瘤的信号相似,较大的瘤体内可见低信号的瘢痕区;CT、MRI增强后病灶与肝脏血管瘤强化模式相似。

(2)脾脏错构瘤:临床少见,多发单发病灶。根

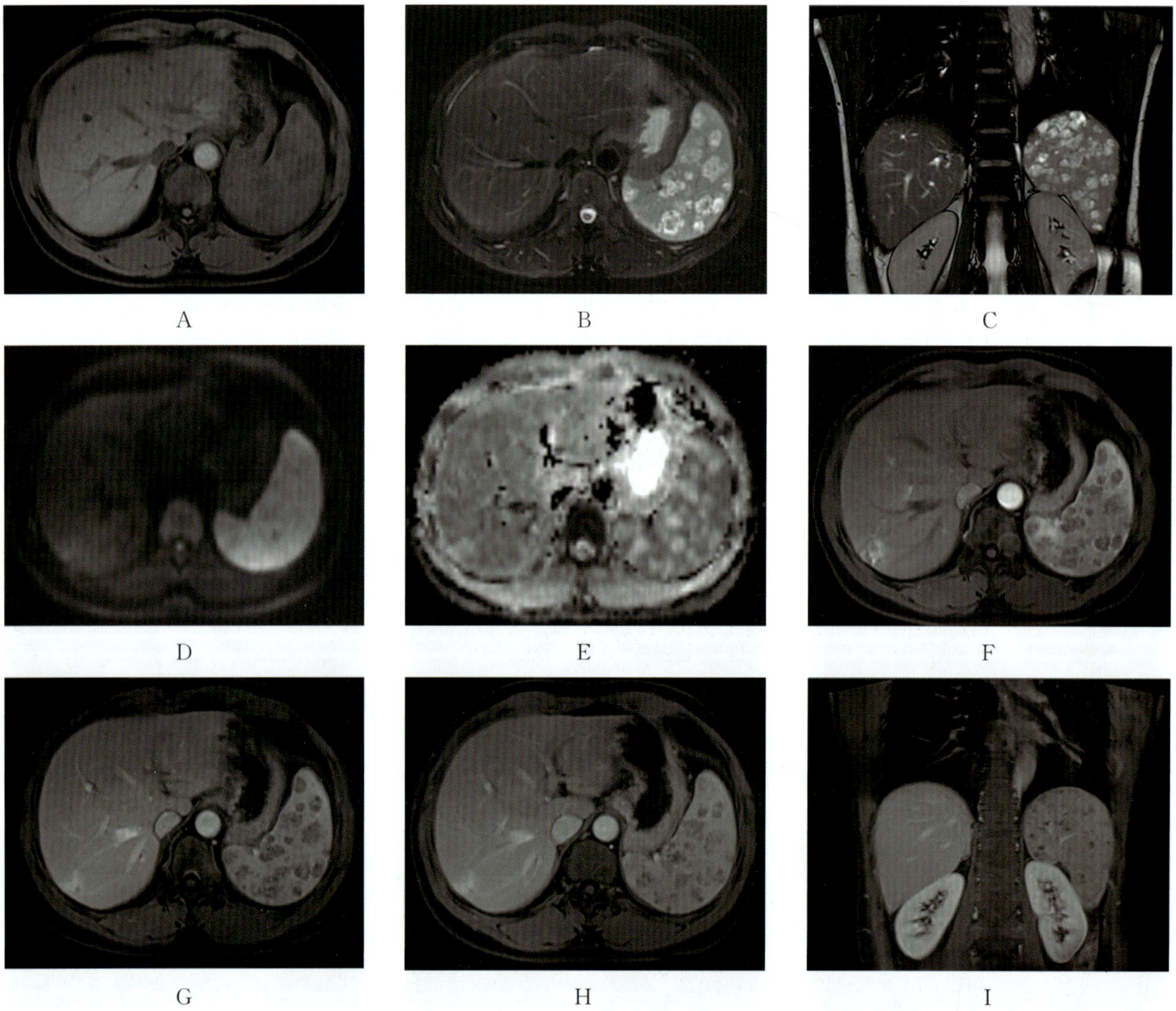

图8-1-8 脾脏窦岸细胞血管瘤MRI表现

与图8-1-7为同一患者,脾脏窦岸细胞血管瘤。T_1WI序列(A)示脾脏内见多发结节状低信号影,部分病灶内可见点状稍高信号影。T_2WI轴位及冠状位(B、C)示脾脏内多发结节状高信号影,大部分病灶内可见低信号结节影,称为“雀斑征”。DWI及ADC图(D、E):病灶DWI序列稍高信号影,ADC图呈高信号。动态增强病灶早期边缘环形强化,静脉期及延迟期呈渐进性持续强化,病灶范围逐渐缩小,但整个病灶未见充填式强化;部分LCA病灶中心见小岛状强化。同层面可见肝S7段血管瘤呈明显富血供填充式强化(E~H)。延迟期冠状位(I):病灶持续强化,病灶范围进一步缩小。

据病理可分为四型：红髓型、白髓型、混合型及纤维型。以红髓型最常见，混合型次之。CT平扫呈等或稍低密度实性肿块影，边界不清。T_1WI序列呈等或稍低信号，T_2WI序列红髓型、白髓型及混合型多呈等或稍高信号，均匀或不均匀，纤维型以低信号为主，信号的高低主要与病灶内红髓脾窦是否扩张以及纤维组织、含铁血黄素所占比例有关；DWI序列呈等或稍低信号。不同病理类型的脾错构瘤病灶，增强后共同表现为早期弥漫性强化，门脉期渐近性或持续性强化，延迟期病灶密度、信号趋向均匀，并接近或稍高于背景脾。

(3) 脾脏淋巴管瘤：CT表现为低密度，边界清晰，T_2WI抑脂序列为明显高信号，增强后病灶不强化。而LCA病灶可边界不清，增强后呈渐进性、向心性强化。

(4) 脾脏硬化性血管瘤样结节性转化：该病多为单发病灶，多发罕见，典型影像表现是T_2WI序列及动脉期的“轮辐征”，延迟期病灶中心可见星芒状纤维组织延迟强化。

(5) 脾脏淋巴瘤：分为原发性和继发性，以后者多见。表现为脾脏不均匀增大，病灶常多发，密度或信号均匀，增强扫描病灶呈不均匀“地图样”强化，边界欠清。病灶DWI序列呈明显高信号，ADC图呈明显低信号，ADC值显著降低，一般低于$0.70\times10^{-3}\ mm^2/s$，具有鉴别诊断价值；另外，脾门及腹膜后常可见肿大淋巴结。

(6) 脾脏血管肉瘤：好发于中老年人，本病侵袭性强、恶性程度高，预后差，常常早期出现肝、肺及淋巴结转移。影像表现平扫病灶多呈分叶状软组织肿块，密度及信号不均，常见坏死、囊变、出血及钙化。增强呈渐进性持续强化，中心可见无强化坏死区。同时肝脏血行转移及腹腔淋巴结转移多见。

(7) 脾脏转移瘤：多有原发恶性肿瘤病史，为多发或单发病灶，增强后不均匀性环形强化，出现“牛眼征”，是其较典型的影像学征象。脾转移瘤实性成分在DWI上呈高信号，ADC图呈低信号，表现为扩散受限。

（五）诊断关键要点

(1) LCA病灶多发，常导致脾脏肿大，CT、MRI平扫边界欠清，无包膜，病灶较大时可有囊变、出血。

(2) LCA肿瘤细胞内含铁血黄素沉着、铁质沉积，在T_2WI序列的高信号病灶中见斑点状或雀斑状极低信号影，称为“雀斑征”。

(3) 病灶在DWI序列呈高信号，ADC图也呈高信号，ADC值较高，借此可与多数脾恶性肿瘤相鉴别。

(4) CT、MRI增强表现为动脉期轻度强化，门静脉期与延迟期渐进性持续强化导致病灶缩小，即“填湖样”强化，但不能完全充填整个病灶。病灶中心可见小岛状强化，外周存在不能充填区，为其相对特征。

（王 伟 周 辉 董江宁）

四、脾错构瘤

（一）概述

脾错构瘤(splenic hamartoma，SH)为脾脏胚基早期发育异常、脾脏正常结构成分组合比例混乱所形成的脾脏良性血管性肿瘤样病变，又称脾髓增殖性脾大或脾结节样增生等，病变内包括扩大的血窦、淋巴组织、纤维组织、脂肪组织等，偶有钙化及含铁血黄素沉着等成分。该病罕见，发生率为0.024%~0.130%，可发生于任何年龄，男女发病率无明显差异。病灶单发，偶可多灶性。大多数病人无症状，多数在体检及其他原因进行的影像学检查或尸检中偶然发现。少数患者有腹部疼痛，可触摸肿块，或因瘤体较大而出现自发性脾破裂。偶有脾功能亢进症状，包括血小板减少，贫血和全血细胞减少。

（二）病理学表现

大体标本为境界清楚、无包膜的脾内结节或肿块，膨胀性生长。根据组织病理学特点分为四型：① 红髓型：较常见，镜下由不规则排列的血窦样、腔隙样结构和内含红细胞的小血管组成，衬覆单层轻度肥胖的扁平或立方状内皮细胞，部分细胞可呈杆状突向管腔，细胞胞浆中等丰富，嗜伊红，核圆形无非典型性，窦腔间隔类似红髓组织结构，但较正常脾窦扩张，腔隙内外可见小淋巴细胞、浆细胞散在，以及吞噬细胞反应；② 白髓型：少见，镜下主要由增生的成熟的淋巴组织构成，结节样分布，不见脾小体及淋巴滤泡样结；③ 混合型：兼具红髓型和白髓型两者形态特点；④ 纤维型：病灶内部出现纤维化；其中红髓型占大多数，混合型次之。

免疫组化：特征性的表现为管腔衬覆内皮细胞CD8(+)，内皮细胞CD31、FⅧ、Vim(+)。核增殖指数Ki-67低表达。

示例如图8-1-9所示。

(三) 影像学表现

1. CT表现

脾脏错构瘤多单发，少数多发，病灶大小不等。CT平扫常表现为等或稍低密度。脾脏错构瘤红髓型及混合型富含脾窦，为富血供，动态增强扫描表现为动脉期不均匀斑片状轻度强化或明显强化、门静脉期及延迟期持续强化，强化程度接近或稍高于脾脏。白髓型富含淋巴组织，为乏血供，动态增强扫描强化不明显；纤维型富含纤维组织，动态增强扫描表现为延迟性强化。

2. MRI表现

T_1WI序列上不同组织类型的肿瘤信号相仿，呈等或稍低信号，边界不清。T_2WI纤维型表现为低信号，其余类型呈高或稍高信号，同时病灶内髓窦扩张越明显、纤维成分及钙化越少，则T_2WI序列信号越高，反之信号越低。DWI序列上病灶信号与T_2WI相仿，呈等或稍低信号。MRI增强扫描病灶呈渐进性强化，最终与周围正常脾组织强化程度相似。示例如图8-1-10所示。

不典型MRI表现：部分病例以出血、血栓形成为主，延迟期信号不会趋向均匀。纤维型脾脏错构瘤内含有纤维组织，可以不强化，或延迟期强化更为明显，信号高于背景脾脏。肿块较大时偶尔可出现“假包膜”。尽管极少数脾脏错构瘤可伴有钙化和(或)脂肪组织，但一般认为当脾脏肿块出现钙化和(或)少量脂肪组织时，应首先考虑脾脏错构瘤的不典型表现。

(四) 鉴别诊断

(1) 脾海绵状血管瘤：需与红髓型及混合型脾脏错构瘤相鉴别，前者在磁共振T_2WI像上表现为明显高信号，信号高于脾错构瘤；脾血管瘤动脉期增强时，病灶边缘出现结节状高强化，门静脉期与延迟期增强扫描逐步向中心充填式强化。

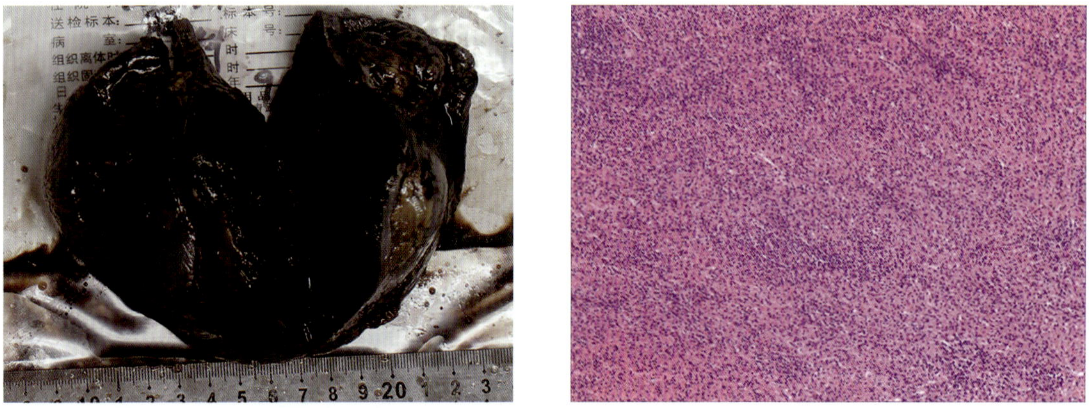

A　　B

图8-1-9　脾脏错构瘤病理学表现

患者男性，58岁，脾脏错构瘤。大体病理(A)：脾脏错构瘤大体标本(A)，脾内见境界清楚、无包膜的实性肿块，膨胀性生长，切面呈灰红色；镜下表现(HE，×100)(B)：瘤体由排列紊乱的裂隙状血窦样腔隙和内含红细胞的小血管组成，以红髓为主，基质内分布数量不等的淋巴细胞、浆细胞及纤维组织。

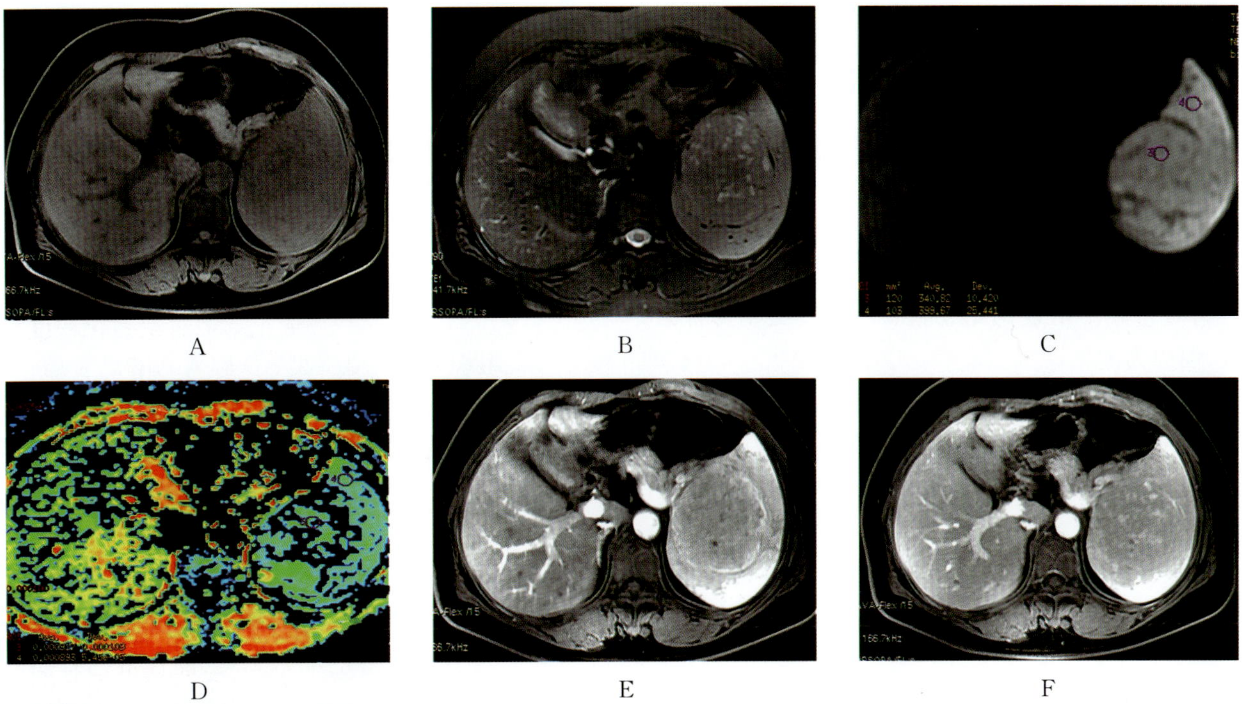

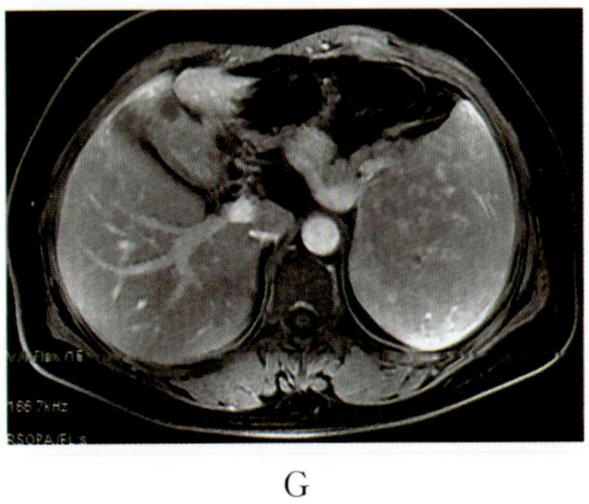

图 8-1-10 脾脏错构瘤 MRI 表现

与图 8-1-9 为同一患者，脾脏错构瘤。T_1WI 序列（A）示脾脏肿块均呈等信号，边界清楚，信号不均；T_2WI 序列（B）示病灶内多发斑片状长 T2 信号“血窦样”结构影，周边见弧形受压的“流空血管影”；DWI 序列（C）示肿块呈等信号，ADC 图（D）示肿块 ADC 值为 $0.917 \times 10^{-3}\ mm^2/s$，背景脾脏 ADC 值为 $0.893 \times 10^{-3}\ mm^2/s$，二者 ADC 值接近；增强动脉期（E）可见病灶明显欠均匀强化，周边“流空血管”明显强化，其内“血窦样”结构无强化，门脉期（F）病灶持续强化并趋向均匀，其内“血窦样”结构无强化，延迟期（G）病灶进一步强化，其信号与背景脾脏一致。

（2）脾淋巴管瘤：为囊性病灶，囊壁菲薄、清晰锐利，增强后分隔轻度强化，与实性脾脏错构瘤不同。

（3）脾淋巴瘤：单发或多发脾内结节或肿块，脾脏体积增大，DWI 弥散明显受限、ADC 值显著降低，增强后轻中度均匀强化。需与白髓型脾脏错构瘤相鉴别，两者强化程度相似，但淋巴瘤常边界不清楚并伴有脾脏及淋巴结肿大，DWI 扩散受限更明显。

（4）脾转移瘤：有原发肿瘤病史，且多部位、多发，常合并“牛眼征”，鉴别不难。

（5）脾血管肉瘤：脾内肿块边界不清，侵袭性更明显而表现为脾内结构破坏，DWI 序列呈高信号，增强后明显不均匀强化，常侵犯邻近结构及肝脏转移。

（6）脾窦岸细胞血管瘤：通常由多个界限清楚的海绵状囊样结节组成。T_2WI 及 DWI 序列呈高信号，中心见极低信号含铁血黄素沉着而表现为典型的“雀斑征”，增强后呈中心岛状强化，延迟期强化范围稍扩大，但无向心性填充的特点。

（五）诊断关键要点

（1）脾错构瘤好发于成年人，单发多见，边界清晰。

（2）CT 平扫常表现为等或稍低密度，边界欠清，CT 显示瘤内钙化具有优势。

（3）MRI 平扫的 T_1WI 序列常表现为等或稍低信号；病灶与周围脾组织 T_2WI 序列信号相似，内多发斑片状长 T2 信号“血窦样”结构影，周边可见弧形受压的“流空血管影”；病灶 DWI 序列信号也与周围脾脏相似;MRI增强动脉期开始呈明显不均匀强化,周边“流空血管”明显强化,其内“血窦样”结构无强化,门静脉期病灶持续强化并趋向均匀,其内“血窦样”结构无强化,延迟期病灶进一步强化,其信号与背景脾脏一致。

(4)脾错构瘤多无“假包膜”结构,周围弧形受压的血管在动脉期与门静脉期呈弧线状强化,不要误为假包膜。出现钙化或脂肪时为其典型影像表现,但极为少见。

(贾好东　王传彬　董江宁)

五、脾淋巴管瘤

(一)概述

脾脏淋巴管瘤(splenic lymphangioma,SL)是一种较少见的由扩张的淋巴管构成的良性脉管性肿瘤样病变,而非真性肿瘤。SL多见于儿童或年轻成人。脾脏淋巴管瘤大多位于包膜下,常伴有多部位、多器官发生,可为Klippel-Trenaunay综合征(静脉曲张、骨和软组织增生、皮肤血管瘤和/或淋巴管源性的畸形)的一部分。多数病理学家认为淋巴管瘤是先天的淋巴管扩张,或者出血、炎症、损伤引起阻塞导致淋巴管阻塞、扩张。脾脏淋巴管瘤生长缓慢,大部分患者没有明显的相关症状,少数可伴有脾脏增大,出现左上腹痛和贫血、出血倾向为主的脾亢症状,脾脏及病灶越大,则症状越明显。

(二)病理学表现

SL组织学上分为3型:① 脾囊状淋巴管瘤:最常见,由大的淋巴管腔隙构成;② 脾毛细血管状淋巴管瘤:由密集细小的淋巴管构成;③ 脾海绵状淋巴管瘤:由扩张呈窦状的较大淋巴管构成。

镜下表现:不同程度扩张的淋巴管;管壁覆以单层扁平内皮细胞,管腔中包含蛋白性物质而非红细胞,少数病例内皮细胞可增生形成小乳头状突起;间质具有较多淋巴细胞聚集,囊性淋巴管瘤间质多纤维化。

免疫组化:CD9和D2-40是对淋巴管内皮相对特异性的脉管标记。

示例如图8-1-11所示。

(三)影像学表现

1. CT表现

脾脏淋巴管瘤以囊性病灶为主,囊腔内容物为

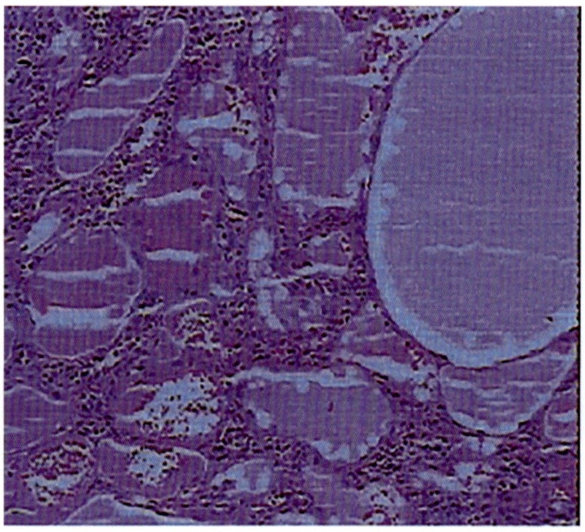

A

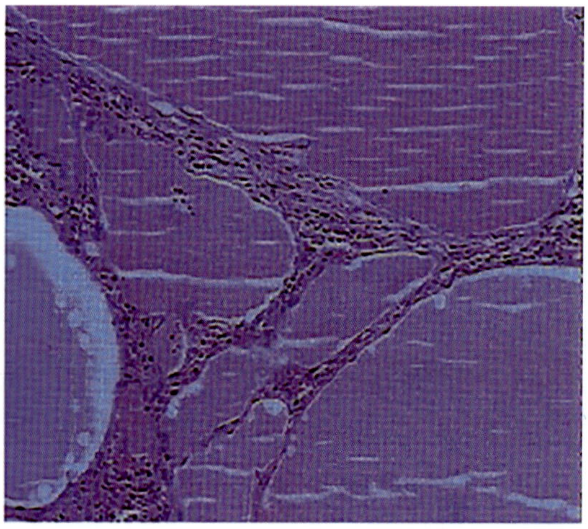

B

图8-1-11　脾脏淋巴管瘤病理学表现

患者男性,23岁,脾脏淋巴管瘤。镜下表现:见淋巴管管腔极度扩张至囊状(A),内容物部分流失(HE,×100);管腔衬以单层扁平内皮细胞(B),部分内皮细胞增生突入管腔,形成乳头样结构,增生细胞无异型性(HE,×200)。

水样低密度，其内可见等密度的分隔，病灶内可因出血而形成分层液面改变，囊壁的曲线样钙化有助于脾脏淋巴管瘤诊断，多发病灶较单发病灶更易发生钙化。脾脏淋巴管瘤囊性病灶的间隔呈轻至中度强化，内容物无强化；少数病灶为实性肿块，增强呈渐进性强化。示例如图8-1-12所示。

2. MRI表现

脾淋巴管瘤的MRI表现具有一定特征性，可准确显示病变的数量、范围及影像学特征。病变可单发或多发，大多位于包膜下，界清，呈单房或多房的薄壁囊腔。囊液在T_1WI序列呈低或稍低信号，在T_2WI序列呈高信号，如果囊内合并有出血或较多蛋白成分聚集，在T_1WI序列可以为高信号。淋巴管瘤多数可见多房分隔，分隔在T_1WI序列呈等信号、T_2WI序列呈稍低信号。轮廓呈分叶状改变，沿间隙蔓延，常见"塑形改变"。其他组织器官也可同时受累，MRI难以发现钙化。

MRI对SL囊腔内容物、细小间隔的显示优于CT。因其组织学分型不同，影像表现也不尽相同。① 脾囊状淋巴管瘤：囊腔较大，表现为脾脏内单个或多个囊性信号，囊壁薄而光整，边界较清，其内可有分隔，呈葡萄状、簇状分布；增强扫描囊内容物无强化，囊壁及囊间隔轻至中度强化。② 脾毛细淋巴管瘤及海绵状淋巴管瘤，常为多房型囊腔，周围间质较多，包膜不完整，T_2WI序列呈不均匀较高信号影，边界常常欠清晰；增强扫描病灶边缘及分隔有强化，延迟期边缘强化呈等信号，病灶中央内容物不强化。③ 与CT增强表现类似，个别病例报道淋巴管瘤在动态增强

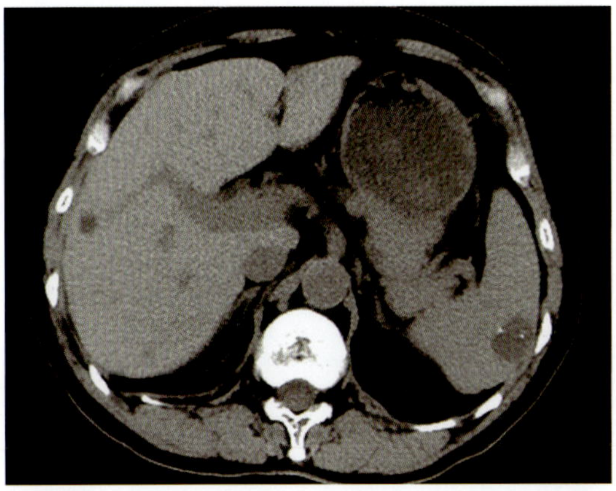

A

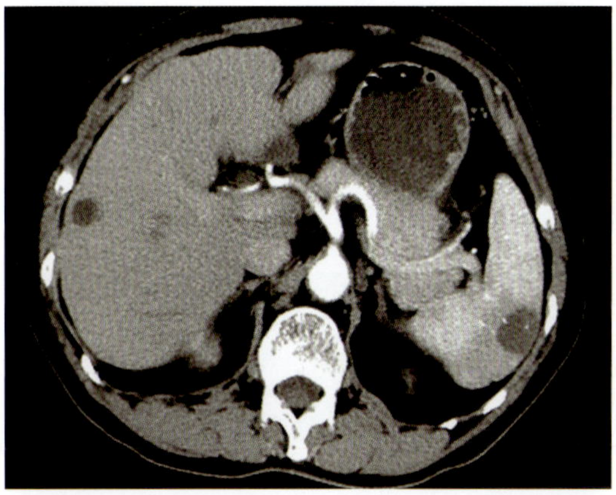

B

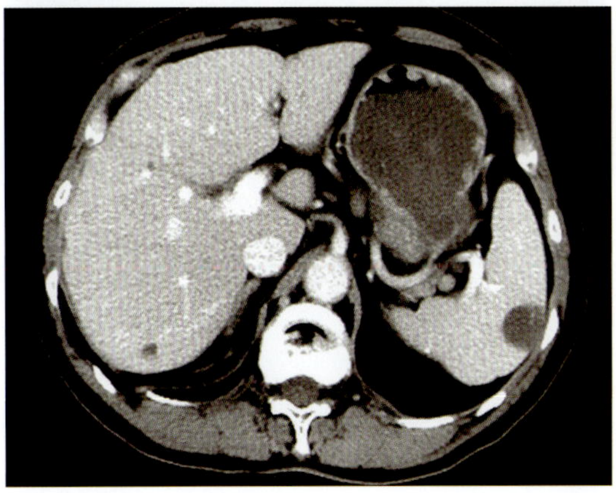

C

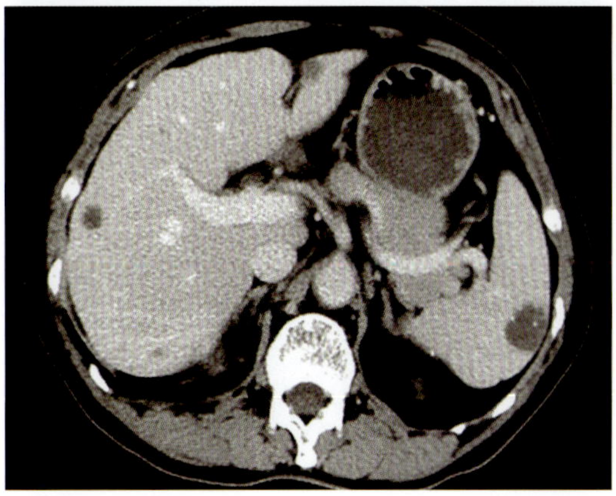

D

图8-1-12 脾脏淋巴管瘤CT表现

患者男性，71岁，脾脏淋巴管瘤。CT平扫(A)脾脏外后缘见一类圆形囊性低密度灶，外缘见少许片状等密度影，内见点状钙化影。CT多期增强(B～D，分别为动脉期、门静脉期和延迟期)示囊液无强化，但薄的分隔轻度强化。

MRI上表现为进行性向内填充的明显强化灶。

瘤内出现分层液面为淋巴管瘤的特征性表现，分层样改变有一定的诊断价值。T_2WI显示囊内间隔更为清晰，有时可见“囊套囊”及“中心囊性内吞结节”征象。病灶DWI信号明显减低，ADC值明显高于脾脏。增强扫描有时可见“血管穿行征”。当MRI发现病灶区见囊内小乳头状突起，并可见强化，提示恶变可能；病变晚期或发生感染时分隔线强化会更加显著，可出现中重度强化。示例如图8-1-13所示。

(四) 鉴别诊断

(1) 脾囊肿：脾囊肿多为单一囊腔，间隔少见，囊壁及间隔无强化；淋巴管瘤则多为单发多房囊腔，其间隔轻至中度强化。

(2) 脾脓肿：单发或多发，脓肿壁较厚，呈环形强化，周围见水肿带，典型者可见液-气平面。脓腔DWI呈高信号，ADC值较低。临床常有高热、寒战等症状及白细胞增高。

(3) 脾血管瘤：脾脏最常见的良性肿瘤，T_1WI序列呈低信号、T_2WI序列呈显著高信号，病灶边界清楚而不锐利，CT、MRI多期增强扫描呈向心性延迟强化；脾淋巴管瘤为囊性病灶，T_2WI也为明显高信号，但其囊壁菲薄，病灶边界清晰锐利，多期增强后仅见分隔轻度强化，瘤体无充填式强化。

(4) 脾脏囊性转移瘤：脾脏囊性转移瘤常来源于消化道，转移灶与原发灶影像学表现相似，多伴有肝脏、腹膜后、腹腔淋巴结的转移，一般为多发病灶，增强呈环形强化，中心坏死区不强化，类似“牛眼征”；淋巴管瘤病可累及其他脏器，囊壁菲薄，囊腔内容物呈水样密度/信号，且无强化。

(五) 诊断关键要点

(1) 脾淋巴管瘤多无明显症状，少数可伴有脾脏增大，左上腹痛和贫血、出血倾向为主的脾亢症状。

(2) CT特点：以囊性病灶为主，囊腔内容物为水样低密度，并发出血可见分层液面；囊壁的曲线样钙化有助于脾脏淋巴管瘤诊断，增强囊内间隔及囊壁轻至中度强化，少数实性成分呈渐进性强化。

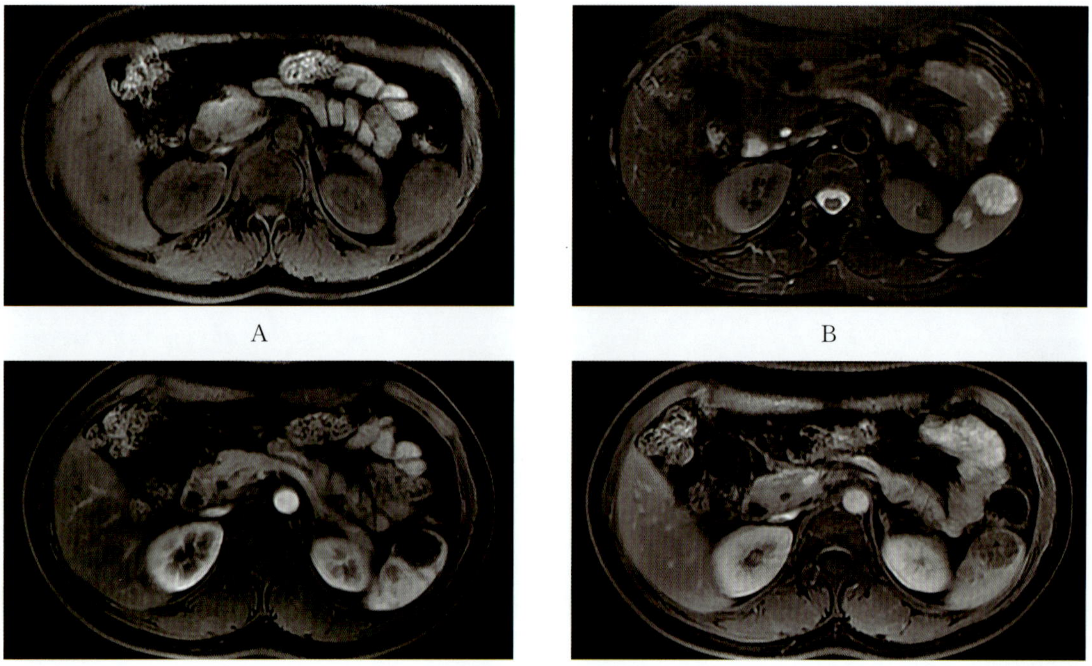

A B C D

图8-1-13 脾脏淋巴管瘤MRI表现

患者女性，46岁，脾脏淋巴管瘤。T_1WI序列(A)示脾脏下极见一类圆形稍低信号灶，T_2WI抑脂序列(B)示病灶呈不均匀高信号，周边见低信号囊壁影，内见低信号分隔影；动态增强扫描(C、D，分别为动脉期和延迟期)示病灶边缘及分隔呈轻度延迟强化，囊性成分无强化。

(3) MRI特征：囊腔内容物在T_1WI序列呈低信号，囊内合并有出血或较多蛋白成分聚集时，在T_1WI可以为高信号。T_2WI序列呈高亮信号，T_2WI序列可见稍低信号的薄的间隔，瘤内出现分层状液-液平面征为脾淋巴管瘤的特征性表现。病灶轮廓呈分叶样改变有一定的参考诊断价值。

(4) MRI增强扫描可识别有无异常强化的壁结节或不规则增厚的分隔及囊壁，有助于判断有无恶变。

（贾好东　董江宁）

六、脾脏硬化性血管瘤样结节性转化

（一）概述

脾脏硬化性血管瘤样结节性转化(splenic sclerosing angiomatoid nodular transformation, SANT)是一种罕见的脾脏良性增殖性血管病变，由Martel等于2004年首次提出描述性诊断。该病的性质目前尚不明确，主要有以下三种观点：① SANT是一种反应性病变，而非肿瘤性病变，是脾脏红髓对间质增生的过度转化；② SANT是由血管瘤、炎性肌纤维母细胞瘤等转变而来；③ SANT是IgG4相关性自身免疫系统疾病。SANT特征性的病理形态改变及免疫组化表达使其有别于脾脏的其他病变。SANT呈多结节状生长，结节内部为筛状吻合的血管腔隙，结节周边为致密的纤维组织伴胶原化，免疫组化染色结节内可观察到三种不同类型的血管。

SANT好发于成人，大多为体检偶然发现，中位年龄56岁，女性多见，最常见的表现是腹痛或腹部不适以及脾大。一般穿刺活检组织，结合组织形态及免疫组化特点可以明确诊断SANT，脾脏手术切除后均无复发，预后良好。

（二）病理学表现

大体病理：病变边界清楚，无包膜，呈向外突出的肿块。切面呈多发独立或融合性结节，红褐色或灰白色，结节周边为白色的纤维性间质，质地比周围脾脏组织稍硬。

镜下表现：SANT呈多结节状生长，结节内见筛状吻合的血管腔隙，结节周边为致密的纤维组织伴胶原化，间质含量不等；结节中心含数量不等大小不等的血管，管腔衬覆肥胖的内皮细胞，散在卵圆形或梭形细胞。结节内散在大量红细胞、肌纤维母细胞、浆细胞、吞噬含铁血黄素的巨噬细胞和炎症细胞。细胞无异型性及核分裂象，无坏死。示例如图8-1-14所示。

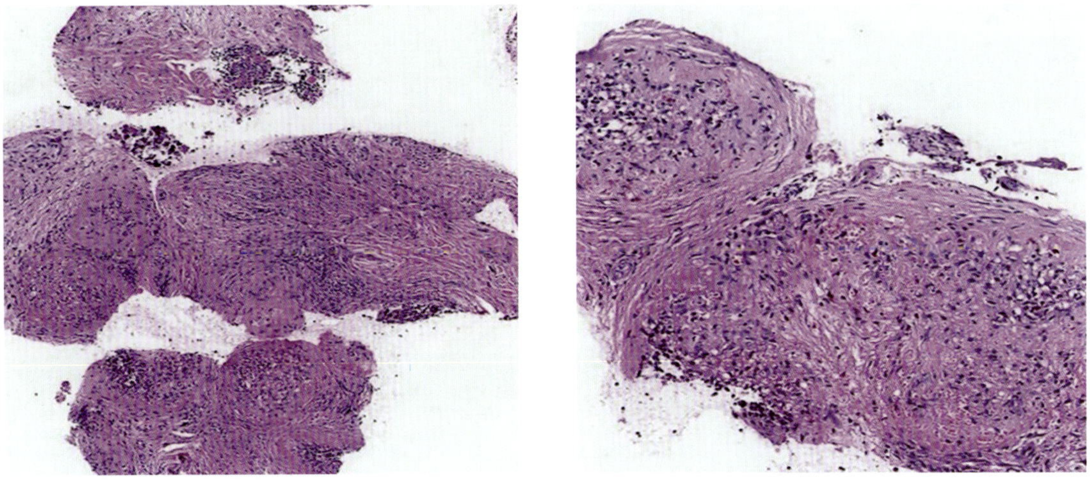

A　　B

图8-1-14　脾脏硬化性血管瘤样结节性转化病理学表现

患者女性，46岁，脾脏硬化性血管瘤样结节性转化。低倍镜下(HE，×40)(A)可见结节样结构，主要由纤维硬化性间质构成；高倍视野下(HE，×100)(B)结节中可见血管瘤样圆样环绕，伴散在炎症细胞浸润。

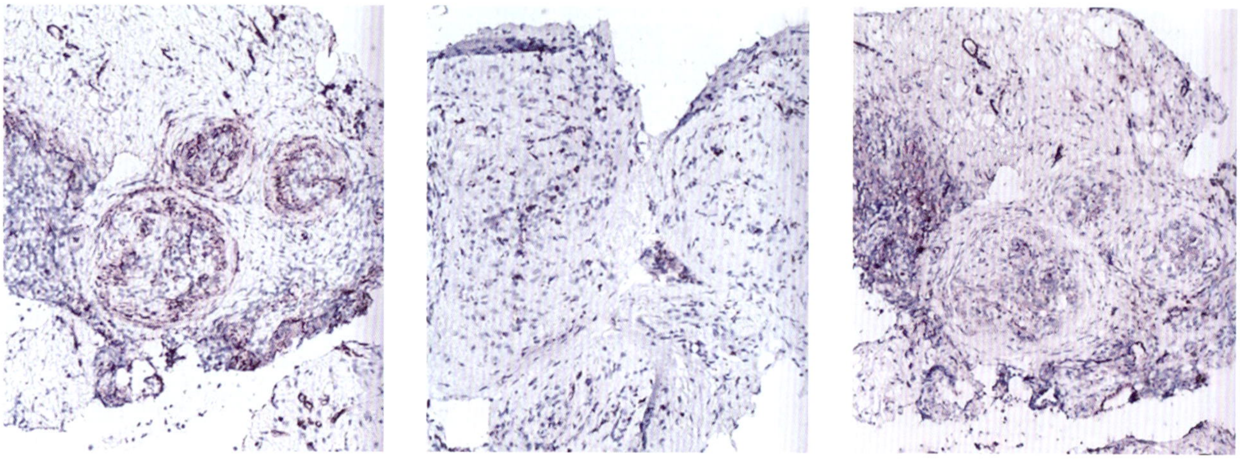

A　　B　　C

图8-1-15　脾脏硬化性血管瘤样结节性转化病理学表现

与图8-1-14为同一患者,脾脏硬化性血管瘤样结节性转化。免疫组化染色为Polymer两步法。血管瘤样结节内的毛细血管,由内衬肥胖内皮细胞的裂隙、圆形或不规则形态的血管腔隙组成,CD34阳性(A);窦状隙CD8阳性(B);小静脉CD31阳性(C)。

免疫组化:可以观察到结节内同时存在三种不同类型的血管:脾索型毛细血管,表达CD34和CD31,不表达CD8;窦隙样血管,表达CD31和CD8,不表达CD34;小静脉,表达CD31,不表达CD34和CD8。示例如图8-1-15所示。

电镜观察:淋巴窦扩大,内皮细胞肥胖,组织细胞吞噬旺盛,纤维母细胞活跃,胶原丰富。

(三) 影像学表现

1. 超声表现

SANT患者大多为超声体检时偶然发现而就诊。SANT病灶呈等或稍低回声肿块,边界清晰,但无包膜,部分病变可见假包膜。肿块内部回声欠均匀,可见数量不等的条索状或小片状高回声,为病灶内较粗大的纤维硬化组织包绕、分隔血管瘤样结节所致。超声造影动脉期出现由外周向中心的轮辐状增强;静脉期与脾实质相比,病灶呈稍低回声的增强;这种增强模式被认为是脾脏SANT的特征表现。示例如图8-1-16所示。

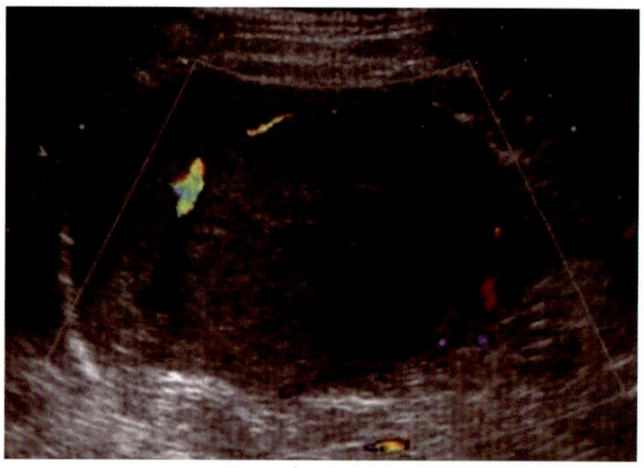

图8-1-16　脾脏硬化性血管瘤样结节性转化超声影像表现

患者男性,36岁,脾脏硬化性血管瘤样结节性转化。脾内类圆形稍低回声肿块,边界清楚,肿块内血供稀少,周边可见受压绕行血管。

2. CT表现

平扫为脾脏单发的圆形或类圆形低密度肿块影,极少数为多发。病灶边界清楚,偶见钙化,但无囊变、坏死。CT增强扫描时出现周边环形强化及从周边向中心呈辐射状分布的辐条样的强化,称为"辐轮征"。"辐轮征"为SANT的典型CT表现。CT增强的门脉期与延迟期病灶强化程度等或高于正常脾脏,病灶中央瘢痕呈星芒状低密度,具有一定特征性,称为"星芒征"。SANT病灶可有"假包膜征"。示例如图8-1-17所示。

3. MRI表现

SANT病灶多呈类圆形,单发多见,病变直径为1~17 cm;病灶境界清楚,但无明显包膜。T_1WI序列呈等或稍低信号,部分可见裂隙状瘢痕;T_2WI及DWI序列相对于正常脾脏呈不均匀性低信号,与病灶内部含铁血黄素沉积及富含纤维组织有关。

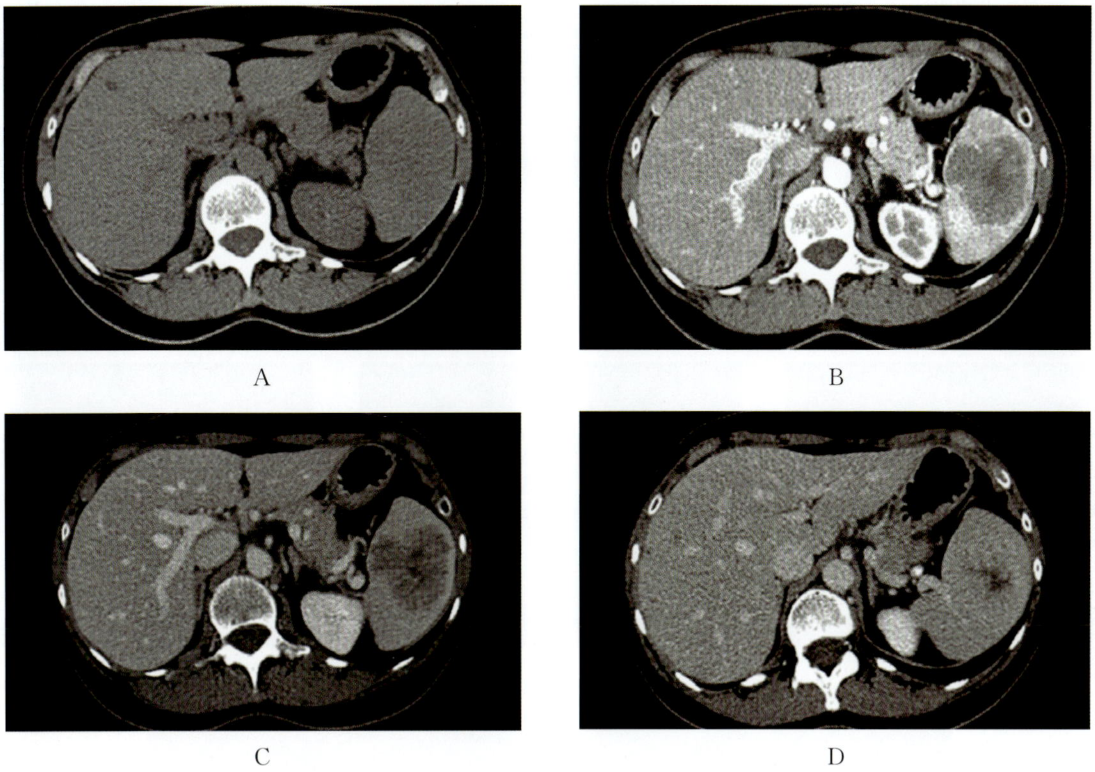

图8-1-17 脾脏硬化性血管瘤样结节性转化的CT表现

患者女性，56岁，脾脏硬化性血管瘤样结节性转化。CT平扫（A）病变与脾脏密度相等；增强动脉期（B），病变呈类圆形、边界清晰，周边环状强化，中心为低密度瘢痕；门静脉期（C）病灶由周边向中心呈辐射状分布的辐条样的强化，即"辐轮征"；延迟期（D）呈渐进性填充强化，密度与周围正常脾脏相当，中心瘢痕仍为星芒状低密度，即"星芒征"。

T_2WI序列周边稍高信号、中央点状低信号，可能与肿块内多发结节性血管瘤样结节，结节周围有向心性分布的纤维组织包绕，致使T_2WI为稍高信号而非血管瘤样的明显高信号。与反相位相比，病灶在同相位上见局灶性信号减低，与病灶内含铁血黄素沉积有关。ADC图呈等或稍高信号，提示无扩散受限。MRI三期增强时，SANT表现为从肿块周边向心性渐进性辐轮状强化，延迟期病灶中央呈星芒状或放射状持续低信号影，该征象反映了肿块的中央为胶原纤维瘢痕、周边为纤维分隔的多发血管瘤样结节的病理特点，故辐轮状强化及星芒状低信号裂隙是其特征性MRI表现。示例如图8-1-18所示。

（四）鉴别诊断

（1）脾海绵状血管瘤：由海绵状血窦构成，CT平扫同样表现为圆形或类圆形低密度影，增强扫描为渐进性强化，较大者中央可有纤维瘢痕。但脾血管瘤强化程度高于SANT，门脉及延迟期结节填充范围较SANT均匀。典型脾血管瘤呈"早出晚归"样强化。

（2）脾窦岸细胞血管瘤：起源于脾脏红髓的窦岸细胞，通常表现为脾脏多发低或等密度结节，动脉期病灶轻度强化，边界清楚，门脉期及延迟期病灶向中心呈填湖样强化，但不能完全充填，中心见小岛状强化。该肿瘤细胞内含铁血黄素与铁质沉积，故在T_2WI序列上，高信号病灶内见斑点状或雀斑状极低信号影——"雀斑征"。SANT常单发，辐轮征及假包膜有助于二者鉴别。

（3）脾血管肉瘤：起源于窦壁内皮细胞，为浸润性肿块，脾脏明显增大，肿瘤常出血、坏死、囊变，而SANT无坏死及囊变，脾血管肉瘤通常较早出现肝脏转移。

（4）脾炎性肌纤维母细胞瘤：是一种中间型间

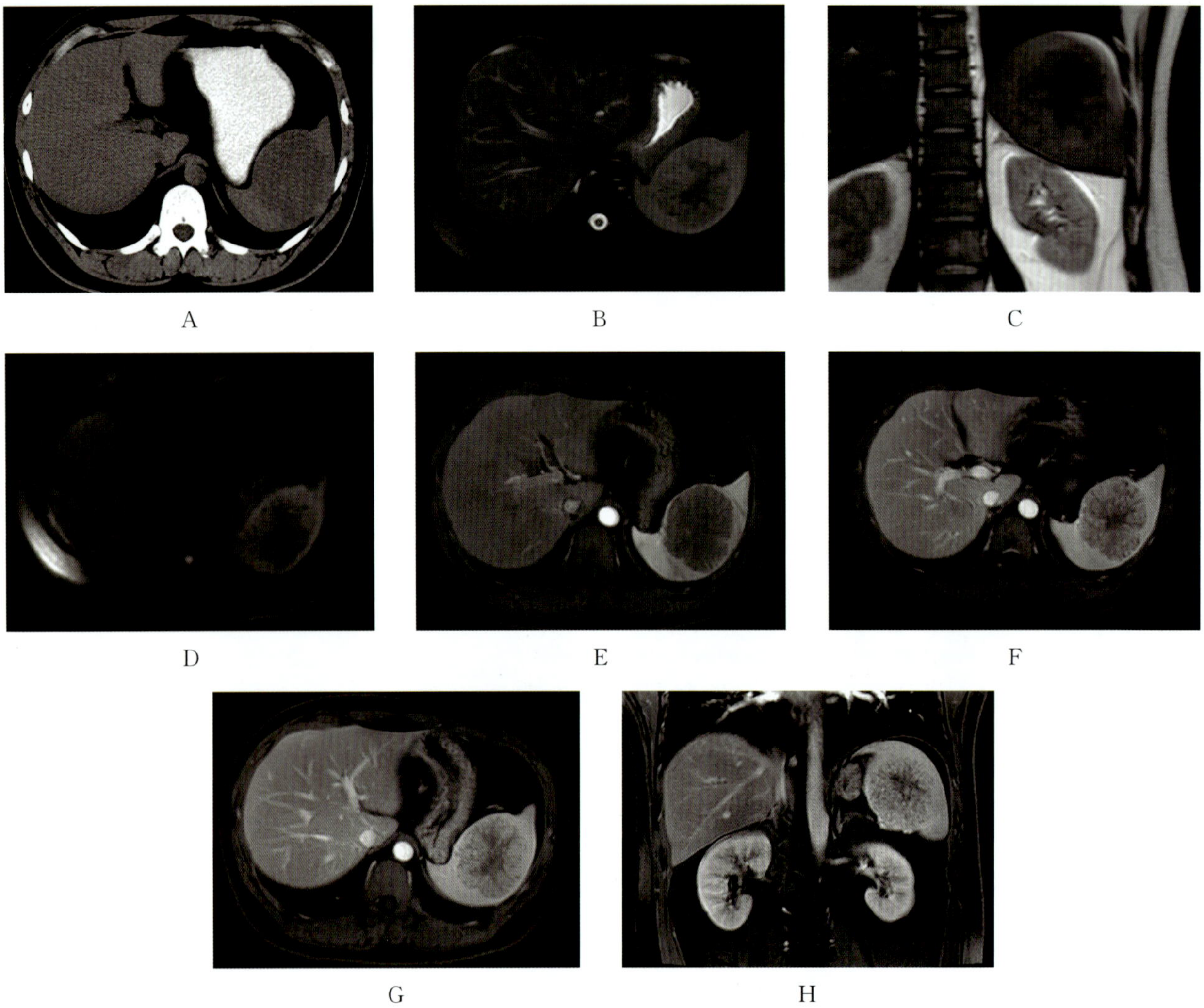

图8-1-18 脾硬化性血管瘤样结节性转化的MRI表现

患者男性,27岁,脾脏硬化性血管瘤样结节性转化。肿块呈类圆形,边界清晰,CT平扫(A)为低密度,肿块突出脾脏轮廓外;T_2WI-FS序列(B)及冠状位T_2WI序列(C)为稍低于脾脏信号,中央呈放射状低信号;DWI序列(D)为等低信号;动态增强(E~H,分别为动脉期、门静脉期、横轴位延迟期、冠状位延迟期)病灶呈渐进性、向心性填充,辐轮状强化,病灶与脾脏信号相等(H),中央始终呈星芒状低信号。

叶来源的肿瘤,极少数具有恶变潜能,常发生在腹腔及腹膜后。其影像特点与肿块内纤维组织及炎性组织多少有关。CT平扫表现为边界清楚的单发低密度肿块。增强后少数呈轻度至中度持续强化,多数为明显强化,当中央有纤维成分时,与脾脏SANT的"星芒征"类似,SANT增强早期边缘结节样强化及辐轮状强化可与之鉴别。

(5)脾错构瘤:是一种罕见的良性血管性肿瘤样病变,为脾脏胚基早期发育异常,正常结构成分组合比例混乱,脾错构瘤与其他部位错构瘤不同,病灶内多无脂肪成分。其影像表现与病灶内红髓脾窦是否扩张以及纤维组织、含铁血黄素所占比例有关,CT平扫为等或稍低密度,T_2WI及DWI序列呈等或稍低信号,增强后早期弥漫性强化,可轻度强化也可明显强化,延迟期呈渐进性或持续性强化。SANT动脉期为边缘结节样强化、门静脉期为辐轮状强化,延迟期出现裂隙征,可与脾错构瘤相鉴别。

另外,SANT还需要与脾脏转移瘤、淋巴瘤等相鉴别,当SANT合并有其他部位的恶性肿瘤时,二者鉴别困难。脾淋巴瘤DWI序列呈明显高信号,ADC值显著降低,再结合其他部位的淋巴结肿大、腹水、胸水等征象，可资鉴别。脾转移瘤通常表现为周围厚壁环形强化，中心坏死，典型者表现为“牛眼征”。结合原发瘤病史，不难鉴别。

（五）诊断关键要点

（1）SANT多为脾脏单发性肿块，大小为1～17 cm（平均6.3 cm），境界清晰，无包膜，偶见钙化，无囊变、坏死。

（2）CT平扫为等或稍低于脾脏密度，CT增强动脉期病灶边缘结节状强化，门静脉期及延迟期病灶向心性填充强化，表现为辐轮状强化，中央始终为裂隙状无强化。

（3）MRI典型特征为T_1WI及T_2WI序列与脾脏相比为低信号，DWI序列呈不均匀性低信号，ADC图呈等或稍高信号。

（4）MRI多期增强扫描呈渐进性、向心性结节样强化，“辐轮征”“星芒征”为其特征性表现。

（李 磊 周 辉 董江宁）

七、脾脏炎性肌纤维母细胞瘤

（一）概述

炎性肌纤维母细胞瘤（inflammatory myofibroblastic tumor，IMT）是一种少见的具有复发潜能的间叶源性肿瘤。2020版WHO定义为：由梭形肌纤维母细胞、纤维母细胞伴随浆细胞、淋巴细胞、嗜酸性粒细胞等炎性细胞构成的一种独特的、少见转移的肿瘤。炎性肌纤维母细胞瘤的病因及发病机制至今不明，相关研究指出可能因素包括：① 自身免疫反应；② 由内源性或外源性因素引起的非特异性变态反应；③ 可能发生于手术及外伤后，感染或贫血等密切相关的反应性改变；④ 与单纯疱疹病毒、EB病毒、支原体等感染有关。

脾脏炎性肌纤维母细胞瘤（splenic inflammatory myofibroblastic tumor，SIMT）可能是人体对损伤的一种过度或异常反应，损伤后最终激活有增殖潜能的肌纤维母细胞，导致其显著增生，生长失控，形成脾脏炎性肌纤维母细胞肿瘤。

脾脏炎性肌纤维母细胞瘤可发生于任何年龄，临床表现以左上腹痛为首发及主要症状，部分可伴发热、乏力、消瘦、贫血等症状。实验室检查可见血清免疫球蛋白升高、血红细胞沉降率加快等。

（二）病理学表现

大体病理：SIMT的大体标本以局限性肿块最常见，少数可呈多发结节状，其境界多清楚，可压迫周围脾脏组织而形成假包膜。病变可呈类圆形或分叶状，大小从不足1 cm到20 cm不等，质地较韧，切面呈灰白、灰黄色，体积较大者可见灶性钙化、出血或坏死。

镜下表现：SIMT镜下主要以肌纤维母细胞和纤维母细胞增生为主，常伴有大量混合慢性炎细胞浸润。炎性细胞以淋巴细胞、浆细胞为主，伴有不定量组织细胞以及少量的中性粒细胞、嗜酸性粒细胞、单核细胞及多核巨细胞。病灶内黏液样水肿间质伴多量细小血管形成，疏松背景，梭形细胞间及细胞巢间可有不同程度的纤维化、玻璃样变性、钙化或坏死。当脾脏炎性肌纤维母细胞瘤发生恶变后，镜下可见高度异型性的多角形细胞，核椭圆形、空泡状，核仁明显，核分裂象数量不等，含病理性核分裂，可见Reed-Sternberg样细胞和神经节样大细胞。

根据组织学结构不同可分为以下类型：① 梭形细胞密集型：最多见，类似结节性筋膜炎的细胞区和平滑肌瘤，瘤细胞丰富，常排列呈人形或漩涡状，伴有淋巴细胞、浆细胞等炎性细胞穿插其中，常聚集成团。② 黏液样/血管型：间质明显水肿及黏液样变，伴有丰富的增生血管，其间散在嗜伊红的肥胖梭形细胞，并见各种炎细胞（浆细胞为主）和组织细胞浸润；类似肉芽组织或结节性筋膜炎的改变。③ 少细胞纤维型：大量嗜酸性胶原纤维，类似瘢痕或硬化性纤维瘤，其间可见淋巴细胞、浆细胞浸润，少数病例可出现点状、大片状钙化或化生骨，也可见坏死，局部侵犯甚至转移。需要注意的是，上述各种组织学形态常出现于同一病例中，因比例不同而产生的影像学表现亦各异。

免疫组化：免疫组织化学染色可以证实肌纤维母细胞的免疫表型，如Vim(间叶细胞标记)阳性表达弥漫于梭形细胞胞质，SMA、MSA、Des的反应呈灶性或弥漫性；1/3的炎性肌纤维母细胞瘤中CK个别细胞炎性表达，CD68、CD30、EMA等可阳性表达。近年来，研究发现约半数以上脾脏炎性肌纤维母细胞瘤存在ALK基因重排，并且免疫组织化学对ALK呈阳性，其阳性检测率为30%～65%，因此ALK基因检测对其诊断和鉴别诊断具有一定意义。

脾脏IMT的确诊依赖病理组织学和免疫组织化学检查，需要兼具以下3个条件：① 明确的梭形细胞瘤形态；② 免疫组化肌源性标记弥漫强阳性；③ 电镜兼有纤维母细胞和平滑肌细胞特点。

示例如图8-1-19所示。

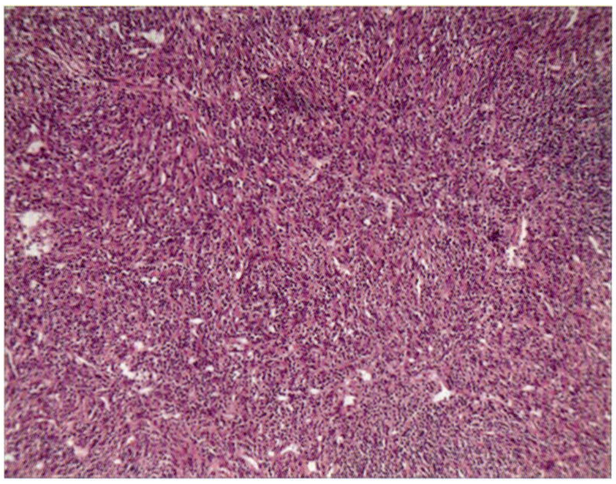

图8-1-19 脾脏炎性肌纤维母细胞瘤病理学表现
患者男性，62岁，脾脏炎性肌纤维母细胞瘤。镜下示肿瘤由增生的梭形细胞组成，呈"漩涡状"排列，伴胶原化，间质内大量炎细胞浸润，可见生发中心形成，局灶可见神经节样细胞(HE，×40)。

(三)影像学表现

1. CT表现

炎性肌纤维母细胞瘤以脾脏内单发、上极多见。肿块多呈圆形或类圆形改变，部分边界欠清楚；病灶多以实性成分为主，体积较小者密度较均匀，体积巨大者病灶内部可见出血、坏死。CT平扫时病灶整体表现为软组织密度，略低于或接近正常脾实质，内可发现灶性出血所致散在点状高密度及小片状坏死所致更低密度灶；CT增强扫描动脉期多数病灶无强化或少数病灶边缘轻度强化；门静脉期可轻度强化或少数轻中度强化；延迟期进一步强化充填但始终低于周围正常脾实质。

2. MRI表现

脾脏炎性肌纤维母细胞瘤多为单发类圆形病变，少数多发，呈分叶状或不规则形，直径1～20 cm，边界多清晰，对周围脾脏组织造成挤压时可形成假包膜，偶见伴发副脾或海绵状血管瘤。瘤内各组织学成分的多少影响着MRI信号强度。MRI平扫时肿块实质T_1WI序列多呈等或低信号，T_2WI序列以低信号为主，这种表现主要是因为肿块内含有大量纤维组织，在T_2WI抑脂序列中显示更明显，其特征对诊断脾脏炎性肌纤维母细胞瘤有一定特异性。当病变内富含炎性细胞和肉芽组织或伴有囊变、坏死时，则表现为T_2WI信号高低混杂，可表现为高信号为主伴低信号纤维分隔，也可表现为高、低信号相间分布。

脾脏炎性肌纤维母细胞瘤在MRI增强检查时表现多样，包括：① 大多数病变动脉期轻度强化，动脉期供血少，病灶轻度强化，由于脾脏炎性肌纤维母细胞瘤主要由门静脉供血所致；门脉期及延迟期病变多呈持续强化，且病灶内纤维组织成分多，对比剂由血管内渗透到血管外间隙并聚集在纤维组织中而导致延迟强化。② 当病变内炎性细胞浸润和肉芽组织较多时，可表现为较明显强化，偶见静脉期及延迟期强化程度减低。③ 当病变合并较多灶性钙化、出血或坏死时，可使病变成分复杂，表现为不均质强化，钙化、出血、坏死及囊实性病变囊性部分均不强化。④ 当病变为凝固性坏死与纤维组织相互交错为主时，病变动脉期周边由残留肿瘤细胞及炎性细胞构成而呈轻度强化，病灶内分隔样强化，病灶内见斑片状无强化区，门脉期及延迟期病灶周边及分隔持续缓慢强化。示例如图8-1-20所示。

(四)鉴别诊断

(1) 脾脏错构瘤：是由红髓为主的正常脾成分异常错构而成，即由不规则排列的扭曲血管腔隙及混杂其间的主要成分为红髓的索条状结构组成。以含有钙化和脂肪为特征，CT平扫为等或稍低密

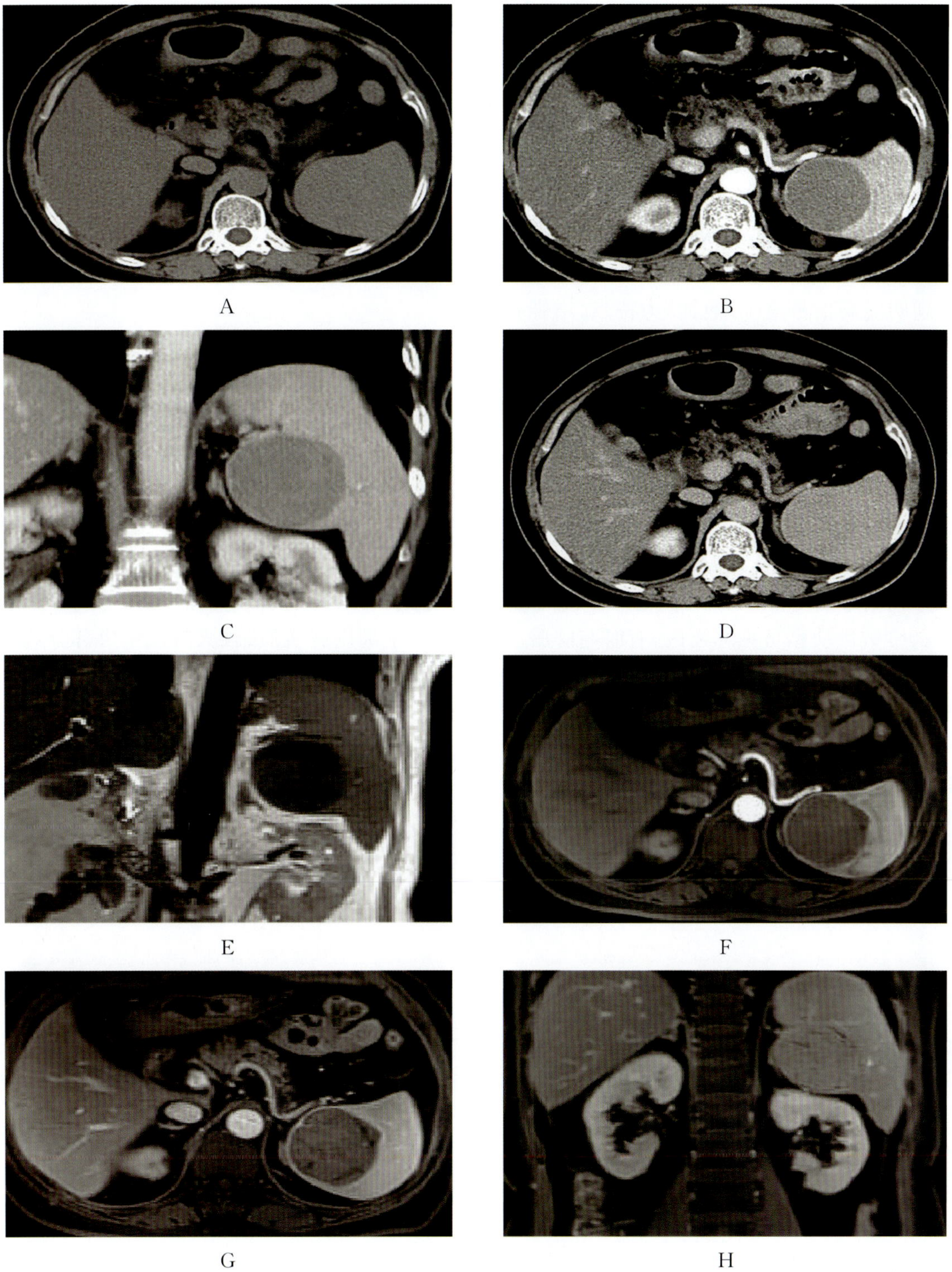

图 8-1-20 脾脏炎性肌纤维母细胞瘤 CT 与 MRI 表现

与图 8-1-19 为同一患者，脾脏炎性肌纤维母细胞瘤。CT 平扫（A）示脾脏局部形态饱满，未见异常密度灶；CT 增强扫描（B～D，分别为动脉期、门静脉期和延迟期）示脾后部区域见类圆形相对稍低密度团块影，CT 增强动脉期强化不明显，门静脉期呈渐进性强化，程度类似于脾脏实质，内见少许分隔样强化。MRI 平扫冠状位 T_2WI 序列（E）示病变呈低信号，边界清晰；MRI 增强扫描（F～H，分别为动脉期、门静脉期和延迟期）病变呈渐进性强化，延迟期强化程度与脾脏实质类似，病灶内少许分隔及周缘假包膜强化不明显。（本例的病理、CT、MRI 图像由中国人民解放军联勤保障部队第九二六医院影像科黄聪医师提供。）

度,MRI信号取决于病灶内血管、平滑肌及纤维组织的成分比例;增强扫描多早期呈弥漫性不均匀斑片样强化,后逐渐均匀持续强化,程度接近或稍高于周围脾实质。增强扫描早期即呈明显强化有助于其与脾脏炎性肌纤维母细胞瘤相鉴别;瘤体内偶见正常脾脏血管分支为特征性表现。

(2) 脾血管瘤:是脾脏最常见的良性肿瘤,CT平扫多为均匀等密度或多囊水样低密度,MRI以T_2WI序列明显高信号呈"灯泡征"为特点,增强扫描动脉期病变周边见结节样明显强化,门脉期逐渐向内充填,延迟期密度或信号与脾脏强化程度基本相仿,而脾脏炎性肌纤维母细胞瘤增强呈轻中度不均匀斑片状强化,并且脾血管瘤T_2WI高信号及"快进慢出"的强化特征有助于鉴别诊断。

(3) 脾脏淋巴瘤:多为继发性,常伴脾脏及浅表淋巴结肿大,CT平扫密度相对均匀,MRI中T_1WI与T_2WI序列信号强度相近,DWI高信号并ADC值明显减低,少数巨块型可见坏死区,有时与脾脏炎性肌纤维母细胞瘤不易鉴别;脾脏淋巴瘤一般呈不均匀轻中度强化,如同时发现全身其他部位的淋巴结或脾门淋巴结肿大,则更具有诊断意义。

(4) 脾脏转移瘤:脾脏转移瘤常有其他部位恶性肿瘤病史,多发,有典型的"牛眼样"改变,如有原发肿瘤病史则鉴别不难。

(5) 脾脏脓肿:脾脏脓肿常有感染病史和相关临床表现,坏死区由脓细胞及脓液组成而表现为DWI弥散明显受限,部分病灶坏死区可见积气,提示产气细菌感染。

(五) 诊断关键要点

(1) 脾脏炎性肌纤维母细胞瘤属于中间性(偶有转移性)的间叶组织肿瘤,以儿童和青少年多见。

(2) 临床表现:上腹部隐痛、发热、乏力、体重减轻、贫血等症状,实验室检查可见血清免疫球蛋白升高、血红细胞沉降率加快等。

(3) 当脾内上极单发类圆形占位性病变且以实性成分为主,T_2WI序列有低信号纤维成分,特别是CT或MRI增强扫描时病灶实质成分呈渐进性强化但低于周围脾实质,较大肿块中央部分可见"地图样"坏死及周边部分可见包膜环时,应考虑脾脏炎性肌纤维母细胞瘤的可能。

(蒋雪艳　董江宁)

第二节　脾脏恶性肿瘤

一、脾脏血管肉瘤

(一) 概述

原发性脾脏血管肉瘤(primary splenic angiosarcoma,PSA),又称脾脏恶性血管内皮瘤,是一种起源于脾索毛细血管内皮或脾血窦内皮的具有高度侵袭性的血管源性恶性肿瘤,发病率占脾脏恶性肿瘤的第2位。临床上十分罕见,1879年由Langhans首先报道,发生率非常低,据有关文献报道,目前全球脾脏原发性血管肉瘤仅发生约200例。

原发性脾脏血管肉瘤多发生于成年人,发病范围为4个月~89岁,男女性别无明显差异。病因尚不明确,可能接受过放、化疗,或是接触过二氧化钍、砷、过氧化物等有关,但也有部分学者认为是由脾脏良性病变如血管瘤或血管内皮细胞瘤恶变而引起,或者与家族史有关。

本病临床症状不典型,早期多无明显不适症状,只是在体检中发现脾脏肿瘤。随病情发展大多数患者表现为左上腹部疼痛、发热、巨脾、消瘦和贫血等，实验室检查常可见白细胞增多、红细胞减少、血小板减少等，70%的患者可出现贫血；肿瘤也可发生破裂出血，严重者可出现失血性休克等。由于脾脏血窦丰富，脾脏血管肉瘤极易发生血行转移，较多见的转移部位为肝脏、肺、淋巴结及骨骼，偶可转移至肾上腺、消化道、网膜及颅脑。

（二）病理学表现

大体病理：脾脏不规则肿大，肿瘤与周边组织有明显界限，且结节无包膜，肿瘤切面多呈红褐色，部分分化差的区域会伴出血坏死改变。

镜下表现：脾脏血管肉瘤的镜下表现复杂多样，肿瘤由高度吻合、不规则的腔隙样结构及实性肿瘤细胞组成。管腔内壁衬覆细胞呈立方状或上皮样，实性细胞区见细胞形态多样，呈短梭形，立方状，上皮样，细胞核浆比高，明显异型，核分裂象易见。

免疫组化：脾血管肉瘤的确诊主要依靠病理，免疫组织化学染色是确诊该病的关键方法，免疫组化标记显示瘤细胞表达Vim、FⅧ、CD31、CD34、UEA-1，特别是血管内皮相关因子（CD34、CD31）对来自于血管内皮细胞的肿瘤具有良好的标记作用。CD34在血管内皮细胞的表达使之成为最敏感的血管内皮标志物，敏感性优于F8，特异性优于UEA-1。部分表达CD68、CD8和S-100蛋白，不表达CD21、CK、DES、LCA。示例如图8-2-1所示。

（三）影像学表现

影像学检查对本病的诊断尤为重要，目前用于诊断的常用检查方法包括超声、CT增强和MRI增强，其中MRI具有较超声及CT更高的软组织分辨率，在显示病灶内部结构及出血时期方面优于B超和CT。

1. CT表现

CT扫描可发现脾脏体积不同程度增大，失去正常形态，脾脏实质密度不均匀，见类圆形、多灶性、弥漫性、混合型低密度影，大小不一，边界不清，病灶内可出现出血、坏死，有时病灶内可见散在的点状钙化，发生自发性脾破裂时，脾包膜下、脾周及腹腔内可见高密度出血灶。CT多期增强扫描PSA孤立性病灶类似于海绵状血管瘤强化特点，肿瘤实性部分从边缘逐渐向中心明显持续强化，多灶性及弥漫性病灶多呈结节状或斑片状或簇状向中心中度以上强化，液化坏死区无明显强化。

2. MRI表现

（1）直接征象：PSA病灶与正常的脾脏实质的信号相比，T_1WI序列呈不均匀低信号，T_2WI序列呈不均匀高信号，部分病灶内见小片状长T2信号，代

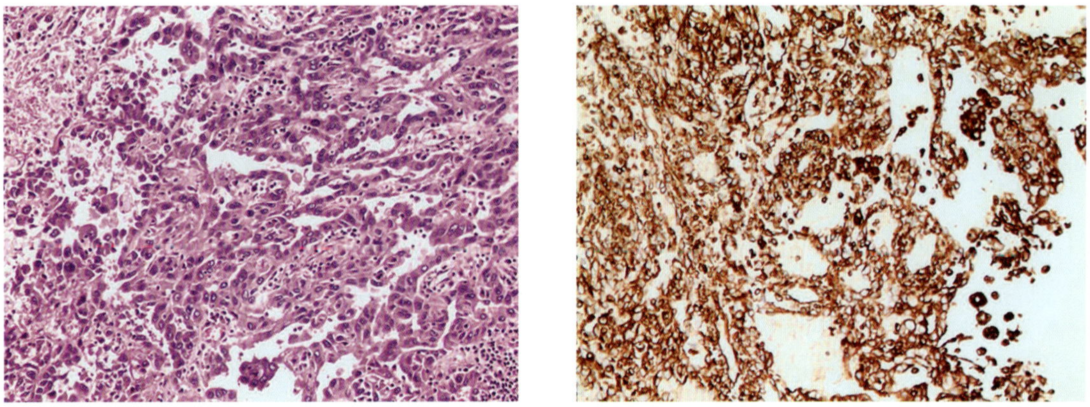

A　　　　B

图8-2-1　脾脏血管肉瘤病理学表现

患者男性，52岁，脾脏血管肉瘤。镜下表现（HE，×200）（A）：肿瘤组织为大小不等的血管腔及裂隙，大小不均，管壁互相吻合成复杂的筛网状结构，细胞呈梭形，核大，深染，核仁显著，异型性明显并见病理性核分裂象；免疫组化（Vim，×200）（B）：Vim（＋），CK（pan）（＋），CK7（部分＋），CD31（＋），CD34（＋＋），CD68（＋），Ki-67（＋，约40%）。

表肿瘤坏死成分。在 T_1WI 及 T_2WI 序列上,病灶内常见类圆形或结节样低信号,代表含铁血黄素沉着,有时可见散在点状及小片状高信号,可能与亚急性出血有关。肿块巨大时可以突破脾脏包膜,侵犯邻近结构。DWI病灶边缘呈不均匀晕环结节状高信号,提示存在肿块实性成分水分子扩散运动受限。增强扫描动脉期肿块或结节边缘表现为明显不规则或片状强化,为大量自由吻合的血管腔,但强化程度低于腹主动脉。静脉期及延迟期呈渐进性强化,肿瘤内坏死区无强化。部分病例表现为动脉期少血供环形强化,但在静脉期及延迟期仍然表现为渐进性强化特点。

(2) 间接征象:原发性脾脏血管肉瘤恶性程度较高,常出现血行转移,发现脾脏肿瘤的同时,往往会在肝、肺、骨或骨髓、淋巴结等部位发现转移性病灶。示例如图8-2-2所示。

(四) 鉴别诊断

(1) 脾血管瘤:血管瘤是脾脏最常见的原发性肿瘤,多见于中青年(30~50岁),男女发病率无明显差异。CT平扫为轮廓清晰的低或等密度病灶,其内可见斑片状、星芒状钙化灶,血管瘤较大时,瘤体中央可有瘢痕形成,增强扫描肿瘤边缘呈斑片状结节状强化,静脉期和延迟期强化范围逐渐扩大、向中心充填,与正常脾脏密度一致,具有特征性,当肿瘤中心有血栓形成或瘢痕存在时,中心可有始终不强化区域。MRI上大部分脾血管瘤 T_2WI 呈明显高信号,这一点与原发性脾血管肉瘤表现为低信号为主的混杂信号不同。血管瘤无邻近结构的侵犯,而原发性脾血管肉瘤容易突破脾脏包膜累及邻近的脏器。脾血管肉瘤早期发生远处征象可帮助鉴别。

(2) 脾淋巴瘤:CT上表现为脾脏内多发低密度灶或巨大肿块影,边界可清楚也可模糊,增强后病灶轻度渐进性强化,与明显强化的正常脾组织对比更清楚。MRI平扫 T_1WI 相对于正常脾脏组织表现为等或低信号,T_2WI 大部分呈中高信号。因肿瘤细胞致密,DWI弥散明显受限,ADC值较低。腹腔肿大淋巴结可以帮助诊断脾脏淋巴瘤,脾脏血管肉瘤很少转移到腹腔淋巴结。超顺磁性对比造影剂可以提高脾脏淋巴瘤诊断的准确率,由于淋巴瘤组织内不含网状内皮系统,对比剂注入后 T_2WI 或 T_2*WI 图像上,正常脾脏组织信号降低,而肿瘤信号不降低,表现为稍高信号。

(3) 脾窦岸细胞血管瘤(littoral cell angioma, LCA):是罕见的脾脏良性肿瘤,有恶变倾向,起源于脾脏特有的红髓窦内的上皮细胞。CT上多发大小不一的稍低密度或等密度结节,偶见单发,边界欠清。MRI上为散在多发结节为主,无坏死及囊变,T_1WI 序列为等或稍低信号,边界欠清楚,T_2WI 序列以高信号为主,病灶内部可见细小低信号影,呈特征性的"麻雀斑"样信号改变;"麻雀斑":含铁血黄素较多时,T_1WI 及 T_2WI 序列上均为低信号,这与原发性脾脏血管肉瘤的 T_2WI 序列低信号为主的混杂信号不同。DWI序列上窦岸细胞血管瘤大部分为高信号、ADC图也为高信号,而原发性脾脏血管肉瘤往往表现环形结节样高信号。增强后动脉期窦岸细胞血管瘤往往由于脾脏花斑样强化的掩盖,故而病灶显示不清,而原发性脾脏血管肉瘤在动脉期主要表现为结节或肿块周边不规则环形、片状强化。静脉期及延迟期窦岸细胞血管瘤呈点状、分隔状或花斑样强化,呈逐渐向内充盈趋势。

(4) 脾转移瘤:多有原发肿瘤病史和脾外脏器或淋巴结转移表现,CT表现为脾内单发或多发低密度灶,边界欠清楚,可出现"牛眼征"或"靶环征",MRI上病灶较大时坏死明显,转移瘤实性成分DWI序列呈高信号且ADC值低,增强扫描见病灶呈不同程度的强化。结合原发肿瘤病史,转移瘤较易鉴别。

(五) 诊断关键要点

(1) 脾脏血管肉瘤多发生于成年人,临床表现为左上腹部疼痛、脾肿大,实验室检查表现为贫血、血小板减少、白细胞增多以及红细胞沉降率升高,具有一定的特异性。

(2) CT上脾脏明显不规则增大,平扫脾内可见多发大小不等低密度灶,境界不清,病灶内可见散在钙化,增强扫描明显不规则及不均匀强化。

(3) 脾内多发结节或弥漫浸润性肿块,PSA病灶 T_1WI 序列呈不均匀低信号,T_2WI 序列呈不均匀

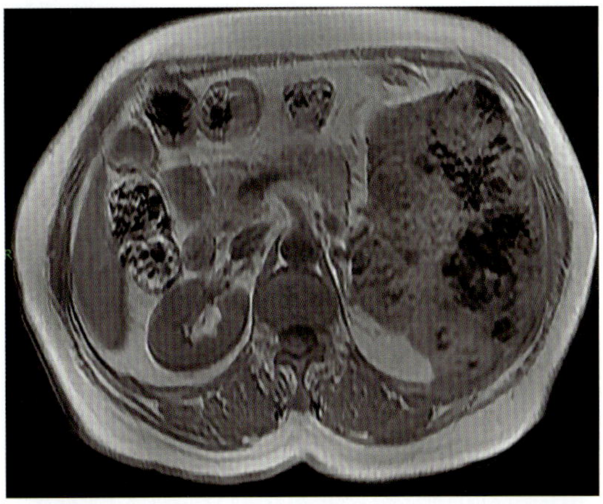

A

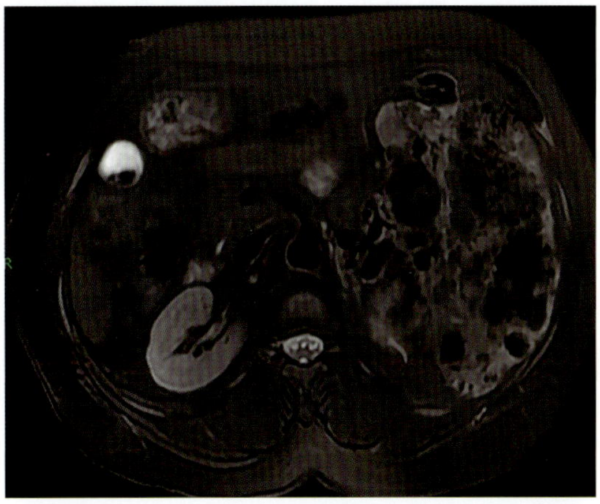

B

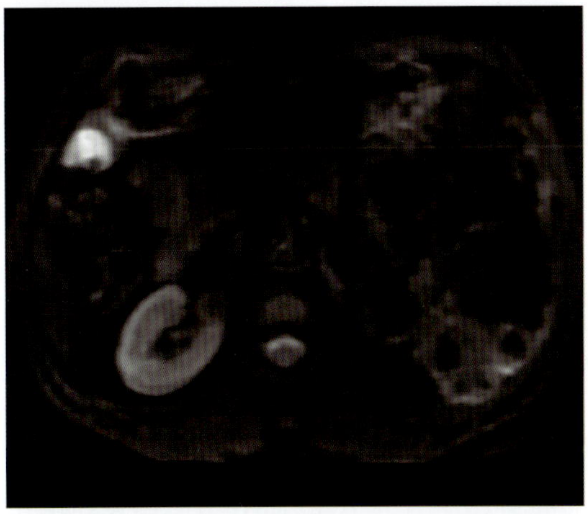

C

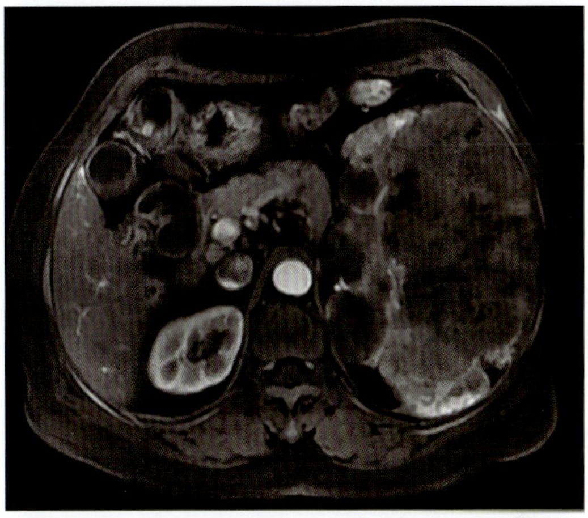

D

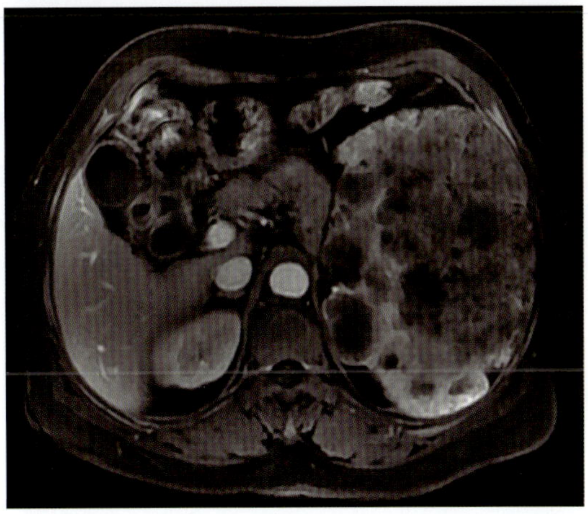

E

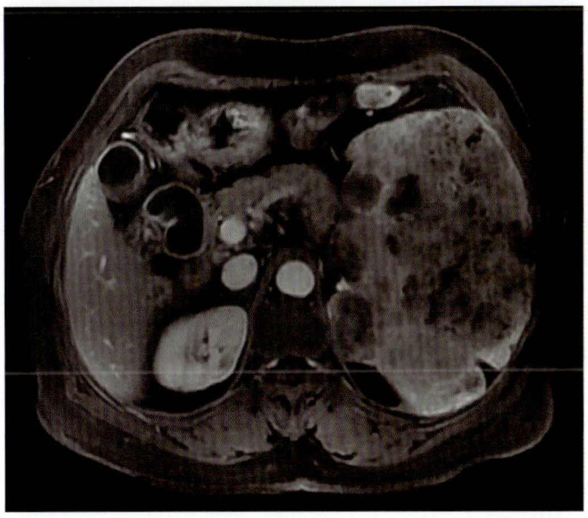

F

图8-2-2 脾脏血管肉瘤MRI表现

与图8-2-1为同一患者，脾脏血管肉瘤。T_1WI序列(A)和T_2WI脂肪抑制序列(B)示脾脏外形增大，内见多发结节、团块状混杂信号影，长T1、短T2信号区代表含铁血黄素沉着，短T1信号代表急性/亚急性出血；DWI序列(C)示病灶多呈低信号，部分边缘呈稍高信号，提示弥散受限；增强扫描动脉期(D)、门静脉期(E)及延迟期(F)示病灶呈不均匀渐进性强化。

高信号。由于反复出血、含铁血黄素的沉着,在T_2WI序列上肿块内见显著低信号,是本病的典型征象。MRI三期增强后肿瘤表现为血管瘤样"早出晚归"的强化,部分病灶增强动脉期在病灶中心或周边可见粗大或扭曲的供血动脉影,亦是其较为典型的征象。

(4) 常见脾包膜与邻近结构受侵,肝脏、肺脏或淋巴结的转移。

(蒋雪艳　董江宁)

二、脾淋巴瘤

(一) 概述

脾脏淋巴瘤(splenic lymphoma)是指病变首发于脾脏及脾门淋巴结,同时可以有少数腹腔淋巴结、骨髓和肝脏侵犯,但无浅表淋巴结肿大的恶性淋巴瘤。

脾脏淋巴瘤非常罕见,据统计其在全身所有恶性淋巴瘤中仅占不到1%。大多数脾脏淋巴瘤病因未明,基因异常是原因之一,病毒感染也可引起脾脏淋巴瘤。有研究认为,原发性脾脏淋巴瘤可能与丙型肝炎病毒感染有关。肝炎病毒感染脾脏后,脾脏内免疫反应刺激淋巴细胞的聚集和增生,由于机体肿瘤的易感性及环境引起的基因突变等因素,导致这种增生失去控制而发展成淋巴瘤。

Kehoe等在1988年提出新的原发性脾淋巴瘤诊断标准:病变主要首发于脾脏或脾门淋巴结,可累及脾脏局部其他淋巴结、骨髓及肝脏,但也要根据受影响部位的大小及精准位置等情况来判断脾脏是否为原发性。

依据肿瘤有无淋巴结转移以及远处转移,Ahmann等将脾淋巴瘤分为三期:Ⅰ期,肿瘤完全局限于脾脏内,未累及脾门淋巴结及远处脏器;Ⅱ期,肿瘤累及脾门淋巴结;Ⅲ期,肿瘤有肝脏、腹腔淋巴结甚至骨髓等远处转移。

脾脏淋巴瘤多见于中老年人,高发年龄为40~60岁,男性多见,患者病情进展较慢,早期临床症状往往不明显,随着病变的进展常表现为左上腹不适、乏力、缺乏食欲纳差等,体格检查时左上腹可触及肿大脾脏。

(二) 病理学表现

脾脏淋巴瘤病理上分为霍奇金淋巴瘤(HL)和非霍奇金淋巴瘤(NHL),脾脏淋巴瘤以NHL为主。NHL属弥漫性多脏器的结外淋巴瘤的脾脏侵犯,以弥漫大B细胞淋巴瘤为主、B细胞来源多见,原发性霍奇金淋巴瘤少见。

大体病理:呈巨脾状,切面可见多个大结节或散在不规则结节。按照脾脏病变的分布及病灶大小,脾脏淋巴瘤可大体分为以下4种:① 弥漫浸润型:表现为脾均质性增大,边缘圆钝光滑无结节,镜下瘤细胞弥漫分布或直径<1 mm的小结节;② 粟粒结节型:脾均匀肿大,表现为直径1~5 mm的粟粒状结节;③ 多发肿块型:表现为脾内多发大小不同的肿块,切面灰白色,较大的肿块直径2~10 cm,常伴发数毫米大小的小肿块;④ 巨块型:表现为脾内单发肿块,外观苍白,最大直径>10 cm不等,与正常脾组织分界清楚,可有出血坏死和梗死。高度恶性的非霍奇金淋巴瘤(如弥漫大B细胞淋巴瘤)更容易表现为后两种病理类型,原发性脾脏淋巴瘤一般表现为单个或多发肿块。

镜下表现:脾脏组织结构大部分破坏,肿瘤呈多数大小不一的结节状分布,有的融合成大片弥漫状,细胞大小不一,异型较明显,细胞质多数透明,胞界不清,核形不规则,核膜清楚、稍厚,染色质分布不均,多位于核膜下,核仁不明显。瘤细胞间有灶状坏死。示例如图8-2-3所示。

(三) 影像学表现

1. CT表现

由于病灶与正常脾组织之间的密度差异较小,CT对脾脏淋巴瘤的诊断敏感性较低,脾脏淋巴瘤在CT上主要表现为均质性脾肿大,伴脾内单发或多发低密度灶。

(1) 多发肿块型:表现为脾脏体积增大,脾脏内

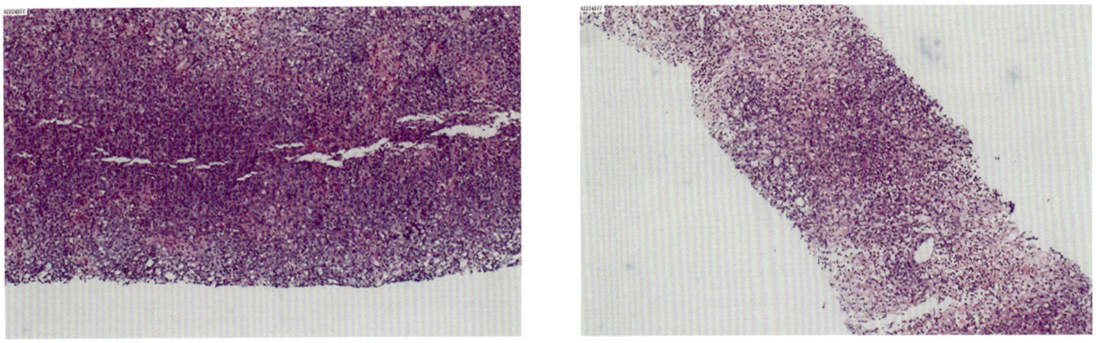

A　　　　B

图8-2-3 脾脏弥漫大B细胞淋巴瘤病理学表现

患者女性，59岁，脾脏弥漫大B细胞淋巴瘤。镜下表现(HE，×100)(A、B)：大B样淋巴细胞弥漫增生。免疫组化(IHC22-07468)：CD20(＋)，PAX-5(＋)，CD5(＋)，CD3(少数＋)，Bcl-2(＋)，Bcl-6(＋70%)，CD10(－)，MUM1(＋)，Cyclin D1(－)，c-Myc(＋10%)，CD30(－)，p53(＋10%)，CD43(＋)，CD21(－)，CD23(－)，Ki-67(＋，约80%)。

多发、大小不等圆形或类圆形低密度肿块，直径2～10 cm不等，部分病灶边界清楚、部分肿块边缘模糊，三期增强后脾内肿块强化不明显或轻度强化，与周围明显强化的脾实质比较病灶更为清晰。脾肿大、脾内多发类圆形低密度结节或肿块，多期增强后整个病灶呈轻度均匀强化或边缘强化，是多发结节型最重要的CT特点。

(2) 粟粒结节型：常见于继发性脾淋巴瘤，CT表现多为非特异性，表现为脾脏弥漫性肿大、密度普遍降低，可有粟粒状低密度灶，CT值可正常或略低于正常，注射造影剂增强后呈轻度强化。部分病例病灶直径在0.5～2.0 cm者，CT可显示粟粒小结节状均匀低密度灶，并呈轻度均匀强化。

(3) 弥漫浸润型：和粟粒结节型脾淋巴瘤CT表现十分相近，可仅表现为均匀弥漫性脾肿大，平扫密度正常或稍低，伴或不伴粟粒状低密度灶，CT增强扫描呈轻度均匀或不均匀强化。

(4) 巨大肿块型：表现为脾内巨大孤立占位，平扫多为较低密度，可见点片状坏死区，少见出血、钙化，CT三期增强扫描后肿块呈轻度不均匀强化。

脾脏淋巴瘤晚期征象为邻近组织的浸润，常伴及腹膜后淋巴结肿大。示例如图8-2-4所示。

2. MRI表现

不同病理组织学类型的脾脏淋巴瘤具有不同生长倾向，并表现不同影像学特点。

(1) 弥漫浸润型和粟粒结节型脾淋巴瘤，前者弥漫浸润脾脏实质，后者则在脾内形成直径1～5 mm的粟粒样结节。由于病灶较小，在MRI平扫序列中常呈均匀等信号，增强扫描可见脾实质内多发斑点状或粟粒状稍低强化区，动脉期强化不明显，门脉期轻、中度强化，延迟期可呈稍低信号或等信号。

(2) 多发肿块型脾淋巴瘤，在脾内形成直径2～10 cm的多发性肿块，多数情况下由于淋巴瘤病灶含水量少，组织学质地均匀，病灶内坏死、出血、囊变少，血供不丰富，因而在MRI检查中常呈均匀信号，MRI扫描中T_1WI序列呈稍低、T_2WI序列呈稍高信号，DWI序列为高信号，ADC图低信号，增强扫描呈轻、中度均匀性延迟强化，各期强化程度均低于同层面正常脾实质的强化程度。

(3) 巨大肿块型脾淋巴瘤，病灶直径常常大于10 cm，信号特点与多发结节性脾脏淋巴瘤类似。在T_1WI序列呈等低或等高混杂信号，T_2WI序列呈等信号或稍高信号或等高混杂信号，DWI序列呈高低混杂信号或高信号，ADC图呈低信号为主的混杂信号。增强扫描呈不均匀轻或中度强化，强化程度低于正常脾脏的强化程度；实性部分轻中度强化，坏死囊变区无强化，典型者呈“地图样”表现；肿瘤边界更加清晰。单发巨块型脾脏淋巴瘤内部容易出现坏死囊变或出血，在T_1WI和T_2WI序列上呈混杂信号，增强扫描无强化，MRI能很好地区分坏死囊变和出血。由于肿块巨大，灶内可以发生坏死、

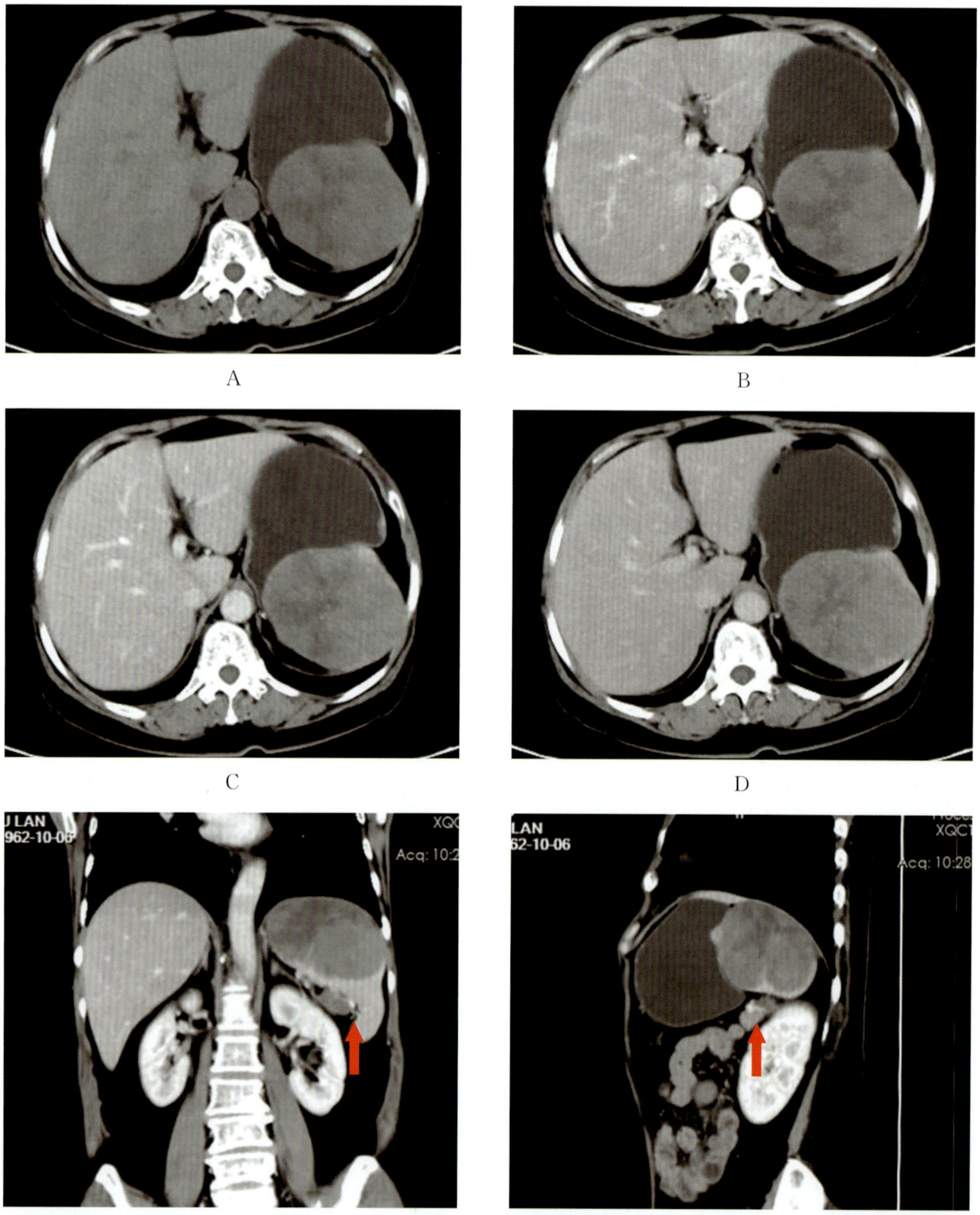

图8-2-4　脾脏淋巴瘤(单发巨块型)CT表现

与图8-2-3为同一患者,脾脏弥漫大B细胞淋巴瘤。CT平扫(A)示脾脏体积增大,其内见一巨大类圆形软组织肿块,密度不均;增强扫描动脉期(B)、门静脉期(C)、延迟期(D)示轻中度不均匀强化。增强扫描冠状位重建(E)及矢状位重建(F)示脾门区软组织结节增强扫描病灶内可见"血管漂浮征"(红箭头)。

出血，在MRI中出现不均匀信号区。

脾脏淋巴瘤基本的MRI征象包括：① 脾脏增大；② 淋巴瘤病灶由密集的癌细胞构成，含水量较少，T_1WI序列呈稍低信号或等信号；DWI上病灶弥散受限呈高信号、ADC图呈明显低信号；③ 由于病灶内纤维化、水肿、坏死等原因，局灶性淋巴瘤在T_2WI上可表现为相对于脾脏正常组织的低信号、等信号及稍高信号；④ MRI动态增强扫描序列能够敏感地发现脾脏淋巴瘤病灶，特别是在常规T_1WI及T_2WI不易发现的病灶，在门脉期及延迟期均能清晰显影；⑤ 脾淋巴瘤可包绕血管生长而无明显侵犯征象，表现为原有脾脏血管在病灶中保持正常的

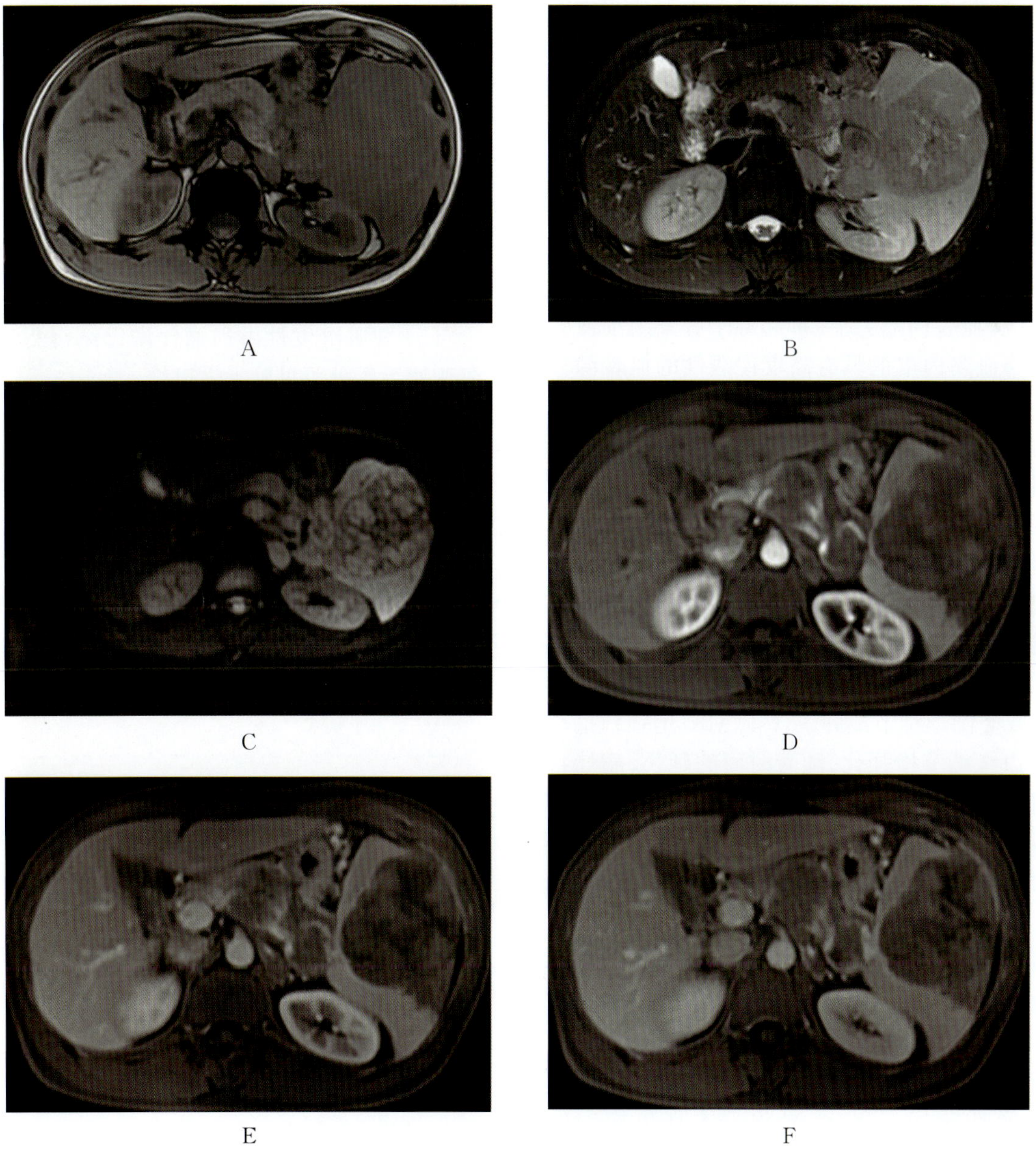

图8-2-5 脾脏淋巴瘤MRI表现

患者男性，54岁，脾脏淋巴瘤（孤立肿块型）。T_1WI序列（A）示脾脏内后缘见团块状等信号肿块；T_2WI序列（B）示肿块呈等及稍高信号，边界清晰；DWI序列（C）示病灶呈高信号为主的混杂信号，病灶内弥散受限；增强扫描（D～F，分别为动脉期、门静脉期和延迟期）示病灶呈不均匀轻中度强化，具有少血供肿瘤的特点，各期强化程度均低于同层面正常脾实质的强化程度，灶内见无强化的坏死区。

走行和形态,称为"血管漂浮征",该征象具有特征性;⑥ 继发性淋巴瘤伴淋巴结侵犯者,脾门区、腹膜后、肝门区、小网膜囊等处可见多发肿大淋巴结,且其强化方式与脾内病灶一致。

(四) 鉴别诊断

(1) 脾转移瘤:CT平扫主要表现为脾内多发圆形、类圆形结节状低密度肿块,易与脾脏淋巴结中多发肿块型淋巴瘤相混淆,增强扫描病灶不同程度强化,边界清晰,可出现"牛眼征"等特征性影像学表现,但强化程度不如脾脏正常组织明显。鉴别要点在于要紧密结合临床病史,转移瘤患者一般有明确的原发肿瘤病史,而且多伴有肝脏等多个脏器以及腹膜后淋巴结转移。

(2) 脾血管肉瘤:是一种起源于脾索毛细血管内皮或脾血窦内皮的具有高度侵袭性的血管源性恶性肿瘤。CT和MRI上表现为边界不清的单发或多发的肿块,可伴出血、囊变、钙化、纤维化等表现。增强扫描实质成分呈片状或簇状向心性强化,囊变坏死区无强化,强化的方式类似于血管瘤,强化的程度可轻度或明显强化。血管肉瘤恶性程度较淋巴瘤高,腹腔肿大淋巴结可以帮助诊断脾脏淋巴瘤,脾脏血管肉瘤很少转移到腹腔淋巴结。

(3) 脾血管瘤:CT、MRI平扫表现为边界清楚的圆形或类圆形结节或肿块,CT、MRI增强扫描动脉期期边缘结节样强化,随着时间的延长,病灶自边缘向中心渐进式填充,延迟期高于或等于脾脏密度,少数较大的海绵状血管瘤有时可以见到中央瘢痕,或合并出血、坏死和钙化。脾血管瘤在T_2WI序列为明显高信号,而淋巴瘤则为稍高或等低信号。

(4) 脾错构瘤:错构瘤在CT上表现为边界清楚、实性低密度肿块,增强扫描不均匀中等强化;在MRI上表现边界清楚的肿块,T_1WI序列呈等信号,T_2WI序列呈稍高信号,动态增强T_1WI序列上早期表现弥漫性非均匀强化,延迟期表现更均匀的强化。

(五) 诊断关键要点

(1) 脾脏淋巴瘤多为非霍奇金淋巴瘤,多见于中老年人,男性多见。分为弥漫浸润型、粟粒结节型、多发肿块型和巨块型,常表现为脾脏体积的增大与脾内结节或肿块。

(2) 临床表现为不同程度的左上腹不适、胀痛、低热、乏力、体重减轻,以及左上腹压痛等表现。

(3) CT平扫为单发或多发的低密度结节与肿块,边界不清;CT三期增强后脾内肿块轻度强化,在正常脾组织衬托下低密度结节病变显示更清楚;部分病例合并腹膜后淋巴结肿大。

(4) 脾淋巴瘤MRI平扫在T_1WI序列呈低信号,T_2WI序列呈稍低信号、等或稍高信号;DWI序列呈明显高信号、ADC图呈低信号;MRI增强能更敏感地发现脾内病灶,多期动态增强扫描后脾内病灶呈轻、中度强化,病灶内可见"血管漂浮征",该征象具有特征性。

(5) 脾脏继发性淋巴瘤伴淋巴结侵犯者,脾门区、腹膜后等处可见肿大淋巴结。

(蒋雪艳　董江宁)

三、脾转移瘤

(一) 概述

脾转移瘤(spleen metastasis),是指起源于上皮系统(非造血系统)的肿瘤细胞通过血行、淋巴和直接侵犯的方式转移到脾脏形成的恶性肿瘤。脾转移瘤临床较少见,目前认为与以下几个原因有关:① 脾脏的节律性收缩可以防止癌栓在脾脏内滞留;② 脾脏的传入性淋巴管少;③ 脾动脉从腹主动脉分支形成锐角,弯曲走行;④ 脾脏中含有大量的免疫活性物质发挥着抗肿瘤活性等,致使脾脏不易发生癌细胞的转移。

关于脾转移瘤途径,一般认为以血行转移为主,少数也可为淋巴道转移和种植性转移。据报道脾转移瘤30%~67%来自肺癌、乳腺癌,其次为黑色素瘤、胃肠道恶性肿瘤。

脾脏转移瘤通常发生在晚期,其他器官已广泛受累。除原发肿瘤表现外，常伴有消瘦、乏力、贫血等恶病质表现，部分患者可有左上腹疼痛或不适感，查体可见脾脏增大。

（二）病理学表现

大体病理：脾脏转移瘤可表现为3种主要类型：大结节型、微结节型和弥漫型。在大结节型中，脾实质部分被肉眼可见的、孤立的或多个大小不一的大结节所取代。微结节型的特征是相对均匀的粟粒面。肿瘤结节可位于脾脏白髓或红髓中。在弥漫型中，脾实质完全被肿瘤细胞取代。

镜下表现：肿瘤组织分布在脾脏静脉窦、红髓、白髓和小梁血管等处。镜检呈结节型或弥漫型，大小不等，境界清。大的结节可以伴有液化坏死区。广泛的脾转移性肿瘤可以导致脾脏增大，但脾脏轮廓尚能保存完整。

示例如图8-2-6所示。

（三）影像学表现

1. CT表现

脾转移瘤的CT表现多样，可为圆形、结节形、囊状或不规则形脾内肿块。CT平扫呈单发或多发、大小不等、边缘清楚的类圆形低密度病灶，也可表现为弥漫性浸润性稍低密度病灶，累及范围广，形态不规则，伴有脾脏肿大。

由于原发肿瘤不同，脾脏转移瘤可有多种表现，来源于胰腺、消化道以及卵巢的转移瘤通常含有较多黏液成分，可以表现为厚壁囊变病灶，CT增强后厚壁的实性成分强化，中心坏死囊变区不强化，呈“牛眼征”表现。恶性黑色素瘤脾脏转移病灶内常有出血，CT表现为斑片状稍高密度影，增强后明显强化。经血行转移或淋巴道转移病灶脾脏轮廓较光整，而直接侵犯者则脾脏边缘往往不规则。

脾转移瘤与原发瘤的双能量CT的能谱曲线形态、斜率相似，并可高度拟合，提示脾转移瘤与原发瘤病灶为同源关系。示例如图8-2-7所示。

2. MRI表现

MRI平扫表现为单发或多发的类圆形异常信号结节影，多数边界清楚，弥漫性浸润的肿瘤病灶范围多较广，边界不规则，脾脏明显肿大。T_1WI序列呈低信号，T_2WI序列呈稍高信号，如果为囊性病灶或肿瘤内有液化坏死，则表现为T_2WI序列高信号。恶性黑素素瘤的脾脏转移灶可见T_1WI序列稍高信号、T_2WI序列低信号的特征性表现。肿瘤内伴有出血时则病灶信号随出血程度与时间不同，具有不同表现，一般以T_1WI、T_2WI序列高低混杂信号

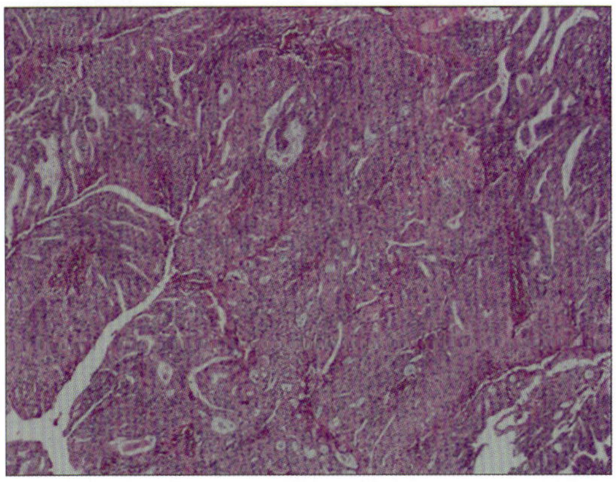

A

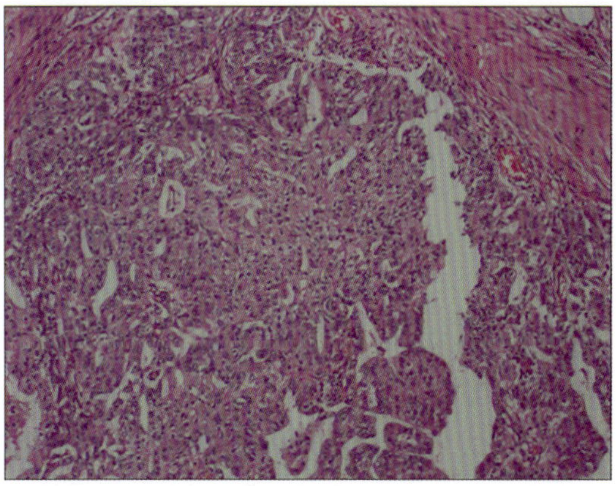

B

图8-2-6 卵巢癌伴脾转移瘤的病理学表现

患者女性，47岁，卵巢癌伴脾转移瘤。脾脏作书页状切开，切面见大小为12 cm×11 cm×5 cm的脾内囊性肿块，囊壁部分区域见乳头状突起，肿块侵及脾脏被膜。镜下表现：核仁大而红，胞质丰富嗜酸性，核分裂少见（A. HE，×100；B. HE，×200）。免疫组化（IHC20-09231）：ER（部分+），PR（−），WT1（+），PAX-8（+），p53（+，约60%），p16（−），HNF-1β（−），CDX-2（−），CK20（−），SATB2（−），Calretinin（−），D2-40（+），Ki-67（+，热点区约30%）。

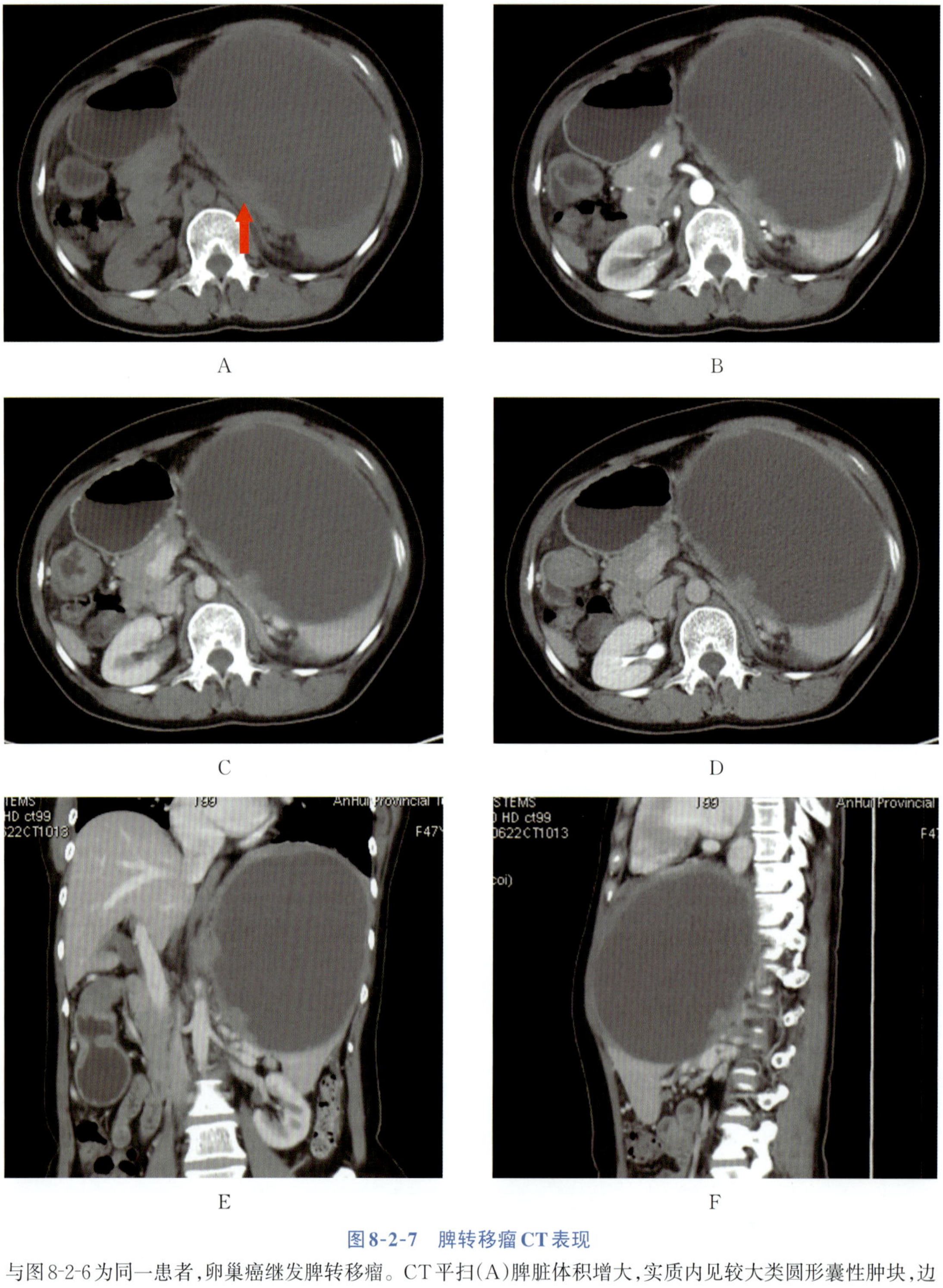

图 8-2-7　脾转移瘤 CT 表现

与图 8-2-6 为同一患者，卵巢癌继发脾转移瘤。CT 平扫(A)脾脏体积增大，实质内见较大类圆形囊性肿块，边界清楚，密度均匀，部分边缘可见小突起(红箭头)。增强扫描动脉期(B)、门静脉期(C)、延迟期(D)及冠矢状位重建(E、F)呈轻度强化。

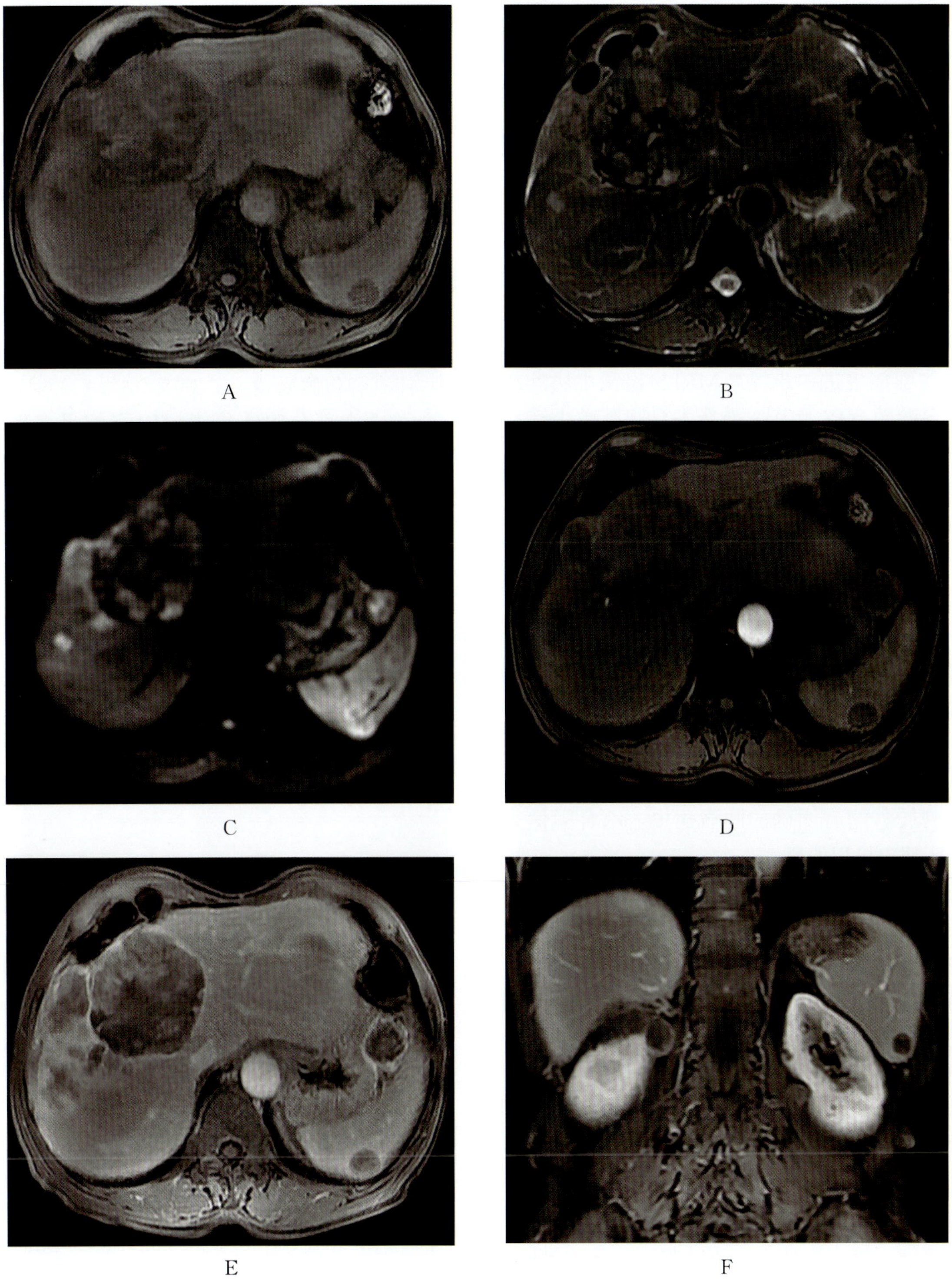

图8-2-8　肝细胞癌继发脾脏转移瘤的MRI表现

患者女性，50岁，肝细胞癌继发脾转移瘤。T_1WI序列（A）和T_2WI脂肪抑制序列（B）示肝脏形态不规则，边缘凹凸不平，肝叶比例失调，呈肝硬化改变，肝左叶S4段见类圆形肿块影，呈混杂长T1、长T2信号影；DWI序列（C）呈不均匀高信号，并于肝内、脾脏及脾胃间隙见多发相似信号结节影；增强后动脉期（D）示上述病灶明显不均匀强化；门脉期（E）强化程度减退，边缘见延迟强化的“假包膜”影；冠状面延迟期（F）另见左侧肾上腺及右侧肾周不均匀强化结节，亦提示转移瘤。

多见。多期增强扫描脾脏转移瘤强化方式多样,实性病灶可表现为轻度到中度强化,如病灶内有液化坏死,则表现为不均匀强化或“牛眼征”。注射超顺磁性氧化铁(SPIO)增强后脾实质为低信号,转移病灶为高信号。Weissleder等研究显示SPIO增强MRI对脾脏微小的转移病灶(直径约为0.5 cm)的检测有较高敏感性和准确性。MRI的T_2WI序列是脾占位性病变检出的关键序列,对其诊断和鉴别诊断十分重要。经典的SE T_2WI序列有良好的信噪比和组织对比度,在临床应用中价值非常肯定。结合MRI增强能更进一步提高MRI检出微小病灶的能力。多参数MRI及其增强技术对脾脏微小转移病灶(直径<1 cm)的检出有较高的敏感性和特异性,有助于脾脏肿瘤的诊断与鉴别诊断。示例如图8-2-8所示。

(四)鉴别诊断

(1)脾淋巴瘤:脾淋巴瘤表现为脾脏内不规则低密度影,边界不清,增强扫描轻度强化,呈“地图样”改变,通常伴有脾外淋巴结及其他部分受累,临床表现为发热、多发淋巴结肿大,血液学及骨髓象异常。脾转移瘤有明确的肿瘤病史。结合影像表现及临床病史可以鉴别。

(2)囊性的脾转移瘤需与脾囊肿相鉴别。脾囊肿一般表现为圆形、卵圆形的水样低密度灶,密度均匀,边缘清楚锐利,增强后无强化;而囊性脾转移瘤边缘不及囊肿锐利,且囊壁强化并见壁结节,结合原发肿瘤病史不难鉴别。

(3)囊性的脾转移瘤需要与脾脓肿相鉴别。脾脓肿典型的影像学表现为脾脏内多发囊性占位,可见不规则厚薄不均的脓肿壁,脓腔内可有气体,部分病灶脓腔内可见到气体或气-液平面。脾脓肿多数为血行感染所致,特别是免疫功能低下者,常伴有全身感染。结合影像学表现及临床症状,与转移瘤不难鉴别。

(五)诊断关键要点

(1)大多数脾转移瘤患者有原发恶性肿瘤病史,常伴有消瘦、乏力等症状;左上腹疼痛,触诊有脾大、质硬、压痛等。大部分患者会有恶性肿瘤晚期恶病质。

(2)由于原发肿瘤不同,脾脏转移瘤的CT表现多样。来源于胰腺、消化道以及卵巢的转移瘤通常含有较多黏液成分,可以表现为厚壁囊变病灶,CT增强后厚壁的实性成分强化,中心坏死囊变区不强化,呈“牛眼征”表现。恶性黑色素瘤脾脏转移病灶内常有出血,CT表现为斑片状稍高密度影,增强后明显强化。经血行转移或淋巴道转移病灶脾脏轮廓较光整,而直接侵犯者则脾脏边缘往往不规则,伴有脾包膜受侵。

(3)大部分脾转移瘤MRI平扫呈多发边界清晰结节影,其信号与原发肿瘤相似。脾转移瘤T_1WI序列呈低信号,T_2WI序列呈高信号,伴有出血或恶性黑色素瘤时则T_1WI序列呈高信号,MRI多期增强后实性成分强化、中心坏死成分不强化,呈“牛眼征”。

(4)脾转移瘤与原发瘤的双能量CT的能谱曲线形态、斜率相似,如果二者的曲线高度拟合,有助于明确原发瘤与脾转移瘤的同源关系。

(蒋雪艳　董江宁)

参考文献

[1] 梅董昱,严志龙,何巧,等.儿童脾囊肿的外科治疗策略[J].中华小儿外科杂志,2022,43(7):641-644.

[2] 曾勇超,苏洋,丁宏达.脾囊肿35例诊治经验[J].实用医学杂志,2018,34(14):2451-2452.

[3] Tan M, Low H M, Shelat V, et al. Imaging patterns in non-traumatic spleen lesions in adults-a review[J]. Jpn J Radiol, 2022,40(7):664-677.

[4] 陆永文,谢婷婷,王成林.脾脏肿瘤CT、MRI诊断[J].中国CT和MRI杂志,2015(4):79-80,104.

[5] Ozkale Yavuz O, Ozcan H N, Oguz B, et al. Imaging findings of benign and malignant pediatric splenic lesions[J]. Abdom Radiol (NY). 2021,46(7):3245-3252.

[6] Hardin S, Carter K T, Oberoi J K, et al. Giant Epithelial splenic cyst: An unusual cause of abdominal

pain in a healthy adolescent male[J]. Am Surg, 2019, 85(6):e306-e308.
[7] 祝琼洁,严陈晨,何健.CT对脾脏占位性病变良恶性的诊断价值[J].实用放射学杂志,2021,37(7):1113-1117.
[8] 齐峰,戴朝六.脾血管瘤的诊断及治疗进展[J].中华普外科手术学杂志(电子版),2021,15(1):114-116.
[9] Gao B Q, Zhou D K, Qian X H, et al. Spindle cell hemangioma of the spleen:A case report[J]. Medicine (Baltimore), 2019,98(9):e14555.
[10] Jalaeikhoo H, Mehdi A, Seyed M H K, et al. Coexistence of splenic hemangioma and vascular malformation of the vertebrae[J]. BMC Res Notes, 2016,76:1-4.
[11] Jena B H, Faris M M, et al. Endoscopic ultrasound guided fine-needle aspiration of a splenic hemangioma with extramedullary hematopoiesis[J]. Brief Reports, 2011,41(12):1086-1089.
[12] Hatice N O, Berna O, Beril T, et al. Unusual splenic hemangioma of a pediatric patient:Hypointense on T2-weighted image[J]. Clinical Imaging, 2014, 38: 553-555.
[13] 陆永文,谢婷婷,王成林.脾脏肿瘤CT、MRI诊断[J].中国CT和MRI杂志,2015,13(4):79-80,104.
[14] 许欢,张晓欢,王昆,等.对比剂增强T2液体衰减翻转恢复成像诊断脾血管瘤1例[J].中国医学科学院学报,2018,40(4):573-576.
[15] Vigorito R, Scaramuzza D, Pellegrinelli A, et al. Sclerosing angiomatoid nodular transformation (SANT) of the spleen:A case report on CT and MRI [J]. BJR Case Rep, 2019,5(2):20180036.
[16] Tatli S, Cizginer S, Wieczorek T J, et al. Solitary littoral cell angioma of the spleen: Computed tomography and magnetic resonance imaging features [J]. J Comput Assist Tomogr, 2008,32(5):772-775.
[17] Levy A D, Abbott R M, Abbondanzo S L. Littoral cell angioma of the spleen: CT features with clinicopathologic comparison[J]. Radiology, 2004,230 (2):485-490.
[18] 刘欣欣,赵武干,王冠男,等.脾脏窦岸细胞血管瘤16例临床病理分析[J].临床与实验病理学杂志,2022,38(5):623-625.
[19] 王海亮,黎良山.脾脏窦岸细胞血管瘤的MDCT/MRI特征分析[J].肝胆胰外科杂志,2021,33(4):227-230.
[20] 肖妮,张良运.脾脏窦岸细胞血管瘤1例并文献复习[J].罕少疾病杂志,2022,29(1):7-9.
[21] 薛红红,沈娟,白宝艳,等.脾脏窦岸细胞血管瘤的超声造影表现与病理对照分析[J].医学影像学杂志,2017,27(3):489-491.
[22] Arcuri PP, Taglianetti S, Vavalà B, et al. Incidental littoral cell angioma of the spleen: Cross-sectional imaging findings and review of the literature [J]. Radiol Case Rep, 2022,17(10):3545-3550.
[23] 吕东博,岳松伟,高剑波,等.脾脏窦岸细胞血管瘤影像表现及临床分析[J].临床放射学杂志,2021,40(4):732-736.
[24] Karapolat B, Kucuk H. A rare vascular tumor of the spleen: Littoral cell angioma [J]. Acta Chir Belg, 2021,121(5):357-359.
[25] 王军燕,孙延豹.脾脏窦岸细胞血管瘤的影像学表现[J].医学影像学杂志,2017,27(2):284-286,295.
[26] 王传彬,方梦诗,韦超,等.MRI诊断脾错构瘤一例[J].功能与分子医学影像学(电子版),2017,6(4):1331-1333.
[27] Sabra T A, Maher A, AlRashidi R, et al. A splenic hamartoma: Adding a new case to the literature: A case report[J]. Int J Surg Case Rep, 2022,90:106647.
[28] Obeidat K A, Afaneh M W, Al-Domaidat H M, et al. Splenic hamartoma:A case report and literature review [J]. Am J Case Rep, 2022,23:e937195.
[29] Wang J H, Ma X L, Ren F Y, et al. Multi-modality imaging findings of splenic hamartoma: A report of nine cases and review of the literature [J]. Abdom Imaging, 2013,38(1):154-162.
[30] 谢刚,李康.脾脏错构瘤一例病理学分型及影像学表现并文献复习[J].实用医学影像杂志,2022,23(2):132-135.
[31] Ohtomo K, Fukuda H, Mori K, et al. CT and MR appearances of splenic hamartoma [J]. J Comput Assist Tomogr, 1992,16(3):425-428.
[32] 吴建峰,贾传海,丁庆国.脾脏错构瘤的磁共振成像诊断与分析[J].实用医学影像杂志,2016,17(6):536-538.
[33] 范华,汪建华,左长京,等.脾脏错构瘤的MRI表现及其病理特征分析[J].医学影像学杂志,2013,23(5):730-733.
[34] Komo T, Hihara J, Kanou M, et al. Splenic hamartoma associated with thrombocytopenia: A case report [J]. Int J Surg Case Rep, 2017,39:172-175.
[35] Ousmane T, Mamadou F P, Sitor S I, et al. Splenic

lymphangioma[J]. Int J Surg Case Rep, 2019, 62: 40-42.

[36] Kim N, Auerbach A, Manning M A. Algorithmic approach to the splenic lesion based on radiologic-pathologic correlation[J]. Radiographics, 2022, 42(3):683-701.

[37] Eghtedari M, Sicklick J, Kono Y, et al. Unusual imaging profile of a solitary splenic lymphangioma[J]. Acta Radiol Short Rep, 2012, 1(8):1-5.

[38] 吴元华,郭丽萍,王玉涛,等.脾脏淋巴管瘤的影像学特征及病理基础[J].中华普通外科杂志,2018,33(5):361-365.

[39] 任延德,李晓华,李向荣,等.脾淋巴管瘤的CT表现与病理分析[J].实用放射学杂志,2014,30(12):1997-2000.

[40] 缪小芬,孙春锋,陆健,等.脾脏淋巴管瘤的CT与MRI表现特点[J].临床放射学杂志,2007,26(9):938-940.

[41] 施云华,何剑,储海瑞,等.脾硬化性血管瘤样结节性转化的MRI表现与病理对照分析[J].医学影像学杂志,2020,30(8):1653-1656.

[42] 景赟杭,刘青,闫军,等.脾脏硬化性血管瘤样结节性转化的CT表现[J].医学影像学杂志,2017,27(5):848-851.

[43] 范明华,邱晓明,李向红,等.脾脏硬化性血管瘤样结节性转化1例并文献复习[J].临床与实验病理学杂志,2012,28(6):674-676.

[44] 张秀娟,陈志奎,钱清富,等.脾脏硬化性血管瘤样结节性转化超声表现[J].中国医学影像技术,2019,35(7):1053-1056.

[45] 丁前江,汪建华,王玉涛,等.脾脏硬化性血管瘤样结节性转化的核磁表现及病理基础[J].中华普通外科杂志,2017,32(7):589-591.

[46] 吴琼,苏俊,华正宇,等.脾脏硬化性血管瘤样结节性转化临床病理特征分析并文献复习[J].诊断病理学杂志,2019,26(5):283-287.

[47] 滕晓东,余心如,王桂华,等.脾脏硬化性血管瘤样结节性转化病理形态观察[J].中华病理学杂志,2007,36(2):118-121.

[48] Liao J, Wang Z, Li Q, et al. CT and MRI features of sclerosing angiomatoid nodular transformation of the spleen: A report of 18 patients with pathologic correlation[J]. Diagn Interv Imaging, 2021, 102(6): 389-396.

[49] Van den Eede S, Van de Voorde N, Vanhoenacker F, et al. Sclerosing angiomatoid nodular transformation of the spleen: A diagnostic conundrum[J]. J Belg Soc Radiol, 2022, 106(1):12.

[50] Wang H, Hu B, Chen W, et al. Clinicopathological features of sclerosing angiomatoid nodular transformation of the spleen[J]. Pathol Res Pract, 2021, 224: 153490.

[51] Bettach H, Alami B, Boubbou M, et al. Inflammatory myofibroblastic tumor of the spleen: A case report[J]. Radiol Case Rep, 2021, 16(10):3117-3119.

[52] WHO Classification of Tumours Editorial Board. WHO classification of tumours. Soft tissue and bone tumours [M]. 5th ed. Lyon: IARC Press, 2020: 109-111.

[53] Wang B, Xu X, Li Y C. Inflammatory myofibroblastic tumor of the spleen: A case report andreview of the literature[J]. Int J Clin Exp Pathol, 2019, 12(5):1795-1800.

[54] Hornick J L, Sholl L M, Dal Cin P, et al. Expression of ROS1 predicts ROS1 gene rearrangement in inflammatory myofibroblastic tumors[J]. Mod Pathol, 2015, 28(5):732-739.

[55] 邓琦,李勤祥,杨冠英.脾脏炎性肌纤维母细胞瘤的影像学表现[J].中国中西医结合影像学杂志,2019,17(5):525-527.

[56] 李强,孙玲麟,陈孟达,等.脾脏炎性肌纤维母细胞瘤的CT和MRI特征分析[J].中华普通外科杂志,2018,33(10):857-860.

[57] Thirunavukkarasu B, Roy P S, Gupta K, et al. Infantile inflammatory myofibroblastic tumor of spleen[J]. Fetal Pediatr Pathol, 2022, 41(3):475-479.

[58] Koechlin L, Zettl A, Koeberle D, et al. Metastatic Inflammatory myofibroblastic tumor of the spleen: A case report and review of the literature[J]. Case Rep Surg, 2016, 2016:8593242.

[59] 王博,李永才,许欣.脾炎性肌纤维母细胞瘤临床病理特征分析[J].诊断病理学杂志,2018,25(3):215-217.

[60] 赵军杰,马周鹏,林观生,等.脾脏炎性肌纤维母细胞瘤二例诊治分析[J].肝胆胰外科杂志,2021,33(9):558-559,562.

[61] Gómez Sánchez J, López-Cantarero García-Cervantes M, Segovia Cornejo E, et al. Primary splenic angiosarcoma. An aggressive and infrequent pathology[J]. Rev Esp Enferm Dig, 2022, 114(12):761-762.

[62] 王慧君,牛剑祥,徐晓艳,等.原发性脾血管肉瘤1例

报告[J].临床肝胆病杂志,2021,37(11):2655-2657.

[63] 肖广远,周君,刘传现,等.原发性脾脏血管肉瘤一例并文献复习[J].肝胆胰外科杂志,2021,33(1):50-52.

[64] 陈优,何来昌,谭永明,等.肝脾血管肉瘤的影像学表现及其病理基础[J].中国临床医学影像杂志,2020,31(4):267-270.

[65] Li R, Li M, Zhang L F, et al. Clinical characteristics and prognostic factors of primary splenic angiosarcoma: A retrospective clinical analysis from China [J]. Cell Physiol Biochem, 2018,49(5):1959-1969.

[66] Batouli A, Fairbrother S W, Silverman J F, et al. Primary splenic angiosarcoma: Clinical and imaging manifestations of this rare aggressive neoplasm [J]. Curr Probl Diagn Radiol, 2016,45(4):284-287.

[67] 王龙胜.脾脏血管肉瘤:2017年读片窗(5)[J].安徽医学,2017,38(10):1366-1367.

[68] Loukil I, Zouari A. A rare case of primary splenic lymphoma[J].Pan Afr Med J, 2021,39(7):204.

[69] 雍惠芳,王之平,凤旭苗,等.脾脏弥漫大B细胞淋巴瘤的CT和MRI特征[J].临床放射学杂志,2020,39(10):1997-2002.

[70] Suzuki K, Nakazato T, Mihara A, et al. Primary splenic angiosarcoma mimicking splenic lymphoma[J]. Intern Med, 2010,49(2):203-204.

[71] Geyer J T, Prakash S, Orazi A. B-cell neoplasms and Hodgkin lymphoma in the spleen [J]. Semin Diagn Pathol, 2021,38(2):125-134.

[72] 黄云鹏,张宗,刘超婷,等.原发性脾脏淋巴瘤的临床分析[J].临床医药实践,2017,26(12):922-924.

[73] 熊基玲,宋金钧,张文博.脾原发性巨块型弥漫性大B细胞性淋巴瘤1例[J].诊断病理学杂志,2017,24(8):635.

[74] 徐秀芳,余日胜.脾脏淋巴瘤的CT诊断[J].实用放射学杂志,2006,22(5):546-548.

[75] 路芸,白建明,陆小庆.原发性脾淋巴瘤的CT诊断及其鉴别诊断(附11例分析)[J].宁夏医科大学学报,2016,38(4):426-428.

[76] 谢佩怡,孟晓春,覃杰,等.脾脏淋巴瘤的CT/MRI诊断[J].当代医学,2013,19(2):25-27.

[77] Wu C W, Yang T L. Spleen metastasis of recurrent malignant thymoma[J].J Surg Case Rep, 2022,2022(8):rjac375.

[78] 王旭荣,黄田业,陈少杰.脾脏转移瘤的螺旋CT诊断[J].放射学实践,2006,21(2):160-162.

[79] 张峰,邵永孚,吴健雄,等.孤立性脾脏转移瘤5例分析[J].肿瘤防治研究,2005(1):44-45.

[80] El Fadli M, Kerrou K, Alaoui Mhamdi H, et al. Breast cancer metastasis to the spleen: A case report and literature review [J]. Oxf Med Case Reports, 2017,2017(12):omx069.

[81] Totikov V Z, Totikov Z V, Remizov O V, et al. Izolirovannyi metastaz kolorektal'nogo raka v selezenku: Klinicheskii sluchai [Isolated splenic metastasis from colorectal cancer][J].Khirurgiia (Mosk), 2022,(4):91-95.

[82] Moez R, Rami B, Hassen K. Metachronous splenic metastasis from renal cell carcinoma:A case report[J]. J Surg Case Rep, 2021,2021(10):rjab449.